AF403548

TRAITÉ

DES

MALADIES DE LA PEAU

GAND. — IMPRIMERIE I.-S. VAN DOOSSELAERE, RUE ST-GEORGES, 62.

TRAITÉ

DES

MALADIES DE LA PEAU

COMPRENANT

LES EXANTHÈMES AIGUS

PAR

FERDINAND HEBRA, D. M.

Professeur de dermatologie à l'Université,
Médecin en chef du service des maladies de la peau à l'hospice général de Vienne

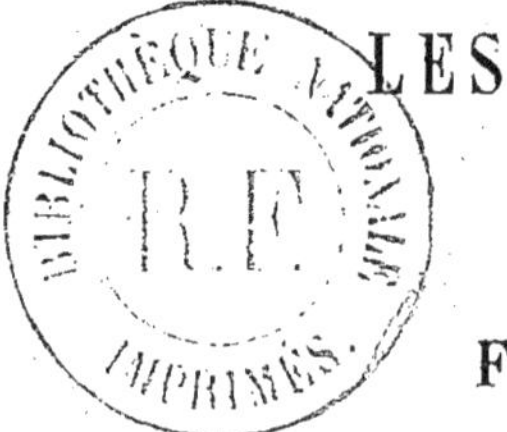

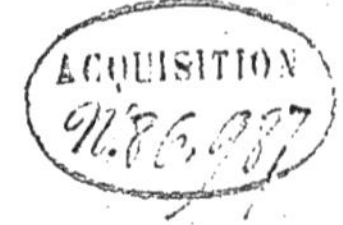

TRADUIT ET ANNOTÉ

PAR LE DOCTEUR A. DOYON

Médecin inspecteur des eaux d'Uriage (Isère).

Édition revue par l'auteur

TOME SECOND

PARIS

G. MASSON, ÉDITEUR

LIBRAIRE DE L'ACADÉMIE DE MÉDECINE

17, PLACE DE L'ÉCOLE DE MÉDECINE

1874

TRAITÉ

DES

MALADIES DE LA PEAU

CHAPITRE PREMIER.

VIe CLASSE. — HYPERTROPHIES. (MASSENZUNAHMEN.)

Nous étudierons sous ce titre les affections cutanées qui consistent essentiellement en une augmentation notable des productions élémentaires dont se compose l'enveloppe générale : pigment, tissu corné, éléments de tissu conjonctif etc.

I. Anomalies du pigment.

La littérature de l'antiquité ne renferme que très peu de renseignements sur les anomalies pigmentaires de la peau humaine. Il ressort, il est vrai, de la lecture des œuvres d'Hippocrate, d'Aristote, de Galien, de Dioscoride, de Rhazès, de Paul d'Egine, de Pline etc., que les colorations de l'épiderme, propres aux différentes races humaines, ainsi que les pigmentations résultant de l'influence de la chaleur solaire et de la lumière, les taches pigmentaires survenant chez les femmes enceintes, et celles qui accompagnent certaines affections générales, étaient connues de ces écrivains et de leurs contemporains qui les décrivirent sous les noms d'ἐφηλιδες, *chloasma* et *melasma.* Toutefois, s'ils s'occupèrent de ces phénomènes de coloration anormale, ce fut uniquement dans le but de chercher à découvrir la cause qui les produit, et ils crurent l'avoir trouvée dans certains mélanges des diverses humeurs, notamment de la bile, ou bien encore dans un épaississement de ces liquides. Ils pensèrent également que ces phénomènes étaient dûs à une espèce de brûlure ou de carbonisation par le soleil, ou que ce n'était autre chose qu'une action intérieure de la chaleur etc.

Celse traite d'une manière très superficielle de ces maladies dans son VIe vol. chap. V, à l'article intitulé : « *De varis, lenticulis et ephelide* », il dit : « *pene ineptiæ sunt curare varos, et lenticulas et ephelides.* »

Outre les deux états, compris sous les dénominations de *lenticulæ* et d'*ephelides*, il cite encore une espèce plus rare, la *tache d'été (Sommersprossen)* qui est rougeâtre et inégale et que les Grecs appelaient φακός. Plus loin, il émet cette idée que la variété désignée par les Grecs sous le nom d'ἐφήλιδες n'était connue que d'un très petit nombre de médecins; il en donne la définition suivante : « *ephelis… nihil est nisi asperitas quædam et durities mali coloris.* »

Il sépare des « *ephelides* » dont le siège exclusif est au visage, les « *lenticulæ* » qui apparaissent habituellement dans les autres régions du corps. Il lui semble surtout inutile de donner des détails plus circonstanciés sur cette affection. Il recommande néanmoins plusieurs remèdes pour combattre les taches d'été ; nous les examinerons plus tard.

Les données si défectueuses que Celse nous a transmises sur les anomalies pigmentaires ont été reproduites par la plupart des auteurs de l'antiquité et du moyen âge, même par Lorry. Ce dernier écrivain indique en outre des différences entre les *lentigines* et les *ephelides ;* selon lui les éphélides surviennent uniquement, en été, au visage et aux mains et chez les jeunes gens, tandis que les lentigines se montrent pendant toute l'année dans les régions du corps les plus diverses et exclusivement chez les individus à cheveux rouges ou couleur d'or.

On trouve dans Plenk la même distinction des taches pigmentaires en lentigines et en éphélides. Il définit les lentigines comme des taches brunes, de l'étendue d'une lentille, tandis que les éphélides sont bien aussi des taches brunes, mais elles présentent des dimensions plus grandes et sont disséminées ou réunies par groupes. Il admet cinq espèces d'éphélides : E. solaris, E. ignealis, E. gravidarum, E. hepatica, E. neonatorum.

Les fondateurs de la nouvelle dermatologie, Willan et Bateman se prononcèrent contre cette division des taches pigmentaires en *lentigines* et en *ephelides ;* ils comprirent sous le nom d'*ephelides* toutes les espèces d'anomalies pigmentaires acquises, et réservèrent l'ancienne dénomination de *nævus spilus* pour les anomalies pigmentaires congénitales. Ils séparèrent des anomalies pigmentaires précitées l'affection cutanée, appelée par Sennert *macula hepatica*, qu'on avait jusqu'alors confondue avec les taches pigmentaires, et ils lui donnèrent le nom de *pityriasis versicolor*. A côté de ce dernier ils indiquèrent un *pityriasis nigra*. Ces auteurs font expressément remarquer que les taches du pityriasis versicolor ne se localisent pas, comme le font les taches d'été (*Sommersprossen*), aux parties exposées aux rayons du soleil, c'est-à-dire au visage et aux mains, mais que, au contraire, elles affectent de préférence les régions du tégument qui sont ordinairement recouvertes.

Dans le premier traité des maladies de la peau, publié par Alibert, cet auteur a décrit une classe spéciale d'*ephelides* qu'il divise en : 1° *Ephélide lentiforme*, avec les variétés *solaire* et *ignéale*; 2° *E. hépatique*, avec les variétés *persistante* et *fugitive*; 3° *E. scorbutique*, avec les variétés *scorbutique noire* (*nigro-maculata*) et *panachée* (*variegata*).

Dans le même ouvrage, remanié et publié par l'auteur, les taches pigmentaires sont placées dans la IIe classe des maladies de la peau, parmi les *dermatoses dyschromateuses*. Alibert les désigne en général sous le nom de *pannus* (*Hautfleck*), il en admet quatre variétés : 1° *Pannus lenticularis* (*tache de rousseur, Sommersprossen*); 2° *P. hepaticus*, à ce propos il fait nettement remarquer que ces taches ne proviennent en aucune façon de maladies du foie, et qu'elles doivent le nom de taches hépatiques uniquement à ce qu'elles ont une coloration analogue à celle de cet organe; 3° *P. melaneus* (*tache de mort*), dénomination synonyme de *nigredines* employée par certains auteurs, cette tache provient d'un dépôt de matière mélanique dans la peau; 4° *P. karateus* (*Karatafleck*), maladie endémique des pays chauds, notamment dans les contrées qui avoisinent les Cordillières, chez les nègres, les mulâtres et les blancs (surtout dans la nouvelle-Grenade).

Les médecins français, depuis Biett jusqu'à nos jours, et en particulier Cazenave, Schedel, Rayer, Gibert, Devergie, Chausit s'accordent tous à décrire et à définir les pigmentations connues sous les noms d'*éphélides*, de *lentigines*, de *chloasma*, d'après la caractéristique usitée jusqu'alors, et à les considérer comme complétement identiques avec le pityriasis versicolor. C'est ce qui explique pourquoi ces auteurs ont pu tour à tour décrire les lentigines, les éphélides, les chloasma, tantôt comme des phénomènes aigus et passagers de l'enveloppe cutanée, tantôt comme des lésions constantes et durables; d'ailleurs, leurs observations personnelles ne les avaient conduits à aucune donnée exacte.

On ne trouve pas une appréciation plus précise de ces affections cutanées chez les médecins anglais qui, complétement imbus des idées de leurs collègues français, confondirent pêle mêle les uns avec les autres, les éphélides, les lentigines, les chloasma, les melasma et le pityriasis versicolor et se complurent uniquement, à forger de nouvelles dénominations, ainsi qu'il résulte des travaux spéciaux d'Antony Todd, Thomson, Jonathan Green, Hillier, Fox etc... Er. Wilson ne fait pas exception sous ce rapport; car il divise, par exemple, le chloasma en pigmentaire, érythémateux, furfuracé et prurigineux.

Les anciens auteurs allemands ne représentent également encore aucun progrès sur ce point; chez les plus-éminents d'entr'eux, Frank, Fuchs, Riecke, etc., on ne trouve presqu'aucune observation exacte. Le premier définit les lentigines comme des maladies tantôt congénitales, tantôt de nature lépreuse, tantôt comme un effet du feu et du soleil et il distingue par conséquent les lentigines en *L. naevus* (*Linsenmal*), *L. leprosa* (*Aussatzflecken*), *L. œstiva* (*Sommersprossen*), et *L. ab igne, braune Flecken*, taches brunes apparaissant chez les personnes qui ont l'habitude de s'asseoir trop près des feux de cheminée, ou chez les femmes accoutumées à se chauffer devant des charbons incandescents (*Höckerinnen*). Cette dernière espèce de lentigines s'observe sur les jambes et les cuisses, sous forme de taches d'un jaune foncé, pédiculées, souvent très proéminentes.

Frank cite comme une autre variété de pigmentations anormales le *chloasma* et les *taches hépatiques*, qu'il définit des taches d'un jaune verdâtre, quelquefois brunes, souvent très unies, parfois un peu hérissées d'aspérités, de l'étendue de la paume des mains.

Sa division des taches hépatiques est intéressante. Il en admet trois espèces : 1° celles succédant à la grossesse; 2° celles qui sont la conséquence d'un vice dans la crâse des humeurs; 5° celles résultant de l'usage du fard (?)

Fuchs distingue en tout deux espèces de maladies pigmentaires : 1° le lentigo avec les sous-espèces *L. ephelis* et *L. perstans*, synonyme du *Phakos* et de l'*Ephelis* de Celse, de l'*Ephelis lenticularis* de Willan et du *Pannus lenticularis* d'Alibert; 2° le *chloasma* avec les variétés : *chl. vulgare*, synonyme des *maculæ hepaticæ* de Sennert, du *pityriasis versicolor* de Willan, du *Pannus hepaticus* d'Alibert, qu'il subdivise en *chl. uterinum* et en *chl. endemicum*.

Eichstädt [1] prouva en 1846 à Greifswald que dans la maladie cutanée, appelée par Willan pityriasis versicolor (désignée, comme on le sait, par les anciens auteurs sous les noms de *Pannus hepaticus*, de *Chloasma hepaticum*, par d'autres sous ceux d'*Ephelis* ou de *Lentigo*), on trouve constamment des parasites végétaux : il nous a ainsi fourni un point

____

(1) Neue Notizen, etc., von Froriep. Weimar, 1846, 39 Bd. p. 270.

d'appui infaillible pour séparer les taches cutanées produites par des anomalies pigmentaires, de celles tenant à la présence de champignons. Il en résulte qu'il n'est plus permis aujourd'hui de considérer le chloasma et le pityriasis versicolor comme étant des maladies semblables.

Néanmoins des auteurs plus modernes, et d'ailleurs très dignes de foi, n'ont pas pu se retrouver dans ce dédale de lentigo, de chloasma et de pityriasis versicolor. De ce nombre est G. Simon qui, tout en reconnaissant la nature végétale du pityriasis versicolor, regardait comme synonymes le pityriasis versicolor et le chloasma.

Les œuvres dermatologiques les plus récentes du Dr A. Kleinhans, qui parurent en 1864 et 1866, renferment, même sous ce rapport, un grand nombre d'inexactitudes. C'est ainsi qu'il cite dans son ouvrage de 1866 parmi les « taches parasitaires : » le pityriasis versicolor, le pityriasis nigra, les taches hépatiques et le chloasma, ou le masque des femmes enceintes (*macula gravidarum*).

Nous allons de notre côté essayer à présent de mettre de l'ordre dans ce labyrinthe, en traçant un tableau exact des anomalies de pigmentation qu'on est à même d'observer sur le tégument.

Les taches pigmentaires qui se distinguent de la coloration normale de la peau par une teinte plus foncée doivent être considérées comme des affections cutanées *idiopathiques*, ou comme des maladies de la peau survenant à la *suite* ou comme le *résultat* de différents processus, soit connus, soit seulement présumés, de systèmes et d'organes isolés de l'économie.

On comprend sans peine, que n'ayant affaire ici qu'aux formations pigmentaires anormales, celles des différentes races humaines, la mongolique, l'éthiopienne, etc., ne doivent pas nous occuper davantage.

Cependant il est nécessaire d'établir dès à présent que les pigmentations de la peau survenant chez la race caucasique, qu'elles soient idiopathiques ou symptomatiques sont identiques, quant aux éléments dont elles se composent, aussi bien que par rapport à leur localisation, à celles observées dans les autres races humaines. De même, sur la peau des animaux, les parties pigmentées comme celles qui ne le sont pas (*pigmentlosen*) ont le même caractère que les régions correspondantes de la peau humaine.

Quant au pigment, examiné à l'état physiologique ou pathologique, il ne se présente pas comme un liquide ou une masse d'une teinte foncée renfermée dans des cellules, mais bien sous forme de molécules pigmentaires reposant sur d'autres cellules épidermiques, et c'est pour cette raison que le pigment dans la peau est toujours lié mécaniquement au tissu corné.

Si, dans d'autres couches de l'enveloppe tégumentaire, on a rencontré dans le tissu conjonctif ou dans les tissus de nouvelle formation des masses d'une teinte foncée jusqu'au noir, auxquelles on a aussi donné le nom de pigment, ce prétendu pigment diffère notablement de celui qui existe dans le tissu corné. C'est pourquoi il ne faut pas le confondre avec ce dernier, ni lui donner ici une plus grande importance. En général, les véritables taches pigmentaires de la peau se distinguent en ce qu'elles donnent à cette dernière une coloration allant du jaune pâle au noir, en ce qu'elles sont le plus souvent lisses, rarement sinueuses et garnies de poils, et qu'elles n'offrent jamais à leur surface ni desquamation ni aucune efflorescence. Aussi résulte-t-il de là que le tégument ainsi affecté reste longtemps sans subir de modifications.

Il importe, d'ailleurs, de remarquer que des anomalies pigmentaires peuvent aussi bien s'observer chez l'enfant nouveau-né qu'apparaître dans le cours de la vie, jusqu'à l'âge le plus avancé, sur n'importe quelle partie de la peau et sous les formes les plus variées. Les premières portent, comme on le sait, le nom de *pigmentations congénitales*, les dernières celui de *pigmentations acquises*. Les pigmentations congénitales s'appellent *naevi*; et suivant qu'elles surviennent simplement comme des accumulations de pigment dans l'épiderme sans prolifération ultérieure, ou qu'elles apparaissent associées à des saillies élevées en forme de verrues, de bourrelet, elles reçoivent, dans le premier cas, le nom de *naevus spilus* (*Fleckenmahl*); dans le second celui de *naevus verrucosus* (*Linsenmahl*).

Si l'on compare la grande quantité de taches simples et de taches verruqueuses, qu'on est à même d'observer chez les adultes, avec le petit nombre de ces productions pathologiques que l'on a occasion de voir chez les enfants nouveau-nés, il est facile de comprendre qu'on a fait un grand abus du mot *naevus*. En d'autres termes, les taches pigmentaires congénitales sont des faits rares, tandis que les plus fréquentes sont celles qui apparaissent dans le cours des périodes avancées de la vie. Selon nous, il serait plus opportun d'établir ici une rectification et de ne comprendre sous le nom de *naevi* que les pigmentations que l'on trouve effectivement sur le tégument du nouveau-né.

Les taches congénitales se distinguent, en effet, des taches acquises par les signes objectifs suivants : elles envahissent le plus souvent de larges surfaces, affectant une disposition analogue au *zoster* et occupant, par exemple, le demi tiers de la circonférence du thorax,

ou bien se prolongent dans une grande étendue sur un membre suivant
le trajet *d'un nerf*. En outre, elles ont une teinte foncée, sont garnies
de poils et font saillie au-dessus du niveau de la peau. Elles vont le
plus souvent en s'agrandissant avec les progrès de l'âge. Les taches
acquises, au contraire, sont lenticulaires, disséminées, existent le plus
ordinairement au dos, mais aussi aux extrémités, à la nuque, et cessent
de se développer dès qu'elles ont atteint la faible circonférence d'une
grosse lentille.

Dans les taches pigmentaires acquises, c'est-à-dire qui ont apparu
dans le cours de la vie extra-utérine, il faut noter la différence de leur
coloration aussi bien que de leur forme et de leur disposition.

Quant à la couleur, qu'il s'agisse du jaune, du jaune brun, du brun
foncé, ou d'un gris plus ou moins noir, ces nuances ne sont pas produites par un pigment noir, mais tiennent à une agglomération de
pigment cutané ordinaire qui se fait en tel ou tel point du tégument.
Par rapport à la forme et au volume, on en rencontre dont la grosseur varie de celle d'une tête d'épingle à celle d'une lentille ; le plus
souvent ce sont de petits points situés sur les canaux excréteurs des
glandes sébacées, plus ou moins disséminés, quelquefois pressés les
uns contre les autres. On trouve aussi ces pigmentations, présentant les dimensions d'une pièce de cinq francs, de la paume de la
main et au-delà, répandues sur de grands espaces de peau.

Elles portent la dénomination de *lentigines* et de *chloasma* suivant
que leur forme et leur dimension sont celles d'une lentille ou qu'elles
occupent une étendue plus considérable.

A. — Lentigines.

Nous proposerions de donner ce nom à toutes les pigmentations que
l'on observe habituellement au visage et aux bras, ainsi d'ailleurs que
sur tout autre point de la surface cutanée, et qui se manifestent sous
forme de taches pigmentaires dont le volume varie entre une tête
d'épingle et une lentille, et la coloration entre le jaune et le jaune
brun. Une distinction entre le *lentigo perstans* et le *lentigo ephelis*,
comme Fuchs l'avait établie d'après l'idée des auteurs anciens, est sans
fondement, puisque le *L. ephelis* n'existe pas. Comme le lentigo n'apparaît jamais chez le nouveau-né, ni chez l'enfant au-dessous de
6 à 8 ans, soit qu'ils se promènent tout le jour à l'air libre et s'exposent
aux brûlures par le soleil, soit qu'ils restent renfermés dans un appartement obscur ; il devient par là évident que ni la lumière, ni l'air, ni

la chaleur ne peuvent provoquer de semblables taches chez les enfants.

Chez des individus plus âgés, au contraire, de 8 à 40 ans, par exemple, chez lesquels ces taches surviennent ordinairement, elles méritent exclusivement le nom de *lentigo perstans*, parce qu'elles ne naissent pas, comme on l'admet, uniquement en été sous l'influence de la chaleur solaire (*Sommersprossen*), mais persistent toute l'année, été et hiver. Toutefois elles offrent pendant l'été une teinte plus brune, une coloration plus foncée qu'en hiver.

Si l'on examine la peau d'un individu qui ne devrait avoir que durant l'été de ces prétendues taches d'été, si on l'examine, dis-je, à d'autres périodes de l'année, avec beaucoup de soin, à l'aide d'un bon éclairage et en tendant la peau avec le doigt, on découvre les mêmes taches, ayant les mêmes dimensions, seulement avec une teinte plus claire qu'en été. D'ailleurs j'ai eu maintes fois l'occasion de voir sur certaines régions du corps des lentigines qui n'étaient nullement influencées par la lumière et le soleil, par exemple sur la peau du siége, sur les parties génitales, le pénis, faits dont j'ai recueilli plusieurs dessins.

Il n'existe donc absolument pas, dans le sens pour ainsi dire étymologique du mot, de taches d'été proprement dites, c'est-à-dire des taches brunes ne survenant que pendant l'été. On devrait en conséquence désigner toutes les pigmentations de cette nature sous le nom de lentigines.

A priori il serait déjà difficile de comprendre comment les éphélides pourraient naître sous l'influence du soleil et de la lumière, sous la forme bizarre de taches isolées, attendu que ces causes frappent la peau non seulement en des points isolés, mais uniformément sur de grandes surfaces, au visage, aux mains etc.... Les pigmentations devraient donc occuper de larges espaces et non pas des points circonscrits.

D'un autre côté, il est connu de tout le monde que si, en effet, un air vif, une chaleur intense agissent, même pendant un temps très court, sur la peau du visage, il en résulte une pigmentation passablement foncée qui occupe *uniformément* la surface atteinte et non pas sous forme de soi-disant taches d'été, existant isolément. Ce n'est par conséquent qu'une observation incomplète qui a pu déterminer nos prédécesseurs à considérer les éphélides comme le produit de l'action du soleil et de la lumière. Si donc il est démontré que les prétendues taches d'été ne sont pas de simples effets de la chaleur du soleil, il faut logiquement supprimer la dénomination de taches d'été, d'éphélides, pour les taches pigmentaires que nous venons de décrire et la remplacer par celle de lentigines, taches lenticulaires (*Linsenflecke*).

Ainsi que nous l'avons déjà fait remarquer, ces pigmentations ne surviennent jamais avant l'âge de 8 ans. En général elles apparaissent dans la période comprise entre 8 et 40 ans, et ne s'observent plus dans un âge avancé, un peu au-delà de 40 ans, par exemple. Elles sont relativement très fréquentes chez les individus à cheveux rouges; on les remarque cependant assez souvent chez des personnes blondes et brunes.

B. — CHLOASMA (EPHELIS HEPATICA, LEBERFLECK.)

Alibert fait observer avec raison que le nom de *tache hépatique* (*Leberfleck*) n'a pas été donné à certaines taches de la peau parce que ces pigmentations dépendent d'une affection du foie, mais seulement à cause de l'analogie que leur coloration offre avec celle de cet organe.

Les chloasma se présentent sous l'aspect de taches jaunes ou d'un brun jaunâtre, de l'étendue de la paume de la main et au-delà, à contours variés, plus ou moins circonscrites et nettement délimitées, survenant sur les régions les plus diverses du corps, en général au visage et au tronc, plus rarement aux extrémités.

Leur surface n'est pas recouverte de croûtes et n'est nullement modifiée par le grattage. Ce dernier caractère les différencie nettement du pityriasis versicolor qui offre une coloration brun jaunâtre de la peau, due à la présence de champignons. Dans cette dernière affection il est toujours facile, en grattant avec les ongles, de détacher les couches superficielles de l'épiderme, sous forme de petites squames furfuracées et de lamelles menbraniformes. Il est donc tout à fait illogique, d'identifier, comme le font beaucoup d'auteurs, le chloasma et le pityriasis versicolor.

Si donc nous désignons sous le terme de chloasma toutes les pigmentations acquises de la peau, on doit les distinguer en *idiopathiques* et *symptomatiques*. Les idiopathiques sont soit des pigmentations *artificielles* occasionnées par des irritations du tégument, soit des pigmentations *concomitantes*, c'est-à-dire accompagnant ou suivant d'autres affections cutanées, soit enfin des taches pigmentaires *spontanées* se manifestant sans cause connue.

Les chloasma symptomatiques surviennent à la suite de maladies des organes sexuels, de l'utérus (*chloasma uterinum, gravidarum, hystericum*); d'autres fois ce sont des pigmentations étendues qui peuvent même occuper toute la surface tégumentaire, à la suite d'affections cancéreuses ou d'autres maladies générales.

Nous terminerons en disant que l'on doit ranger dans cette catégorie la maladie pigmentaire de la peau connue sous le nom de maladie d'Addison.

TACHES PIGMENTAIRES ACQUISES IDIOPATHIQUES (CHLOASMA IDIOPATHIQUE).

Après toute irritation persistante de la peau, il survient des pigmentations de l'épiderme; ainsi, à la suite d'une simple hyperémie de la partie du tégument enflammé, d'une exsudation ou d'une hémorrhagie de cette même partie; toutefois la pigmentation peut aussi apparaître comme première conséquence persistante de l'action d'un stimulus de la peau, sans que cette dernière soit devenue préalablement rouge et tuméfiée.

Maintenant, comme les irritations cutanées ont une origine mécanique, traumatique, chimique ou calorique, il importe de distinguer les pigmentations produites par les irritants de la peau en *traumatiques, toxiques* et *caloriques*.

(a). — Chloasma traumatique.

On sait qu'à la suite d'une pression prolongée sur le tégument, d'un coup, d'une contusion, il reste des taches pigmentaires, alors que les modifications de la peau, rougeur, tuméfaction, hémorrhagies etc... déterminées tout d'abord par le traumatisme, ont depuis longtemps disparu. On remarque aussi des taches brunes de différente grandeur dans les endroits où les habits étroitement serrés sur la peau ont exercé une pression ou des frottements, comme cela a lieu pour les corsets, les épaulettes, les jarretières, les courroies, les pelotes, les sangles etc., enfin à la suite d'une pression sur la peau occasionnée par des sièges en bois dans certains métiers etc.

Un autre agent très propre à donner lieu aux pigmentations est le grattage fréquent et intense de la peau à l'aide des ongles, comme le font les personnes atteintes de maladies cutanées prurigineuses. C'est ainsi que toute une série de pigmentations ayant une forme particulière, disposées et localisées d'une manière caractéristique, doivent leur naissance au grattage par les ongles.

L'observation des cas qui se rapportent à ce sujet permet de démontrer d'une manière péremptoire que cette relation intime entre la pigmentation de la peau et le grattage existe réellement. En effet, dans toutes

les affections cutanées liées au prurit, par conséquent au grattage, les
taches pigmentaires correspondent d'abord aux raies du grattage, comme
direction et localisation, et deviennent ensuite de plus en plus prononcées à mesure que la maladie prurigineuse acquiert une étendue plus
considérable et une disposition plus diffuse, que sa durée se prolonge
et que son intensité s'accroît.

Par là, il est aisé de comprendre comment on trouve, avec une constance presque régulière, chez les personnes qui ont été infestées de
poux de vêtements pendant longtemps et à un haut degré, comment
on trouve, dis-je, une pigmentation de la peau foncée, allant souvent
jusqu'au gris noir et précisément dans les parties où ces parasites
ont coutume de séjourner en plus grande quantité, c'est-à-dire à
la nuque, au sacrum, régions dans lesquelles le linge et les vêtements font le plus grand nombre de plis et sont appliqués contre le
tégument.

Chez les personnes affectées de prurigo, la peau des extrémités inférieures est surtout pigmentée dans le sens de l'extension; elle l'est à
un moindre degré du côté de la flexion et nullement dans les plis
articulaires. La pigmentation est prononcée dans le prurigo intense,
elle est peu marquée dans le prurigo léger.

On peut démontrer avec certitude chez les galeux un rapport tout à
fait semblable entre les pigmentations qu'on observe chez eux et les
portions du tégument qui sont le siège des grattages les plus énergiques
et les plus réitérés.

(b). — Chloasma toxique.

On trouve une deuxième série d'anomalies pigmentaires produites
sur le tégument par l'action de substances qu'on y applique dans
un but thérapeutique. Une seule apposition de sinapismes suffit à
déterminer pour la vie une tache pigmentaire d'une étendue correspondante à la partie de peau atteinte; résultat qui n'est certes pas
indifférent chez une dame dont les seins et les bras seraient ainsi
maculés; surtout si l'on considère la valeur curative plus que problématique d'un sinapisme contre une maladie quelconque. Les taches pigmentaires foncées que les vésicatoires laissent à la peau sont indélé-
biles, et pourtant l'ophthalmiàtrique ne se déshabitue pas encore de la
méthode, consistant à employer, par séries continues, des emplâtres
vésicants sur le front, les sourcils, la région mastoïdienne etc.

Si l'on réfléchit que toutes les affections contre lesquelles on recommande les vésicatoires et autres prétendus dérivatifs peuvent, même

sans leur intervention, se terminer favorablement et que leur physionomie n'est point en général modifiée par de tels irritants; si l'on
reconnait qu'il est également impossible d'établir et de démontrer
scientifiquement une *modification* des processus morbides internes,
par des agents excitants appliqués à l'extérieur, que au contraire il est
constant que de semblables irritants cutanés laissent souvent pour le
reste de la vie des taches pigmentaires, pour la guérison desquelles
les moyens nous font défaut; on ne fera certainement alors que son
devoir en s'abstenant de l'application de ces dérivatifs cutanés et en
renonçant à une pareille médication quelque grande que soit, d'ailleurs, la sphère d'activité de chacun de ces moyens (1).

(c) — Chloasma calorique.

On admet en général qu'une température élevée, notamment la
chaleur solaire, est capable de produire une pigmentation profonde
de la peau. Mais l'observation affranchie d'idées préconçues nous
apprend que même une basse température, pourvu qu'elle agisse un
temps assez long sur des portions découvertes de la peau, peut en
amener la pigmentation foncée. Non-seulement des personnes qui
exposent leur visage à la chaleur solaire, mais encore des individus
qui se promènent beaucoup à l'air libre à un faible degré de température, même au-dessous de zéro, deviennent brunes.

Le caractère spécial de chacune de ces espèces de teintes brunes n'est
pas en rapport avec la couleur de la peau, mais dépend de leur localisation. La couleur foncée n'est étendue, et d'une manière uniforme,
que sur les points qui étaient découverts et exposés aux influences que
j'ai déjà citées, tandis qu'elle manque sur les régions tégumentaires
avoisinantes, mais qui étaient restées couvertes.

C'est ainsi que l'on voit dans les cas dont il s'agit, la peau de tout le
visage — y compris la conque auriculaire et la nuque jusqu'au point

---

(1) Cette dernière protestation contre la méthode des dérivatifs cutanés ne nous
semble pas mieux fondée que les précédentes. Aussi aurions-nous jugé inutile d'inscrire
de nouveau notre opposition à de telles assertions, si l'auteur pour nous détourner
plus efficacement de l'emploi des révulsifs, ne s'était pas avancé jusqu'à dire, non
seulement qu'un sinapisme *peut* déterminer la production d'une tache pigmentaire,
mais *même qu'il la détermine* (voyez plus haut). Enoncée avec cette généralité, la
proposition perd, ce nous semble, une partie de sa valeur, chacun pouvant journellement constater à quel point, avec quelle fréquence elle est démentie par les faits.

A. D.

protégé par le col de chemise — recouverte uniformément d'une teinte foncée. Il en est de même des mains et des avant-bras jusqu'au dessus du coude, là où s'appliquent les manches retroussées, du tégument de la région mammaire médiane, du creux épigastrique, des pieds et des jambes jusqu'au-dessous des genoux, etc., chez les cochers, les soldats, les matelots, les cantonniers, les cultivateurs, les maçons, les tailleurs de pierre, les mariniers, les vignerons, les vigneronnes, etc.

C'est précisément cette localisation particulière de la pigmentation aux parties de la peau habituellement découvertes qui la distingue des pigmentations dépendant de causes internes, par exemple d'altérations des organes sexuels.

S'il est constant que les influences sus-nommées peuvent occasionner des pigmentations foncées de la peau, il ne faut pourtant pas oublier cette circonstance que, à côté de la cause prochaine, c'est-à-dire l'air et la chaleur, une influence éloignée, c'est-à-dire l'état actuel de santé générale de l'individu, joue un rôle important dans la production de ces colorations foncées.

On sait d'ailleurs que diverses personnes peuvent aller et venir par la plus grande chaleur sans brunir ou du moins pas d'une manière notable, et en conservant la coloration pâle normale de la face. Il en est ainsi notamment pour les chlorotiques, les tuberculeux. On voit au contraire ces mêmes individus, s'ils guérissent plus tard de leur affection générale, brunir dès qu'ils s'exposent aux susdites influences extérieures.

Dans le langage usuel on entend souvent dire : *je me hâle facilement, je me hâle difficilement.* Le commentaire scientifique de cette manière de s'exprimer serait : les hommes bien portants brunissent facilement, les malades brunissent difficilement et peu. Comme analogie, on pourrait citer ici la pellagre, affection qui, sans doute, prend naissance sous l'influence de la chaleur solaire, comme cause prochaine, mais seulement lorsque le défaut de la nutrition générale de l'organisme agit comme cause éloignée.

PIGMENTATIONS ACQUISES SYMPTOMATIQUES (CHLOASMA SYMPTOMATIQUE).

On remarque, soit limitées à des régions du corps, soit disséminées sur toute la surface tégumentaire, en rapport avec diverses affections de l'organisme connues ou encore inexplicables, des pigmentations, des taches de couleur foncée, parfois très étendues. Parmi ces nom-

breuses et différentes maladies, nous citerons quelques cas, afin d'indiquer comment leur effet se présente le plus souvent à notre observation.

(a) — Chloasma uterin.

Quoique des auteurs modernes et même des gynécologistes accordent
peu d'attention à cette affection, que même plusieurs d'entre eux, chose
étrange ! confondent cette tache avec le pityriasis versicolor, l'existence
du chloasma utérin en tant qu'affection bizarre, consistant en une
pigmentation anormale de la peau, est néanmoins établie et prouvée
par l'observation journalière.

Pour procéder par ordre anatomique à notre description, nous remar-
quons, en premier lieu, que l'on rencontre parfois sur le visage de certaines femmes une pigmentation brune, qui s'étend sur toute la peau
du front jusqu'à la limite du cuir chevelu, et qui offre une teinte allant
uniformément du brun jaune au brun foncé, laissant apercevoir des
taches ou des raies claires et isolées. Ces dernières, les stries, ne se
dirigent pas toujours horizontalement dans le sens des plis du front,
mais suivent assez souvent une direction oblique, diagonale, irrégulière ; elles sont répandues çà et là ou vont d'une bosse frontale à
l'autre.

Dans d'autres circonstances, la pigmentation foncée est limitée à deux
taches symétriques entre lesquelles la peau conserve sa teinte normale.
Elle occupe souvent les arcades sourcillières, d'autres fois, la peau de la
paupière supérieure ou inférieure, et révet une teinte brune, état qui
donne à tout le visage l'expression de la souffrance. Parfois cette pigmentation brune suit une direction linéaire comme si elle constituait
un prolongement de la fente palpébrale, s'étendant de l'angle externe
de l'œil assez loin en dehors.

On trouve également chez d'autres personnes, les taches brunes sur
la peau des joues, des lèvres supérieure et inférieure, dans le sillon
mentonnier, sans que les autres parties du visage, le nez, etc... restent
toujours exemptes de pigmentation. Sur maints individus, tout le
tégument de la face présente un aspect brun foncé, brun chatain,
qui s'étend jusqu'aux angles maxillaires inférieurs. Au contraire, la
peau de la conque de l'oreille, du cou, de la région sous-mentonnière,
reste constamment indemne de pigmentation, et ces parties se distinguent alors d'une manière frappante, par leur teinte claire. Pour les
autres régions du corps, ce sont particulièrement l'aréole mammaire et
la ligne blanche qui sont en général le siège de ces taches et stries pigmentaires.

Il est permis de croire que ces pigmentations sont toutes déterminées par certaines modifications physiologiques et pathologiques de la sphère sexuelle de la femme. En effet, elles n'apparaissent jamais avant l'âge de puberté; chez plusieurs personnes, elles ne se montrent qu'avant ou durant la menstruation; chez d'autres, elles accompagnent chaque grossesse; chez le plus grand nombre, on peut réellement reconnaître l'existence d'états pathologiques manifestes des organes sexuels internes de la femme, de l'utérus, des trompes, des ovaires, notamment des règles profuses ou peu abondantes, des tumeurs ovariennes, des fibroïdes utérins, des infarctus, des polypes, des cancers etc.; enfin ces pigmentations diminuent d'intensité ou disparaissent complétement au fur et à mesure de l'amélioration ou de la disparition de ces lésions morbides.

On voit sans doute assez fréquemment le chloasma utérin sur la face de personnes qui ne sont ni menstruées, ni enceintes et ne présentent aucune affection des organes génitaux. Mais pour ces cas là, on doit admettre la même explication que pour les innombrables états morbides connus depuis longtemps sous le nom d'*hysteria sine materiâ*, de même qu'il est rationnel de mettre la migraine, les névralgies de toute espèce, la constipation et la diarrhée périodiques, les cardialgies, la boule et la clou hystériques, en relation causale avec une maladie utérine. Sans pouvoir déterminer d'une manière plus précise l'existence de cette maladie, on peut, cependant, appuyé sur les données précédentes et sur l'analogie, se croire autorisé à rapporter les pigmentations précédemment indiquées à un point de départ analogue. Celui qui voudrait considérer la grossesse ou une modification appréciable des organes sexuels comme une cause de ces pigmentations, serait aussi éloigné de pouvoir montrer la connexion entre ces deux faits, que celui qui se contenterait de la constatation de la soi-disant hystérie pour modifier la pigmentation.

Il faut encore noter que tous ces chloasma du visage, des mamelons et du bas ventre disparaissent simultanément avec les troubles utérins et la cessation physiologique de toutes les fonctions génitales; de sorte que, après les années climatériques, on les chercherait en vain sur des personnes qui auparavant en avaient été très fortement atteintes.

(b) — Chloasma cachectique.

Sous ce nom nous désignons les colorations foncées de l'enveloppe tégumentaire qui, le plus souvent, se produisent sur de vastes surfaces,

à la suite de diverses maladies générales de l'organisme. Ainsi dans la
malaria, il survient constamment des pigmentations d'un brun jaune
allant jusqu'au brun châtain foncé. Ces taches pigmentaires persistent
après la fièvre intermittente, et on les observe encore de longues années
après la disparition des accès.

Ces colorations deviennent spécialement intenses, si des influences
extérieures correspondantes, telles que la chaleur solaire, l'air libre
vivement agité par le vent, concourent à les produire. Aussi les trouve-
t-on très fortement développées chez les ouvriers des chemins de fer,
qui travaillent durant les mois d'été dans des pays à malaria, dans de
mauvaises conditions d'alimentation et de logement, et qui par surcroit
donnent peut être l'hospitalité à un grand nombre de *pediculi vesti-*
mentorum. Au milieu d'influences semblables, telles que la fièvre intermittente, les privations matérielles, l'alimentation défectueuse, les
habitations insalubres, le grand air, le grattage intense, conséquence
de la gale et des poux etc.., il s'opère une pigmentation tellement
foncée, qu'elle ne se distingue de celle du mulâtre, que par sa
régularité moins grande, attendu que dans ces chloasma, elle manque
le plus souvent aux plis articulaires.

Les cachexies cancéreuses agissent d'ailleurs d'une manière identique, soit que le néoplasme existe dans l'estomac, dans le foie, les
reins ou dans tout autre organe, de telle sorte que, de la localisation de
la tache pigmentaire, il est impossible de conclure au siège du cancer.
La rareté des néoplasmes dans la capsule surrénale explique certainement l'existence d'une espèce particulière de pigmentation (maladie
d'Addison) avec bien moins de raison que l'on n'en a pour rattacher certaines pigmentations cutanées au cancer du foie. Bien que nous reconnaissions qu'Addison a le premier appelé l'attention sur les altérations
de la capsule surrénale et les pigmentations tégumentaires concomit-
tantes, nous ne saurions cependant admettre qu'on soit jamais autorisé
à poser le diagnostic d'une maladie d'Addison, parce que personne ne
peut sur un sujet vivant affecté de pigmentations foncées, reconnaître avec certitude une maladie des capsules surrénales. Addison
lui-même, comme le prouvent ses propres préparations, conservées à
l'hôpital de Guy, a constaté avec un respect exemplaire de la vérité,
qu'il avait vu apparaître des pigmentations foncées sur des personnes
exemptes de *lésions des capsules surrénales*, et que *vice versâ* il avait
trouvé à l'autopsie des altérations de ces mêmes corps sans pigmentations sur le vivant. Ceux qui ont répété cet auteur étaient donc plus
addisoniens qu'Addison lui-même.

I. — MELASMA.

A l'occasion des colorations désignées sous le nom de chloasma nous avons déjà fait remarquer que, dans quelques cas, la pigmentation s'accentue jusqu'au gris ou au gris noir. Ces taches ont reçu la dénomination de *melasma s. nigrities cutis;* et lorsqu'elles présentent en même temps une espèce de desquamation furfuracée légère, le terme de *pityriasis nigra*, créé par Willan, devrait leur convenir. Cette anomalie de pigmentation est surtout caractéristique en ce que la peau n'offre jamais une teinte foncée uniforme, mais qu'il y a seulement des taches foncées sur des points du corps disséminés, tandis que le reste du tégument est comparativement indemne, surtout aux plis des articulations. Ces taches sont aussi diversement interrompues par des places moins sombres, et même complétement blanches, suivant la cause qui leur a donné naissance.

Dans de rares exceptions, ces pigmentations acquises artificiellement deviennent générales ; mais même dans ce cas la peau du visage et des mains reste constamment moins foncée que celle des autres régions du corps.

Il ne s'agit pas dans ces cas, d'un pigment étranger (melanose), mais bien du pigment normal, ordinaire, qui seulement ici est en plus grande quantité, du moins cela est prouvé en premier lieu parce qu'on voit toujours en même temps d'autres parties cutanées, qui sont plus faiblement pigmentées et qui cachent le pigment normal, en second lieu par l'observation du développement et de la régression de ces taches pigmentaires, au sujet desquelles on remarque que les différents degrés de saturation s'y manifestent graduellement depuis le gris noir jusqu'au brun clair.

On observe de la manière la plus évidente cet état dans les melasma qui sont occasionnés par des influences locales, par des irritants cutanés, et qui disparaissent avec le temps, tandis qu'ils offrent la teinte la plus foncée immédiatement après que l'action de l'irritant cutané a eu lieu. La coloration noire primitive du melasma arrive peu à peu au brun du chloasma et passe ensuite au brun clair et au jaune pâle jusqu'à ce qu'enfin elle reprenne la teinte normale de la peau.

On peut distinguer un *melasma idiopathique* et un *melasma symptomatique*. Le premier survient à la suite d'excitations persistantes du tégument ou de processus exsudatifs locaux antérieurs, par exemple consécutivement aux effets du grattage chez les personnes atteintes depuis longtemps de *pediculi vestimentorum.* On voit apparaître et marcher d'une manière correspondante à la durée de cet état, des pigmentations d'abord claires, puis plus sombres, enfin complétement noires qui répondent à la direction et à la localisation des excoriations déterminées par le grattage.

Le *melasma symptomatique* se manifeste à la suite de processus exsudatifs, comme dans la pellagre et l'acrodynie épidémique de Paris de 1828, époque à laquelle, selon l'expression d'Alibert, la peau des malades prenait une coloration semblable à celle des ramoneurs.

Dans un cas de sclérose généralisée de la peau nous observâmes aussi une pareille pigmentation gris noir (Voyez : Auspitz H. *Wiener med. Wochenschrift*, 865, n° 47, pag. 759.)

On voit de semblables pigmentations circonscrites, chez quelques individus (de la race caucasique) aux parties génitales, au scrotum, aux grandes et petites lèvres. Exceptionnellement on prétend avoir constaté de telles colorations sur quelques points du visage, surtout aux paupières, comme Neligan en rapporte un cas. Pourtant comme dans le fait de Neligan il était possible de faire disparaître la teinte foncée par le lavage et le frottement, on pourrait supposer que la coloration noire de ces parties était produite par du sebum accumulé en cet endroit et augmentée par la malpropreté extérieure.

Il est d'ailleurs connu que dans l'ichthyose l'épiderme acquiert parfois une coloration très foncée, notamment dans la forme qui porte le nom d'*ichthyosis cornea v. hystrix*, comme le montre le fait reproduit par Alibert (pl. 58).

Dans toutes les observations indiquées ci-dessus, la coloration foncée de l'épiderme est en rapport avec son épaississement simultané, tandis que, dans le melasma ordinaire, l'épiderme n'est pas autrement altéré.

Etiologie des anomalies pigmentaires — Il est évident que les pigmentations foncées anormales de l'enveloppe tégumentaire n'ont pas toujours pour origine des causes identiques. Quant aux pigmentations idiopathiques, on sait que les divers excitants précités ont pour conséquence, suivant leur intensité et leur durée, une coloration diversement foncée. On a prétendu que tout traumatisme, qu'il consiste en une pression, un frottement ou un grattage, comme l'action de causes toxiques et caloriques, peut engendrer des pigmentations cutanées.

En outre, il y a des pigmentations idiopathiques qui apparaissent en dehors de l'action d'une cause connue ; telles sont les lentigines que l'on a néanmoins considérées comme étant le résultat de l'influence de la lumière, de l'air et de la chaleur. Nous avons déjà prouvé que les choses ne se passent pas ainsi, puisque, tout au contraire, ces pigmentations se trouvent dans des points où l'un des irritants sus-nommés ne pourrait jamais agir. Nous croyons qu'il est plus rationnel d'assigner comme cause à ces taches pigmentaires, punctiformes (*Ephelides, Sommersprossen*) une disposition morbide primitive, en harmonie avec leur base anatomique. Sous ce rapport qu'il nous soit permis de rappeler les formes de bigarrures si fréquentes dans le règne animal et sous lesquelles on peut voir des taches variées, par conséquent un aspect bigarré sur la peau nue, après avoir enlevé les poils ou les plumes. Chez les chevaux, les chiens, les porcs etc., on trouve dans les régions ayant de vrais poils ou soies le tégument privé de pigment, en même temps que des portions de peau recouvertes d'une pigmentation foncée correspondant à ceux des poils qui sont foncés, bruns et noirs.

Chez l'homme on rencontre aussi une formation analogue dont nous parlerons plus tard, quand nous nous occuperons du défaut de pigment circonscrit (Poliosis circumscripta).

Aussi serions-nous d'avis que l'on doit considérer ces pigmentations idiopathiques de l'épiderme, moins comme une maladie réelle que comme un jeu de la nature analogue à ce qui se passe chez les animaux : *lusus naturæ* de nos ancêtres, comme une stratification des molécules pigmentaires de la peau. Bref, nous regarderions les lentigines, les éphélides au point de vue de leur nature et de leur signification, comme identiques aux bigarrures chez les animaux (1).

Dans plusieurs de ces cas, l'innervation spéciale peut jouer un certain rôle, comme il est facile de s'en assurer par l'examen des taches pigmentaires qui apparaissent sur le tégument avec la configuration du *zoster*. Elles commencent, par exemple, sur un point de la colonne vertébrale

---

(1) Ce sera assurément une consolation pour les porteurs de lentilles de voir comparer leurs rousseurs aux bigarrures qui tachètent si pittoresquement la fourrure de certains animaux. Quant au praticien, ce point de vue le met tout à l'aise : car devant les instances de ses clients, il se sentait en vérité trop désarmé. Les lentilles étant une conformation naturelle, elles échappent à l'action de la médecine : ce n'est donc plus de ne pas les guérir, ce serait de les traiter qu'on serait désormais inexcusable. — « *E pur si muove*, dira peut-être ici quelque observateur. Les lentilles paraissent l'été et s'effacent l'hiver ; et ne se voient qu'au visage et que sur certains visages ». Pour ces récalcitrants, l'opinion optimiste d'Hebra ne saurait suffire ; à leurs yeux, sur ce point, la science n'est pas faite, et la thérapeutique encore moins.

Il nous semble qu'à cet égard, il est permis de conserver encore quelques doutes.

A. D.

et présentent des raies brunes qui s'étendent le long de l'un des membres supérieurs en suivant le trajet d'un nerf périphérique (cubital, brachial); ou bien elles embrassent sous forme de raies la moitié latérale de la circonférence du thorax ou de l'hypogastre, ou bien encore elles dessinent des taches sur la peau du siège, de la cuisse ou de la jambe dans la direction d'un zoster ischio-fémoral.

Quant aux pigmentations symptomatiques que nous avons indiquées sous le nom de *chloasma uterinum, gravidarum, cachecticorum* etc. il faut remarquer qu'une seule et même cause ne produit pas toujours la même espèce de pigmentation ni sur les mêmes points. La région a déjà une influence remarquable sur la teinte claire ou foncée de la pigmentation. Ainsi il est incontestable qu'une peau fortement tendue sur les couches sous-jacentes paraît plus claire, tandis que le tégument à l'état de corrugation a un aspect plus foncé. Si l'on tend une portion de peau recouverte d'une pigmentation foncée elle paraîtra plus claire à mesure qu'elle deviendra plus tendue et vice-versâ. Henle pense que si le tégument devient plus foncé à l'état de corrugation, cela tient à ce que les molécules pigmentaires se tassent les unes contre les autres.

Comme les individus en bonne santé possèdent ordinairement une peau turgescente et que cette peau est passablement tendue, tandis que chez les malades cette turgescence diminue par le manque du contenu aqueux du tégument, il est facile d'expliquer pour quelle raison les personnes bien portantes ont une coloration de la peau plus claire que celles qui sont malades (1).

Au nombre des causes efficientes des taches pigmentaires congénitales apportées en naissant, qui portent les noms de *naevus spilus, verrucosus* etc., ou compte aussi ce qu'on est convenu d'appeler l' « *impression* » des femmes enceintes. Sans vouloir le moins du monde contester l'influence considérable que les affections morales et les états de l'âme peuvent exercer sur les conditions physiques des individus en général et sur celles des femmes enceintes en particulier, nous croyons néanmoins que tous les phénomènes morbides survenant sur la peau d'un nouveau-né sont à tort considérés comme ayant cette origine. On pourrait d'ailleurs à peine concevoir que vu les nombreuses passions et affections auxquelles les hommes sont sujets et dont les femmes enceintes ne sont certainement pas exemptes, ce ne fût que dans des cas relativement rares que le produit de la conception

______

(1) Même effet sur la peau, macérée de liquides, des personnes qui sortent du bain.   A. D.

apportât en naissant les suites supposées de ces émotions, c'est-à-dire les taches pigmentaires, puisque on n'observe dans tous les cas qu'un seul *naevus* environ sur mille nouveaux-nés (1).

Thérapeutique. — Comme le siège du pigment se trouve dans les couches profondes de l'épiderme, savoir dans les jeunes couches du réseau de Malpighi, tous nos efforts, au point de vue thérapeutique, doivent tendre surtout à détruire cet épiderme pigmenté et à observer si la couche cornée nouvellement formée qui suivra, ne contiendra pas de nouveau une grande quantité de pigment ou si elle en sera dépourvue.

L'expérience a révélé le fait singulier suivant : parmi les nombreux moyens qui ont la propriété de détruire l'épiderme il en est quelques uns dont l'application provoque dans l'épiderme reproduit plus de pigment qu'il n'en existait dans l'ancien, tandis qu'au contraire d'autres agents irritants déterminent dans le nouvel épiderme moins de pigment que dans celui préalablement détruit.

A la première série appartiennent le garou (*cortex mezerei*), l'huile de croton, les cantharides, les semences de moutarde, l'acide sulfurique ; à la seconde les acides acétique, chlorhydrique, azotique, le borax, les carbonates alcalins et les alcalis caustiques et surtout le sublimé.

Il est facile de comprendre maintenant que si dans un point donné on désire détruire le pigment, on aura recours à l'un des agents de la dernière série. On connait depuis longtemps la propriété que possèdent les alcalis de détruire le tissu corné, de le dissoudre et de disposer l'organe cutané à une reproduction énergique de ce tissu. Dans ce but on se sert du borate de soude, de la soude ou de la potasse caustique, substances que l'on emploie sous forme de savon, de cataplasmes, de lotions,, etc.

Mais dans ce mode d'emploi, toutes ces substances agissent avec trop de lenteur et trop peu d'énergie pour que l'expulsion de l'épiderme des couches profondes puisse être effectuée en même temps; au contraire, vu la lenteur du processus régénérateur de l'épiderme

---

(1) Il y a des émotions violentes, d'autres faibles, de même que des femmes sentent plus ou moins vivement. Aussi comprend-on parfaitement que le *naevus*, ou que toute autre déformation analogue soit relativement rare sans qu'on soit autorisé par cette rareté à nier l'influence morale comme cause pathogénique. Tous les enfants sont exposés à avoir peur, sans doute. Et cependant ce n'est que chez un petit nombre d'entre eux, qu'une frayeur détermine l'épilepsie ou la chorée.					A. D.

provoqué de cette manière, on laisse trop de temps à la formation de pigment nouveau.

Si l'on veut faire disparaître rapidement l'épiderme au moyen des alcalis, il faut les employer en solution plus ou moins concentrée sous forme de compresses mouillées ou de pommades, et les laisser agir ainsi pendant plusieurs heures et même plusieurs jours.

Si l'on fait sur les parties de peau pigmentées des applications con tinues avec le *spiritus saponatus* ordinaire, ou, ce qui est préférable, avec notre *spiritus saponatus kalinus*, dont on imbibe des compresses de laine (qu'on emploiera pendant plusieurs nuits ou mieux encore pendant plusieurs nuits et jours consécutifs), on verra d'abord survenir une teinte plus foncée de la peau, dont la surface est devenue luisante et lisse. Plus tard, la couche épidermique superficielle se ride, se détache des couches inférieures sous forme de lamelles et la jeune couche épidermique naissante apparait déjà sous une teinte rose beaucoup plus claire que l'ancienne.

On peut répéter cette opération à plusieurs reprises et de cette manière arriver après un temps plus ou moins long à faire disparaître complétement la pigmentation foncée ou à la diminuer d'une manière notable.

Le badigeonnage répété des parties brunes de la peau avec la teinture d'iode, c'est-à-dire en appliquant la teinture toutes les quatre heures pendant trois jours, modifie également la couche superficielle cornée de l'épiderme et entraîne la reproduction d'un épiderme jeune, nullement ou très peu pigmenté. Comme ces méthodes exigent beaucoup de soin et ne sont pas praticables dans toutes les circonstances on peut, dans des cas appropriés, appliquer la pommade suivante :

$$\left.\begin{array}{l} \text{Magister de bismuth} \\ \text{Précipité blanc} \end{array}\right\} \ \bar{a}\bar{a}. \ 2 \ \text{gr} \quad 50 \ \text{c}$$
$$\text{Axonge} \ . \quad . \quad . \quad . \ 32 \ \text{grammes.}$$

On l'étend sur des morceaux de toile et on l'applique, au moins pendant la nuit, sur la partie pigmentée.

On connait depuis longtemps la solution qu'emploient, à ce qu'on prétend, les femmes du sérail pour prévenir les taches de rousseur, solution dont l'élément principal est le sublimé et dont nous avons donné la formule sous le nom d'*eau cosmétique orientale*, à la page 752 du premier volume de cet ouvrage.

On a vanté un autre liquide contenant du sublimé et dont voici la composition :

> Emulsion d'amandes amères   .   . . 64 grammes.
> Teinture de benjoin .   .   .   .   .   . 2 gram. 50 c.
> Sublimé .   .   .   . 0,025 milligram.

Employé en lavage d'une manière suivie pendant longtemps, il détermine une desquamation presque imperceptible mais continue.

Mais si l'on veut guérir des taches pigmentaires dans le plus bref délai, il faut avoir recours à une solution concentrée de sublimé.

> Eau distillée .   .   .   .   . 32 grammes.
> Sublimé .   .   .   . 0,25 centigram

Pour obvier à des inconvénients et à des dangers possibles, il faudrait alors procéder avec beaucoup de précaution et de la manière suivante :

On place le malade horizontalement sur son lit, on prépare des compresses qui recouvrent exactement les régions affectées du visage ou du corps, et pour le visage en particulier après l'avoir préalablement nettoyé au moyen d'un lavage au savon, enlevé le savon avec de l'eau et très-bien séché la peau, on applique les petites compresses imbibées du liquide cité plus haut, de manière à ce qu'elles ne fassent aucun pli mais soient au contraire étendues exactement et uniformément. On aura soin aussi qu'aucune couche d'air ne s'interpose entre la peau et les compresses.

On maintiendra avec soin ces linges dans un état constant d'humidité uniforme. Dans ce but on ne les enlèvera pas pour les tremper de nouveau dans le liquide, mais on aura recours à un pinceau de charpie à l'aide duquel on les imbibera de la même solution.

Il va sans dire qu'on veillera à ce qu'aucune goutte de liquide ne tombe dans l'œil, le nez, la bouche, ni même sur le cou et le dos, car autrement on détruirait l'épiderme sur des points où l'on n'avait pas en vue de le faire. Ce procédé sera continué sans interruption pendant quatre heures, temps pendant lequel les compresses seront maintenues constamment appliquées et convenablement imbibées de liquide. Si l'on enlève les linges à l'expiration de ce temps on voit dans beaucoup de cas l'épiderme soulevé en grosses phlyctènes, dans d'autres la peau est simplement rubéfiée. Dans les premiers, on perce l'ampoule, afin d'en évacuer le contenu et maintenir sur le tégument l'enveloppe, la lamelle épidermique qui a été soulevée. Dans tous les cas, qu'il y ait eu production de phlyctènes ou simple rubéfaction de la peau, on saupoudrera

la partie ainsi traitée avec de la poudre d'amidon en quantité convenable, puis on attendra quelques jours jusqu'à ce que la couche épidermique séparée des parties sous-jacentes se soit détachée sous forme de
croûtes brunes, parfois noires. L'épiderme nouvellement formé qui apparait ensuite présentera certainement une coloration belle et nette.

Enfin nous rappellerons le tatouage comme un remède qu'on peut
appliquer sur les taches pigmentaires, bien que les expériences instituées dans ce sens n'aient pas donné de résultat satisfaisant.

Si l'on veut, au moyen du tatouage, déterminer sur un point du
tégument un pigment artificiel durable, on réunit solidement en un
petit faisceau plusieurs aiguilles à coudre anglaises très fines, et l'on
enfonce dans la peau les pointes rangées avec soin sur le même plan,
pour les retirer immédiatement après. Les piqûres ainsi produites sont
si rapprochées les unes des autres qu'elles se touchent presque à leur
circonférence. On enlève au moyen d'une éponge les quelques gouttes
de sang qui viennent alors naturellement exsuder à la surface, puis
on étend par des frictions une matière colorante sur la partie de la
peau qui est légèrement tuméfiée après avoir été piquée.

Quand il s'agit d'employer une matière colorante d'un rouge intense,
par exemple du carmin, du cinabre, du minium ou d'autre part de l'indigo, du charbon etc., l'expérience ne présente aucune difficulté. Mais les
substances pulvérulentes blanches telles que l'oxyde de zinc, la litharge
ne sont pas suivies du résultat désiré. Pour l'obtenir on étendra à l'aide
du doigt sur la partie tatouée les substances indiquées plus haut
réduites à l'état de poudre très fine, puis on les abandonnera à elles-
mêmes ou bien on les recouvrira de charpie très sèche. Dès le lendemain, lorsque le gonflement de la peau a diminué, on trouvera, suivant
le dessin imprimé par les aiguilles, la tache remplacée par la couleur
que l'on a choisie.

Quoiqu'il soit désirable de pouvoir substituer à la couleur brune
une teinte claire dans les taches survenant au visage, dans les taches
simples (*naevus spilus*) et les taches verruqueuses (*naevus verrucosus*),
ce procédé ne m'a jamais réussi malgré mes nombreuses expériences,
et je ne sache pas que personne autre ait été plus heureux sous ce
rapport.

Concurremment avec la médication locale, plusieurs auteurs ont proposé et administré un traitement interne surtout dans le chloasma
utérin, mais sans résultat marqué. On ne doit surtout pas perdre de
vue que les taches désignées plus haut, survenant sur le visage des
femmes disparaissent spontanément après la cessation de la cause

productrice, c'est-à-dire de l'affection sexuelle. Les pigmentations qui se développent et persistent pendant la présence de polypes, d'infarctus, de blennorrhée chronique de l'utérus ou qui surviennent avec la grossesse etc., sont dans ce cas. Elles disparaissent toutes dès que ces causes ont cessé d'exister. Maintenant si dans de telles conditions l'on administre un médicament à l'intérieur, il sera difficile de se défendre de l'erreur de le considérer comme également efficace contre le chloasma, si pendant l'emploi de ce remède une prétendue hystérie *cum materiâ* est venue à cesser. Mais si cette « *materia*, » l'altération matérielle des organes génitaux, n'est pas modifiée, le chloasma persistera tout à fait comme il était auparavant.

J'ai vu des femmes atteintes de chloasma se rendre aux différentes eaux minérales : Pyrawath, Spa, Pyrmont, Franzensbad, Marienbad ; aux eaux thermales sulfureuses de Baden, de Teplitz, Trentschin, Aix-la-Chapelle etc. ; d'autres qui avaient été condamnées aux bains et douches de vapeur : — toutes revenaient avec leur chloasma.

Je ne puis m'empêcher de me prononcer à cette occasion contre l'abus d'envoyer des malades atteints d'affections incurables dans les stations de bains ou à des eaux minérales, dans l'unique intention de donner « une consultation » ou d'éloigner le patient pour un certain temps. Une telle manière de faire ne profite ni au médecin ni au malade, ni à la réputation de la source, mais il discrédite tout au moins le premier et la dernière, tandis que le malade expie quelques minutes d'espérance par de longues heures de désillusion.

J'ai, au contraire, toujours jugé convenable d'informer les femmes affectées de chloasma non guérissable de l'incurabilité de leur état, ou bien de les engager à employer simplement quelques moyens locaux, bien que ces derniers ne puissent constituer qu'un fard inoffensif.

A cet effet les parfumeurs et les pharmaciens préparent depuis long-temps des pommades pour la figure, dont le principal élément est le *talcum venetum* (talc de Venise, silicate de magnésie) ou la *pulvis aluminis plumosi* (*Federweiss*, poudre d'alumine) que l'on réduit à l'état de pâte avec de l'eau et de l'alcool, ou dont on fait une pommade avec de l'axonge ou bien encore que l'on emploie à l'état de poudre très desséchée. Ces pommades donnent à la peau une coloration blanche agréable et n'ont aucun inconvénient, lors même qu'on en continuerait l'usage durant toute la vie.

Sous le nom d'*eau de la princesse* on prépare habituellement un fard composé de litharge et d'eau de rose ; seulement le remède ainsi confectionné n'est pas bon. Ce n'est pas que le plomb, comme on l'a prétendu, puisse être directement préjudiciable à la peau, ou être absorbé par elle et ait une influence nuisible sur l'organisme en général. Cette assertion ne repose sur aucune donnée sérieuse (1). L'inefficacité d'une solution contenant du plomb, comme cosmétique, tient plutôt à ce qu'elle détermine facilement sur le tégument une réaction produisant du sulfure de plomb. Le soufre est fourni dans ce cas par les tissus cornés et l'épiderme qui en contiennent une quantité très considérable chez certains individus. D'autrefois cette fâcheuse réaction se traduit par une teinte noire ou gris noire, particulièrement à l'orifice des follicules sébacées, lorsque les individus se promènent dans une atmosphère chargée d'acide sulfureux ou sulfhydrique.

Pour obvier à cet inconvénient, et *l'eau de la princesse* ayant déjà acquis une grande réputation chez le vulgaire, j'ai fait préparer dans la fabrique de Treu et Nuglish de notre ville, une eau de la princesse, ne renfermant pas de métal, mais est composée d'alumine, d'alcool et d'eau de rose. Je la fais employer de la manière suivante : a l'aide d'un pinceau on étend sur le tégument le dépôt blanc, et on l'y maintient jusqu'à siccité complète. Un quart d'heure après l'application, on enlève au moyen d'un linge fin, le résidu de la poudre blanche desséchée sur la peau et la quantité de poudre d'alumine qui reste est juste suffisante pour donner au tégument une teinte blanche agréable.

II. — Kératoses.

L'épaississement du tissu épidermique de la peau sous forme de callosités, de cors, de verrues, de cornes de la peau etc., ne pouvait certes pas passer inaperçu des médecins de l'antiquité. Toutefois ils consacrèrent à ces phénomènes morbides, comme du reste à toutes les lésions extérieures, une attention beaucoup plus superficielle qu'aux maladies internes et à leurs causes.

Par exemple, Celse, chap. I, page 554, parle des anomalies en question dans les termes suivants : « *clavus autem nonnunquam quidem et alibi, sed in pedibus tamen maxime nascitur, præcipuo autem ex contuso, quamvis interdum aliter, doloremque etiamsi non alias, tamen ingredient*

(1) Le professeur Hebra, qui effraie à tort ses lecteurs sur les effets possibles d'un vésicatoire, propage une erreur bien plus préjudiciable en niant les conséquences fâcheuses produites sur la constitution par les préparations grasses ou pulvérulentes à base de plomb, dont on se sert pour *blanchir le teint*. Les artistes témoins des accidents survenus chez ceux d'entre eux qui usaient tous les soirs de pareils ingrédients, les ont depuis quelques années proscrits de leur toilette : et ils n'usent plus pour *se faire le visage* que de cosmétiques où n'entre aucun sel de plomb.   A. D.

movet. » Et il ajoute relativement au traitement de cétte affection : *clavum subinde radere commodissimum est.*

Il porta une attention plus grande encore à l'étude des verrues qu'il divise en ἀκροχόρδονα, ἀκροτύμια et μυρήκια. Les premières ont la base pointue et le sommet large, les secondes au contraire sont acuminées à l'extrémité et élargies à la base, la variété la plus mauvaise de ces dernières se montre « *in obscœnis* ». La troisième espèce mal définie par lui se distingue, d'après la description qu'il en a donnée, des deux autres formes, en ce qu'elle apparaît dans la paume de la main.

Dans les auteurs postérieurs, à partir de Galien et des écrivains arabes Avenzoar, Avicennes, pendant tout le moyen-âge, dans Fernel, Gorræus, Ambroise Paré etc., nous trouvons les doctrines de Celse reproduites littéralement. Ils citent pour les productions dont il s'agit entr'autres dénominations celles de *clavus*, ἥλος, *vari callosi* (Galien).

Pour la première fois au XVIIIe siècle nous rencontrons de nouveau un auteur, Lorry, qui, dans son important ouvrage sur la dermatologie, parle d'une manière originale des diverses excroissances épidermiques. Il traite notamment de ces affections dans deux passages séparés : pag. 515 et suivantes l. c., sous le titre : *de cornibus in variis corporis humani partibus nascentibus;* et pag. 669 : *de clavis, tullis, callis pedum et manuum.*

Dans ce dernier chapitre il discute les indurations de l'épiderme qui correspondent aux τύλοι des Grecs et aux *calli* des Latins, naissent par la pression (compressione) et existent le plus souvent à la plante des pieds. D'après cet auteur elles consistent en un entassement de lamelles épidermiques ou bien elles ont à leur centre un noyau dur (*callus*), ou encore dans quelques cas on trouve dans leur milieu une petite cavité contenant quelques gouttes d'un liquide clair. Leur siège exclusif est à la surface de la peau, et bien qu'elles paraissent parfois être situées plus profondément, elles n'en sont pas moins développées uniquement sous l'influence de la pression extérieure qui leur a donné naissance. D'après cet auteur, elles ne contiennent aucun élément organisé (ni vaisseaux, ni nerfs), elles sont insensibles à la pression, surviennent aussi simultanément avec les verrues ou plutôt, toujours selon Lorry, les verrues se transforment quelquefois en callus. En conséquence il recommande pour leur guérison de les ramollir, puis ensuite de les exciser. Toutefois il faut avoir soin, ajoute-t-il, que l'excision n'arrive pas jusqu'aux parties sensibles. Quelquefois la pression du clavus sur les parties sous-jacentes donne naissance à du pus dans la profondeur des tissus. Cet état est très douloureux et Salicetus l'avait déjà signalé sous le nom de « *bagantias.* »

En opposition à cette espèce il décrit dans le chapitre précité (chap. 1, 515) de « *cornibus* » des productions cornées développées spontané- ment, des excroissances cutanées, *excrescentiæ*, qui ont leur siège exclusif dans le tégument, dans l'épiderme lui-même et qu'il distingue exactement des cornes et des excroissances qui viennent des os et qu'il désigne sous le nom de « tophi ».

Il divise ces productions cornées anormales de la peau en deux clas- ses : 1° la première comprend celles qui sont *verruqueuses*. Elles sont constituées par le groupement de plusieurs verrues dont les surfaces se durcissent de plus en plus à l'air. Par conséquent elles sont cornées à la surface et se trouvent en connexion, dans la profondeur, avec les papilles et les nerfs. Il désigne la seconde classe sous le nom de produc- tions cornées « *calleuses* ». Elles consistent en un simple entassement de l'épiderme (cette variété correspond donc au clavus déjà décrit, comme il le dit lui-même, chap. 1, p. 669 : *clavus igitur atque callus idem*. Seulement le premier se développe par la pression, le second spontanément). Sa *troisième espèce*, celle qui provient des os, ne doit évidemment pas être classée ici.

Plus loin il cite d'après Ingrassias, Schenck, Scaliger, Aldrovandus, le médecin fantaisiste Zacharias Managetta etc., des cas d'excroissances plus ou moins considérables formées de masses épidermiques lamelleu- ses, nées spontanément sur des points très divers de la peau, chez diffé- rentes personnes, des jeunes filles et des individus d'un âge plus avancé. Il a soin de faire remarquer que ces excroissances ne sont pas des « *tophi* » venant des os, mais qu'elles résultent de verrues qui se sont étendues, ou qu'elles se composent simplement de lamelles qui s'ajoutent les unes aux autres.

Plenk cite ces productions épidermiques dans sa 8e et sa 9e classe. Dans la 8e il décrit, sous le nom de *callositates :* le callus, les callosités « *die Schwüllen* », la cicatrice et le clavus. Il distingue déjà le callus du clavus d'une manière beaucoup plus précise que son contemporain Lorry. Il mentionne au contraire dans sa 9e classe, sous la dénomination d'*excrescentiæ cutaneæ :* les verrues, les cornes cutanées, l'hystriciasis, les condylomes et le frambœsia. Il cite encore des extraits relatifs à ces maladies, de Haller, de Zacutus Lusitanus, de Bartholin, Leigh, Thoresbi, Ingrassias, Benedictus et Sylvius.

Bateman [1] range les verrues, *verrucæ*, dans son 7e ordre (les tuber- cules), il ne se croit cependant pas autorisé à donner une description

---

[1] Prakt. Darstellung der Haukrankheiten nach dem Willan'schen Systeme bear- beitet von Thomas Bateman, aus dem Englischen von Hanemann. Halle, 1813. pag. 96.

exacte de ces productions parce qu'elles sont ordinairement traitées dans des ouvrages de chirurgie.

Quant aux autres altérations du tissu corné il n'en parle qu'à l'occasion de sa description de l'ichthyose. Il dit que ces excroissances sont improprement désignées sous le nom de cornes, puisqu'elles sont simplement produites à la surface de la peau et sans relation aucune avec les os et qu'elles consistent en lamelles de nature écailleuse. Leur forme est sinueuse et irrégulière, elles sont assez semblables à de la colle de poisson. Elles naissent de deux ou trois états morbides différents de l'épiderme, à savoir : les verrues, les tumeurs sébacées, les excroissances lardacées. Dans l'ouvrage attribué à Bateman, publié par Blasius à Leipzig en 1841, on trouve dans le 9ᵉ ordre, sous le titre d'*excrescentiæ cutaneæ*, une description un peu plus complète des verrues, du *clavus* et du *callus*, en même temps qu'une étude sur les cornes cutanées, à l'occasion de l'ichthyose cornée.

Alibert apporte une grande attention aux *cors* (tylosis) et les divise en *tylosis gomphos*, *indurata* et *bulbosa*. dont le premier seulement représente un cor réel, œil de perdrix, *clavus pedum*, cor au pied. Le *tylosis indurata* correspond au contraire à notre callus, à la callosité ; le *tylosis bulbosa*, c'est-à-dire la troisième variété constitue probablement un cas extraordinaire de production calleuse, dans laquelle peut s'être formée sous l'influence de la pression une bourse séreuse. Car on doit ainsi expliquer le passage suivant d'Alibert : « dans ce *tylosis bulbosa* particulier le liquide synovial paraît jouer un rôle. Il transsude à travers les capsules articulaires, se combine avec la tumeur et s'y coagule ».

Dans Alibert les verrues sont divisées en *verrues vulgaires* et *acrochordon*. Il mentionne encore une *verrue caduque ;* enfin il signale en outre une espèce particulière de verrues sous le nom de *fics (Feigwarzen)* et qu'il décrit comme des excroissances qui naissent parfois au visage, à la face antérieure du cou etc. Elles se distinguent des verrues ordinaires en ce que leur surface est lisse et ce qu'elles portent souvent à leur sommet une pellicule analogue à une figue. Si un certain nombre de ces verrues se trouvent réunies en groupe, elles affectent alors la forme d'un pois chiche et on les désigne sous le terme de *verrues cicéroniennes (Cicererbse)*. Quant aux cornes cutanées Alibert en parle à propos de l'ichthyose.

Tous les dermatolgistes français qui ont suivi tels que Biett, Cazenave et Schedel, Gibert, ainsi que les plus modernes Devergie, Bazin etc. ne disent pas un seul mot des productions cornées dans leurs traités respectifs. Rayer est le seul d'entr'eux qui décrive les callosités, les cors, les verrues et les cornes cutanées et qui rapporte des cas de ces dernières anomalies tirés des auteurs antérieurs. Hardy lui-même ne dit que peu de mots des verrues ordinaires.

La littérature anglaise, représentée par Plumbe, Thomson, Pearson, Er. Wilson ainsi que par les écrivains modernes Fox et Hillier, attribue, dans les ouvrages de ces dermatologistes, à ces productions morbides la place qui leur convient. On trouve dans les auteurs que nous venons de citer, des traités complets sur les verrues, les cors, les callosités et les cornes cutanées.

Les données les plus complètes que nous possédions relativement à ces productions cornées morbides de la peau se trouvent dans les ouvrages allemands. Jos. Frank (1) cite une bibliographie étendue concernant le sujet dont nous nous occupons en ce moment, qui comprend depuis l'antiquité jusqu'à son époque, et bien que plusieurs des faits qu'il expose puissent à peine résister à l'examen de la science actuelle, ses travaux cependant sont, pour les spécialistes, de la plus haute importance.

Plus tard Fuchs a rangé, dans sa famille des *hypertrophies cutanées*, les callosités, les cors, les excroissances cutanées et les verrues, à côté des hypertrophies des poils et des ongles. Il en fait quatre espèces différentes, et sans chercher un nouveau point de vue il se contente de celui de ses prédécesseurs dont il récapitule les données en peu de mots.

G. Simon s'est donné pour tâche la recherche anatomo-microscopique de ces productions et en a consigné les résultats dans les archives de Müller pour l'année 1840, pag. 169. De Bärensprung qui étudia avec soin cette question, décrivit sous le nom de *taches verruqueuses*, non seulement les excroissances cutanées congénitales mais aussi celles acquises (2), Krämer (3) se fit connaître également par ses recherches spéciales sur les verrues.

Outre ces spécialistes les anatomo-pathologistes et les histologistes Rokitansky (4), Förster (5), Virchow (6), Wedel (7) etc., ont élucidé dans divers sens le sujet qui nous occupe.

(1) L. c. pag. 45 et suivantes.
(2) Beiträge zur Pathologie und Anatomie der menschlichen Haut, von Felix v. Bärensprung. Leipzig, 1848. pag. 72.
(3) Ueber Condylome und Warzen. Göttingen. 1847.
(4) Pathologische Anatomie, Wien, 1856, 2e. V, pag. 81 et suivantes.
(5) Lehrb. der path. Anatomie, Jena, 1850, pag. 502.
(6) Die krankhaften Geschwülste, Berlin, 1863. p. 334 et suivantes, notam. pag. 343 et suiv.
(7) Grundzüge der pathol. Histologie. 1854, pag. 431.

Enfin Lebert (1) a décrit les cornes cutanées connues jusqu'à présent en médecine sous le nom de *keratosis circumscripta* qu'il oppose à une autre forme de maladie épidermique la *keratosis diffusa*. Il divise en outre cette dernière en *keratosis epidemica, intra-uterina* et *extra-uterina*.

Comme la dénomination de *keratosis*, pour les affections cornées tégumentaires, choisie par Lebert dans le travail cité plus haut me semble très juste, je traiterai sous le même titre tant des callosités, des cors et cornes cutanées que des verrues et de l'ichthyose.

Dans les trois premières variétés morbides la peau sous-jacente, et particulièrement son corps papillaire, n'est pas altérée d'une façon appréciable, tandis que dans les deux dernières on rencontre des proliférations papillaires en plus grande quantité, qui semblent être la condition des proliférations épidermiques. En conséquence on peut subdiviser ces productions morbides en deux groupes naturels : 1° kératoses sans prolifération papillaire simultanée, 2° kératoses avec lésion simultanée du corps papillaire.

1° KÉRATOSES SANS LÉSION DU CORPS PAPILLAIRE.

(a) CALLOSITÉS, (CALLOSITAS, TYLOMA.)

Sous ce nom on désigne une partie épaissie de la peau, d'une teinte jaune allant jusqu'au brun, d'un aspect corné, à surface dure et de texture serrée et sur laquelle les lignes et les sillons de la peau paraissent moins prononcés. La portion de peau ainsi modifiée est insensible à la douleur, la sensibilité tactile est aussi diminuée.

Suivant le point de leur apparition, les callosités affectent des dispositions différentes comme volume, structure et configuration; cette dernière est d'ailleurs très fréquemment déterminée par les influences extérieures qui produisent ces indurations.

Dans la plupart des cas la callosité est provoquée par des causes externes, bien que l'on ait occasion de rencontrer des callosités idiopathiques, il n'existe aucune disposition interne connue qui puisse lui donner naissance. On l'observe dans des régions où aucune pression extérieure n'a pu agir, par exemple au gland.

Chaque callosité peut être considérée comme une plaque en forme de bouclier, composée de nombreuses couches épidermiques stratifiées, reposant par sa face plane sur le réseau muqueux, et par cela même

(1) Ueber Keratose oder die durch Bildung von Hornsubstanz erzeugten Krankheiten und ihre Behandlung, von Dr Hermann Lebert. Breslau, 1864.

sur une peau essentiellement normale. Par conséquent elle ne se développe que peu à peu par des poussées continuellement renouvelées de tissu épidermique qui s'ajoutent de dedans en dehors aux couches épidermiques préexistantes, pour constituer une plaque de plus en plus proéminente, atteignant parfois un diamètre de une à plusieurs lignes et présentant à la coupe une texture stratifiée homogène.

La disparition de ces callosités peut avoir lieu de la même manière que leur développement, c'est-à-dire que dans certaines circonstances elle s'opère spontanément et graduellement jusqu'à ce qu'on retrouve la constitution normale de la peau.

Un autre mode de disparition des callosités consiste en ce qu'une couche de liquide s'amasse sous une de ces productions cornées, ordinairement considérable. Ce liquide est probablement le blastème qui est sécrété pour la nutrition de la callosité et qui maintenant est sans emploi par suite de la constitution cornée de cette callosité. Le liquide augmente peu à peu de quantité, pousse devant lui la plaque cornée, passe lui-même à la suppuration et donne naissance à un abcès dont la partie supérieure est formée par la callosité. Enfin le liquide perfore l'enveloppe de l'abcès et par cela même la callosité se détache et tombe, laissant à la place une peau plus ou moins normale, recouverte d'une couche d'épiderme nouveau et entourée à sa circonférence des débris de la callosité antérieure.

La callosité s'observe le plus souvent aux régions de la peau qui sont exposées à des pressions extérieures fréquemment répétées, quoique non continuelles, et où une saillie osseuse, située sous cette portion de tégument, joue le rôle de point d'appui (si la pression sur la peau est continue, il ne se produit pas de callosités, mais au contraire l'épiderme s'use ou se détache complétement dans cet endroit là.)

La forme et la disposition de la callosité correspondent à l'os qui représente le point d'appui. Ainsi les durillons de la paume de la main ont le plus souvent leur siège sur les extrémités des métacarpiens; ceux des faces latérales des doigts se montrent également sur les éminences osseuses. A la pointe des doigts cependant les callosités paraissent plus lisses et disposées plus uniformément sur la face palmaire de la phalange unguéale.

Les callosités sont produites sur plusieurs points de la peau de la main et du reste du corps par la pression d'instruments qu'on manie souvent. Il existe ainsi une relation assez constante entre certaines callosités et certains outils. Or, comme ces derniers sont presque toujours tenus de la même façon dans les industries et les métiers, on peut

conclure du siège d'une callosité à l'espèce d'instrument qui l'a occasionnée; en d'autres termes, il est possible de reconnaître une callosité
par le métier qu'exerce le malade qui en est atteint. D'ailleurs, le volume
des callosités étant presque en raison directe de la fréquence des pressions qu'elles supportent, c'est-à-dire de la continuité de l'emploi dudit
instrument, on peut également, par l'intensité et la nature de la callosité, déterminer si l'individu est plus ou moins appliqué à sa besogne,
s'il a travaillé de son état longtemps ou peu de jours seulement avant
l'examen.

Ces derniers résultats de la considération des callosités n'appartiennent pas directement à la pathologie; ils ne sont pourtant pas sans
valeur pour le praticien, notamment pour le médecin légiste.

On rencontre, par exemple, constamment des callosités à l'extrémité
des doigts chez les individus qui travaillent devant le feu : les serru-
riers, les forgerons ; elles proviennent du contact fréquemment répété
de corps chauds. On en observe aussi de très volumineuses, s'étendant
souvent à toute la paume de la main jusqu'au poignet, coexistant avec
celles qui ont leur siège au niveau des extrémités osseuses des métacarpiens, elles sont la conséquence du maniement de la lime. A l'extrémité des doigts de la main gauche des musiciens qui jouent d'un
instrument à cordes, on remarque de petites callosités en forme de
bouclier, résultant de la pression des cordes ; il en est de même chez
les joueurs de guitare et de harpe. On voit des callosités à surface
inégale chez les tailleurs diligents, à la pointe de l'index gauche
qu'ils opposent à l'aiguille ; on trouve aussi chez les mêmes individus
des callosités plates occupant la paume de la main droite et occasionnées par le contact du fer à repasser (*Biegeleisens*). Les cordonniers
portent souvent à la face antérieure des deux mains des callosités si
prononcées que le mouvement d'extension n'y est plus possible. Il faut
encore noter chez ces derniers comme caractéristique les callosités
en forme de gouttière qui sont produites sur la face interne des doigts
par le passage fréquent du fil (appelé « *Drahtes* »). Les individus qui
travaillent sur les métiers de passementerie et de tissage présentent
à la face externe des deuxièmes phalanges des quatre derniers doigts
(le pouce n'offre rien de particulier) aux deux mains, des épaississements
épidermiques calleux, arrondis, de la dimension d'une pièce d'un franc
et qui tiennent à l'application réitérée des doigts sur le métier. Le
maniement du rabot et de la scie chez les menuisiers détermine des
callosités au pli intermédiaire au pouce et à l'index de la main droite et
parfois sur la face dorsale de la première phalange de l'index etc. etc.

Remarque. — A cette occasion, je ne saurais m'empêcher de faire observer que les causes qui produisent les callosités amènent sur toute la surface de la peau intéressée une modification si profonde qu'elle parait beaucoup plus prédisposée à d'autres maladies que le reste du tégument qui n'a pas été exposé à la pression. Ainsi l'on a noté que dans les cas où l'enveloppe cutanée est envahie par d'autres affections telles que la gale, l'eczéma, la variole, les parties qui sont fréquemment soumises à la pression deviennent malades beaucoup plus rapidement et à un plus haut degré que les autres régions qui n'ont pas eu à souffrir d'une telle irritation. Dans les points où les ceintures, les jarretières etc., exercent depuis longtemps une pression sur la peau, on voit se développer des efflorescences pustuleuses plus facilement que sur les parties environnantes. Ces observations nous permettent de conclure qu'il est inopportun d'irriter la peau sans nécessité par des pressions, des frottements et d'autres excitants cutanés, parceque alors on détermine une diminution de la résistance au point touché.

Quoiqu'on puisse considérer les callosités produites par les diverses occupations comme un bouclier au moyen duquel la peau est en quelque sorte protégée contre la pression exercée par le contact des instruments etc., cela n'est vrai toutefois qu'autant que la callosité n'est pas devenue trop volumineuse. D'ailleurs non seulement elle gênera les mouvements et le jeu articulaire des doigts et de la main, mais encore elle jouera le rôle de corps dur, en comprimant la peau sous-jacente ; elle donnera naissance par l'inflammation du tégument aux abcès mentionnés plus haut (« *Bagantias* » de Salicetus); elle occasionnera de dangereuses et douloureuses dermatites, lymphangites, adénites etc., elle sera un obstacle à la continuation du travail de l'individu, en un mot, elle nécessitera par toutes ces circonstances l'intervention d'un traitement médical.

Il en est de même des callosités siégant aux pieds, où elles se développent à un plus haut degré chez les hommes que chez les femmes, car chez les premiers la chaussure relativement plus forte exerce une pression plus prononcée. Dans le commencement elle protège bien en quelque sorte contre la pression du cuir de la semelle (*des Schuhes*) etc., mais par un plus grand développement elles deviennent le point de départ de douleurs gênantes pour la station et la marche.

Comme il a été dit plus haut, on rencontre des callosités dans des régions qui n'ont jamais été exposées à des pressions, par exemple au gland, au bord interne de l'arcade plantaire. Celles-ci se distinguent habituellement des callosités que produit la pression, par leur surface plus inégale, bosselée, leur coloration plus foncée et leur tendance à s'étendre par leur périphérie.

Ces épaississements épidermiques sont alors classés parmi les cornes cutanées, comme on le voit par le cas de callosité idiopathique, que Froriep représente et décrit dans son « Atlas des maladies de peau » pl. 363 et 364, et qui fut reproduit et rapporté avec la même signification par Behrend et d'autres auteurs, après Froriep. Cet écrivain dit « que cette excroissance cornée de la peau, éliminée par des extirpations répétées, représentait une bosse cornée en forme de voûte, épaisse d'environ 1 1/2 L (5^{mm}), convexe en avant, mais à surface noueuse, et offrait en arrière une face lisse, excavée, de sorte que l'excroissance ressemblait assez à un ongle avec lequel elle avait d'ailleurs d'autres analogies par sa teinte d'un brun gris et la dureté sèche de sa surface. »

J'ai observé aussi moi-même avec le prof. Balassa un cas semblable. L' « excroissance » ne me fit pas l'effet d'une corne cutanée, mais bien celle d'une callosité ; elle fut enlevée par le prof. Balassa et ne récidiva point.

(b) Clavus, cor (Leichdorn), œil de perdrix (Hühnerauge).

Le clavus est une callosité ayant la forme d'une quille ou d'un clou (d'où clavus) dont la pointe est tournée vers la peau, la base regarde en dehors et représente la face cornée libre d'une callosité ordinaire. Par conséquent tout cor est à proprement parler une callosité à sa surface libre. Si, comme cela arrive avec des souliers trop étroits, la pointe du clavus presse contre la peau, elle occasionne souvent d'atroces douleurs. Ces deux circonstances, la forme particulière et la douleur fréquente, distinguent les cors des callosités (tylosis) qui se développent en général seulement en la surface.

Cependant ces deux variétés de callosités appartiennent essentiellement à la même formation : c'est pour cette raison que les auteurs en grande partie n'ont établi aucune différence entre le clavus et le tylosis, c'est-à-dire entre le cor et la callosité et ont traité de ces deux formations anormales dans un même chapitre.

Mais comme la callosité se développe uniquement suivant la surface cutanée, tandis que « le cor se présente comme un noyau blanc, arrondi, situé sous les couches superficielles de l'épiderme, se prolongeant vers la peau sous forme de cône par couches concentriques et s'enfonçant même dans le derme » (Rokitansky), la différence anatomique de ces deux productions est par cela même établie.

Les rapports de la peau avec la callosité ne sont pas non plus les mêmes qu'avec le cor, car des épaississements calleux de l'épiderme, datant même de plusieurs années, ne modifient nullement la peau sous-jacente, tandis qu'elle s'amincit peu à peu sous la pression continuelle du cor et que ses papilles se ratatinent en même temps et finissent par disparaître.

L'opinion de Brodie qu'il se développe une nouvelle bourse muqueuse sous le cor n'est pas exacte pour tous les cas.

Nous devons aussi rejeter comme contraire à l'expérience, l'hypothèse généralement admise que le clavus a son point de départ dans une petite hémorrhagie antérieure.

Il est certainement possible que tel ou tel capillaire du corps papillaire se déchire sous l'influence de la pression qui s'exerce sur un cor préexistant, et qu'il en résulte ainsi une hémorraghie qui se révèlera après l'enlèvement de la callosité masquant le cor. Mais ce n'est que dans des cas exceptionnels qu'il en est ainsi et par conséquent on ne saurait considérer ce phénomène comme la règle dans la genèse du cor.

On sait que le siège des cors se trouve ordinairement aux orteils et particulièrement aux points où une chaussure défectueuse détermine une pression répétée, un frottement habituel. Comme une semblable pression intéresse le plus souvent les parties du tégument qui reposent sur une saillie osseuse, le cor survient aussi le plus ordinairement suivant la tangente d'une de ces éminences osseuses. Aussi les cors se montrent-ils non-seulement aux endroits correspondants à la face externe des orteils, mais encore assez souvent sur les surfaces de contact des deux orteils, ainsi qu'à la plante des pieds.

Diverses influences, notamment celles qui occasionnent une espèce de macération de l'épiderme sur la peau du pied, modifient fréquemment, sous beaucoup de rapports, l'aspect extérieur des cors. Ainsi les cors situés entre deux orteils sont blancs et recouverts d'une callosité plane, ramollie à la surface, tandis que les cors qui ont leur siège à la plante et au bord du pied, au côté externe des orteils, paraissent jaune, jaune brun et leur surface est dure et cornée.

Le nombre de cors au pied d'un seul et même individu offre de grandes variations. Pour la rareté du fait, je rappelerai ici un cas qui fut très intéressant pour le patient et principalement pour le médecin. Il s'agit d'un homme vigoureux, gros et de haute taille, savonnier de son métier, très laborieux et restant sur ses jambes une partie de la journée. Tout à coup cet individu éprouve des douleurs vives aux pieds. Ce n'est qu'au prix des plus grands efforts qu'il lui était possible

de marcher avec des souliers garnis de semelles de feutre, et par conséquent il se trouvait fort gêné dans l'exercice de sa profession. Or,
comme il ressentait pendant la nuit des douleurs aux pieds, que d'ailleurs il se nourrissait bien et était adonné aux jouissances de la table,
le médecin consulté par notre malade porta le diagnostic d'arthritis,
lui prescrivit les moyens internes appropriés et lui conseilla les
grands bains. Tout cela sans résultat. Le malade fut alors envoyé aux
eaux de Carlsbad. Les eaux à l'intérieur n'amenèrent aucun soulagement; mais après l'emploi des douches son état parut s'améliorer. Il
avait bien encore des douleurs pendant la marche, mais il se trouvait
passablement quand ses pieds étaient placés dans la position horizontale. A son retour de Carlsbad, son ancienne affection reparut dès qu'il
voulut reprendre son trava'l.

Après avoir successivement essayé les nombreuses méthodes cura-
tives de la goutte : le colchique, l'esprit de Mindérérus etc., les bains
généraux et locaux et après avoir passé une nouvelle saison à Carlsbad,
c'est-à-dire au bout de deux ans, le malade vint me consulter.

Conformément à mon principe d'examiner toujours très attentivement la partie malade elle-même, ce qui avait été négligé jusqu'alors
par le médecin traitant, j'inspectai d'abord les pieds malades et décou-
vris la cause des douleurs violentes qui duraient depuis plusieurs
années. A la plante du pied il y avait un grand nombre de callosités
étroitement pressées les unes contre les autres, du volume d'un grain
de millet à celui d'une lentille, en partie convexes en partie concaves,
les concavités correspondant aux convexités et réciproquement, qui
provoquaient par la pression les plus cruelles souffrances. Contrairement au diagnostic d'arthritis, qui avait prévalu jusqu'ici, je dus
en conséquence porter celui de clavus, c'est-à-dire de cor, qui fut du
reste confirmé par une étude minutieuse de chacune de ces productions calleuses. Le traitement employé avec succès montra également
que nous n'avions pas affaire ici à la goutte mais uniquement à des
cors. Car l'application immédiate d'émollients, l'ablation des cors et
un emplâtre calmant, longtemps maintenu sur cette région, suffirent
pour délivrer complétement de ses douleurs le malade et pour lui permettre de reprendre ses anciennes occupations. — Ce n'est qu'exceptionnellement que l'on rencontre des cors aux doigts et dans d'autres
parties du corps, par exemple dans les points où des productions épidermiques calleuses peuvent être le résultat de l'habitude de porter des
fardeaux, de la pression répétée de divers bandages, ceintures,
sangles etc., du contact du marteau etc., etc.

C. Cornua cutanea. Cornes cutanées. (Hauthörner).

D'après Lebert (voy. l. c.) qui a étudié d'une manière toute spéciale cette affection cutanée, les premières observations qui s'y rapportent datent du XIIIe siècle. Ainsi Lanfranc parle d'un homme qui avait sept cornes à la tête. Les faits qui remontent au XVIIe et au XVIIIe siècle furent communiqués par Bauhin, Bartholin, Fabrice de Hilden, Casabon, Morgagni, Edward Home, Caldani, Macklot, Denonvilliers, Simon, Textor etc., faits qu'il me parait d'autant plus inutile de citer en détails que chacun est à même de se renseigner exactement à cet égard en consultant l'ouvrage de Lebert, indiqué ci-dessus.

Jusqu'à présent j'en ai rencontré trois cas. J'eus l'occasion de voir le premier à la clinique du prof. Schabus à Klagenfurt. C'était une corne un peu courbée latéralement, de l'épaisseur du petit doigt, dont la longueur dépassait 4 L. (9^{mm}.), située sur la face dorsale du pénis. Le second fait, plus ancien, se rapporte à un malade de mon service, qui portait à la tête une petite corne pointue, du diamètre d'une plume de corbeau, ayant une longueur d'environ 1 1/2 pouce (40^{mm} 1/2). Quant au troisième cas, je l'observai dans ma clientèle particulière. A l'extrémité du nez, un peu à gauche, chez un homme de 50 ans était placée une corne longue de 1 pouce (27^{mm}.), de l'épaisseur d'une plume, à base large, légèrement recourbée en forme de griffe en avant et en bas, présentant sur sa face externe des cannelures longitudinales et parallèles, se terminant à son extrémité par une pointe mousse. Après l'avoir sectionnée la base me parut irrégulièrement concave, correspondant à une saillie légèrement bosselée, comme granulée, rouge, saignant facilement, sur laquelle reposait la production cornée.

Comme le nom l'indique, on entend par corne cutanée (*Cornu cutaneum*), une véritable excroissance cornée, de longueur et d'épaisseur variables (longueur de 1 à 4 pouces — 27^{mm} à 108^{mm} —, épaisseur de 1/4 à 3/4 de pouce — 7^{mm} à 20^{mm}) qui se développe habituellement dans les régions les plus différentes du corps, le plus souvent chez les personnes âgées. Son siège est également très variable. Sur les 109 cas que Lebert a recueilli dans la littérature ancienne et moderne, on en compte 40 à la tête, parmi lesquels 26 au cuir chevelu, 11 au front et 4 aux tempes; 19 au visage; 8 aux extrémités supérieures; 11 aux extrémités inférieures; 7 au tronc; 8 aux parties génitales; 6 au gland et 2 au scrotum. Douze productions de ce genre étaient multiples, enfin il en est quatre dont le siège n'est pas exactement indiqué.

La forme de ces cornes cutanées est aussi très différente ; quelques-unes sont cylindriques, d'autres offrent une section ovale, elliptique ou presque prismatique ; on en trouve aussi d'aplaties. Leur surface est rarement lisse et luisante, le plus souvent elle est ridée et rugueuse dans toute son étendue ou seulement en certains points suivant la longueur ou l'épaisseur ou bien dans ces deux dimensions à la fois. Quelquefois les cornes cutanées sont droites ou contournées suivant l'axe longitudinal ; souvent aussi elles ont une direction spiroïde, ce qui les fait ressembler à une corne de bélier ou à une corne d'Ammon. L'extrémité terminale de la corne est rarement pointue, le plus ordinairement elle est mousse ou lisse, parfois ramassée en boule, assez souvent elle est comme fendillée, déchiquetée, désagrégée. Leur couleur varie entre le jaune clair et le brun jaune ou brun foncé avec passage fréquent du brun gris au vert gris et au noir foncé. Leur consistance est en général solide, comparable à celle des cornes d'animaux, ordinairement plus prononcée à la périphérie qu'au centre qui est friable, souvent même ramolli.

A l'examen microscopique, les coupes longitudinales de ces cornes, faites avec soin, montrent, d'après Lebert, que la masse consiste en piliers, en batonnets et en palissades serrées les unes contre les autres, qui sont intimement unis par du tissu conjonctif, de manière à former une masse homogène en apparence. Chacune des colonnes présente elle-même un aspect strié, fibreux et consiste en cellules épidermiques stratifiées. Sur la coupe on aperçoit des lacunes arrondies qui paraissent appliquées par couches concentriques et sont entourées de cellules épidermiques irrégulièrement disposées dans leur intervalle.

Quant aux cellules qui forment ces différentes couches, elles appartiennent constamment au type épidermique. Elles sont simplement rangées à côté ou au-dessus les unes des autres ; ou bien elles forment des stratifications concentriques, qui rappellent soit les globes épidermiques du cancer épithélial, soit les coupes faites sur les cavités épidermiques hyperplasiques des papilles dans les verrues, soit encore les coupes des canaux excréteurs hypertrophiés des glandes cutanées.

Enfin Lebert et Virchow ont trouvé des vaisseaux à la coupe de ces productions cornées : ils ne s'étendaient pas beaucoup du côté de la pointe, mais ils existaient réellement dans les couches voisines de la base.

On n'a pas encore entrepris de recherches chimiques sur la substance des cornes cutanées par la raison toute simple que ces productions morbides sont trop rares pour qu'on se résigne à les sacrifier pour en faire l'examen chimique.

Toutes les cornes cutanées observées jusqu'à présent ont leur point de départ dans l'épiderme et par conséquent dans le réseau muqueux de Malpighi et reposent sur le corps papillaire de la peau; ou bien la production cornée provient des glandes cutanées, notamment des follicules sébacés considérablement hypertrophiés.

Le développement des cornes cutanées a lieu en général d'une manière lente et sans douleur. Ce n'est qu'après une longue existence que leur base devient douloureuse et cela d'autant plus que la corne est plus volumineuse, plus fréquemment touchée et tiraillée. Naturellement la corne est par elle-même insensible et ce n'est que la peau sur laquelle repose la base de la corne qui devient le siège de la douleur. Par suite d'un tiraillement répété de la corne, la peau correspondante peut s'enflammer, passer à la suppuration et donner lieu à un abcès.

D'ailleurs le voisinage immédiat de la corne, c'est-à-dire la peau environnante est normale, bien que, dans de rares circonstances, tumé-fiée et hypertrophiée.

Après une durée plus ou moins longue les cornes cutanées tombent, après un temps très variable suivant les cas. Ainsi l'on rapporte des cas où des cornes tombèrent et récidivèrent deux, trois et quatre fois et exceptionnellement quinze et vingt fois dans l'espace de plusieurs années, et d'autres où plusieurs petites cornes apparurent à la place d'une corne volumineuse qui s'était détachée. La chûte spontanée d'une corne, suivie de guérison est un phénomène des plus rares. Si une corne ne tombe que partiellement en laissant sa base intacte, elle se reproduit habituellement au même point. Une violence extérieure, une chûte, une déchirure peut casser une corne à sa base. Mais cet accident n'en prévient pas la récidive.

Etiologie. — Il serait superflu de parler des causes efficientes des cornes cutanées, parce que jusqu'à présent, elles ne sont manifestes clairement pour personne. Dans quelques ouvrages on trouve bien que des influences mécaniques extérieures, telles que la pression, les contusions (Frank, l. c., 5 v., p. 55; Fuchs, l. c., p. 44; Rayer, 5 v., l. c., p. 250); les lésions de la peau par le rasoir (Vicq d'Azir) ou par une flèche (Zacutus Lusitanus) ont été considérées comme des causes des cornes cutanées. Mais ces raisons ont aussi peu de valeur, et expliquent en général aussi peu l'origine de ces productions morbides que la phrase si connue de Hartmann pour caractériser ces affections : « *est lusus naturae* »; ou que le « *nisus excrescendi* » d'autres auteurs. Si l'on réfléchit à cette circonstance, que les cornes cutanées qui nous sont connues, avaient leur point de départ habituel au cuir chevelu et aux parties génitales, et, si l'on a égard aux autres conditions auxquelles on peut rattacher les cas observés et décrits dans la science, on ne sera nullement fondé à admettre que les cornes cutanées sont le résultat de causes mécaniques extérieures, telles que celles que nous avons mentionnées. Nous préférons avouer sans détour que les causes efficientes des cornes de la peau nous sont complétement inconnues.

Traitement. — Il est évident que le traitement radical des excroissances cornées de la peau ne peut consister que dans l'emploi d'agents capables de faire disparaître en même temps de l'organisme et la production morbide et le terrain qui lui a donné naissance. Parfois on réussit à enlever simplement la corne. Mais alors elle récidive facilement. On en prévient le retour par une cautérisation énergique de la base de la tumeur, à l'aide de la potasse caustique ou de la pâte de chlorure de zinc. Cependant il est plus rationnel d'enlever simultanément la corne et la portion de tégument qui la supporte, par le procédé opératoire que l'on emploie ordinairement pour l'extirpation des tumeurs sébacées et des lipomes. L'expérience a démontré jusqu'à présent que cette méthode n'a jamais été suivie de récidive (1).

2. KÉRATOSES AVEC LÉSION DU CORPS PAPILLAIRE.

A. Verrues (Warzen.)

On donne le nom de verrues (*verrucae*) à des productions dures, cornées, hémisphériques, fendillées à la surface, du volume d'une lentille à celui d'un haricot, ayant en général leur siège sur les mains, mais pouvant aussi se rencontrer sur tout autre point du tégument, ne donnant ordinairement lieu à aucune douleur et d'une longue durée. On distingue habituellement les verrues qui existent déjà au moment de la naissance de l'enfant (*naevus verrucosus*) de celles qui se développent dans le cours de la vie (*verruca arquisita*). Les premières sont incomparablement plus rares que les autres et se distinguent des verrues acquises tant sous le rapport anatomique que par leur marche.

(*a*) *Verrues congénitales.* - Les verrues congénitales existent en général isolément sur un seul point ou sur un petit nombre de points; leur surface est plus ou moins lisse, recouverte d'un épiderme normal, quoique fortement pigmenté. Pendant les années suivantes elles pré-

___

(1) Hebra omet la coïncidence très curieuse, et notée surtout par A. Bérard et Landouzy, du *mérycisme* ou habitude de ruminer leurs aliments, coïncidence observée chez un certain nombre des individus, qui étaient porteurs de ces productions cornées.   A. D.

sentent le plus souvent un nombre considérable de poils aussi gros que ceux de la barbe. Leur dimension est habituellement celle d'une pièce d'un franc, parfois celle de la paume de la main, et bien qu'elles soient relativement petites chez le nouveau-né elles s'agrandissent peu à peu jusqu'à ce qu'elles atteignent les proportions indiquées ci-dessus ; elles deviennent en même temps plus foncées et plus fermes.

Sous cette forme, elles apparaissent le plus ordinairement au visage et au tronc, disséminées çà et là. J'ai vu dans certains cas des excroissances verruqueuses affectant la disposition que présente en général le zoster, et correspondant non seulement au zoster pectoral, mais encore au zoster des extrémités, c'est-à-dire suivant le trajet d'un nerf périphérique. Je possède un dessin qu'on m'a envoyé de Milan, d'un cas observé dans l'hôpital de cette ville ; il représente un *naevus* en forme de caleçon de bain, qui s'étendait de la région lombaire sur le bassin jusqu'au dessus des genoux d'une manière très circonscrite. J'ai eu, en outre, l'occasion de voir un *naevus* ayant une étendue inaccoutumée sur un idiot, affecté de convulsions, sur lequel on apercevait dans des points nombreux du visage, du tronc et des extrémités, des productions verruqueuses de l'étendue de la paume de la main, pigmentées en noir et garnies de poils. Ces *naevi* étaient en si grande quantité et donnaient à l'individu un aspect si étrange qu'il devint pour la foule crédule et l'opinion publique le sujet d'un conte d'après lequel l'homme aux taches aurait été le produit du coït d'une femme avec un chien danois. Enfin, je possède encore le dessin d'un *naevus verrucosus* qui s'étendait, en forme de tablier de cuir (*der Bergwerksknappen*), depuis environ la dernière vertèbre dorsale, en avant et en bas jusque vers l'épine iliaque antérieure et inférieure, en recouvrant tout le siège.

Bien que d'après cette description nous reconnaissions qu'on a observé réellement des productions verruqueuses congénitales sur la peau, nous devons cependant faire remarquer que ce ne sont là que des faits exceptionnels, contrairement à l'acception générale que toute production verruqueuse, fortement pigmentée, occupant le visage, le tronc ou les extrémités, représente un *naevus*, c'est-à-dire une production congénitale. Si l'on compare le nombre extrêmement minime des pigmentations et des verrues observées chez les nouveau-nés avec leur fréquence extraordinaire sur le tégument des adultes, on devra certainement en conclure que la plus grande partie des prétendus *naevi* a pris naissance dans le cours de la vie extra-utérine et qu'un très petit nombre doit avoir une origine congénitale.

(b) Verrues acquises. — Ce sont des verrues qui sont survenues dans

le cours de la vie, après la naissance. Il faut les distinguer en *verrues persistantes*, qui une fois développées durent toute la vie (*verruca perstans*) et en verrues qui n'ont qu'une durée passagère, quoique pendant un temps relativement très long et finissent par disparaître spontanément (*verruca caduca*, d'Alibert).

Elles apparaissent, dans la plupart des cas, sous la forme de productions hémisphériques, de la grosseur d'un pois avec une coloration semblable à celle de l'épiderme sain, ou gris verdâtre, vert foncée, quelquefois noire. Leur surface est lisse ou hérissée de nombreuses aspérités. Le plus souvent on rencontre dans leur centre un groupe de saillies étroitement serrées les unes contre les autres, circonscrites par une cloison épidermique. Néanmoins il existe encore des verrues coniques et d'autres ayant un pédoncule mince et affectant des formes différentes suivant la diversité de leur volume.

Enfin il nous faudrait encore mentionner une variété de verrues, observées le plus souvent chez des individus âgés, au visage et à la nuque et même en d'autres régions, qui sont plus développées en surface que les précédentes, ne s'élèvent pas au-dessus du niveau de la peau d'une manière si prononcée, présentent une coloration gris foncée et même noirâtre et constituent ainsi parfois le point de départ ultérieur d'un épithélioma. Le nom que l'on devrait donner à cette espèce de verrue serait *porrum* d'après Plenk, en raison de leur analogie avec ce végétal ou bien encore *verruca plana* d'après Ascherson (Casper's Vierteljahrsschrift, 1855, p. 515).

Quant à la marche des productions verruqueuses on doit distinguer une forme subaiguë et une forme chronique. Il est des cas, par exemple, où un grand nombre de verrues se développent simultanément dans différentes parties du corps, surtout au visage, de telle sorte qu'elles pourraient être considérées comme des éruptions d'une autre nature. Elles persistent pendant plusieurs mois et disparaissent ensuite spontanément.

J'ai souvent vu des faits analogues. Dans un cas, de nombreuses verrues survinrent sur le visage d'un individu avec tant de rapidité qu'elles ne mirent qu'une semaine pour arriver à un développement si prononcé qu'il en résultait une véritable gêne pour le malade quand il se rasait. C'était un forgeron, qui avait l'habitude de se faire la barbe une fois par semaine. Tandis que huit jours auparavant il n'avait rien remarqué de particulier sur son visage, il se manifesta, comme nous l'avons dit, après une seule semaine, une quantité de verrues si considérable que le rasoir ne pouvait plus passer entre elles sans les

entamer. Plusieurs mois après, ces productions s'étaient cependant desséchées et étaient tombées spontanément, il lui devint alors possible
de se raser comme il le faisait précédemment.

Le développement et la disparition relativement si rapides des
verrues s'observent aussi dans d'autres parties du corps, par exemple
aux mains, où toutefois elles persistent souvent pendant des années.

L'apparition subite d'un grand nombre de verrues a conduit les
humoristes à admettre l'existence d'une dyscrasie verruqueuse spéciale
qui servait de base à ce phénomène.

Une observation exacte des verrues à leurs différentes périodes
montre que ces productions sont situées, à leur début, sous l'épiderme et
que, poussant devant elles la couche épidermique qui les recouvre, elles
continuent de se développer, leur surface restant lisse. Maintenant, si
par suite des progrès de leur développement, les papilles hypertrophiées se montrent au jour en écartant leur enveloppe épidermique,
elles paraissent encore entourées uniquement à leur périphérie d'un
rebord épidermique au centre duquel chacune des élevures filiformes
représente le corps propre de la verrue. Si elles existent depuis longtemps, après avoir changé leur teinte claire primitive en une coloration d'un vert foncé allant jusqu'au noir, le corps devenu sec, se
détache du rebord épidermique environnant, sous forme d'une masse
hémisphérique et même sphérique. La peau et son épiderme se reproduisent complétement après la chûte de la verrue, sans qu'il se forme
une cicatrice.

Ces verrues qui portent en général le nom de *verrues vulgaires*
(Simon), *verrues simples* ou v. *solitaires* (Krämer), et dont on peut
désigner les variétés sous les dénominations de verrues *filiformes* ou
acuminées (v. Bärensprung), *tubériformes, sphériques, cylindriques,
pédiculées, éparses* (Krämer), doivent être distinguées des excroissances de la peau qui ont plus ou moins d'analogie avec les verrues
réelles, mais qui en diffèrent principalement en ce qu'elles sont plus
ou moins revêtues par un épiderme entièrement normal et persistent
toute la vie ou bien ne se montrent que comme des productions transitoires. Les premières sont ce qu'on appelle des *verrues molles* (*verrues
charnues*, des Français) et présentent en général une duplicature saillante du tégument, pour ainsi dire une hernie de la peau avec ou sans
un faible contenu graisseux. Elles portent aussi le nom de *naevus
molluscoïde* ou *naevus lipomatode*, d'après Walter. Simon, v. Bärensprung et Krämer ont, dans leurs traités respectifs, décrit exactement
ces verrues.

La deuxième forme de tumeurs, fréquemment aussi considérée comme verrues, sont celles qui renferment une matière parfois laiteuse, analogue à la stéarine, en un mot un produit sébacé, et, qui, en augmentant de volume et en se pédiculisant, constituent le *molluscum contagiosum*, de Willan.

Si on les observe à leur période de développement, lorsqu'elles sont encore petites et affectent la forme de productions hémisphériques ou sphériques, du volume d'un grain de millet ou d'une lentille, elles ont une ressemblance trompeuse avec les verrues, attendu que la matière sébacée brune foncée et durcie qu'elles contiennent se présente sous la forme de petites saillies filiformes entourées d'un rebord épidermique. Elles se distinguent pourtant encore des verrues proprement dites par leur consistance moins dure et par cette circonstance qu'il est possible, en exerçant une pression latérale sur elles, de faire sortir leur contenu sous l'aspect d'une masse sphérique blanche, parfois caséeuse, lardacée. La plupart du temps la cavité qui en résulte alors donne lieu à une hémorrhagie très abondante.

Cet état correspond aussi aux formations que Ribbentrop (im Magazin f. ges. Heilkunde, 64 B., 1 Heft) a très bien décrites, à son époque, sous le nom de poche athéromateuse (*Grützbeutel*), d'amas de comédons (*Comedonenscheiben*); il les rapporte également aux condylomes sous-cutanés mentionnés par Hauck (Med. Ztg. v. d. Verein für Heilk., 1840., p. 245), aux condylomes porcellanés (*Porzellancondylomen*) de Fritze. Quelques auteurs ont regardé ces deux dernières espèces comme occasionnées par la syphilis. Krämer et Simon signalent aussi ces productions et le dernier en dessine une coupe, planche 9, figure 6. Ce que Krämer reproduit, planche 11, figure 6, et désigne sous le nom de *molluscum simplex* est tout à fait la même altération morbide, seulement avec occlusion du conduit excréteur du follicule.

A cette dissertation sur les verrues nous rattachons encore l'étude des *verrues acuminées, condylomes pointus, condylomes acuminés, végétations dermiques*, en tant qu'ils représentent des phénomènes se passant sur l'enveloppe tégumentaire.

Ce sont des élevures fines, pointues, filiformes, disséminées ou réunies en groupe ou qui comprimées par un contact réciproque, affectent des formes variées et ressemblent ainsi à des houpes ou à des crêtes de coq, etc. Elles revêtent tantôt la coloration de la peau normale, tantôt une teinte variant du rouge pâle au rouge sang, selon leur richesse en vaisseaux ou suivant que leur enveloppe épidermique est plus ou moins amincie ou formée de couches épaisses. Elles présentent

une coloration d'un rouge clair allant jusqu'au rouge foncé quand elles
se montrent sur des places où un ramollissement de l'épiderme peut
avoir lieu, par exemple au pourtour de l'anus (*circa anum*), sur la face
interne du prépuce, des grandes lèvres etc. Dans les points où elles
siègent sur une surface libre et peuvent être maintenues sèches, elles
conservent la couleur de l'épiderme normal.

Les configurations déterminées par leur arrangement réciproque et
leur agglomération ont donné aux auteurs l'occasion de les comparer à
toute espèce de fruits : mûres, framboises, cerises, raisins, choux-
fleurs, ou à d'autres objets tels que des crêtes de coq, etc. et par conséquent de les désigner sous les épithètes de mûriformes, frambosoïdes,
cerasiformes, uviformes, cauliformes, mérisées (*Vogelbeerenähnlich*),
crêtes de coq, etc.

Ces productions de formes différentes subissent dans le cours de leur
existence diverses modifications dans leur aspect extérieur, tantôt en se
multipliant et s'accroissant de différentes manières, tantôt au contraire
en s'atrophiant. Toutefois à leur base, elles continuent à se développer
à tel point qu'on ne saurait compter sur leur complète disparition. Du
moins je ne connais pas de cas où des verrues acuminées se soient
atrophiées et se soient détachées spontanément, comme cela arrive
pour les verrues ordinaires. Je me rappelle, au contraire, des faits
où les verrues acuminées ont persisté pendant plusieurs années.

Le pénis, en particulier, parait être un lieu de prédilection pour les
verrues acuminées. Après une durée de plusieurs mois et de plusieurs
années, elles se propagent dans toutes les directions en énorme quantité
et en déformant l'organe, et il est alors facile de les prendre pour des
épithéliomas. On les voit en outre apparaître en grand nombre aux
grandes lèvres, dans le vestibule, sur la muqueuse du vagin et du
rectum.

L'*anatomie* des verrues en général a été élucidée d'une manière si
complète par Krämer (1), v. Bärensprung (2), G. Simon (3), Wedl (4),
Virchow (5) que nous ne pouvons, sous ce rapport, faire rien de mieux
que de résumer les résultats auxquels sont arrivés ces auteurs.

Quels que soient la forme et le volume d'une verrue ou d'un condylome acuminé, ils sont toujours constitués par un substratum conjonc-

(1) Condylome und Waren, Göttingen, 1847.
(2) Beiträge zur Anatomie und Pathologie der menschlichen Haut, Leipzig, 1848.
(3) L. c. ; p. 37 und 231.
(4) Grundzüge der pathologischen Histologie, Wien, 1854.
(5) Die krankhaften Geschwülste, p. 335.

tif qui donne la forme à l'excroissance, dont l'intérieur contient des réseaux vasculaires et dont la surface externe est revêtue d'une couche épidermique plus ou moins épaisse. Les anciens observateurs pensaient que la naissance de semblables productions verruqueuses et condylomateuses ne pouvaient avoir lieu que dans un corps papillaire, à savoir dans les papilles elles-mêmes. Mais cette circonstance que dans les points où la peau est dépourvue de papilles, ainsi que sur les muqueuses et sur d'autres tissus, les productions dont il s'agit se montrent également, prouve que des papilles préexistantes ne sont pas nécessaires à leur développement. Il s'agit simplement d'une base de tissu conjonctif qui peut devenir le point de départ d'excroissances verruqueuses papillaires (fibrome papillaire de Virchow). Il faut considérer tout néoplasme verruqueux et condylomateux comme produit par l'accroissement du tissu conjonctif, soit que le tissu conjonctif d'une papille cutanée normale s'étende vers la surface libre, soit que le tissu conjonctif de la paroi d'un follicule se propage dans la cavité intra folliculaire (condylomota endocystica, intrafollicularia) et de là vers la superficie, à la manière d'une papille; de telle sorte que leur texture consiste en tissu conjonctif ancien et nouveau.

L'intérieur de ces productions verruqueuses et condylomateuses contient en quantité variable des réseaux vasculaires plus ou moins étendus dont le contenu sanguin est la cause de la corrélation des verrues avec les hémorrhagies qui ont lieu si facilement dans ces excroissances.

Sur ce substratum conjonctif pourvu de vaisseaux à l'intérieur repose une couche épidermique plus ou moins épaisse qui masque, dans une certaine mesure, la coloration rouge sang et donne à la verrue son toucher extérieur et en partie son aspect.

Virchow compare avec beaucoup de justesse le développement des condylomes et des verrues à la prétendue granulation ou production de petites verrues charnues qui a lieu dans la réparation des productions cutanées détruites. On peut d'autant mieux soutenir cette opinion qu'on observe fréquemment le même processus sur des ulcères anciens et qu'on voit aussi, sur des points du tégument qui pendant longtemps avaient été le siège d'ulcération, apparaître, après que ces dernières se sont recouvertes de peau, une grande quantité de saillies verruciformes qui tantôt conservent la coloration de la peau normale, tantôt se recouvrent d'une couche pigmentaire.

Au reste la forme, la configuration, la consistance, la couleur des productions condylomateuses et verruqueuses dépendent de la propor-

tion quantitative dans laquelle la charpente fondamentale de tissu
connectif et les vaisseaux qui y sont cachés sont à l'enveloppe épidermique extérieure, ainsi que d'influences externes telles que l'action de
l'humidité et de la chaleur (*macération*), la pression latérale réciproque etc. Ainsi, d'après Virchow, les verrues acuminées possèdent dans le
premier cas une charpente conjonctive extrêmement ténue, qui a pour
point de départ de son développement la tunique adventice des capillaires sanguins, tandis qu'elles ont une enveloppe épidermique extérieure très épaisse dont la couche la plus profonde est représentée par
le tissu muqueux de Malpighi, sur lequel reposent immédiatement les
cellules épidermiques que l'on reconnait à leur disposition transversale, de telle sorte que dans ce cas la couche de Malpighi semble se
trouver directement sur les vaisseaux eux-mêmes. Et quant au second
point dont il a déjà été question, quant aux causes externes, les verrues
peuvent se présenter avec une coloration semblable à celle de la peau,
ou bien blanche, rouge, rosée; elles peuvent être brillantes, transparentes, molles, humides, sèches, dures, filiformes, isolées ou groupées en forme de choux-fleurs, de framboisés etc.

Wedl (l. c., p. 454) est, au fond, d'accord avec cette manière de
voir, quand il dit : « il faut donc considérer les papilles comme les
terminaisons arrondies du tissu cellulaire nouvellement formé et
constituant par leur cohésion la base du papillome. »

Étiologie. — Comme la médecine de l'Antiquité, la majorité du
public aujourd'hui croit encore à une foule de causes capables de produire les verrues. Ainsi, on considérait comme pouvant déterminer
l'apparition de verrues, par exemple, les rapports fréquents avec les
animaux, les vaches, les poules etc., le contact de ces bêtes, la mouillure
répétée des mains et leur état de malpropreté, l'attouchement des parties génitales, surtout celles de la femme (Hufel. Journ. V. 9, p. 185.)

Certaines maladies peuvent aussi avoir pour conséquence la production de verrues. Ainsi Marc rapporte un cas où à la suite d'une attaque
d'apoplexie il survint une grande quantité de verrues cornées à la face
et aux doigts (Rayer, l. c., 5 V. p. 244). Jos. Frank (l. c., 5 V., p. 58) dit
que la suppression des règles peut être considérée comme cause de
verrues. Mais presque tous les auteurs parlent d'une « prédisposition »
particulière de quelques individus à avoir des verrues, et même d'une
dyscrasia v. acrimònia verrucosa spéciale, qui est pourtant révoquée en
doute par d'autres écrivains.

L'opinion consistant à admettre que le sang pris à une verrue a la
propriété de provoquer, dans les points avec lesquels on le met en

contact, de nouvelles verrues, n'est acceptée que par un petit nombre
d'observateurs, bien que des chirurgiens, entr'autres Barruel, l'aient
soutenue. Ce dernier raconte qu'il vit apparaître toute une série de
verrues sur la face dorsale de la peau, dans les points qui avaient été
contaminés par le sang à la suite d'une excision de verrues. Wilson
(l. c., p. 578) dit avec raison de cette opinion : « une telle supposition
est trop irrationnelle pour mériter une plus ample attention. »

Quant à la prétendue « impression fâcheuse de la vue » chez les
femmes enceintes, on lui a attribué et aujourd'hui même encore on lui
attribue une influence causale sur les productions verruqueuses congénitales, sur les *nœvi*. On trouve dans l'ancienne comme dans la nouvelle
littérature beaucoup d'historiettes racontées dans ce sens, (notamment
par Daniel Turner, in « *Abhandlung von der Hautkrankheiten* »,
Altenburg, 1766.) Sans vouloir pénétrer plus avant dans cette théorie,
nous demandons seulement la permission de rappeler ici combien sont
rares chez les nouveau-nés ces productions verruqueuses, tandis qu'il
n'est presque pas de femme enceinte qui ne soit exposée à l'influence
des émotions les plus diverses soit comme nature, soit comme fréquence ;
les occasions de subir une impression fâcheuse de la vue étant innombrables. Aussi préférons-nous avouer que nous ignorons complétement
quelles sont les causes capables de donner naissance aux verrues
acquises ou congénitales et ne rien dire de la théorie vague et sans
démonstration dont nous venons de parler.

La statistique des verrues, citée dans les traités de dermatologie, ne
répond pas exactement aux faits. Ainsi on prétend que ces productions
s'observent plus fréquemment chez les enfants, chez les jeunes sujets
en général et dans le sexe féminin que chez les hommes et dans un
âge avancé ; en outre qu'elles surviennent plus souvent chez des individus se livrant à un travail manuel assidu, ne portant jamais de gants
et se lavant rarement, que chez des personnes appartenant à une classe
plus élevée de la société et ayant l'habitude des soins de propreté.

J'ai eu, pendant une longue série d'années, l'occasion d'inspecter des
milliers d'hommes déshabillés et d'examiner la peau en général, ainsi
que celle des mains et des pieds, dans le but d'établir le diagnostic
d'une affection cutanée. Dans cette multitude de personnes se trouvaient représentés tous les états, toutes les occupations, tous les
métiers, tous les âges, les deux sexes, les différentes races, bien que le
plus grand nombre appartînt incontestablement à la classe ouvrière.
Mais il m'est impossible de me rappeler avoir trouvé les verrues avec
une prédominance marquée dans un sexe, dans une profession ou à un

âge quelconque. Je me range donc à cet égard à l'avis des auteurs qui expriment dans les termes suivants leur opinion sur l'étiologie des verrues en général : « les causes des verrues sont encore très obscures » (Fuchs).

Au contraire les productions morbides connues sous le nom de verrues muqueuses ou humides (*Feig oder Feuchtwarzen*) sont, quant à leur genèse, aussi bien déterminées dans leur localisation précise que dans la constance de leurs causes prédisposantes. On rencontre ces excroissances presque exclusivement aux parties génitales et dans leur voisinage immédiat, au pourtour de l'anus, aux fesses, dans le creux axillaire, au-dessous des seins, sur la peau qu'ils recouvrent et seulement dans les cas où les parties que je viens d'indiquer sont ramollies et irritées par une accumulation de sécrétions morbides; notamment quand les excroissances sont accompagnées de blennorrhagie (1).

On sait qu'elles constituent une manifestation des affections vénériennes contagieuses qui ne proviennent pourtant pas du contagium syphilitique : elles ne sont cependant pas, avec les écoulements blennorrhagiques qui les occasionnent, dans les mêmes rapports que les condylomes plats (plaques muqueuses) le sont avec le contagium syphilitique qui les provoque. Car tandis que les derniers, un produit de la syphilis, sont susceptibles de donner de nouveau la syphilis au sujet qui en est porteur (auto-inoculable) ainsi qu'à d'autres individus auxquels elle a été inoculée, les condylomes acuminés ne sont jamais contagieux ni dans le sens de leur propagation au sujet qui en est atteint, ni quant à leur aptitude à produire une blennorrhagie. Les essais par lesquels le Dr Kranz (2) a cru récemment avoir démontré la transplantation des verrues acuminées ne nous paraissent pas assez exacts pour modifier les résultats des expériences faites jusqu'à présent.

Traitement. — Pour le traitement des verrues ordinaires et des verrues humides, on voit, ainsi que pour l'étiologie, la superstition se donner libre cours et un nombre considérable de remèdes absurdes être mis en usage, vantés par le peuple et même par des médecins contre ces productions morbides. Ils ne méritent pas qu'on s'en occupe plus longuement ici.

(1) Enregistrons comme confirmation autorisée d'une des vérités les plus légitimement admises en syphiligraphie, cette proposition d'Hebra, que les végétations dite vénériennes ne sont que des *verrues*, dont le développement aux organes génitaux a été provoqué par une maladie quelconque de ces organes, blennorrhagie, chancres etc.   A. D.

(2) Beitrag zur Kenntniss des Schleimhautpapilloms, Arch. f. klin. Med. II B., pag. 80 et sequ.

On comprend facilement qu'on ne peut obtenir de guérison radicale qu'à l'aide des instruments tranchants, de la ligature ou des caustiques.

La méthode la plus rationnelle est d'enlever les verrues au moyen du bistouri ou des ciseaux, et l'on ne devra avoir recours à la ligature que dans le cas où le malade aurait horreur de cette manière de procéder, ou si les productions morbides n'étaient pas situées en un point favoble à ce mode de traitement.

Cependant avant de s'arrêter à tel ou tel procédé, il faudra s'assurer que les verrues ne peuvent pas être détachées par la simple pression de l'ongle. Il est assez souvent possible d'enlever ainsi les verrues sèches du visage et des mains ainsi que les verrues humides des parties génitales. Ce n'est que dans le cas où l'on échouerait ainsi que l'on doit avoir recours au bistouri. Il est préférable de se servir du bistouri courbe de Cooper; on saisit la tumeur aussi près que possible de sa base et on l'enlève d'un coup vif et rapide. On peut encore se servir d'un scalpel ou bistouri avec lequel on détache le néoplasme à l'aide de deux incisions ovales qui embrassent la base de la verrue.

Après avoir essayé ou non des incisions, il est encore possible de détruire les verrues par les caustiques, bien que ce procédé soit plus long et plus douloureux. On se sert alors de la potasse caustique, de la pierre infernale, ou d'un acide minéral ou végétal concentré, acides acétique, chlorhydrique, sulfurique, azotique, chromique, du chlorure de zinc, du beurre d'antimoine etc. Les caustiques les plus énergiques, appliqués méthodiquement, atteindront le plus souvent le but proposé en une seule application; tels sont l'acide sulfurique, la potasse caustique, le nitrate d'argent, tandis que les acides moins forts : chlorhydrique, azotique et acétique exigent des applications répétées. On emploie ces liquides au moyen d'une tige de verre qui laisse tomber une goutte du caustique, en même temps que l'on protège les parties environnantes par une petite couronne de cire.

Comme il est nécessaire avec ces caustiques non seulement de carboniser l'excroissance, mais encore en vue d'un succès durable de détruire les vaisseaux y afférents, l'intensité de l'application détermine parfois une petite réaction dans le voisinage; elle disparaît pourtant rapidement et n'atteint que rarement les tissus sous-jacents et sans occasionner de dermatite réelle. Néanmoins il existe des cas où après l'extirpation de verrues par l'instrument tranchant ou les caustiques, on a vu survenir un érysipèle, la grangrène et même la mort.

La ligature constitue une méthode douloureuse et souvent irrationnelle, pour l'ablation des verrues. Elle serait tout au plus admissible pour les productions verruqueuses pédiculées et chez les personnes qui redoutent énormément l'emploi du couteau.

Dans le peuple on a recours pour enlever les verrues à des procédés encore plus douloureux, par exemple, la piqûre des verrues au moyen d'une aiguille que l'on chauffe au rouge, à la flamme d'une bougie, après l'avoir préalablement enfoncée. Dans le cas où l'on voudrait se servir de fils chauffés au rouge c'est à la galvanocaustique qu'il faudrait s'adresser. On doit donner la préférence à cette dernière méthode dans le cas de verrues accumulées en grand nombre, par la raison que l'on peut ainsi éviter plus sûrement des hémorrhagies qui quelquefois ne sont pas sans importance.

Au reste, on emploie pour l'ablation des condylomes acuminés, les divers liquides et poudres caustiques en partie usités autrefois, ainsi que les instruments tranchants et la ligature.

Remarque. — On prépare cette petite couronne de cire protectrice de la manière suivante. On ramollit dans l'eau chaude un morceau de cire de grandeur convenable, on le malaxe avec les doigts, de manière à en former une boule que l'on applique sur la verrue. Ensuite on enlève avec un couteau la portion de cire qui se trouve sur la verrue elle-même, et on ne laisse ainsi que le reste de la cire adhérent à la peau normale et entourant la verrue sous forme d'une petite couronne qui, dépassant un peu le niveau de la verrue, constitue un réceptacle convenable pour recevoir la goutte du liquide caustique.

B. Ichthyose. Fischschuppenkrankheit, maladie à écailles de poisson.

Il est impossible qu'une altération de l'enveloppe cutanée aussi frappante que nous l'offre l'ichthyose ait échappé à nos ancêtres. Nous ne trouvons pourtant cette maladie décrite pour la première fois, que dans Avicennes sous le nom d'*Albarras nigra*. Pour la caractériser il se sert des mots suivants : *est scabiositas accidens cuti aspera vehemens, et facit squamas sicuti sunt piscium*. Les médecins du moyen âge placèrent l'ichthyose parmi les lichens, la lèpre et la gale ; ou bien ils lui imposèrent toutes sortes de dénominations fantastiques, la comparant à la peau de certains animaux, tels que le lion, le porc-épic, le hérisson, etc. d'où les noms de léontiasis, d'hystricisme, etc. On rencontre encore au XVIIe siècle dans les écrits de Bartholin, Panarolus, Stalpart van der Wiel, des histoires concernant ces phénomènes morbides extraordinaires. Boissier de Sauvages mentionne une lèpre-ichthyose qu'il con-

sidère comme synonyme de l'*impetigo excorticativa* de son temps et de
l'*Albarras nigra* d'Avicennes et qu'il caractérise dans les termes suivants :
*est ea in quæ diversæ corporis partes teguntur squamis siccis, albidis,
successive superincumbentibus, eodem modo atque ordine quo squamæ
piscium.* Plus loin, il parle d'un malade chez lequel les écailles non-
seulement avaient l'aspect de celles des poissons, mais en outre en
avaient l'odeur.

Le nommé Edward Lambert, né en Islande en 1710, observé pour la
première fois par Joh. Machin, fut, comme tout le monde le sait, le père
de toute une famille d'ichthiosiques et contribua sans doute le premier
à mettre à l'ordre du jour l'étude de l'ichthyose. Heinrich Baker décrivit en 1755 l'état de cet Edward Lambert, devenu adulte alors, et déjà
père de deux fils qui firent le tour de l'Angleterre, de l'Allemagne et
de la France, se montrant pour de l'argent.

Les détails les plus précis sur cette famille bizarre sont dûs au
médecin de Leipzig, Tilesius qui blâme la dénomination alors usitée
d'hommes porc-épic (*Stachelschweinmenchen*) et choisit le nom d'homme
à écailles (*Krustenmann*) (1). Ses remarques sur cette affection cutanée
concordent en plusieurs points avec les observations faites dans ces
derniers temps. Lorry prit également note de cette famille « porc-épic
ou à écailles » (*Stachelschwein-oder Krustenfamilie*) mais ne se servit
nulle part du mot ichthyose, quoique une maladie de peau occasionnée
par un épaississement de l'enveloppe cutanée ne semble pas lui avoir
été inconnue.

Les ouvrages de nosologie et de dermatologie publiés, à la fin
du dernier siècle et dans le courant de celui-ci, contiennent à la
vérité une courte définition de la maladie en question. Mais ce n'est
que dans Willan que l'ichthyose est pour la première fois l'objet d'une
description un peu complète. Ce dermatologiste connut non-seulement la difformité désignée sous le nom d'éruption en forme de
porc-épic, mais encore les degrés moindres de la maladie, qui se
distinguent par un léger épaississement et un décollement irrégulier
de l'épiderme.

Les opinions émises par Willan furent adoptées en France et en
Angleterre par ses contemporains et ses successeurs : Plumbe, Thomson, Alibert, Biett, etc., sans toutefois contribuer beaucoup à étendre
le cercle de nos connaissances sur cette affection cutanée.

(1) Ausfürliche Beschreibung und Abbildung der beiden sogennanten Stachel-
schweinmenschen. .... oder the porcupine-man. Altenburg, 1802.

Malgré le tribut de reconnaissance que nous payons ici de nouveau à Willan, il nous est cependant permis de rectifier une erreur à propos du cas d'ichthyose de la face, représenté dans la planche 8 de son ouvrage, en ce sens que, d'après nos idées actuelles, on ne doit pas le considérer comme une ichthyose, mais bien comme une séborrhée de la face, opinion que partagent d'ailleurs d'autres auteurs qui ont choisi pour cette affection le nom d'*ichthyosis sebacea*.

Dans ces derniers temps les recherches microscopiques sur les croûtes de l'ichthyose ont réalisé un réel progrès. On a particulièrement appelé l'attention sur ce point, que l'accumulation morbide de masses épidermiques provenait d'une dégénérescence graisseuse des cellules épidermiques et il importe à cet égard, de citer Schlossberger (1) et Albert Schabel (2).

Fuchs (3) et Behrend (4) mentionnent aussi une *ichthyose congénitale*, mais sans entrer dans aucun détail, aussi est-il permis de se demander si l'affection indiquée par ce dernier auteur n'est pas la même que la *Scutulatio s. incrustatio*, décrite par Steinhausen (5).

Sous le nom d'ichthyose, (*Fischschuppenausschlag*, éruption en forme d'écailles de poissons), on désigne cette altération de la peau qui est caractérisée par la formation de masses épidermiques blanches, minces comme du papier, ou d'une teinte foncée, vert-grisâtre, brune, allant jusqu'au noir, rudes au toucher, adhérent intimement au derme sousjacent et faisant ressortir d'une manière plus évidente et plus accentuée les sillons et les lignes qui existent sur l'épiderme à l'état normal.

Si l'on veut se représenter clairement les divers symptômes qui caractérisent l'ichthyose, on y parviendra sûrement en soumettant à une étude et à un examen plus exacts, la marche et le développement de cette affection soit sur un cas encore à son début, ce que l'on n'a, il est vrai, que très rarement l'occasion d'observer, soit sur une ichthyose à l'état de récidive, ce qui se rencontre plus facilement. Dans ce dernier cas, on remarquera d'abord une légère desquamation de l'épiderme, dans laquelle les petites écailles isolées, du volume d'un grain de chenevis, adhèrent spécialement par leur centre, se détachent au contraire à leur périphérie, présentent un aspect blanc, luisant et donnent à la surface de la peau une apparence telle, qu'elle paraît avoir été saupoudrée de

<hr>

(1) Erster Versuch einer allg. u. vergleichenden Thier-Chemie. Leipsig, 1856. I, B.
(2) Ichthyosis congenita, Inaugural-Abhandlung, Stuttgart, 1856.
(3) L. c. p. 696.
(4) Ikonographische Darstellung der nicht-Syphil. Hautkr., Leipzig 1859, p. 83.
(5) De Singulari epidermidis deformitate, Berolin. 4°.

farine ou d'une poussière blanche. On peut, sur la peau à pigmentation normale d'individus bien portants d'ailleurs, figurer par le grattage un aspect analogue à ce degré de l'ichthyose. Cette forme qui représente en même temps le premier degré de l'affection mériterait tout aussi bien le nom de *pityriasis vulgaris* ou *simplex*, ou donnerait au tégument, surtout dans le cas de développement un peu considérable des écailles, un aspect parcheminé qui justifierait ainsi la dénomination créée par Alibert d'ichthyose nacrée, *ichthyose nitida*, *Perlmutter-Ichthyosis*.

Dans d'autres cas, au contraire, l'épiderme s'amasse rapidement en quantité beaucoup plus considérable, avec une modification de sa texture et de sa couleur; il survient une teinte foncée, habituellement d'un vert-grisâtre, et l'épiderme présente en quelque sorte l'aspect de la peau d'un serpent, d'où lui est venu le nom d'*ichthyosis serpentina s. ciprina*. Par opposition, nous voudrions désigner sous le nom d'*ichthyosis simplex* ou *vulgaris* la forme sous laquelle l'ichthyose se manifeste le plus souvent à notre observation.

A un degré plus avancé, l'épiderme se développe en plaques cornées, compactes et en aiguillons, de plusieurs lignes d'épaisseur; il subit toutes les métamorphoses par lesquelles passe habituellement le tissu corné, depuis plus longtemps en voie de développement. Ce tissu prend une coloration d'un brun foncé, allant jusqu'au noir, sa consistance est plus compacte, toujours plus friable; il n'offre pas la dureté de la véritable corne, par exemple des ongles, des griffes et des sabots, mais il est toujours possible d'y imprimer l'ongle. Il faut d'ailleurs considérer comme exagérée la comparaison d'une peau semblable, avec celle d'un rhinocéros, d'un porc-épic, etc.; et les noms d'*ichthyosis cornea s. hystrix, s. hystricismus*, usités pour cette variété d'ichthyose ne doivent être pris que dans un sens figuré. Ces termes sont dans tous les cas aussi significatifs que l'expression par laquelle Tilesius désigna cette affection dans sa monographie, mentionnée ci-dessus, sur la famille Lambert (Altenburg, 1802), en remplaçant le nom d'*homme porc-épic* (*Stachelschsweinmensch*, *porcupineman*) par celui d'*homme à croûtes* (*Krustenmannes*) (*homme porc-épic, hystricatio, spinositas*, Fuchs : *ichthyosis cornea acuminata*).

Quant à la question de savoir si l'on doit considérer l'ichthyose comme une maladie acquise ou héréditaire, les opinions des auteurs sont partagées. Il importe tout d'abord de remarquer que l'on entend par ichthyose congénitale : une affection de nature bizarre, dans laquelle la peau du nouveau-né est d'un rouge-brun, rude, fendillée et décollée sous forme de grandes lamelles et présente dans son aspect une certaine analogie avec l'enveloppe d'une pomme cuite ou avec celle d'un cochon de lait rôti (*gebratenen Spanferkels*), ou bien encore avec une brûlure de la peau produite par un liquide médiocrement chaud. Tandis que quelques auteurs, comme G. Simon et Steinhausen donnent cet état pour de l'ichthyose, d'autres le considèrent comme différant beaucoup de cette dernière affection et le désignent sous le nom de *Cutis testacea* (Berend). Je suis assez disposé à me ranger de l'avis de ces derniers par cette raison que la plupart des cas observés soit par moi, soit par d'autres auteurs ne pouvaient être considérés comme devant donner lieu au développement de l'ichthyose à un âge plus avancé, attendu que ces enfants dépassaient à peine l'âge de quelques jours et par conséquent personne ne saurait soutenir avec certitude, que la forme ordinaire de l'ichthyose dériverait plus tard de cet état morbide de la peau, datant de la vie embryonnaire. J'ai, en outre, observé un cas dans lequel un enfant atteint de cette difformité fut, par des soins minutieux et à l'aide d'un traitement convenable, non seulement conservé à la vie, mais encore amené à un état tel qu'aujourd'hui, après plusieurs années, il se porte parfaitement bien et a une peau tout à fait normale.

D'après mon expérience, les enfants chez lesquels l'ichthyose doit se développer dans le cours de leur existence, ne présentent, à leur naissance, aucune espèce d'anomalie de la peau, et l'on ne trouve, ni à la surface de l'épiderme, ni dans la structure des élévations correspondant aux papilles, rien qui puisse faire prévoir une ichthyose future. Ce n'est qu'à une période plus avancée de la vie, à partir de la deuxième année environ, que les premiers symptômes de l'ichthyose ont coutume de se manifester, et cela en suivant l'intensité graduelle que nous avons indiquée ci-dessus, en premier lieu comme *pityriasis*, ensuite comme *ichthyosis simplex, nacrea, nitida* et enfin comme *ichthyosis cornea, s. hystrix*.

Je crois donc que la contestation relative à l'existence d'une ichthyose congénitale devrait être résolue dans ce sens, savoir : qu'il n'y a pas d'ichthyose qui mérite ce nom dans le sens propre de maladie congénitale, c'est-à-dire existant déjà au moment de la naissance. Cependant si l'on entend, par cette expression, que les conditions nécessaires au développement ultérieur de l'affection existent déjà dans la disposition morbide primordiale du tégument, on sera presque dans l'obligation d'appeler chaque ichthyose *congénitale ;* c'est-à-dire que le substratum de la peau qui forme l'épiderme et le corps papillaire en particulier, sont déjà originairement modifiés, de manière à produire dans les années ultérieures un épiderme anormal au lieu d'un épiderme normal.

Quant à l'apparition de l'ichthyose aux différents âges, nous noterons que, jusque vers deux ans, on ne remarque pas de trace de maladie sur le tégument, si ce n'est peut-être du pityriasis. A partir de cette époque, l'ichthyose se développe en général jusqu'à ce qu'elle ait atteint le degré qu'elle conservera pendant toute la vie, avec de légères variations d'intensité.

Le plus souvent cette affection est répandue sur toute l'enveloppe cutanée, de telle façon que si l'on en excepte le pli des articulations, les parties génitales, la paume des mains, la plante des pieds et finalement le visage, elle peut occuper tout le reste de la peau, en affectant cependant une certaine prédilection pour celle des coudes, des genoux et de la surface externe des extrémités.

Toutefois, ce mode de diffusion est passible d'exceptions fréquentes. Ainsi dans certains cas l'ichthyose apparaît, au contraire, précisément à la paume des mains et à la plante des pieds, sous forme d'*ichthyosis hystrix* intense; car l'épiderme de ces régions est non-seulement épaissi *calleusement* (*schwielig verdickt*), mais il est en outre sillonné de nombreuses fissures longitudinales et transversales et présente l'aspect d'une surface verruqueuse parsemée d'aspérités aiguës. Il est assez rare que la face présente un degré prononcé d'ichthyose, mais on observe ordinairement, tant au visage qu'au cuir chevelu, un léger pityriasis chez des individus dont le reste du corps est affecté d'une ichthyose plus ou moins intense. Sur la peau de ces régions, la maladie occupe en général une surface continue et se présente le plus souvent, par plaques de l'étendue de la main, sous l'aspect d'une coloration grise, vert grisâtre, brune, allant jusqu'au noir, rugueuse, fendillée. Mais dans quelques cas peu nombreux (comme celui reproduit dans mon atlas, planche I, cahier III), l'ichthyose, et surtout son degré le plus élevé, c'est-à-dire l'*I. cornea*, *s. hystrix* se manifeste sous forme d'élevures verruqueuses, situées les unes à côté des autres comme un cordon, entre lesquelles se trouvent des portions de peau normale plus ou moins étendues. Ces élevures ainsi disposées en forme de lignes ou cordons suivent ordinairement la direction des nerfs périphériques qui partent de la moelle. Ayant eu l'occasion d'observer tant dans l'herpès zoster que dans la variole, le psoriasis et autres dermatoses, des efflorescences qui affectent une direction analogue, nous ne serons pas étonnés d'une disposition semblable des productions ichthyosiques, que l'on rencontre d'une manière exceptionnelle.

Une fois l'ichthyose déclarée sous telle ou telle forme, elle persistera habituellement toute la vie aux différents degrés de développement qu'elle a pris dans un cas donné. Ce n'est qu'exceptionnellement que l'on a eu l'occasion d'observer des faits où des maladies générales plus graves, plus profondes, principalement des exanthèmes aigus, ont déterminé une guérison soit passagère, soit durable de cette affection. J'ai vu deux cas de ce genre. Dans le premier, c'est une rougeole qui fit disparaître, chez une jeune fille de 18 ans, une ichthyose simple qui avait persisté jusqu'à cette époque; dans le second, une variole intense guérit d'une manière définitive une ichthyose cornée, très prononcée, étendue sur tous les sièges de sa localisation habituelle au tégument, et qui présentait, notamment dans la région hypogastrique, des aspérités aiguës, noires et cornées. Dans ce dernier cas, nous ne trouvâmes de pustules varioliques que dans les parties de la peau indemnes d'ichthyose, par exemple au visage, au cou, dans l'aisselle, au pli du coude, à la paume de la main, au nombril, aux parties génitales, dans la région inguinale, dans le creux poplité et à la plante des pieds. Néanmoins, il se produisit aussi dans les autres régions de l'enveloppe cutanée, épargnées par la variole et recouvertes d'ichthyose, une desquamation très abondante; les croûtes ichthyosiques furent ainsi entraînées; et depuis lors, cette affection ne s'est jamais reproduite. Je vis ce malade pendant sa variole, dans ma division des varioleux, et j'eus de nouveau l'occasion de le revoir, quinze ans plus tard, dans mon service où il fut admis pour la gale; je pus ainsi me convaincre de la disparition définitive de l'ichthyose. On ne remarquait chez cet individu ni formation de croûtes, ni pigmentation, ni épaississement de la peau; en un mot, il eut été impossible de reconnaître, à l'inspection de son tégument actuel, l'ichthyose qui avait existé quinze ans auparavant.

Certains degrés moins avancés de l'ichthyose conservent parfois le même aspect, lors-même que la maladie existe depuis longtemps. On reconnait que l'épiderme se renouvelle à mesure que des couches épidermiques usées et inaptes à participer au processus nutritif se détachent de la surface cutanée. Les formes plus graves de l'ichthyose, celles qu'on désigne sous les noms d'*I. cornea*, *Hystricismus*, suivent une marche toute différente.

On sait que les formes graves de l'ichthyose se développent en partant des degrés inférieurs, primitifs, puisque dans tous les cas on voit apparaître d'abord le pityriasis, puis les symptômes de l'ichthyose simple ou nacrée et plus tard, par suite de l'épaississement des masses épidermiques, les caractères de l'*I. cornea* et *hystrix*. On ne peut expliquer ce fait qu'en admettant que l'épiderme fourni par le corps papillaire ne se détache pas dans la même proportion de la surface cutanée, mais est conservé en raison de sa vitalité plus grande et peut ainsi se développer de manière à former des plaques volumineuses. Pourtant ces plaques et ces aspérités en forme d'épines de l'*I. hystrix et cornea* perdent enfin, par la transformation cutanée de leurs cellules, leurs propriétés d'imbibition et de nutrition. Les matériaux réparateurs servant à leur reconstitution, s'accumulent dans une couche de l'épiderme épaissi et constituent ainsi une cloison entre les couches épidermiques devenues incapables de se renouveler et celles qui se nourrissent encore ; d'où il résulte que les premières subissant la nécrobiose meurent et tombent sous forme de plaques et lamelles d'aspect varié.

Suivant l'importance des couches ainsi détachées, le réseau muqueux dans un cas apparaîtra dénudé tandis que, dans un autre, il sera recouvert par une lame épidermique suffisamment épaisse.

C'est à tort que l'on désigne ce phénomène sous le nom de *processus de mue* (*Mauserungsprocess*), en supposant que les degrés plus élevés de l'ichthyose, comme celle qui existait chez les frères Lambert, sont semblables à la mue chez les animaux. J'ai sans doute, dans le fait d'*I. cornea et striata*, que j'ai décrit et reproduit dans mon atlas (pl. I, cahier III), observé un cas analogue très remarquable d'élimination de l'épiderme, que quelques personnes comparent à une *mue* ; mais chez deux enfants qui étaient atteints d'*I. cornea et hystrix* de la paume des mains et de la plante des pieds, avec des altérations identiques aux extrémités supérieures et inférieures, il m'a été impossible de constater, pendant une observation de plusieurs années, aucun processus plus considérable de détachement des croûtes.

Je dois enfin mentionner encore les cas d'ichthyose qui ne se manifestent ordinairement que d'une manière circonscrite ou en concomitance avec d'autres affections cutanées. Ainsi, par exemple, dans la pachydermie et l'eczéma chronique des extrémités inférieures, après la cicatrisation d'ulcères du pied occasionnés par des varices, il se développe, dans ces circonstances, une accumulation considérable d'épiderme sur le derme hypertrophié ; et l'on peut voir dans ces points l'image de l'ichthyose, depuis le premier jusqu'au dernier degré.

Anatomie. — L'examen microscopique, anatomique et chimique des couches de l'enveloppe tégumentaire altérées par l'ichthyose n'a, hélas ! jusqu'à présent donné aucun résultat satisfaisant. Ce que nous savons sur la structure intime de l'ichthyose, on le doit en grande partie aux recherches de Tilesius, Martin, Rayer, Gluge, Mason Good,

G. Simon, de Bärensprung, Er. Wilson, etc., et on peut le résumer comme il suit :

Les squames, écailles, lamelles, aspérités, plaques, etc., consistent toutes en un épaississement de l'épiderme, à l'intérieur duquel quelques auteurs prétendent avoir trouvé, à côté de cellules épidermiques, une masse amorphe que l'on ne rencontre pas dans l'épiderme normal (Gluge) et qui se présente déposée en couches circulaires très régulières. D'autres, tels que de Bärensprung, ont trouvé un pigment disposé sous forme de granulations moléculaires autour des noyaux des plus jeunes cellules épidermiques.

Quant à la cause de la coloration foncée de certaines ichthyoses, de Bärensprung pense qu'elle ne tient pas à un dépôt de pigment granuleux, mais bien à la présence de graisse et de particules sales qui adhèrent mécaniquement à l'épiderme fendillé. Er. Wilson, prétend que la sécrétion des glandes sébacées qui s'accumule en grande quantité, et sans une altération qualitative, à la superficie de la peau pour se dessécher, conduit à la formation des écailles et des croûtes.

Tous les observateurs ont trouvé le derme lui-même et spécialement le corps papillaire altérés, ce dernier surtout hypertrophié et la graisse sous-cutanée diminuée.

Les analyses chimiques des produits ichthyosiques ont été faites par Mason Good, Fr. Simon, Marchand et récemment par Schlossberger. On y a rencontré des différences essentielles d'avec les conditions normales de l'épiderme. Ainsi Mason Good parle d'une augmentation des sels calcaires que contiennent les sécrétions cutanées. Fr. Simon trouva, dans la cendre fortement colorée en jaune, résultant de la combustion des écailles de l'ichthyose, de l'oxyde de fer, du carbonate et du phosphate de chaux; Marchand constata, outre les substances que je viens de nommer, une quantité considérable d'acide silicique, et, en général l'augmentation des éléments inorganiques atteignait jusqu'à 15 %, tandis que la proportion est de 1 à 1 1/2 % dans l'épiderme normal. Schlossberger est arrivé à des résultats identiques; il a observé une quantité notable de silice et d'oxyde de fer, et il signale sous ce rapport une analogie avec l'écorce des arbres où l'on trouve aussi déposées un grand nombre de substances insolubles.

Étiologie. — Si l'on entend par ichthyose cette affection particulière de l'épiderme, qui envahit le plus souvent toute la surface cutanée, dont les manifestations les plus accentuées existent surtout aux extrémités du côté de l'extension, apparaissant dès les premières années de la vie pour persister pendant toute sa durée, avec des alternatives plus

ou moins longues d'amélioration et d'aggravation, mais en somme
n'abandonnant jamais le malade, affection qui est d'ailleurs susceptible d'être améliorée ou de disparaître, sous l'influence d'une médication appropriée, mais qui, abandonnée à elle-même, récidive toujours..., il est certain qu'on doit rapporter l'ichthyose ainsi comprise
à une constitution morbide congénitale du corps papillaire et à une
formation épidermique anormale : on peut donc à ce point de vue la
considérer comme une *maladie congénitale*.

Mais comme dans bon nombre de cas on voit çà et là, surtout aux
membres inférieurs, des masses épidermiques hypertrophiques dont
le développement s'accompagne d'autres troubles de nutrition, de
l'organe lésé, et que ces masses épidermiques hypertrophiques offrent
parfois l'aspect de l'ichthyose, on a pu en considération de ces faits
d'observation, admettre une *ichthyose acquise, consécutive*.

En général, il est donc logique d'admettre que l'ichthyose généralisée
est congénitale et que la partielle est acquise.

Pour la première, la variété congénitale, on a l'occasion de constater
l'hérédité, c'est-à-dire l'héritage du mal transmis des parents aux enfants et aussi, de voir parfois, atteints d'ichthyose, des enfants dont les
parents et les ancêtres, — tels que la généalogie de la famille les fait
connaître, — n'avaient présenté aucune maladie de ce genre. De plus,
les enfants d'une même famille se comportent différemment sous ce
rapport. Ainsi, je connaissais une famille dont le père et la mère étaient
bien portants et eurent cinq enfants, dont les deux aînés avaient encore
à l'époque de la puberté une peau complètement saine, tandis que les
trois autres étaient dès l'enfance, vers cinq à sept ans, affectés d'ichthyose de formes diverses et à des degrés différents.

En dehors de l'hérédité, il est impossible d'assigner, avec quelque
probabilité, aucune autre origine à l'ichthyose, attendu qu'on la voit
survenir en égale proportion chez des personnes de sexe, de profession,
d'état, de constitution très différents. Il n'est pas non plus démontré
qu'une affection intercurrente de la mère pendant la grossesse ou des
influences physiques et psychiques agissent sur elle à ce moment là,
de façon à donner naissance à une ichthyose chez les enfants; et sous
ce rapport il n'y a aucun compte à tenir des histoires et fables qui
voudraient faire admettre que, dans ces cas, la mère a eu une *envie* de
poissons.

Je me suis déjà prononcé dans un autre paragraphe sur le peu de
crédit que l'on doit accorder à la théorie connue sous le nom de
« *envies* » des femmes enceintes et je crois pouvoir renvoyer le lecteur,
à propos de l'ichthyose, à ce que je disais alors.

Il est, au contraire, très facile d'expliquer l'hérédité de l'ichthyose, notamment dans les familles où cette affection se transmet par voie d'hérédité des parents aux enfants, d'une manière non-interrompue. Il faut simplement pour cela se souvenir que les enfants des Ethiopiens, des Indiens et des autres races humaines, ne ressemblent à leurs parents respectifs qu'autant qu'ils présentent régulièrement la même coloration cutanée qu'eux et que, s'ils ne l'ont pas immédiatement après leur naissance, elle se produit néanmoins bientôt dans le cours de leur vie. Personne ne pourra beaucoup s'étonner de ce que des enfants issus de parents blonds soient eux-mêmes blonds et que, dans le cas contraire, ils puissent à peine arrêter les commentaires mal intentionnés qui courent alors sur leur paternité.

Si l'on a déjà constaté, dans des conditions physiologiques, une pareille transmission de phénomènes pigmentaires et des particularités dans la manière dont se comporte le stratum papillaire et épidermique, on admettra assurément de la même manière l'hérédité de l'ichthyose.

On observe, à la suite d'inflammations chroniques de la peau, des ichthyoses locales qui surviennent chez des individus jeunes ou âgés, et qui sont occasionnés par une hyperplasie de l'épiderme. Or, comme ces dernières apparaissent ordinairement soit d'une manière indépendante, soit à la suite d'inflammation ou de maladie des veines, des vaisseaux lymphatiques etc., et que, dans d'autres circonstances, elles peuvent être associées à un épaississement du derme (pachydermie, éléphantiasis des Arabes) ou à d'autres anomalies du stratum de l'épiderme (eczéma, verrues etc.,) de même aussi la cause d'une telle ichthyose présentera des différences correspondantes, — sa base essentielle restant cependant toujours la même.

Traitement. – Dans le traitement de l'ichthyose, on constatera une amélioration plus ou moins marquée après tous les remèdes capables d'opérer le ramollissement des masses épidermiques, accumulées en quantité anormale, et d'exercer en même temps sur l'organe producteur de l'épiderme, c'est-à-dire sur le corps papillaire, une irritation telle que par l'excitation du processus générateur de l'épiderme, une plus rapide élimination de ses couches épaisses stratifiées, soit rendu possible. Par cette thérapeutique, que je caractérise d'après son principe, on sera sans doute à même de séparer les masses ichthyosiques de la couche épidermique normale et de mettre cette dernière à jour dans une condition analogue à l'état normal. Mais, après un temps plus ou moins long, la texture ichthyosique primitive reviendra, parce que les mêmes conditions qui jusque là entretenaient les masses ichthyosiques, c'est-à-dire la constitution morbide particulière du corps papillaire et son mode de fonctionnement anormal, n'ont pas été modifiées. Le but que l'on devrait se proposer serait donc d'agir sur le corps papillaire, de manière à ce qu'il fournît de l'épiderme en quantité et en qualité physiologiques.

Mais les tentatives faites dans cette direction n'ont pas jusqu'à présent conduit au résultat désiré, puisqu'on n'a pas encore trouvé de moyen interne ou externe qui ait opéré un tel changement dans le processus formatif de l'épiderme.

A toutes les époques, les dermatologistes ont essayé de guérir l'ichthyose par les préparations de fer et de soufre (Alibert). D'autres ont conseillé l'emploi interne de la poix noire liquide à la dose de 15 à 30 grammes en pilules (Willan, Fuchs, Bateman, Ellioston), la décoction de la racine de *rumex acutus* (Antony Todd, Thomson), les préparations d'antimoine et de mercure (Turner). « *Specificum et unicum in hoc morbo remedium est decoctum ex cortice intermedio ulmi* » dit d'ailleurs Plenck d'après Cel. Lettsom (*Med. Nachrichten v. d. allg. Dispensatorio in London*, Altenburg, 1777, p. 151). D'autres préconisèrent les alcalins (magnésie) ; enfin spécialement l'arsenic dont un anglais se servit pour la première fois, à ce que l'on rapporte, comme d'un spécifique et auquel eurent recours, à son exemple, la plupart des médecins du monde entier, sans pourtant obtenir aucun succès de son usage interne exclusif dans l'ichthyose. Les résultats furent tout aussi négatifs qu'avec les autres médicaments indiqués ci-dessus. Nous nous voyons donc, à proprement parler, réduits à l'emploi d'agents externes.

Une quantité considérable de moyens locaux émollients, dissolvant et détruisant l'épiderme, que nous avons déjà décrits dans divers chapitres de cet ouvrage, atteindront tous également leur but dans l'ichthyose. Nous citerons spécialement les bains sous toutes les formes, les bains ordinaires et les bains de vapeur, les bains de boue, de limon, sulfureux, salés ; ils produisent de bons effets quand ils sont continués assez longtemps et que l'eau est d'une nature douce. Au contraire, les cures à l'eau froide conviennent beaucoup moins dans ces cas. On pratique aussi des frictions avec des huiles grasses soit seules, soit alternées avec les bains indiqués ci-dessus.

Le savon et surtout le savon mou agit encore mieux et l'on peut se servir ici du procédé que j'ai amplement détaillé pag. 457 et suiv. du 1er vol.

Parmi les savons médicinaux, on vante surtout le savon à l'iodure de soufre ; son action cependant est inférieure à celle du savon mou. Dans le traitement de l'ichthyose, je ne puis accorder aucune confiance aux préparations de goudron recommandées par quelques médecins.

La méthode qui permet d'arriver le plus rapidement à un bon résultat consiste dans l'emploi du procédé suivant. On frotte le malade avec le savon mou deux fois par jour, d'abord pendant six à douze jours ; puis on l'enveloppe nu dans des couvertures de laine jusqu'à ce que l'épiderme commence à se détacher en grosses lamelles. Ensuite il prend chaque jour un bain de deux heures ou plus, si c'est possible, et après il se frictionne chaque fois avec de l'huile ou une pommade émolliente.

On peut, à l'aide de ce procédé, faire disparaître toute espèce d'ichthyose. Mais après un temps plus ou moins long, l'épiderme apparaîtra de nouveau avec son ancienne altération.

Cette méthode ne guérit donc pas l'ichthyose, mais elle fait uniquement tomber les écailles épidermiques stratifiées. Or, comme nous ne connaissons aucun procédé au moyen duquel il soit possible de prévenir la reproduction de telles masses épidermiques et que pourtant le malade désire avant tout recouvrer une peau molle, souple et lisse, il faudra seulement continuer l'usage non interrompu de bains tièdes, de frictions avec de la graisse ou de l'huile, d'autant plus que par ce moyen du moins on arrive au but désiré mieux et plus sûrement que par les caustiques douloureux, les vésicatoires, la teinture de cantharides, l'huile de croton, etc.

Pronostic. — De ce qui précède, il résulte que l'ichthyose appartient, il est vrai, aux affections incurables, mais ne peut, même par une longue durée, exercer une influence fâcheuse sur l'économie ; qu'elle n'entraîne à sa suite aucune disposition particulière à d'autres maladies internes ou externes ; enfin qu'elle n'exerce pas non plus sur l'économie animale une réaction capable d'altérer l'organisme dans n'importe quelle fonction ou quel système.

HYPERTROPHIE DES POILS.

HYPERTRICHOSIS, POLYTRICHIA, TRICHAUXIS(E).

(Θρίξ, τριχός, poil, αυξη, augmentation.

Par le Dr Moriz Kohn, agrégé à l'Université de Vienne.

On désigne sous le nom d'hypertrophie du poil, sa croissance anormale.

Il va sans dire qu'il ne peut être question ici que d'une croissance exagérée des poils qui existaient déjà à l'état normal, qui par conséquent se trouvent dans des points normaux, c'est-à-dire sur toute la surface du corps, à l'exception de la face palmaire et plantaire des mains et des pieds, de la face dorsale des dernières phalanges des doigts et des orteils, de la paroi interne des grandes lèvres, du prépuce et de la surface du gland.

On observe une croissance exagérée des poils dans des circonstances très différentes, et cet état par conséquent a reçu de la part des auteurs une interprétation spéciale, tantôt sous un rapport, tantôt sous l'autre.

Le plus souvent l'hypertrophie des poils se présente sous la forme d'une croissance pileuse exubérante dans des régions où, suivant l'*âge* et le *sexe* de l'individu, on ne voit ordinairement *chez tous les hommes, qu'un léger duvet* (lanuge).

Il faut, en conséquence, comprendre ici tous les cas où des enfants viennent au monde couverts de poils sur tout le corps, ou du moins sur de larges surfaces, — *hirsuties adnata* (s. *dasytes* (1)), *hirsuties universalis, homines pilosi* (Eble), tels qu'ils ont été communiqués par Thomas Ficinus (2), Casper Peucerus (3), Zacutus Lusitanus (4), Scaliger (5) et d'autres auteurs. Ajoutez à cela des cas où le développement pileux qui n'appartient qu'à l'âge mûr, s'est manifesté dès l'enfance; ceux d'enfants de six à huit ans, chez lesquels on a constaté sur toute la surface cutanée la présence (6) de longs poils ou qui ont eu au

(1) δασύς = dense, serré.
(2) De viribus imaginationis, p. 224.
(3) Commentar. de divinatione, p. 29.
(4) Praxeos. med. admir. lib. III, obs. 91.
(5) Exercitat. 114, S. 2, p. 427.
(6) Gruner's Menschenfresser Goldschmidt; Degner in Acta Acad. nat. curios. T VI, obs. 71; Rayer, Malad. de la peau, T. III.

menton et au pubis des poils (1) complètement formés de très bonne heure ou offrant une longueur insolite.

L'hypertrichose qui survient dans le cours de la vie, à un âge avancé, (*H. acquisita*) est le plus souvent limitée à des régions circonscrites de la peau (*H. circumscripta*). On a constaté la présence de poils longs, épais, ordinairement pigmentés sur des *Nœvi materni* lisses ou verruqueux (*Nœvus spilus, Nœvus pilaris*), ou même sur des verrues (2) apparues à une période un peu avancée de la vie. Il se développe parfois des poils de barbe très volumineux, principalement au menton et à la lèvre supérieure, chez des individus du sexe féminin. Le fait de Miss Pastrana, vu il y a quelques années dans tous les pays, en est un exemple comme on en a déjà souvent observé. Ces personnes sont, en général, des femmes qui n'ont jamais conçu, ou de véritables viragos présentant un aspect masculin dans la conformation du squelette, dans leur maintien et dans leur voix. Toutefois, on rencontre fréquemment un développement considérable des poils de la barbe chez de jeunes femmes et chez d'autres ayant eu des enfants; mais ce phénomène ne s'observe en général qu'après les années climatériques. Ces femmes portent souvent autour du mamelon des poils rudes très développés.

Chez quelques sujets, on a *observé une croissance considérable de poils dans des parties de la peau qui, sous l'influence d'un travail d'irritation, avaient été pendant quelque temps le siége d'un processus nutritif exagéré.* Des faits de ce genre ont été rapportés par Boyer, Rayer (3), Osiander (4) et autres écrivains, qui avaient vu se développer des poils très épais et très longs dans des points irrités par des vésicatoires et des emplâtres excitants, ou qui avaient été le siége d'une inflammation antérieure. J'observai moi-même, une fois, dans des circonstances analogues, une croissance inusitée de poils sur la face dorsale de l'articulation radio-carpienne et de la main. Une accouchée eut, pendant le temps de ses couches, une phlegmatia alba dolens de l'articulation radio-carpienne droite. Après avoir essayé plusieurs moyens thérapeutiques, on employa contre la tuméfaction, la douleur et l'immobilité qui persistaient depuis plusieurs années, des frictions *loco dolenti* avec de l'onguent mercuriel, à la dose de cinquante centigrammes par jour, pendant trois semaines. Au bout de ce temps, le tégument de cette région se couvrit de poils laineux extrêmement longs, ce qui contrastait

(1) Hufeland's Journal, 14 Bd. 1802, p. 4.
(2) Villermé in Rayer, Darstellung der Hautkr. Berlin, 1839, T. III, p. 320
(3) l. c. p. 321.
(4) Gilibert's Sammlung praktischer Beobachtungen, p. 56.

avec la peau lisse et délicate, — comme l'est celle d'une femme, — de
la main saine.

Enfin il est juste de considérer comme hypertrophie des poils, le
développement exagéré de la barbe et des cheveux chez quelques
individus. On voit de temps en temps certaines personnes attirer l'attention par un développement vraiment exagéré de leur chevelure. Un
homme dont parle Rayer, de constitution athlétique, portait une chevelure abondante, dont la masse relevée mesurait quatre pieds et demi de
circonférence. Il y a plusieurs années qu'un autre athlète (hongrois,
Toldi Jànos) pouvait relever autour de sa tête, en forme d'auréole,
sa chevelure d'une richesse et d'une longueur inouies. J'ai connu,
par contre, un jeune homme de Pressbourg, d'une constitution délicate,
dont la chevelure était aussi exubérante et pouvait se redresser, comme
celle de son compatriote l'athlète, en forme de bonnet, ou, si on la
peignait, descendre comme un chapeau à ailes rabattues, de telle sorte
que tout le visage était voilé par les cheveux très touffus et éparpillés
sous forme de rayons.

Anatomie. — D'après tout ce qui précède, l'hypertrophie des poils
consiste plutôt dans le nombre relativement grand (*Dicht-gedrängt-sein*)
et dans la longueur des poils, que dans le volume démesuré d'un poil
considéré isolément. Il faut néanmoins noter que le plus souvent les
poils ayant un développement insolite comme nombre et comme longueur, ainsi que les poils survenus d'une manière exagérée sur les
nœvi, la lèvre et le menton des femmes, sont en même temps épais,
rudes et raides. D'ailleurs, leur structure ne s'écarte pas, sous d'autres
rapports, de celle des poils normaux. Rayer rappelle, que l'on rencontre
parfois, parmi les poils de la barbe et les cheveux, des *poils composés*
qui sont plus épais que ceux dont ils sont environnés. Ces *poils composés* seraient souvent fendus et consisteraient même en poils de
diverses couleurs, que l'on peut, une fois arrachés, séparer les uns des
autres en les saisissant entre les mors d'une pince, « ils proviennent de
glandes pilifères adhérentes les unes aux autres et n'ayant extérieurement qu'un seul orifice. » (Rayer l. c. p. 524).

Étiologie. — On ne peut alléguer que des causes imaginaires pour
expliquer, soit l'*hypertrichosis connata* et *acquisita*, soit l'*h. universalis*,
soit l'*h. pilaris* limitée à quelques régions.

Les fables racontées par les anciens auteurs et qui ont été répétées
avec crédulité par Eble [1], sur l'*hirsuties congénitale* et les « *envies* »

____

[1] Comme Eble est cité si fréquemment par tous les auteurs à cause de son
ouvrage : « *Die Lehre von den Haaren in der gesammten organischen Natur* »

des femmes enceintes ne méritent même pas, telle est leur puérilité, qu'on s'en occupe comme sujet de raillerie.

Il est, au contraire, deux influences qu'il ne faut point passer sous silence. D'abord, ainsi que nous l'avons fait remarquer plus haut, une irritation locale de la peau peut parfois provoquer, *loco dolenti*, une croissance exagérée des poils. Comme Rayer notamment a communiqué des faits de ce genre et que d'ailleurs nous avons nous-mêmes observé un cas analogue, il est permis de considérer l'irritation locale comme favorisant une plus énergique croissance des poils. Puisqu'on sait que l'irritation locale de la peau peut déterminer une exagération correspondante de la formation épidermique, il n'est pas complétement défendu, au point de vue physiologique, d'admettre aussi que parfois, sous l'action d'influences irritantes locales, le tissu corné qui constitue le poil ne puisse à la place de l'épiderme ou conjointement avec lui, être produit en proportion exagérée.

En second lieu, une croissance anormale des poils doit être en relation causale ou réciproque avec certains changements pathologiques de l'organisme. On ne saurait nier que, parmi les femmes, ce sont surtout les personnes stériles, des viragos ou d'autres sujets ayant dépassé les années climatériques chez lesquelles on a observé la croissance anormale de la barbe. On devrait par analogie considérer la croissance de la barbe comme un phénomène du développement organique de telles femmes avec tendance prononcée au caractère masculin, ainsi que le dénote leur charpente osseuse plus forte, leur voix singulièrement basse, etc., en un mot leur « *habitus masculin* ».

Nous ne pensons pas, au contraire, qu'une croissance des poils d'une intensité insolite au tronc, ou comme on l'a maintes fois remarqué, à la barbe, au cuir chevelu, soit l'indice ou le phénomène concomitant d'une cachexie tuberculeuse, scrofuleuse, cancéreuse.

Il suffit de rappeler des exemples pour démontrer qu'une telle

(Tome 2, *Haare des Menschen*), *Wien*, 1831, nous ne pouvons nous empêcher de reproduire ici un passage de sa description. « Dans mon pays, dit-il, une personne accoucha, suivant le témoignage d'un ami très digne de foi, d'un enfant qui avait une barbe sous forme de duvet blanc, parce que elle avait été très effrayée, pendant sa grossesse, en savonnant son mari. » Elbe dit également, mais avec réserve, que Thomas Ficinus avait vu une jeune fille qui vint au monde complétement recouverte de poils et de soies de cochon, parce que sa mère, au moment de la conception, avait regardé attentivement l'image de St. Jean Baptiste, qui portait un habit en poil de chameau, laquelle se trouvait suspendue au-dessus du lit. Il rapporte encore que la tante du pape Nicolas III était accouchée d'un enfant semblable, parce qu'elle était exposée à voir très souvent un ours dans les armes de la famille.

coïncidence entre une exubérance capillaire et une cachexie quelconque est le simple résultat du hasard. L'athlète cité par Rayer n'avait rien de cachectique et Toldi Jànos dont nous avons parlé n'avait laissé entrevoir aucune disposition diathésique.

Nous nous rappelons, d'autre part, un jeune homme que nous avions vu à l'âge de six ans, atteint de carie de l'articulation du genou et des os de la jambe et que nous avons été à même d'observer depuis cette époque jusqu'à sa vingt-deuxième année, époque où il mourut; il était presque imberbe, bien que les autres membres masculins de sa famille fussent abondamment pourvus de barbe. Nous possédons, au contraire, une observation qui pourrait précisément conduire à l'opinion des auteurs dont nous avons parlé ci-dessus, s'il était possible de déduire des considérations générales d'un fait isolé. Le jeune homme originaire de Pressbourg, dont il a déjà été question, qui avait une barbe gigantesque et avait joui d'une santé parfaite jusqu'à sa trentième année, eut alors une hémoptysie; les accès hémoptyïques se renouvelèrent et il succomba trois ans plus tard avec des symptômes de tuberculose pulmonaire.

Thérapeutique. — On ne peut formuler aucun traitement rationnel et efficace contre l'*hirsuties adnata* qui survient ordinairement au tronc et aux extrémités sous forme d'un lanuge abondant. Ces poils n'ont d'ailleurs que rarement une longue durée et heureusement ils tombent dans le cours du développement ultérieur de l'enfant, ils sont en général remplacés par un duvet normal. Le plus souvent, on ne peut agir que contre la polytrichie circonscrite, telle que le développement exagéré de poils sur le mamelon, et contre ceux qui sont démesurément longs au menton, à la lèvre supérieure, en un mot au visage de certaines femmes.

Si l'on a simplement affaire à des verrues isolées, de grosseur moyenne, garnies de poils et par cela même plus difformes, il faut détruire les verrues elles-mêmes d'après les règles connues, au moyen de l'ablation, de l'excision et de la cautérisation. Par ce procédé on détruit pour toujours en ce point le follicule pileux et l'on arrête toute production ultérieure de poils. Les cicatrices qui résultent de ces opérations peuvent, sous l'influence d'un traitement méthodique, s'aplatir tellement qu'elles deviennent très peu perceptibles à l'œil, en comparaison des verrues recouvertes de poils.

On opère d'une manière moins radicale lorsqu'il s'agit d'enlever, chez des femmes, des poils qui se développent sur la peau normale du visage. *L'épilation* des points isolés et la destruction consécutive des follicules, à l'aide d'aiguilles rougies au feu, constitue un procédé très douloureux et laisse après lui de si nombreuses cicatrices correspondant aux follicules pileux que l'on ne saurait considérer comme satisfaisante une telle méthode de traitement. Aussi doit-on se borner à faire disparaître ces poils d'une manière temporaire, soit en les rasant journellement, soit en les épilant au moyen de la pince à épiler, toutes les fois qu'ils se reproduisent.

L'usage du rasoir ne répond qu'imparfaitement au but que l'on se propose, parce que après le passage de l'instrument, les poils coupés simplement au niveau de la peau apparaissent comme de petits points noirs émergeant des follicules. Il en résulte un aspect qui, pour la peau d'une dame, n'est rien moins qu'agréable ; d'ailleurs cette teinte uniforme si désirée ne s'obtient que très imparfaitement ainsi, alors même que, à l'aide d'un rasoir bien affilé, on a fait un *rasage* très soigné et très net.

Il serait peut-être préférable d'employer, dans ces cas, une pâte qui est encore aujourd'hui usitée dans les établissements de bains par les Orientaux et par les Juifs orthodoxes pour enlever la barbe. Cette pâte consiste en un mélange d'orpiment (sulfure d'arsenic) et de chaux éteinte ; on pétrit les deux substances avec de l'eau, de manière à former une bouillie épaisse, de coloration rougeâtre, que l'on fait ensuite cuire. Dans cette opération, la teinte rougeâtre se change en vert sale. Le sulfure de calcium que l'on obtient en faisant passer l'acide hydrothyonique sur la chaux hydratée agit encore avec plus de rapidité. A l'aide d'une spatule en bois ou en os, mousse et plate, on applique une couche de cette pâte d'une ligne environ d'épaisseur sur la partie garnie de poils, et on l'y laisse de huit à dix minutes. Ensuite on l'enlève avec le tranchant mousse d'un couteau, puis on lave la place avec de l'eau tiède. On peut aussi frotter la partie de peau légèrement rubéfiée avec de la pommade de zinc étendue, et la saupoudrer d'un peu de poudre de riz ou d'alun ; ou bien encore on touche la peau, pour la rendre blanche et souple, avec l'*eau de la princesse*, privée de métal, d'après la formule d'Hebra ; elle contient du talc de Venise pulvérisé (silicate de magnésie) à l'état de bouillie épaisse. Le liquide qui surnage sur la bouillie, un alcool aromatique (*spiritus lavandulæ cum aqua naphœ*), s'évapore et la poudre fine remplit les dépressions des orifices des follicules pileux, la poudre en excès tombant ou se détachant sous l'influence de la brosse. De cette manière les inégalités de la peau sont très bien aplanies et les points bruns et noirs parfaitement recouverts.

Comme la pâte cautérise les poils non-seulement au niveau de la

péau, mais en partie encore jusque dans les follicules, ils ne repoussent
pas aussi rapidement dans ce cas qu'après l'emploi du rasoir, à la suite
duquel on voit fréquemment les poils se reproduire dans l'espace de
quelques heures. Pour cela il suffit d'appliquer la pâte tous les deux
ou trois jours.

Pour détruire quelques poils difformes isolés, c'est toujours l'épilation qu'il faut recommander comme le meilleur procédé.

PLIQUE POLONAISE (WEICHSELZOPF).

(Plica polonica, Koltun en polonais, Wichtelzopf, Trichoma).

Nos collègues qui sont familiarisés avec les idées de l'école dermatologique de Vienne, s'étonneront avec raison de ce que, à une place
qui doit être consacrée à la discussion scientifique sérieuse, nous
traitions de la *plique polonaise* (*Weichselzopf*), qui a été depuis longtemps éliminée du nombre des *maladies* appartenant à l'histoire
naturelle de la médecine et transférée depuis dix ans déjà de la série
des produits pathologiques dans celle des produits artificiels et mécaniques.

Il est toutefois évident que les remarquables travaux de Beschorner [1],
Hamburger [2] et Dietl [3] sur la plique polonaise sont restés ignorés
d'une grande partie du monde médical, et même d'hommes de mérite,
sans doute parce qu'ils ont été publiés sous forme de monographie, ou
disséminés dans des recueils périodiques. Il était inévitable que des
dermatologistes habiles autant qu'éclectiques (Devergie), ou célèbres
par leur expérience personnelle et une grande érudition (Er. Wilson) [4]
traitâssent, même dans leurs derniers travaux, de la plique polonaise
comme d'une espèce ontologique tout-à-fait inadmissible, ainsi que cela
du reste avait déjà eu lieu antérieurement, et que récemment quelques

[1] « Der Weichselzopf v. Dr Friedrich Beschorner, » Breslau, 1843.
[2] E. Hamburger, « Uber die Irrlehre von der Plica polonica. Günsb. Ztschr. IX,
Hft. 2, pag. 162 und 4. p. 279. 1858. und verm. Separatabdr. lit. eodem, » Berlin.
1861.
[3] « Wiener med. Wochenschr. 1863, n° 47 u. 48.
[4] « On diseases of the Skin, » 1857, p. 746.

auteurs tels que Butzke (1), Leviseur (2), etc., soutinssent oralement
et par écrit l'existence d'une dyscrasie propre à la plique polonaise
(*Weichzelzopf-Dyscrasie*).

C'est pour cela qu'il nous paraît nécessaire de revenir ici sur ce
sujet. Ce n'est pas que nous ayons quelque chose de nouveau et d'important à ajouter aux notions que l'on possède déjà, mais nous pensons
pouvoir les réunir aux recherches d'Hebra et aux nôtres, les mettre
à l'aide de cet ouvrage à la portée d'un plus grand nombre de lecteurs
et contribuer ainsi, pour notre part, à la propagation de la vérité.

Depuis plusieurs siècles, la plique polonaise est connue du peuple et
des médecins comme une affection très énigmatique en Galicie, dans le
duché de Posen, en Pologne, sur les bords de la Vistule et du Dnieper,
dans l'Ukraine, en Lithuanie, en Bukowine, en Podolie, en Silésie etc.
Elle devait y être endémique. On a observé et on rencontre encore des
cas sporadiques en Hongrie, dans la Moldo-Valachie, dans la Russie
méridionale et dans les îles de la mer du sud.

On a toujours entendu et l'on entend encore sous le nom de plique
polonaise, une intrication (*Verfilzung*) et un enchevêtrement (*Verwi-
rung*) des poils, ordinairement des cheveux, plus rarement de la barbe
et des poils du pubis.

Les cheveux paraissent pelotonnés en une masse inextricable, de
grosseur et de forme diverses. Cette touffe capillaire a habituellement
son siège sur le sommet de la tête, et occupe, quand elle atteint un grand
développement, les régions environnantes et même toute l'étendue du
cuir chevelu. Les auteurs ont divisé, d'après son aspect, la plique polonaise en plique uniforme, cunéiforme, en faucille, en spirale, bouclée,
ou à chignon bifurqué et ont rangé ces dernières variétés sous le
nom de trichoma masculin (*männliches Trichoma* — *Plica mas.*, *cirrosa*,
Plenk (3)); tandis qu'ils ont décrits les masses pliqueuses en forme de
bonnet, de turban, de nids d'oiseaux, de gâteaux, etc., sous la dénomination de plique féminine (*weiblicher Weichselzopf* — *Plica femina s.*
villosa Plenk et *Plica filia*). Alibert, par exemple, n'a pas consacré
moins de cinq planches de son atlas (4) à la reproduction figurative des
différentes variétés de la plique polonaise, à savoir la planche 6 pour

(1) » Denkschrift über den Weichselzopf. Ein Beitrag zur Begründung einer ratio-
nalen Pathologie und Therapie desselben. » Thorn, 1858, Berlin, 1859.
(2) « Fragment zur Nosologie des Weichselzopfes, Deutsche Klinik 1859, 38, 39, 41.
und 1861, 36.
(3) De morb. cutan. Vienne 1873, p. 131.
(4) Description des maladies de la peau, Paris. 1814.

la plique multiforme, la planche 7 pour la plique congénitale, la pl. 8 pour la plique en masse, la pl. 9 pour la plique solitaire et la pl. 10 pour la plique du pubis. En outre, la plique polonaise peut encore se présenter sous les aspects les plus divers et les plus bizarres, par exemple, en forme d'étages, quand deux ou trois masses capillaires, feutrées en forme de gâteaux, sont superposées les unes aux autres et séparées par des zones plus ou moins étendues de cheveux lisses (non feutrés).

La longueur et le volume de la plique polonaise atteignent quelquefois des proportions considérables, au point que les trichomas en forme de chignons descendent au genou et ceux du pubis touchent le sol ou bien s'entortillent autour de la cuisse de celle qui les porte (Hain).

Si l'on prend la peine d'examiner plus soigneusement ce feutrage capillaire, on remarque que les cheveux ont le plus souvent perdu leur éclat et paraissent en général comme s'ils avaient été poudrés. Il s'exhale de la masse une odeur pénétrante désagréable que l'on désigne assez exactement en la comparant à celle d'acides gras, bien que les auteurs prétendent trouver dans cette odeur des origines, des analogies très remarquables. Dans la plupart des cas, on voit grouiller des poux de tête dans la masse capillaire ainsi intriquée. Il y a aussi des milliards de lentes attachées aux cheveux. Si enfin, on enfonce le doigt avec soin jusqu'au cuir chevelu, on le trouve humide et graisseux, recouvert par places de croûtes épidermiques, (d'où la distinction des auteurs en plique *sèche* et plique *humide*). On rencontre çà et là des pustules disséminées, des furoncles plus ou moins gros, des croûtes de sang et de pus déssèché, des parties excoriées, humides, ou saignant un peu par le grattage, bref tous les phénomènes du pityriasis et de l'eczéma artificiel du cuir chevelu, comme chez toutes les personnes qui sont depuis longtemps infestées de poux de tête.

De Walther [1] et Günsburg [2] ont trouvé une fois des parasites végétaux dans la plique polonaise, le premier entre les cheveux, le second entre la gaine de la racine et le cheveu, et dans ce dernier lui-même. Depuis lors, on n'y a pas constaté de nouveau la présence de ces parasites.

Remarque. D'ailleurs, la présence de parasites n'aurait rien d'étonnant puisque des corps étrangers en très grand nombre sont mélangés à la plique polonaise. L'herpès tonsurant et le favus pourront égale-

(1) Müller's Archiv. f. Anat. 1844, s. 411, et 1846 s. 149.
(2) Ebenda, 1845, Heft I. s. 34.

ment y être observés. Mais il ne saurait être permis de considérer la plique polonaise purement et simplement comme le « *common ring-worm* des Anglais, opinion qu'Er. Wilson (1) avait adoptée, uniquement parce qu'il n'avait jamais eu l'occasion de voir une plique.

Si l'on ajoute à cela tous les corps introduits accidentellement ou intentionnellement dans le feutrage pileux : plumes de lit, amulettes, miel, cire et autres matières visqueuses, fibres végétales, coton, poussière de toute espèce, débris d'insectes etc., nous aurons énuméré tous les éléments essentiels qu'on peut trouver par l'examen le plus scrupuleux et le plus rationnel de la plique polonaise.

Par quelles causes et de quelle manière se produit la plique polonaise ?

C'est la négligence à se peigner qui, comme cause unique et constante, donne naissance à la plique polonaise. Les théoriciens les plus zélés et ceux qui admettent le *trichoma*, n'ont encore jamais présenté une seule plique polonaise qui se soit développée malgré l'usage habituel et soigneux du peigne.

S'il est vrai qu'on doit considérer un fait relativement aussi simple que l'oubli du peigne, comme la cause unique de la plique polonaise, il semble un peu étrange de rencontrer dans quelques pays, cette affection en proportion si effroyable (endémique), que l'on trouve par exemple dans le seul duché de Posen (2), d'après les relevés officiels de 1842, (sans compter les grandes villes), 2,460 pliques chez des hommes et 2,867 chez des femmes, total 5,327 !

Cependant l'énigme cesse si l'on observe attentivement les circonstances dans lesquelles les individus affectés cessent complétement de se peigner, pendant de nombreuses années, et parviennent ainsi accidentellement ou intentionnellement à avoir la plique polonaise.

On peut diviser ces circonstances d'après leur valeur intrinsèque en trois catégories, savoir :

1° Les personnes ne se peignent pas parce que, conformément à leur degré inférieur de culture psychique ou à leur état intellectuel (*Geisteskrankheit*, maladie mentale), elles ne considèrent pas l'usage du peigne comme un besoin ou regardent une telle masse de cheveux feutrés comme un ornement de la tête. Dans ce cas, comme dans ceux que nous mentionnerons plus loin, on emploie toute espèce d'agglutinatifs et de corps étrangers uniquement pour maintenir complet le feutrage capillaire.

____

(1) On diseases of the skin, 1867, p. 746. (Trichonosis plica).
(2) Bescherner, l. c. pag. 11.

On rencontre dans tous les pays et dans toutes les régions des cas sporadiques de plique produite par des causes semblables.

Remarque. — C'est ce que rapporte Richter, *in med Jhrb.* LXXXVI, p. 116, sur la coutume de certains insulaires de la mer du sud, de porter des cheveux feutrés en forme de toupet (*Haarverfilzungen als Toupets*), et il cite : Klemm (*Kultergesch. d. Menschheit*, Leipzig, 1843, V. 1, 504, et Freycinet, *Voyage autour du monde*, vol. II, p. 727) : « Le peigne ne dérange jamais la longue chevelure des Australiens. L'habitude est générale d'oindre les cheveux avec de la graisse et de les saupoudrer avec de l'ocre. A l'aide de la résine jaune d'arbre, ils collent à leurs cheveux des dents, des machoires de poisson, de petits fragments de bois, des plumes d'oiseaux, des queues de chiens, etc. Les habitants du littoral méridional de Botany-Bay séparent leurs cheveux en petites mèches et les collent à l'aide d'une résine, de façon à ce qu'ils pendent autour de la tête comme des queues. » Forster (*Reize um d. Welt*, Berlin, 1784), rapporte des faits analogues sur la frisure des insulaires de Tanna; de même Berghaus (*Völker der Erde*, Leipzig. 1847) sur les toupets gigantesques (*Riesentoupets*) des nègres australiens; le chirurgien Ellis sur les cheveux agglutinés en peloton des Tasmaniens (*Beschr. der dritten Cook'schen Reise*. Frankf. und Leipzig, 1785) etc.

2° Les individus négligent le nettoiement et le lissage de leurs cheveux pendant longtemps, parce que cette opération leur occasionne beaucoup de peine et de douleur. C'est ce qui arrive dans tous les cas où le cuir chevelu lui-même est enflammé d'une manière diffuse ou circonscrite et donne lieu par conséquent à une sécrétion qui, par sa dessication, agglutine les cheveux et en favorise le feutrage.

Ce sont surtout des eczémas humides et impétigineux (pustuleux) du cuir chevelu, des ulcères syphilitique et scrofuleux, la carie et la nécrose, des érysipèles récidivant fréquemment dans ces circonstances, le favus et d'autres affections analogues du cuir chevelu qui sont l'occasion immédiate de la négligence que l'on met à se peigner La sécrétion desséchée de l'eczéma, des pustules, des ulcères embrouille et agglutine les cheveux; et toute tentative maladroite pour les démêler, notamment l'usage du peigne, est très douloureux pour les malades par suite de l'état inflammatoire du cuir chevelu, et cela d'autant plus que non-seulement les cheveux sont arrachés, mais encore les dents du peigne entament la peau, la font saigner, etc. Aussi les malades négligent-ils complétement de se peigner soit par sensibilité, soit par indolence.

Dans de telles circonstances, partout encore on rencontre des pliques sporadiques.

5° Les individus ne se peignent pas, parce que *sous l'influence de préjugés, de superstitions ou de convictions puisées dans la croyance populaire ou une interprétation médicale erronée, ils considèrent comme avantageux et nécessaire l'existence et le maintien de la plique polonaise pour leur état de santé de corps et d'esprit.*

On peut dans ce sens, du nombre énorme s'élevant à plusieurs milliers de pliques observées, tirer deux conclusions.

Premièrement : Un individu est obligé de rester au lit pendant plusieurs mois ou plusieurs années par suite d'une maladie chronique intense; tels que rhumatisme articulaire chronique, goutte, marasme consécutif au typhus, typhus grave, scorbut, arthritis, tuberculose, carie de la colonne vertébrale, hydropisie (maladie de Bright), ulcères syphilitiques, ulcères de la jambe, processus puerpéral, péritonite, etc., etc., etc. Pendant toute la durée de leur état morbide ces personnes sont en général mal soignées et nullement peignées. Leurs cheveux s'enchevêtrent d'autant plus qu'ils sont plus longs (c'est pour cette raison qu'on observe cet état plus fréquemment chez les femmes) et que le séjour au lit est plus prolongé. On sait combien, même après une maladie de huit jours, par exemple après une couche un peu anormale, à la suite d'une pneumonie, les cheveux d'une malade peuvent être embrouillés, à tel point qu'il ne faut pas moins de plusieurs heures pour les démêler. Cette intrication capillaire est encore plus prononcée s'il y a eu formation de poux dans l'intervalle, provoquant du prurit, disposant le malade au grattage qui produit des excoriations, des pustules, de la suppuration et par suite l'agglutination et le feutrage des cheveux. Après quelques mois, le rhumatisme articulaire, la péritonite, la maladie chronique ont enfin atteint leur terme conformément à leur *marche naturelle* ou sont entrés dans une période d'amélioration. Le patient abandonne le lit, convalescent ou guéri; l'on découvre alors un enchevêtrement monstrueux des cheveux, *qui n'existait pas antérieurement à la maladie, c'est-à-dire la plique polonaise.*

De cet enchaînement chronologique des faits, la logique populaire et même la logique médicale déduisait le : *post hoc ergo propter hoc*, et l'on raisonnait ainsi :

« Attendu que l'individu a souffert d'une maladie grave et n'a pu guérir *malgré tous les secours* médicaux continués pendant plusieurs mois, mais qu'enfin la guérison est arrivée, simultanément avec le développement de la plique, il faut admettre que la plique était cachée dans le corps pendant tout ce temps là et qu'elle y occasionnait de la fièvre, de l'anorexie, des douleurs de toute espèce, des sueurs copieuses, de l'amaigrissement, le danger de perdre la vie, etc..., jusqu'à ce qu'enfin par la force de la nature, elle ait été rejetée au dehors, ce qui a dû mettre fin à toutes les souffrances physiques. »

Il en résultait naturellement que l'on considérait la plique, née au milieu des douleurs, comme un sauveur dans la détresse, qu'on la choyait et entretenait, qu'on cherchait à préserver ses produits de la destruction à l'aide de bonnets protecteurs. On regardait, au contraire, toute tentative pour supprimer la plique comme un acte contre nature, comme un attentat contre la vie, parce que dans le cas où l'on n'aurait pas pour elle des ménagements suffisants, où on l'enlèverait, la plique se reporterait sur les organes internes et mettrait en péril la vie du patient.

C'est ainsi, que dans le relevé officiel du duché de Posen, en 1842, on trouva des pliques qui existaient depuis 50 à 60 ans sur un individu.

De cette manière de comprendre les causes, il résulte que les médecins représentèrent et représentent encore tous les symptômes déjà mentionnés des affections les plus diverses tels que : débilité, inappétence, toute sorte d'envies (« *sub picâ latet plica* » disent les médecins polonais), hydropisie, gène de la respiration, points de côté, amaigrissement etc., etc., comme étant les *symptômes de la plique polonaise*, tandis que, en examinant ces phénomènes à un point de vue clinique exact, on doit les rapporter aux maladies généralement connues des organes intéressés, reins, poumons, cœur, articulations etc.

En second lieu, la contre partie de la conclusion erronée ne pouvait pas non plus faire défaut.

Si quelqu'un se trouvait affecté d'une maladie chronique encore inconnue ou même évidente, par exemple de chorée, d'épilepsie, de cancer de l'estomac, de carcinôme du sein, qui résistât à toute espèce de médication, alors ce devait être la plique polonaise qui était entrée dans le corps — ou par maléfice ou par sorcellerie — et qui dans ses efforts pour en sortir déterminait toute espèce de douleurs, provoquait des convulsions ou des spasmes etc. (hystérie, chorée, épilepsie, manie). Il fallait donc venir au secours de la plique, l'attirer au dehors, la produire même artificiellement.

Remarque. — On procédait ainsi même dans un but de diagnostic. On prenait une mèche de cheveux au malade ou à un autre individu ou même à un animal et on la plaçait bien attachée dans le creux épigastrique. Si cette mèche se frisait dans le délai de trois jours, c'est la plique qui se cachait dans le corps et il devenait urgent de l'attirer au dehors.

En effet, on rencontre encore aujourd'hui des personnes qui se donnent à elles-mêmes, dans de semblables circonstances, la plique polonaise sur les conseils de leurs amis et sous les auspices de médecins. Il y a même des gens qui, ayant une chevelure trop courte pour pouvoir s'intriquer en plique, demandent et reçoivent une plique faite avec des cheveux étrangers! (Herzog).

Nous avons connu une dame qui était atteinte d'un énorme carcinôme médullaire des deux seins et des parties adjacentes. Comme son état ne s'améliorait pas, elle s'était enfin placée sur le sinciput une petite plique, quelle cachait sous un bonnet et faisait chaque jour une lotion avec une décoction de sabadille, « afin que les poux ne pûssent pas s'y étab'ir. » Elle mourut malgré la plique et avec la plique.

De cet exposé conforme à la vérité des faits, il résulte ce qui suit :

1° La plique polonaise n'est pas autre chose qu'*un feutrage mécanique des cheveux, occasionné par l'omission du peigne*, et dont l'apparition est favorisée par des matières agglutinatives telles que les produits de sécrétion provenant de processus éruptifs et ulcératifs du cuir chevelu; et les phénomènes qui sont inhérents à la plique ainsi que la « séparation », la « chûte », l' « écoulement sanguin » de la plique polonaise doivent s'expliquer uniquement et complétement par son origine mécanique et par les circonstances locales κατ'εξοχήν.

2° *En conséquence, la plique n'est pas une maladie, ni une affection sui generis* et ne peut donner lieu à des phénomènes de réaction dans aucun organe, ni être provoquée par des altérations organiques.

3° *Il n'existe donc pas non plus de dyscrasie pliqueuse ni de symptomatologie nosologique de la plique polonaise;* mais les phénomènes qui ont été décrits jusqu'ici par les auteurs comme appartenant à la prétendue dyscrasie pliqueuse, peuvent à chaque instant être constatés, soit à la clinique, soit à l'amphithéâtre, comme des symptômes d'affections organiques déjà connues : maladie de Bright, affections utérines, carcinôme, syphilis, lésions du cœur etc etc., et n'ont pas la moindre connexion organique avec la plique polonaise.

4° La distinction de la plique polonaise faite par les auteurs en *trichoma vulgare, verum*, qui serait en relation causale interne avec les maladies organiques, et en *trichoma spurium* qui proviendrait de causes mécaniques locales, n'a pas la moindre valeur, attendu que chaque trichoma est *faux*, dans le sens littéral du mot.

5° La « séparation (1) », la « chûte spontanée » de la plique polonaise ne saurait donc, pas plus que sa croissance, avoir une signification critique eu égard à l'intégrité de l'organisme et de ses divers états.

Enfin l'expulsion mécanique violente de la plique ne peut exercer, ni dans un bon, ni dans un mauvais sens, ni même dans quelque cas que ce soit, une action quelconque sur l'organisme en général ou sur un organe interne; elle ne saurait par conséquent provoquer aucune *métastase pliqueuse*.

A toutes les époques, quelques personnes intelligentes et libres de préjugés, se faisant une idée juste de la nature de la plique polonaise l'ont effectivement déjà combattue (2) avec succès à l'aide de ce seul précepte : « *peigne et ciseaux*. »

Sous ce rapport Beschorner, Hamburger, Dietl et Hebra, — le dernier par ses leçons et ses écrits, les premiers par leurs laborieuses recherches déjà mentionnées et par leurs travaux très importants que nous nous plaisons à citer ici encore une fois, — sont, en somme, plus dignes d'éloges, que le nombre hélas! trop considérable d'auteurs anciens et modernes qui entretiennent encore, relativement à la plique polonaise, la superstition d'une entité morbide.

A l'école de Vienne où la dyscrasie-scabiéique n'avait pu tenir devant la logique pénétrante d'Hebra, la dyscrasie pliqueuse et la plique polonaise, on le comprend facilement, ne pouvaient pas résister davantage.

Nous avons, chaque année, l'occasion d'observer quelques cas de plique polonaise. Son aspect, ses causes sont toujours celles que nous connaissons. Ceux qui en sont affectés sont ordinairement des individus

---

(1) La plique polonaise peut tomber spontanément. Cela s'explique de la manière suivante : A l'état normal, un renouvellement continuel des cheveux a lieu. Les cheveux qui tombent sont enlevés par l'usage régulier du peigne. Dans la plique, où le peigne fait défaut, les cheveux tombent, demeurent et s'enchevêtrent avec les autres. Après des mois et des années une nouvelle croissance capillaire a lieu, dont quelques éléments ne se feutrent pas parce que la cause qui donnait lieu à ce feutrage, par exemple l'eczéma, n'existe plus. A ce moment, la totalité ou la plus grande partie des cheveux pelotonnés font déjà partie de ceux qui sont destinés à *tomber* : et ainsi on s'explique comment par les tiraillements, les mouvements, par exemple dans le sommeil, ils glissent le long des cheveux lisses et tombent en masse pelotonnée. C'est ce qu'on appelle la *séparation*, la *chûte* de la plique polonaise.

C'est par ce procédé que se produisent les pliques disposées en étages, dans lesquelles des zones de cheveux lisses sont interposées entre des pelotons de plique; si pendant un certain temps il n'existe pas de cause produisant l'intrication, les cheveux poussent lisses. Plus tard il survient une nouvelle période d'intrication.

(2) Le professeur Stieff de Kaczkower-Rojewerdorf mérite d'être cité à cet égard. Il a, dans l'espace de 10 ans, affranchi complétement ce pays de la plique et cela uniquement en recommandant les soins de propreté. Dans le cercle d'Inowrac'aw, on trouva, en 1837, 100 pliques parmi les recrues; en 1842 il n'y en eut plus que huit.

qui étaient envahis par des poux de tête et qui avaient pris la plique
par suite de leur répugnance pour le peigne, ou qui de *bonne foi* la portaient comme moyen curatif d'une maladie existante.

*Nous avons constamment supprimé la plique et nous n'avons jamais
observé de résultats fâcheux consécutifs.*

Nous nous tenons même en garde contre l'hypothèse que la tête
habituée à la chaleur sous la couverture de la plique, pourrait, après
l'ablation de ces cheveux pelotonnés, subir l'impression brusque du
froid et devenir malade et qu'on devait pour cela être circonspect quant
à la guérison de la plique (Beschorner). Nous n'avons jamais non plus
observé de semblables effets fâcheux de sa disparition.

*La section de la plique polonaise se fait de la manière la plus simple, à
l'aide de ciseaux.*

Nous n'avons jamais vu, dans ce cas, le merveilleux « *Saignement* »
des cheveux pliqués, dont les auteurs font mention, mais dont un
médecin quelque peu versé dans les études anatomiques n'osera certainement jamais parler. Si, du sang venait à couler, il proviendrait
assurément du cuir chevelu lésé par les ciseaux.

Mais il est également possible de débrouiller la plique ; et l'on ne doit pas
la couper toujours et d'une manière absolue. C'est là, dans certaines circonstances, un point très digne d'attention, eu égard, par exemple, à
une dame qui pourrait ainsi conserver l'ornement de sa longue chevelure, malgré l'enlèvement de la masse pliqueuse.

Comme démonstration clinique de cette règle, on débrouille presque
chaque année, une des pliques que nous admettons dans notre service.
Nos infirmiers accomplissent dans l'espace de 24 heures, cette besogne
qui exige, on le comprend, de la peine et du temps.

On arrose et on imbibe préalablement la masse de la plique avec une
grande quantité d'huile. S'il y a des poux, on se sert de pétrole qui les
détruit en même temps. Seulement il importe de ne pas se livrer à cette
manipulation près d'un flambeau allumé à cause de la facile inflamma-
bilité du pétrole.

Quand l'imbibition huileuse de la plique est suffisante, on commence
l'opération du débrouillement des cheveux, en séparant et démêlant
avec les doigts les cheveux collés en petits faisceaux jusqu'à ce que
leur séparation soit aussi complète que possible ; alors commence le
lissage de la chevelure au moyen d'un peigne à dents espacées (démê-
loir). On a soin de ne prendre entre les dents du peigne que des
mèches minces ; et on commence toujours à faire passer l'instrument
près de la pointe des cheveux. De là on remonte ensuite de plus en

plus vers la racine de la masse capillaire qui se débrouille graduellement, à mesure que l'on a peigné l'extrémité des cheveux. Enfin, lorsque
tout le peloton est débrouillé par la continuation patiente du travail
que nous indiquons, la plique a disparu.

Mais, désagréable surprise! la personne qui portait une plique
volumineuse de la hauteur et de la circonférence d'une mitre d'évêque
arménien, ne présente plus qu'une chevelure bien lisse, d'une épaisseur
et d'une longueur des plus modestes! La masse volumineuse de la plique
consistait en cheveux déjà détachés de leurs follicules, et le peigne a
suffi pour la faire disparaître. Il importe donc préalablement d'avertir
les malades de cette circonstance, afin qu'après le débrouillement de
leur plique, ils ne se figurent pas pouvoir conserver une chevelure
aussi exubérante que l'existence de la plique semblait le leur promettre.

HYPERTROPHIE DES ONGLES.

Onychia, Onychogryphosis, Onychauxis,

Par le Dr Moriz Kohn, agrégé à l'université de Vienne.

On peut désigner sous le nom *d'hypertrophie de l'ongle son accroissement exagéré et anormal tant dans sa masse que dans son contour.*

Nous devons dès à présent prévenir que nous rangeons parmi les
hypertrophies la simple augmentation de l'ongle qui ne dépend pas
d'une exagération anormale de sa masse, mais bien de ce que ses éléments sont tenus écartés l'un de l'autre (division en feuillets, *Aufblä-
tern*), et cela d'autant plus que, à la simple observation clinique pratique, les ongles volumineux apparaissent ordinairement comme hypertrophiés.

Avec l'augmentation en masse et en volume de l'ongle, coïncide une
plus ou moins notable modification dans sa structure, sa consistance,
sa couleur et sa forme. Le caractère clinique des ongles hypertrophiés
se compose par conséquent de la combinaison de tous ces facteurs et il
peut varier autant que cette combinaison elle-même.

Si par suite de la négligence à couper les ongles d'une manière régulière ils s'accroissent d'une longueur démesurée, comme cela a lieu habi-

tuellement chez quelques peuples (princes mongols, insulaires de la
mer du Sud), on n'est certes pas autorisé pour cela, à y voir une hypertrophie de l'ongle. Cependant des ongles croissant en liberté se cour-
bent quelquefois à leur extrémité, affectant la forme de griffes à
concavité inférieure.

Nous trouvons pourtant des ongles qui sont manifestement hypertrophiés en surface, dont en même temps la matrice devient trop
petite et qui pour ce motif dépassent en avant d'une manière considérable les limites du doigt ou de l'orteil, de même qu'ils s'étendent aussi latéralement d'une façon anormale et pénètrent ainsi par
leurs bords latéraux dans le derme de la matrice unguéale. Cette
dernière disposition constitue ce qu'on appelle l'ongle incarné, qui
peut déterminer de très vives douleurs, de la tuméfaction, de l'inflammation et de la suppuration de la portion de peau qui forme la
matrice de l'ongle et de son voisinage (*paronychia*). En même temps le
bord antérieur ainsi que les bords latéraux de ces ongles là se replient
ordinairement en dedans.

D'autrefois l'ongle est épaissi uniformément dans sa masse, mais
cependant en général d'une manière plus prononcée en avant; ce qui
donne à l'ongle la forme d'un ciseau à base épaisse et tournée en avant.

L'épaississement occupe, en général, la partie moyenne de l'ongle, de
telle sorte qu'il s'élève en cône ou en coin vers le milieu de sa face dorsale;
d'autres fois il se soulève en une bosse informe. Ce coin ou cette bosse
se continue fréquemment en une longue pointe droite ou courbe qui
constitue une sorte de griffe, cylindrique ou aplatie, analogue à une
corne de bélier ou de taureau, rectiligne ou à deux ou trois tours de
spire (*Gryphosis Onychogryphosis, Curvatura unguium*, Virchow, Fuchs
et autres). Au reste les ongles peuvent, dans leur développement et
leur épaississement, prendre les formes les plus bizarres ; ainsi qu'il en
est fait mention d'une manière plus ou moins détaillée tant dans les
recueils d'anatomie pathologique, (Rokitanski [1], Gustave Simon [2])
que dans les traités de dermatologie et dans les monographies spécialement consacrées aux anomalies des ongles de Besserer [3], Fuchs [4],
Frank [5], etc. Nous nous contenterons de citer ces auteurs parce que
ceux-ci, aussi bien que la nombreuse série des anciens écrivains depuis

---

(1) Path. Anat. 1856, 2 B. p. 89.
(2) Hautkrankheiten. Berlin. 1851, p. 398.
(3) De Anatomia et Pathol. Unguium, Bonnæ, 1834.
(4) Die krankh. Veränderungen der Haut. Göttingen, 1840, p. 50.
(5) Die Hautkrankheiten. Leipzig, 1843.

Hippocrate, Dioscorides, jusqu'à Morgagni, Plenk, Alibert, décrivent d'une manière assez concordante les phénomènes objectifs des affections des ongles et notamment l'hypertrophie et les symptômes qui l'accompagnent. Pourtant quant au sens théorique des altérations, tous les auteurs que je viens de citer, à l'exception des anatomistes, restent tellement en arrière des idées pathologiques et histologiques actuellement admises, que, sous ce rapport, nous aimons mieux les laisser complétement de côté.

Les ongles qui sont le siége de ces anomalies tant pour le volume que pour la forme, présentent, en outre, des altérations diverses à leurs faces inférieure et supérieure.

A leur surface supérieure, ils offrent des stries et des sillons qui s'étendent soit dans le sens de la longueur, soit dans celui de la largeur de l'ongle, ils sont continus ou interrompus par places ; ou bien la face externe de l'ongle paraît désagrégée, creusée de fossettes, comme rongée ou crevassée de diverses façons.

Les prolongements des ongles en forme de cônes, d'aiguilles, de cornes présentent des fentes parallèles ou convergentes, ou bien ils sont lisses et laissent voir çà et là des fibres décollées.

A la face inférieure qui regarde la matrice unguéale, non-seulement dans la partie de cette face, qui dépasse l'extrémité digitale, mais encore très loin en arrière vers la matrice, les ongles hypertrophiés sont recouverts de feuillets épidermiques minces, friables, humides ou secs ; ils s'émiettent facilement ou s'exfolient sous forme de larges lamelles. Vu en avant et en bas, le bord unguéal paraît replié en bourrelet, détaché de la matrice et réuni en partie à cette dernière par un tissu lamelleux lâche, à cellules grossières.

Au point de vue de leur consistance, les ongles décrits, diffèrent plus ou moins de l'état normal. Ils sont homogènes ou présentent par places plus de dureté ou d'épaisseur, ou plus de mollesse, de minceur et de souplesse qu'à l'ordinaire ; d'autres fois ils sont friables et se désagrégent au moindre effort.

En même temps, on les voit le plus souvent *opaques* et *décolorés* ; sur certains points ou dans toute leur étendue ils sont d'un brun jaune sale allant jusqu'au brun noir, peu ou nullement transparents.

Quant au nombre, on observe l'hypertrophie des ongles sur un seul ou sur plusieurs doigts ou orteils, ou sur tous à la fois avec une intensité plus ou moins égale.

Anatomie.—L'anatomie de la substance des ongles qui se manifestent sous la forme hypertrophique réelle ou apparente, offre d'autant moins d'intérêt clinique que l'histologie même de la substance normale des ongles ne nous fournit ici que peu de renseignements. Dans tous les cas, il importe de remarquer que, au fur et à mesure que l'ongle devient plus épais et plus opaque, il devient de moins en moins facile, même avec le secours des réactifs (solution de potasse concentrée, ammoniaque), de pouvoir apprécier chacun des éléments morphologiques de la substance des ongles, les cellules aplaties, polyédriques, à noyaux.

L'anatomie de la matrice de l'ongle et du lit sur lequel celui-ci repose, d'où proviennent les matériaux nécessaires à sa formation, est bien plus intéressante et d'une bien plus grande importance pour l'intelligence du développement et de la marche de l'hypertrophie unguéale, ainsi que pour son traitement.

L'ongle proprement dit, c'est-à-dire le corps qui se présente comme une plaque composée, cornée, recouvrant l'extrémité dorsale de la dernière phalange, est constitué par la partie la plus postérieure du lit de l'ongle qui est connue sous le nom de matrice. Sur les papilles de cette dernière, les cellules s'aplatissent peu à peu et constituent l'ongle, qui ne forme ici que la racine de ce dernier. A mesure, que de nouveaux éléments sont fournis par les papilles, l'ongle s'avance sur le lit unguéal.

Sur le lit de l'ongle, les cellules de la couche muqueuse s'aplatissent également en cellules épidermiques, qui pourtant ne s'ajoutent à l'ongle que par sa racine, pendant que ce dernier s'avance au-dessus du lit unguéal.

Par conséquent, l'accroissement de l'ongle n'a lieu que du côté de la matrice, c'est-à-dire de ses papilles; et une hypertrophie de l'ongle ne peut, en réalité, avoir son origine que dans ce point.

La formation épidermique du lit unguéal ne peut exercer une influence que sur la constitution de la face profonde de l'ongle.

Comme dans tous les points où a lieu une production et une accumulation épidermiques exagérées, ainsi qu'un dépôt de couches épidermiques, on peut démontrer dans l'hypertrophie de l'ongle, (laquelle n'est autre chose qu'une agrégation d'épiderme) une augmentation de volume, c'est-à-dire une tuméfaction par hyperémie ou une réelle hypertrophie du tissu papillaire de la matrice ou du lit de l'ongle. Suivant que cet accroissement des papilles est passager (par hyperémie) ou durable (par infiltration ou hypertrophie), la modification correspondante de l'ongle, qui se manifeste sous forme d'hypertrophie, sera plus passagère ou plus durable. Une hypertrophie des

papilles de la matrice occasionnera toujours, il est vrai, un épaississement compacte, même une excroissance en forme de cône, de pointe,
de corne de la lame unguéale, pendant qu'une affection analogue des
papilles du lit unguéal ne donnera lieu qu'à un épaississement de la
partie antérieure de l'ongle, et cela de telle façon qu'une masse épidermique lamelleuse et celluleuse se dépose sur l'ongle, qui par cela même
parait épaissi en avant, mais ramolli en dessous, tandis que la lame de
l'ongle elle-même semble relevée et redressée.

Au début du processus et dans les cas d'hypertrophie unguéale
passagère, il est toujours possible de démontrer l'augmentation de
volume ou la tuméfaction des papilles dont nous avons parlé, mais on
ne peut pas la reconnaître exactement au point de vue anatomique.
Nous ne réussissons pas mieux ici que dans d'autres affections cutanées analogues, par exemple dans le psoriasis. L'observation clinique
nous fait voir les papilles hyperémiées, tuméfiées et saillantes, et nous
considérons cet état des papilles comme la cause prochaine de la
production et du dépôt des squames épidermiques volumineuses qui
caractérisent le psoriasis. Cependant, sur le cadavre, les phénomènes
de gonflement papillaire ont disparu.

Il en est autrement dans les maladies chroniques dûes à une production exagérée d'épiderme, par exemple dans l'*ichthyosis hystrix*, où
nous avons constaté une hypertrophie papillaire notable (1). On peut
noter le même phénomène dans les cas où les ongles, ayant augmenté
de volume par suite d'un processus chronique, représentent des productions cornées en forme de cônes et d'aiguilles, ainsi que Roki-
tauski (2) l'avait déjà signalé et que Virchow (3) l'a récemment démontré.
Il trouva dans l'onychogryphosis les rainures du lit unguéal hypertrophiées, comprimées et pourvues de nombreuses papilles, et cette masse
feuilletée présentait une structure analogue à celle qu'offrent les
cornes cutanées et les masses ichthyosiques.

Les papilles de la matrice unguéale peuvent subir une hypertrophie
si considérable, qu'elles dépassent le niveau de la peau de plus de trois
lignés de hauteur et qu'elles pénètrent dans les cônes de l'ongle hypertrophié. Nous avons, il y a quelques semaines, enlevé chez un homme,
à l'aide de la scie, un ongle long de deux pouces, tordu en corne de

(1) Voyez entr'autres Moritz Kohn in Archiv f. Dermat. u. Syphilis, 1869. p. 417,
pl. 3, fig. 6.
(2) Pathol. Anatomie, 1856. 2. B. p. 89
(3) Virchow, « Zur normalen und pathol. Anat. der Nägel in Verhandl. der med.
phys. Gesellsch. in Würzb. » 5. B. 1851.

bélier sur les deux gros orteils; quant à l'épaisseur, elle dépassait de trois lignes le niveau normal de la peau. La couche unguéale externe de cette corne était friable. Après l'ablation, nous tombâmes sur un cône intérieur mou, qui pénétrait uniquement dans la corne, était douloureux et saignait abondamment quand on le coupait. Sur la surface de section du tronçon resté à la racine, on voyait nettement, après l'avoir épongé, un groupe de vaisseaux sanguins béants, exactement comme ils le sont après l'ablation de verrues acuminées; et dans les cornes unguéales, on pouvait aussi suivre dans une certaine étendue les réseaux vasculaires des papilles.

Les papilles hypertrophiées constituent dans l'onychogryphosis ainsi que dans les verrues papillaires et l'ichthyose hystrix, le moule sur lequel les productions épidermiques s'entassent les unes sur les autres par couche et en forme de coiffe; et tandis que les aspérités correspondant aux papilles gigantesques se rangent réciproquement les unes à côté des autres, elles constituent un cône épais, une pointe ou une excroissance en forme de corne, arrondie ou anguleuse — une corne cutanée ou unguéale.

Étiologie. — Les causes de l'hypertrophie des ongles sont très variées.

On ne saurait pour certains cas, notamment pour ceux qui surviennent dans la plus tendre enfance, faire abstraction d'une disposition congénitale, tout comme pour les malformations des autres organes.

Le plus souvent on peut admettre comme cause d'onyxaucis, un traumatisme, particulièrement une pression mécanique exercée d'une manière chronique sur l'ongle. Des chaussures trop étroites déterminent fréquemment une semblable pression sur les ongles des orteils. C'est pour cela que l'on rencontre l'hypertrophie unguéale, principalement sous la forme d'onychogryphosis, le plus ordinairement au gros et au petit orteils qui tous les deux, par leur position extrême, sont le plus exposés à la pression des souliers. Pour le même motif on trouve les difformités unguéales que je viens de décrire surtout parmi les personnes âgées, notamment les vieillards, chez lesquels la pression mécanique a agi sur les orteils d'une manière relativement fort longue.

L'hypertrophie des ongles occasionnée par une pression mécanique continue, et une augmentation des couches épidermiques de la lame de l'ongle, accompagnées de l'hypertrophie des papilles correspondantes du lit unguéal ont leur analogue dans la production des callosités épidermiques (Tylosis) qui se développent sous l'influence de la même cause mécanique, la pression, et dans l'hypertrophie papillaire qu'on observe sous les callosités et dans leur voisinage. De sorte qu'entre la callosité et le cor d'une part, l'onychauxis et l'onychogryphosis de l'autre, on pourrait démontrer la concordance histologique la plus frappante.

On trouve de nombreuses causes aux changements pathologiques des ongles que nous avons décrits, dans *tous ces processus morbides de l'enveloppe cutanée qui, par eux-mêmes ou par leur influence naturelle de voisinage, modifient pathologiquement le derme et spécialement le corps papillaire de la matrice et du lit de l'ongle au moyen de l'hyperémie, de l'exsudation, des infiltrations cellulaires inflammatoires et néoplasiques.*

Au nombre de ces processus il faut mentionner : *l'eczéma chronique, le psoriasis, le pityriasis rubra* (Hebra), *le lichen exsudativus ruber* (Hebra), *l'ichthyose, l'elephantiasis græcorum (lepra) et la syphilis.*

Tous ces processus morbides peuvent par suite de leur localisation et de leur action sur le lit unguéal en altérer les papilles de la même manière et donner lieu à une production épidermique exagérée et irrégulière, comme sur les autres points de l'enveloppe tégumentaire. Cette production anormale d'épiderme, dans ces régions, prend la forme de stratification épidermique en croûtes ou en plaques comme dans le psoriasis, l'ichthyose, le lichen ruber, la kératose, les callosités de la paume des mains et de la plante des pieds. A la matrice des ongles, au contraire, elle se présente sous la forme d'hypertrophie unguéale, avec les aspects variés que nous avons déjà décrits.

Il faut comprendre dans ce sens les difformités des ongles, qui surviennent presque régulièrement dans les maladies cutanées énumérées plus haut, dès qu'elles ont atteint une étendue considérable ou ont existé depuis longtemps. Elles s'améliorent ou s'aggravent au fur et à mesure de la régression ou de la recrudescence de ces processus eux-mêmes, dont elles apparaissent comme une conséquence naturelle, ainsi que nous l'avons indiquée.

Plus la marche de la maladie cutanée, qui conduit à la formation de masses épidermiques exagérées, est chronique, plus facilement elle occasionne, par sa localisation sur la matrice de l'ongle, l'hypertrophie unguéale. Un processus aigu du stratum papillaire et du derme n'a pas ce pouvoir ; mais dans tous les cas ce processus, décolle légèrement l'ongle, ainsi qu'on le voit pour la scarlatine, l'eczéma aigu, l'érysipèle, les pustules et les abcès circonscrits (onychia, paronychia) ; ces affections déterminent aussi, en général, sur les autres parties du corps un soulèvement de l'épiderme dans toute son épaisseur et dans une grande étendue, mais sans l'hypertrophier en aucune façon.

Nous devons donc, dans tous ces cas où l'on est à même d'assigner

les causes prochaines et concrètes de l'hypertrophie des ongles, nous
tenir en garde contre toute interprétation émanée des domaines
nébuleux de la pathologie humorale et de la doctrine des crases.

Il nous faut cependant aborder la question de savoir, si, d'après
l'opinion de divers auteurs, une altération des ongles peut se former à
la suite d'états morbides définis ou indéterminés de l'organisme, de
manière à ce que ces derniers paraissent striés, fendillés, durs ou
friables, qu'ils présentent, en un mot, une altération correspondant
aux degrés inférieurs de l'hypertrophie unguéale.

Ainsi, l'on a prétendu et l'on prétend encore que, par suite de la dyscrasie du sang syphilitique, les ongles subissent les altérations que j'ai
décrites; bien plus, les ongles seraient, dans la syphilis, affectés selon
un mode qui deviendrait caractéristique (pathognomonique) de cette
maladie.

On a dit la même chose du typhus (Vogel [1]), des affections fébriles
en général, du rhumatisme articulaire aigü, de la rougeole, de la
pneumonie, de l'état puerpéral, des troubles gastriques et même des
émotions (Reil [2], Beau [3], etc.) [4].

Relativement aux rapports de cette forme de l'altération unguéale
avec la syphilis, nous les avons déjà examinés ci-dessus. Nous considérons, notamment dans la syphilis, les lésions de l'ongle comme une conséquence directe de la maladie de la matrice unguéale provoquée par
la syphilis, de même que nous devons regarder les callosités de la
paume de la main chez les syphilitiques (psoriasis palmaire « corné »),
comme le produit de l'infiltration spécifique du corps papillaire de la
partie de peau affectée.

Quelquefois on reconnait facilement dans la rainure unguéale l'infiltration de la peau, qui ordinairement est nettement délimitée sous
la forme d'un rebord rouge brun. Dans ce cas, la cause de la maladie
de l'ongle est évidente et essentiellement la même, par exemple, que
pour un épaississement épidermique survenant sur une papille de la
paume de la main (psoriasis palmaire). D'autrefois l'infiltration syphilitique des papilles du lit unguéal est si insignifiante qu'on ne peut la
reconnaître dans la peau au pourtour de l'ongle. Il est pourtant

---

(1) Prof. Alfred Vogel, « die Nägel nach fieberhaften Krankheiten, Deutsches Arch.
f. Klin. Med VII Bd. p. 333
(2) Memorabilium clinicorum fascicul. 3, p. 206 Halæ, 1792.
(3) Archives générales de médecine 4 sér. t. XI. Août. 1846. p. 447.
(4) Consulter aussi l'excellente monographie de M. le Dr Ancel : Des Ongles au
point de vue anatomique, physiologique et pathologique. Paris, 1868.   A. D.

logique de conclure, aussi dans ce cas, d'après l'analogie des phénomènes des autres parties du tégument.

Nous considérons donc toute altération des ongles dans la syphilis comme étant uniquement la conséquence de la maladie de la matrice unguéale, mais non comme l'expansion directe de la dyscrasie syphilitique.

Nous ne pouvons non plus inférer rien qui soit caractéristique pour la syphilis, de la forme de la lésion unguéale, de la configuration, de la profondeur, de la direction etc., des crevasses de l'ongle.

Il reste donc encore à discuter jusqu'à quel point l'affection unguéale en question peut se développer comme l'expression d'une autre maladie générale ou d'une dyscrasie.

Or, nous nous rappelons nettement des cas où la maladie des ongles s'était présentée pour le malade et pour le médecin comme une affection *idiopathique*. Cependant par un examen plus approfondi, on trouva une maladie locale, par exemple, de l'eczéma du scrotum et du périnée, qui rendait compte du processus morbide. Ceci donna l'explication naturelle de l'affection unguéale. Cette même disposition qui rendait la peau malade au scrotum, avait également occasionné une altération analogue au point de formation de l'ongle.

On pourra sans doute ainsi, dans la plupart des cas, retrouver une cause locale, palpable, de la maladie des ongles (1).

Cependant il peut exister une série de faits dans lesquels une *cause plus générale* semble tenir, sous sa dépendance, la lésion unguéale.

(1) Que pour produire l'onyxis et ses conséquences diverses, la syphilis n'agisse que par l'intermédiaire d'une altération de la matrice de l'ongle, ceci n'est point en discussion. Mais l'altération unguéale qui survient chez les syphilitiques est-elle caractéristique de la syphilis? Voilà le seul point véritablement utile et pratique du débat. Or, nous croyons, à l'encontre de l'auteur allemand, que cette lésion est pathognomonique. Et, selon nous, elle ne l'est pas seulement par son aspect, sa marche, l'état des tissus voisins, le nombre des doigts simultanément affectés, l'absence d'autre cause susceptible de l'expliquer; elle l'est par son existence même. En vain notre confrère fouillant dans ses souvenirs parvient-il à découvrir un cas où la lésion unguéale, jugé au premier abord idiopathique, s'expliqua, pour lui, par la coïncidence d'un eczéma. Nous qui par profession avons vu de nombreux eczémateux, et des eczémateux de la face dorsale de la phalangette, nous n'avons point observé chez eux, de lésion unguéale de ce genre; si bien que, si nous étions moins résolus à rester toujours et partout en deçà des limites de l'hypothèse, nous nous croirions pleinement autorisé à dire à notre savant confrère : « Votre sujet était eczémateux sans doute : mais, puisqu'il était onyxique, il n'était pas seulement eczémateux. Et si après avoir exploré le périnée, vous aviez porté votre examen un peu en avant, vous auriez probablement découvert dans la coexistence chez lui d'une autre dyscrasie, d'une dyscrasie acquise, la cause de sa lésion unguéale » A. D.

Des états fébriles, une cachexie générale etc., occasionnent des troubles si divers dans la nutrition de l'enveloppe cutanée, que les ongles, en tant que produit de cette dernière, pourront bien sans doute être affectés en même temps. Nous nous bornerons à mentionner le *pityriasis tabescentium* (Hebra). Si l'épiderme subit une altération sur l'ensemble de la surface tégumentaire par suite de maladies fébriles et de cachexie générale, il est facile de concevoir que les ongles, qui sont également une production épidermique, ne restent pas sans éprouver dans de semblables circonstances des troubles dans leur formation.

Mais il est certain aussi que dans ces cas, bien que nous considérions la cause générale comme la cause éloignée, il est permis de regarder une altération de la matrice de l'ongle comme la cause prochaine de la dégénérescence de ce dernier (1).

Développement, marche, pronostic. — Quant à l'évolution de l'hypertrophie unguéale on ne peut que difficilement établir des observations exactes, attendu que la formation et l'usure physiologiques des ongles ne permet de reconnaître des différences appréciables que après des intervalles de temps très considérables (2).

Dans toutes ces circonstances les altérations des ongles, déjà décrites, ne se développent, ainsi que l'étiologie le faisait déjà prévoir, que très lentement et persistent fort longtemps. Le point par où commence l'altération de l'ongle est en général la *lunule* ; elle débute donc par la matrice. Assez souvent pourtant les premières traces d'altération apparaissent sur les bords latéraux de l'ongle ou même sur le bord anté-

---

(1) Si l'ongle croît moins vite ou croît défectueusement, ce ne peut être assurément que parce que ses organes sécrétants fonctionnent d'une façon irrégulière. C'est dans ce sens seulement que nous pouvons admettre cette *altération* de la matrice de l'ongle, dont, on ne comprend guère pourquoi, l'auteur tient tant à établir l'existence et le rôle essentiel, dans tous les cas.   A. D.

(2) Beau (loc. cit.) établit pour l'accroissement des ongles, une loi qui doit être valable d'une manière uniforme pour tous les ongles. D'après lui, l'ongle des doigts croît d'un millim. par semaine. Les ongles des orteils doivent croître également d'après une certaine loi, mais quatre fois plus lentement que ceux des doigts, donc d'un millim. en quatre semaines Par conséquent, l'ongle du pouce qui mesure chez l'adulte environ 20 millim., y compris la partie cachée sous la racine, exigera vingt semaines ou presque cinq mois pour atteindre son développement complet. L'ongle du gros orteil, au contraire, long d'environ 24 millim., y compris la racine, exigera pour arriver au même résultat, 96 semaines ou presque deux ans. Les recherches consciencieuses et minutieuses de Berthold (J. Muller's Archiv, 1850, p. 156) ont démontré que le même ongle qui en hiver emploie 132 jours pour sa régénération n'en réclame plus en été que 116 (!), et en outre que les ongles de la main droite mettent une semaine de moins à se reproduire que ceux de la main gauche (!). D'après Alfred Vogel, l'ongle du gros orteil est complétement reformé dans l'espace d'un an. (loc. cit. p. 335).

rieur. L'expansion ultérieure du mal ne s'accomplit pas dans le sens de la croissance de l'ongle, mais elle dépend du chemin que suit l'affection de la matrice et du lit de l'ongle; aussi est-il impossible de poser aucune règle à cet égard.

En général, il n'y a pas lieu d'attribuer une grande importance, au point de vue subjectif, aux altérations unguéales que nous avons décrites sous le nom d'hypertrophie. Elles persistent à coup sûr pendant longtemps, ordinairement plusieurs mois et plusieurs années; mais elles sont aussi, en grande partie, passagères, attendu que la plupart des maladies de la matrice unguéale, qui donnaient naissance à l'hypertrophie des ongles, sont susceptibles d'amélioration ou de guérison. La portion d'un ongle qui est une fois altérée pathologiquement, ne revient certainement jamais à la forme normale, parce que aucun échange organique de substances n'y a lieu. Mais la production considérée en totalité peut redevenir normale, en ce sens que la matrice fournit un nouvel ongle normalement formé qui pousse en avant la partie antérieure malade. Entre les deux se trouve habituellement une ligne de démarcation très nette. Souvent dans le cours de l'accroissement qui dure des mois entiers, on voit alterner des zones ou des segments d'ongle sain et d'ongle malade; de la même manière que la maladie de la matrice unguéale (par suite d'eczéma, de psoriasis, de syphilis etc.) disparait et reparaît alternativement.

Les ongles qui sont devenus hypertrophiés à un haut dégré (onychogryphosis) peuvent à peine être remplacés par des ongles normaux dans le cours de leur existence. Une corne unguéale peut, il est vrai, tomber, par exemple, à la suite d'une traction mécanique ou d'une suppuration qui a attaqué le lit de l'ongle. Mais la corne se reproduira en règle générale, tant que les papilles hypertrophiées de la matrice unguéale, décrites ci-dessus, existeront (v. Anatomie).

Sous le *rapport subjectif*, l'hypertrophie des ongles constitue une difformité ou une gêne pour le malade. Une main avec des ongles altérés, tels que nous les avons dépeints, parait toujours très disgracieuse. En outre, cet état est pénible en ce que les ongles malades deviennent particulièrement friables à leur bord antérieur, se brisent et par cela même font obstacle à un toucher délicat, ou donnent lieu à des douleurs par le prolongement de leurs déchirures jusque dans le lit unguéal.

La sensation tactile des extrémités des doigts y perd aussi considérablement, parce qu'elle ne possède plus dans les ongles exfoliés en avant ou renversés dans une grande étendue, l'appui résistant nécessaire à l'intégrité de la fonction.

Les inconvénients des altérations unguéales sont identiques pour les orteils. Des ongles volumineux, bosselés, acuminés, cornés, incurvés, constituent un obstacle à l'emploi d'une chaussure convenable ; ils rendent la marche pénible ou douloureuse. Des ongles relevés, renversés en haut, laissent les extrémités des orteils sans protection contre la pression des chaussures. Les orteils dans ces conditions peuvent donc aisément devenir douloureux et s'enflammer etc.

Il faut encore noter d'une manière spéciale que, dans le cas d'ongles agrandis dans le sens de la circonférence, leur bord libre, qu'il soit poli ou renversé en bas, exerce une pression sur les parties latérales du rebord unguéal et y détermine de l'inflammation ou de la suppuration (*paronychia lateralis* (1)). De la gouttière unguéale enflammée, s'élèvent parfois des granulations rouges, fongueuses, saignant facilement et très sensibles au toucher. La marche occasionne de très vives douleurs. Il est cependant toujours possible de guérir cet état à l'aide d'une médication appropriée.

Traitement. — Il est impossible de concevoir un traitement rationnel de l'hypertrophie des ongles, qui ait pour résultat de convertir la substance malade de l'ongle en une substance normale. La physiologie ne permet pas de se représenter une semblable transformation de la matière unguéale. Au contraire, il ne peut être question de traitement, d'amélioration et de guérison de cet état morbide, qu'autant que, par les remèdes et les procédés employés, le substratum de l'ongle, la matrice et le lit unguéal soient disposés à reproduire de la substance unguéale de constitution et de forme normales, c'est-à-dire, que l'ongle malade soit remplacé par un ongle nouveau et sain. A mesure qu'une plaque d'ongle normal est fournie par la matrice et qu'elle reçoit du lit de l'ongle une couche lamelleuse normale (c'est-à-dire d'épaisseur normale), elle pousse devant elle la portion d'ongle malade jusqu'à ce que celle-ci, ordinairement délimitée nettement en arrière, tombe ou soit enlevée mécaniquement.

D'après ces données, il est possible d'instituer un traitement des ongles hypertrophiés ou de l'hypertrophie unguéale, non pas contre

---

(1) Notre intention n'est pas d'invoquer cette relation causale pour tous les cas de *paronychia* ; nous savons, au contraire, très bien que, dans beaucoup de circonstances, l'inflammation de la gouttière unguéale, dépendant de n'importe quelle cause est le processus primaire, et que par suite l'ongle de grandeur normale devient relativement trop grand. On voit alors survenir, pendant la marche, les douleurs vives que nous connaissons, quand la gouttière unguéale tuméfiée presse contre le bord de l'ongle.

cette altération, mais seulement contre les causes prochaines (*locales, mécaniques et organiques*) et les causes éloignées de la production anormale des ongles.

Par conséquent on divise les moyens auxquels il faut avoir recours en (*a*) locaux et (*b*) généraux.

(a) Traitement local.

Nous avons à mettre en œuvre le traitement local dans un double but : premièrement, pour enlever la difformité résultant d'une malformation de l'ongle, et faire cesser le trouble fonctionnel déterminé par la pression unguéale, la douleur ressentie dans le voisinage, l'inflammation, la suppuration, la production de granulations de la gouttière de l'ongle (paronychia); secondement, pour détruire les affections de la matrice unguéale que l'on peut regarder comme cause prochaine du vice de formation de l'ongle.

En premier lieu : on peut enlever les ongles hypertrophiés. Il n'y a que les ongles dont le pourtour est agrandi à un haut degré qui nécessistent l'ablation totale ou partielle; et particulièrement les ongles qui sont allongés et épaissis en haut et en avant sous forme de griffes ou de cornes, ou ceux qui, ayant augmenté de largeur, pressent contre la gouttière unguéale.

On enlève les ongles en forme de griffes ou de cornes à l'aide de ciseaux, de bistouris, de daviers, de scies très fines, etc. Il importe de remarquer ici qu'il ne s'agit point de faire disparaître ou de détacher complétement l'ongle de son lit, mais qu'on doit se borner à détruire l'excroissance qui dépasse le niveau normal de la peau (la corne, le cône).

L'opérateur, toutefois, doit savoir qu'il est exposé à rencontrer ici certaines difficultés.

Par exemple, l'extrémité unguéale est parfois si dure, qu'il n'est possible de l'enlever qu'à l'aide d'une scie ou d'un davier. Dans cette opération, la traction a quelquefois besoin d'être si violente, que tout le corps de l'ongle est arraché de la matrice; ce qui, on le comprend sans peine, peut occasionner pour le malade de vives douleurs, une hémorrhagie considérable, une suppuration consécutive et rendre pour longtemps la marche impossible.

D'autres fois, au contraire, la corne unguéale est si tendre qu'on ne peut l'enlever que par fragments ou comme en l'émiettant. Il ne faut donc jamais promettre par anticipation aux malades qu'on pourra leur livrer en entier le corps du délit.

On doit attacher plus d'importance encore à cette circonstance que nous avons déjà signalée avec raison (v. Anatomie), que les papilles hypertrophiques, pénètrent avec leurs réseaux capillaires très profondément dans les cônes unguéaux. Si, donc, on entreprend avec une scie l'ablation de plusieurs cornes unguéales, même à deux ou trois lignes au-dessus du niveau normal, on rencontre, après avoir traversé la substance cornée extérieure, le faisceau de papilles qui représente une espèce de moelle intérieure conique de la corne, et dont la section occasionne de vives douleurs et une hémorrhagie souvent considérable. L'opérateur doit être prévenu de ce fait et il importe aussi que le malade en soit préalablement averti. On enlève alors très facilement ce faisceau de papilles d'un coup de ciseaux et l'on cautérise le tronc papillaire saignant avec du nitrate d'argent ou du perchlorure de fer. Les vaisseaux s'oblitèrent ensuite et la régénération de cette corne unguéale monstrueuse se trouve par cela même prévenue.

Il faut couper avec soin les ongles hypertrophiés, non pas perpendiculairement, mais parallèlement à leur surface. On enlève, à l'aide de ciseaux, le bord antérieur relevé en haut ou replié en bas, ainsi que les bords latéraux qui exercent une pression contre la gouttière de l'ongle. On porte la pointe mousse d'une paire de ciseaux d'avant en arrière sous le rebord de l'ongle et on incise aussi profondément que possible jusqu'à la gouttière postérieure. Enfin l'on arrache de sa rainure, à l'aide de pinces, le fragment incisé.

On peut agir d'une manière très avantageuse contre cette complication de l'ongle développé dans le sens de sa largeur, connue sous le nom de *paronychia lateralis* (voyez plus haut p. 92), consistant en une inflammation douloureuse, avec suppuration, production de granulations dans la gouttière latérale de l'ongle; affection qui survient, comme tout le monde le sait, le plus souvent aux orteils et en particulier au gros orteil.

Personne n'ignore que dans ces cas la chirurgie prescrit une opération sanglante qui exige, pour sa réalisation, l'anesthésie du patient (excision de la portion latérale de l'ongle au moyen du bistouri.)

Nous avons eu recours contre cette lésion, dans tant de cas et avec tant de succès, à un *procédé non douloureux*, que nous nous permettons de l'analyser ici et de le recommander très vivement, bien qu'il soit déjà connu :

On coupe une mèche de charpie, à fils rangés parallèlement, de la longueur de la gouttière latérale de l'ongle ou même un peu plus longue. On applique cette mèche sur l'ongle dans le sens de la dite gouttière. Au moyen d'une sonde aplatie en ciseau, on l'enfonce alors fil par fil entre le bourrelet unguéal tuméfié, enflammé et le rebord de l'ongle. Ces parties sont ainsi séparées l'une de l'autre, car un petit coussinet de charpie se trouve interposé entre le bord de l'ongle et la peau enflammée. Ainsi cesse la pression si douloureuse que l'ongle exerce sur la peau. On remplit en outre, le sillon unguéal, dans toute son étendue, avec des mèches de charpie et on entoure l'orteil de longues bandelettes agglutinatives larges d'une ligne et demie, en procédant toujours de la partie supérieure à la partie inférieure de la gouttière unguéale enflammée, de manière à ce que cette dernière soit encore plus écartée du rebord de l'ongle (1).

Muni d'un tel appareil dont l'application, avec des précautions suffisantes, n'est pas douloureuse, le malade se trouve en état de reprendre immédiatement sa chaussure habituelle et de se promener sans éprouver de souffrances.

Au bout de 24 heures on enlève les bandelettes agglutinatives et on détache la charpie après l'avoir préalablement décollée à l'aide d'un pédiluve tiède.

Déjà après ce court laps de temps d'un jour, on remarque que la tuméfaction de la gouttière unguéale a notablement diminué, qu'elle est devenue moins douloureuse et qu'il s'est formé un espace libre entre elle et le rebord de l'ongle.

On renouvelle le pansement de la même manière que le jour précédent. L'application de la charpie est alors moins douloureuse et moins pénible; car le sillon unguéal est déjà devenu plus large : et, en continuant l'emploi de cette méthode, on peut faire disparaître complétement l'inflammation, la tuméfaction, la suppuration, etc., dans l'espace de deux à quatre semaines (2).

(1) En d'autres termes, il faut appliquer avec soin le *plein* de la bandelette sur la face dorsale de l'ongle, et en croiser les *chefs* sous la face plantaire de l'orteil.

A. D.

(2) Ce procédé est, en effet, aussi efficace que peu douloureux, et il mérite assurément l'éloge qu'on vient de lire. Cependant nous qui le connaissons de longue date, qui l'avons bien souvent conseillé, nous n'avons que rarement observé qu'il ait réalisé la guérison. Pourquoi ? C'est qu'il exige pour son application régulière une main exercée, l'intervention d'un chirurgien ; intervention assez difficile à obtenir, dans la pratique civile, lorsqu'il s'agit de pansements à exécuter durant un laps de temps aussi long. Or, sans une application méthodique et prolongée, le traitement échoue, le malade se décourage et s'adresse à des moyens plus expéditifs, même fussent-ils plus

Il faudra dans tous les cas abraser souvent et cautériser les granulations molles et saignantes; elles disparaissent à la suite de cette médication et la peau saine se reproduit à leur place.

Le procédé est le même, soit que la paronychie ait pris naissance à la suite d'une inflammation primitive de la gouttière unguéale — cas dans lequel l'ongle est relativement trop large, —soit qu'elle survienne consécutivement à une hypertrophie primitive de l'ongle.

Dans ce dernier cas, il sera sans doute encore nécessaire de couper le bord latéral de l'ongle d'avant en arrière. Il est toutefois possible de pratiquer cette opération presque sans douleur, si préalablement la gouttière unguéale a été suffisamment écartée du rebord de l'ongle, à l'aide du procédé que nous venons de décrire.

Enfin l'on peut encore recouvrir les ongles avec de la cire ou des emplâtres anodins (couche protectrice) pour s'opposer à la rupture où à la déchirure d'ongles fragiles et à l'extension des crevasses dans les parties molles.

Secondement : Les affections locales de la matrice et du lit de l'ongle, que l'on doit considérer comme causes prochaines des altérations unguéales déjà signalées, appartiennent soit à la *syphilis*, soit aux affections cutanées *non syphilitiques* énumérées ci-dessus : *eczéma chronique, lichen exsudativus ruber* (Hebra), *psoriasis*, etc.

Les maladies *syphilitiques* appartiennent, quant à la forme et à l'intensité, à la série des infiltrations plates et papuleuses du derme. (Les formes gommeuses et ulcéreuses par la désagrégation des infiltrations qu'elles amènent, occasionnent la chûte des ongles mais non leur hypertrophie).

Or, comme ces infiltrations peuvent se résorber d'une manière certaine, et en un temps très court, dans d'autres régions de la peau, par exemple, à la paume des mains et à la plante des pieds (psoriasis syphilitique palmaire et plantaire), par l'application d'un *emplâtre mercuriel*, aidé d'un traitement antisyphilitique général ou sans ce dernier, il en est de même des affections analogues de la matrice et du lit de l'ongle. Et comme sur cette même surface d'application, l'épiderme corné qui s'entasse sur les infiltrations syphilitiques (psoriasis syphilitique corné) disparaît et se trouve peu à peu remplacé par une couche normale d'épiderme, de même alors il se développe de

douloureux. Conclusion : ne compter sur le succès que si les conditions de bonne exécution quotidienne sont strictement remplies, et surtout avertir les malades que le succès est à ce prix. **A. D.**

nouveau des ongles normaux, si l'emplâtre mercuriel a fait disparaitre l'infiltration syphilitique du lit et de la matrice de l'ongle.

Seulement, il ne faut pas se borner à appliquer simplement l'emplâtre mercuriel sur l'ongle. On l'emploiera sous forme d'une longue bandelette qu'on place autour de la phalange unguéale, de manière à ce que par la pression il pénètre dans la gouttière de l'ongle. Il agit ainsi comme spécifique par l'intermédiaire de la peau du sillon unguéal et comme résorbant par la pression continue qu'il exerce sur l'infiltration de la matrice et du lit de l'ongle, en améliorant consécutivement la formation de l'ongle.

Contre les affections non syphilitiques de la matrice de l'ongle, qui s'opposent à la production normale de ce dernier, notamment l'eczéma chronique, le psoriasis, l'ichthyose, etc., on peut employer avec avantage toutes les applications locales qui donnent de bons résultats contre ces mêmes maladies alors qu'elles ont leur siége sur d'autres régions de la peau. Par conséquent le savon vert, le *spiritus saponatus kalinus* (Hebra), l'onguent diachylon (Hebra), les cautérisations avec la solution de potasse concentrée (1 sur 2), le goudron, etc... de l'emploi particulier desquels nous avons déjà parlé avec détail aux chapitres de l'eczéma, du psoriasis, de l'ichthyose, etc. dans le premier et le second volume de cet ouvrage, sont plus spécialement indiqués. Il va sans dire que l'on doit diriger l'action de ces moyens locaux non pas sur l'ongle même, mais sur le substratum qui le produit : la matrice et le lit de l'ongle.

Nous nous bornerons à rappeler ici un seul remède local : le *caoutchouc.*

Dans le premier numéro des « *Archiv für Dermatologie und Syphilis* », 1869, Hebra a recommandé l'usage du caoutchouc contre diverses affections cutanées chroniques. On l'applique sous forme d'enveloppes (*Kleidungsstücken*), moulées sur les parties malades et à l'état de caoutchouc noir vulcanisé ou de toile caoutchouquée, c'est-à-dire garnie d'une couche de caoutchouc.

L'enveloppement caoutchouqué détermine d'abord une forte macération de l'épiderme par le fait du liquide provenant de la transpiration cutanée, qui s'accumule sous cette enveloppe.

On voit ainsi, dans l'espace de 24 heures, se ramollir et se détacher des plaques épidermiques de plusieurs lignes d'épaisseur, comme on en observe, par exemple, dans l'ichthyose, le lichen ruber, etc. à la paume des mains, à la plante des pieds et au talon.

Le caoutchouc vulcanisé parait, en outre, diminuer soit par lui-même, soit par le soufre finement divisé qu'il contient, l'hyperémie chronique et la tuméfaction du corps papillaire. De plus, comme cette tuméfaction hyperémique chronique du corps papillaire constitue la cause prochaine d'une production exagérée d'épiderme, il en résulte qu'une formation épidermique normale s'établit par suite de la disparition de ces états morbides.

Dans l'hypertrophie unguéale qui est sous la dépendance de l'eczéma chronique, de l'ichthyose, etc., le caoutchouc agit donc à la fois comme émollient et comme moyen susceptible de dégorger le corps papillaire.

Si, indépendamment de l'hypertrophie unguéale, la paume de la main est aussi le siége d'une production épidermique hypertrophique, on fera porter aux malades des gants de caoutchouc. Si les ongles seuls sont atteints, c'est-à-dire seulement les doigts ou les papilles du lit de l'ongle, des doigts de gant en caoutchouc suffiront.

On enlève la toile caoutchouquée au bout de douze heures, et on la nettoie avec de l'eau. — On applique de nouveau les enveloppes de caoutchouc, après avoir lavé fortement les parties de la peau restées couvertes, au moyen de savon ou de savon potassique alcoolisé, ou après avoir pratiqué, suivant les indications, quelques cautérisations à l'aide de la solution potassique.

Pour les pieds, on fera confectionner des sandales, de petits fourreaux, dés bas en caoutchouc, de manière à atteindre le résultat désiré.

(b) Traitement général.

Toutes les médications internes qui paraissent jouir d'une action curative contre la maladie de la matrice et du lit de l'ongle, qui produit l'hypertrophie unguéale, ont le même effet, bien que n'agissant qu'indirectement contre cette dernière altération. Il faut donc aussi compter, au même titre, sur tout traitement général antisyphilitique.

Nous signalerons en particulier quelques-uns des médicaments dont l'usage interne est habituellement suivi de succès contre les affections cutanées chroniques, si souvent mentionnées, qui se combinent avec une perversion de la production des ongles, eczéma, lichen ruber, psoriasis, etc. Nous voulons parler de l'arsenic, du fer et de la combinaison de ces deux médicaments, l'arséniate de fer.

Dans les chapitres en question (1), on a admis après une discussion approfondie, que ces remèdes en partie font disparaître la maladie

(1) Voyez 1ᵉʳ vol Chap. psoriasis et eczéma.

elle-même, par exemple, le psoriasis, le lichen ruber et en partie exercent une action transformatrice sur le stratum qui produit l'épiderme et le disposent à remplir sa fonction normalement.

La formation de l'ongle, en tant que fonction de la matrice unguéale analogue à la formation de l'épiderme, peut également être ramenée à l'état normal directement ou indirectement par l'usage interne des médicaments ci-dessus indiqués.

On donne l'arsenic sous forme de liqueur de Fowler, de pilules asiatiques, à doses croissantes, d'après la méthode indiquée par Hebra (l. c.).

Chez les personnes chlorotiques qui sont disposées à souffrir d'un eczéma chronique (1) et qui présentent, comme altération consécutive ou équivalente de l'affection cutanée, les degrés inférieurs de la maladie des ongles que nous venons de décrire, on devra conseiller le fer ou le mélange de fer et d'arsenic, qui a été proposé par Wilson et modifié par Hebra en vue d'une composition plus facile d'après la formule suivante :

> Liqueur arsénicale de Fowler 8 grammes.
> Teinture de malate de fer.... 60 grammes.
> Eau de menthe............. 120 grammes.

Une cuillerée à bouche matin et soir.

On devra continuer sans interruption l'usage de l'arsenic et de l'arséniate de fer pendant un temps très long, 6 à 9 mois, si l'on veut obtenir la modification désirée dans la formation de l'ongle.

Il va sans dire que, dans chaque cas, on pourra obtenir un résultat plus rapide en secondant la médication interne par des applications locales appropriées.

Toutefois la guérison de l'hypertrophie unguéale exigera toujours un temps considérable en raison de la grande lenteur qui est nécessaire, comme nous l'avons dit plus haut, au renouvellement physiologique de l'ongle entier.

____

(1) Voir étiologie de l'eczéma, 1ᵉʳ vol.

HYPERTROPHIE DU TISSU CONJONCTIF,

par le D^r M ORIZ KOHN, *agrégé à l'Université de Vienne.*

A. Hypertrophies diffuses du tissu conjonctif.

1° SCLÉRODERMIE DES ADULTES ; SCLÉRÈME DE LA PEAU.

Sclerema, Scleroma adultorum ; Chorionitis, Sclerostenosis cutanea,
Forget; *Cutis tensa chronica,* Fuchs; « *Keloïde* d'Addison; » *Elephan-
tiasis sclerosa,* Rasmussen; *cicatrisirendes Hautsclerem,* Wernicke;
Sclerosis dermatos, Sclerosis corii, Scl. telæ cellularis et adiposae, Wilson

Historique. — L'expression de *sclérème des adultes* a été introduite
par Thirial en 1845 dans la nomenclature des maladies de peau.
Thirial publia notamment dans la *Gazette médicale de Paris,* année
1845, page 525, sous ce titre « *du sclérème chez les adultes* », l'histoire
pathologique de deux jeunes filles, l'une âgée de 21 ans, l'autre de
15 1/2 ans, qui toutes deux se trouvaient à l'Hôtel-Dieu, dans le service
de Trousseau. La peau de ces malades était le siége d'une induration
disposée par grandes plaques, cette induration donnait au toucher la
sensation « *du froid cadavérique* », sans être froide en réalité. Chez
l'une de ces jeunes filles la face était envahie, la peau y était épaissie
et incolore, de telle sorte que cette personne paraissait raide et immobile comme une figure de cire. Dans le second cas on pouvait apercevoir
des phénomènes identiques et la langue était également dure et rigide.
Depuis le mémoire de Thirial, les communications relatives à ce sujet
se sont considérablement accrues, et plusieurs médecins et auteurs ont
publié, sous le même nom ou sous une dénomination analogue, des faits
dans lesquels les symptômes observés sur le tégument étaient essentiellement les mêmes que ceux cités par Thirial, chez les deux jeunes
filles ci-dessus. Aussi ne connaît-on pas aujourd'hui moins de 50 cas
environ de sclérème des adultes.

En outre, d'après l'exposé historique fait pour la première fois par
Arning (1), Curzio avait déjà en 1752 décrit sous le titre : « *Dissertation
anatomique et pratique sur une maladie de la peau d'une espèce fort rare
et fort singulière,* » le premier cas et Henke (2), en 1809, le second cas

---

(1) Beitrag zur Lehre vom Sclerema Adultorum. Würzb. med. Zeitschrift, 1861,
Bd. II, p. 186.
(2) Handbuch f. Erkenntniss d. Kinderkrankheiten. Frankf. a. M. 1821, p. 80.

de cette induration particulière de la peau. « Le tégument était dur comme du bois et un peu plus froid que les autres parties du corps. La coloration était d'un blanc jaunâtre. » Gintrac [1] cita aussi deux faits, recueillis dans les anciens auteurs. L'un de Diemerbröck (*Anatomes*, lib. VIII, cap. 1, pag. 502) et l'autre de Zacutus Lusitanus (*De praxi med. Admir.*, lib. III, p. 110), mais dont les symptômes n'ont pourtant pas été décrits assez clairement pour que l'on soit autorisé à les considérer comme appartenant d'une manière incontestable à ce genre d'affections.

Après la publication de Thirial parurent les communications de Forget, de Strasbourg [2] en 1847, sur un fait observé par lui et un autre par Grisolle ; celles de Bouchut [3], de Putégnat [4], de Brück [5], de Fantonetti [6], de Pelletier [7], de Rilliet et Barthez [8], de Eckström [9], de Gillette [10], qui outre un fait observé par lui-même et un autre décrit par Natalis Guillot en relata encore douze appartenant à d'autres auteurs. Bientôt surgirent de nouvelles relations par Fiedler [11], Oulmont [12], Fuchs [13], Robert M'Donnell [14] et Arning [15], qui sans compter un nouveau cas, publia sous forme de recueil critique les 17 autres observations de sclérème de la peau connues jusqu'en 1861. Des communications ultérieures furent faites par Bazin [16], Förster [17], Nordt [18], Mossler [19], Köhler [20], Köbner [21], dont le résumé montra

(1) Journal de médecine de Bordeaux, 1847.

(2) Gaz. de Strasbourg, n. 6, 1847, et Schmidt's Jahrb. B. 36, p. 184.

(3) Gaz. méd. sept 1847.

(4) Journ. de médecine, oct. 1847. Schmidt's Jahrb. B. 62, p. 57.

(5) Hanov. Annal. 1847, VII, 5 et 6.

(6) Annali universi di Milano 1847, et Gaz. méd. de Paris 1848, récapitulé par Gintrac.

(7) Communiqué par Forget, Journal de médecine, Février 1848.

(8) Ibid.

(9) 1849. Hygiea. B 11, p. 45.

(10) Archives générales de médecine, 1854, t. II, p. 687.

(11) Deutsche Klinik 1855, N. 34.

(12) Zweifelhaft. Revue méd. chir. de Paris, 1855, XVII. p. 321.

(13) Bericht über die med. Klinik zu Göttingen im J. 1853-1854. Göttingen, 1855, p. 192.

(14) Canst. Jaresb. 1855, B. 3, p. 360.

(15) Beitrag zur Lehre von Sclerema adultorum ; Würzb. Med. Zeitsch. 1861. Bd. II, p. 186.

(16) Leçons sur les affections cutanées artificielles et sur la lèpre, etc. Paris, 1862.

(17) Würzb. med, Zeitschr. 1861. Bd. II. p. 294.

(18) Ueber das einfache Sclerom der Haut, Inaugural, Dissertation. Giessen, 1861.

(19) Virchow's Archiv, Bd. 23.

(20) Würtemb. med. Correspondentzbl. 1862, XXXII, 15 et sequ.

(21) Klinische u. experim. Mittheilungen. Erlangen, 1864, pag. 29 et seq.

que ces derniers faits et un nouveau à lui appartenant, portaient à 29 le nombre des cas de sclérème constatés jusqu'à ce jour, en ajoutant ceux déjà énumérés par Arning et ceux de Bärmann, Brück, Förster, Georg Jäger, Pierguin. Fiedler, Nordt, Bazin, Mossler et Köhler. Ce nombre s'augmenta bientôt par les publications de Binz (1), de Wernicke (2), de Villemin (3), de Gamberini (4), Auspitz (5), Plu (6), Rasmussen (7), Paulicki (8), Fagge (9), A. B. Arnold (10), Barton (11), auxquelles il faut ajouter les observations d'Hebra, qui vit dans son service à l'hôpital deux cas de sclérème des adultes et, dans sa clientèle particulière, un troisième fait très remarquable de la même affection. Dans ces dernières années on a reçu, dans notre division des maladies cutanées, deux nouveaux cas de sclérème des adultes. Bien que nous les ayons déjà publiés dans les comptes-rendus annuels (12), nous croyons devoir, dans ce livre, destiné à un plus grand nombre de lecteurs, les rapporter encore comme résultat de notre expérience personnelle (13).

1ʳ *cas*. Fogel Farkas, âgé de 28 ans, de Szigeth, en Hongrie, entra à l'hôpital au mois d'août 1867. La peau de l'avant-bras gauche est, sur sa face interne, légèrement tuméfiée, épaissie, fortement adhérente aux tissus sous-jacents; il est impossible de pincer la peau, la coloration est d'un rouge rosé, d'un éclat blanchâtre; lisse; l'épiderme normal. Ces parties sont peu sensibles à la pression, elles sont plus

(1) Beobachtungen zur inneren Klinik. Bonn, 1864, p. 177.

(2) Beitrag zur Lehre von Hautsclerem. Inauguralabhandl, von J. Wernicke. Jena, 1864.

(3) Gaz. hebdom. 2ᵉ série, 1.45.

(4) Journal de Bruxelles, jan. 1864.

(5) Wiener med. Wochenschrift, 1863. 47-50.

(6) Gaz. d. hôp. n. 77. 1866.

(7) Sclerodermia and its relation to Eleph. Arab. by Dr Wald Rasmussen, prosector in Kopenhagen, translated by Dr W. Moore. Edinburgh, 1867.

(8) Beiträge zur Sclerodermie, Archiv f. Path. An. und Phys. B. Pag. 234. 1868.

(9) On Keloid. Scleriasis, Morphæa etc., by C. Hilton Fagge, 1868 (reprinted from the Guy's Hospital Reports).

(10) 3 Fälle von Sclerodermie, American Journal. N. S 113. 1869.

(11) Dublin Quart Journ. N. 95, August 1869.

(12) Aertzl. Ber. des k. k. allg. Krankh. Wien v. Jahre 1867 u 1868.

(13) Consulter, en outre, le remarquable mémoire de M. le D. P. Horteloup (De la sclérodermie. Paris, 1865).

M. le Dr Hillairet, à l'occasion d'un cas type qu'il avait observé dans son service, a publié (Annales de dermatologie et de syphiligraphie, 1872, p. 332) une excellente leçon sur le sclérème des adultes.

Tout récemment encore M. le Dr Coliez a présenté sur ce sujet une thèse très intéressante (Du Sclérème des adultes, Paris, 1873), dans laquelle se trouve exactement indiqué l'état de la science sur cette singulière affection.   A. D.

douloureuses spontanément, la température n'est pas augmentée. Au niveau de la coulisse bicipitale interne du bras gauche, du côté de la cavité axillaire, la peau est dure, tendue, luisante, elle se présente sous forme d'un cordon, dont le diamètre transversal est rétréci à son extrémité supérieure.

Sur la face antérieure de la jambe gauche, la peau présente un état analogue, formant une plaque de 5 à 6 pouces de longueur et de 2 à 3 pouces de largeur. L'induration de la partie atteinte de sclérème n'est pas nettement délimitée d'avec les parties saines environnantes. Cette affection date de 5 ans, elle s'est développée sans cause appréciable et sans aucun caractère saillant. État général bon. Organes internes normaux.

Durant son séjour à l'hôpital et pendant les semaines qui suivirent son entrée, il se manifesta peu à peu des douleurs subjectives, parfois assez aiguës, et sur tout le membre inférieur gauche, l'avant-bras droit, au niveau du 4me appendice costal sternal, des nodosités isolées, *sous-cutanées*, de consistance pâteuse, imparfaitement délimitées, sur lesquelles la peau devenait indurée comme dans les points déjà décrits.

Pendant le temps qu'il resta dans notre service, le malade fit 27 frictions d'un 1/2 drachme (2 gr.) d'onguent gris chacune. L'urée était diminuée dans l'urine, on trouva en outre du mucus, des cristaux d'acide urique libre, avec quelques cellules épithéliales du rein.

Fogel Farkas quitta l'hôpital après un séjour de dix semaines, sans qu'il fut survenu aucun changement dans l'état d'induration de la peau, toutefois les douleurs avaient diminué.

2me *cas*. Schira, Catherine, femme d'un cultivateur, âgée de 33 ans, a eu le choléra en 1866 et depuis cette époque se sent affaiblie. Sa maladie actuelle a débuté il y a quatre mois, par une sensation de brûlure dans les bras et de déchirement dans les membres. Dans le cours de l'affection, il survint de la rigidité de la peau et des doigts pendant que les parties atteintes étaient le siége fréquent d'urticaire et de douleurs rhumatismales. Il y a 16 ans, elle eut un enfant qui mourut à l'âge de 9 mois. Depuis lors elle n'a pas eu de nouvelles grossesses. La menstruation est profuse. En 1866, elle se trouvait dans notre service pour un lupus érythémateux.

État actuel. On voit à l'extrémité du nez une plaque de l'étendue d'un centime, à cicatrice plate au centre, limitée à la périphérie par un rebord un peu saillant, rouge, comme coupé à pic. Sur le bord de la lèvre inférieure il existe un point de l'étendue d'une lentille, à cicatrice aplatie, rouge à la circonférence. (Lupus érythémateux.)

La main donne au toucher une sensation de froid. La paume de la main est recouverte d'une sueur froide. Si l'on essaye de soulever le bras par la main on croit tenir un *bras mort, congelé*. Les doigts sont demi fléchis; sur leur face externe la peau est fortement tendue, comme adhérente à l'os sous-jacent; il est impossible de la pincer; elle est d'ailleurs, lisse, donnant au toucher une sensation légèrement graisseuse; elle est marquée de points, de stries et de taches pigmentaires d'un brun jaune foncé, entre lesquels on aperçoit des plaques blanches dépourvues de pigment. La peau des faces externe et interne de l'articulation de la main, de l'avant-bras, du pli du coude et de presque toute l'étendue du bras jusqu'à l'épaule est également rigide, dure; on ne peut la plisser qu'avec peine, ni la faire glisser sur les parties sous-jacentes, avec lesquelles elle paraît pour ainsi dire ne faire qu'un seul tout. Les mouvements actifs ou passifs sont impossibles dans l'articulation carpo-métacarpienne. Au coude la flexion est possible, tandis que l'extension se fait difficilement.

La dureté de la peau paraît s'étendre le long du sillon bicipital interne jusque près du creux axillaire, sous l'aspect d'une bandelette en forme de ruban; en dehors, dans la région des insertions deltoïdiennes, la dureté donne une telle sensation de corde, avec une espèce de dépression en dedans, que, à partir de ce point jusqu'au sillon bicipital interne et au-dessus vers l'épaule, la peau est moins épaisse, plus facile à plisser et d'une pigmentation normale uniforme. La sensation subjective sur les parties malades est normale. Pas de douleur à la pression.

Les bras, le cou et la nuque jusqu'à la deuxième côte et en arrière jusqu'au milieu de l'épine de l'omoplate, en haut jusque dans le voisinage des cheveux, présentent un état analogue et sont traversés de parties brunes et incolores mélangées, la peau est dure, lisse, épaisse, difficile à plisser. En avant jusqu'au dessous du sein la peau est indurée, lardacée, peu facile à pincer, mais cependant pigmentée d'une façon normale. La peau des deux jambes depuis leur milieu jusqu'au-dessus de l'articulation tibio-tarsienne est blanche, mais pourtant rude, difficile à plisser. Au-dessous de la peau il y a de l'œdème et l'os est considérablement épaissi et induré. La peau de la face est recouverte de taches brunes (comme dans le chloasma) et présente quelques rares plaques blanches, elle est d'ailleurs peu rigide et jouit de mouvements assez libres.

La muqueuse du gosier est sèche, sillonnée de vaisseaux, la voûte palatine est légèrement rouge.

La malade retourna au bout de deux jours dans son pays (Basse-Autriche). Nous avions, toutefois, excisé auparavant un morceau de peau indurée en vue de l'examen microscopique, dont nous donnerons ultérieurement les résultats.

Nous ne devons pas terminer la revue de la littérature étrangère sur la sclérodermie sans rappeler le travail d'Addison, qui a été publié sous le titre de : « *A collection of the published writings of the late Thomas Addison edited by Dr Wilks and Dr Daldy, dans le 36e vol. des œuvres de la New-Sydenham Society. Londres,* 1869. » On trouve dans cette collection une communication faite par Addison en 1854 devant la *royal medical and chirurgical Society* « sur la kéloïde d'Alibert et sur la vraie kéloïde ». Sous ce nom Addison a décrit quatre cas de maladie, qui doivent être considérés, d'après leur symptomatologie, comme étant semblables à la sclérodermie.

Quant à l'identité de la kéloïde d'Addison avec la sclérodermie des auteurs allemands et français, Fagge se déclare aussi pour elle (dans son ouvrage cité plus haut), quand il range à côté des quatre observations d'Addison, trois autres faits de sclérodermie, observés au *Guy's hospital* dans le courant de l'année. Or, comme Er. Wilson est d'un autre avis quant à la signification de la kéloïde d'Addison (*Journal of cutaneous medicine,* 1868. Vol. II, n° 7, p. 278), nous renvoyons aux caractères principaux des cas d'Addison qui concordent tellement avec les symptômes de la sclérodermie des autres auteurs qu'aucune autre signification ne semble admissible (1).

Dans les traités de dermatologie publiés depuis que l'on connaît la sclérodermie, il n'est pas question de cette maladie, ou bien

(1) Voici dans quels termes il est question du premier cas d'Addison (il s'agit d'une jeune fille de 20 ans) : « Le tégument avait un aspect dur, tendu, raide, résistant, le membre étant dans la position horizontale ; on pouvait sentir sur presque toute la longueur des deux bras et de la jambe une bande rigide, qui donnait au toucher l'impression d'une substance non élastique, fortement tendue sous la peau...... Pendant les mois qui suivirent, la douleur aux bras et à la jambe avait beaucoup augmenté et était accompagnée d'un sentiment de *rétraction*, et après avoir conservé la position assise pendant quelque temps, ce n'était qu'avec difficulté que le pied pouvait rester sans être étendu. La bande qui se trouvait à la partie inférieure du bras, se détachait plus nettement, elle avait un caractère légèrement tendineux et brillant, et présentait plusieurs prolongements latéraux. »

En ce qui concerne le troisième cas, Addison dit : «... la peau était épaissie et en apparence adhérente à l'os, avec perte considérable de force et de motilité et contraction du bras. »

Si l'on compare les phénomènes très caractérisés que nous citons ici avec ceux des deux cas que nous avons décrits ci-dessus, on ne saurait méconnaître un seul instant la concordance qui existe entr'eux. Nous en dirons autant de Wernicke, qui ne semble pas parfaitement fixé sur la kéloïde d'Alibert.

on n'en parle le plus souvent que dans le sens des monographies ci-dessus mentionnées, nous devons donc désigner les auteurs de ces dernières comme les véritables représentants de la littérature sur cette forme d'affection. Ce n'est que relativement à quelques points importants, que nous aurons à mentionner de nouveau nommément l'un ou de l'autre de ces auteurs.

Définition et symptomatologie. Sous le nom *de sclérodermie des adultes* nous désignons *une modification morbide idiopathique de la peau qui se manifeste principalement par une dureté et une rigidité diffuses et insolites et une rétraction relative des parties cutanées atteintes.*

La modification pathologique se montre sur différentes parties du corps, surtout dans les parties supérieures, plus rarement aux extrémités inférieures ; elle est en outre ou généralisée et continue, ou limitée à quelques places et à quelques points de l'enveloppe tégumentaire entre lesquels le reste de la peau a conservé complétement son état normal.

Souvent on trouve dans diverses régions du corps d'un seul et même malade les phénomènes de la sclérodermie manifestés d'une manière différente, tandis que chez d'autres malades toute la peau semble épaissie uniformément Le tégument est tuméfié dans une étendue plus ou moins considérable et forme une saillie modérée sur les tissus environnants ; il est lisse, brillant, ou le siége d'une légère desquamation, d'un rouge brun, ou d'un blanc fauve, comme de la cire ou de l'albâtre, ou pigmenté en brun par plaques, en laissant des intervalles dépourvus de pigment. La pression des doigts sur la peau malade ne laisse aucune empreinte durable. Elle donne au toucher une sensation rude, analogue à celle d'une planche, rigide, froide comme un cadavre congelé. On ne peut qu'avec peine ou pas du tout la pincer et il est impossible de la faire glisser sur les tissus sous-jacents. On dirait qu'elle fait corps avec les parties profondes, avec le tissu conjonctif sous-cutané et qu'elle est soudée très étroitement avec la couche musculaire (par exemple, à l'avant bras); ou qu'elle est solidement adhérente à l'os (au-dessus de l'articulation). Elle parait à cause de cela en quelque sorte rétractée, tendue, passant comme un ligament sur la face interne d'une articulation laquelle se trouve par conséquent dans l'impossibilité de s'étendre. Le bras, comme les doigts semblent être en demi flexion et ils ne peuvent abandonner cette position ni activement ni passivement. La peau de la face est-elle atteinte ? Alors les traits du visage sont rigides, complétement immobiles, comme « *pétrifiés* », semblables à un buste de marbre. La douleur et la joie sont impuissantes à modifier ce visage de

« *pierre* ». La peau est, comme nous l'avons dit, altérée, raccourcie, impossible à plisser. La bouche ne peut s'ouvrir que d'une manière imparfaite, les ailes du nez sont fortement rétractées.

Parfois une partie de la peau ainsi indurée, semblable à une couenne solide et rôtie, s'enfonce sur une certaine étendue un peu au-dessous du niveau du tégument normal environnant, sous forme d'une bande-lette ligamenteuse. Ce qui offre l'aspect d'un lien résistant qui, enfoncé dans le derme, déprimerait la peau *in toto*. Les portions de peau indurée qui passent sur le sein, le font paraître divisé en deux parties, comme si une bande le séparait transversalement. D'autres fois, le bord libre d'une partie indurée proémine en forme de crête.

Dans d'autres régions du corps et surtout à une période avancée de la maladie, la peau se montre, il est vrai, également dure sans qu'il soit possible de la plisser. Mais elle est en même temps notablement amincie, parcheminée, semblable à une cicatrice mince, brillante, sans couche molle sous-jacente, comme s'il n'y avait au-dessous d'elle ni tissus conjonctif sous-cutané, ni coussinet graisseux, ni muscles ; et l'on perçoit une impression qui ferait croire que la peau est immédiatement soudée aux os, comme la reliure en cuir d'un livre sur le carton qui la double.

Comme caractères *constants* de la sclérodermie il faut noter la rigi-dité comprenant de grands espaces de la peau, sous forme de bande-lettes, de cordons, de plaques, la consistance compacte, l'impossibilité de plisser le tégument, sa rétraction. Comme symptômes *variables*, citons : une tuméfaction uniforme mais légère ou une dépression au-dessous du niveau des tissus normaux environnants, la coloration et la pigmen-tation.

En ce qui concerne les deux derniers points en particulier, les por-tions de peau indurées présentent une coloration d'un rose clair ou rouge brun ou une teinte d'un blanc fauve uniforme, comme légèrement œdématiée. On les voit aussi plus ou moins régulièrement pigmentées en brun sombre. D'autres fois enfin, elles sont marbrées d'une manière singulière, attendu que l'on trouve des places irrégulièrement pigmen-tées, analogues aux taches de rousseur et même plus grandes, pouvant même dépasser les dimensions d'une pièce de cinq francs, entremêlées de taches blanches complétement dépourvues de pigment.

L'épiderme des parties malades est lisse, d'une épaisseur et d'une structure normales ; ou bien il est un peu ridé et se soulève par places en vésicules minces et en lamelles semblables à de la fine baudruche.

La *température* des parties de peau indurées paraît, au toucher, être

inférieure à celle des parties normales du tégument. L'examen thermo-
métrique indique également le plus souvent une température inférieure
d'1° à 1 1/2° à celle de la peau saine. Seulement les résultats des constatations faites sous ce rapport par les auteurs ne sont en général pas
acceptées, parce que l'emploi du thermomètre sur le tégument induré,
habituellement découvert, ne peut se faire que d'une manière défectueuse.

Les parties malades offrent une sensibilité tout à fait normale au
toucher, à l'action de la température et aux expériences tactiles de
Weber. Ce n'est que dans des cas isolés qu'on a trouvé la sensibilité un
peu moindre.

On n'a observé une sensation douloureuse spontanée subjective que
chez quelques individus, et encore n'était-elle que temporaire. D'ailleurs, les malades prétendent ressentir ces douleurs plus vivement dans
les parties profondes, dans les os et dans les articulations, que dans
les portions de peau indurée. Au contraire une pression extérieure,
par exemple, celle déterminée par l'examen local est parfois doulou-
reusement ressentie par les malades.

La sécrétion cutanée est évidemment diminuée dans la sclérodermie.
Le plus fréquemment la région tégumentaire malade est sèche au toucher.
Pourtant nous avons, ainsi que d'autres observateurs, vu une *sueur*
froide recouvrir le tégument induré. Il en est de même de la sécrétion
graisseuse qui ne fait pas toujours défaut. Parfois le tégument affecté
de sclérème est gras au toucher et brille comme s'il était huilé:
Köbner a observé de l'acné, par conséquent l'inflammation des glandes
sébacées, sur une portion de peau atteinte de sclérème.

D'ailleurs il ne faudrait pas croire que la sclérodermie altère les
propriétés vitales de la peau qu'elle envahit, au point de la mettre à
l'abri des autres maladies qui attaquent le tégument normal. La peau
indurée peut, au contraire, tout aussi bien que la peau saine, devenir
malade sous l'influence des causes nuisibles qui agissent directement sur
elle (vésicatoire), par exemple sous forme d'inflammation et de suppuration. Des influences relativement légères : une pression, une excoriation, provoquent facilement alors, sur ces tissus l'inflammation et
l'ulcération. Ils prennent également part aux affections qui ont leur
siège sur la peau environnante et qui envahissent ensuite le tégument
malade, par exemple, l'érysipèle; ou aux fièvres éruptives qui attaquent
toute la peau, en tant qu'elles sont l'expression d'une affection générale
de l'organisme. C'est ainsi qu'on a vu l'herpès zoster et la variole sur
la peau indurée (1).

(1) Bazin, l. c. p. 363, et Arning, l. c.

La *muqueuse* de la langue, des gencives, du voile du palais, du pharynx a présenté dans quelques circonstances (Arning, Sedgwick, Fagge) des bandelettes visiblement dures, rubanées, rétractées. Dans le cas de Fagge, une moitié de la langue était pour cette raison plus petite que l'autre. Le goût n'était pas détruit dans les points malades. Arning a examiné chez le malade, dont il rapporte l'observation, une partie indurée du pharynx : il y a trouvé de nombreuses fibres élastiques.

L'ensemble de l'*organisme* ne paraît pas être modifié d'une manière appréciable par le processus local de la sclérodermie. Les malades en question n'ont pas, il est vrai, un aspect florissant, mais cependant ils ne sont pas non plus cachectiques et ils jouissent en général d'une assez bonne santé. Les modifications morbides de quelques organes, par exemple, des poumons (tuberculose), du cœur (lésions valvulaires) etc., que l'on a observées dans certains cas de sclérodermie et qui ont déterminé la mort dans quelques circonstances, ne ¡peuvent être rapportées à cette affection. Ces états morbides, en effet, se sont développés seulement dans un petit nombre de cas et souvent même ils existaient déjà avant l'apparition de la sclérodermie, ou ils ne se sont manifestés qu'après que la maladie cutanée existait depuis un temps plus ou moins long.

Marche et terminaison. D'un autre côté, nous manquons de données sur les phénomènes qui marquent le début de l'altération spéciale de la peau, désignée sous le nom de sclérodermie. Tous les observateurs mentionnés ci-dessus ont trouvé, dans les cas dont il s'agit, la maladie sous la forme que nous venons de décrire et de caractériser, et ne savent rien de son mode de développement. Nous avons nous-même fait des recherches à cet égard, à propos du premier cas (page 105). Pendant son séjour à l'hôpital, le malade présentait une légère tuméfaction sur les parties de la peau, autrefois complétement normales. Dans ces points le tégument conservait sa coloration naturelle et était légèrement tuméfié. Au toucher on sentait, dans le tissu sous-cutané, une infiltration pâteuse, élastique, correspondant à un œdème circonscrit. Quelques jours après, la peau qui recouvrait cette infiltration, avait augmenté de consistance, sa mobilité avait diminué, et enfin malgré une disparition partielle de la tuméfaction, la peau était tendue, rigide, adhérent fortement aux couches sous-jacentes, — en un mot le caractère de la sclérodermie s'était accentué.

Lorsque la sclérodermie y est une fois développée, la partie tégumentaire malade ne se modifie plus que graduellement, de telle sorte

que la lésion ne devient apparente qu'après une observation de plusieurs mois ou même plus. Comme il n'y a qu'un petit nombre de sujets
atteints de sclérodermie qui, par suite de leur santé générale et de
l'inefficacité de toute médication, restent assez longtemps sous la surveillance d'un seul et même médecin, on est pour cette raison très
rarement à même de constater les changements que le sclérème détermine dans la peau.

Cependant on a eu parfois l'occasion de revoir quelques malades
après des mois et des années.

Il a été alors possible d'en conclure que la sclérodermie peut suivre
deux évolutions bien différentes.

1° Quelque fois la sclérodermie *disparaît complétement*.

La partie indurée devient peu à peu plus molle, plus élastique,
mobile; elle reprend sa couleur normale, sa souplesse, et l'affection
s'efface tout à fait sans laisser de traces de son existence antérieure.

2ᵒ D'autres fois il se forme, d'après l'exposé que nous avons précédemment fait de la sclérodermie *proéminente*, des altérations qui représentent l'atrophie des tissus attaqués. La peau qui est au début un peu
élevée au-dessus du niveau normal, rigide, dure comme une planche,
qui paraît en même temps épaissie par suite de son adhérence avec le
tissu cellulaire sous-cutané, devient peu à peu mince, parcheminée, en
déterminant en grande partie l'atrophie du tissu cellulaire sous-jacent,
de la couche graisseuse et probablement aussi des muscles. Le tégument
aminci et même ridé, rétracté, semble maintenant reposer directement
sur les os et y être solidement soudé. En même temps la surface tégumentaire est d'un rouge brillant, l'épiderme est mince, ridé, sa pigmentation le plus souvent irrégulière, et, ainsi, que nous l'avons dit ci-dessus,
parsemé de taches brunes entremêlées de plaques blanches. Wernicke a cru devoir décrire cet état comme une forme particulière de la
sclérodermie, et a proposé de le désigner sous le nom de « *sclérème
cutané cicatrisant* ». Er. Wilson, qui paraît avoir considéré cette maladie, surtout d'après la récente publication de Fagge, comme une
espèce propre et indépendante, doit avoir eu sous les yeux ce dernier
état, en écrivant son chapitre intitulé *Atrophia cutis* (1), tandis que
dans un autre passage (2) il esquisse en peu de mots sous le nom de
Sclerosis telae cellularis et adiposae, Sclerosis dermatos le premier stade
de l'affection que nous avons brièvement décrit ci-dessus.

(1) On diseases of the Skin, VI edit., pag. 393.
(2) l. c. p 399.

Hebra pense que plusieurs symptômes qui surviennent dans le cours du sclérème tendent à faire admettre différentes variétés de cette affection et semblent autoriser à distinguer les cas où la peau offre un état analogue aux parties cadavériques congelées, d'avec ceux où le tégument paraît fortement tendu, aminci et pigmenté; distinction d'autant mieux fondée que les premiers cas ont habituellement une marche *aiguë* et les seconds une marche *chronique*. Mais la rareté de cette maladie ne lui a pas permis jusqu'à présent de décider si, dans ces circonstances, l'on avait affaire à une même affection, revêtant plusieurs formes ou à des lésions essentiellement différentes.

Nous croyons, quant à nous, qu'il n'est ni conforme à l'observation des faits, ni utile à la notion et à l'intelligence d'un processus si remarquable, de considérer ces divers phénomènes morbides, comme des espèces particulières de sclérodermie, ainsi que l'on fait en partie Wernicke et surtout Wilson.

Les symptômes du développement, de la physionomie caractéristique de la sclérodermie, ainsi que de sa disparition se succèdent dans l'ordre que nous avons énoncé et constituent ainsi une entité pathologique indépendante.

Cette manière de voir ressort moins de la comparaison des divers cas morbides qui se succèdent de loin en loin que de cette circonstance que les différents symptômes en question ont pu être observés simultanément sur un seul et même malade, ainsi qu'il nous a été donné de le voir. Au visage, par exemple, la peau est rigide, épaissie, immobile. Chez le même malade celle du bras est mince, parcheminée; tout le membre est émacié, paraissant ne se composer que des os et de la peau qui elle-même est fortement tendue. Sur le tronc, au contraire, où il y a quelque mois la peau était atteinte d'une clérodermie disséminée, analogue à celle du visage, elle est revenue à l'état normal.

Une disparition complète de l'affection n'est possible que dans le sclérème *proéminent*. La forme *atrophique*, encore appelée *cicatrisante*, n'est plus susceptible d'amélioration, de sorte que la première variété représenterait l'acmé du processus d'où il peut prendre deux directions : l'une vers la résorption, l'autre vers l'atrophie et le ratatinement.

La maladie persiste pendant des années sous cette dernière forme, et les individus qui en sont atteints n'éprouvent qu'une amélioration ou une guérison locale, en tant que les premières manifestations se résorbent. On a vu, il est vrai, la mort survenir dans six cas, mais jamais comme conséquence directe de l'affection cutanée, de la sclérodermie.

Diagnostic. Les symptômes de la sclérodermie ont été décrits dans leurs traits caractéristiques par tous les auteurs avec une concordance si frappante, que cette unanimité d'opinions tendrait à prouver que les phénomènes de cette affection cutanée se présentent d'une manière très accentuée, et, par conséquent, il est permis de les considérer comme tout à fait spéciaux. Le seul élément nécessaire au diagnostic de la sclérodermie doit donc être cherché dans une étude et un examen exacts et sans préventions. Pour celui qui se rappelle les caractères de cette affection et qui a sous les yeux un individu atteint de cette maladie, avec les traits du visage rigides, comme « *pétrifiés* »; qui touche un bras atteint de sclérodermie, paraissant gelé, dont la peau est comme soudée aux parties sous-jacentes au point qu'il est impossible de la plisser, peau sur laquelle la pression ne laisse aucune empreinte, qui est semblable à une planche, analogue à de l'albâtre etc., pour celui-là, dis-je, la lésion est reconnaissable au premier coup d'œil.

Pour porter un diagnostic précis du sclérème de la peau, il suffit donc de se souvenir des symptômes que nous avons décrits comme propres à cette affection.

Quant au diagnostic différentiel, il est nécessaire, au point de vue théorique, de signaler encore une certaine analogie entre la sclérodermie et la kéloïde. Un examen attentif de cette dernière affection, prémunira contre une pareille erreur, et cela avec toute certitude, si l'on réfléchit que la kéloïde reste toujours bornée à des régions circonscrites du tégument, présente des élevures cicatricielles limitées, habituellement rouges, et s'accompagne de sensations douloureuses. La description exacte de la kéloïde, que nous renvoyons à un chapitre ultérieur, fera disparaître tous les doutes.

Étiologie. La cause de la sclérodermie est inconnue jusqu'à présent. On a essayé dans quelques cas de mettre en connexion causale avec la sclérodermie certaines circonstances et certains processus morbides qui avaient précédé plus ou moins immédiatement le développement de cette affection. A mesure que le nombre des faits observés augmenta, l'opinion qui rattachait la sclérodermie à ces origines vraies ou supposées, alla en perdant du terrain. On rencontra précisément la maladie très souvent sans qu'elle eut été précédée d'aucun phénomène notable et d'autre part des symptômes qui, dans certains cas, avaient existé plus ou moins longtemps avant l'apparition de la sclérodermie manquaient complétement dans d'autres, ou étaient remplacés par des phénomènes qui n'avaient avec eux aucune affinité.

Les auteurs ont avancé souvent et d'une manière très rationnelle que
des refroidissements, des rhumatismes, un rhumatisme articulaire bien
constaté et l'*érysipèle* avaient précédé le sclérème de la peau. Ces allé-
gations ne se rapportent jamais qu'à des cas isolés et reposent habituel-
ment sur le seul dire des malades. Nous ne pouvons donc, pas plus que
la plupart des auteurs, attribuer une signification étiologique à ces
faits, ni pour chaque malade en particulier, ni moins encore pour la
généralité des cas. La plupart des sujets affectés de sclérodermie ont
été reconnus incapables, dans une interrogation soigneuse, d'indiquer
aucune autre maladie caractérisée qui se soit manifestée avant leur
affection cutanée.

Les mêmes réflexions s'appliquent à la prétendue *disposition* à cette
maladie spéciale. Ni la constitution générale, ni l'âge, ni le sexe ne
viennent à l'appui d'une telle opinion. En général, cependant, on peut
dire que les individus atteints de sclérème offrent un aspect chloro-
anémique. Abstraction faite des cas où une maladie organique appréciable coexistait avec la lésion cutanée, par exemple les altérations
cardiaques, la tuberculose pulmonaire, la maladie de Bright, affections
dans lesquelles la chloro-anémie avait habituellement une raison d'être
certaine, il a été jusqu'à présent impossible de constater chez les sujets
atteints de sclérème ce soi-disant état chloro-anémique, ni d'une
manière constante, ni à un degré notable.

On a voulu trouver une preuve en faveur de la chloro-anémie, comme
influence prédisposante de la sclérodermie, dans cette circonstance que
l'affection cutanée s'était rapidement améliorée sous l'action d'un traitement tonique et d'un régime reconstituant. Il peut y avoir sans doute
quelque chose de vrai dans ce fait. Car la plupart des malades de ce
genre n'offrent certainement pas un aspect excessivement satisfaisant.
Il est possible aussi que l'affection elle-même, pour peu qu'elle dure
longtemps, ne soit pas sans influence sur la nutrition générale. Cette
influence nous paraît même vraisemblable, d'après l'idée que nous nous
faisons du processus anatomique, dans le sclérème de la peau. Ajoutez à
cela le fait inexpliqué, mais constant jusqu'à présent, que la plupart
des cas de sclérodermie observés jusqu'ici se sont rencontrés sur des
personnes appartenant aux classes laborieuses. Or, sous ce rapport, il
est plus rationnel de rattacher l'anémie à une mauvaise alimentation
que de la mettre sur le compte de l'affection cutanée. Dans l'état actuel
de nos connaissances il est seulement permis de se demander si l'imper-
fection de la nutrition peut être une cause de la lésion tégumentaire
spéciale dont nous nous occupons?

Pourtant on pourrait dire, à l'encontre de cette opinion, que la sclérodermie est restée une affection très rare proportionnellement au nombre des travailleurs qui sont mal nourris.

L'*âge* ne semble pas non plus exercer une influence positive sur le développement de cette maladie. La sclérodermie a été observée chez des individus de l'âge le plus tendre, chez des enfants de six ans, ainsi que chez des sujets touchant à la vieillesse. La première enfance parait être à l'abri de cette altération, du moins en tant que nous considérons le sclérème des nouveaux-nés (*Algor progressivus, Greisenalter der Kinder, décrépitude infantile*) comme une maladie distincte du sclérème des adultes. Le plus grand nombre des cas se rapporte aux personnes d'un âge moyen.

On ne sait si le sexe joue un rôle à cet égard. Si l'on compte les faits de sclérodermie recueillis jusqu'à ce jour, il y a un quart d'hommes et trois quarts de femmes. Peut être que sur un nombre plus considérable de cas, cette proportion serait modifiée. Du moins on ne trouve pas de raison pour expliquer une plus grande prédisposition chez les femmes que chez les hommes, attendu que les fonctions sexuelles de la femme : la menstruation, la grossesse, l'état puerpéral, les déplacements de l'utérus, les modifications pathologiques appréciables des organes génitaux, etc..., ne paraissant avoir aucune relation avec cette affection.

Anatomie. Nature du sclérème. Quant à la nature des processus pathologiques, qui ont pour expression la sclérodermie, nous nous occuperons d'abord des résultats anatomo-pathologiques fournis par l'examen de la peau indurée. Nous prendrons ces données anatomiques pour guide dans l'étude des phénomènes cliniques et nous espérons arriver ainsi à en mieux comprendre le mécanisme.

Sept cas de sclérodermie ont fourni tous les matériaux que nous possédons jusqu'à ce jour. Sur ce nombre, six se sont terminés par la mort et les observateurs : Förster, Köhler, Gintrac, Auspitz, Arning, Rasmussen ont communiqué, outre les résultats de la dissection générale, ceux de l'examen anatomique de la peau indurée. Le septième cas se rapporte à la femme Schira, à laquelle nous avons excisé un morceau de peau indurée, à l'avant-bras gauche, dont nous allons exposer ici l'examen histologique.

Dans aucun des six cas qui se sont terminés par la mort, on n'a regardé la sclérodermie, en tant que maladie cutanée, comme cause de cette terminaison. Elle parait avoir été plutôt attribuée à la tuberculose pulmonaire (Förster), aux lésions cardiaques (Gintrac), à la maladie de Bright (Auspitz). Arning met la mort sur le compte du marasme ; Rasmussen est le seul qui dise d'une manière positive que la sclérodermie peut par elle-même conduire au marasme, à l'épuisement et à une terminaison fatale; car il prétend avoir vu dans le cas qu'il a observé (comme dans ceux de Binz et de Plu, qui n'ont pas été examinés en détail) une marche aiguë de la maladie, et il considère des nodosités circonscrites remplies de cellules lymphatiques (glandes) sur la plèvre et le diaphragme de sa malade comme des métastases de l'induration cutanée (1).

Les données anatomiques et histologiques provenant de l'examen du tégument d'un individu atteint de sclérodermie sont, il est vrai, assez concordantes chez les auteurs que nous avons nommés, mais elles ne fournissent pourtant que peu ou pas de renseignements satisfaisants sur les modifications les plus intimes des tissus. Pour tous, la peau atteinte de sclérème a paru épaissie dans sa structure, et notamment le chorion, qui, confondu avec le tissu cellulaire sous-cutané, était transformé ainsi que ce dernier en un tissu dense, blanc, peu graisseux. En quelques points, particulièrement sur les os, le chorion, le tissu cellulaire sous-cutané et le périoste formaient une masse dense, feutrée. On pourrait expliquer ainsi l'adhérence intime de la peau indurée avec les aponévroses et les os sous-jacents.

Comme caractères histologiques plus précis, on a signalé : une multiplication des fibres du tissu conjonctif (Förster) et des fibres élastiques de la peau (Arning). Le stratum épidermique et les papilles sont à l'état normal. Les glandes cutanées paraissent plus rares, mais d'ailleurs normales; dans tous les cas autour d'elles on trouve une plus grande quantité de fibres élastiques (Arning). Les poils sont lanugineux et clair-semés, recourbés, cassants (Wernicke), courts, secs, ternes, brisés (Brück, Nordt).

Rasmussen (l. c. p. 11) a observé les mêmes phénomènes. Il signale cependant encore comme très importante une accumulation très compacte de cellules (cellules lymphatiques) formant comme une gaîne autour des vaisseaux sanguins dans toute la partie de la peau indurée, jusqu'en haut dans les papilles et en bas dans la couche des cellules graisseuses. Ces cellules lymphatiques remplissent la gaîne adventice des vaisseaux, qu'il faut considérer comme espace lymphatique. De ces cellules partent des fibres conjonctives et même des fibres élastiques.

De même que Wernicke, Rasmussen admet deux stades dans la ma-

____

(1) Les données anatomiques de Rasmussen ne sont nullement exemptes de doutes (voy. fig. 1, l. cit).

ladie. Tant que ces masses de cellules ne sont pas complétement orga-
nisées (1r stade), la peau paraît épaisse, tuméfiée, infiltrée (stade
d'infiltration).

Plus tard, quand les fibres conjonctives et élastiques sont formées,
le tissu cutané s'indure et se rétracte (stade du sclérème).

Rasmussen blâme le procédé de Virchow qui, se plaçant au point de
vue exclusivement anatomo-pathologique, considère comme identiques
tous les processus coïncidant avec une inflammation chronique, un
œdème lent (lymphatique), et par l'effet desquels il se produit consécutivement une prolifération du tissu conjonctif et une densité plus
grande dans la structure de ce tissu; c'est ainsi qu'il regarde l'éléphantiasis des Arabes (pachydermie), la sclérodermie, et même le sclérème
des nouveau-nés comme synonymes de l'éléphantiasis. Mais Rasmussen,
commet lui-même une erreur toute pareille : en effet, ayant observé
dans le sclérème de la peau des cellules lymphatiques autour des vaisseaux et ayant eu l'occasion de constater le même phénomène dans
l'éléphantiasis des Arabes (voyez fig. 2, l. c., p. 24), il se crût autorisé
à admettre un processus identique pour ces deux affections et il pro-
posa, en conséquence, pour la première de ces deux maladies, le nom
de : *elephantiasis sclerosa.*

L'examen microscopique du fragment de peau indurée, que nous
avons enlevé sur le bras de la femme Schira (voyez ci-dessus) nous a
donné les résultats suivants :

Stratum épidermique normal. Les papilles ont le même volume et la
même forme qu'à l'ordinaire. Leur charpente conjonctive présente un
feutrage remarquablement dense (mailles étroites). Le chorion est très
épaissi au dépens de la couche réticulaire et de la trame cellulaire,
tandis que le réseau dense de tissu conjonctif, qui différement n'appartient qu'à la couche supérieure de la peau, se prolonge ici avec une
égale densité jusque dans le tissu sous-cutané, de sorte que ce dernier,
en tant que réseau à larges mailles, renfermant dans ses aréoles des
amas de cellules graisseuses, a complétement disparu. Aussi profondément qu'il avait été excisé, c'est-à-dire jusqu'à la couche musculaire,
tout le tissu n'est plus constitué que par un feutrage dense de tissu
conjonctif et de fibres élastiques. Ces dernières se présentaient sous
forme de faisceaux épais et de fibres isolées.

La région du tissu sous-cutané est remarquable par les amas de
cellules graisseuses qui existent dans notre cas, mais qui sont pourtant
plus rares et comprimés, sous forme petits groupes oblongs, par les
faisceaux de tissu conjonctif qui sont fortement serrés les uns contre
les autres et les emprisonnent étroitement.

Les glandes sébacées, les follicules pileux, les glandes sudoripares sont nombreuses, et intactes dans toutes leurs parties constituantes. (Contrairement aux données de Förster et autres) les muscles dits *arrectores pilorum* parfaitement sains. Les poils correspondent en volume et en structure à la région (bras) où le morceau de peau a été enlevé. La gaine de la racine est normale.

Les vaisseaux sont nombreux, mais rétrécis et étroitement emprisonnés par des tractus conjonctifs. Par places et suivant de grandes étendues, le tissu conjonctif environnant paraît des deux côtés éloigné des parois des vaisseaux par des cellules à noyau, petites et très multipliées (cellules lymphatiques). Le vaisseau est enveloppé par ces masses de cellules dans une largeur quintuple ou sextuple de la sienne propre, comme dans une gaine cellulaire. L'amas de cellules est limité sur les côtés par des fibres qui se prolongent au loin. On peut dire que les cellules sont accumulées dans l'espace lymphatique péri-vasculaire (espace adventice). On trouve encore en certains points des accumulations de cellules dans les mailles du réseau du derme, sans pouvoir constater au centre de ces accumulations la présence d'un seul vaisseau.

Si nous comparons ces données anatomo-microscopiques avec les phénomènes cliniques qu'il est nécessaire de combiner dans notre appréciation pour en déduire un jugement sur la nature de la maladie, nous arriverons aux résultats suivants :

1° Il est impossible de considérer (d'après Forget et d'autres auteurs) le processus comme une inflammation de la peau (chorionitis, Forget), attendu que les phénomènes cliniques de l'inflammation et leurs caractères histologiques font précisément défaut.

2° Il nous est également impossible (avec Rasmussen) de regarder ce processus comme identique à celui de l'éléphantiasis des Arabes (pachydermie), parce que les conditions qui donnent naissance à ce dernier (gène de la circulation, tuméfaction des glandes, inflammation de la peau et du tissu conjonctif sous-cutané etc.) récidivant fréquemment, manquent dans la sclérodermie. En outre, la terminaison du processus éléphantiasique — épaississement des tissus en masse, leur infiltration œdémateuse, l'accumulation énorme de nouveaux éléments cellulaires, etc... — diffère notablement de ceux de la sclérodermie dans laquelle on n'observe jamais l'hypertrophie en masse qui caractérise la pachydermie, et dans laquelle on voit au contraire toujours survenir, comme conséquence finale, le ratatinement des tissus malgré la prolifération du tissu conjonctif, ce qui en constitue même le signe pathognomonique.

5° Comme faits positifs nous croyons pouvoir noter, au point de vue *clinique* : l'infiltration compacte primitivement très modérée, apparaissant en dehors de tout phénomène inflammatoire, et plus tard le ratatinement et l'induration (sclérème) de la peau et des couches sous-jacentes ; au point de vue *anatomique* l'augmentation du tissu conjonctif (et des fibres élastiques) dans le derme et la trame cellulaire, un tassement plus prononcé de ces éléments fibreux, et par suite une diminution des espaces interfibrillaires normaux, et enfin l'accumulation en masse des cellules lymphatiques dans la tunique adventice des vaisseaux, considérée comme un espace lymphatique.

Si, nous fondant sur ces faits, nous voulons exprimer notre opinion sur la nature de la sclérodermie, nous croyons devoir la considérer dans son processus fondamental comme un épaississement diffus (coagulation) et une stase de la lymphe dans la peau. Par suite d'un épaississement de ce liquide tenant non à des conditions locales, mais à un état général anormal du processus nutritif, la lymphe stagne dans les interstices des tissus, interstices que l'on doit considérer comme des espaces lymphatiques, d'après les idées modernes sur les origines des voies lymphatiques. La lymphe alors s'écoule imparfaitement, se coagule peut-être, d'où résulterait l'infiltration primitive mais déjà compacte et dure de la peau. L'écoulement de la lymphe redevient-il libre? L'infiltration disparaît complétement et la peau revient à l'état normal. L'état de stagnation persiste-t-il longtemps? Dans ce cas, grâce au superflu des matériaux nutritifs accumulés localement, le tissu conjonctif normal se produira en excès, s'épaissira et s'accroîtra davantage. Les interstices du tissu se rétréciront de plus en plus, d'où il résultera que ce dernier ne peut se laisser pénétrer que par une petite quantité de liquides. Le stroma conjonctif se desséchera de plus en plus et se rétractera, se ratatinera, comme tout tissu conjonctif pauvre en sucs, comme les *cicatrices*.

Grâce à l'opinion que nous avons émise plus haut, à savoir qu'une anomalie dans la nutrition générale de l'organisme servait de base à la maladie, à la lymphostase, on peut expliquer d'une manière naturelle ce fait, que la sclérodermie ne se localise pas suivant le trajet des gros vaisseaux sanguins et lymphatiques, ni selon les lois d'une circulation qui serait entravée d'une façon générale ou locale, mais apparaît d'une manière irrégulière et diffuse dans les endroits les plus différents et, comme tout le monde le sait, le plus habituellement aux parties supérieures du corps (1).

______

(1) Quelle est la nature du sclérème? C'est là une des questions les plus ardues

Traitement. — Contre des lésions organiques aussi graves que celles de la sclérodermie, la thérapeutique se trouve passablement impuis-

que soulève l'étude de cette affection, et l'une des plus obscures de toute la pathologie cutanée. Bien des hypothèses ont été émises ; il me serait impossible de les mentionner ici. Je me bornerai seulement à rappeler en peu de mots quelques-unes des théories les plus récentes et les plus accréditées par l'autorité même de ceux qui les ont émises.

M. Verneuil a plublié dans la Gazette hebdomadaire un mémoire extrêmement remarquable à propos d'une observation de sclérème, recueillie par M Mirault, d'Angers.

Pour ce savant et brillant professeur l'arthritisme dans ce cas aurait eu une influence incontestable sur les altérations présentées par la malade en question.

Pour M. Bazin. la sclérodermie est une lésion de même ordre que la kéloïde et les tumeurs fibro-plastiques. Elle naît et se développe sous l'influence d'un état morbide. général, de nature diathésique, état qui se traduit par l'infiltration dans le tissu de la peau, d'un élément de formation nouvelle, l'élément fibro-plastique. » (Bazin, Leçons théoriques et cliniques sur les affections cutanées artificielles, etc ... Paris, 1862, pag. 361.)

M Horteloup (loc. cit. pag. 122 et suiv.) a émis une autre théorie basée sur les propriétés anatomiques et physiologiques de la peau. On sait, dit-il, que outre des fibres lamineuses qui forment de véritables faisceaux, entre lesquels se trouvent les fibres élastiques, il existe dans la peau des fibres-cellules ou fibres du tissu musculaire. organique, fibres lisses, contractiles, et qui forment de véritables petits muscles dans l'intérieur du derme. Ces fibres-cellules entrent aussi dans la structure des artères et des veines. Les remarquables travaux de MM. Schiff, Cl. Bernard et Marey ont prouvé de la façon la plus nette l'aptitude de ces fibres musculaires des capillaires, à se contracter sous l'influence du grand sympathique. M. le docteur M. Raynaud s'est appuyé sur ces découvertes pour expliquer la syncope locale, l'asphyxie locale, et la gangrène des extrémités. Ces faits sont aujourd'hui admis dans la science. Eh bien ! M. Horteloup a cherché à son tour à expliquer la sclérodermie par un mécanisme analogue. « Si, dit cet auteur, les fibres musculaires des canaux vasculaires, en se contractant, diminuent assez leur volume pour empêcher la circulation du sang, nous pouvons donc admettre que. dans le derme, ces fibres de même nature puissent se contracter pour produire une véritable rétraction. » Les fibres-cellules se trouvent surtout en grand nombre dans la peau de la face, dont elles facilitent les mouvements et contribuent à l'expression de la physionomie. Cette contraction des muscles de la peau joue un rôle dans la rigidité cadavérique ; en effet, en examinant un cadavre en pleine roideur. on voit, selon le même chirurgien, « la peau appliquée, collée sur toutes les saillies osseuses qui deviennent, très apparentes, il n'est pas possible de la faire glisser ; mais si fléchissant fortement l'articulation, on fait disparaître la roideur cadavérique, la peau redevient souple, les plis qui existaient pendant la vie reparaissent autour des surfaces articulaires. » C'est en se basant sur ces phénomêmes que M, Horteloup croit pouvoir rapprocher la sclérodermie de la rigidité cadavérique de la peau. Il expliquerait de plus la persistance de la sclérodermie par la raison suivante : « lorsque la contracture du derme a duré un certain temps, il se produit entre les fibres condensées un travail agglutinatif qui l'empêche de revenir à son état primitif et est la cause d'une véritable altération matérielle de la peau. »

C'est encore l'élément nerveux qui permettrait de se rendre compte, d'après l'auteur que nous venons de citer, des taches rouges que l'on observe dans la sclérodermie. Il en est de deux espèces : celles qui ne changent pas de couleur à la pression du doigt, seraient des plaques de sclérodermie dans lesquelles aurait eu lieu un travail de pigmentation, probablement sous une influence nerveuse.

Les autres taches auraient la même origine que les taches violacées de l'asphyxie sante. Lorsque le processus était moins connu dans son ensemble et la maladie plutôt considérée comme une lésion locale, on a essayé tous

locale. Enfin la forme symétrique du sclérème des adultes viendrait encore à l'appui de l'origine nerveuse de cette affection.

Dans une thèse récente sur le sclérème des adultes par M. le docteur Coliez, l'auteur, s'appuyant sur les opinions de M. Charcot, a rapporté cette affection à une lésion des nerfs dans leur centre trophique. Dans une série de leçons recueillies par M. Bourneville, l'éminent clinicien de la Salpétrière, a, en effet, démontré que les lésions des nerfs peuvent donner lieu à de nombreuses affections consécutives de la peau, du tissu cellulaire sous-cutané, des muscles etc. Selon cet auteur « un certain nombre de troubles trophiques consécutifs aux lésions du système nerveux trouve-raient peut être leur explication, sans qu'il soit nécessaire d'avoir recours à la théorie des nerfs trophiques, par le fait seul d'irritations pathologiques développées sur un nerf sensitif ou moteur à son origine, ou sur un point de son trajet retentissant dans le sens centrifuge jusqu'à l'extrémité terminale du filet nerveux. »

Bien des desiderata restent encore à résoudre; toutefois il est aujourd'hui hors de doute que certaines altérations du système nerveux donnent lieu à des lésions trophi-ques.

C'est en s'appuyant sur ces données et sur la ressemblance qui parait exister entre le sclérème et ces troubles trophiques que M le docteur Coliez a pu édifier une nouvelle théorie de la nature de cette affection. On retrouve, en effet, selon cet auteur, dans ces troubles trophiques consécutifs à des affections traumatiques ou fonc-tionnelles des nerfs un tableau assez complet du sclérème : la peau luisante, lisse, sèche, anémique, « siège d'une altération qui aboutit à l'atrophie » (Charcot); l'indu-ration du tissu cellulaire le plus souvent; des poussées érysipélateuses et douloureuses coïncidant quelquefois avec le froid et suivies de desquamation plus ou moins abondante; taches pigmentaires, quelquefois vasculaires; d'autres fois plaques déco-lorées ou coloration bronzée de presque toute la peau; éruption de pustules doulou-reuses, acné, ecthyma, herpès; déformation des ongles et des dernières phalanges; ulcérations superficielles, pemphigoïdes, rebelles, siégeant surtout au niveau des articulations et autour des ongles et laissant des cicatrices persistantes; gangrène partielle. Toutes ces lésions se faisant en outre remarquer par la rapidité de leur marche.

La symétrie des lésions serait aussi plus facile à comprendre puisque le trouble nerveux serait central ou ganglionnaire; il en serait de même de l'influence du froid sur la sclérodermie que l'on retrouve également dans l'étiologie des maladies spinales.

D'après M. Coliez le sclérème des adultes serait donc une forme spéciale d'atrophie, perdue dans la classe si nombreuse des lésions de nutrition. Les systèmes nerveux moteur et sensitif sont intacts, le système trophique seul est atteint. C'est une tropho-névrose, et les auteurs même qui n'admettent ni les nerfs, ni les centres trophiques, ne peuvent nier qu'il ne soit l'effet d'un trouble du pouvoir trophique. Aussi voyons-nous le sclérème être plus fréquent chez les individus, faibles et nerveux, chez les femmes si spécialement disposées à la chloro-anémie plutôt que chez les hommes et au moment où la vie est plus active.

Bon nombre de théories ont été émises sur la nature de cette singulière affection. Celle qui parait la plus probable serait celle qui a été soutenue par M. Charcot et sur laquelle M. Coliez vient d'apporter un supplément de lumière. Si cette lumière est encore quelque peu diffuse, si elle n'a pu dissiper toutes les obscurités, elle éclaire du moins, ce nous semble, la véritable route, celle par laquelle on arrive à mieux se rendre compte des lésions existantes. Dans tous les cas il nous a semblé utile de la rappeler ici ainsi que les principales opinions qui se sont fait jour dans ces derniers temps. Ces opinions, d'ailleurs, sont loin de s'exclure mutuellement; chacun des

les prétendus onguents, emplâtres, bains émollients et résolutifs imaginables. On reconnut bientôt l'inefficacité de ces remèdes et l'on essaya
alors d'agir d'une manière pertubatrice sur l'ensemble de l'organisme,
à l'aide de frictions méthodiques d'onguent gris et de l'administration
interne de l'iodure de potassium, ainsi que de bains médicamenteux.
Nous les avons également essayés sans succès appréciable.

Depuis Mossler en particulier et par suite de l'inefficacité démontrée
de tous les soi-disant spécifiques et applications locales, on a préconisé
et trouvé efficace un régime et un traitement analeptique général,
notamment l'emploi à l'intérieur des ferrugineux, de l'huile de foie de
morue et l'usage externe des bains à l'oxyde de fer et de cuivre, des
pommades de cuivre.

Quoique Mossler, Köbner, Fagge, Ilebra, etc., aient observé dans ces
circonstances une amélioration et même une guérison, on reste toujours dans le doute pour apprécier jusqu'à quel point la médication
indiquée a eu de l'influence sur la modification de la sclérodermie.

Pour nous, qui considérons la sclérodermie comme l'expression d'une
affection générale de l'organisme, ce traitement tonique ne saurait
être assurément trop recommandé. Pour apprécier exactement l'efficacité attribuée à ce mode de médication, il ne faut pas oublier que chez
certains individus le processus peut aussi disparaître spontanément,
après des mois et des années et que finalement les altérations constituant le premier stade (infiltration de la peau, sont seules susceptibles
d'une guérison spontanée ou attribuable à l'influence du traitement.
Toutefois les parties cutanées, qui sont arrivées déjà à la période de
sclérème, et notamment à celle de la rétraction et de l'atrophie, ne
peuvent plus revenir à l'état normal.

SCLÉRÈME DES NOUVEAU-NÈS (1).

*Scleroma neonatorum, das Sclerem der Neugeborenen; Algor progres-
sivus, Algidité progressive; die Greisenhaftigkeit der Kinder; Décrépitude infantile.*

L'analogie que cette affection présente, tant dans son aspect extérieur
que dans sa dénomination, avec la sclérodermie des adultes, nous
engage à en placer ici la description.

éléments étiologiques, que chacune d'elles fait valoir, peut très rationnellement se
grouper et trouver son emploi dans une théorie générale où, nous avons le regret de
le dire, il reste et il restera longtemps encore peut-être, plus d'une place disponible.
A. D.

(1) Nous désirons par cette dénomination, par ce nom déjà très répandu, bien
préciser la maladie de la première enfance, qui se distingue, au point de vue clinique
et anatomique, de la sclérodermie des adultes.

Historique. — Les médecins du siècle passé et ceux du commencement du notre (Andry, Nadeau, Doublet, etc.) mentionnèrent, il est
vrai, dans de nombreux écrits, l'induration de la couche cellulaire
des nouveau-nés, mais Chaussier est le premier qui ait décrit sous le
nom de *sclérème*, l'induration du tissu cellulaire des nouveau-nés. Des
dermotalologistes distingués, tels que Gibert et Alibert (1), ont traité
de la même affectiou sous une dénomination analogue. Ce n'est toutefois qu'après qu'Hervieux, *in Archives générales de médecine, nov.* 1855
et *in Union médicale, avril et décembre* 1855, eut décrit cette maladie et
cherché à la présenter comme une algidité progressive, que les pathologistes de l'enfance, dont l'attention avait été déjà attirée sur cette altération, apportèrent plus de soins à son étude. Depuis lors Löschner (2),
Vogel (3), Bouchut, Bednar (4), Billard, Ritter (5), etc., lui ont consacré
des monographies et des articles, dont on trouve aussi un certain
nombre dans leurs livres sur les maladies de l'enfance.

Pathologie. — La maladie apparaît presque régulièrement d'abord
aux extrémités inférieures et s'étend de là vers la paroi abdominale. A
mesure que l'affection fait des progrès, le processus se montre aussi
aux extrémités supérieures et au visage. Ce n'est que rarement qu'il
débute par cette dernière région et que les extrémités sont atteintes
ultérieurement. Le premier phénomène saillant est le refroidissement
phériphérique aux extrémités inférieures avec tuméfaction œdémateuse concommitante et sensation de dureté dans les parties cutanées
envahies.

La tuméfaction est souvent très insignifiante, mais elle ne fait presque jamais défaut, au début. La peau paraît tendue, luisante, d'une
manière diffuse et uniforme ou par plaques, d'un rouge éclatant en
certains points, surtout aux orteils où elle est d'un rouge livide ou
d'une pâleur cadavérique. L'épiderme est lisse ou légèremenl ridé,
présentant de nombreuses rhagades à sa surface (fendillé). Au toucher,
la peau offre une résistance insolite (sclérème); toutefois la pression
des doigts laisse une dépression sur le tégument (œdème). Au bout de
quelques heures, un à deux jours, temps pendant lequel le processus se
propage sur tout le corps, l'induration a augmenté dans les parties

(1) Nosologie naturelle ou les maladies du corps humain distribuées par familles,
Paris (1817) 1838. p. 494.
(2) Jahrb. f. Kinderheilk., p. 91 et suivantes.
(3) Lehrb. d. Kinderkr., Erlangen. 1860.
(4) Die Krankheiten der Neugeborenen und Säuglinge, Wien, 1853, Th. 4, p. 70 et
suivantes.
(5) Jahrb. f. Phys, und Pathol., des ersten Kindesalters, 1868,

attaquées, tandis que l'œdème, la tuméfaction y ont diminué ; de sorte
que les parties reviennent à leur volume normal ou paraissent même
rapetissées. En même temps, l'épiderme est parcheminé et ridé. Parfois la tuméfaction œdémateuse primitive n'est pas visible ou fait
absolument défaut, et les extrémités ainsi que les parties qui doivent
être envahies plus tard par la maladie, deviennent froides, dures,
amaigries, émaciées, ridées, comme momifiées. La température
s'abaisse de plus en plus, de deux à trois degrés centigrades par jour.
Dans cet état, les extrémités sont peu mobiles ou ne le sont nullement.
A la vue et au toucher on a l'impression d'un cadavre d'enfant à l'état
de rigidité.

Cependant, la modification pathologique a envahi les extrémités
supérieures, la face, une grande partie du tronc. La face est tenue
immobile par l'état rigide du tégument, la bouche est rétrécie, les paupières sont à moitié fermées. Quelques régions du visage sont indurées,
comme bombées, d'autres sont déprimées et plissées, et l'expression répond assez bien à celle d'un visage de vieillard sillonné de rides et d'enfoncements linéaires. Par suite de la rigidité des lèvres et de leur
immobilité, les enfants ne peuvent ni téter, ni boire suffisamment et
dépérissent rapidement par suite du manque de nourriture. Au toucher, la peau est froide et rigide, difficile à déprimer ; en un mot, elle
présente l'état décrit ci-dessus.

Les enfants atteints de cette affection sont couchés, immobiles,
comme à demi congelés, ou ne donnent signe de vie que par de faibles
mouvements des quelques parties du corps qui sont envahies à un
moindre degré. Ils ne pleurent ni ne crient : de temps en temps, ils
laissent seulement échapper un faible vagissement.

Dans ces conditions et surtout l'algidité augmentant, les malades
succombent du deuxième au dixième jour ; en outre, une des affections
internes que nous indiquerons plus loin ou le marasme général viennent hâter la terminaison fatale, si toutefois ils ne la déterminent pas
directement. Ce n'est que dans le cas d'absence de ces complications
que la mort se fait longtemps attendre. Dans quelques circonstances
on voit survenir par places une élévation passagère de la température
et une diminution du sclérème. Dans des cas encore plus rares le
sclérème disparaît complétement en même temps qu'il se produit une
augmentation de la température et de la mobilité ; alors l'enfant
guérit.

Étiologie. — On a émis bon nombre d'opinions sur la cause du sclérème des nouveau-nés. Bien qu'elles semblent parfois différer les unes

des autres, elles concordent néanmoins en un point essentiel, à savoir que les troubles de la circulation amènent d'abord le processus dans les capillaires de la périphérie du corps, ce qui serait la cause de l'abaissement de la température et de l'œdème rigide. La divergence de vues n'a lieu que lorsqu'il s'agit de déterminer si l'altération particulière de la peau est le point originel et primitif du processus (Hervieux), ou si des altérations particulières des organes internes, notamment celles qui sont susceptibles d'occasionner des troubles circulatoires et un abaissement de la température à la périphérie du corps, et que l'on doit considérer comme liés au sclérème et comme la cause prochaine de la mort, si ces altérations, dis-je, précèdent réellement l'appartion du sclérème (Meckel, Heyfelder, Loschner, etc.)

Il est de fait que, dans la plupart des cas on a observé ces altérations longtemps avant l'explosion du sclérème cutané, ou que du moins il avait été possible de les reconnaître dans le cours de l'affection tégumentaire : catarrhe chronique de l'intestin, suppuration folliculaire de la muqueuse intestinale, atélectasie des poumons, pleuro-pneumonie, catarrhe chronique des bronches, lésions cardiaques, persistance des orifices du cœur et des vaisseaux du fœtus, apoplexie méningée, hydrocéphalie, etc. altérations qui toutes peuvent par elles-mêmes entraîner la mort et agir nécessairement et primitivement en arrêtant la circulation capillaire de la périphérie du corps.

Un état semblable des capillaires de la peau peut survenir soit par hérédité (enfants débiles), soit par suite d'une mauvaise alimentation et de l'absence de soins. On s'explique ainsi comment il arrive assez souvent que des enfants très débilités par le fait de l'incurie de ceux qui les soignent, sont ramenés à l'hospice des *enfants trouvés*, dans l'état de sclérème que nous venons de décrire et pourquoi ils y guérissent parfois sous l'influence d'une hygiène meilleure. De sorte que, à côté des maladies internes précitées et d'autres analogues, la mauvaise nutrition occasionnée par des influences extérieures peut également être regardée comme une cause du sclérème des nouveau-nés. N'omettons pas de rappeler que nous avons souvent rencontré chez des enfants syphilitiques un sclérème de cette nature qui disparaissait quelquefois — et alors les enfants guérissaient — ou qui persistait jusqu'à la mort dont l'échéance ne tardait guère.

Anatomie. — Comme Förster [1] et Virchow [2] l'avaient déjà remar-

(1) Pathol. Anatomie, Jena, 1850.
(2) Geschwülste, 1. B. p. 302

qué et comme nous l'avons nous-même constaté, la peau des enfants affectés de sclérème, si l'on en excepte l'infiltration œdémateuse plus ou moins reconnaissable du tissu cellulaire et un pannicule graisseux solide, rigide, « analogue à la stéarine », ne présente aucun caractère particulier, notamment aucune prolifération sensible et appréciable du tissu conjonctif. Cet état est donc plutôt de nature négative et il ne se caractérise positivement qu'en le comparant au sclérème des adultes.

Traitement. — Ainsi que l'étiologie le faisait déjà pressentir, le traitement doit avoir pour but de prévenir ou de combattre autant que possible les maladies internes et les vices de la nutrition générale, qui sont censés donner naissance au sclérème. Si l'on parvient à guérir le catarrhe intestinal, la pneumonie chronique etc., on aura l'espérance de faire disparaître le sclérème et de sauver les enfants. On comprend sans peine, d'après ce que nous venons de dire, qu'il faut en même temps tâcher d'exciter la circulation capillaire par une alimentation convenable et par la caléfaction artificielle des parties malades.

2. Elephantiasis des Arabes (1).

Pachydermia (Fuchs); *Elephantopus*; *Das Knollbein*; *Barbados-leg*; *Barbadosbein*; *Cochinbein*; *Bucnemia tropica* (Mason-Good); *Die Drüsenkrankheit von Barbados* (Hendy et Rollo); *Roosbeen von Surinam* (Holl.); *Hypersarcosis* (Kämpfer); *Sarcoma mucosum* (M. Aur. Severinus); *Spargosis fibro-areolaris* (Wilson).

Historique. — Au lieu de tracer une exposition complète de la littérature et de l'histoire très étendue de l'éléphantiasis des Arabes, il est plus approprié au but d'un traité comme celui-ci de faire disparaître la confusion qui a été engendrée par la diversité des nomenclatures et des dénominations proposées par les auteurs relativement à cette forme morbide, confusion qui existe encore en partie aujourd'hui.

Jusqu'à ces derniers temps, par exemple, l'éléphantiasis des Arabes et l'éléphantiasis des Grecs, la lèpre des Arabes et la lèpre des Grecs, ont été confondus par les médecins et les écrivains, comme le fait

(1) Bien que le nom de pachydermie proposé par Fuchs, paraisse moins embarrassant et puisse mettre à l'abri de la confusion plus sûrement que le nom d'éléphantiasis des Arabes, nous avons cru néanmoins devoir donner la préférence à cette dernière dénomination, parce que le mot pachydermie représente plutôt un produit morbide achevé et le terme éléphantiasis, au contraire, un processus pathologique. Ce que nous avons l'intention de décrire constitue, en fait, une série de processus morbides dont la pachydermie ne doit être considérée que comme le produit final.

encore Hecker (2), qui, dans une monographie, remarquable d'ailleurs, commet une faute fondamentale dans la dénomination de la maladie, en même temps qu'il outrepasse les limites prescrites dans la caractéristique de cette affection.

Lorsqu'au moyen-âge, notamment au XIIIᵉ siècle, par suite de l'inaccessibilité ou de la perte partielle des sources grecques, on en vint à traduire en latin les écrits des Arabes, de Janus Damascenus, surnommé Sérapion, d'Albucasis, d'Avicennes, de Haly Abbas, de Razès, d'Ebn Sina, de Ben Zoar, etc... pour renouer par ce procédé la tradition avec la littérature grecque, on traduisit les noms Arabes des maladies, tantôt d'après leur sens étymologique, tantôt d'après leur signification nosologique, et c'est ainsi que se produisit la confusion indiquée ci-dessus.

Les écrivains Arabes ont décrit notamment sous les noms de *dal fil*, *da ool fil*, *du-el-fille*, une maladie locale limitée surtout aux extrémités inférieures, se distinguant par un épaississement considérable des parties affectées, maladie qui n'a nullement été mentionnée par les Grecs. Le mot *dal fil*, signifie, à proprement parler, maladie des éléphants (Mason-Good) et on le traduisit par Elephanta ou Eléphantiasis.

Toutefois les écrivains médicaux Grecs, tels que Lucrèce (1), Arétée (2), Galien (3), etc., désignèrent sous le nom d'éléphantiasis une affection grave, endémique, *constitutionnelle*, caractérisée par des productions en forme de nodosités, de taches et d'ulcères sur la peau, les muqueuses et dans les organes internes, la *lèpre*, la *Maltzey* (4) des auteurs Allemands du moyen-âge, la *Spedalskhed* des Scandinaves.

On introduisit donc dans la littérature deux maladies essentiellement différentes sous le nom d'*éléphantiasis* : l'*éléphantiasis des Grecs*, qui représentait l'affection grave sus-mentionnée et l'*éléphantiasis des Arabes*, qui devait signifier une maladie locale.

Les traducteurs reconnurent pourtant encore que l'affection générale si grave décrite par les Grecs, était aussi très bien connue des Arabes, mais était indiquée sous les noms de *Judam, Juzam, Aljuzam,*

---

(1) C. F. Hecker, Die Elephantiasis oder Lepra arabica (!), Lahr., 1858, gr. in. fol. avec 5 planches.

(2) De rerum natura, Lib., V.

(3) De causis et signis morb. Lipsiae, 1735, p. 67.

(4) De causis morborum, cap. 7 et de tumorbs, c. 14.

(5) Hensler, vom abendl. Aussatze im Mittelalter, Hamburg, 1790, p. 22.

Dzudham; des dénominations analogues à celles-ci sont encore employées aujourd'hui pour cette maladie en Syrie, en Perse, en Afrique (1). Les traducteurs rendirent ces noms par l'expression de *lèpre* (2).

Mais sous le même nom de lèpre les Grecs avaient décrit une affection cutanée tout-à-fait légère, caractérisée par des écailles blanches (3).

Il y avait donc aussi une lèpre des Arabes, maladie générale très grave et identique à l'éléphantiasis des Grecs et une *lèpre des Grecs,* dartre crustacée relativement peu importante ; d'où il résulte que l'épithète d'Arabes et de Grecs ne devait pas représenter la notion ethnographique du peuple, mais bien les auteurs.

Avec cette nomenclature identique quant à la forme et très différente quant à la signification, la confusion du nom et de l'idée fut consacrée et s'établit d'une manière définitive.

Quelques-uns seulement des premiers traducteurs, tels que Stephanus (2 Anm. pag. 2) avaient conservé, à côté du nouveau nom latin, le terme arabe primitif. Les écrivains ultérieurs ont pour la plupart admis exclusivement les dénominations des traductions latines.

La littérature médicale, qui prit vers la fin du XV⁰ siècle et dans le cours du XVI⁰ un essor plus grand que jamais, n'avait, dans l'intérêt particulier que lui inspirait la syphilis, (maladie dont le développement fut alors si effrayant) n'avait, dis-je, aucun loisir pour réfuter les contradictions existant entre les traductions des Arabes et les écrits des Grecs, bien qu'on fut alors redevenu familier avec ces derniers ouvrages, grâce à l'invention de l'imprimerie. Les auteurs peu nombreux qui avaient abandonné le domaine exclusif de la syphilis pour exploiter le champ dermatologique qui paraissait plus vaste, tels que Mercurialis (4), Lorry (5), Daniel Turner (6) se donnèrent la peine de mettre d'accord les Arabes d'une part, et Galien, le représentant de l'école Hippocratique, de l'autre. Comme tous, à l'exception peut-être de Lorry, essayèrent d'arriver à ce but plutôt à l'aide d'une simple phraséologie qu'au moyen d'explications positives, le résultat désiré ne fut que très minime.

L'aurore de la science dermatologique moderne qui se levait vers la

(1) Niebuhr, Beschreibung v. Arabien, Kopenhagen, 1772. Simpson J. V., on leprosy and leper hospital. Edinburgh med. and surgical, journ. 1842, jan., p. 126.
(2) Ce n'est que Stephanus qui traduisit en 1127 les œuvres d'Haly Abbas, qui rendit le mot *Juzam* par *Elephanta,* il est donc d'accord avec les Grecs (Simpson l. c.).
(3) Voyez entr'autres Hebra, t. 1 de cet ouvrage, p. 588.
(4) De morb. cutan. Venetiis, 1601.
(5) Tractatus de morb. cutaneis. Parisiis, 1777. p. 360-395.
(6) Abhandl v. d Krankheiten der Haut, a. d Engl. Altenburg, 1766.

fin du siècle passé avec les travaux de Plenk et de Willan et Bateman
ne jeta aucune lumière dans ce chos. Au contraire, Willan l'augmenta
encore d'un côté en représentant comme une maladie particulière une
simple phase du développement du psoriasis, sous le nom de lèpre des
Grecs (1) à une époque où le mot *Leprosy*, dont la consonnance est si
marquée, était déjà naturalisé en Angleterre pour la lèpre grave et d'un
autre côté en confondant le nom et les symptômes de l'éléphantiasis
des Arabes et des Grecs et même en désignant le premier sous le nom
de *Arabian Leprosy* (2).

Le manque seul de matériaux d'observation put faire tomber Willan
dans cette erreur, tandis que Alibert n'a pu être conduit que par une
connaissance défectueuse des anciens à inventer, pour l'épaississement
local de la jambe le nom équivoque de *lèpre éléphantine* (3).

Dans les trente dernières années on trouva, dans les communications
actives et rapides entre les peuples et les pays les plus éloignés, de
nombreuses occasions d'instituer l'étude nécroscopique des formes de
maladies, qui avaient passé comme par tradition d'un livre de médecine
dans un autre sous le nom d'éléphantiasis et de lèpre et sous des dénominations analogues. Un examen médicale ttentif et méthodique soumis tous ces faits à une critique sévère. Plusieurs états pathologiques
qui, en Europe, avaient été regardés comme endémiques y perdirent
leur apparence énigmatique et bizarre (Scherlievo, Sibbens, etc.), et
les formes nosologiques, presque fabuleuses des pays étrangers, devin-
rent plus facilement intelligibles.

On comprend ainsi que Fuchs, en 1840, put enfin séparer, même par
le nom, l'éléphantiasis des Arabes d'avec l'éléphantiasis des Grecs, quand
il donné au premier le nom de pachydermie (4) et que Hebra (5) différencie nettement les deux maladies elles-mêmes. Les travaux consciencieux de Danielssen et de Boeck sur la Spedalskhed (6), contribuèrent
puissamment, d'une manière indirecte, à éclaircir la question, en déli-
mitant exactement le domaine de cette maladie qui correspond à

(1) Voyez Hebra, l. c , et les maladies de peau de Rob. Willan, trad. en allem. par
Friese, Breslau, 1799. 1. v. pl. VIII, et Delin. of Skin diseases, London, 1817, pl. VII;
pl. LXVIII.

(2) Prakt. Darstellung der Hautkr. d'après le système de Willan, de Hohemann,
Halle 1815, p. 526-450.

(3) Description des maladies de la peau, Paris, 1814, pl. 33.

(4) C H. Fuchs, die Krankh. Veränderungen der Haut, Göttingen, 1840, p. 702.

(5) Voyez entr'autres Hebra, Klinische Vortsäge, allg. Wiener med. Zeitung,
Jahrg. 1857, Nr 39 et 46 et l'Atlas d'Hebra sur les maladies de peau. Fasc. 4, Pl. 10.

(6) Traité de la Spedalskhed, Paris, 1848.

l'éléphantiasis des Grecs. C'est directement, au contraire qu'y con-
coururent les auteurs versés dans la connaissance des maladies de
l'Orient, par une observation personnelle, tels sont : Pruner (1), Reyer (2),
Rigler (3), ainsi que Hirsch par son excellente étude critique sur cette
partie de la géographie médicale (4).

La connaissance de l'éléphantiasis des Arabes a considérablement
progressé sous l'influence de la symptomatologie exacte et particulièrement grâce aux recherches anatomo-pathologiques qui, sans compter les
auteurs que nous venons de mentionner, ont encore été publiées par
Rayer (5), Sinz (6), Hendy et Rollo (7), Simon (8), Rokitansky (9),
Virchow (10), Teichmann (11), etc. en partie dans des monographies et
des dissertations spéciales, en partie dans leurs grands ouvrages sur
cette maladie.

Définition.—Sous le nom d'éléphantiasis des Arabes nous désignons
*une hypertrophie du tissu cutané, limitée à quelques régions du corps,
occasionnée par une inflammation chronique et sujette à récidives, des
vaisseaux sanguins et lymphatiques et par des troubles locaux de la circulation ; hypertrophie envahissant ensuite le tissu conjonctif sous-cutané,
puis atteignant à une période plus avancée tous les organes et tissus
limitrophes localement intéressés.*

Symptomatologie, apparition, siège, développement, marche. — L'éléphantiasis des Arabes est une maladie pandémique, on peut donc
l'observer dans toutes les contrées et dans toutes les zones, isolément
ou par groupes. Certains pays, certaines côtes, surtout appartenant aux
régions tropicales ou subtropicales, offrent un plus grand nombre de ces
affections : tels que l'Egypte, les côtes de la Méditerranée, la côte occi-
dentale d'Afrique, les Antilles (Barbades), le Brésil, Malabar, les Iles de la
Sonde. En Europe on n'a jamais rencontré ces affections qu'à l'état sporadique, mais elles existent dans tous les pays et dans toutes les régions.

(1) Die Krankheiten des Orients, von Dr F. Pruner, Erlangen, 1847.
(2) Wochenschr. d. k. Ges. d Aerzte, Wien, 1855.
(3) Zeitschr. d. k. k. Ges. d. Aertze in Wien, 1855, XI; und : die Türkei und deren
Bewohner, Wien, 1852. 2, B. p. 98 et squ.
(4) Dr Aug. Hirsch, Handb. d. histor. geogr. Pathol. Danzig, 1860, p. 302.
(5) Traité des maladies de la peau. 11e édit , t. III, p. 824. et Atlas, pl. 15, fig. 20.
(6) De Elephant. Arabum. Dissert. inaug. Paris, 1842. Pl. II. fig. 4.
(7) A treatise on the glandular disease of Barbadoes, proving to be seated in the
lymphatic system, London, 1784.
(8) Hautkrankheiten, Berlin, 1851, p. 51.
(9) Path. Anat. Wien, 1856. II B. p. 54.
(10) Die Krankh, Geschwülste. Berlin, 1863. II B. p. 295 et sequ.
(11) Das Saugadersystem. Leipzig, 1861, p. 62, Taf. VII, fig. 4.

Le siège le plus fréquent de la maladie est l'extrémité inférieure, ordinairement la jambe et le pied ; rarement la cuisse est attaquée, et alors, ce n'est que dans une période avancée de l'affection.

Presque jamais les deux extrémités inférieures ne sont atteintes à la fois.

L'éléphantiasis s'observe le plus fréquemment sur la peau du scrotum, du pénis chez les hommes ; aux grandes et petites lèvres et au clitoris chez la femme. Plus rarement on voit le mal envahir les extrémités supérieures, la conque de l'oreille, la peau des joues, de la marge de l'anus (au Japon, Pruner) et du sein chez la femme. Les données concernant l'éléphantiasis situé dans d'autres parties du corps ne doivent être acceptées qu'avec réserve et qu'autant que les phénomènes pathologiques peuvent être considérés comme une modification morbide distincte de l'éléphantiasis, ainsi que nous le discuterons plus tard.

Selon la localisation de l'éléphantiasis, ses phénomènes présentent, malgré l'identité des symptômes fondamentaux, plusieurs différences extérieures très accusées qui sont exprimées presque schématiquement sous les deux formes suivantes : la maladie éléphantiasique de la jambe et celle du scrotum. C'est pourquoi nous allons prendre celles-ci comme paradigmes du processus en particulier.

(*a*) Eléphantiasis de la cuisse

Eléphantopus, Knollbein, Barbadoes-leg, Barbadosbein, Cochinbein Roosbeen de Surinam.

Développement, marche, symptômes. — Le processus commence à la jambe par des phénomènes d'inflammation érysipélateuse, de dermatite. Au milieu de symptômes fébriles modérés ou intenses et d'accès de fièvre analogues aux accès intermittents, la jambe se tuméfie, la peau est rouge, enflée, douloureuse, chaude. La fièvre se dissipe, les phénomènes inflammatoires cèdent : Néanmoins une légère tuméfaction œdémateuse persiste encore longtemps. Puis, plus tard, avant que l'œdème n'ait complétement disparu, on voit, à la suite d'une cause directe, ou sous des influences qui ne sont nullement appréciables, survenir de nouveau de l'inflammation, de la tuméfaction, une sensibilité douloureuse de la jambe et du pied, accompagnée ou précédée de symptômes fébriles. Ces paroxysmes réapparaissent souvent après des semaines et des mois, dans l'espace de plusieurs années. Et après chacun de ces paroxysmes une partie de la tuméfaction persiste pendant longtemps et augmente ainsi graduellement à mesure que les attaques se succèdent à de plus courts intervalles.

Si l'on examine la jambe qui a déjà été envahie à plusieurs reprises par l'inflammation décrite ci-dessus, on trouve, outre une augmentation notable de sa circonférence, la peau, tendue, lisse, brillante, pâle, ou d'un rouge bleu. La pression des doigts laisse toujours une empreinte comme dans l'œdème. Mais, on peut se convaincre en même temps, que l'œdème existant n'a que peu d'importance par rapport à l'épaississement de la jambe, et que la résistance est plus considérable que dans l'hydropisie ordinaire, l'anasarque, et ressemble à celle du sclérème.

La plus grande partie de l'épaississement du membre dépend visiblement d'une augmentation et d'une induration du tissu conjonctif sous-cutané, tandis que la peau elle-même ne paraît que légèrement altérée.

A une période plus avancée de la maladie, les poussées d'inflammation se renouvellent. Quelquefois de la jambe enflammée part une traînée rouge, douloureuse, qui s'étend jusqu'à la cuisse, et en ce point on peut facilement sentir le vaisseau lymphatique tuméfié, douloureux (lymphangite, angioleucite). On trouve aussi les ganglions inguinaux correspondants engorgés. Parfois l'infiltration des ganglions lymphatiques précède même l'inflammation de la jambe; et Hendy [1], qui est, comme nous l'avons rappelé, partisan de cette manière de voir, a donné à l'éléphantiasis le nom de : maladie glandulaire des Barbades.

Lorsque ces accidents se sont renouvelés souvent dans l'espace de plusieurs années, alors l'épaississement et l'induration du membre ont déjà atteint un degré élevé. Le volume du membre malade augmente constamment, et cela sans qu'il y ait aucun symptôme inflammatoire; c'est-à-dire que l'œdème qui existe d'une façon permanente constitue, comme nous le montrerons plus loin, la condition intime de l'augmentation de volume des tissus, et que l'inflammation (ainsi que l'épaississement qui en est la conséquence) a déjà envahi les parties profondes qui sont de nature cellulaire ou qui contiennent du tissu cellulaire, comme les aponévroses, les parois vasculaires, le tissu musculaire interstitiel, le périoste, les os. C'est de cette façon qu'il se produit un véritable épaississement du membre malade; c'est ainsi que, lorsqu'elle arrive à un haut degré de développement, la jambe finit par offrir une grande analogie de forme avec un pied d'éléphant.

(1) l. c.

L'épaississement de la jambe, laquelle peut atteindre un volume double
et même triple de l'état normal, commence immédiatement au-dessous
du genou et marche uniformément jusqu'au niveau du coude-pied. La
jambe représente alors un cylindre épais et massif, d'un volume et d'un
aspect monstrueux. Le pied est lui-même devenu une masse informe,
dont le dos offre un vaste bourrelet et ne s'aplatit un peu qu'au niveau
des orteils qui ressortent plus ou moins de cette masse, lorsqu'ils ne
participent pas eux-mêmes à l'épaississement général. Quand le malade
se tient debout, la jambe et le pied ne font qu'une seule et même
masse ; ce n'est qu'au niveau de l'articulation tibio-tarsienne que les
tissus moins épaissis, forment une sorte d'étranglement entre la jambe
hypertrophiée et le bourrelet du dos du pied, étranglement qui est
surtout visible dans l'extension de la jambe.

L'enveloppe générale de cette masse monstrueuse est tendue, mate,
d'un aspect livide, cireux ; ou bien elle est d'un brun rouge, d'un violet
rougeâtre, ou encore elle est pigmentée de brun, soit par places, soit d'une
manière uniforme ; ou enfin elle est d'une couleur foncée sale (*elephantiasis fusca vel nigricans*). Cette dernière coloration provient uniquement de la présence des masses épidermiques ou sébacées qui sont
d'un noir terreux, et rappelle la *stearrhœa nigricans*, de Neligan et de
Wilson.

L'épiderme est lisse ou légèrement fendillé, se soulevant en écailles
minces. Dans certains endroits, il se divise par des fentes ou gerçures
plus ou moins profondes en masses d'une épaisseur variable rappelant
les plaques d'une mosaïque, comme dans l'*ichthyosis serpentina*. Dans
les sillons et les replis qui corrspondent aux plis normaux de la peau,
mais qui ici, en raison de l'épaississement des tissus voisins, représentent des rainures profondes, l'épiderme s'accumule sous forme
d'une bouillie d'un jaune brun sale, rendue fétide par suite de
sa macération continuelle dans la sueur, particulièrement entre les
orteils et dans cette sorte d'étranglement que nous avons signalé au-
dessus du coude-pied.

Du reste, la surface du membre atteint d'éléphantiasis, est ou lisse et
unie (*eleph. lœvis s. glabra*), ou bien elle présente sur certains points
des bosses ou saillies (*eleph. tuberosa* ou *tuberculosa*). Ces saillies sont
dûes à des hypertrophies partielles du tissu cellulaire sous-cutané qui
poussent la peau devant elles. On trouve sur certains points, quelquefois occupant une étendue considérable et représentant un bourrelet
qui embrasse toute la jambe dans une étendue d'une main par exemple,
de petites élevures papillaires, hautes de quelques lignes, soit simples,

soit ramifiées, ou bien réunies en faisceaux, analogues à des verrues (*eleph. papillaris s. verrucosa*). Ces élevures papillaires sont tantôt recouvertes de couches épaisses d'épiderme sec (comme dans l'*ich-thyosis hystrix* (1)), ou bien, sous des influences particulières, elles sont dépouillées d'épiderme, saignent facilement et suintent. Dans d'autres cas, on voit des bosselures dépourvues d'épiderme, rouges, semblables à des framboises, siégeant sur des points hypertrophiés de la peau, particulièrement sur les orteils, sur le dos ou la plante du pied (*eleph. framboësioides*).

- Quelquefois la surface du membre épaissi présente les symptômes de l'eczéma chronique. On trouve des croûtes jaunes ou d'un jaune brun, et des surfaces humides. Souvent aussi on voit une ulcération de la largeur de la main présentant les caractères connus des ulcères du pied; des pertes de substance avec des bords durs taillés à pic, rendant une humeur sanieuse et nauséabonde. Ces ulcérations sont souvent dûes à des causes nuisibles qui ont agi localement (un coup, l'application d'un emplâtre etc.), ou bien dans certains cas elles ont été l'avant-coureur et la cause même de l'éléphantiasis.

De temps à autre, sur la surface du membre éléphantiasique, il se forme une ou plusieurs vessies qui en s'ouvrant donnent issue à un écoulement abondant de lymphe, d'un liquide qui se coagule au contact de l'air; cet écoulement dure souvent des semaines entières; c'est une véritable lymphorrhée (Fuchs) (2). De temps en temps cet écoulement peut se renouveler. Suivant nous, ce fait se relie au retour d'un eczéma avec suintement, sans que, cependant, nous voulions exclure la possibilité d'une lymphorrhée réelle, comme on l'a vue, par exemple, se produire un certain nombre de fois à la suite de l'ouverture de vaisseaux lymphatiques par le fait d'abcès (3).

Mais c'est assez nous occuper des symptômes que présente la surface du membre frappé d'éléphantiasis, et que la simple inspection permet de constater; passons maintenant à l'exploration directe de la jambe malade.

Au contact, nous trouvons une résistance considérable. La peau se

---

(1) Voyez Moriz Kohn. Archiv. f. Dermatol. u. Syphilis Jhrg,. 1869, pag. 417, Pl. 3, Fig. 7: — Bärensprung, Beiträge zur Anat. u. Phys. d. menschl. Haut. Leipzig, 1848, p. 26, — Simon, l. c., p. 47, Pl. 3, Fig. 7. — Rayer, Traité des mal. de la peau, l. c.

(2) Fuchs, l. c. p. 706 nach einem Falle Von Sigism. Grass. (Ephem. nat. cur. Dec. 1. a IX u. X, obs. 65).

(3) Lebert in Virchow's spec. Path. u Ther. B. V. II. Abth. p. 134

laisse difficilement déprimer, il est impossible de la pincer, elle est adhérente aux tissus sous-jacents. Si l'on presse dans la profondeur, on sent partout une masse de tissus duré, d'une résistance uniforme, sans pouvoir distinguer ni séparer d'avec la masse les divers organes, tels que les muscles etc. Les os, le tibia en particulier, sont toujours considérablement épaissis et indurés ; on sent sur la face interne et sur l'arête antérieure du tibia la surface de l'os plate et lisse, ou au contraire des excroissances pointues ou mamelonnées d'un volume variable, qui pénètrent de côté et d'autre dans la masse des tissus. Quelquefois les extrémités articulaires sont elles-mêmes épaissies et saillantes, (*pedarthrocace de Malabar, Kämpfer*). En outre de ces phénomènes, qui sont appréciables à la vue, on peut, à l'aide du toucher, sentir une sorte de bande dure, épaisse, large d'un à quatre travers de doigt, qui s'étend du côté interne du jarret et remonte le long du trajet de la veine saphène jusqu'à la région de la fosse ovalaire de la cuisse ; cette bande indurée, qui donne la sensation d'une bande de caoutchouc, et qui est assez nettement limitée en dehors et en dedans, représente comme un prolongement de la masse indurée de la jambe, qui enveloppe la veine saphène et les vaisseaux lymphatiques qui l'accompagnent, comme le ferait une gaîne épaisse et rigide.

Les symptômes subjectifs présentent peu de chose à noter. Les malades ressentent de temps à autre dans le membre des élancements, des douleurs déchirantes, térébrantes, principalement quand il est resté longtemps dans la position verticale, quand le malade a beaucoup marché, ou est demeuré longtemps debout ou assis. Dans ces mêmes conditions, on voit l'œdème augmenter régulièrement. Au contraire, lorsque le membre reste longtemps dans la position horizontale, les douleurs disparaissent ordinairement et l'œdème diminue. Quand les phénomènes inflammatoires se reproduisent, les malades ressentent des frissons et des accès de fièvre, outre qu'ils sont très incommodés par les progrès locaux de la maladie.

Le poids matériel de la jambe si considérablement épaissie est pour les malades une gêne constante. Mais ce n'est pas seulement la lourdeur absolue du membre qui est un obstacle plus ou moins complet aux mouvements ; une grande part en revient aussi à l'altération organique des muscles du mollet, qui finissent par être eux-mêmes atteints de l'éléphantiasis.

Anatomie. — Si l'on dissèque un membre frappé d'éléphantiasis, la totalité des tissus sous-cutanés jusqu'aux os se présente comme une masse à peu près uniforme, d'un blanc jaunâtre, brillant, d'aspect fibreux, lardacé, plus ou moins sèche, ou bien gonflée et tremblante comme une gelée. Par le fait de la pression, ou même spontanément, il en sort une quantité notable d'une lymphe claire, d'un blanc jaunâtre, qui se coagule à l'air (Hendy, l. c., Wiedel (1), Virchow, l. c.).

Dans cette masse homogène, on ne peut que difficilement reconnaître les différents tissus; ils semblent s'être tous transformés en tissu cellulaire. Particulièrement le tissu cellulaire sous-cutané est considérablement augmenté et représente souvent un feutrage de fibres, imprégné d'un liquide salin, offrant parfois un pouce et plus d'épaisseur ; il est limité en dessus par la peau tantôt épaissie, tantôt au contraire (et cela est le plus fréquent) amincie, tandis qu'en dessous il se confond sans limite appréciable avec les tissus situés profondément. Dans certains endroits, ce tissu cellulaire sous-cutané est formé de fibres blanches, rigides, brillantes; il est alors dur, presque squirrheux, d'où le nom d'*éléphantiasis dur* ou *squirrheux*, donné à cette forme, par opposition à celui d'*éléphantiasis mou* ou *gélatineux*, donné à une autre variété que nous décrirons plus tard. Çà et là des faisceaux de fibres tendineuses brillantes limitent une cavité, une sorte de nid, dans laquelle on trouve du tissu cellulaire de formation récente, à fibres molles, qui fait saillie sur la surface de section.

Les aponévroses et le tissu cellulaire intermusculaire sont également épaissis et indurés. Les muscles eux-mêmes ont complètement changé d'aspect, ils forment un tissu d'un jaune brun pâle, homogène, dégénéré en tissu graisseux. Les os paraissent notablement épaissis ; ils sont tantôt lisses, mais indurés, tantôt bosselés, présentant des exostoses pointues ou tuberculeuses, comme des stalactites, qui pénètrent dans les parties molles hypertrophiées et peuvent parfois se souder entre elles. Le tibia et le péroné se confondent quelquefois l'un et l'autre au moyen de ces exostoses (Virchow); il en est de même des extrémités osseuses de l'articulation du genou, ainsi que des os du métatarse. On trouve fréquemment aussi, dans ces os indurés, des parties cariées, nécrosées. (Hauke) (2).

Un examen microscopique approfondi nous apprend que dans le liquide intercellulaire abondant, (qui, en raison de son aspect manifestement fibrineux, doit être regardé comme une substance fibrinogène), se trouvent en grande quantité des éléments de formation, des cellules à noyau, qui nagent dans la lymphe. De plus, entre les fibres

(1) 3 Beobachtungen über El. Arab. Würzburg, 1837.
(2) Sinz. l. c. p. 14.

de tissu cellulaire on trouve de nombreuses cellules en forme d'étoiles (Maier), des cellules à un ou à plusieurs noyaux, qui se terminent par des fibres fines, « des éléments de tissu cellulaire jeunes, ronds et fusiformes » (Wedl) [1]. Sous ce rapport, les résultats fournis par le microscope concordent complètement avec ceux que l'on observe dans l'œdème chronique de la peau [2].

Le phénomène capital est l'hypertrophie du tissu cellulaire et principalement du tissu cellulaire sous-cutané. On y trouve non-seulement du tissu cellulaire solide, se présentant sous forme de fibres parallèles qui forment des bandes plus ou moins larges, ou bien disposé en espèces de nids ou d'entrelacements ; mais on y rencontre encore un tissu abondant de fibres délicates, parsemées de noyaux épars et de cellules ; enfin, des corpuscules de tissu cellulaire à plusieurs noyaux en voie de séparation.

Le derme n'est pas toujours et dans toutes ses parties altéré de la même manière. En général sa structure est plus compacte. Son épaisseur n'est augmentée que dans certains endroits correspondant aux points que nous avons signalés plus haut comme présentant une hypertrophie papillaire, un aspect verruqueux. Dans ces mêmes points les papilles sont considérablement allongées et élargies, exactement comme dans l'*ichthyosis hystrix*. Les couches de l'épiderme sont disposées d'une façon concentrique les unes au-dessus des autres, d'une façon analogue à ce que l'on voit pour les couches corticales annuelles d'un tronc d'arbre, tandis que sur d'autres points l'épiderme ne présente que des états que nous avons déjà décrits antérieurement (eczéma, pityriasis).

Dans l'épaisseur de la peau et du tissu cellulaire qui ont subi les altérations que nous avons signalées, se trouvent par places les follicules pileux, les glandes sudoripares et sébacées ; dans d'autres parties, ces divers organes semblent manquer complétement, ou bien ils sont situés à une profondeur inusitée, ou enfin ils sont projetés loin les uns des autres. La cause de ces désordres est uniquement dûe au développement considérable du tissu cellulaire qui entraîne loin l'un de l'autre des organes qui, à l'état normal, sont au contraire rapprochés, et cela, dans le sens soit de la longueur, soit de la largeur de la peau.

On s'explique facilement, d'après ce qui précède, que certains observateurs ayant trouvé de telles accumulations de cellules graisseuses dans les couches profondes de la peau atteinte d'éléphantiasis, attri-

---

(1) Grundzüge der pathol. Histologie. Wien, 1854, p 460.
(2) Voyez Young, Sitzb. d. k. Ak. d. W. 1868. Bd. LVII.

buent la maladie même à cette formation de graisse, comme l'ont fait Henle, Sinz, Rayer; tandis que d'autres n'ont trouvé aucune cellule graisseuse et en concluent que, dans l'éléphantiasis, cette espèce de cellules disparaît. Il semble donc que ce développement exagéré du tissu cellulaire éloigne les uns des autres les amas de cellules graisseuses, de sorte qu'il peut arriver que sur la coupe on trouve une quantité considérable de cellules graisseuses, tandis que dans un autre cas on n'en rencontre aucune.

Constatons ici que la pression exercée par ces masses hypertrophiques et squirrheuses de tissu cellulaire atrophie et fait disparaître non-seulement les cellules graisseuses, mais encore les glandes, les follicules pileux et les muscles de la peau.

Il est démontré aussi que l'hypertrophie des fascia et du tissu cellulaire intermusculaire amène la dégénérescence graisseuse et l'atrophie des muscles. Enfin les os, outre les lésions que nous avons déjà signalées, gonflement général, induration, production d'exostoses, etc., présentent sur certains points une usure et une absorption manifestes.

L'état des vaisseaux sanguins et lymphatiques dans le tissu éléphantiasique est à la fois intéressant et instructif. Les artères et surtout les veines sont nombreuses et d'un gros calibre; leurs parois sont tantôt épaissies, tantôt au contraire amincies. A côté de cela, on trouve des veines d'un très petit calibre, dans lesquelles on voit de nombreuses cellules de pigment sanguin; d'autres enfin sont fermées par un caillot fibrineux, ou bien elles ont disparu et sont remplacées par un cordon cicatriciel parsemé de pigment brun (Bouillaud, Rayer).

L'état des vaisseaux lymphatiques a été étudié par un grand nombre d'observateurs, qui ont fini par fournir des résultats complets sur ce point. Les vaisseaux et les espaces lymphatiques présentent souvent un élargissement énorme; ces derniers, cela se comprend de soi-même, forment des foyers isolés. On peut suivre cette dilatation depuis le tissu sous-cutané jusque dans l'intérieur des papilles isolées (Teichman). Quelquefois les vaisseaux lymphatiques dilatés sont limités par des parois considérablement épaissies; dans d'autres cas, ces parois sont au contraire friables et se laissent facilement déchirer (Hendy). Au milieu du tissu cellulaire sclérosé de l'éléphantiasis, on trouve parfois des espèces de kystes, des espaces limités par des parois celluleuses épaisses, qui sont remplis de ce tissu cellulaire jeune dont nous avons déjà parlé et de lymphe séreuse. Il est probable que ces kystes lymphatiques sont des espaces lymphatiques dilatés (dans le sens où l'entendent

Brücke, Ludwig et de Recklinghausen (1), c'est-à-dire des lacunes interstitielles dans le tissu cellulaire, dans lesquelles la lymphe séjourne et s'accumule. Cette hypothèse explique comment les parois de ces espaces ne sont qu'incomplètement limitées, et comment on trouve dans leur intérieur du tissu cellulaire en voie de formation. Néanmoins ces kystes lymphatiques peuvent aussi provenir de la rupture d'un vaisseau lymphatique sur un point d'une de ses parois, ou de la dilatation en forme de sac limitée à une partie de ces mêmes parois, bien que Virchow lui-même convienne n'avoir jamais observé de fait semblable.

Les ganglions lymphatiques du membre inférieur malade sont souvent très indurés et considérablement augmentés de volume; tels sont les ganglions poplités et inguinaux; non-seulement on y voit une hypertrophie des tissus, mais encore ils récèlent dans leur intérieur des quantités énormes d'éléments cellulaires.

Nature de la maladie. — La description que nous venons de faire des symptômes cliniques et anatomiques de l'éléphantiasis des Arabes fait pressentir la réponse à la question de la nature de la maladie. Cette réponse découle d'elle-même de la définition que nous avons donnée du début de l'éléphantiasis.

La maladie consiste dans une hypertrophie du tissu cellulaire, à la suite d'inflammations chroniques et répétées du tissu cellulaire sous-cutané et de ses annexes.

Le principal rôle revient donc à l'inflammation érysipélateuse et à l'œdème chronique.

Mais il ne faudrait pas envisager cette inflammation et cet œdème comme ayant ici une nature spéciale et différente des phénomènes que l'on décrit habituellement sous ces noms. Je rappellerai seulement que tout érysipèle est précédé d'un œdème et que tout œdème à marche chronique et persistante (œdème stationnaire, Rokitanski), peut amener une hypertrophie et une induration du tissu cellulaire. J'appellerai aussi l'attention sur un fait qui a certainement frappé d'autres médecins : c'est que les jeunes sujets qui sont atteints d'inflammation chronique de la muqueuse ou du périoste des fosses nasales (eczéma chronique, scrofulose), ont souvent de l'érysipèle des joues. Or ces faits sont en opposition directe avec l'idée que se faisaient jadis les médecins au sujet de l'érysipèle de la face, qu'ils regardaient comme une

(1) Stricker, Lehre von den Geweben. Leipzig, 1869, pag. 224.

maladie spéciale, produite par une influence épidémique ou par la chaleur; ils plaident au contraire en faveur de l'opinion émise par Hebra, Billroth, etc., fondée sur leurs recherches anatomiques, à savoir que l'érysipèle de la face, comme celui des autres parties du corps, est dû à une inflammation diffuse des vaisseaux lymphatiques. Chez ces personnes, qui sont sujettes à des retours plus ou moins fréquents de l'érysipèle de la face par suite de l'inflammation chronique des fosses nasales, on voit s'établir avec le temps un gonflement très disgracieux avec induration de la peau des joues et des lèvres, état qui dans la suite ne disparaît que très rarement ou même jamais.

Or, tout érysipèle chronique qui récidive peut amener les mêmes conséquences, c'est-à-dire de l'œdème chronique et l'hypertrophie du tissu cellulaire.

Mais l'œdème chronique (non pas celui que Virchow désigne sous le nom d'œdème lymphatique (1), peut à lui seul donner naissance à du tissu cellulaire de nouvelle formation. En effet le liquide de l'œdème passif ordinaire est encore assez riche en éléments de cellules, qui s'organisent et se transforment en cellules (Young), de telle sorte que l'on peut voir survenir les symptômes de la pachydermie dans les stases passives, par exemple dans les cas de varicosité des veines de la jambe même sans inflammations érysipélateuses.

Plus un œdème est aigu et de courte durée, plus le liquide qu'il contient est séreux et pauvre en éléments cellulaires. Et par contre, plus un œdème a une marche lente et prolongée, plus le liquide est riche en éléments de cellules. Ce sont ces cellules qui constituent le principal élément de formation du nouveau tissu cellulaire, et c'est là ce qui explique comment l'œdème chronique amène l'hypertrophie du tissu cellulaire. Maintenant, on peut bien donner à cet œdème le nom de lymphatique si l'on considère l'abondance des cellules qu'il contient et qui correspondent au liquide de la lymphe; on peut aussi envisager de la même façon les formes inflammatoires chroniques, qui mènent à l'œdème chronique, comme l'*érysipèle gélatineux*, la leucophlegmasie, la phlegmatia alba dolens; mais ces dénominations n'ont d'autre mérite que de rappeler que le liquide de l'œdème est de nature fibrinogène et susceptible d'organisation.

L'importance du symptôme (inflammation) n'est donc plus que secondaire, tandis que le rôle principal dans la production nouvelle du tissu cellulaire, semble revenir à l'œdème.

(1) Spec. Path. u. Ther. 1, B.

Par le fait, tous les observateurs savent que non-seulement dans les cas d'éléphantiasis qui ont été précédés de phénomènes inflammatoires, on voit dans le cours de la maladie l'hypertrophie continuer à se développer simplement par suite de la persistance de l'œdème, sans que à cette époque il se présente de nouveaux symptômes d'inflammation; mais aussi que l'éléphantiasis peut provenir d'un œdème simplement passif et non précédé d'inflammation, — circonstance qui n'est pas d'une faible importance pour éclairer l'étiologie de l'éléphantiasis.

Du reste, nous ne voulons pas considérer exclusivement les cellules du liquide de l'œdème comme étant l'unique source du tissu cellulaire de nouvelle formation. Tout ce que l'on connaît d'ailleurs au sujet de la segmentation des noyaux des cellules du tissu cellulaire (Virchow) concorde pleinement avec ce que l'on observe dans l'éléphantiasis. Que l'on fasse passer les corpuscules du tissu cellulaire dans la lumière des canaux lymphatiques primitifs (Recklinghausen) [1], ou que l'on considère ces mêmes corpuscules comme étant le point de départ même du système chylifère (Virchow); il n'en est pas moins vrai que leur participation anatomique à la genèse de l'éléphantiasis est un fait indiscutable. L'hypertrophie n'est donc pas uniquement le résultat de la formation nouvelle de cellules provenant du liquide de l'œdème; mais le développement des éléments de tissu cellulaire existant déjà comme en réserve, y aurait aussi une part.

D'après cela, suivant nous, l'hypertrophie du tissu cellulaire est le résultat de l'action combinée de l'accumulation locale exagérée d'un plasma nourricier riche en cellules et en éléments de tissu cellulaire anciens qui sont absorbés par ce plasma et se développent alors. Cette manière d'envisager la pathologie de l'éléphantiasis est d'autant moins surprenante que l'histologie physiologique de ces derniers temps a de nouveau démontré non-seulement le rôle sérieux que les éléments mobiles de formation (cellules voyageuses ou erratiques) jouent dans la marche de la nutrition, mais encore l'importance, longtemps contestée, des éléments stables de tissu (corpuscules du tissu cellulaire, tissu cellulaire) et du liquide nourricier surabondant [2].

Étiologie. — On doit, d'après ce que nous avons dit précédemment, ranger parmi les causes de l'éléphantiasis des Arabes toutes les circon-

(1) Stricker's Lehre v. p. Geweben, l. c.
(2) Voyez Stricker, Studium aus dem Institute für experimentelle Pathologie, Wien, 1870.

stances qui sont capables de produire sur un point quelconque du corps un obstacle progressif et durable à la circulation des liquides nourriciers, et en particulier à l'écoulement de la sève interstitielle des tissus, de la lymphe.

Spécialement pour l'éléphantiasis de la jambe, les principales causes sont : les varicosités des veines, l'eczéma chronique, les anciens ulcères des pieds, les cicatrices de toutes sortes, qui resserrent une partie des veines et des vaisseaux lymphatiques, tandis que sur d'autres points elles déterminent une dilatation de ces mêmes vaisseaux et amènent ainsi de l'œdème par suite de la gêne qu'elles produisent dans la circulation. Il en est de même d'un cal osseux épais provenant d'une fracture, de l'ostéite scrofuleuse, syphylitique, traumatique, de la périostite, de la nécrose et de la carie du tibia, des exostoses, etc., toutes circonstances qui, par le fait de l'inflammation chronique, qui les accompagne ou par la pression que ces lésions exercent sur les vaisseaux, déterminent la stase des liquides nourriciers et par suite l'hypertrophie. Une grande partie des indurations osseuses que l'on observe dans l'éléphantiasis sont primitives et doivent être considérées comme la cause plutôt que comme la conséquence de l'hypertrophie du tissu cellulaire dans les parties molles. Il est certain toutefois que, dans la marche ultérieure de la maladie, cette hypertrophie des parties molles agit à son tour sur les os qui alors augmentent encore d'épaisseur. Le lupus et la syphilis, sous forme d'infiltration gommeuse et d'ulcérations (1), sont assez souvent la cause directe de l'éléphantiasis. Nous avons eu l'occasion de voir quelques cas de « *pieds d'éléphant* » parfaits; chez un de ces malades tous les orteils étaient soudés en une masse unique terminée en pointe, et sur le dos de laquelle le contour du gros orteil seul était indiqué par un sillon peu profond. Dans tous ces cas, la peau de la jambe et des orteils était parsemée d'un certain nombre de tubercules de lupus, qui sur différents points étaient ulcérés. Ces mêmes individus portaient en même temps des tubercules de lupus sur la peau, d'ailleurs normale, de la cuisse, du tronc et du nez, circonstance qui démontrait d'une façon évidente (bien que cela fut inutile) le caractère des tubercules que présentait la peau du membre éléphantiasique. Nous avons également vu dans les deux extrémités

---

(1) Les formes d'éléphantiasis des Arabes liées à la syphilis gommeuse offrent des caractères morbides particuliers, des déformations fort étranges des membres, que les chirurgiens, en général, n'ont pas toujours appréciées d'une façon convenable. Nous reviendrons avec plus de détails sur cette forme dans le chapitre de l'éléphantiasis des Grecs.

supérieures et inférieures à la fois un épaississement éléphantiasique monstrueux, survenu à la suite d'une nouvelle formation particulière qui se traduisait par quelques tubercules ressemblant beaucoup au lupus, et que, dans les 7 cas qui se sont présentés jusqu'ici à notre observation, nous avons reconnu appartenir au *sarcoma pigmentodes* de mauvaise nature.

Rappelons encore que l'infiltration, l'induration, l'oblitération et la suppuration des ganglions inguinaux ont été signalées comme autant de causes de l'éléphantiasis, et cela par des observateurs qui ont habité les pays tropicaux (Hendy) ou des contrées où, d'après l'opinion générale, cette maladie doit sévir d'une manière endémique. C'est donc se payer de mots creux et de pures hypothèses que de vouloir citer comme causes spéciales, que l'on admettait cependant jadis, une disposition indivi- duelle ou de race, une influence climatérique et physique du sol, tandis qu'il est démontré d'une façon incontestable que les conditions anatomiques que nous avons relatées plus haut peuvent déterminer l'éléphantiasis.

Examinons néanmoins ces prétendues causes. Est-il bien nécessaire qu'il existe une disposition spéciale chez un individu pour que l'élé- phantiasis se produise? Mais ne faut-il pas aussi une certaine disposi- tion pour que le lupus ou le psoriasis, par exemple, se développe sur une peau saine?

L'âge, le sexe, la race ne semblent avoir aucune relation directe avec l'éléphantiasis. Avant la puberté, cette maladie est très rare, probable- ment parce que, de sa nature, elle met des années à se développer. Les deux sexes paraissent fournir à peu près le même nombre de cas. Pour ce qui est de la race, l'éthiopique semble présenter une sorte de pré- disposition spéciale à l'éléphantiasis; nous avons déjà appelé l'attention sur ce point.

Le climat, la constitution physique du sol (tropiques, bords de la mer, îles plates) ont été également accusées de favoriser le développe- ment de l'éléphantiasis. Jadis les faits d'éléphantiasis nous venaient seulement des bords de la mer et des îles des Tropiques, et cette maladie était considérée comme spéciale à ces régions. Nous croyons que ce nom exotique, éléphantiasis des Arabes, a surtout contribué à corroborer cette idée. Lorsqu'on y a regardé de plus près, on n'a pas tardé à voir au contraire que les cas d'éléphantiasis des Arabes sont encore assez fréquents en Europe, non-seulement sur les bords de la mer, mais sur le continent même. Chez nous, en particulier, cette maladie ne fait jamais défaut; je dirai même que nos hôpitaux n'en reçoivent qu'un trop grand nombre — eu égard à l'impuissance de la thérapeutique.

La plus grande partie des cas d'éléphantiasis ont été observés chez des individus appartenant aux classes ouvrières ou pauvres. Cela paraît surprenant sous le rapport de l'étiologie, car les conditions anatomiques que nous avons signalées comme amenant le développement de l'éléphantiasis sont à peu près indépendantes de l'état et du genre de vie des individus, comme le lupus. Toutefois nous devons faire ressortir cette circonstance que, dans les premiers temps de la maladie, l'œdème n'est pas de forme chronique et est peu considérable, enfin que ce n'est que plus tard qu'arrive le développement du tissu cellulaire. Or, c'est là le fait capital ; en effet, les personnes des classes aisées se soignent et leur œdème guérit, tandis que les individus des classes inférieures continuant à aller et venir et à travailler, l'œdème dont ils sont atteints non-seulement augmente mais il devient persistant, de sorte que l'hypertrophie du tissu cellulaire s'établit d'une manière définitive.

Pronostic. — On peut dire jusqu'à un certain point que la marche de l'éléphantiasis de la jambe n'est pas très défavorable, puisque les malades peuvent encore aller et venir, avec peine, il est vrai ; quelques-uns même ne peuvent pas du tout marcher à cause du poids du membre ; mais enfin l'affection n'atteint pas directement la santé générale et les malades peuvent vivre longtemps dans cet état.

Nous avons vu quelques individus atteints d'éléphantiasis présenter un aspect cachectique, leucocythémique. Cet état de la santé générale provient tout à la fois de la maladie fondamentale, qui a donné naissance à l'éléphantiasis (lupus, scrofule, carie), du retour plus ou moins fréquent de l'inflammation locale accompagnée de fièvre, et surtout enfin des conditions de misère dans lesquelles sont ces malades, qui ne trouvent plus que très difficilement à gagner leur vie. Cependant Hebra fait remarquer avec raison que la mort peut survenir dans un très court espace de temps, comme nous l'avons vu nous-même, par le fait de phlébite ou de pyohémie survenant avec frisson et fièvre par suite d'une inflammation des veines ou des vaisseaux lymphatiques dans les parties atteintes d'éléphantiasis.

Thérapeutique. — Le traitement de l'éléphantiasis de la jambe ne peut être qualifié d'efficace qu'autant qu'il réussit à empêcher le travail pathologique de se produire, ou, plus tard, à faire disparaître le gonflement qui s'est déjà produit, à ramener le membre à son volume normal et à permettre au malade de s'en servir.

Pour ce qui est de limiter, d'arrêter le travail pathologique, on ne peut y songer que dans les premiers temps de son développement. Si, pendant le cours d'une inflammation érysipélateuse ou d'une lymphangite, on a fait usage de moyens antiphlogistiques locaux — applications froides au moment où les parties enflammées offrent une élévation de température, puis applications chaudes — de plus, position horizontale et repos du membre, etc., et que progressievment l'inflammation et le gonflement diminuent, – alors il n'est pas impossible d'admettre que l'éléphantiasis puisse être arrêté dans son développement.

Nous ne devons pas oublier de signaler ici que certains médecins attribuent la terminaison que l'on oberve quelquefois de l'érysipèle par induration à l'usage intempestif d'applications chaudes (Virchow) (1). Nous nous rappelons aussi que, tout au contraire, Schuh adresse le même reproche aux applications froides. Pour notre part, nous croyons ces deux accusations également exagérées. En général, le médecin devra se laisser guider, dans le choix des applications chaudes ou froides, d'un côté par la température de la partie enflammée et de l'autre par la sensation subjective qu'en éprouvera le malade.

D'après la description que nous avons faite de l'éléphantiasis, l'œdème qui succède à plusieurs attaques d'inflammation, ou qui s'établit d'une manière passive par le fait d'une gêne mécanique de la circulation, est la cause prochaine du gonflement et de la formation nouvelle de tissu cellulaire ; l'œdème agit là d'une double façon, directement, en ce que les éléments du liquide de l'œdème donnent naissance à du tissu cellulaire nouveau, et indirectement en ce que ce liquide absorbe les éléments stables de tissu cellulaire qui existaient antérieurement en abondance dans les liquides nourriciers et en amène ainsi le développement et finalement l'hypertrophie.

On combat donc la cause prochaine de l'éléphantiasis en cherchant à faire disparaître l'œdème. Le moyen le plus utile à employer, c'est l'application d'un bandage compressif sur le membre malade. Hebra (2) a depuis longtemps déjà traité des cas d'éléphantiasis à divers degrés d'après ces principes, et il en a obtenu plus de succès ou au moins tout autant que d'autres médecins qui avaient recours à des procédés beaucoup plus énergiques, souvent dangereux et même mortels. Le méthode d'Hebra consiste en ceci : d'abord on combat les phénomènes inflammatoires par un traite-

(1) Virchow, Spec. Path. u. Ther. 1. B, pag. 219.
(2) Voyez entr'autre, Allg. W. med. Zeitung. Jhrg. 1857, pag. 184.

ment local approprié, puis on emploie des cataplasmes et des bains tièdes ou des embrocations avec de l'huile, de la graisse ou des onguents, pour ramollir et faire disparaître les dépôts épidermiques et les croûtes. Ce résultat obtenu, on fait sur la partie malade des frictions d'onguent mercuriel, lequel est bien plus facilement absorbé quand la peau est débarrassée de ces croûtes et de ces amas d'épiderme. Ce moyen mérite la préférence sur tous les autres dans les cas où l'on a encore l'espoir d'obtenir la résorption des exsudats qui constituent l'augmentation de volume du membre. Dans ces circonstances, les moyens que nous venons d'énumérer, joints à la position horizontale ou un peu élevée du membre amèneront certainement une amélioration notable, que l'on pourra d'ailleurs apprécier en mesurant de temps à autre le volume du membre.

En même temps, on arrive par cette méthode à un autre résultat, savoir : que le membre, qui auparavant était douloureux, devient souple et maniable, ce qui permet dès lors d'appliquer un moyen complémentaire de traitement, je veux parler de la compression. Pour l'établir, on aura recours au bandage roulé, car il est très important de renouveler souvent le pansement, ce que l'on ne pourrait pas faire avec les bandes plâtrées, dextrinées, etc. En effet, dans les premiers temps surtout, où le produit de l'exsudation est beaucoup plus séreux et par conséquent beaucoup plus susceptible de résorption, le membre diminue si rapidement de volume, qu'un bandage appliqué d'une façon exacte le matin, commence déjà à être flottant au bout de 12 ou 24 heures. Pour faire ce bandage, on se sert non pas de bandes de toile, ni même de flanelle, mais bien de bandes de coton, que l'on trempe d'abord dans l'eau, et que l'on applique aussi tendues que possible; aussi est-il bon de se faire assister dans cette opération par des aides. On commence à envelopper le membre en arrière des orteils, et l'on fait le bandage en remontant, en ayant soin que chaque tour de bande recouvre presque totalement le tour précédent. On peut ainsi établir une pression très considérable, qui serait à peine supportée par d'autres individus, mais qui ne fatigue pas beaucoup les sujets atteints d'éléphantiasis de la jambe. Il faut seulement veiller à ce que la bande ne presse jamais par un de ses bords, et si l'on trouve quelque part un enfoncement, on devra le combler avec de la charpie ou avec une compresse graduée. Malgré cela, le bandage devient déjà lâche après quelques heures et au bout d'une demi-journée il est flottant. Quand on l'enlève, on trouve souvent une diminution de volume d'un demi pouce, à un pouce, et l'on applique de nouveau le bandage d'une façon exacte. Plus tard, lorsque l'infiltration séreuse a disparu en grande partie, et que par conséquent le volume du membre ne peut plus diminuer que lentement, on peut aussi renouveler le bandage, mais à des intervalles plus éloignés.

Si, pendant le cours de ce traitement, il survenait une nouvelle inflammation dans les parties enveloppées, il faudrait aussitôt enlever le bandage, et appliquer, comme nous l'avons déjà vu, des cataplasmes froids, puis tièdes, et faire des frictions avec l'onguent mercuriel.

La réduction de volume du membre éléphantiasique, que l'on obtient par ce traitement résulte manifestement de la diminution de l'œdème. Comme cet œdème, en s'établissant d'une façon permanente amène et exagère l'hypertrophie du membre, il est donc évident que le traitement que nous venons d'indiquer agit d'une manière favorable à un double point de vue, pour le présent et pour l'avenir. Mais que ce traitement soit capable de faire disparaître le tissu cellulaire déjà développé d'une façon complète et d'en amener la résorption, cela est à peine admissible, et surtout difficile à prouver.

Il semble que les chirurgiens pensaient pouvoir agir dans les deux sens que nous avons indiqués, lorsqu'ils ont proposé (et on le fait encore) soit la compression au moyen du doigt ou du tourniquet (Vanzetti) (1), soit la ligature de l'artère fémorale ou même de l'iliaque externe dans l'éléphantiasis. C'est à l'arrêt et à la diminution de l'afflux des liquides nourriciers, par suite du développement de la circulation collatérale, que l'on doit attribuer non-seulement l'arrêt, mais encore la disparition du travail éléphantiasique.

Le docteur Carnochan (2), de New-York, est le premier qui, en 1851, ait fait la ligature de l'artère fémorale dans l'éléphantiasis; depuis lors il a de nouveau pratiqué la même opération dans trois cas, (dans un, il a lié les deux fémorales). Son exemple a été imité par Statham de Londres, Butcher de Dublin, Fahrer à Calcutta, Alcock dans le Stratfordshire, Bryant (3) au Guy's Hospital, de Londres, et enfin chez nous, par Weinlechner, de Vienne, et Georges Fischer (4), de Hanovre.

A l'exception de quelques cas où les malades ont eu des hémorrhagies, ou ont succombé à la pyohémie, les opérateurs ont eu à enregistrer

(1) (Padua) Gaz. des Hôpitaux, n° 144, p. 752. Canstatt's Jahresb. 1867.
(2) Journ. of cut. medicine. vol. 1, p. 180.
(3) Journ. of cut. medicine, vol. 1, p. 180, v. Dr Buchanan, et medic. chir. transactions, vol. 49, 1866, v. Dr Bruyant.
(4) Archiv für path. Anat. und Physiol., 46 V. p. 328.

de bons résultats. C'est-à-dire qu'au bout d'un mois le membre était moins volumineux et le malade pouvait mieux s'en servir. Si l'on songe qu'à la suite de cette opération les malades ont dû garder le lit pendant plusieurs semaines dans la position horizontale, il est clair que la réduction de volume du membre correspond en grande partie à une diminution de l'œdème, diminution que, dans toutes les circonstances, la position horizontale favorise toujours. Par le fait, l'œdème et l'augmentation de volume se sont reproduits dès que les malades ont recommencé à marcher.

- En présence de ces résultats, chez les individus atteints d'un éléphantiasis arrivé à un très haut degré de développement, on pourrait presque proposer l'amputation de la cuisse. Au moins les malades pourraient-ils marcher avec une jambe de bois, tandis que le développement monstrueux de la maladie les empêche complètement de se mouvoir. Cette opération a été souvent pratiquée déjà, entr'autres par Dittl, sur un malade de Vienne. La plus grande partie de ces malades, ainsi que celui que nous venons de citer en particulier, n'ont pas supporté l'amputation; ils sont morts des suites de l'opération.

En somme, le seul résultat appréciable du traitement de l'éléphantiasis consiste dans la diminution et la suppression de l'œdème; or, on arrive à ce résultat par la méthode de Hebra autant qu'il est possible, et cela sans aucun danger pour la vie du malade; tandis que les opérations chirurgicales auxquelles on a eu recours n'ont donné, dans les cas les plus favorables, que ce même résultat, mais peuvent compromettre gravement la vie des malades et même amener la mort. On doit donc, suivant nous, borner le traitement de l'éléphantiasis à l'emploi rationnel de la méthode antiphlogistique, aux frictions d'onguent mercuriel et à l'application méthodique du bandage compressif.

b. Eléphantiasis des parties génitales (scrotum, verge, grandes lèvres, clitoris.)

Après la peau des membres inférieurs, c'est celle des parties génitales, scrotum, verge, grandes lèvres, clitoris, qui est le siége le plus fréquent de l'éléphantiasis. Ici, la peau s'hypertrophie à un degré si considérable qu'il en résulte non-seulement une déformation extérieure monstrueuse des parties atteintes, mais encore une altération profonde des organes situés sous la peau.

Pour la description de cette maladie, nous pouvons nous en rapporter à Pruner qui, de même que Reyer et Rigler, en a observé un plus grand nombre de cas que nous; car en Europe, l'éléphantiasis des parties génitales ne se montre que d'une façon sporadique.

L'éléphantiasis du scrotum est susceptible d'un développement excessif; il forme alors une sorte de sac charnu pendant sur les genoux ou même jusqu'à terre, dont la partie supérieure rétrécie en forme de col ou de pédicule sort de la région inguinale. En raison du siège d'implantation de la tumeur, cette maladie a été décrite par différents auteurs, sous le nom de hernie charnue (*hernia carnosa*, Prosper Alpin, Larrey) de sarcocèle ou d'hydrocèle endémique.

Pour ce qui est du mode de formation de l'éléphantiasis du scrotum, les observations n'en font nullement mention, pour cette raison que les médecins n'ont eu l'occasion de le voir que quand la maladie était déjà complètement développée.

« Tandis que nous même, dit Pruner (1), nous avons pu encore observer distinctement les symptômes de l'érysipèle dans le développement de l'éléphantiasis du prépuce, jamais cela ne nous est jamais arrivé pour l'éléphantiasis du scrotum. Il est vrai qu'ordinairement on ne voit guère ces malades qu'à une période déjà avancée de l'affection ; mais en les questionnant sur les symptômes qu'elle avait présentés au début, ils nous ont toujours répondu qu'il n'y avait pas eu d'érysipèle. D'après ce que nous avons pu apprendre sur les premières périodes, la maladie commence sur le scrotum par un noyau sous-cutané dur. ordinairement du côté gauche de la peau des bourses. A mesure que ce noyau gagne en étendue dans toutes les directions, la peau qui le recouvre s'épaissit et se durcit et prend un aspect ridé, rugueux, cannelé et comme glanduleux. A cette même période la région inférieure de l'abdomen commence à changer de forme ; elle s'allonge, tandis que les extrémités inférieures semblent se raccourcir, cela résulte de la traction que la tumeur exerce sur la peau du ventre. Le membre viril grossit aussi dans la même proportion. Abandonnée à elle-même, la tumeur va toujours se développant aux dépens du tégument des régions voisines ; ainsi la peau du bassin et du ventre concourt au développement de la tumeur du scrotum. En même temps la peau de la face supérieure de la verge, obéissant à la force de traction de la tumeur dans la même direction, se retourne, en partant de la racine de la verge, vers la partie inférieure. Il en résulte que cet organe diminue énormément de longueur, jusqu'à ce qu'il soit complètement caché dans la tumeur. Son enveloppe cutanée pend autour du gland et forme un canal borgne, dont l'ouverture se trouve en avant et au milieu de la tumeur et constitue une espèce de prolongement à l'extrémité exté-

(1) l. c.. pag. 327.

rieure de l'urèthre. Cette enveloppe cutanée de la verge se transforme ainsi par le contact de l'urine en une membrane muqueuse. Assez souvent on voit une gouttière qui, partant de l'ouverture de ce nouveau canal urinaire, descend jusqu'au-dessous de la tumeur. Même dans ces cas il est rare que l'on trouve des excoriations par suite du contact de l'urine, mais on voit, sur le trajet de cette gouttière, la peau se transformer progressivement en membrane muqueuse.

» Ce n'est qu'à une période avancée de la maladie que les vaisseaux lymphatiques tiraillés, élargis et déchirés, laissent suinter par leurs extrémités ou leurs parois de la lymphe qui forme les croûtes signalées par les auteurs. Cependant cela n'est pas constant, même dans les cas où le développement est très considérable. »

Cependant il est certain, d'après Hendy (l. c. 118), Wiedel (1), Fuchs, etc., que cette lymphorrhée, comme celle de la jambe, n'a très souvent d'autre signification que celle d'un flux, comme dans l'eczéma, où un liquide albumineux qui se dessèche à l'extérieur exsude souvent en très grande quantité du corps papillaire dénudé ; il est très rare que cet écoulement provienne des interstices du tissu cellulaire sous-cutané, ou que l'on puisse prouver qu'il vient d'un vaisseau lymphatique dilaté, auquel cas seulement on peut dire qu'il s'agit d'une lymphorrhée proprement dite. Cet écoulement provient soit de quelque point de la peau qui a été entamé, par exemple, à la suite de l'application d'un vésicatoire dont la phlyctène a été ouverte, soit par le fait de la rupture spontanée de la peau atteinte d'éléphantiasis (*Pachydermia lactiflua,* Fuchs).

La tumeur change d'aspect extérieur et de forme suivant les circonstances et les rapports extérieurs ; par exemple, elle reste lisse dans les points où elle en est contact avec les cuisses, et dans ceux sur lesquels elle repose en arrière. Elle est toujours plus étroite en haut, où elle est suspendue par une sorte de pédicule. Ordinairement elle est ronde au début et plus tard elle prend la forme d'une poire.

La peau est épaissie surtout à la partie inférieure, traversée par de petits sillons ; sur certains points, elle a un aspect glanduleux, papillaire.

Lorsqu'il est ainsi arrivé à un degré considérable de développement, le scrotum peut former une tumeur qui descend jusque sur les genoux, d'un poids énorme, allant parfois jusqu'à 120 livres et plus, et d'un volume proportionnel ; cette tumeur gêne considérablement la marche, surtout quand la maladie se complique (et cela est très fréquent) de

______

(1) Ueber El. scroti, mit Ergiessung lymphatischer Flüssigkeit, Würzburg, 1837.

hernies inguinales. Le prépuce, le clitoris constituent quelquefois des masses pesant jusqu'à trois livres; enfin on a vu les grandes lèvres, très pesantes, pendre jusque sur les genoux.

L'éléphantiasis du pavillon de l'oreille et des régions voisines s'observe plus rarement que celui de la jambe et des parties génitales. Le pavillon de l'oreille, la peau des joues et de la tête pendent alors sur les côtés du cou, comme des appendices épais, en forme de sac, offrant généralement en haut une partie plus étroite, comme un pédicule, de façon que l'oreille tombe horizontalement au niveau du bord de la mâchoire inférieure.

Anatomie. — Si l'on dissèque la peau épaissie du scrotum, aussitôt il en sort, soit spontanément, soit surtout par la pression, une grande quantité de liquide jaunâtre qui se coagule rapidement à l'air ou par la chaleur. Il est vrai de dire cependant que tout liquide provenant d'une exsudation possède la même propriété, comme par exemple, le contenu d'une vésicule dans l'érysipèle bulleux ou dans le pemphigus.

Le derme lui-même paraît peu altéré. L'altération capitale frappe le tissu sous-cutané, qui semble s'être transformé en une masse dure, squirrheuse, blanche, lardacée, et manifestement fibreuse sur certains points (*elephantiasis dura*). Plus on pénètre dans la profondeur, plus le tissu dans son ensemble devient uniformément mou et gélatineux (*eleph. mollis*). L'éléphantiasis dur et l'éléphantiasis mou ne sont donc pas, comme certains auteurs l'ont avancé, deux formes distinctes de la maladie et spéciales à des régions différentes du corps ; ces appellations ont seulement rapport à la consistance que l'on a trouvée localement dans les parties hypertrophiées de la peau, consistance qui peut, comme nous l'avons indiqué, se transformer complètement sur un point donné.

On trouve ainsi dans l'éléphantiasis des parties génitales comme dans celui de la jambe, des espaces en forme de kystes, limités par un tissu squirrheux ou traversés par des bandes de tissu cellulaire, qui ressemblent à des abcès, et sont remplis d'une masse gélatineuse abondamment imprégnée de liquide.

Les organes qui sont placés dans l'épaisseur de la peau, les glandes, les follicules pileux et sébacés, sont écartés les uns des autres, et sur certains points ils sont profondément enfoncés.(1).

De plus, les organes qui sont enveloppés par la peau éléphantiasique

(1) Voir entr'autres « De Arabum elephantiasi, Dissertat. Inaugur., Robert Fränkel, Vratislaviae, 1857.

sont eux-mêmes altérés. La tunique fibreuse du testicule est tendue et épaissie ; entre elle et la tunique vaginale on trouve une quantité plus ou moins grande de sérosité épaisse et des fausses membranes. Dans la tunique vaginale il existe souvent de l'hydrocèle. Le testicule lui-même est quelquefois (une fois sur dix, Pruner) réduit en une sorte de liquide muco-purulent. Enfin, d'après le même auteur, les muscles de la cuisse sont quelquefois atrophiés par suite de la pression que la tumeur scrotale a longtemps exercée sur eux.

Étiologie. — Les formes de l'éléphantiasis des Arabes que nous avons décrites précédemment s'observent dans certaines contrées du globe, par exemple en Orient et sur les côtes maritimes des pays tropicaux, en nombre incomparablement plus élevé et à un degré de développement beaucoup plus considérable que sur le continent européen où cette maladie ne se présente jamais que isolément et pour ainsi dire comme un phénomène pathologique très rare.

Et pourtant, dans les pays où cette maladie a été le mieux étudiée, en Egypte par exemple, on n'est parvenu à découvrir aucune circonstance étiologique qui puisse expliquer le développement non plus que la fréquence de l'éléphantiasis des parties génitales. On ne peut pas dire qu'il y ait ici des causes analogues à celle que l'on observe pour l'éléphantiasis de la jambe, car les inflammations érysipélateuses ou lymphangiques sont extrêmement rares, ou même, d'après Pruner, n'ont jamais été observées dans les premières périodes de la tumeur scrotale, de même qu'on n'a pas non plus constaté l'existence de troubles actifs ou passifs de la circulation.

Sous ce rapport donc, il faut établir une certaine différence entre cette forme de l'éléphantiasis des Arabes et l'éléphantiasis de la jambe que nous avons décrit au chapitre *a*. Quant au fait essentiel, c'est-à-dire, quant au résultat final, l'altération des tissus reconnaissable, soit à l'œil nu, soit au microscope, il est le même dans les deux formes. C'est toujours une hypertrophie du tissu cellulaire et surtout du tissu cellulaire sous-cutané, produite par la présence permanente d'une quantité anormale de liquide nourricier dans les espaces interstitiels de ce tissu ; il y a là, d'une façon chronique, prédominance de l'afflux du liquide nourricier sur l'écoulement de ce liquide emporté par les vaisseaux lymphatiques.

L'âge et le sexe n'ont aucune signification au point de vue étiologique. Cette forme de l'éléphantiasis ne s'observe pas avant la puberté. La race éthiopique doit avoir, comme l'indique Pruner, une disposition plus grande à l'éléphantiasis du scrotum et des grandes lèvres. Les nègres ont aussi généralement le prépuce, les grandes lèvres et le clitoris plus développés à l'état normal; cela est propre à cette race.

C'est simplement sur ces faits, ainsi que sur quelques rapports de climatologie et de géographie physique que se base une espèce de théorie étiologique que chacun peut édifier suivant sa manière de voir, mais qui, dans aucun cas, ne peut avoir d'autre valeur que celle d'une simple hypothèse.

Traitement. — Il faut tout d'abord renoncer à l'idée de ramener à leur état normal les masses de tissu cellulaire hypertrophiées, ou les organes musculeux et parenchymateux altérés par suite de la pression exercée sur eux par la tumeur. Il est même presque impossible, dans cette forme de la maladie, d'obtenir une diminution de la tumeur élé-phantiasique en déterminant la résorption de l'œdème chronique, que nous avons signalé dans le traitement de l'éléphantiasis de la jambe. Il faut même dire que les tumeurs, généralement pendantes, des grandes lèvres, du scrotum, etc., ne se prêtent pas à la compression méthodique à l'aide des bandages.

Quant à une médication interne, on n'en a jamais obtenu aucun résultat; et de fait on n'en pouvait guère attendre.

Bien qu'en réalité l'éléphantiasis des parties génitales ne constitue pas un danger grave pour la vie des malades, cependant ces tumeurs pendantes et très mobiles, sont fort gênantes quand elles ont atteint un grand développement, et constituent une difformité telle que l'indica-tion la plus urgente du traitement est de les enlever ou tout au moins d'en diminuer le volume.

Aussi l'opération a-t-elle été proposée et exécutée par Gaëtani-Bey et ensuite par Clot-Bey, Grassi, Pruner, Reyer, Koch, Schledenhaus, etc. et cela avec les meilleurs résultats.

L'opération consiste dans l'excision d'une partie de la peau éléphan-tiasique proportionnée au volume de la tumeur, et doit être en même temps ce que l'on appelle une opération plastique, c'est-à-dire qu'elle doit rendre à la partie sa forme à peu près normale.

Voici qu'elles sont, d'après Pruner, les règles de l'opération de l'élé-phantiasis du scrotum :

« L'opération est simple ou composée, suivant que le membre viril est encore sain, ou qu'il est compris dans la tumeur. Dans le premier cas, le malade étant couché dans la même position que pour l'opération de la taille, un aide soutenant convenablement la tumeur et relevant la verge en haut, on pratique, depuis l'extrémité du raphé scrotal, au point où il touche la racine de la verge, jusqu'au bord de l'anus en passant sur la partie supérieure du scrotum, deux incisions latérales semi-lunaires, dessinant les deux lambeaux elliptiques qui, disséqués avec soin, forment le sac artificiel des testicules. Ces lambeaux étant taillés, on pratique de chaque côté, à angle droit avec leurs bords, une incision que l'on dirige en arrière; puis en divisant soigneusement les tissus sous-jacents, on met à nu les testicules et leurs cordons, on les isole exactement de tous les tissus adhérents qui peuvent se présenter dans la masse morbide, et enfin on enlève celle-ci dans sa totalité. Quelquefois, il y a à la base de la verge des prolongements de la tumeur qu'il est nécessaire d'enlever. Les artères sont, suivant les circonstances, liées ou tordues; puis, les testicules et les cordons spermatiques, qui pendant ce temps avaient été enveloppés dans un linge enduit d'un liquide mucilagineux chaud et couchés sur le ventre, sont alors ramenés en bas dans les deux lambeaux latéraux que l'on réunit enfin très exactement avec des épingles, des bandelettes agglutinatives, etc.; on a soin de mettre les fils des ligatures dans l'angle postérieur de la plaie.

« Mais si la verge est englobée dans la tumeur, l'opération est compliquée et comporte plusieurs temps. Il faut d'abord former un lambeau de réserve, allongé, quadrangulaire, pour recouvrir la verge; en second lieu on taille les deux lambeaux latéraux elliptiques qui constitueront, comme dans le premier cas, le scrotum artificiel; puis ensuite on isole l'urèthre, on sépare les testicules et leurs cordons de la masse morbide qui les enveloppe, et enfin on précède pour la fin de l'opération ainsi que nous l'avons indiqué plus haut.

« Les principales difficultés se présentent dans l'angle situé entre la racine de la verge et l'extrémité antérieure des lambeaux destinés à envelopper les testicules. En effet, il se forme là, à la rencontre des trois bords cutanés, un espace triangulaire, ulcéré, qui ne se cicatrise que très lentement. Une autre circonstance fâcheuse, c'est la facilité avec laquelle certains points de l'enveloppe de la verge, qui servaient jadis de canal pour le passage de l'urine, et actuellement ramenés à leur situation normale, se laissent détruire par la gangrène.

» Certaines parties de la peau ont dû être parfois conservées et utilisées pour la réparation plastique, bien que n'étant pas parfaitement saines; l'état de ces parties s'améliore généralement, non-seulement pendant la période de suppuration et de cicatrisation, mais encore plus tard et longtemps après que la cicatrisation est complète. »

Bien que nous ayons rapporté d'après Pruner toutes les circonstances les plus remarquables de l'opération, il est bien certain que l'on devra toujours agir conformément aux indications spéciales de chaque cas.

Les formes que nous avons décrites jusqu'ici de l'éléphantiasis de la jambe et des parties génitales ont comme caractère essentiel commun : l'hypertrophie énorme du tissu cellulaire, l'œdème lymphatique volumineux et de plus cette circonstance que la maladie dans ces cas est toujours acquise, c'est-à-dire qu'elle n'apparaît que dans le cours de la vie extra-utérine et le plus souvent après l'âge de puberté.

A ces formes nous pourrions ajouter une troisième espèce d'hypertrophie de la peau qui se distingue essentiellement de l'éléphantiasis que nous venons d'étudier précédemment, mais qui cependant offre beaucoup de points de contact avec les premières variétés, et que nous désignerons avec Virchow (1) et Hecker (2), sous le nom de :

c. Eléphantiasis téléangiectodes ou lymphangiectodes.

Cette forme de l'hypertrophie est toujours congénitale. On l'observe sur des monstres acéphales ou d'un autre genre, et alors elle s'étend souvent à tout le corps (Virchow, l. c. p. 516) ; ou bien chez des sujets viables, et alors elle est limitée à quelques parties ou à une seule région du corps. Elle reste, pendant le cours de la vie, avec le volume et à l'état qu'elle présentait lors de la naissance, ou bien elle se développe au point de constituer une difformité monstrueuse.

Nous voulons parler ici de ces productions que Rokitansky et Schuch ont décrites et étudiées comme des nouvelles formations de la peau, à proprement dire du tissu cellulaire sous-cutané, finement lobulées à leur surface et contenant dans leur intérieur du tissu cellulaire jeune et de très nombreux vaisseaux sanguins. Ce sont des tumeurs cutanées, d'une structure lobulée (Rokitansky) (3), qui tantôt représentent des condylomes assez nettement limités, bornés à de petits points du tégument, très vasculaires, lobulés comme des glandes, tantôt au contraire atteignent les proportions d'une hypertrophie de la peau et du tissu

(1) l. c., p. 317.
(2) l. c., Planche 1, et texte.
(3) Lehrb. d. path. anat. 1, B. 203 et sequ.

sous-cutané analogue à l'éléphantiasis, plus diffuse et s'étendant à de grandes surfaces de la peau.

Dans cette forme d'altération pathologique le tissu cellulaire sous-cutané est immédiatement et principalement frappé ; l'altération, à mesure qu'elle s'étend davantage, devient diffuse : de plus, l'aspect extérieur de ces tumeurs, et différentes circonstances essentielles, au double point de vue histologique et clinique, coïncident avec ce que l'on observe dans l'éléphantiasis. Aussi avons-nous cru pouvoir, non sans raison, rattacher cet état morbide à l'éléphantiasis des Arabes.

Dans l'éléphantiasis téléangiectodes le tégument en général d'une partie importante du corps, par exemple d'un membre supérieur tout entier, est hypertrophié, de telle sorte qu'il est trop grand pour la partie du corps qu'il recouvre. Alors, en vertu de son propre poids, il pend autour du membre sous forme de bourrelets et de plis longs et larges, exactement comme la peau sur le cou des bœufs, comme le fanon de la vache.

La surface de ces bourrelets cutanés est pâle et marbrée de violet à cause des vaisseaux sanguins très nombreux qui traversent la peau amincie sur certains points, épaissie au contraire en d'autres endroits.

Si l'on soulève un de ces bourrelets de peau, on sent qu'il est lourd, et en même temps pâteux, mou, assez dur sur d'autres points, et dans beaucoup de parties il a la consistance d'une éponge complétement imbibée. Si l'on comprime la masse avec la main, elle se laisse facilement réduire à un plus petit volume, mais le bourrelet reprend rapidement son volume primitif, dès que l'on cesse la compression.

Tandis que ces bourrelets cutanés pendent vers le point déclive, vers la partie inférieure du bras, et font paraître le membre épaissi de ce côté, on trouve la partie supérieure et antérieure du bras amaigrie et étroitement enserrée par la peau mince et tiraillée par le poids des bourrelets qui sont situés au-dessous ; les muscles et les os sont atrophiés. Cette atrophie musculaire n'est pas seulement produite par le poids des bourrelets cutanés, elle provient aussi de ce que les malades sont dans l'impossibilité de faire usage de leur membre. Ils ne peuvent soulever le bras malade qu'avec le secours du membre sain, et ils le portent toujours en écharpe.

Les doigts aussi s'atrophient et se recourbent de différentes façons. Le bras lui-même s'amaigrit d'une manière remarquable au-dessus de la partie hypertrophiée, à son extrémité voisine de l'épaule.

Je me rappelle que, à l'époque où je faisais mes études, un jeune homme se présenta à la clinique chirurgicale avec un éléphantiasis téléangiectodes au bras gauche. Pendant les années suivantes je l'ai revu maintes et maintes fois dans les services de chirurgie, jusqu'à ce que, enfin, il y deux ans, il succomba aux suites de la désarticulation de l'épaule. L'histoire de cet homme est littéralement celle que Rokitansky raconte au sujet d'un menuisier.

« Je connais, dit Rokitansky, chez un homme, le cas d'une tumeur monstrueuse qui s'étend sur tout le membre supérieur droit et même qui envahit le creux de l'aisselle jusque sur le thorax. Elle apparaît avec une teinte bleuâtre à travers la peau qui lui est adhérente et qui est généralement amincie, surtout au niveau des bosselures qu'elle présente sur différents points ; elle est molle et donne à la main une sensation analogue à celle d'un poumon atrophié ; la pression en chasse facilement le sang comme l'on ferait d'une éponge. Les os des doigts sont atrophiés, réduits au volume de petits bâtons à arêtes vives. »

On a vu des tumeurs cutanées de ce genre sur le dos, sur la cuisse, au visage, sur la tête, etc.

Si l'on a l'occasion d'observer pendant plusieurs années la marche de la forme pathologique que nous venons de décrire, il devient évident que cet allongement et cet épaississement monstrueux de la peau sont constitués par de petits condylomes, lobulés comme des glandes, le plus souvent congénitaux, prenant naissance dans le tissu sous-cutané sous forme de foyers épars et pénétrant dans la totalité du tégument, de façon à représenter, dans les premières périodes, des téléangiectasies sous-cutanées, ou des tumeurs plus solides, lobulées, analogues au lipôme.

Au point de vue anatomo-pathologique, Rokitansky regarde ces productions comme des formations nouvelles, et cela est incontestable. Seulement il faut avouer que les limites entre l'hypertrophie et le néoplasme sont souvent aussi obscures pour les cliniciens que pour l'anatomiste.

Ces productions appartiennent pour la plus grande partie au tissu sous-cutané. Le tissu cellulaire se développe et donne naissance à des végétations utriculées ou arborescentes, en même temps que les vaisseaux sanguins augmentent de volume et se multiplient. Sur certains points aussi, il survient des lobules graisseux entre les faisceaux de tissu cellulaire dans lesquels cheminent les vaisseaux sanguins.

Lorsque cette vascularisation envahit rapidement la peau et le tissu sous-cutané, la maladie a le caractère de la téléangiectasie, et se présente sous forme d'une tumeur qui pâlit par le fait de la pression et reprend aussitôt sa coloration violette. Si, au contraire, le tissu vasculaire est en petite quantité et que le tissu cellulaire et les lobules graisseux prédominent, alors la tumeur est plus ou moins solide, elle a l'aspect du molluscum ou du lipôme.

Il n'est pas rare de voir ces tumeurs conserver leurs dimensions primitives. Dans d'autres cas, au contraire, elles augmentent et atteignent un volume considérable. Lorsque les vaisseaux sanguins prennent un développement qui l'emporte sur celui des autres éléments de la tumeur, s'étendant dans toutes les directions, s'anastomosant entr'eux et s'avançant vers la surface de la peau, on donne à la tumeur le nom de fanon vasculaire (Schuh). Elle prend le nom de tumeur sanguine caverneuse (Rokitansky) dans les cas où ce réseau sanguin, nombre de fois anastomosé et entrecroisé, perçant le calibre même des vaisseaux isolés, forme ainsi des espaces sanguins mal limités que l'on observe jusque dans le tissu cellulaire sous-cutané.

L'élément fondamental de ces nouvelles formations consiste principalement dans un énorme développement de tissu cellulaire, affectant différents aspects ; ce sont ou des végétations papillaires arborescentes, ou des masses noueuses solides, ou des utricules creux, renfermant des lacis vasculaires.

Si maintenant, dans ce développement ultérieur, l'hypertrophie cellulaire de la masse vient à se produire d'une façon prédominante, alors apparaît cette forme, que nous avons décrite, de l'hypertrophie du tissu cellulaire, combinée d'ailleurs aussi avec une surprenante vascularité : c'est là l'éléphantiasis téléangiectodes.

De son côté, Rokitansky lui-même, bien qu'il définisse la tumeur sanguine caverneuse une production nouvelle, ne manque pas de faire ressortir que dans cette maladie le tissu ne présente pas partout la même épaisseur, et que çà et là s'y trouvent « des parties dans lesquelles on reconnaît à l'œil nu des masses blanches solides ».

Dans cette affection le caractère de l'éléphantiasis résulte de la présence de ces masses solides qui constituent la partie élémentaire prédominante de ces replis cutanés pendants. La grande abondance de vaisseaux sanguins, qui, naissant dans cette production pathologique congénitale, se développent ultérieurement au milieu de cette hypertrophie cellulaire, lui donne enfin un aspect analogue à une éponge imbibée de sang ; d'où le nom d'éléphantiasis téléangiectodes.

Ici, comme dans les autres formes de l'éléphantiasis, le tissu cellulaire est, sur certains points, dans un état de développement complet ; il est composé de larges bandes de fibres épaisses qui se réunissent en faisceaux blancs, raides, brillants, durs, presque squirrheux, s'entrecroisent avec des faisceaux semblables et constituent ainsi par places un feutrage compact de tissu cellulaire ; sur d'autres points ils forment des fentes plus ou moins grandes, des espaces, voire même des cavités kystiques qui sont remplies d'un liquide sanguinolent ou, ce qui n'est pas rare, d'un liquide colloïde, analogue à de la synovie (Rokitansky). Dans d'autres parties, le tissu cellulaire est plus gélatineux, gonflé, ses fibres sont très fines ; c'est du tissu cellulaire jeune.

Parfois on observe sur une étendue assez considérable une imbibition œdémateuse de tout le tissu, que l'on peut reconnaître pendant la vie par l'état cireux, blanc d'albâtre, demi-transparent des parties malades, et qui diminue à mesure que le tissu devient plus compacte et plus sec, et que la vascularité y devient plus apparente.

La répartition des vaisseaux sanguins dans la masse de la tumeur est loin d'être régulière et uniforme. La prédominance soit de l'élément vasculaire soit de l'élément cellulaire dans telle ou telle partie de la masse de tissu pathologique explique l'impression différente que l'observateur en éprouve par le toucher et la signification différente qu'il peut en tirer.

A côté de cette participation très considérable, essentielle même, des vaisseaux sanguins à la maladie que nous venons de décrire, il ne nous reste plus à parler que de l'état pathologique de l'appareil lymphatique. Il est de peu d'importance. En effet, on a trouvé, au milieu des masses de tissu cellulaire abondamment pourvues de réseaux vasculaires sanguins, des fentes, des lacunes, des espaces kystiques, que l'on a regardés avec raison comme étant des canaux lymphatiques dilatés. Mais on n'a que très rarement observé des affections inflammatoires des vaisseaux lymphatiques, venant des parties de la peau envahies par la maladie, comme on en trouve habituellement dans d'autres formes de troubles chroniques de nutrition de la peau, particulièrement ceux de nature hypertrophique.

Pronostic. — On ne peut rien dire de favorable au sujet de la terminaison de l'éléphantiasis téléangiectodes, et des conséquences qu'entraîne cette affection pour les malheureux qui en sont atteints.

En effet, outre que cet état du membre est déjà par lui-même une grande cause de gêne et de fatigue pour le malade, mis ainsi dans l'impossibilité de s'en servir, que de temps à autre ces replis

cutanés peuvent être le siége d'érysipèle, d'eczéma, d'hémorrhagie, de gangrène, etc., outre enfin l'atrophie qui s'empare des
organes situés au-dessus et au-dessous des parties atteintes par
l'éléphantiasis (muscles, os), il est incontestable que la maladie exerce
encore une facheuse influence sur l'état général du patient. Dans
l'espace de quelques années il devient cachectique et meurt d'épuisement, ou bien il succombe à une maladie aiguë intercurrente, dont
l'épuisement est la cause prochaine.

Le traitement de l'éléphantiasis téléangiectodes est soumis aux règles
que prescrit la chirurgie pour les formations nouvelles de tissu cellulaire vascularisées. Dans les premiers temps, alors que le volume de la
tumeur n'est pas encore très considérable, il est permis d'espérer
que son extirpation, immédiatement suivie de la destruction des
vaisseaux sanguins qui rayonnent dans le voisinage (cautérisation,
galvano-caustique) produira une amélioration ou même une guérison
durable. Dans les cas où la maladie est déjà plus avancée, toute opération chirurgicale agissant dans le sens que nous avons indiqué, est
condamnée à ne donner aucun résultat durable.

(b) HYPERTROPHIES CIRCONSCRITES DU TISSU CELLULAIRE

Frambœsia (1).

Pian, Yaws de beaucoup d'auteurs ; *Pian Ruboïde, Mykosis frambosioïdes*, Albert, *Beerschwamm*, Fuchs, *Gattao, Verruga* (Pérou).

Le nom de Frambœsia a été introduit pour la première fois dans la
littérature médicale par Sauvages (2) qui le décrit ainsi : *fungi coloris
rosei, vel pallide rubri, granulosi, seu papillis exasperati, muco ruffes-
cente continuo madidi, nulli ulceri sed cuti adhærentes.* D'après Sauvages
le Frambœsia est une maladie contagieuse, endémique dans les îles des
Indes occidentales et en Afrique (Guinée), constituée par des tumeurs
semblables à une framboise (*Pian*) (3) ou à une fraise (*Yaws*) (4) qui se
développent sur la peau, d'abord le plus souvent aux parties génitales,
au pourtour de l'anus, puis aussi sur d'autres points du corps, par
exemple au creux de l'aisselle, et qui guérissent par l'emploi du mercure. Cependant, d'après Sauvages, ces excroissances framboisées conta-

(1) Voyez Moriz Kohn über die sogennante *Frambœsia* und mehrere andere Arten
von papillären Neubildungen der Haut im Archiv für Dermatologie und Syphilis. Jhrg.
1869, 3. Livr., pag. 382-423 und ibidém, Pl. 3.
(2) Nosol. method. Amstelod. 1768, Tom. 11, p. 554.
(3) et (4) Nach Berichten von Pat. Labat und D. Virgile.

gieuses, endémiques, curables par le mercure, doivent être entière-
rement distinguées de la syphilis.

La description donnée par Plenck (1) est conforme à celle de Sauvages
à laquelle Plenck n'ajoute aucune idée originale. Dans la Classe IX
« excroissances cutanées » de son *Système des maladies de la peau*, le
Frambœsia se trouve ainsi décrit : « *Morbus in quo prœgressis pustulis
variolis valde similibus excrescentiæ fungosæ mori fructus referentes,
prœcipue in plantis* (2) *pedum, quandoque in toto fere corpore excrescent.* »

« *Morbus hicce Americanis est endemnicus* (3) *et licet mercurio curetur,
et per coïtum inficiat, tamen venereus non censetur... genitalia maxime
afficit.*

Willan et Bateman, dans leur « *Système des maladies de la peau* (4) »,
ont placé le *Frambœsia* dans la 8me Classe du genre VII, *Tubercules*.
Cette maladie, d'après eux, se présente *sous forme de tumeurs qui suppurent d'une façon incomplète, dont le volume variable peut atteindre
celui d'une framboise, qui offrent une surface ulcérée, fongueuse; une
de ces tumeurs dans presque tous les cas devient plus volumineuse que
les autres; leur apparition s'accompagne d'une légère fièvre d'éruption;
enfin le malade n'en est jamais atteint plus d'une fois dans sa vie.*

L'histoire et la description que Willan et Bateman ont données de
cette affection n'est qu'une simple compilation des idées émises par les
médecins et les voyageurs (5) qui se sont trouvés à même d'observer la
maladie sur les lieux, principalement en Guinée et sur les côtes de
l'Afrique, ou aux Indes occidentales et qui l'ont décrite sous les noms
de *Yaws* (nom africain de la framboise) et de *Pian* (mûre) : on y retrouve
particulièrement les relations (6) du Dr Winterbottom et du Dr Schilling, lesquelles paraissent très circonstanciées. D'après ces auteurs le
Yaws apparait sous forme d'excroissances rouges, papillaires, fendillées, présentant le volume et l'aspect d'une petite framboise ou d'une
grosse mûre (*Pian*), qui surviennent sur le visage, dans les plis des

(1) Doctr. de morb. cutan. Viennæ, 1783. p. 101.

(2) Crabae virides, Sauvages; (Planta noctura, sera nocturna, Avicennes; Essera
noctis, Sayre, Haly-Abbas (?).

(3) Schilling, de morbo in Europa pene ignoto, quem Americani vocant Yaws. 1770.
Nielen, von den amerikanischen Pocken oder Yaws.

(4) Prakt Darstellung der Hautkr. v. Bateman nach Willan (Blasius). Leipzig, 1841,
p. 408.

(5) Pat. Labat, Dr Winterbottom, John Hume, Schilling, Bancrost, Tomson, Hilary
et autres.

(6) Dr Winterbottom, Account of the nat. Africans of Sierra Leone, vol. 11, chap.
28, et Schilling, Diatribe de morbo in Europa pene ignoto. Ultraj., 1778. (Schlegel,
thesaur. pathol. therap. Vol. 11, p. 1, p. 217.)

articulations, sur les parties génitales. De ces excroissances coule un pus visqueux, d'une odeur nauséabonde, qui se sèche en croûtes ; celles-ci sont extrêmement douloureuses à la pression (à la plante des pieds); leur durée varie de quelques mois à trois ans. Cette maladie ne se présente qu'une seule fois chez le même individu. Ordinairement, quand l'éruption est à son maximum, plusieurs excroissances se réunissent et donnent naissance à une ulcération plus considérable que presque tous les auteurs désignent sous le nom de la « *mère pian* » ou *mama pian*. Le frambœsia « *peut se communiquer par l'usage de la même cuiller, par un baiser, et par le coït quand la maladie a pour siége les parties génitales, auquel cas elle est souvent prise à tort pour la syphilis.* »

Et plus loin, on dit que les mercuriaux paraissent agir d'une façon moins favorable contre la maladie que les boissons sudorifiques (la salsepareille).

Bien qu'il soit parfaitement constaté que cette affection est contagieuse, et malgré divers caractères du même genre, cependant Willan et Bateman, s'appuyant sur l'autorité des auteurs dont ils ont emprunté les récits, la regardent comme un mal endémique tout-à-fait spécial aux pays que nous avons cités, et qu'il ne faut pas confondre avec la syphilis.

Si Willan et Bateman, par cela seul qu'ils n'avaient aucune idée originale, n'ont nullement élucidé l'histoire du frambœsia, il faut avouer qu'Alibert y a jeté un trouble complet.

En effet, contrairement à ses prédécesseurs, il rattache directement le frambœsia à la syphilis, dont il divise la 2ᵉ Classe, le mykosis (1), *Beerschwamm*, en trois espèces : 1° le mykosis frambosioïde, 2° le mykosis fongoïde et 3° le mykosis syphiloïde.

De l'examen de ces trois espèces de mykosis, il résulte pour nous qu'Alibert décrit sous le nom de mykosis des affections qui évidemment n'appartiennent pas à la syphilis, par exemple ces tumeurs qu'il décrit et qu'il figure dans son atlas, (2) planche 36, sous le nom de mykosis fongoïde, tumeurs qui pour nous et pour beaucoup d'auteurs (Bateman) ne sont que des molluscum. D'autre part son mykosis frambosioïde ne peut être comparé que de très-loin à ces altérations pathologiques que les premiers auteurs ont décrites comme les formes, endémiques en Afrique et aux Antilles, du Pian, du Yaws, du Gattao des nègres etc....

(1) Monographie des dermatoses. trad. en allemand par Bloest, Leipzig 1837. p. 294.
(2) Description des maladies de la peau. Paris, 1814, pl. 36.

Le fait unique de mykosis frambosioïde observé par Alibert sur le déserteur hongrois Bartos, qui, d'après le premier système d'Alibert est décrit sous le nom de pian ruboïde à la page 161 et figuré planche 55, peut surtout, eu égard aux ulcérations de la gorge et à l'ensemble des symptômes, être considéré comme un cas de syphilis ulcéreuse et végétante. Des faits analogues ont été observés par nous et par d'autres, sans que nous ayons cru avoir affaire à une maladie exotique.

Pour l'histoire du frambœsia, presque tous les dermatologistes français, anglais et allemands qui ont suivi Alibert ou Bateman, se sont rattachés à l'opinion de ces deux auteurs (1). C'est tout au plus si certains écrivains s'expriment au sujet de cette maladie d'une manière très réservée (Gibert), ou en parlent sous un synonyme particulier (Fuchs) (2), ou ne l'acceptent que dans un tout autre sens, comme Rayer. Ce dernier s'est servi du dessin du mykosis frambosioïde donné par Alibert, pour le faire figurer dans son atlas (3), planche VIII, figure 4, comme un cas de sycosis du cuir chevelu.

En général tous ces écrivains ont, d'après Bateman, Plenck et Sauvages, admis que le frambœsia, au point de vue étiologique, est une affection pathologique tout-à-fait particulière, c'est-à-dire qu'ils ont complétement ajouté foi aux descriptions du Dr Winterbottom et du Dr Thomson. Ou bien ils ont incliné vers cette opinion que le frambœsia représente une forme particulière de la syphilis, peut-être modifiée par le climat et la race (nègres d'Afrique et des deux Indes).

Cette dernière opinion est basée sur la division admise par Alibert, qui rattache purement et simplement le frambœsia à la syphilis, bien que nous n'ayons jamais pu découvrir ce que peut signifier encore le nom de mykosis syphiloïde à côté du mycosis frambosioïde qui lui-même, suivant cet auteur, doit être syphilitique. Et cette manière de voir, qui admet la nature syphilitique du frambœsia, s'est d'autant plus fortifiée que, dans la suite, bon nombre des maladies décrites comme des formes spéciales endémiques d'affections ulcéreuses et destructives avaient été reconnues être évidemment des formes de la syphilis. Tels sont par exemple le *sibbens* ou *sivvens* en Écosse (4), la *maladie de Marsch*, le *scherliero* (5), la *falcadine*, etc.

<hr>

(1) Hirsch, Handb. d. hist. geogr. Path. 1. V. p. 379 et sequ. Erlangen, 1860.

(2) Syphilomykes Morus. C. H. Fuchs, die Krankhaften Veränderungen der Haut und ihrer Anhänge. Göttingen, 1840, pag. 810.

(3) Traité des maladies de la peau, par P. Rayer, Paris, 1835.

(4) Behrend's Syphilidologie.

(5) Voyez entr'autres Pernhofer, Untersuchungen und Erfahrungen über das Skerljevo. Wien, 1868.

Depuis ces premières relations des voyageurs et des médecins que nous avons cités, Winterbottom, Schilling, etc., relations qui ont été reproduites dans tous leurs détails par Sauvages, Plenck, Bateman et Alibert, il n'est pas à notre connaissance qu'aucun travail original soit jamais venu confirmer les renseignements fournis par ces auteurs relativement au pian, au yaws, au gattao. Pour ces motifs, en se basant sur l'opinion émise par Alibert et Fuchs, et par analogie avec les faits observés dans le *sibbens* et dans les autres formes pathologiques analogues et endémiques, il semble juste de rapporter aussi à la syphilis le frambœsia comme synonyme de pian, yaws, veruga (Pérou).

Mais les médecins ne pouvaient pas rester longtemps sans s'apercevoir que quelquefois *des excroissances analogues au frambœsia, ressemblant à une framboise ou à une fraise, ulcérées, suppurantes, rouges, papillaires, granuleuses ou spongieuses, se développent sur la peau et persistent des mois et même des années, au milieu de circonstances qui ne permettent pas d'admettre l'existence de la syphilis.*

Déjà Fuchs s'était vu obligé d'établir, à côté de son *Syphilomykes* en forme de mûre, un frambœsia non syphilitique, scrofuleux (1), qui répond au lupus ulcérant et hypertrophique des auteurs. Hebra lui-même a depuis longtemps déjà employé le nom de frambœsia pour toutes les excroissances papillaires, mamelonnées, tuberculeuses, qui se montrent sur les ulcères chroniques du pied, sur le lupus ulcérant et hypertrophique, sur les ulcères scrofuleux, sur les infiltrats syphilitiques, serpigineux, etc.; il y a longtemps, par conséquent, qu'il n'admet plus à proprement dire le frambœsia comme une maladie *sui generis*.

Virchow rattache le frambœsia aux formes syphilitiques endémiques dont nous avons déjà parlé plusieurs fois (*scherlievo, morbus dithmarsicus*, etc.), sans cependant s'exprimer d'une manière bien précise sur cette maladie (2).

Cependant nous devons faire remarquer tout spécialement que dans ces derniers temps plusieurs spécialistes ont observé des tumeurs papillaires toutes particulières, semblables au frambœsia, que ces mêmes auteurs ont manifestement reconnues comme n'étant pas de nature syphilitique. Nous voulons parler d'abord de Köbner qui a observé deux faits de ce genre dans le service de Hardy, à Paris (3). Il

(1) l. c. pag. 554.
(2) Virchow, Geschwülste, 2. V. p. 538.
(3) Ueber beerschwammähnliche multiple Papillargeschwülste der Haut, in « klinische und exper. Mittheilungen. » Erlangen, 1864, p. 37.

y a également plusieurs observations remarquables de Bazin (1). De son côté Virchow avait rapporté depuis des années un fait, qu'il avait observé avec le Dr Wegscheider, de production mûriforme générale de la peau (2); fait, auquel se rattache celui communiqué par le Dr L. Meyer en 1869 (3). Dans ce dernier cas il s'agit d'un enfant atteint de tumeurs frambosioïdes, que Virchow croit pouvoir plutôt rattacher à la classe des angioma, bien qu'il n'y ait trouvé que des vaisseaux sanguins peu développés.

Köbner, d'après ce qu'il a rencontré dans un de ces tubercules qu'il avait enlevé sur un des deux malades vus par lui dans le service de Hardy, croit devoir rapporter le néoplasme aux tumeurs à granulations, opinion à laquelle Virchow paraît aussi se ranger.

J'ai moi-même relaté dans les « *Archiv für Dermatologie und Syphilis* » (l. c. p. 590) au moins quatre cas, dans lesquels des excroissances d'un rouge vif, papillaires, suppurantes, ulcérées sur certains points, saignant facilement, s'étaient développées sur le cuir chevelu. D'après les caractères, que j'ai d'ailleurs décrits avec soin, les symptômes cliniques et les détails révélés par le microscope (pl. III, fig. 1, 2 et 5), j'ai montré que cette forme morbide rare et spéciale consiste en une inflammation chronique du derme, à la suite de laquelle il se produit une abondante formation nouvelle de tissu cellulaire et de vaisseaux, et enfin un développement papillaire de la peau. C'est pourquoi nous avons désigné cet état sous le nom de *dermatite papillomateuse du cuir chevelu.*

J'ai également démontré que, d'après les caractères qu'elles présentent, ces productions analogues au frambœsia ne sont pas identiques aux formes du sycosis du cuir chevelu, décrites par Celse (4), Paul d'Egine (5), Galien (6), Gorroeus (7), Mercurialis (8), Lorry (9), Willan (10), ni surtout au sycosis des modernes : j'ai expliqué que ce sont des masses granuleuses de tissu cellulaire, non syphilitiques. Depuis lors,

---

(1) Leçons sur les affections cutanées etc. Paris, 1862. p. 373 et suiv., et Gazette des hôpitaux, 27 mai 1867.
(2) Geschwülste. 2 V. 538, Anmerkung.
(3) Virchow's Archiv, Februarheft 1869, p. 113 à 115.
(4) De med. libr. octo. Lausannae, 1772. Lib. VI, C. 3.
(5 Lugduni, 1551. Lib. III, C. 3, p. 113.
(6) De comp. med. sec. loc. Lib. V. Argentorati, 1664.
(7) Def. med. libr. XXIV. Francof. ad M., 1758, p. 438.
(8) De morb. cutan., Venetii, 1601 p. 58.
(9) Tract. de morb. cut. Parisiis 1777, p. 432 et sequ.
(10) Delineations.... London, 1817, plate LXVI.

j'ai eu l'occasion de voir trois nouveaux cas tout-à-fait semblables à ceux que j'ai décrits dans les *Archiv für Dermutologie und siphilis ;* ces nouveaux faits me fortifient dans l'idée que cette affection est de nature inflammatoire et non syphilitique.

De l'exposé historique et clinique que nous venons de faire, il résulte que, sous le nom de frambœsia, on a désigné d'une part des maladies de la peau qui sont probablement et même certainement de nature syphilitique (Fuchs, Hebra, Köbner, Moriz Kohn), affections qui offrent cette analogie entre elles toutes, qu'elles ont un aspect papillaire et représentent des excroissances rouges, granuleuses, spongieuses, efflorescentes à leur surface, suppurantes, rarement ulcérées. Cependant il ne nous semble pas admissible, au point de vue scientifique et pratique, de n'avoir qu'un seul nom générique pour désigner des états morbides hétérogènes comme la syphilis, le lupus, le sycosis, la dermatite, etc. Il nous paraît donc plus utile d'exclure complètement le nom de frambœsia de la terminologie des maladies de la peau et de la syphilis, et de désigner les excroissances papillaires de différentes sortes par le nom de la maladie fondamentale essentielle (syphilis, scrofule, etc.) auquel on ajoutera l'adjectif *papillaire* ou *papillomateux,* en réservant le nom de *papilloma* pour les cas d'excroissances simplement papillaires de la peau, indépendantes d'une autre affection (1).

Traitement. — Nous pouvons exposer le traitement des végétations du frambœsia d'une manière générale, sans avoir égard à l'origine et au siège de ces excroissances.

Lorsqu'elles sont réunies en foyers circonscrits, comme dans le sycosis et la syphilis, ou sur les ulcères des pieds, ou lorsqu'elles se sont formées spontanément sans aucun autre lien pathologique, comme par exemple sur l'occiput, le médecin ne doit pas avoir d'autre idée que de les détruire, et de débarrasser le malade de ces productions qui le défigurent, donnent lieu à une suppuration abondante, saignent souvent, sentent mauvais, sont parfois douloureuses, en un mot qui sont très gênantes.

(1) Voir en outre Rollet(*Recherches sur plusieurs maladies de la peau, réputées rares ou exotiques, qu'il convient de rattacher à la syphilis,* in *Archives générales de médecine* 1861, et *Traité des maladies vénériennes,* 1866, p. 453 et suiv.). Cet éminent syphiligraphe a démontré que différentes affections considérées comme extraordinaires, ou particulières à certaines localités et notamment : *la maladie de Fiume ou scherlievo, la facaldine, le sibbens d'Écosse, le mal kabyle, les boutons d'Amboine, le pian, yaws ou frambœsia, etc.* devaient être rapportées à la syphilis. Du reste quand on lit attentivement les descriptions données par les médecins qui ont observé ces affections, il est impossible de ne pas être frappé de l'analogie qui existe entre ces endémoépidémies et la syphilis.

A. D.

Avant tout on devra enlever les produits morbides, les croûtes purulentes et sanguines qui sont déposées sur ces excroissances. On y parvient en recouvrant ces croûtes avec des cataplasmes émollients, et par des applications d'huile ou de pommades.

Puis quand les excroissances papillaires rouges sont mises à nu, on s'occupe de les enlever de la manière la plus convenable suivant chaque cas particulier.

Pour cela, on les coupe toutes sur un même point à la fois ou partiellement avec un bistouri ou des ciseaux le plus profondément possible à leur base et le plus possible au niveau de la peau saine avoisinante. Ordinairement il y a un écoulement de sang très abondant ; il s'échappe d'un grand nombre de points à la fois, et en grande quantité, comme de l'eau qui sortirait d'une éponge de bain complétement imbibée. On applique de la charpie imprégnée de perchlorure de fer sur les surfaces de section ; ce pansement suffit pour arrêter l'hémorrhagie et certainement aussi pour amener l'oblitération d'un grand nombre de vaisseaux sanguins. Quelques parties de la masse végétante se nécrosent aussi et tombent par la suppuration, d'autres s'atrophient et se racornissent.

On peut arriver au même résultat, dès le début ou dans le cours du traitement par l'application de divers autres moyens qui détruisent directement les végétations, ou sont susceptibles d'en amener la dessication.

C'est de cette manière qu'agissent les cautérisations répétées avec la potasse caustique, les solutions de potasse concentrée, l'acide acétique seul ou combiné au lait de soufre, l'acide chlorhydrique seul ou associé au calomel sous forme de pâte, l'acétate de plomb, l'alun, la teinture de thuya, la sabine, etc. L'emplâtre mercuriel donne souvent de très bons résultats, il ramollit les excroissances solides et en réduit le volume.

Comme la maladie est ordinairement très opiniâtre ou quand elle est très étendue, on sera obligé d'employer successivement plusieurs des moyens que nous venons d'indiquer.

Enfin, comme les excroissances papillaires sont très souvent liées à d'autres maladies fondamentales, par exemple au lupus, au sycosis, à la syphilis, etc., on devra appliquer à chacune de ces affections le traitement qui lui convient.

VIIe CLASSE. — ATROPHIES CUTANÉES

par le Dr Moriz Kohn, *agrégé à l'Université de Vienne.*

I. Atrophie pigmentaire, achromatie.

Leucopathie.

Sous le nom d'atrophie pigmentaire nous désignons la disparition de la couleur blonde, brun-clair ou foncée, ou enfin noire, qui normalement est particulière aux productions cornées de la peau, c'est-à-dire à la couche muqueuse et aux poils.

Les parties atteintes d'atrophie pigmentaire sont décolorées, elles paraissent blanches, grises ou d'un blanc jaunâtre.

L'atrophie pigmentaire frappe l'épiderme lui-même, auquel cas d'ailleurs le pigment fait aussi le plus souvent défaut dans les poils eux-mêmes; ou bien les poils seuls ont perdu leur pigment, tandis que celui de la peau existe d'une façon normale.

A. Atrophie pigmentaire de l'épiderme. — leucodermie.

Définition. — Nous désignons sous le nom général de leucodermie cet état dans lequel le tégument paraît blanc par suite de l'absence du pigment normal; cet état peut d'ailleurs être congénital ou acquis, il peut s'étendre sur la totalité du corps, ou être borné à quelques parties seulement.

Historique. — Il est facile de comprendre qu'une modification aussi extraordinaire de la peau a dû ne pas échapper à l'attention des médecins de l'antiquité. Mais les diverses appellations et les descriptions différentes que l'on trouve chez les auteurs relativement à son existence, ont donné naissance à une confusion qui a persisté en partie jusqu'à ces derniers temps.

Nous trouvons comme dénominations de l'absence de pigment de la peau : *vitiligo, vitiligo alphos* et *vitiligo leuke* (Celse), *leukasmus, leukosis,* albinisme (Rayer), *albor cutis* (Plenck), *leukaethiopia, achroma* (Alibert); *macula alba, albida; morphœa, alphodermie, epichrosis alphosis* et *epichrosis pœcilia* (Mason Good); *leukasmus figuratus et universalis* (Wilson) etc.

Il nous paraît inutile de continuer à se servir indistinctement de

toutes ces dénominations analogues pour désigner le défaut de pigment de la peau, et cela par la raison que ce manque de pigment, d'une
part, représente une anomalie essentielle de formation, ou une maladie
sui generis et un état qui n'offre aucun danger (vitiligo alba levior,
Celse) et, d'autre part, n'est qu'un symptôme partiel d'une affection
constitutionnelle grave, par exemple de l'éléphantiasis des Grecs
(vitiligo alba gravior, Celse).

Nous nous bornerons cependant ici à la simple indication de ces
traits principaux de la nomenclature en ce qui regarde cette maladie,
et nous n'entrerons pas davantage dans l'historique de la question,
nous réservant d'y revenir dans le chapitre de la lèpre : et qu'on nous
permette, d'après ces motifs sur lesquels nous n'insisterons pas davantage
ici, de nous en tenir, pour les symptômes cliniques que nous allons
décrire, aux appellations qui nous paraissent le mieux appropriées
par leur valeur historique.

Le défaut de pigment est ou bien *congénital — leucodermie congénitale,* — ou bien il se développe dans le cours de la vie ultérieure —
leucodermie acquise.

1. — Atrophie. pigmentaire congénitale. — Leucodermie congénitale.

Albinisme.

Le terme d'*albinisme* est aussi populaire pour désigner cet état. On
donne aux individus qui en sont atteints le nom d'Albinos, de Kakerlak,
de Dondos.

L'albinisme est étendu à la totalité du corps (albinisme général), ou
bien borné à quelques parties (alb. partiel).

a. L'albinisme général représente l'atrophie pigmentaire congénitale,
étendue à la totalité du corps. Chez les individus qui en sont affectés,
la peau est partout d'un blanc mat, brillante, un peu rosée, fine et
veloutée. Les cheveux sont d'un blanc brillant, ou d'un blanc jaune
clair, ou presque blanc de neige, et soyeux. Les poils lanugineux du
corps sont très fins et également privés de pigment. L'iris est d'un
rose rouge, parce que, comme il ne contient pas de pigment, ses
vaisseaux sanguins sont apparents. La pupille aussi est rouge, parce
que le pigment foncé de la choroïde fait défaut, et que la lumière incidente, qui devrait être absorbée dans l'intérieur de l'œil, est réfléchie
à l'extérieur.

L'albinisme persiste toute la vie sans se modifier. En général, les individus qui en sont atteints sont de constitution délicate.

La cause de l'albinisme est encore inconnue. On l'observe plus souvent chez les nègres (nègres blancs) que chez les individus de la race blanche, mais il est encore assez fréquent chez ces derniers. Il est démontré que des parents bien constitués et chez lesquels le pigment existe d'une façon normale, peuvent engendrer des albinos ; mais ce qui est moins certain, c'est de savoir si les albinos, quand ils sont capables de se reproduire, ont des enfants pourvus du pigment normal.

L'examen anatomique de la peau d'un albinos, fait en 1795 par Ruzzi à l'hôpital de Milan (1), avait déjà démontré le manque total de pigment. Fuchs (2) pense que peut-être le réseau vasculaire de la peau est moins développé chez les albinos que dans l'état normal.

b. Albinisme partiel. Chez les nègres, dès la naissance on trouve parfois des places circonscrites où le pigment fait défaut ; l'aspect tacheté de la peau leur a valu le nom de *nègres pies, nègres mouchetés,* etc. Ces taches blanches persistent toute la vie avec leurs mêmes caractères. Cependant, au dire de quelques auteurs, elles grandissent quelquefois avec les années.

Ces taches blanches congénitales, circonscrites, dépourvues de pigment, représentent jusqu'à un certain point l'inverse de ces taches pigmentaires congénitales (*nœvus pigmentosus*) que l'on observe dans la race blanche, de ces taches brunes qui ordinairement conservent leur même aspect pendant toute la vie, mais qui parfois peuvent encore augmenter de volume jusqu'à un certain degré.

Bien que tous les auteurs admettent que ces pertes partielles de pigment se rencontrent, comme défauts de naissance, seulement chez les nègres, nous croyons, nous, que cela n'est pas très rare dans la race blanche.

2. ATROPHIE PIGMENTAIRE ACQUISE. — LEUCODERMIE ACQUISE.

a. Forme idiopathique, vitiligo.

Définition. — Nous entendons par *vitiligo* cette maladie particulière de la peau dans laquelle *des taches rondes, ovales. nettement limitées, blanches (sans pigment), ne se couvrant pas d'écailles (lisses), se produi-*

(1) Alibert, Maladies de peau. Leipzig, 1837. Trad. en allemand par Bloest, p. 471, II, V.
(2) Loc. cit. p. 20.

sent sur la peau et vont constamment en s'élargissant, tandis que leurs bords paraissent entourés d'un pigment foncé anormal.

Historique. — Le nom de *vitiligo* se trouve pour la première fois dans Celse (Livre V, Chap. XXVIII, Par. 19, édition de Lausanne 1772, p. 559) qui en distingue trois espèces sous les nom de ἄλφος, μελας et λευκη.

« *Vitiligo quoque, quamvis per se nullum periculum adfert, tamen et fœda est, et ex malo corporis habitu fit. Ejus tres species sunt :* ἄλφος *vocatur, ubi color albus est, fere subasper et non continuus, ut quædam guttæ dispersæ esse videantur. Interdum etiam latius, et cum quibusdam intermissionibus serpit.* Μελας *colore ab hoc differt, quia niger est et umbræ similis, cætera eadem sunt.* Λευκη *habet quiddam simile alpho, sed magis albidu est, et altius descendit; in eaque albi pili sunt, et lanugini similes.*

Tandis que jusqu'ici la description des vitiligo *alphos* et *leuke* pouvait être regardée comme tout-à-fait exacte, ainsi que nous le verrons, pour les taches de la peau qui manquent de pigment, et celle du *melas* pour le nœvus pigmentaire, il est plus difficile de comprendre les lignes suivantes : *Omnia hæc serpunt ; sed in aliis celerius, in aliis tardius. Alphos et Melas in quibusdam variis temporibus oriuntur et desinunt. Leuce quem occupavit non facile demittit.* »

D'après ces dernières expressions on pourrait prendre le vitiligo aussi bien pour le psoriasis, l'eczéma (*fere subasper*), que pour l'éléphantiasis des Grecs.

Dans le fait, c'est à ces mêmes expressions que revient toute la responsabilité de la confusion qui, à cet égard, est encore aujourd'hui en grande partie entretenue par les dermatologistes.

Par contre, on trouve dans l'excellent commentateur Johannes Gorrœus (Definit. medic. L. XXIV, Francfort sur le Mein, 1578, p. 25) la stricte définition suivante : ἄλφος, *vitiligo, est vitiosa macula et fœda in corporis cute apparens, et ex malo corporis habitu excitata, sed sine manifesta cutis asperitate, sine squamis, sine exulceratione. His enim notis a psora, lichene et lepra, cæterisque hujus generis tumoribus distinguitur. — Dicitur ex eo quod colorem cutis immutet; immutare enim apud veteres* ἀλφαίνειν *dicebatur.*

Cette description est tellement claire, que l'on a lieu de s'étonner que Willan et Bateman aient pu décrire sous le nom de vitiligo des tubercules blancs qui apparaissent et disparaissent dans l'espace de quelques jours (Prakt. Darstellung der Hautkrankheiten, Halle, 1815,

p. 597), et comment, dans l'Atlas de Willan (Delineations of skin diseases) les figures 2 et 3 de la Planche LX peuvent correspondre au vitiligo.

Nous ne trouvons pas mieux fondés dans leur opinion les auteurs qui, malgré cette définition, jusque dans ces derniers temps, rattachent l'*alphos* et le *leuce* à l'éléphantiasis des Grecs, sans pour cela apporter la moindre clarté dans cette question.

Cependant la plupart des écrivains n'ont pas pu ignorer complétement que l'origine du vitiligo est un défaut de pigment, car pour désigner l'absence de coloration partielle, ils se sont servis de l'expression achromie, par exemple : achromie vitiligo (éphélide scorbutique), Alibert (1), etc.

Symptomes, développement, marche. — Le vitiligo apparaît sous la forme de taches de la peau, isolées, orbiculées, franchement limitées, remarquables par leur couleur blanche (absence de pigment). Leur surface est complétement lisse, elle n'est ni élevée au-dessus des parties adjacentes, ni enfoncée au-dessous, elle est pâle, ne se couvre pas d'écailles, ni de squames. Ces taches sont entourées d'une façon anormale par un pigment foncé qui se perd progressivement dans la pigmentation normale des parties environnantes de la peau.

Au toucher, la peau de ces taches blanches ne diffère en rien de la peau voisine saine ; elle ne présente ni dans sa résistance, ni dans son épaisseur, ni dans sa structure, sa température, sa sensibilité, non plus que dans les fonctions de sécrétion (sueur, matière sébacée) aucune différence d'avec la peau normale.

S'il existe des poils sur les parties de la peau décolorées, ou ils offrent une coloration pigmentaire normale, ou bien, et cela est très fréquent, ils sont eux aussi dépourvus de pigment, ils sont gris ou d'un blanc brillant, mais ils adhèrent solidement à la peau.

Tant qu'elles restent bornées à de petites dimensions, celles d'une pièce de cinquante centimes ou de cinq francs, les taches blanches du vitiligo sont circulaires. A la suite de quelques mois ou de quelques années, elles deviennent p'us étendues et en même temps elles prennent une forme ovale ou allongée. Quelque soit le développement qu'elles atteignent, leur périphérie est toujours entourée d'une manière très tranchée par une bande de pigment plus foncé. Il semble que la matière colorante de la bande soit toute passée du centre de la tache blanche vers la périphérie.

(1) Atlas, planche 27.

Les taches blanches du vitiligo s'élargissant suivant le mode que nous venons d'indiquer, il en résulte que leur configuration est compensée par celle des parties voisines de la peau qui sont colorées par une bande de pigment brun. Ainsi les taches blanches sont toujours limitées par un bord convexe, circulaire, tandis que les parties brunes qui entourent la tache blanche, touchent celle-ci par un bord concave.

Cette distinction est frappante dans les cas où les taches du vitiligo ont atteint un grand développement. En effet, on voit alors deux ou plusieurs taches blanches se réunir pour former une grande tache de forme irrégulière. Mais celle-ci est toujours limitée par des bords convexes en rapport avec les bords concaves des taches de pigment brun.

Cette circonstance permet de reconnaître encore, dans les périodes les plus avancées, la marche qu'a suivie l'altération pathologique dans le développement du vitiligo.

En effet, tant que ces places sans pigment sont bornées aux dimensions d'une pièce de cinq francs ou de la paume de la main, et tant qu'elles restent isolées, elles se détachent du milieu des parties avoisinantes de la peau qui ont leur coloration normale ou qui contiennent une grande quantité de pigment brun ; on reconnaît ainsi que les taches blanches représentent les parties primitivement malades, et les parties brunes, la peau saine. Cependant, lorsqu'après des mois et des années, plusieurs taches se sont réunies de manière à former des taches blanches qui occupent une grande portion du tégument, alors elles dépassent beaucoup en étendue les taches noires qui dès lors sont beaucoup plus apparentes et peuvent même facilement être prises pour les parties malades.

La concavité du bord interne des taches noires et la convexité du bord externe des taches blanches montrent aussi, dans ces périodes avancées auxquelles l'anomalie pigmentaire est désormais arrivée, que les taches blanches s'étendent circulairement sur une ligne convexe et que les taches brunes étant *consumées*, envahies dans la même direction, leur bord interne doit être concave.

Enfin, après des années, les taches privées de pigment peuvent occuper des régions entières, ou même la totalité de la surface de la peau ; le contraste de la coloration disparaît alors et avec lui la difformité.

Nous n'avons pas encore observé nous-même de cas où la peau ait ainsi perdu son pigment sur la totalité du corps ; mais nous avons vu quelques individus chez lesquels cette décoloration s'étendait sur des parties très considérables.

Remarque. — Le 20 août de cette année s'est présenté devant nous à la clinique un homme de 56 ans, chez lequel l'on pouvait voir la décoloration la plus étendue de la peau à la suite du vitiligo. Il n'offrait plus de pigment brun que sur les parties les plus périphériques du corps, par exemple sur la face dorsale des pieds et des mains ; ce pigment était interrompu sur la partie externe des doigts, au coude et au visage ; dans ces régions on trouvait alternativement des taches brunes et des taches blanches. Les poils de la barbe situés sur ces dernières étaient gris, la tête presque entièrement chauve et décolorée, et tout le reste du corps était aussi sans pigment. Ce fait prouve qu'avec les années il peut se produire une décoloration à peu près complète de la totalité de la peau.

Au début les malades ne remarquent habituellement qu'une tache blanche d'une étendue limitée, sur un point quelconque du corps. Au bout de quelque temps, après plusieurs semaines, on voit survenir d'autres taches sur différents points. Très souvent elles commencent dans le voisinage même de la circonférence d'une tache pigmentaire (*nœvus*) ou d'une verrue brune congénitale. Elles débutent fréquemment encore sur la région pubienne, sur le front, sur le dos des mains, au cuir chevelu etc. de là s'étendent d'une façon constante vers la périphérie. Les malades paraissent dès ce moment tachetés de blanc et de brun, d'où la qualification de *scheckig* (mouchetés).

Cet aspect est surtout frappant sur les parties du corps qui sont exposées à l'air, de même que sur les points où la peau est couverte de poils.

La peau du visage est mouchetée comme si elle était peinte ; il en est de même des mains ; sur les doigts on voit alterner des anneaux bruns et d'autres blancs. Les poils de la région pubienne et les cheveux présentent des mèches tout-à-fait blanches (*poliosis circumscripta*, Fuchs), tandis qu'autour d'elles les cheveux ont leur coloration foncée normale. Si l'on écarte les cheveux ou les poils blancs, on voit que la peau sur laquelle ils sont implantés présente un cercle blanc, dépourvue de pigment.

En fait de phénomènes *subjectifs*, on ne peut pas découvrir la plus légère différence d'avec l'état normal, ni dans les parties de la peau qui sont décolorées, ni dans l'état général du malade, pas plus au début que durant toute la marche ultérieure du vitiligo. Les sujets qui en sont atteints peuvent malgré cela jouir de la santé la plus parfaite.

Pronostic. — Les taches de vitiligo vont constamment s'agrandissant avec les années et s'étendent par leur périphérie, sans que nécessairement à la fin de la vie la décoloration ait envahi la totalité de la surface de la peau. Il peut aussi arriver parfois que l'une ou l'autre de ces taches, ou même que toutes à la fois s'arrêtent dans leur développement, ou bien qu'après avoir déjà atteint des dimensions assez considérables, elles paraissent tout-à-fait stationnaires. Quelques médecins, et quelques malades aussi, auraient même observé qu'une tache blanche peut reprendre sa pigmentation normale. Nous croyons que, sous ce rapport, il y a eu peut-être une erreur d'observation ; du moins, quant à nous, nous n'avons jamais constaté un fait semblable. Aussi considérons-nous cette affection comme *incurable*.

La seule conséquence fâcheuse qu'elle entraîne pour les personnes qui en sont atteintes, c'est la *difformité* très apparente qui consiste dans la coloration mouchetée de la peau, mais qui n'occasionne aucune autre gêne aux malades.

Étiologie. — Les causes du vitiligo nous sont inconnues, de même que ce phénomène en lui-même est inexplicable. On ne connaît aucune cause générale, et quant aux circonstances locales qui peuvent prédisposer à cette affection, elles ne sont qu'hypothétiques.

Pour ce qui est de ces dernières, nous avons déjà indiqué plus haut qu'assez souvent la première décoloration commence immédiatement auprès d'un dépôt antérieur de pigment, circonstance qui a été signalée pour la première fois par Hebra. De plus il paraît que quelquefois une pression, ou bien une irritation locale, et des altérations organiques locales de la peau peuvent en amener la décoloration. Ainsi Lecat, cité par Fuchs, aurait vu la maladie survenir chez un nègre après une brûlure. Dans ce cas, les parties brûlées seraient devenues blanches, d'abord, et de là la décoloration se serait étendue sur tout le corps. Hamilton (Alibert, loc. cit.) rapporte un fait analogue d'un nègre chez lequel la peau, à la suite d'une opération chirurgicale, devint blanche d'abord sur les parties où l'opération avait été pratiquée, puis plus tard sur d'autres points et enfin sur la totalité du corps.

Mais pour le plus grand nombre de cas nous sommes obligés de recourir, comme cause du vitiligo, à l'hypothèse d'un *trouble de l'innervation*, mot qui dissimule mal l'ignorance dans laquelle nous sommes à ce sujet (1). Car il n'est pas bien facile d'expliquer comment, même en

(1) C'est aussi l'opinion de Beigel in « Albinismus et Nigrismus », (Virchow's Archiv V. XLIII, 14 liv. 1868). Ce que Beigel toutefois considérait comme cause de l'atrophie du pigment ne me paraît rien moins que fondé. Beigel cite en outre, à ce propos, une autre anomalie dans la coloration de la peau, anomalie qu'il désigne sous le nom de semi-albinisme.

admettant l'existence antérieure d'une prédisposition locale à la décoloration de la peau, par exemple d'un nœvus pigmentaire, il n'existe aussi en d'autres endroits plus ou moins éloignés aucuns foyers primitifs de décoloration.

A côté de cela, quelques auteurs admettent qu'un affaiblissement nerveux général survenant à la suite d'une affection qui a épuisé un individu, par exemple le typhus ou la fièvre intermittente, peut déterminer l'apparition du vitiligo. Certains malades font même dater leur vitiligo de la convalescence d'une de ces affections générales que nous venons de signaler. Mais tout cela ne nous donne pas une explication proprement dite, il semble plutôt que l'on veuille « *obscura obscurioribus dilucidare.* »

En ce qui regarde les différentes races humaines, le vitiligo (leucopathie acquise) doit être plus fréquent (1) chez les nègres et par conséquent aussi sous les tropiques, que dans la race blanche et dans nos contrées. On comprend facilement que, en raison du contraste de couleur de ces taches blanches avec la peau saine, cette maladie a un aspect plus frappant chez lesnègres que chez les blancs. Peut-être ce qui a beaucoup contribué à répandre cette idée que le vitiligo est bien plus fréquent chez les noirs, est cette circonstance savoir que, comme ils sont généralement à peu près nus, les profanes mêmes (les voyageurs, Hamilton) remarquent facilement le changement de coloration de la peau.

Il est certain toutefois que, même chez les blancs, le vitiligo n'est pas rare. Nous avons annuellement l'occasion de voir, sur 5000 maladies de la peau que nous examinons en faisant déshabiller les malades, au moins 6 cas, soit, pour mille, 2 nouveaux cas de vitiligo.

Cette affection paraît ne survenir que dans l'âge moyen de la vie. Nous ne l'avons jamais vue chez des enfants, et chez des vieillards nous ne l'avons observée qu'à un degré de développement déjà avancé (2).

En général les malades atteints de vitiligo étaient dans un état de

(1) Voyez entr'autres : *Die Casuistik* du Dr Theodor Simon : « *Ueber Albinismus partialis.*» in *Deutsche Klinik*, 1861, n° 41 et 42.

(2) On sait que le vitiligo s'observe également chez les animaux ; il est constitué, comme chez l'homme, par une décoloration de la peau et des poils, survenant à un certain âge, partant de quelques points isolés et progressant constamment à la périphérie. On pouvait voir, il y a quelques années, au haras impérial de Vienne, un cheval pur sang qu'il était impossible d'appareiller parce qu'il était né avec des taches de vitiligo. Chez cet animal les taches avaient la même forme qu'elles affectent chez l'homme, et elles sautaient aux yeux parce qu'elles étaient couvertes de poils gris.

nutrition parfaite, ou tout au moins il n'y avait chez eux aucune trace
de cachexie quelconque.

Diagnostic. — Si l'on recherche avec soin les caractères décrits
plus haut des taches de vitiligo, si l'on a égard aux symptômes
cliniques qu'elles présentent, à leur développement et à leur marche,
il nous semble qu'il doit être facile de reconnaître cette maladie et
qu'il n'est guère possible de la confondre avec d'autres formes pathologiques.

Et cependant il n'est pas rare de voir confondre le vitiligo, par
exemple, avec l'éléphantiasis des Grecs (la lèpre).

Cela tient à ce que parmi les symptômes de l'éléphantiasis des Grecs
on trouve aussi des décolorations de la peau. Celles-ci se présentent
sous deux formes. D'une part, ce sont des taches blanches qui alternent
avec des taches d'un brun-foncé ; ces taches sont le plus souvent
de forme irrégulière, et n'ont pas de limites bien tranchées ; leur
couleur blanche n'est pas mate, mais le plus souvent d'un gris d'argent
brillant, (vitiligo alba gravior, Celse) ; enfin la peau de ces taches est
altérée, épaissie, souvent aussi anesthésiée.

Dans l'autre forme, les taches blanches sont exactement rondes, et
leurs limités sont assez nettes ; seulement la peau décolorée est encore
plus profondément altérée que dans la première variété. Elle est
souvent atrophiée d'une manière uniforme, enfoncée au-dessous du
niveau de la peau des parties voisines, souvent aussi anesthésiée,
atrophiée en forme de points, comme si elle était traversée par des
cicatrices semblables à celle que la grossesse produit sur le tégument
du ventre ; enfin elle est quelquefois limitée circulairement par une
sorte d'ourlet, d'un rouge violet, légèrement élevé, sur lequel la peau
est hyperesthésiée.

Nous avons eu dernièrement l'occasion de voir pour la première fois
deux cas de cette dernière forme de l'éléphantiasis des Grecs, qui a été
décrite d'une manière fort remarquable par Boeck et Danielssen et
représentée par Losting. Nous y reviendrons en détail dans le chapitre
consacré à cette maladie. C'est la forme que Erasmus Wilson a décrite à
différentes reprises, dans ces dernières années, sous le nom de *morphœa
alba, vitiligo candida* (1).

Les signes caractéristiques que nous venons d'énumérer des taches

____

(1) On diseases of the Skin, London, 1867, p. 674 et in Journal of cutaneous
diseases.

blanches particulières à la lèpre, comparés aux caractères constants des taches du vitiligo permettront toujours de distinguer ces deux affections.

Anatomie. — Gustave Simon a examiné des parties décolorées de la peau prises sur le cadavre d'une femme atteinte de vitiligo et qui était venue mourir à la Charité; il n'a pu y constater aucune autre anomalie que le défaut de pigment. Au niveau des taches brunes qui entouraient des taches blanches, il a trouvé une assez grande quantité de grains de pigment foncé dans les cellules du réseau de Malpighi. (Voir *Hautkrankheiten* de G. Simon, Berlin, 1841, p. 65).

Je n'ai pas encore eu moi-même l'occasion de faire l'examen anatomique de parties de la peau atteintes de vitiligo (décolorées), ce qui se comprend, quand on songe que cette maladie n'est pas très fréquente et qu'elle ne compromet en aucune façon la vie des malades.

J'ai cependant examiné des portions de peau richement pourvues de pigment et spécialement aussi la peau des nègres. Quand on regarde la coupe d'une portion de peau normale d'un nègre, on trouve (1), le pigment foncé, jaune brun ou même d'un rouge brun, (qui donne à la peau sa coloration particulière), accumulé dans les cellules des deuxième et troisième couches du réseau muqueux qui reposent sur les papilles.

Cependant il ne faut pas de cet état anatomique conclure que la perte du pigment, sur les points où il existait antérieurement, est le résultat d'une lésion correspondante de la matière pigmentaire elle-même, ou d'une altération organique des cellules de la couche muqueuse qui recèlent les grains de pigment.

Est-il vrai que les granules pigmentaires, comme on l'a prétendu, puissent se reproduire spontanément? Est-il vrai seulement que ces mêmes granules subissent une altération quelconque? C'est-ce que l'observation ne nous a pas appris. On sait seulement que le pigment du sang (hématine, hématoïdine) étant mis en présence de certains réactifs chimiques, une partie prend une teinte moins foncée et passe au jaune clair, tandis qu'une autre portion se dissout (Wedl, Kölliker, Virchow).

Mais, pour ce qui est de l'influence que l'altération organique des cellules du réseau muqueux pourrait exercer sur le pigment de la même région, nous pouvons, en nous basant sur les observations faites à cet égard, déclarer qu'il n'existe rien de semblable.

(1) Voyez Moriz Kohn : Ueber eine eigenthümliche Hautgeschwulst der Neger, Wiener med. Wochenschrift, 1869, n° 1.

Ainsi, si nous recherchons de quelle manière on peut obtenir, à l'aide d'un procédé artificiel, la disparition du pigment qui existe dans la peau, nous voyons que c'est toujours et uniquement en faisant tomber l'épiderme même qui renferme ce pigment. Comme on provoque cette chûte de l'épiderme en déterminant artificiellement un travail d'exsudation, notamment par la production de vésicules qui soulèvent toutes les couches épidermiques, ou par la mortification des couches les plus profondes de l'épiderme, par exemple au moyen du savon de goudron, etc., il en résulte que l'on fait tomber en même temps les cellules des couches profondes du réseau muqueux qui contiennent le pigment. On ne peut donc faire disparaître le pigment qu'en détruisant en même temps les cellules épidermiques qui le renferment.

Mais il y a, même à l'état normal, une exfoliation constante de l'épiderme. Et s'il est vrai, comme le prétend une théorie assez plausible, que les premières couches de cellules du réseau muqueux, — celles qui sont en contact avec les papilles et qui peut-être même envoient dans ces papilles des prolongements filiformes —, peuvent être considérées comme un tissu plutôt fixe et invariable (1), cette hypothèse n'est cependant pas admissible pour les cellules des couches supérieures, c'est-à-dire pour celles qui contiennent le pigment. Il est certain, au contraire, que les cellules de ces couches supérieures participent au travail physiologique d'exfoliation et de reproduction qui s'opère d'une manière constante dans l'épiderme.

La peau normale ne peut donc conserver sa coloration (pigmentation) d'une façon persistante, qu'à la condition qu'il se forme des cellules nouvelles pour remplacer les cellules épidermiques qui contenaient le pigment, lorsque ces cellules se sont nécrosées et exfoliées. Les éléments qui servent à la formation de ces cellules nouvelles, peut-être même à celle du tissu épidermique (d'après les recherches de Biesiadecki (2), Pagenstecher (3), etc., proviennent certainement des vaisseaux papillaires. C'est ainsi enfin que le pigment même ne peut trouver sa source que dans le sang des vaisseaux des papilles.

Pour que des décolorations de la peau puissent se produire, pour que le vitiligo se développe, il faut donc ou bien que la production de l'épiderme soit anormale, en ce sens qu'il ne contient pas de

(1) Moriz Kohn, Archiv f. Dermatologie und Syphilis. 1869. 3 Livr. pag 113.

(2) Beiträge zur phys. und path. Anatomie der Haut, Sitzungsb. d. k. Ak d. W. LVI V. Junih, 1867.

(3) Ueber die Entwicklung der Epithelialzellen, Sitzungsb. d. k. Ak. d. W. LVII Aprilh. 1868.

pigment au moment où les éléments qui lui donnent naissance sortent des papilles, ou bien que les papilles ne fournissent pas de pigment aux cellules épidermiques qui ont leur point de départ au milieu de la couche muqueuse de la peau.

Que ce soit l'une ou l'autre de ces circonstances, ou que ce soit toutes les deux qui se produisent réellement ici, toujours est-il que ce fait ne peut être expliqué autrement que par un trouble de la nutrition survenu sur un point dans la formation de l'épiderme, et dont la cause intime est dûe à une influence anormale de l'innervation (Trophonévrose).

Malgré cette hypothèse, basée sur les faits d'histologie, de physiologie et de thérapeutique que nous venons d'énumérer, la cause première en vertu de laquelle le pigment cesse d'arriver à l'épiderme, reste inexpliquée; de même que nous ignorons pourquoi l'atrophie pigmentaire commence sur des points épars du corps, et enfin pourquoi cette atrophie, partant de certains centres, va toujours en progressant vers la périphérie.

Traitement. — Nous ne sommes pas en mesure de guérir le vitiligo à l'aide des moyens ou des méthodes de traitement usités jusqu'ici. Nous ne pouvons ni empêcher la formation de nouvelles taches blanches (dépourvues de pigment), ni arrêter les progrès d'une tache une fois qu'elle est formée, ni enfin ramener par des procédés artificiels la coloration normale dans les points où la peau est décolorée.

Tous les remèdes internes qui sont connus comme exerçant une action « indéterminée » sur la constitution, l'arsenic par exemple, ne donnent absolument aucun résultat, pas plus que les agents locaux qui ont été essayés ou qui sont habituellement employés dans le traitement des maladies de la peau.

Mais on peut, dans un sens tout-à-fait opposé, il est vrai, recourir à un traitement grâce auquel il est possible d'obtenir une amélioration partielle de l'état auquel le vitiligo donne naissance.

Ainsi, la maladie, comme nous l'avons démontré, est surtout désagréable en ce que les parties du corps qui ne sont pas recouvertes par les vêtements, c'est-à-dire le visage et les mains, paraissent tachetés de blanc et de brun.

Or, si l'on parvenait à donner une coloration uniforme aux parties de la peau envahies par le vitiligo, on ferait par cela seul disparaître la difformité.

On peut bien arriver à teindre en brun les parties blanches (décolorées) de la peau, par l'application de vésicatoires : mais cela n'est que passager; au bout d'une quinzaine de jours l'épiderme de nouvelle formation disparaît et la tache redevient blanche comme auparavant.

Toutefois il est facile de dépouiller de leur pigment les taches brunes qui limitent les taches blanches. Par ce procédé toute la surface de la peau est alors uniformément blanche (privée de pigment), etc., et par suite la difformité résultant du « *mouchetage de la peau* » cesse également.

Pour faire disparaître le pigment des taches brunes du vitiligo, nous avons recours aux moyens et méthodes qui ont été exposés en détail par Hebra dans le tome II de cet ouvrage, p. 21 et suivantes, et auxquels nous renvoyons le lecteur, afin d'éviter les répétitions.

Seulement je rappellerai brièvement ici que tous les moyens, dont nous voulons parler, agissent principalement en déterminant la chute rapide de la totalité de l'épiderme; par conséquent aussi des couches profondes de l'épiderme qui produisent le pigment. Par conséquent il importe d'exclure dans ces cas l'usage de toutes les substances dont nous savons par expérience que l'emploi est suivi de la formation d'un nouvel épiderme coloré en brun.

Ce sont particulièrement les cantharides, l'écorce du daphné mezereum, l'huile de croton, les semences de moutarde, et l'acide sulfurique.

Les substances suivantes, au contraire, conviennent dans ces cas, employées d'après les méthodes indiquées à la page 22 de ce volume : acides acétique, chlorhydrique, nitrique, borate de potasse et de soude, les carbonates alcalins et les bases caustiques, potasse, soude, ammoniaque, magistère de bismuth, le précipité blanc, la teinture d'iode, la glycérine iodée et par dessus tout le sublimé. Pour le mode d'application et pour la combinaison de ces différentes substances, nous renvoyons à l'endroit déjà cité de ce même ouvrage?

(*b*) Formes concomitantes et consécutives de la leucodermie acquise.

Ces formes de l'atrophie pigmentaire ne constituent pas, comme le vitiligo, un état pathologique essentiel; tantôt elles sont des phénomènes concomitants ou partiels de certaines maladies de la peau; tantôt elles sont consécutives, elles surviennent à la suite de causes nuisibles qui ont agi localement ou d'altérations organiques locales de la peau.

Parmi les phénomènes concomitants, nous trouvons la disparition
(en taches) du pigment que l'on observe dans la sclérodermie des
adultes (1) que nous avons déjà décrite et dans la xérodermie que nous
étudierons plus tard. Dans ces deux maladies très graves de la peau,
on trouve des taches grosses comme une lentille, ou plus larges, contenant un pigment brun foncé, et d'autres au contraire privées de
pigment; ces taches sont de forme irrégulière et irrégulièrement
placées les unes à côté des autres. Mais ces dernières (les taches
blanches) ne suivent pas la même marche que les taches du vitiligo ;
elles ne se développent pas d'une façon périphérique; mais, une fois
qu'elles existent, elles restent fixes et stationnaires. Quand on regarde
ces taches, il semble que le pigment, qui à l'état normal est uniformément répandu dans la peau, ait été complétement bouleversé et dispersé, comme les pierres bariolées d'un kaléidoscope.

Comme forme consécutive de la leucodermie, nous observons la disparition du pigment sur des points de la peau qui sont soumis à une
pression mécanique. Ainsi Rayer (2) dit avoir vu des parties de la peau
se décolorer par suite de la pression continue d'un bandage herniaire.
Nous avons traité nous-même un malade qui, atteint d'un lupus du
pavillon de l'oreille droite, portait depuis longtemps une mentonnière
qui comprimait l'oreille, la joue et le menton; chez ce malade la peau
était devenue blanche sur un espace correspondant aux contours de la
mentonnière.

Dans ces circonstances le pigment peut se reproduire, si l'on
supprime la pression continue, comme cela est arrivé chez ce dernier
malade, lorsqu'après la guérison du lupus, il cessa de porter sa mentonnière.

On voit encore l'atrophie pigmentaire se manifester dans des points
de la peau où, à la suite d'exsudations antérieures, d'infiltrations
cellulaires, d'ulcérations, de traumatismes, d'une tension exagérée
et d'une déchirure de la peau, il est survenu une atrophie partielle
ou complète d'un nombre plus ou moins considérable de papilles
cutanées.

Il en est de même après la fonte des papillomas et des gommes syphilitiques (1), après la guérison des ulcères scrofuleux et syphilitiques,

____

(1) Moriz Kohn, II B. d. W. pag. 13 et H. Auspitz, Wiener med. Wochenschrift,
1863, n° 47.
(2) Loc. citat.
(3) Simon, loc. cit. pag. 64.

des plaies par instruments tranchants et piquants, des excoriations profondes (1) (comme en produisent parfois les poux), consécutivement à l'anasarque, dans les vergetures à la suite des couches, dans les stries atrophiques de la peau, etc.

Dans tous ces cas, les taches blanches, privées de pigment, correspondent aux points où les papilles ont été détruites. Au début, ces taches sont généralement encore entourées d'une aréole pigmentée ; mais lorsqu'à la longue cette aréole elle-même a disparu, la tache devient uniformément blanche jusqu'aux limites extrêmes de la partie qui avait été blessée ou infiltrée, et désormais elle reste toujours dans ce même état.

Il est évident qu'en présence de ces formes de l'atrophie pigmentaire, il ne peut pas être question de traitement.

B. ATROPHIE DU PIGMENT DES POILS.

Grisonnement des cheveux, canitie, poliosis, (Fuchs, Frank), *trichonosis discolor* (Wilson).

Lorsque, chez l'homme, le système pileux, au lieu de présenter une des nuances qu'il a ordinairement (noir, brun, rouge, blond), offre une couleur grise, blanc de neige ou blanc d'argent, nous admettons que cela tient à un manque relatif ou absolu de pigment.

La canitie est congénitale, ou bien elle ne survient que dans le cours de la vie ultérieure, canitie acquise.

Nous avons déjà parlé de la canitie congénitale dans la description de l'albinisme. Les sujets qui dès la naissance ont la peau entière privée de pigment, ont aussi le système pileux dépourvu de pigment, les poils sont blanc d'argent ou blanc de soie.

Il y a aussi des cas où l'on observe une décoloration congénitale partielle des poils, et cela tantôt dans le sens d'un albinisme congénital partiel, c'est-à-dire que les poils situés sur les taches blanches de la peau sont eux-mêmes blancs ; ou bien l'on ne trouve des poils gris que sur certains points du corps, c'est-à-dire que sur la tête, par exemple, au milieu de cheveux bruns se trouve une mèche de cheveux blancs, sans que la peau sur laquelle ils sont implantés ait elle-même perdu son pigment (*poliosis circumscripta*, Fuchs).

(1) Il y a actuellement à la clinique un nègre, chez lequel, dans tous les points où l'on reconnaît des traces d'excoriations, il est resté une atrophie pigmentaire correspondante, en forme de stries.

A cette forme se rattachent non-seulement les récits de vieille date qui sont consignés dans Eble [1], mais encore les relations beaucoup plus positives et récentes, qui ont été faites par Kancrow [2], Erasmus Wilson [3] et autres.

La canitie qui survient dans le cours de la vie, *canitie acquise*, est ou bien physiologique, *canitie sénile*, ou bien elle survient avant l'époque moyenne de la canitie physiologique, alors on l'appelle *canitie prématurée*.

(a) Canitie sénile.

A un âge avancé de la vie, les cheveux deviennent presque toujours gris. C'est à la région temporale qu'apparaissent ordinairement les premiers cheveux gris. D'abord rares, ils deviennent peu à peu de plus en plus nombreux, et il en vient d'autres sur d'autres points de la tête, jusqu'à ce qu'enfin toute la tête soit couverte de cheveux gris.

En même temps les poils de la barbe et ceux des parties génitales grisonnent aussi.

Quelquefois cependant les poils de la barbe perdent leur pigment plus tôt que les cheveux.

Il est généralement admis que les cheveux d'un brun foncé grisonnent plus tôt que les cheveux blonds.

(b) Canitie prématurée.

Il n'est pas rare de voir des individus qui, nés avec des cheveux pigmentés, bruns ou blonds, perdent la couleur de leurs cheveux, grisonnent, alors qu'ils sont encore jeunes et à l'âge de la vigueur, longtemps avant le terme moyen où la canitie physiologique se produit.

Ce fait qui, comme nous l'avons dit, s'observe assez souvent, a été le point de départ d'une foule de dictons et de traditions dont certains auteurs, ont fait un usage évidemment exagéré et même fabuleux.

La canitie prématurée chez les enfants et les sujets jeunes est toujours ou générale, c'est-à-dire que les cheveux et la barbe deviennent gris en même temps, ou bien c'est seulement une ou plusieurs mèches

(1) Loc. cit. pag. 314.
(2) De pilis, pilorumque morbis, dissert. inaugur. Berol. 1834, p. 20.
(3) Ouvr. cit. 1867. pag. 733.

qui blanchissent au milieu des au.res qui restent colorées. Cette canitie
partielle est alors ordinairement persistante. Mais la peau sur laquelle
sont implantés ces poils décolorés a conservé son pigment (Simon l. c.
p. 580), ou du moins elle ne doit pas l'avoir perdu. Exactement comme
dans la canitie sénile, la peau conserve alors son pigment.

De plus, les cheveux, pris isolément, peuvent perdre leur pigment
partiellement, sur certains points de leur longueur, ou, comme cela
me paraît beaucoup plus vraisemblable, ils poussent quelquefois sans
contenir de pigment. Il se produit des cheveux annelés de brun et de
blanc, comme Karsch [1], Simon [2], Wilson [3] et autres l'ont observé.
Examinés à l'œil nu, ils paraissent tachetés de noir et de blanc. Dans le
cas de Baum-Karsch, qui a été vu également par le professeur Brücke et
par le Dr Krieger, Simon a trouvé que les anneaux n'avaient pas la
même longueur sur tous les cheveux. Ils étaient très rapprochés dans
la partie moyenne d'un cheveu, tandis qu'ils manquaient complétement
à l'extrémité et vers la racine. Pour ce qui est de la forme et du développement de ces anneaux, il y a des cas où l'on voit qu'un même cheveu
alternativement manque de pigment sur une grande longueur puis est
coloré dans une même étendue. Richelot [4] a vu une fille chlorotique
dont les cheveux étaient gris sur une étendue de deux pouces à partir
de la racine, tandis que tout le reste de leur longueur avait sa
couleur normale. Après la guérison de la chlorose par les ferrugineux,
les cheveux repoussèrent avec leur coloration brune, de façon que cette
fille avait les cheveux bruns aux deux extrémités, tandis qu'à leur
partie moyenne, sur une longueur de deux pouces, ils étaient blancs.
Ce fait, fort bien décrit, nous donne un aperçu très clair sur la génèse
de l'atrophie du pigment capillaire, que nous allons examiner tout-à-
l'heure.

La canitie prématurée persiste ordinairement pendant tout le reste
de la vie. Cependant on trouve dans la littérature médicale un assez
grand nombre de cas où des cheveux supplémentaires pigmentés ont
apparu après que les cheveux gris étaient tombés (Alibert, Rayer etc.).

Relativement à la durée du temps nécessaire pour que les cheveux
deviennent gris, les auteurs ne s'expriment pas d'une manière bien
précise, ni bien concluante.

---

[1] Karsch, De capillitii humani coloribus quædam. Dissert inaug. Gryphiæ, 1846.
[2] Simon, l. c. p. 382.
[3] Wilson. l. c. p. 732, « banded », « ringed » hair
[4] Prager Vierteljahrschrift, 1845, 3 Bd. Analekten, p. 79.

On ne peut s'en faire une idée que d'après l'opinion même que l'on s'est formée sur la manière dont les cheveux blanchissent.

Les auteurs généralement sont loin de s'entendre sur la manière dont se développe la canitie, parce que pour porter à cet égard un jugement fondé, il faudrait tenir compte de certains autres renseignements relatifs à la façon dont les cheveux grisonnent et surtout à la cause qui les a fait blanchir.

Ainsi certains auteurs admettent que chez les vieillards, les cheveux grisonnant progressivement, c'est par la pointe qu'ils commencent à blanchir. D'où il semblerait résulter que le pigment du cheveu ou que le cheveu lui-même subit une altération locale dans sa structure, altération par suite de laquelle le cheveu paraît gris.

Et cependant des observateurs intelligents, comme Simon, Wilson, déclarent qu'ils ont vu positivement des cheveux qui étaient bruns à leur pointe et gris à leur racine.

Ce qui voudrait dire que le cheveu n'apparaît gris que parce que les papilles cessent de lui fournir du pigment.

Hebra est tout-à-fait opposé à cette dernière manière de voir ; car pour lui les cheveux ne deviennent progressivement gris que parce que, dans le renouvellement physiologique des cheveux, à la place des cheveux pigmentés qui tombent, il en repousse de nouveaux qui sont dépourvus de pigment.

Mais à ce point de vue même, Hebra ne peut faire autrement que d'associer à sa théorie celle de Simon et de Wilson, qui ne détruit d'ailleurs qu'une partie de ses idées propres ; à savoir, qu'un cheveu, sans être remplacé par un autre, peut devenir gris, et cela parce que, pendant qu'il pousse, le réseau papillaire ne lui fournit plus de pigment, et que par conséquent un cheveu peut tout d'abord paraître gris à sa base, à une époque où sa pointe contient encore du pigment produit antérieurement.

Habituellement le défaut de pigment (c'est-à-dire le grisonnement) se fait progressivement, de sorte qu'au début un même cheveu peut être, dans sa longueur, tantôt coloré normalement, tantôt dépourvu de pigment ; par conséquent l'apport du pigment ne s'arrête pas tout d'un coup, mais il n'a lieu que d'une manière irrégulière et incomplète. Au début, les parties colorées et les parties incolores d'un même cheveu sont à peu près égales ; mais au bout d'un certain temps, ces dernières prédominent et alors les cheveux dans leur ensemble paraissent gris.

J'ai déjà démontré, dans la nosogénie de l'atrophie du pigment de la peau, que le pigment a sa source dans le corps papillaire, et que les taches dépourvues de pigment ne peuvent se former que par la chûte de la matière colorante, déposée dans le réseau muqueux qui tombe physiologiquement avec les cellules de ce même réseau, tandis que le corps papillaire ne fournit plus de pigment.

Les conditions anatomo-physiologiques sont exactement les mêmes pour l'apport du pigment dans l'intérieur des cheveux. Ils sont colorés (pigmentés) lorsque les papilles leur fournissent de la matière colorante; si, au contraire, les papilles cessent de sécréter du pigment, le cheveu qui pousse à dater de ce moment, doit donc manquer de pigment et paraître incolore.

Il est par conséquent rationnel d'expliquer la canitie en disant que, dans leur grisonnement progressif, les cheveux paraissent bruns à leur partie supérieure et gris vers la racine.

Mais il est encore possible de rendre la chose plus claire.

Il n'est pas besoin de chercher beaucoup pour trouver des cheveux qui sont gris dans leur bulbe et à leur racine, puis un peu plus haut sont manifestement d'un brun gris, et enfin, toujours avec des transitions progressives, présentent à leur pointe leur coloration brune normale.

D'après cela, quand on dit que les cheveux grisonnent d'une manière progressive, cela ne veut pas dire seulement qu'un cheveu d'abord, puis plusieurs, puis enfin tous les cheveux deviennent gris, mais plutôt que, dans un seul et même cheveu, le réseau papillaire fournit d'abord le pigment en moins grande quantité (le cheveu paraît alors brun gris), et que plus tard le pigment finissant par faire totalement défaut, la partie du cheveu qui repousse ensuite, est complétement décolorée.

On rencontre souvent des cheveux qui à l'œil nu paraissent gris, mais dans lesquels le microscope permet de voir du pigment sur certains points de la substance corticale et plus fréquemment encore dans la substance médullaire; ou encore des cheveux qui semblent colorés, et dans lesquels le microscope fait voir que le pigment n'existe que de place en place et en très petite quantité, ou même fait entièrement défaut. On voit d'après cela que la production du pigment peut aussi diminuer progressivement, c'est-à-dire que dans certains moments elle s'affaiblit, elle s'arrête même, et à d'autres moments elle recommence en d'autres termes, qu'elle devient irrégulière non-seulement comme intensité, mais aussi comme intervalles de temps.

Le travail pathologique que nous venons d'esquisser a bien été observé par d'autres auteurs que nous, mais toujours partiellement; il n'a pas toujours été saisi et décrit dans son ensemble et dans les rapports qui existent entre ses diverses périodes. Ainsi Pfaff (1) dit avec beaucoup de raison que les premiers cheveux blancs contiennent encore tous plus ou moins de pigment, et que celui-ci ne disparaît ordinairement d'une manière complète que dans un âge assez avancé ; seulement, au lieu d'attribuer cette diminution progressive du pigment à une diminution de la sécrétion pigmentaire par le réseau papillaire, Pfaff la rapporte plus volontiers à un épaississement de la substance corticale qui n'est pas démontré et qui est encore moins explicable.

Dans l'exposé que nous avons fait plus haut des phénomènes anatomo-pathologiques de la canitie, se trouve aussi l'explication de *l'atrophie prématurée et passagère du pigment des cheveux, de la production de ces cheveux annelées de brun et de blanc, et des cheveux qui présentent une coloration alternativement brune et blanche à la suite de la chlorose, de la fièvre typhoïde, etc.* Des troubles de nutrition, dont on voit les effets, mais qui sont difficilement reconnaissables, peuvent aussi apporter un certain dérangement dans la production même des cheveux (*Seborrhœa capillitii, defluvium capillorum*), de même qu'une modification spéciale consistant en ce que, le réseau papillaire fournissant peu ou point de pigment, le cheveu devient gris. Et, lorsque les troubles de nutrition ou d'innervation ont disparu, le réseau papillaire retrouve partiellement ou complétement ses fonctions et le cheveu reprend sa coloration normale.

Le Dr J. Pincus, qui s'occupe depuis de longues années et d'une manière spéciale de la physiologie et de la pathologie des cheveux, a consigné le résultat de ses longs travaux dans une série d'articles qui ont paru dans les « *Archiv für path. Anatomie und Physiologie* ». Relativement à la canitie il émet des idées et arrive à des conclusions analogues aux nôtres. Il dit (l. c. vol. 45, 1869, pag. 180 et suiv.): « La règle est.... que les cheveux et les parties de cheveux qui paraissent gris, *ont été produits gris à leur point de formation.* Et plus loin : « *la règle est également que dans la canitie, ce sont les parties du cheveu qui se sont formées en dernier lieu, dont la coloration est changée ; cette altération de couleur est le plus souvent le résultat d'une altération survenue dans la formation du pigment ;* dans quelques cas rares, elle est dûe à une boursoufflure du cheveu qui est rempli d'air. »

« Le follicule pileux qui a une fois formé une portion grise de

____
(1) Dr Pfaff, das menschliche Haar, Leipzig, 1866.

cheveu, produit ordinairement, soit que ce même cheveu continue à pousser, soit que, par suite du renouvellement normal des cheveux il soit remplacé par un autre, produit ordinairement, dis-je, toujours un cheveu gris. *Il arrive exceptionnellement qu'une portion de cheveu est produite avec sa coloration normale, bien que pendant des mois ce même cheveu ait poussé sans couleur; cette alternative dans les conditions de nutrition peut se présenter, à différentes reprises, dans le même cheveu.*»

La remarque faite par Pincus, que dans certains cas rares les cheveux peuvent paraître gris parce qu'ils sont « boursoufflés [et pleins d'air » ne me semble pas se rapporter à des faits observés par lui-même; je crois plutôt qu'elle a trait à des descriptions données par Landois et Wilson, sur lesquelles nous reviendrons.

De tout ce que nous venons de dire il ressort clairement que, pour moi, les cheveux ne blanchissent que dans l'espace d'un certain laps de temps, du temps qui est nécessaire pour l'accroissement physiologique des cheveux; que par conséquent ni un seul cheveu, ni tous les cheveux ensemble ne peuvent grisonner que d'une manière progressive; enfin que les cheveux ne blanchissent pas brusquement.

La littérature médicale contient le récit d'une foule de faits, dans lesquels les cheveux seraient devenus blancs dans l'espace d'une nuit ou subitement. Ainsi Thomas Moore, chancelier de Henri VIII, serait devenu blanc en écoutant sa condamnation à mort; le moine Ubipertus aurait blanchi en une nuit, afin de paraître assez âgé pour obtenir un évéché; Louis de Bavière, qui avait condamné sa femme à mort; les Espagnols Didaeus et Diego Osorius, qui attendaient leur exécution; la femme Pérat-Leclère, qui devait déposer comme témoin devant les Pairs dans le procès de Louvel; la malheureuse reine Marie-Antoinette, et d'autres personnes qui ont dû passer par de terribles émotions, se sont trouvées en danger de mort, ou ont eu une frayeur extrême, etc., sont les héros de ces récits que nous trouvons dans Fabrice de Hilden, Camerarius, Marcellus Donatus, Scaliger, Schenk et autres auteurs.

Parmi les observations plus récentes, nous citerons, en considération de sa source, le fait observé par le prof. Mosler et rapporté par le Dr Landois (1), d'un malade atteint de delirium tremens, et qui, dit-on, blanchit subitement.

____

(1) Virchow's Archiv, april 1866.

Ce grisonnement subit n'a aucune connexion avec l'accroissement physiologique des cheveux et le mode normal de leur pigmentation.

Les médecins d'autrefois n'ont pas cherché à expliquer ce phénomène.

Landois, Wilson et Pfaff essaient d'interpréter le fait et par conséquent aussi la possibilité de sa production; ils s'efforcent surtout de soutenir la véracité de ces récits.

Pour cela ils sont obligés de faire abstraction des conditions normales de la croissance des cheveux et de chercher au contraire à découvrir les modifications locales qui ont pu, d'une part, survenir subitement dans les cheveux et de l'autre amener ce résultat que les cheveux paraissent dès lors blancs.

Landois prétend qu'il a trouvé dans la moëlle et dans la couche corticale, au niveau des places blanches, un assez grand nombre de globules d'air qu'il a pu faire disparaître par l'eau chaude, la térébenthine et l'éther; la coloration grise des cheveux aurait disparu aussitôt. Er. Wilson a rapporté, devant la société royale de médecine de Londres, quelque chose d'analogue au sujet d'un garçon de 7 ans et demi. Vus par transparence, les anneaux blancs des cheveux paraissaient foncés; observés à la lumière incidente, ils avaient un aspect blanc crayeux. En imbibant les cheveux avec un liquide qui pénétrait dans leur intérieur, les globules d'air disparaissaient et avec eux les anneaux blancs (1).

Mais un fait qui est en opposition directe avec l'opinion émise par ces deux auteurs, c'est que l'on rencontre aussi des globules d'air dans des cheveux présentant une coloration normale, et on en a trouvé (2); c'est aussi que d'autres auteurs, par exemple Griffith (3) et Steinlin (4) expliquent la coloration de ces cheveux précisément par la présence de globules d'air dans leur substance médullaire.

Bien que nous ne devions sans doute jamais savoir comment ces globules d'air peuvent se développer si brusquement, ni d'où ils peuvent venir, bien que ce soit surtout une chose problématique, que de savoir comment la canitie, produite par un corps aussi facile à déloger, peut persister toute la vie, il n'en est pas moins vrai cependant que la

(1) Er. Wilson lui-même n'est pas complètement satisfait de ce qu'il a constaté dans ces cas et il pense que les anneaux blancs correspondent à la croissance des cheveux pendant la nuit. Landois (Archiv für path. Anat. etc., V. 45, 1869, pag 115) repousse cette dernière supposition en démontrant que l'étendue en longueur de chaque anneau ne peut pas correspondre à la croissance des cheveux pendant un espace de temps qui est seulement de quelques heures, comme une nuit.

(2) Voir entr'autres Spiess, Henle's und Pfeuffer's Zeitschrift, 3me série. V. B. 1.

(3) Canstatt und Eisenmann's Jahresb. Erlangen, 1849, p. 34.

(4) Henle und Pfeuffer's Zeitschrift f. rat. med., IX. B. p. 302.

plupart des personnes dont les cheveux ont si subitement blanchi, sont restées toute leur vie avec des cheveux blancs. Or, pour que la canitie qui est ainsi survenue brusquement, puisse persister d'une manière définitive, il faut, après que ce développement subit et local de gaz a blanchi le cheveu, il faut, dis-je, que la formation du pigment cesse également dans le réseau papillaire.

Je ne trouve donc l'explication de Landois suffisante, ni pour le fait en question, ni pour le phénomène en général.

Si Landois nous racontait qu'il a personnellement et soigneusement examiné la veille les cheveux du malade, et qu'ils étaient bruns, et que le lendemain il les a vus gris, alors nous n'hésiterions pas un instant à croire le fait indépendamment de toute explication. — Mais c'est ce que Landois n'a pas fait.

Pfaff (l. c.) a décoloré les cheveux par le chlore, ce qui était connu depuis très longtemps (1) : il conclut de là que les cheveux peuvent blanchir subitement sous l'influence d'un liquide caustique énergique que la peau sécrète lorsqu'on est sous le coup d'une violente émotion.

Mais il n'a jamais vu lui-même un seul cas où les cheveux aient blanchi subitement et il n'a jamais pu dire quel est ce liquide caustique énergique : ce qui ne l'empêche de poursuivre l'idée qu'il a émise, en faisant des incursions fréquentes dans le domaine de la pathologie humorale et de la philosophie naturelle.

Comme, d'après ce que nous venons de voir, jamais un seul cas de canitie subite n'a été constaté au point de vue clinique, c'est-à-dire le malade ayant été soigneusement examiné avant que ses cheveux n'aient blanchi ; comme d'un autre côté personne n'a jamais pu apporter un appui scientifique incontestable au fait en question ; je crois pouvoir, en me basant sur le résultat fourni par les recherches anatomo-physiologiques et objectives, conclure de là que :

1° Les cheveux ne blanchissent que par leur racine et le réseau papillaire sous-jacent, c'est-à-dire qu'ils poussent sans pigment ;

2° Les cheveux ne blanchissent que dans l'espace de temps qui est nécessaire à leur croissance physiologique. Ils ne peuvent donc blanchir que de bas en haut et progressivement.

Aussi l'expérience ne nous permet pas de dire qu'un individu peut blanchir en un court espace de temps. J'ajouterai même qu'il faut pour cela au moins bon nombre de jours, même plusieurs semaines ; il

_____

(1) Henle, allg. Anatomie. Leipzig, 1844, p. 305.

faut un délai suffisant non-seulement pour que les cheveux aient pu pousser d'une certaine longueur hors de leur follicule, mais encore pour que les cheveux dans leur renouvellement physiologique aient pu se remplacer de telle sorte, qu'à l'œil nu on puisse reconnaître dans l'aspect général des cheveux une modification survenue dans la formation du pigment.

Alors la canitie sera d'autant plus frappante, que le sujet est encore jeune, et que, au lieu de se montrer seulement sur quelques cheveux isolés comme dans la canitie sénile, le défaut de pigment apparaît ici sur tous les cheveux en même temps, mais toujours en commençant par la racine ; enfin, que, par suite d'un trouble général de la nutrition, toutes les papilles cessent, en même temps ou dans un court délai, de fournir du pigment aux cheveux.

Traitement. — Le traitement de la canitie ne saurait prétendre à arrêter ou même à retarder le travail organique de la décoloration des cheveux. Il ne peut remplir qu'une seule indication, celle de donner, extérieurement et par des moyens artificiels, aux cheveux décolorés, un pigment qui puisse cacher l'absence de la matière colorante normale, et cela d'une façon aussi complète que possible et à l'aide de substances qui n'aient rien de nuisible. En deux mots, il faut se borner à teindre les cheveux.

Le traitement rentre donc, sous ce rapport, dans le domaine de la cosmétique. Malgré cela nous jugeons convenable de rechercher ici, autant que cela peut être nécessaire pour le médecin et utile au malade, quels sont les moyens de teinture les plus usités, quel est leur mode d'emploi et enfin quelle est leur action.

Parmi les substances les plus employées pour teindre les cheveux en brun foncé ou en noir, nous trouvons au premier rang le nitrate d'argent en solution aqueuse à des degrés de concentration divers. On commence par bien dégraisser les cheveux avec du savon et de l'eau, puis après les avoir laissé sécher pendant une heure au moins, on les imbibe de la solution de nitrate d'argent. Sous l'influence de la lumière du soleil (ou simplement du jour) le sel d'argent se décompose, comme tout le monde le sait, et les cheveux paraissent noirs.

Pour éviter que le cuir chevelu ne soit également noirci par la solution de nitrate d'argent, notamment à la limite des cheveux, sur le front, les tempes, le cou, il faut, immédiatement après avoir teint les cheveux, laver avec une solution de sel de cuisine les parties voisines de la peau que l'on n'a pu éviter de toucher avec la solution argentique.

(Une solution de cyanure de potassium donnerait les mêmes résultats; mais en raison des dangers qu'elle présente, il est préférable de n'en pas faire usage).

Un grand nombre des eaux de teinture qui sont dans le commerce se composent uniquement d'une solution de nitrate d'argent.

Depuis longtemps déjà les médecins ont employé l'huile extraite du jaune d'œuf pour la teinture des cheveux en noir (Dr Jahn, Chandelier, etc., et après eux Eble), sans doute parce que cette huile contient une quantité considérable de soufre et de fer. C'est en se basant sur cette théorie qu'Eble a conseillé une méthode qui consiste à appliquer séparément le fer et le soufre sur les cheveux; dans ce cas la combinaison de sulfure de fer qui donne la couleur noire se produit au moment même de l'application.

On laisse du vieux fer s'oxyder au contact de l'air, puis en versant dessus une certaine quantité d'acide acétique, on obtient une solution d'acétate de fer. D'un autre côté, en précipitant le soufre dans une huile grasse, l'huile de jaune d'œuf par exemple, on a ce que l'on appelle un « baume de soufre. » On applique sur les cheveux, un jour la solution de fer, et le lendemain le baume de soufre.

Les applications de sels de plomb et de soufre agissent d'une manière analogue.

Parmi les gens qui font profession de teindre les cheveux, il y a une méthode qui est en grand honneur, parce que, avec elle, il est possible de mitiger l'action colorante, c'est-à-dire de teindre les cheveux en blond foncé, en chatain et même en noir, à volonté.

Dans cette méthode, on emploie aussi deux liquides séparés. L'un contient la solution de nitrate d'argent qui est d'autant moins concentrée que l'on désire obtenir une couleur moins foncée. L'autre renferme une solution de sulfure de potasse. On applique sur les cheveux les deux liquides l'un après l'autre; ils se combinent pour donner naissance à du sulfure d'argent qui forme la matière colorante.

En général l'emploi de ces moyens exige une certaine connaissance de l'effet spécial des différentes substances qui donnent la teinture aux cheveux et une certaine habileté manuelle pour l'application.

Aussi, en raison des difficultés pratiques que présente l'emploi de ces substances, beaucoup de malades, et de médecins aussi, se contentent de moyens dont l'action colorante est plus faible.

Parmi ces derniers nous trouvons toutes les huiles grasses, qui donnent aux cheveux une teinte et un éclat plus foncés.

On préfère généralement l'huile de coloquinte, l'huile de macis, de noix, de casse, etc.

C'est à ces indications que répond à peu près une pommade composée par Pfaff et dont voici la formule :

<pre>
R. Huile d'œuf récente.   .   .   .   .) ââ
   Moelle de bœuf . .   . . . .) 30 gram.
   Lactate de fer   .   .   .   .   .   .   1 gram.
   Huile éthérée de casse .   .   .   .   1 gram. 20 centigr.
</pre>

L'emploi des teintures métalliques inspire toujours aux médecins et au public une certaine crainte ; on redoute avec plus ou moins de raison qu'elles ne rendent les cheveux cassants.

C'est pourquoi l'usage des teintures huileuses est en général préféré, bien qu'elles aient une action colorante moins intense et moins durable.

A plus forte raison devons-nous citer ici une méthode de teindre les cheveux à l'aide de végétaux, qui est fort répandue en Orient, chez les Persans en particulier, et cela depuis de très longues années. Le Dr Pollack qui a été naguère médecin du Schah de Perse, l'a employée nombre de fois déjà, tant à la clinique d'Hebra que dans sa clientèle particulière et il en a obtenu des effets remarquables.

D'après le dire de Pollack, on peut, à l'aide de ce moyen, donner aux cheveux toutes les nuances, depuis le brun clair (blond foncé) jusqu'au noir foncé ou noir bleu. Les Persans ont l'habitude, même quand leurs cheveux sont naturellement noirs de les teindre de temps à autre par ce procédé, afin de leur donner un reflet bleu foncé.

Ce moyen consiste dans un mélange de poudre de henné (de la famille des papillonacées) et de poudre d'indigo.

On fait avec la poudre de henné et de l'eau une pâte épaisse que l'on applique sur les cheveux ; au bout d'une heure ils deviennent rouges. Alors on les frotte avec une seconde pâte préparée avec de la poudre d'indigo. Sous l'influence de la chaleur humide ces deux pâtes se combinent et donnent aux cheveux une coloration noire qui apparaît au bout de quelques heures.

En proportionnant convenablement l'application de ces deux pâtes et leur action réciproque (en faisant varier la quantité de l'une ou de l'autre, la durée de leur application, le degré de l'humidité), on peut obtenir toutes les nuances de cheveux. Mais l'emploi de ces pâtes réclame toujours une expérience spéciale ; car nous les avons vues, entre les mains du Dr Pollack lui-même, qui en avait une grande habitude, nous les avons vues, dis-je, donner aux cheveux une couleur très éloignée de celle qu'il désirait obtenir.

II. Atrophie des cheveux.

Nous désignons sous le nom d'atrophie des cheveux un trouble morbide survenu dans leur croissance normale.

Ce trouble peut se présenter sous forme d'une altération de la nutrition générale des cheveux, c'est-à-dire de ce que l'on appelle communément la croissance des cheveux, par le fait de laquelle la totalité des cheveux se trouvent entravés dans leur développement, dans leur consistance et dans leur renouvellement normal. Ou bien il se manifeste plutôt par une altération prononcée de la structure des cheveux pris isolément.

Bien que ces deux états se trouvent généralement combinés chez un même sujet, cependant au milieu des symptômes cliniques qu'ils présentent, on voit souvent dominer les caractères tantôt de l'un, tantôt de l'autre. Nous allons étudier d'une part la croissance défectueuse des cheveux, et de l'autre leur structure imparfaite.

A. CROISSANCE DÉFECTUEUSE DES CHEVEUX. — ALOPÉCIE (1).

Nous réunissons sous le nom général d'alopécie toutes les formes de la croissance défectueuse des cheveux, qu'elle soit congénitale ou acquise, qu'elle soit due à des causes faciles à reconnaitre ou difficiles à apprécier, qu'elle ait enfin une marche ou une forme régulière et fixe ou au contraire irrégulière.

(a) Alopécie congénitale.

Il n'est pas rare de voir des enfants qui sont nés avec des cheveux très-clair-semés (*oligotrichie*), ou même absolument sans cheveux (*atrichie*). Ordinairement alors les cheveux manquent seulement sur certaines places que l'on est habitué à voir couvertes de cheveux, par exemple à la tête (*atrichie partielle*); la peau, sur ces places complétement nues, est lisse et parfaitement normale sous le rapport de la texture et de la couleur (Fuchs, l. c., p. 24); ou bien les cheveux font

____

(1) Les auteurs anciens ont désigné sous le nom d'alopécie, seulement la chûte des cheveux et se sont particulièrement tenus, sous ce rapport, à la définition de Celse (liv. VI, chap. IV, édit. Haller, Lausanne, 1772, T. II, p. 4).

complètement défaut (*atrichie générale*). Les auteurs anciens, Hippocrate, Procope etc., aussi bien que les modernes, Danz (1), Steimnig (2), Augustin (3), et autres, ont rapporté des cas de ce genre. Les faits de Danz sont relatifs à deux personnes adultes qui manquaient non-seulement de cheveux, mais aussi de dents. Dans les cas que j'ai observés moi-même, où les enfants avaient des cheveux très clair-semés, les dents aussi se sont développées tardivement.

Le plus souvent l'absence congénitale de cheveux n'est que passagère. Dans le cours des premières années de la vie cet état se corrige, soit complètement, soit au moins en partie, de sorte que l'on voit de petits cheveux fins comme de la laine. Mais parfois aussi il persiste toute la vie, il ne pousse aucun poil sur tout le corps, comme dans le cas observé par Rayer (4), d'un homme de 52 ans, qui présentait seulement sur différents points du corps des poils extrèmement fins et décolorés.

Une disposition héréditaire doit être admise comme cause de l'alopécie aussi bien que de l'atrichie. Bien que cette hypothése n'exprime rien de bien précis, cependant elle est jusqu'à un certain point corroborée par les faits dans lesquels on voit ce défaut de cheveux chez différentes personnes d'une même famille, par exemple chez deux frères ou sœurs, comme dans les cas rapportés l'un par Steimnig et l'autre par Rayer.

B. CROISSANCE DÉFECTUEUSE ACQUISE DES CHEVEUX. — ALOPÉCIE ACQUISE.

Dans l'alopécie acquise, la pousse des cheveux, qui était déjà arrivée à son développement définitif, subit une altération qui consiste en ce que, d'une part la chûte physiologique des cheveux dépasse les proportions normales et que d'autre part la pousse régulière de nouveaux cheveux diminue. La conséquence immédiate de ce trouble survenu dans les conditions de la pousse des cheveux est d'abord que les cheveux deviennent rares et clairs, et qu'enfin des places plus ou moins considérables de la peau sont complètement dépourvues de cheveux, — *calvitie.*

La chûte exagérée des cheveux, la reproduction insuffisante des nou-

(1) Stark's Archiv f. Geburtshilfe, V. 4, pag. 684.
(2) Froriep's Notizen, 26. V., n° 4.
(3) Asclepicion, Jhrg. 1812, 3. Heft.
(4) L. c., tom. 3, François Beauvais, malade à l'hôpital de la Charité, 1827.

veaux cheveux et la calvitie sont donc les trois symptômes caractéristiques de l'alopécie acquise, symptômes qui se lient réciproquement l'un à l'autre.

Suivant que l'un ou l'autre de ces symptômes a été pris par eux en plus grande considération, les auteurs ont donné à cette maladie un nom différent. C'est ainsi qu'en tenant particulièrement compte de la chûte des cheveux, ils ont créé les noms de : *effluvium capillorum, defluvium pilorum, lapsus pilorum, epilatio, psilosis* etc., ou bien ils font de la calvitie le symptôme caractéristique de la maladie.

La calvitie, portée au point de constituer un phénomène persistant et qui frappe la vue, a été l'objet de nombreuses études de la part des auteurs anciens; parmi ceux-ci, je me bornerai à citer Celse (1), Galien (2), Mercurialis (3), Sauvages (4) et Lorry (5), parce que le premier a fourni le point de départ de recherches et de discussions, auxquelles ces deux derniers ont donné l'extension la plus considérable.

Tandis que Celse traite de la calvitie seulement dans deux chapitres séparés (*de effluvio capillorum*, cap. 1, et *de areis*, chap. 4), Mercurialis (d'après Galien, Oribaze, etc...) a déjà introduit plusieurs subdivisions. Il regarde le *defluvium capillorum* (liv. I, chap. 5) comme la suite de maladies fébriles générales; l'*alopecia* et l'*ophiasis* (liv. III, chap. 4) représentent pour lui une deuxième espèce de calvitie; elles ne diffèrent entre elles que par la forme : dans la première, les cheveux tombent un peu partout, tandis que la seconde indique une calvitie qui marche du sommet de la tête vers les tempes; enfin le *calvitium* (chap. 5, liv. 1), nom qu'il applique seulement à la calvitie de la région sincipitale chez les vieillards.

Avec le temps on est allé beaucoup plus loin dans cette direction, en tenant compte uniquement de la forme extérieure de la calvitie, et nous trouvons par exemple dans Eble (l. c., p. 252) les divisions suivantes :

1° *Alopecia*, dans laquelle les cheveux et les poils de la barbe tombent çà et là;

2° *Phalacrosis* ou *Calvities* (Arnaldia), lorsque la calvitie atteint surtout le sinciput;

3° *Ophiasis*, quand les cheveux qui commencent à tomber au niveau de l'occiput, laissent à nu une bande d'environ deux travers de doigts

---

(1) L. c., pag. 1 et 4.
(2) Liv. 1, de comp. med. sec. loca.
(3) De morbis cutaneis, Venetiis, 1601.
(4) Nosolog. method. Amstelodami, 1768.
(5) Tractatus de morb. cutaneis, Parisiis, 1777.

de large qui de là, marche vers les deux oreilles et souvent aussi vers le front (définition de Celse, loc. cit., p. 4);

4° *Opistophalacrosis*, calvitie partant de l'occiput;

5° *Hemiphalacrosis*, calvitie unilatérale;

6° *Anaphalantiasis*, perte des sourcils;

7° *Alopecia areata* (*Area*, Jonston, Sauvages), calvitie circulaire;

8° *Madesis* ou *madarosis*, cheveux clair-semés.

Cette classification de l'alopécie et toutes celles analogues, qui ne tiennent compte que de la forme de la calvitie, ne répondent ni aux faits réels, ni aux besoins de la pratique.

Il nous paraît bien préférable de diviser, comme on le fait depuis longtemps, — et c'est pour ainsi dire une division toute naturelle — l'alopécie en *alopécie sénile* et en *alopécie prématurée*. Non-seulement cette division répond le mieux possible à toutes les circonstances que nous avons énumérées plus haut, mais encore elle nous amène à les envisager comme faisant toutes partie d'un seul et même état pathologique, en même temps qu'elle nous donne une idée des phénomènes essentiels et des causes de l'alopécie.

1. ALOPÉCIE SÉNILE.

Calvitie, C. sénile, Calvitie des vieillards.

On sait que la calvitie est extrêmement fréquente chez les personnes âgées. Habituellement les cheveux manquent sur un espace qui s'étend depuis la limite supérieure du front jusqu'au sommet de la tête et latéralement jusque vers la moitié de la région pariétale. L'occiput, la partie inférieure de la région pariétale, et la région temporale sont les points où les cheveux persistent le plus longtemps.

La chûte des cheveux commence le plus souvent au voisinage de la limite antérieure des cheveux, au-dessus du front, de sorte que celui-ci paraît allongé vers le sinciput de toute la hauteur des cheveux qui manquent. Mais souvent aussi il reste une couronne de cheveux en avant, précisément au-dessus du bord supérieur du front et la calvitie n'atteint que le sinciput, sur une étendue plus ou moins considérable.

La peau du crâne qui est privée de cheveux, paraît lisse, tendue, brillante, à reflet rouge, amincie. Les orifices des follicules pileux sont facilement reconnaissables dans les premières périodes de la calvitie : chez les gens d'un âge très avancé il arrive souvent qu'on ne peut plus les distinguer à l'œil nu que sur certains points; ils contiennent tantôt sur toute la surface occupée par la calvitie, tantôt seulement de place en place, des petits poils fins comme de la laine et très-peu colorés.

Dans la vieillesse, la calvitie est beaucoup plus fréquente chez les hommes que chez les femmes. La cause de ce fait n'est pas connue.

Les cheveux, avant de tomber, deviennent le plus souvent gris ou blancs (*canitie sénile*). Cela ne veut pas dire cependant que la canitie doive nécessairement conduire à l'alopécie. Car il n'est pas rare de voir des vieillards qui portent une chevelure abondante d'un gris d'argent très pur. C'est principalement et habituellement sur le sinciput que les cheveux tombent. Les poils de la barbe et ceux des organes génitaux peuvent aussi tomber en grande partie sans cependant que cela aille jusqu'à la calvitie. Je crois du moins pouvoir affirmer que l'on n'a pas souvent constaté une chute considérable des poils de ces régions.

Quelle est la cause de l'alopécie sénile? On ne peut répondre à cette cette question qu'en disant que c'est là un des phénomènes de l'évolution sénile, résultant de conditions anatomiques que nous allons étudier. Ce qui revient à dire que l'on peut considérer les lésions anatomiques, assez rares du reste dans l'alopécie sénile, soit comme étant la cause, soit plutôt comme étant la conséquence de la calvitie.

Si l'on examine la peau d'une partie chauve en y pratiquant des coupes, on arrive à des résultats très différents sous le rapport de l'état de la peau elle-même, des follicules pileux et des glandes sébacées, aussi bien que sous le rapport spécial de l'existence ou de l'absence des cheveux, suivant que l'examen porte sur des parties dont les cheveux sont tombés depuis un temps relativement court, ou sur d'autres qui sont chauves depuis de longues années, suivant aussi que la coupe a porté sur une même portion de peau dans une grande longueur, ou sur différents points du tégument. Cette circonstance explique la contradiction quelquefois flagrante qui existe dans les idées que les auteurs ont émises à cet égard.

La peau est tantôt amincie dans sa totalité, les fibrilles du tissu cellulaire étant comme consumées, les cellules graisseuses clair-semées, racornies; en un mot elle présente les caractères de l'atrophie, tels que Wedl [1] et plus récemment Neumann [2] les ont décrits. Tantôt au contraire, et quelquefois sur certains autres points chauves chez le même

(1) Grundzüge der pathol. Histologie, Wien, 1854, pag 183.
(2) Lehrbuch der Hautkrankheiten, Wien, 1869.

individu, les symptômes de l'atrophie cutanée sont beaucoup moins accusés.

Les glandes sébacées n'existent plus sur certains points, sur d'autres au contraire, elles ont un volume considérable et ne présentent aucune altération. Simon (l. c., p. 577) et Neumann les ont toujours retrouvées; le premier les a figurées (loc. cit., pl. 6, fig. 2 et 5), quant au dernier, il dit les avoir vues considérablement augmentées de volume (l. c., p. 295).

Il n'en est pas de même pour les follicules pileux. Ainsi il est réel que, dans la calvitie ancienne, les follicules, leurs papilles et les enveloppes du bulbe se ratatinent, et leurs cellules subissent la transformation graisseuse. Cela explique comment certains auteurs n'ont plus du tout retrouvé les follicules pileux (Bichat) [1], tandis que d'autres les ont rencontrés seulement diminués de volume sur certains points (Simon), et d'autres enfin les ont vus sans aucune altération (E. H. Weber) [2].

Les follicules qui existent encore contiennent le plus souvent des poils follets très fins.

Plus la calvitie est ancienne, plus on trouve les éléments des follicules ratatinés et les cellules du bulbe transformées en graisse.

Si l'on veut bien tenir compte de l'état anatomique que nous venons de décrire, pour en faire la base d'une explication de la chûte des cheveux et de l'arrêt de leur reproduction chez les vieillards, il demeurera désormais inutile d'attribuer ces phénomènes à une théorie vague, illusoire et qui n'explique rien. Tandis que l'on comprend facilement que le ratatinement des tissus entrave la reproduction des cheveux, que les cheveux qui existent tombent avant d'avoir atteint leur terme physiologique et qu'enfin ils ne peuvent plus être remplacés par des cheveux nouveaux.

L'alopécie sénile est incurable.

2. Alopécie prématurée.

Comme l'indique ce nom, l'alopécie prématurée désigne la calvitie qui survient chez des individus encore jeunes.

Les causes qui amènent la perte prématurée des cheveux sont de plusieurs sortes. Elles méritent cependant une considération particulière, parce qu'elles doivent exercer une influence variable sur la

(1) Allgem Anatomie, Uebers. von Pfaff, Leipzig, 1803, 2 Th., 2 Abth., p. 300.
(2) Hildebrandt's Anatomie, Bd. 1, p. 196.

forme, la marche et la durée de l'alopécie, et aussi sur la possibilité de la guérison. C'est pour ce motif qu'il me paraît parfaitement convenable, en vue de l'étude que nous allons faire de l'alopécie prématurée, de prendre les causes mêmes de cette maladie pour base de classification.

Autant qu'il est permis, dans l'état actuel de la science, d'apprécier ces causes, nous pouvons distinguer la perte prématurée des cheveux en :

a) alopécie prématurée idiopathique, qui est déterminée par un trouble de l'influx nerveux (trophonévrose);

b) alopécie prématurée symptomatique, qui se présente comme symptôme ou comme conséquence d'une maladie organique appréciable de l'un des organes de la peau, particulièrement des follicules pileux ou aussi des cheveux mêmes.

(*a*) Alopécie prématurée idiopathique.

Le caractère général de cette forme de l'alopécie consiste en ce que les cheveux, sans avoir été préalablement malades eux-mêmes d'une façon appréciable, sans affection antérieure de la peau ou de ses glandes, mais simplement sous l'influence (supposable) de troubles nerveux, tombent hors de leurs godets, sans être remplacés par des cheveux de nouvelle formation.

De là résultent des formes particulières, des circonstances spéciales dans la marche, et aussi des caractères cliniques particuliers de l'alopécie prématurée, dont nous allons étudier les accidents les plus communs.

Alopécie areata.

Area, Celse; *Alopecia circumscripta*, Fuchs; *Porrigo decalvans*, Bateman; *Vitiligo* (!), Casenave; *Bald ringworm*, des anglais; *Trichosis area*, Good.

Historique. -- Il est étrange qu'un grand nombre d'auteurs aient rendu Celse responsable du nom *area* appliqué à cette maladie. En effet, Celse n'a pas fait usage de ce terme; bien plus, il ne parle même pas sous un autre nom de la maladie que nous allons décrire. Dans le chap. 4, livre VI, souvent cité, qui porte, il est vrai, le titre « *de Areis*, » il dit : *Arearum quoque duo genera sunt. Commune utrique est, quod e mortua summa pellicula pili primum extenuantur, deinde excidunt....,*

*Sed ea quæ ἀλωπεχια nominatur sub qualibet figura dilatatur..... Id
vero, quod a serpentis similitudine ὀφίαςις appellatur, incipit ab
occipitio.* »

Il est donc clair que Celse décrit seulement la forme irrégulière de la
calvitie (*sub qualibet figura*) sous le nom d'*alopécie*, et la forme de
calvitie qui occupe le sommet de la tête sous la dénomination d'*ophiasis*,
et qu'il emploie le mot d'*area* pour désigner la calvitie en général.

Quant à la variété en question, elle n'est aucunement indiquée dans
ce passage.

Le premier auteur qui se soit servi du nom d'*alopécie areata* est
Sauvages qui signale et décrit comme quatrième espèce de l'alopécie
l'*alopécia areata* ou *area* Jonstoni [1] : « *Illa est species in qua per
areas tantum capilli deficiunt*. Mais il n'insiste pas davantage sur le
caractère de la maladie.

Willan est le premier qui ait décrit d'une façon plus détaillée, dans
sa quatrième espèce du Porrigo, Porrigo decalvans, ou *bald ringworm*,
les caractères de cette forme particulière de la calvitie [2], qui est représentée dans la planche XI de l'atlas de Bateman [3].

Cette variété singulière de la maladie (du porrigo) ne présente,
d'après Willan, aucun autre symptôme que des taches simplement
chauves, d'une forme plus ou moins circulaire, sur lesquelles il n'existe
pas un seul cheveu, tandis que tout autour de ces taches les cheveux
sont tout aussi épais que d'ordinaire. La surface de la peau de la tête,
au niveau de ces taches, est lisse, brillante et remarquablement blanche.
Les taches s'agrandissent peu à peu et empiétent parfois les unes sur les
autres, de manière à former une large place sans cheveux, état dans
lequel la tête reste pendant des semaines entières.

Willan déclare n'y avoir jamais reconnu d'achores, ni aucune altération quelconque appréciable de la peau.

Cependant Willan a décrit sous le nom de *porrigo scutulata* des
places chauves, toujours isolées, et même éloignées les unes des autres,
qui se présentent avec une forme circulaire irrégulière sur le cuir
chevelu, sur le front et sur le cou. Dans cette forme du porrigo, la peau
est couverte de vésicules, de pustules et d'écailles, et les cheveux se
cassent à une courte distance de la peau.

Ces deux formes, très essentiellement différentes l'une de l'autre, de

(1) Nosol. method. t. II, Amstelodami, 1768, p. 607.
(2) Prakt. Darstellung, etc. Deutsch von Blasius, Leipzig, 1841, p. 236.
(3) Delineations of skin diseases, London, 1817.

maladie du cuir chevelu ont cela de commun qu'elles présentent des taches circulaires, dans l'étendue desquelles les cheveux ont disparu. C'est pour cette raison qu'elles ont été maintes fois confondues entr'elles, même par les écrivains qui ont suivi Willan.

Ainsi Alibert, par exemple, déclare que son porrigo *tonsoria* et la teigne tondante de Mahon sont identiques au porrigo decalvans de Willan, et cependant il aurait pu éviter une semblable erreur en examinant avec attention la description que Willan a donnée du porrigo decalvans, que nous avons citée plus haut.

La confusion augmenta encore quand parut le travail de Mahon (1) (1829) sur la teigne tondante, travail dans lequel l'auteur ne tenait aucun compte de la littérature médicale ni surtout de l'ouvrage de Willan; mais qui eut un assez grand succès parce que l'auteur y exposait d'une façon très exacte les caractères cliniques d'une forme de plaques chauves sur la tête. D'un autre côté cette confusion fut loin de cesser lorsque Gruby (2), d'après Audouin, eut montré à l'Académie des Sciences de Paris en 1843 et 1844, un prétendu champignon microscopique trouvé dans le porrigo decalvans; ce champignon qui entoure le cheveu d'une couche de 15 millièmes de millimètre d'épaisseur, il lui donnait le nom de *microscoporon Audouini*, et la maladie elle-même, il la désignait sous le nom de *phytoalopecie*.

Cependant quelques années auparavant (1840) Cazenave avait déjà décrit sous le nom d'herpes tonsurant des plaques chauves produites sur la tête, en forme de disques, par la perte des cheveux, plaques sur lesquelles il avait trouvé de petites vésicules et des écailles, et qui cependant étaient identiques au porrigo scutulata de Willan (scalp head, common ringworm, des Anglais).

On avait donc jusque là, pour désigner les plaques chauves de la tête produites en forme de disques par la perte des cheveux, les noms suivants : *area*, Celse; *alopecia areata*, Sauvages et Jonston; *porrigo scutulata* (*common ringworm, dartre commune*), Willan; *porrigo decalvans* (*bald ringworm, dartre chauve*), Willan; *porrigo tonsoria*, Alibert; *tinea tondens*, Mahon jeune; *tinea pellada, pelade, et herpes tonsurans*, Cazenave.

Eu égard à cette circonstance que dans l'éléphantiasis des Grecs (Lèpre) il peut se produire également des plaques chauves circonscrites,

----

(1) Recherches sur le siège et la nature des teignes, par M. Mahon jeune, Paris, 1829, 133 et suiv.

(2) Comptes-rendus, etc. 1843, XVII, p. 301, et 1845, p. 586.

circonstance qui a été spécialement mise en lumière par les Arabes et les auteurs anciens, tels que Mercurialis, Sennert, Lorry, etc., on a encore ajouté, comme appellations se rapprochant des précédentes, les noms de : *tyria, morphea, albarras, vitiligo* (Cazenave et Biett), *leuke, alphos,* etc., des Grecs et des Arabes, qui cependant n'ont été considérés et employés dans le sens le plus restreint, que par un petit nombre d'auteurs. (Voyez plus haut, page 176.)

Cazenave lui-même, qui cependant avait donné une meilleure preuve de sa science en dermatologie, en établissant l'herpès tonsurant, a réuni en 1856, et cela d'une manière tout-à-fait incompréhensible, la seconde variété de plaques chauves circulaires aux pertes de pigment de forme circulaire ; il les désigne et les figure sous le nom de vitiligo, et en donne une description qui est pleine de contradictions [1].

Dans le texte de la pl. VII, A, de la 2me livraison de son Atlas des maladies de la peau, publiée en 1858, Hebra a distingué d'une façon complète et rigoureuse les caractères cliniques de l'alopécie areata d'avec ceux de l'herpès tonsurant. Il est vrai que, dans cette étude, il admet encore l'existence dans l'alopécie areata du champignon trouvé par Gruby, mais sous ce rapport son opinion a complètement changé depuis cette époque, et depuis longtemps déjà il n'admet plus que l'alopécie areata soit de nature parasitaire.

Les études très nombreuses qui ont été faites depuis ces dernières quarante années relativement aux parasites végétaux de la peau, et dont nous nous occuperons seulement plus tard, n'ont pas encore amené de solution généralement vraie au sujet de l'alopécie areata.

Cependant les observations cliniques ont eu cet important résultat, que même les partisans de la nature parasitaire de l'alopécie areata, comme Bazin [2], ont dû la regarder comme une maladie d'un genre spécial.

La plupart des dermatologistes actuels reconnaissent d'autant plus que l'alopécie areata est une affection d'une nature toute particulière, au point de vue clinique, qu'ils n'admettent pas l'existence d'un champignon dans cette maladie (Bærensprung [3], Hebra [4], Wilson [5], Neumann [6],

---

(1) Traité des maladies du cuir chevelu, Paris, 1850, p. 281, pl. VIII et leçons sur les maladies de la peau, Paris, 1856, p. 146.
(2) Affections cutanées parasitaires : teigne faveuse, tonsurante et pelade.
(3) Die Hautkrankheiten. Erlangen, 1859, p. 112, 113.
(4) Vorlesungen.
(5) l. c. p. 722.
(6) l. c.

Böck (1), Duhring (2), Scherenberg (3), Moriz Kohn, etc.); ils évitent ainsi toute occasion de confondre l'alopécie areata avec l'herpès tonsu-rant qui est une maladie parasitaire.

Symptômes, développement, marche. — L'alopécie areata commence ordinairement sur un point du cuir chevelu, mais souvent aussi, soit d'emblée soit à de courts intervalles de temps, sur plusieurs points séparés et irrégulièrement situés de la tête; rarement elle débute par la barbe.

Sur ces points, les cheveux tombent en se détachant de leurs follicules, mais sans se casser préalablement au niveau de la peau. De ces points, comme d'autant de centres, la chûte des cheveux s'étend vers la péri-phérie.

Il se forme ainsi sur autant de points séparés du cuir chevelu des places chauves en forme de disques, qui sont limitées par une chevelure qui paraît normale et qui dans certains cas même est exhubérante.

La peau, sur les points où elle est ainsi uniformément et complète-ment privée de cheveux, paraît avoir un aspect tout-à-fait normal. Elle n'est ni rouge, ni tuméfiée, lisse (sans écailles), souple, d'une couleur pâle, blanche (peu pigmentée), comme est habituellement le cuir chevelu; enfin elle présente une foule de petites fossettes, fines, en forme de points, qui correspondent aux orifices libres des follicules pileux. Ces derniers ne contiennent aucun tronçon de poils. On ne voit que rarement une de ces fossettes avec un point noir au fond; c'est ce qui reste du bulbe pigmenté ou brun. — La place ainsi privée de cheveux est manifestement beaucoup plus blanche qu'une partie du cuir chevelu où les cheveux ont été seulement rasés ou se sont cassés, parce que dans ce dernier cas les orifices des follicules pileux paraissent noirs à cause des tronçons de poils qu'ils renferment.

La peau de ces places chauves semble quelquefois un peu saillante au-dessus du niveau des parties environnantes; le plus souvent elle est exactement au même niveau. Enfin dans une période très avancée, il semble qu'elle soit au contraire très légèrement déprimée.

C'est ce dernier état, dans lequel la sensibilité de la peau semble en même temps être devenue obtuse, (Scherenberg l. c.) que paraît vouloir indiquer Neumann, quand il parle d'un mal particulier (4) auquel, avec Fuchs, il applique le nom de *alopecia circumscripta*.

(1) Archiv für path Anat. etc., B. 43, p. 336, (pl. IX).
(2) Pathologie of alopecia areata, Amer. Journal of the medical sciences, july, 1870.
(3) Virchow's Archiv f. pathol. Anat., etc., 46, B., 4 Heft.
(4) Hautkrankheiten, 2e édition.

Les cheveux qui avoisinent immédiatement les plaques de l'alopécie areata ne tiennent plus que très peu à la peau; une légère traction en entraîne des mèches entières; ils tombent même souvent sans qu'on y touche.

Les places chauves vont ainsi s'agrandissant puisque peu à peu les cheveux tombent sur une circonférence de plus en plus grande. Après quelques semaines ou quelques mois, ces places chauves, qui n'avaient que les dimensions d'une pièce de cinquante centimes ou de cinq francs, deviennent larges comme la paume de la main. Les places rondes qui étaient isolées au début, empiètent maintenant les unes sur les autres et se réunissent de façon à présenter une étendue considérable; et une forme irrégulière, en 8 de chiffre, ou en trèfle etc.

Quand les choses en sont là, les malades sont dans l'impossibilité de cacher les parties dénudées en ramenant les cheveux des parties voisines encore intactes. La calvitie devient de jour en jour plus évidente et plus manifeste.

Arrivée à ce degré, la calvitie peut s'arrêter dans sa marche, à plus forte raison encore lorsqu'elle est moins développée. On reconnaît qu'il en est ainsi à ce que d'une part les cheveux qui bordent les places chauves ne se laissent plus aussi facilement arracher — ils finissent même par reprendre toute leur solidité —, et d'autre part à ce qu'il apparaît sur ces places chauves mêmes des masses de petits cheveux fins, légers et faiblement pigmentés. Ceux-ci tombent encore en partie; mais avec le temps il deviennent plus nombreux, ils grandissent, sont plus fort et plus épais, et prennent de la couleur. Au bout de quelques semaines, la place naguère dénudée est de nouveau recouverte de cheveux normaux qui ont une épaisseur uniforme.

Quelquefois le travail de l'alopécie areata s'arrête en même temps sur tous les points qui avaient été atteints. Dans d'autres circonstances, il s'arrête seulement sur certaines parties qui se recouvrent de cheveux normaux de la façon que nous avons indiquée, tandis que sur d'autres la maladie continue longtemps encore sa marche envahissante jusqu'à ce qu'enfin les cheveux s'y reproduisent aussi d'une manière normale. Parfois aussi une place qui a déjà guérie, peut être envahie de nouveau une ou plusieurs fois par le travail de dénudation.

Habituellement, après une durée de plusieurs mois, de un à deux ans même, les cheveux ont repoussé partout, la maladie a disparu.

Dans quelques cas malheureux, la chûte des cheveux ne se limite pas, au contraire, la calvitie va toujours s'étendant davantage, et il se forme sur différentes régions du corps de nouveaux centres d'alopécie, qui s'étendent eux aussi vers la périphérie. Les poils tombent partout, ainsi que les cheveux, les sourcils, les cils, la barbe, les poils des aisselles et du pubis. J'ai vu, il y a deux ans, un médecin de la Gallicie, chez lequel l'alopécie avait atteint ce degré extrême dont je viens de parler; sauf de nombreux poils follets qui étaient disséminés un peu partout, il était chauve sur toutes les parties que nous avons énumérées.

Même lorsque l'alopécie areata s'est ainsi généralisée, les poils se reproduisent encore, de la manière que nous avons indiquée, tout comme dans les cas où la maladie n'avait encore atteint qu'un faible développement. Ce sont d'abord des poils follets qui apparaissent; peu à peu ils augmentent en nombre, et avec le temps ils reprennent leur force et leur couleur normales. Dans tous les cas, il faut pour cela beaucoup d'années.

Quelquefois cependant l'amélioration ne va que jusqu'à la production de poils follets qui ne masquent la perte des cheveux que d'une façon insuffisante, d'autant plus que ce duvet tombe beaucoup plus facilement que des cheveux complétement développés. Dans ces cas, heureusement très exceptionnels il est vrai, il ne peut pas être question d'une guérison proprement dite.

Pendant toute la durée de la marche, du développement et de la rétrocession de l'alopécie areata, les malades ne présentent du côté de la peau aucun autre symptôme objectif que la chûte des cheveux ; ils ne sont tourmentés par aucune sensation anormale subjective, telles que démangeaisons, cuissons, douleurs, etc. De même l'état général n'est pas notablement altéré, comparé à ce qu'il était avant le développement de l'alopécie. L'appétit, le sommeil, la nutrition, les forces musculaires, toutes les fonctions du corps enfin, ne sont aucunement influencées par la maladie.

Pronostic. — Comme on a pu le voir dans l'exposé que nous avons fait précédemment, l'alopécie areata est guérissable dans l'immense majorité des cas. La maladie est cependant fort désagréable en ce que, lorsqu'elle dure des mois ou même des années, les malades restent tout ce temps plus ou moins défigurés par cette calvitie, surtout lorsqu'elle est très étendue. Bien qu'elle guérisse habituellement d'une façon complète, l'alopécie n'en est pas moins très fâcheuse, lorsque les individus sont défigurés ; notamment quand elle a envahi les cils et les sourcils, elle peut nuire considérablement aux malades, soit dans les simples rapports de société, soit même pour gagner leur vie. Dans ce sens, on peut dire que l'alopécie areata est un grand malheur pour

les individus dont elle a envahi tout le corps, lorsqu'elle ne guérit
pas complètement.

Cet accident atteint quelquefois profondément le moral des malades,
qui arrivent même dans certains cas à éprouver un profond dégoût de
la vie.

Anatomie. — Bien que de nombreuses recherches aient été faites
jusqu'ici de différents côtés, relativement à l'état anatomique de la peau
et des cheveux dans l'alopécie areata, elles n'ont cependant amené
aucun résultat positif qui puisse éclairer le travail pathologique qui se
produit là. Il vaut mieux faire cet aveu, que de s'en rapporter à des
soi-disant circonstances positives, comme celles que Rindfleisch a con-
signées dans les *Archiv für Dermatologie und Syphilis* (1), d'après
l'unique cas qu'il a observé.

Rindfleisch a trouvé un renflement noueux du cheveu « entre le
bulbe d'une part et le collet du godet du cheveu d'autre part (loc. cit.
fig. I, *b*). Ce renflement noueux n'est pas constant il est vrai, cependant
il a manqué tout au plus une fois sur dix cas. »

Ce renflement noueux serait formé par les cellules pileuses très
jeunes, qui ne sont pas encore transformées en tissu corné, et qui
seraient « pseudo-hypertrophiées ». Et cette pseudo-hypertrophie proviendrait de ce que le cheveu « parfait » qui existe au-desssus de ce
renflement ne peut pas pousser davantage, par ce fait que « la force qui,
surmontant la pression latérale des enveloppes de la racine, devait
permettre au cheveu de se mouvoir et de se déplacer, cette force, dis-je,
fait défaut ». « La gêne qui en résulte pour l'accroissement du cheveu,
trouve, d'après Rindfleisch, son explication naturelle dans ce fait qu'il
y a solution de continuité entre la partie extra-cutanée du cheveu et
la portion encore contenue dans le bulbe. Cette solution de continuité
consiste en une métamorphose granulo-graisseuse sur la limite de ces
deux parties du cheveu. »

Le seul fait positif, dans cette description longue et entortillée de
Rindfleisch, c'est l'existence d'un renflement noueux, qui n'est pas
constante.

J'ai examiné les cheveux dans tous les cas d'alopécie areata, qui se
sont présentés à mon observation depuis 1866, et dont le nombre
dépasse certainement 50. J'ai souvent trouvé ce renflement. Il est
très manifestement formé par la gaîne de la racine qui est restée
adhérente au cheveu, retroussée en forme de manchette, dont la con-

(1) l. c. 4 Heft, 1869, p. 483 et pl. IV.

cavité est tournée vers le cheveu. Par l'immersion dans l'acide acétique
on voit admirablement ses contours.

Mais ce fait n'a aucune importance spéciale relativement à l'alopécie
areata, parce qu'on trouve un renflement exactement semblable sur
des cheveux arrachés dans d'autres circonstances, par exemple dans
la séborrhée ou dans le pityriasis du cuir chevelu où les cheveux sont
peu solides et faciles à arracher, ou même enfin sur des cheveux parfaitement sains.

C'est évidemment d'une manière tout-à-fait mécanique que la gaîne
de la racine du cheveu se retrousse ainsi de haut en bas. Quand on
arrache le cheveu, la gaîne de la racine l'accompagne en partie, tandis
qu'une autre portion reste solidement fixée à la paroi interne du
follicule; d'où il résulte que la partie supérieure de la gaîne de la
racine tirée de bas en haut quand on arrache le cheveu hors du follicule, se déchire et s'enroule de haut en bas; exactement comme la
manche d'un habit, qui serre un peu étroitement le poignet, se retourne
en forme de manchette sur la main lorsqu'on la retire.

Je n'ai d'ailleurs pas trouvé autre chose que ce que l'on voit dans
tous les cheveux qui tombent facilement, en dehors du cas d'alopécie
areata. C'est-à-dire que ces cheveux étaient faiblement adhérents et
que leur racine était devenue friable, les cellules qui forment cette
racine étaient intactes, mélangées de graisse et de grains de pigment,
mais elles offraient dans leur ensemble une structure moins compacte
qu'à l'état normal.

Du reste, personne n'a jamais fait jusqu'ici mention positivement
d'aucune autre altération dans l'alopécie areata. Quand on a prétendu
que les cheveux étaient fendus à leur pointe, cela ne signifie absolument rien, car ce fait s'observe souvent aussi dans des cheveux
d'ailleurs normaux. Il n'est pas juste non plus de dire que les cheveux
deviennent rugueux et cassants, ou du moins que ce soit là un des
caractères de l'alopécie areata.

Nous avons déjà dit plus haut (page 202) que Gruby a cru trouver
un champignon dans l'alopécie areata, le microsporon Audouini, mais
que jamais aucun autre dermatologiste n'a vu ni ce champignon ni un
autre, et que cela doit venir de ce que Gruby a confondu l'alopécie
areata avec l'herpès tonsurant.

Etiologie. — Si nous tenons compte des résultats peu satisfaisants que
des examens anatomiques répétés ont fournis soit à moi, soit à d'autres
auteurs, si d'un autre côté nous réfléchissons que l'opinion émise par
Gruby sur l'existence de champignons dans l'alopécie areata est tout-à-

fait isolée et que certainement elle s'applique non à cette maladie, mais à l'herpès tonsurant, nous arrivons par un chemin plus court que Rindfleisch au même résultat que lui, c'est-à-dire à admettre que l'alopécie areata est produite par une lésion de l'influx nerveux, qui se traduit par un trouble de nutrition (trophonévrose) dans la formation et la reproduction des cheveux.

Dans certains cas d'alopécie areata qui ont été observés d'une façon exacte, on a pu démontrer cliniquement la réalité de l'altération nerveuse que l'on ne faisait que soupçonner. Ainsi Wilson (1) parle d'une dame chez laquelle le développement de l'alopécie areata avait été précédée de névralgies du tronc et de la tête.

Si l'on compte les cas où plusieurs personnes d'une même famille ont été atteintes de cette maladie, (par exemple Wilson cite deux sœurs, un de leurs oncles et le père de celui-ci, et Scherenberg cite un frère et une sœur, etc)..., on est autorisé à penser que l'alopécie areata peut se montrer dans la même famille par le fait d'une disposition héréditaire à une névrose spécifique, tout comme des névroses d'un autre genre.

En outre, l'hypothèse qui admet que l'alopécie areata est dûe à un trouble de l'innervation est encore corroborée par cette circonstance que la maladie débute sur différents points d'où elle s'étend vers la periphérie; qu'elle apparaît pour ainsi dire brusquement sans avoir été précédée d'altérations notables de la texture de la peau; qu'elle s'arrête également d'une façon brusque, et qu'enfin à partir de ce moment la production des cheveux se rétablit d'une manière régulière.

Déjà depuis de nombreuses années, Hebra a appelé l'attention sur la concordance des efflorescences avec les cercles nerveux phériphériques, dans différentes maladies de la peau, surtout de nature éruptive, par exemple la variole. Bärensprung s'est nombre de fois exprimé dans le même sens. Ces opinions, motivées en très grande partie par l'expérience clinique, sont corroborées par les anatomistes, et en particulier par les études si classiques et si laborieuses de Voigt (2), qui donnent à ces opinions une base plus positive. Eulenburg (3) adopte également cette manière de voir.

L'âge, la constitution et le sexe ne semblent jouer aucun rôle dans

(1) Journal of cutaneous medecine, april 1869, pag. 99.
(2) Un système de lignes nouvellement découvertes sur la surface du corps humain. Octoberh. der math. nat. Kl. d. k. k. Ak. d. Wissenschaften, B. XXII, p. 240, 1856, et : Beiträge zur Dermatoneurologie nebst einem systeme etc., 1864 d. k. Ak. d. W. vorgelegt am 14 octob. 1862.
(3) Neuropathologische Studien, Berlin, klinische Wochenschrift, 1867, n° 17 et sequ. Sep. Abdr., p. 7.

l'étiologie de l'alopécie areata. Cette maladie s'observe aussi bien chez de jeunes enfants que chez des adultes et des personnes âgées, chez l'homme que chez la femme.

On peut même dire que les individus qui en sont atteints présentent le plus souvent, d'ailleurs, une chevelure que l'on pourrait appeler luxuriante. Pour ma part, je n'ai jamais vu l'alopécie areata chez des personnes ayant des cheveux très clair-semés, ou qui avaient une alopécie d'autre nature.

Enfin, de ce que nous venons de dire de l'étiologie, il en résulte encore, que l'alopécie areata n'est pas contagieuse (1).

Traitement. Il est facile de comprendre qu'en présence d'une maladie comme l'alopécie areata, qui peut amener une calvitie prématurée très désagréable et très disgracieuse, on s'empresse de réclamer les secours de la médecine.

Malheureusement les soins du médecin ne peuvent répondre que fort peu aux désirs du malade. Ce qu'on peut lui offrir de mieux, c'est de lui affirmer, et cela ne manque presque jamais, que la calvitie disparaîtra avec le temps.

Cependant comme il faut pour cela bon nombre de mois et même souvent plusieurs années, on devra, en outre de ces paroles consolantes, employer aussi quelque application médicamenteuse.

A l'idée que l'on se fait généralement de la nature de l'alopécie areata, c'est-à-dire d'un trouble de nutrition, répond le conseil donné déjà par Celse et exprimé de nouveau par Willan et Bateman, de stimuler l'activité de la peau, de l'irriter doucement.

Aussi agissons-nous en conséquence. En général on a recours à des frictions avec des huiles éthérées en solutions alcooliques, ou avec des alcaloïdes irritants dissous dans l'alcool; par exemple :

<pre>
    R. Huile de macis   .   .   .   8 gram.
       Alcool de lavande.   .   .   . (ââ
       Esprit de vin rectifié .   .   . (60 gram.
  ou R. Vératrine .   .   .   .   .   .   0,40 centigr.
</pre>

(1) Le prof. Wyss, de Zurich, a vu l'alopécie areata survenir chez un individu qui avait pris de l'arsenic pendant longtemps; et là dessus il s'empresse de dire que l'alopécie areata a été provoquée par l'usage de l'arsenic. Nous avons fait prendre sans interruption jusqu'à 2.500 pilules asiatiques et des quantités considérables de liqueur de Fowler à un grand nombre de malades atteints de psoriasis et de lichen ruber, et jamais nous n'avons vu l'alopécie areata survenir chez ces individus. Et, à l'opposé de cela, aucun des nombreux malades que nous avons traités pour l'alopécie areata n'avait jamais pris d'arsenic. Que devient la conclusion trop hâtive du prof. Wyss?   *L'auteur.*

      Esprit de vin . . . .   90 gram.
      Alcool de lavande. . . .   30 gram.
      Glycérine . . . . . .   15 gram.
ou R. Aconitine . . . .   0,20 centigr.
      Esprit de vin . . . . .   120 gram.

De même : teinture de colchique, d'aconit, de cantharides, de capsi-cum, et autres analogues, en solution alcoolique, dix gouttes à deux gram. pour trente gram. d'alcool, en y ajoutant une faible quantité d'huile éthérée; par exemple :

R. Colchique . . . . . .   8 gram.
  Esprit de vin. . . . .   180 gram.
  Glycérine . . . . .   15 gram.
  Huile de romarin. . . .   0,60 centigr.

On emploie de la même manière le goudron, l'acide phénique (4 gram. pour 180 gram. d'alcool et 30 gram. de glycérine), l'éther etc.

Toutes ces solutions, ces liquides alcooliques et éthérés sont appliqués une ou deux fois par jour, avec un pinceau de blaireau, sur les places chauves et sur la peau des parties circonvoisines.

Si la peau venait à rougir un peu trop et à s'écailler, il faudrait éloigner les frictions et étendre la solution.

Aucun des médicaments que nous avons indiqués ou de ceux qui leur sont analogues n'a, comme action contre l'alopécie areata, un avantage notable sur l'autre, car on ne peut dire d'aucun qu'il est capable d'enrayer la maladie. Certainement l'alopécie guérit par l'emploi de chacun de ces moyens, mais comme la guérison n'a lieu ordinairement qu'après un temps assez long, on sera toujours obligé, dans le cours du traitement, de changer souvent de remède.

Notre expérience nous permet d'affirmer que, quand l'alopécie guérit rapidement après l'emploi d'un nouveau médicament, ce résultat doit être attribué plutôt à la période avancée de la maladie, qu'au remède.

Enfin nous regardons comme très-utile, outre les lavages et les frictions dont nous avons parlé, d'arracher chaque jour avec la main les cheveux qui ne tiennent pas solidement à la peau, tout autour des places chauves, jusqu'à ce qu'on arrive aux endroits où les cheveux sont solides. Il nous semble avoir remarqué que cette épilation arrête plus rapidement la chûte des cheveux.

La chûte idiopathique des cheveux s'observe encore sous d'autres formes qui, il est vrai, ne sont pas aussi fréquentes, et ne représentent

pas, au point de vue clinique, un ensemble aussi complet que l'alopécie
areata. Mais elles démontrent encore plus clairement que celle-ci, le
rapport étiologique existant entre le trouble de l'influx nerveux et la
calvitie.

Ce sont particulièrement les cas où les cheveux tombent sur une surface correspondante au cercle d'action phériphérique d'un nerf déterminé, après que la fonction de ce nerf a été interrompue, soit parce
qu'il a été coupé, soit par suite d'une affection des centres nerveux, soit
enfin par maladie spontanée de ce nerf.

Ainsi Ravaton (1) parle d'un homme qui, à la suite d'une violente
commotion, fut atteint d'amaurose de l'œil droit, et chez lequel, bientôt
après, les cheveux, les sourcils et les cils du même côté se décolorèrent
et finirent par tomber. Romberg (2) a vu une femme atteinte de paralysie de la face, et chez laquelle il survint des places chauves sur le côté
malade de la tête. Steinrück (3) a observé que, sur des lapins auxquels
il avait fait la section du nerf sciatique, les poils que l'on coupait sur
le membre correspondant ne poussaient plus et tombaient en partie.
Cooper Todd (4) rapporte un cas dans lequel, après une commotion
cérébrale survenue par suite d'une chûte, le malade fut atteint d'hémiplégie et d'une alopécie de la barbe et du cuir chevelu. Le même auteur
parle également d'une autre personne qui fut frappée de la foudre et
qui après cela perdit ses cheveux et ses ongles.

Certainement nous pourrions encore citer dans ce sens une foule de
faits instructifs, qu'il serait utile de soumettre aux expériences des
névro-pathologistes.

Ces derniers en sont encore à démontrer jusqu'à quel point leur
opinion est fondée relativement aux faits scientifiques dans lesquels
on voit les cheveux tomber à la suite d'une excitation ou d'une dépression générale du système nerveux, de chagrins violents de travaux
exagérés de l'esprit, d'abus de boissons ou d'excès vénériens etc.

Chacun sait que, dans les circonstances que nous venons d'énumérer,
on peut voir survenir une calvitie prématurée. Seulement je crois que,
même dans ces cas, la nutrition générale subit un état de souffrance
qui amène la chlorose et l'anémie et par suite la séborrhée du cuir
chevelu.

Toutefois cette dernière est, comme nous le montrerons plus tard,
la cause directe la plus fréquente de l'alopécie prématurée.

(1) Rayer, tome III.
(2) Klinische Ergebnisse, Berlin, 1846.
(3) De nervorum regeneratione, Diss. inaug. Berol., 1838.
(4) The Lancet, 11, 1869.

(*b.*) Alopécie prématurée symptomatique.

Sous ce nom nous comprenons toute forme de calvitie qui se présente comme la suite directe d'un état pathologique des éléments de la peau, à savoir des follicules pileux et des glandes sébacées. Comme ces dernières ont des rapports anatomiques très intimes avec les cheveux, il en résulte que tout état pathologique qui les atteint doit exercer sur l'accroissement des cheveux une influence nuisible, qui se traduit par leur chûte exagérée et une reproduction plus rare de cheveux nouveaux, ce qui conduit à la calvitie.

Dans de telles conditions l'alopécie est donc un symptôme de l'état morbide des organes que nous venons d'indiquer.

La forme, l'étendue, la durée, la gravité, la curabilité, etc., de cette variété de l'alopécie sont donc aussi tout-à-fait dépendantes de la cause qui l'a produite. Par conséquent, elle fait plutôt partie intégrante de l'ensemble des symptômes de ces maladies mêmes.

C'est ainsi que, dans la description des dilatations folliculaires qui constituent le sycosis et l'acné, nous avons déjà apprécié le phénomène de la perte de cheveux, que l'on observe dans ces deux maladies.

Les cheveux tombent, parce que, par suite d'une infiltration purulente des enveloppes et des cellules de la racine, l'adhérence de ces parties avec le cheveu, et de celui-ci avec la papille se trouve relâchée.

Si l'on enlève le cheveu assez tôt, et que l'on permette au pus de sortir du follicule, celui-ci peut redevenir normal et le cheveu peut se reproduire à nouveau. Mais si la papille ou la paroi du follicule se trouve détruite dans une certaine étendue par la suppuration, alors le follicule est déformé ou même complètement détruit par la formation de cicatrices et le cheveu ne peut plus jamais se reproduire.

Tel est le mode général suivant lequel il faut envisager la perte de cheveux et la calvitie qui surviennent à la suite d'états pathologiques analogues à celui que nous venons de décrire.

Les cheveux tombent donc de follicules isolés ou de petits groupes de follicules, dans l'acné, le sycosis, la variole, dans la syphilide papulo-pustuleuse (lichen, acné, varicelle syphilitiques) [1], dans le lichen scrofulosorum [2], le lichen ruber, l'herpès tonsurant, le

---

(1) Les coupes microscopiques des pustules de la syphilide pustuleuse sont sous ce rapport très instructives.

(2) Moriz Kohn, Ueber lichen scrofulosorum, Sitzungsb. d. k. Akad. d. W. LVIII, B. Octoberh. 1868, fig. 2.

lupus érythémateux, le favus et dans beaucoup d'autres affections qui frappent les follicules sous forme d'inflammation, de suppuration, etc. Dans ces deux dernières maladies il survient souvent des places chauves, qui ont parfois la largeur de la paume de la main, et qui sont dûes à la déformation et à la destruction des follicules par du tissu cicatriciel.

Suivant la nature de la maladie fondamentale, l'alopécie consécutive se présente sous forme de foyers séparés, et est, selon le cas, ou passagère ou persistante.

Une forme de l'alopécie, grave par son début relativement brusque, par son extension uniforme et sa marche envahissante, est celle qui survient à la suite d'un travail d'inflammation diffuse du cuir chevelu, comme l'eczéma aigu et chronique du cuir chevelu, le psoriasis et l'érysipèle.

Ces maladies sont à proprement parler des dermatites qui, dans le premier cas, il est vrai, sont plutôt limitées à la surface, mais qui, dans le second, pénètrent jusque dans la profondeur de la peau. Les follicules pileux et les glandes sébacées peuvent ne pas être épargnées par l'exsudation qui accompagne ces états pathologiques, exsudation qui dissocie les éléments de la gaîne de la racine et de la racine elle-même ; et alors les cheveux, n'étant plus retenus par leurs attaches organiques, tombent.

Comme Simon le fait remarquer avec beaucoup de raison, les cheveux se déracinent ici de la même manière que nous voyons, à la suite d'une exsudation séreuse même superficielle, mais qui a persisté quelque temps, la couche épidermique tout entière se soulever et tomber.

C'est pour cela aussi que la perte des cheveux n'a jamais lieu dans les premières périodes de l'érysipèle ou de l'eczéma (sous ce rapport l'eczéma est surtout instructif). Si l'eczéma a suivi une marche aiguë, les cheveux ne tombent que dans la période de desquamation de l'épiderme (pityriasis) ; l'eczéma a-t-il une marche plus lente et plus persistante, les cheveux tombent pendant que l'eczéma dure encore.

Dans ces cas, l'alopécie, comme le travail inflammatoire lui-même, s'étend généralement à la totalité de la tête, ou du moins à toutes les parties qui ont été envahies par l'inflammation ; et, dans un temps relativement court, tous les cheveux ou la plus grande partie des cheveux tombent.

On désigne volontiers cette chûte générale et rapide des cheveux sous le nom de *defluvium capillorum*. Nous avons déjà appelé l'attention de nos lecteurs sur cette triste conséquence de l'eczéma, du psoriasis et de l'érysipèle, dans la description que nous avons précédemment donnée de ces maladies elles-mêmes.

On doit d'autant plus s'attendre à une chûte en masse des cheveux (*defluvium capillorum*), que l'inflammation a envahi en même temps les couches les plus profondes du derme et le tissu sous-cutané, et que cette même inflammation a duré plus longtemps. Au contraire, plus l'inflammation est superficielle et marche rapidement, plus il est probable que le malade échappera à la perte des cheveux.

L'alopécie produite par un travail inflammatoire comme ceux dont il vient d'être question est ordinairement passagère. Après la guérison, les cheveux repoussent habituellement d'une façon plus ou moins complète.

Dans ce cas, le traitement de l'alopécie se confond avec celui de l'inflammation qui lui a donné naissance ; nous y reviendrons plus tard.

Il est moins facile d'expliquer dans tous les cas la chûte en masse des cheveux qui se produit sous l'influence de certaines maladies générales qui épuisent la constitution. A la suite du typhus, d'une couche, d'une abondante perte de sang (anémie) etc., les cheveux tombent quelquefois en grande quantité ; d'abord les cheveux sont simplement clairs, mais finalement c'est la calvitie : le plus souvent c'est dans la convalescence même de ces maladies qu'on voit cet état se produire. Dans ces cas aussi l'alopécie est ordinairement passagère, c'est-à-dire que, à mesure que le malade reprend ses forces, les cheveux aussi repoussent plus vigoureusement.

Il est possible que dans les conditions dont nous venons de parler, l'état de dépression dans lequel se trouve la nutrition générale puisse passer pour la seule cause de la chûte des cheveux, que par conséquent, dans ces circonstances, l'alopécie soit le résultat d'une trophonévrose. Magendie [1] a fait à cet égard des recherches directes ; il a nourri pendant longtemps des chiens exclusivement avec du fromage, ces chiens ne sont pas morts, mais ils ont perdu leur poil.

Bien qu'il ne soit pas invraisemblable que les choses se passent comme nous venons de le dire, il ne faut pas oublier non plus que dans l'anémie, la chlorose, dans la convalescence des maladies graves, il se fait sur le cuir chevelu une production exagérée d'écailles, une *seborrhœa capillitii*. Et ce dernier état, comme nous l'exposerons dans les chapitres suivants, est une cause très fréquente de la chûte des cheveux en masse. Aussi est-il permis d'admettre que, même dans ces états d'anémie, l'alopécie est produite par la séborrhée. Cette séborrhée

(1) Joh. Muller's physiologie, 4ᵉ édit., V. 1, p. 397.

disparaissant par les progrès de la convalescence, les cheveux cessent en même temps de tomber.

Les mêmes motifs m'autorisent à rapporter aussi la calvitie qui se développe progressivement dans la cachexie cancéreuse, dans la tuberculose, la cirrhose du foie, etc., à la séborrhée du cuir chevelu, qu'il faut prendre ici dans le même sens que ces petites écailles graisseuses, brillantes, qui surviennent sur le reste de la peau chez les malade atteints de ces affections graves, et qui sont connues sous le nom de *pityriasis tabescentium* (Hebra). Seulement, dans ces cas, il est tout naturel que l'alopécie ne disparaisse pas avant la mort, parce que le pityriasis, lui aussi, persiste chez ces malades pendant toute leur vie.

Ainsi que je l'ai indiqué, la séborrhée du cuir chevelu, *seborrhœa capillitii*, et particulièrement la séborrhée sèche (Hebra), qui a été décrite par beaucoup d'auteurs anciens et modernes sous le nom de pityriasis, est une des causes les plus fréquentes de la calvitie prématurée. En raison de cette circonstance étiologique et de sa fréquence, on pourrait désigner cette forme de l'alopécie prématurée, tout simplement sous le nom de :

Alopécie furfuracée.

Symptômes, développement, marche. — La réunion des symptômes de la séborrhée chronique du cuir chevelu et de ceux de la calvitie progressive forme le caractère de l'alopécie (prématurée) furfuracée.

Dans les premiers temps de la maladie, les symptômes de la séborrhée existent seuls. Le cuir chevelu, particulièrement à la région sincipitale, plus rarement aux tempes, et exceptionnellement au niveau de l'occiput, est couvert d'une quantité considérable de petites écailles minces, blanches, brillantes comme de l'amiante. Ces écailles tombent et se reproduisent constamment, et recouvrent les cheveux comme d'une fine poussière de son. Elles tombent en grande quantité sous le peigne ou la brosse et aussi spontanément. Cependant il en reste toujours beaucoup qui tiennent partiellement à la peau de la tête.

En lavant la tête avec l'eau de savon, ou avec un jaune d'œuf (moyen populaire très connu) on fait tomber aussi ces dernières écailles. La peau paraît blanche, lisse, elle n'est sur aucun point dépouillée de son épiderme, elle ne suinte pas, enfin elle est quelquefois un peu rouge et alors luisante. Mais au bout de quelques heures, ces écailles blanches à bords soulevés se sont reproduites.

Cet état peut durer des mois et des années sans changement appréciable.

Dans certains cas, chez les gens qui n'ont aucun soin de leur tête, ces écailles se réunissent et forment des masses plus ou moins volumineuses, blanches, ressemblant à de la craie, friakes, sur le sommet de la tête où elles sont fortement retenues par les cheveux.

Souvent aussi ces écailles se présentent avec une couleur plutôt jaune brun, elles ont la consistance du fromage, et paraissent plutôt graisseuses. La poussière de l'air s'attache facilement à ces écailles qui offrent alors une coloration brune sale ou même noire.

Les malades sentent parfois de légères démangeaisons sur les places qui produisent ces écailles.

Cet état s'observe comme symptôme à peu près constant de la chlorose, dans l'un et l'autre sexe. On trouve spécialement, chez ces mêmes malades, divers phénomènes qui sont très fréquents : les pieds et les mains sont habituellement froids ; le creux des mains et la plante des pieds sont couverts d'une sueur froide ; ils présentent un certain degré d'acné rosacée (le bout du nez est froid et violet) ; ils sont sujets aux engelures des doigts et des orteils ; enfin la digestion n'est pas toujours très bonne. En outre, chez les femmes, la menstruation laisse à désirer, les règles sont rares et peu abondantes ou au contraire trop copieuses. La stérilité, la grossesse, l'état puerpéral s'accompagnent souvent de chlorose et amènent ainsi la séborrhée.

D'après l'énumération des symptômes, on comprend que la séborrhée du cuir chevelu est particulière aux personnes qui sont dans l'âge moyen de la vie. Elle apparaît vers la puberté : souvent c'est seulement entre 20 et 50 ans qu'elle se montre, et persiste nombre d'années, aussi bien chez les hommes que chez les femmes. A partir de 40 ans et au-dessus, il est très rare de voir la maladie se développer avec la forme chronique que nous avons décrite.

Bien que la séborrhée soit désagréable par le fait de la production abondante de petites écailles sur la tête, de la démangeaison qu'elle occasionne et de sa durée très longue, cependant il est rare que les personnes qui en sont atteintes recherchent d'une façon pressante les soins du médecin.

Ce n'est que plus tard, dans le cours de la maladie, qu'il vient s'ajouter à la séborrhée un autre symptôme bien plus inquiétant, la chûte abondante des cheveux, qui avec le temps aboutit à la calvitie.

Les malades remarquent d'abord que lorsqu'ils se peignent, leurs cheveux tombent en quantités surprenantes ; puis, que même en dehors de l'action du peigne, pendant la journée, beaucoup de cheveux tombent spontanément. Enfin, ils s'aperçoivent au bout de 2 à 6 ans, que, tandis que les écailles continuent à se former abondamment, leur chevelure devient progressivement de moins en moins épaisse, et que finalement il se forme sur leur tête des places d'abord claires, puis tout-à-fait chauves.

Habituellement les cheveux tombent en plus grande quantité sur le milieu de la région sincipitale, à deux ou trois centimètres en arrière de la limite antérieure (frontale) des cheveux, et sur le sommet de la tête, de façon que c'est sur ces deux points que l'on voit se produire d'abord deux places claires séparées l'une de l'autre, places qui plus tard deviennent complètement chauves. Les cheveux de la région antérieure de la tête qui avoisine le front, persistent très longtemps : ils ne disparaissent que beaucoup plus tard, par suite des progrès constants que fait la calvitie depuis le sommet de la tête jusqu'au front ; alors, les deux places chauves qui étaient d'abord séparées se réunissent, et forment un espace dénudé considérable qui occupe toute la région moyenne du crâne.

Souvent aussi les cheveux commencent à tomber au-dessus du front en même temps qu'ils s'éclaircissent sur le sommet de la tête, de façon qu'à la fin la calvitie s'étend depuis le front jusqu'en arrière du sommet sans interruption, et il ne reste de cheveux que sur les parties latérales et postérieure du crâne ; c'est à cette forme que les anciens donnaient le nom d'*ophiasis*.

La peau de la tête frappée de calvitie paraît blanche, lisse, luisante, souvent fortement tendue au niveau des saillies osseuses et des sutures, d'un aspect rosé ; il est difficile d'en soulever un pli ; enfin elle est amincie.

Cependant cette même peau n'est presque jamais complétement chauve, du moins pendant les premières années de la calvitie ; on y trouve toujours un certain nombre de petits poils fins, courts et légèrement colorés. Ce n'est qu'après bon nombre d'années que ces petits cheveux finissent par manquer eux-mêmes.

C'est cet ensemble de symptômes qui donne naissance à la très grande majorité des cas d'alopécie prématurée, qui se présentent dans l'un et l'autre sexe. C'est pourquoi je veux exposer ici dans tous ses détails le travail pathologique qui constitue le fond de la maladie.

Si nous envisageons les conditions qui répondent à l'état normal de la croissance des cheveux, nous voyons qu'elles ne diffèrent pas essentiellement de ce que l'on observe dans l'état pathologique.

Chaque cheveu pris isolément a primitivement une certaine durée d'existence qui lui est propre (1). C'est ce que l'on peut appeler la durée d'existence typique du cheveu, durée variable suivant la place où est situé ce cheveu, suivant l'âge et l'état de santé de l'individu.

Lorsque le cheveu a atteint le terme typique de son existence, il tombe et est ensuite remplacé par un cheveu nouveau, qui est formé dans le vieux follicule ou par la papille existant antérieurement, ou par une végétation celluleuse développée à côté de celle-ci (Heusinger (2), Kölliker (3), par une dilatation latérale du vieux follicule (Steinlin (4)), par une papille qui s'est produite à nouveau à ce point même.

Plus un cheveu est gros, plus la durée de son existence est longue, toutes choses égales d'ailleurs, et plus aussi il devient long (5), et *vice-versâ*.

Ainsi un cheveu normal peut durer un an et plus, tandis que le cheveu de ce même follicule, dans des conditions pathologiques, peut se trouver réduit à une existence de trois mois et au-dessous (6).

La longueur typique et l'épaisseur d'un cheveu diminuent dans la même proportion que la durée typique de son existence.

Les poils qui se trouvent sur un seul et même point de la peau, par exemple sur le dos d'une phalange d'un doigt, diffèrent essentiellement entr'eux sous le rapport de l'âge (période de développement), de l'épaisseur, et par conséquent aussi de la durée typique et de la longueur.

Les différents poils qui existent sur une même partie du tégument n'arrivent donc jamais tous en même temps au terme de leur existence typique; ordinairement il faut au moins le quart de la durée d'existence des cheveux les plus courts (pour les poils de la région dorsale des doigts, c'est un espace de trois à cinq semaines) avant que la chûte d'un poil soit suivie de celle d'un second poil (7).

Pour que la chevelure soit constamment forte (c'est-à-dire pour que

<hr>

(1) Donder's im « Archiv für Ophthalmologie von Arlt, Donders und Graefe », IV B. 1 Abth.

(2) Meckel's Archiv, 1822, p. 557.

(3) Mikroskopische Anatomie. Leipzig. 1850, p. 143 et sequ

(4) Steinlin, zur Lehre von dem Bauc und der Entwickelung der Haare. Henle und Pfeuffer's Zeitschrift, IX B, p. 288 et sequ , Taf. VIII.

(5) Pincus, Virchow's Archiv f. path. Anat. etc., 41 B , 1867; p. 324.

(6) Id., l. c. 37 B., 1866, pag. 39.

(7) Id., l. c. 41 B , pag. 324.

les cheveux soient toujours nombreux (épais) et longs, il faut donc
que la durée typique de l'existence et la reproduction typique de
chaque cheveu se maintienne constamment dans des proportions régulières et normales.

Lorsque ces proportions sont troublées de telle façon que la durée
typique de l'existence de chaque cheveu se trouve raccourcie, il en
résulte que la reproduction typique des cheveux est elle-même altérée,
ce qui fait que progressivement la chevelure devient plus claire.
Comme les cheveux deviennent aussi plus courts et plus clairs en même
temps que la durée typique de leur existence diminue, on voit par là
comment on arrive à une perte notable des cheveux et finalement à la
calvitie.

La marche que nous avons suivie dans l'étude de la maladie, nous
permet de mieux comprendre les accidents qui rattachent l'alopécie à
la séborrhée.

Le Dr Pincus, que nous avons déjà souvent cité, s'est occupé d'une
façon plus approfondie que personne ne l'avait fait avant lui, des
modifications que subissent les conditions de développement des
cheveux dans la maladie qui nous occupe; les résultats de ses travaux
qui lui ont demandé beaucoup de temps et de peine, sont consignés
dans les « Archives d'anatomie pathol., de physiologie et de médecine
clinique », spécialement dans les volumes 37, 41, 43, 45, etc.

Pincus lui-même, malgré les résultats qu'il a obtenus, n'est pas encore
arrivé à pouvoir établir des règles, s'appliquant d'une manière générale
à tous les cas, de manière à fixer dans quelles proportions se fait l'échange
des cheveux. Certains points essentiels sont encore restés tout-à-fait
obscurs pour lui, certains autres ne doivent pas être envisagés
peut-être d'une façon aussi exclusive qu'il incline à le faire. Toujours.
est-il que ses travaux renferment une telle quantité d'idées positives,
basées sur l'expérience clinique actuelle, qu'on ne peut se dispenser de
lui en être très reconnaissant.

Pincus distingue deux périodes de la maladie, dont la première
est caractérisée par la formation exagérée d'écailles sur la tête, et
la seconde par une perte de cheveux considérable au point de vue
clinique.

La formation d'écailles est, pour lui comme pour beaucoup d'auteurs
anciens (Willan, Gibert, etc.), un pityriasis, et pour cette raison il
nomme la maladie *alopecia pityroaes*. Il n'accepte pas la dénomination,
donnée par Hebra à cet état, de *seborrhœa sicca* (Atlas, IIIe livraison,
texte), bien qu'il dise que les écailles du pityriasis du cuir chevelu,

enlevées au moyen de l'éther, sont constituées pour la plus grande moitié (les 5/5ᵉˢ) de leur poids, par des produits de sécrétion des glandes sébacées altérés par la maladie. Je persiste donc, en me basant sur ce fait, ainsi que sur l'opinion d'Hebra relativement à la séborrhée, et enfin sur la description détaillée que je viens de faire, à admettre le caractère séborrhéique de cette formation d'écailles qui amène l'alopécie, mais je crois que le nom d'alopécie furfuracée, sous lequel je la désigne, exprime la même pensée et vaut tout autant que la dénomination proposée par Pincus (1).

Pincus a tenu un compte exact, au moyen de chiffres, du nombre de cheveux qui tombent journellement dans la première période de l'alopécie, celle de la séborrhée, et de la manière dont ces cheveux tombent. Pour cela il a dû s'aider d'observations spéciales.

Les cheveux des hommes laissent voir la trace des ciseaux, ou bien ils ne présentent pas cette trace; ces derniers, Pincus les nomme *cheveux à pointe*.

La coiffure ordinaire des hommes laisse aux cheveux une longueur

---

(1) Hebra définit (Atlas, 3ᵐᵉ livraison, texte) la séborrhée comme une sécrétion morbide de masses épidermiques imprégnées de matière sébacée de la peau, qui se réunissent sur un point de la peau d'ailleurs normale, soit sous forme d'un enduit graisseux, soit en amas d'écailles.

Par là il revient donc à la caractéristique de cette maladie déjà donnée par Plenck (Doctr. de Morb. cutan. Éd. 2ᵉ, Vienne, p. 86), qui dit : « Porrigo farinosa. spuria est congeries materiæ unguinosæ pulverulentæ... quæ crustam solidam atque fœtidam sub pectine farinæ crassæ forma delabentem constituit. Materies hæc farinosa v. furfuracea humor sebaceus glandularum capitis esse videtur »

Hebra distingue une séborrhée graisseuse (acné sébacée fluente, Cazenave) *Seb. oleosa s. adiposa*, et une séborrhée sèche ou écailleuse *seb. sicca s. squamosa* (acné sébacée sèche, Cazenave). Cette dernière se manifeste dans certains cas par un dépôt de matière sébacée qui apparaît sous la forme d'une espèce de couenne d'un blanc sale ou jaune pâle analogue à une bouillie desséchée (pl. VIII, 1, III livr. de l'Atlas); cette croûte adhère assez fortement à la peau, qui présente sa couleur normale ou est légèrement rouge; et, lorsqu'on la soulève, on voit sur sa face interne, qui est tournée vers la peau, de petits prolongements en forme d'aiguilles (*comédons, bouchons sébacés*) qui étaient enfoncés dans l'orifice élargi des follicules sébacés. Dans d'autres cas, au contraire, on remarque que la matière sébacée desséchée paraît déposée en couches plus ou moins épaisses, sous forme d'écailles blanches, ressemblant à du son, sur la peau qui a son aspect normal ; non-seulement ces écailles se détachent facilement de la peau par le grattage, mais encore elles tombent spontanément sous forme de poussière farineuse. Donc, d'après cette description, la *seborrhea sicca capillitii* d'Hebra est exactement la même maladie que la *porrigo furfuracea* de Plenck (l. c.), que le *pityriasis capitis* de Willan (Delineations of skin diseases, etc., Plate XV) et de Gibert (Traité pratique des maladies de peau. Paris, 1840, page 297), que la *Teigne* ou *porrigo* ou *pityriasis amiantacée* d'Alibert (Monographie des dermatoses et Description des maladies de peau, par Alibert, Paris, 1814, p. 7, pl. III, p. 9, pl. IV) et que la *teigne amiantacee et furfuracée* de Mahon (Recherches sur le siége et la nature des teignes, Paris, 1820, p. 145 et 179, pl. III, fig. 2 et 3).

d'environ deux pouces et au-dessus; or, dans ce cas, la proportion des cheveux à pointe relativement au chiffre total des cheveux qui tombent, est constante.

Chez les femmes, Pincus prend les cheveux courts comme les analogues des cheveux à pointe des hommes.

Les cheveux à pointe arrivent à une longueur typique moindre et ont une durée d'existence typique plus courte (4 à 9 mois) que les autres cheveux (2 à 4 ans) et ils sont pour la plupart fournis par le bord du cuir chevelu.

A l'état normal, la perte journalière des cheveux, dans les cas observés, a varié pour le minimum entre 15 et 70, et pour le maximum entre 62 et 205 cheveux.

Or, ce qui caractérise le développement de l'alopécie, d'après Pincus, c'est que la proportion quantitative des cheveux à pointe relativement au chiffre total de la chûte augmente essentiellement, sans que le chiffre absolu des cheveux qui tombent journellement dépasse d'une façon notable le chiffre normal.

La moyenne de la perte journalière des cheveux reste donc dans les mêmes limites pour les individus bien portants et pour ceux qui sont atteints d'alopécie (?). Mais, tandis qu'à l'état normal la proportion des cheveux à pointe relativement au chiffre total des cheveux tombés est représentée par 1:18, dans l'alopécie elle est comme 1:8 et dans la seconde période de l'alopécie elle arrive comme 1:2.

Ainsi, ce qui caractérise la première période de l'alopécie, c'est qu'un nombre faible au début, et ultérieurement plus grand, de cheveux sont progressivement atteints dans leur allongement typique et dans leur durée typique d'existence.

Cette dernière circonstance, que nous avons déjà citée plus haut, et qui reparaît ici exprimée sous une autre forme, signifie tout simplement que les cheveux tombent plus tôt que ne le comporte le temps normal.

Mais, comme on le sent bien, cela ne suffit pas pour faire naître la calvitie; tout au plus en résulte-t-il une production de cheveux courts et clair-semés. Pour que le malade en arrive à la calvitie, il faut que, avec ces modifications qui se sont manifestées dans la croissance et dans la chûte typique des cheveux, il survienne en même temps un trouble dans la reproduction régulière des cheveux.

C'est précisément là ce qui existe dans l'affection qui est la cause prochaine de l'alopécie, dans la séborrhée.

La séborrhée consiste directement dans une sécrétion celluleuse exagérée des glandes sébacées. Naturellement cette sécrétion doit être accompagnée d'une production plus abondante et certainement aussi d'une altération organo-chimique (que l'on peut qualifier d'imprégnation graisseuse) des cellules des glandes sébacées. Les cellules de l'enveloppe extérieure du follicule qui correspondent aux éléments du réseau muqueux de la peau se prolongent *in continuo* dans les glandes sébacées dont elles recouvrent entièrement les parois. Si maintenant les cellules des glandes sébacées viennent à subir l'altération graisseuse dont nous avons parlé et sont sécrétées d'une manière exagérée, il est tout naturel de penser que le même travail de ramollissement et de sécrétion doit, avec le temps, envahir également le prolongement de cette gaîne celluleuse, c'est-à-dire l'enveloppe du follicule pileux. Cette altération de la nutrition et ce relâchement mécanique qui se produisent dans les éléments de l'enveloppe du follicule, doivent aussi avoir pour conséquence le soulèvement et la chûte du cheveu. C'est de la même manière, du reste, que Kölliker, Heusinger, etc., expliquent de préférence la chûte typique des cheveux. Avec cette différence, toutefois, qu'ici il s'agit d'une hyperplasie passagère des cellules de l'enveloppe du follicule.

Si l'hyperplasie des cellules vient à diminuer, ces cellules gagnent de la stabilité et de la force, et un nouveau cheveu peut se produire — soit qu'elles se trouvent alors seulement en état de fournir à la nutrition d'un cheveu qui a été produit par le follicule, soit qu'elles se transforment elles-mêmes dans leur partie centrale de manière à donner naissance à un cheveu.

Ce retour à une production régulière et normale des cheveux s'observe réellement encore même à une période très avancée de l'alopécie furfuracée, et cela d'une façon complète et qui ne laisse rien à désirer.

Il est vrai de dire aussi que, quand la séborrhée et la chûte des cheveux ont persisté pendant des années, de 6 à 8 ou 10 ans, et que pendant ce temps il ne s'est pas reproduit de nouveaux cheveux, un retour à l'état normal n'est plus guère probable; avec le temps même il devient complètement impossible.

Certainement, quand la maladie a duré aussi longtemps, la papille et ses vaisseaux doivent s'altérer (s'atrophier) (1) de telle façon que

____

(1) Steinlin, loc. cit., le démontre pour les conditions normales de la chûte des cheveux, et attribue la présence des bulles d'air dans la substance médullaire des cheveux à l'atrophie des vaisseaux et de la pulpe.

désormais ils ne sont plus propres à produire de nouvelles cellules (1) pouvant donner naissance à une jeune racine de cheveu.

Désormais la calvitie est permanente.

Ce n'est qu'en envisageant comme nous venons de le faire les phénomènes élémentaires du développement normal des cheveux et les conditions anatomo-pathologiques de leur chute, que l'on peut se représenter l'alopécie furfuracée comme une entité morbide; et en effet ç'en est une.

Au début apparaît la formation exagérée d'écailles (séborrhée), à laquelle vient s'ajouter, au bout de quelques mois, la chute abondante des cheveux; la chevelure paraît plus claire, parce qu'il repousse d'abord des cheveux plus minces et plus courts, et que plus tard ce sont seulement des poils follets; enfin ceux-ci eux-mêmes tombent en quantité, et cela d'autant plus vite que le cheveu est plus mince et possède en même temps une durée d'existence typique plus courte. Finalement la formation des cheveux se trouve réduite partout à un minimum. — Le cuir chevelu devient chauve.

Malgré le désir qu'a le Dr Pincus de tracer exactement la limite d'une seconde période de l'alopécie (pityrodes), il ne paraît pas facile de montrer le moment où la maladie passe à cette seconde période. Or ce qui prouve que Pincus lui-même se sent embarrassé, c'est qu'il est obligé, se mettant en cela en contradiction avec l'opinion qu'il vient d'émettre relativement à la première période, il est obligé, dis-je, d'ajouter que la chute absolue des cheveux augmente avec les progrès de la maladie (Archiv. etc., T. 41, p. 529), de telle sorte que le chiffre moyen des cheveux qui tombent journellement étant de 76 pour la première période, monte progressivement jusqu'à 500 pour les dernières périodes. Toutefois les faits qu'il attribue à cette période, sont bien exacts, et tout-à-fait analogues à ceux que j'ai rapportés moi-même. A savoir : que le diamètre (l'épaisseur) de chaque cheveu diminue; que progressivement les cheveux repoussent de plus en plus minces, et finissent par ne plus être que des poils follets, qui finalement tombent eux-mêmes en grande quantité — en un mot, que par cette réduction de la chevelure sous le rapport du nombre et de la force des cheveux, on arrive progressivement à une calvitie persistante.

Anatomie. — Nous avons déjà précédemment énuméré tout ce qu'il

____

(1) Les cellules pleines de sève de la racine du cheveu, qui par participation périphérique passent dans la couche cellulaire de la gaîne extérieure des racines sont formées à leur lieu et place. (Voyez Kolliker, l. c., pag. 129, et Biesiadecki in Stricker's Handbuch der Lehre von den Geweben, III Heft, 1870, pag. 600).

y a d'essentiel en fait de conditions anatomiques qui nous permettent de bien comprendre la marche des accidents dans l'alopécie furfuracée. Toutefois je rappellerai encore ici que les cheveux, par suite des progrès de la maladie, deviennent très faciles à arracher; que l'enveloppe de la racine du cheveu adhère habituellement à ce dernier d'une façon plus ou moins complète, et que parfois elle est retroussée autour du cheveu comme je l'ai fait remarquer à propos de l'alopécie areata; enfin que les cheveux qui tombent dans les dernières périodes de la maladie paraissent particulièrement minces, surtout dans la partie qui correspond a leur racine.

Pincus déclare encore qu'il a constamment trouvé la couche du derme de la peau amincie.

Pronostic. — En considèrant les accidents essentiels qui constituent le fond de l'alopécie furfuracée, ainsi que la marche de la maladie, on pourra porter un pronostie relativement favorable dans les premières années et tant que l'on verra encore se produire de nouveaux cheveux, ne fût-ce même que des poids follets. Tant que les choses en sont à ce point, il est toujours possible de voir la chevelure prendre de la force dans le vrai sens de ce mot, c'est-à-dire que les cheveux peuvent redevenir plus épais et plus longs et avoir une durée d'existence plus longue; par conséquent la chevelure se reproduit d'une façon normale.

Lorsqu'une fois la production des cheveux s'est complètement arrêtée sur un grand nombre de points, lorsque la calvitie existe, alors, certes il reste bien peu d'espoir de voir de nouveau les points affectés se couvrir de cheveux. En général, dans les 4 à 8 premières années de la maladie (mais le plus souvent cela ne se reconnaît que tardivement), le retour à l'état normal est encore possible à l'aide d'un traitement approprié, ou bien il peut se produire une amélioration spontanée.

Etiologie. — J'ai déjà énuméré en grande partie, à la page 217, les causes extérieures et les causes organiques qui peuvent amener la séborrhée chronique du cuir chevelu et consécutivement l'alopécie; ces dernières peuvent être rangées dans les trois classes de la chlorose, de l'anémie et de la cachexie (1).

Je ne partage par l'opinion pessimiste de certains auteurs qui pensent que les générations actuelles sont plus fréquemment atteintes par

---

(1) Il est incompréhensible que Pincus, après avoir pu distinguer si ne tement l'alopécie pityrode de l'alopécie eczémateuse, rhumatismale etc., fàsse remonter la cause de cette alopécie à une éruption eczémateuse ou impétigineuse du cuir chevelu (loc. cit., 41ᵉ vol., p. 352).

la calvitie prématurée que celles des siècles passés. Mais on ne peut se
refuser à reconnaître que l'alopécie prématurée que nous avons décrite
est assez fréquente.

Si du haut d'une loge de théâtre on examine l'ensemble des têtes du
public qui est au parterre, on voit souvent un « parterre de têtes
chauves. »

Par la même occasion on reconnaît aussi que les hommes sont plus
fréquemment atteints de calvitie que les femmes. Cela est parfaitement
exact, bien qu'on puisse supposer que les femmes peuvent plus facilement que nous, cacher par une frisure ou une coiffure artificielle les
places de leur tête qui sont dénudées.

Non-seulement cette maladie est réellement plus rare chez les femmes, mais encore la calvitie n'atteint pas chez elles des proportions aussi
considérables que chez les hommes. Elle est le plus souvent bornée à la
ligne médiane de la région sincipitale, au niveau de la suture sagittale,
et l'on remarque seulement que la raie des cheveux est beaucoup plus
large qu'à l'ordinaire.

Toujours est-il qu'on s'explique assez difficilement pourquoi ce genre
d'alopécie est incomparablement plus fréquent chez l'homme que chez
la femme, tandis qu'il est incontestable que la chlorose est beaucoup
plus commune et plus profonde chez les femmes qui, en outre de
l'âge de la puberté, ont encore dans la grossesse, dans l'état puerpéral,
etc. des occasions plus fréquentes d'être atteintes de cette dyscrasie.
Voulut-on même admettre que les femmes chlorotiques suivent assi-
dûment un traitement approprié à leur état, on n'arriverait pas pour
cela à tout expliquer. Car nous trouvons un très grand nombre de
femmes, particulièrement dans la classe ouvrière, qui souffrent pendant
plusieurs années d'une chlorose très prononcée à laquelle elles n'opposent pas le moindre traitement, et qui cependant ne sont pas atteintes
d'alopécie.

Il n'y a donc qu'à se déclarer satisfait des résultats, assez maigres il
est vrai, que nous fournit l'expérience. Mais il ne faut pas oublier que
la chlorose n'est pas une affection que l'on puisse définir d'une façon
nette, et qu'elle constitue plutôt un ensemble de phénomènes, lequel se
présente d'une manière différente chez les femmes et chez les hommes.

Le fait est que les symptômes que nous avons énumérés : indigestion
chronique, froid et lividité des mains, des pieds et du nez, par conséquent inertie de la circulation dans les capillaires des parties périphériques du corps, disposition aux engelures, pâleur et sécheresse de la
peau, etc., se rencontrent souvent chez les hommes atteints d'alopécie

furfuracée. Dans d'autres cas, au contraire, la séborrhée du cuir chevelu est le seul phénomène par lequel la chlorose se traduise.

Mais ce qui achève de prouver que les conditions étiologiques de cette maladie doivent être envisagées dans le sens que nous avons indiqué, ce sont les résultats que l'on obtient par un traitement approprié.

La séborrhée du cuir chevelu peut encore être regardée comme la cause prochaine d'une autre série de formes de l'alopécie, dont nous avons déjà dit précédemment quelques mots.

Ainsi la chûte des cheveux qui survient fréquemment après des maladies générales graves et déprimantes, à la suite du typhus, de l'état puerpéral, de la phthisie, du cancer, etc., et qui amène une calvitie soit passagère, soit partielle et persistante, peut dans certaines circonstances être regardée comme le résultat d'un abaissement de la nutrition générale, comme une trophonévrose. Dans beaucoup d'autres cas cependant la perte des cheveux est évidemment liée à une séborrhée qui se développe fréquemment à la suite de ces maladies épuisantes, comme en général dans l'état d'anémie, et qui, une fois établie, persiste comme affection indépendante durant des mois et des années, amenant progressivement la chûte des cheveux sous forme d'alopécie furfuracée.

A la suite de la variole il n'est pas rare de voir les cheveux tomber ; cela peut se produire de deux façons différentes :

Dans la première de ces formes, une grande quantité de follicules pileux sont détruits par le fait même de l'éruption, c'est-à-dire que dans la variole, comme dans l'acné, la syphilis pustuleuse, etc., le travail de suppuration des différentes pustules détruit la paroi du follicule et les enveloppes de la racine et que les follicules sont réduits à néant par la formation de cicatrices.

Si un très grand nombre de follicules ont été ainsi sacrifiés, il en résulte une calvitie qui persiste toujours.

Dans la seconde forme, les pustules ne pénètrent pas aussi profondément dans le derme, et les follicules sont pour la plupart épargnés.

Mais il peut survenir, à la suite de la petite vérole, une maladie des glandes sébacées qu'Hebra a décrite jadis sous le nom de séborrhée congestive [1] et qui peut parfois amener le développement d'un lupus érythémateux [2]. On voit alors se former des croûtes d'un blanc jaunâtre

(1) Zeitschr. d. k. k. ges. d. Aerzte, 1845, Bd. 1. p. 40.
(2) Voy. Moriz Kohn, zum Wesen und zur Therapie des Lupus erythematosus. Archiv für Dermatol. und Syphilis. 1869, 1 Heft.

ou d'un jaune brun sale, grasses au toucher, et qui souvent se prennent en couches épaisses superposées les unes aux autres. Si l'on essaie de soulever ces croûtes, on aperçoit sur leur face inférieure de petits prolongements analogues à des comédons, en forme de chevilles ou d'aiguilles, qui étaient implantés dans les orifices des follicules sébacés.

La peau même paraît un peu rougie, elle est luisante, grasse, les orifices des glandes sébacées sont dilatés et entourés d'un cercle rouge qui saigne facilement, si l'on frotte la peau un peu fort.

Ainsi que nous l'apprennent l'observation clinique et l'examen microscopique, les papilles qui entourent les follicules sébacés et pileux sont dans un état d'infiltration celluleuse qui caractérise l'inflammation chronique.

Si après avoir débarrassé la peau de ces croûtes sébacées on la laisse sans soins, la sécrétion de graisse se régénère aussitôt, d'abord sous forme d'un enduit gras et luisant, et après un ou deux jours, sous l'aspect de croûtes plus épaisses.

Lorsque la séborrhée que nous venons de décrire passe à l'état chronique, alors d'une part les écailles perdent un peu de leur composition uniquement graisseuse, elles deviennent un peu plus sèches, et d'autre part aussi elles deviennent plus petites, elles ressemblent davantage à du son, elles tombent aussi en plus grande abondance, en un mot on voit se produire les caractères de la séborrhée sèche (furfuracée). Celle-ci peut désormais avoir pour résultat, dans le cours des années suivantes, l'alopécie, tout comme la séborrhée idiopathique qui ne provient pas de la variole.

Une autre forme d'alopécie que l'on est assez porté à regarder comme étant d'un genre spécial, c'est l' :

Alopécie syphilitique.

Ce n'est pas ici le lieu de rechercher la signification pathognomonique de cette variété d'alopécie relativement aux maladies vénériennes en général et quelle place elle doit occuper dans la série symptomatologique de la syphilis. Je me borne à rappeler que, dans le cours de la vérole, il n'est pas rare de voir les cheveux tomber et une calvitie passagère ou persistante se produire.

Cette affection qui avait déjà été constatée par les plus anciens syphiligraphes du xv⁵ et du xvi⁵ siècles, a été signalée par des auteurs modernes sous différentes dénominations ; *syphilopsiloma* (Fuchs), l. c. 815 ; *alopécie-vénérienne* (Rayer, atlas, pl. 16, fig. 18).

Considérée d'une manière générale, la perte des cheveux qui survient dans le cours de la syphilis dépend d'une altération morbide de la matrice du cheveu; de même que, d'après la description que j'en ai faite plus haut (voy. pag. 88), les ongles ne peuvent être malades que par suite d'une altération pathologique de leur matrice.

Dans le cours de la syphilis il survient sur la peau de la tête, comme sur les autres parties du tégument des infiltrations celluleuses spécifiques, généralement circonscrites et discrètes, des papules, qui ont très souvent pour siège l'entourage immédiat des follicules sébacés et pileux, ou bien des tubercules plus volumineux, des gommes. Les papules, les gommes sont résorbées après que les cellules qui les forment ont subi une métamorphose graisseuse; cette résorption s'étend des parties centrales, qui ont été atteintes les premières, vers la périphérie. Sur les points qu'elles occupaient la peau elle-même s'atrophie — il se forme là une dépression comme cicatricielle, une scissure de la peau; cette atrophie envahit simultanément les follicules sébacés et les cheveux.

Ou bien il peut arriver encore que les papules et les gommes se transforment en ulcérations dont on connait les caractères, et qui ne guérissent que par cicatrisation.

Or, dans ces deux cas, les cheveux ne tombent jamais que sur les points correspondants aux infiltrations et aux ulcérations locales, exactement comme dans l'acné, le sycosis, la variole, etc. En un mot, la chûte des cheveux se produit alors comme nous venons de le dire et jamais, dans ces conditions, on ne la voit s'étendre davantage et devenir générale et uniforme.

Cette perte des cheveux qui constitue l'alopécie syphilitique proprement dite, est toujours, comme l'alopécie non syphilitique, amenée par une séborrhée du cuir chevelu.

Cette séborrhée se manifeste quelquefois dès l'époque où il existe sur le cuir chevelu des taches ou des papules syphilitiques, par conséquent dans les premières périodes de la vérole; ou bien elle ne survient que plus tard, alors que les premiers symptômes de la syphilis ont disparu; souvent même c'est seulement à une époque où l'on ne trouve ni sur le tégument, ni sur les muqueuses, ni dans d'autres tissus, aucune espèce de symptômes de la syphilis [1].

____

(1) Cette alopécie tardive est un fait rare. Le plus ordinairement, les cheveux commencent à s'éclaircir vers le 4me mois de la période secondaire; c'est-à-dire à l'époque où l'altération du bulbe pileux a commencé à réaliser, dans l'aspect de son produit, du cheveu, une modification qui soit perceptible, c'est-à-dire la fragilité, la tenuité, la sécheresse, la perte de brillant. A cette époque là, habituellement du moins, il coexiste encore des lésions secondaires, éruption, plaques muqueuses, onyxis, céphalée, etc.   A. D.

Ici la séborrhée a ordinairement au début, plutôt les caractères de la séborrhée huileuse, c'est-à-dire qu'il se forme des croûtes graisseuses, d'un jaune brun sale, assez épaisses; ce n'est qu'après un temps assez long, quand la maladie se prolonge, que les écailles sont plus sèches, amiantacées — séborrhée sèche.

La séborrhée ne cesse pas toujours en même temps que les autres symptômes de la syphilis disparaissent; souvent elle persiste encore des mois et des années comme maladie indépendante, présentant les mêmes caractères et amenant les mêmes résultats que la séborrhée non syphilitique du cuir chevelu.

Dans l'alopécie syphilitique, les cheveux tombent de la même manière que dans l'alopécie non spécifique; dans l'une et l'autre, c'est surtout la région moyenne du crâne qui est atteinte. Seulement la marche de la première est en général plus rapide, de même que la séborrhée se développe avec une forme plus aiguë et plus intense que dans la variété idiopathique.

Puisque, d'après ce que nous venons de dire, nous rattachons conformément aux faits cliniques, l'alopécie syphilitique à la séborrhée du cuir chevelu comme à sa cause immédiate, c'est déjà une preuve que cette alopécie, selon nous, ne peut pas être attribuée à l'usage du mercure, ainsi que ne l'ont que trop souvent prétendu des personnes, il est vrai, fort peu compétentes.

Du reste il n'existe peut être pas un seul symptôme de la syphilis dont le développement n'ait été déjà mis sur le compte de l'usage du mercure.

D'ailleurs, par cela même que, laissant complétement de côté le mercure on a cherché à combattre la syphilis à l'aide de boissons sudorifiques (décoction de gayac, racine de salsepareille, etc. au xvi° siècle), ou d'après la méthode de Broussais (dans le siècle dernier), et au moyen de l'iode (dans ces quarante dernières années), on a eu l'occasion de reconnaître que les symptômes connus de la syphilis se montrent sans que l'on fasse usage du mercure, et que, par conséquent aussi la séborrhée, et sa conséquence, l'alopécie, se développe indépendamment de l'emploi du mercure.

Pronostic. — D'après ce que nous avons dit de la marche et particulièrement aussi de la cause de l'alopécie prématurée symptomatique, il est facile de voir — ce que nous avons déjà indiqué en différents endroits — dans quelles conditions la calvitie est persistante, dans quelles conditions, au contraire, elle est guérissable par une nouvelle reproduction de cheveux.

En général on peut dire que, plus les follicules pileux ont été profondément détruits par suite de l'affection fondamentale, moins aussi la reproduction des cheveux sera possible, et qu'ainsi les plus grandes chances de guérison sont pour les cas où la perte des cheveux était due à un état congestif ou inflammatoire du cuir chevelu.

Les cas défavorables sont donc ceux où l'on trouve au niveau des places chauves des cicatrices nombreuses et profondes, par exemple à la suite d'une variole qui a profondément suppuré, de l'acné varioliforme, des syphilides ulcéreuses, du lupus ordinaire, du lupus érythémateux, etc.

Les cas les plus favorables, au contraire, sont ceux où l'alopécie est survenue à la suite de l'eczéma du cuir chevelu, du psoriasis, de l'érysipèle et de la séborrhée non syphilitique ou syphilitique.

Relativement à cette dernière, il est encore à remarquer que la guérison est d'autant plus probable que la maladie fondamentale aura disparu plus vite, soit spontanément, soit par suite d'un traitement convenable. Dans l'alopécie furfuracée en particulier, qui a une marche très chronique, la guérison complète ou relative est encore possible même après 4 ou 6 ans de durée.

Traitement. — Le plus souvent c'est l'alopécie furfuracée qui comme telle amène les personnes qui en sont atteintes à réclamer les secours de la médecine. Les malades, il est vrai, ne les demandent guère que contre la calvitie même, et ce qu'ils désirent, c'est d'abord que l'on arrête la chûte exagérée des cheveux, en second lieu que de nouveaux cheveux repoussent sur les places chauves. Rarement la formation de pellicules très abondantes est-elle le symptôme qui les frappe. Ils n'ont pas le moins du monde la notion du rapport étiologique qui existe entre celle-ci et la perte des cheveux. Aussi ne demande-t-on habituellement l'avis du médecin que très tard, à une époque où déjà les cheveux sont considérablement éclaircis, et où la maladie date de 4 à 6 ans.

Le traitement doit être dirigé principalement contre la séborrhée. Quand on peut la guérir, on peut aussi obtenir la guérison partielle ou complète de l'alopécie, ce qui n'est jamais possible si la séborrhée n'a d'abord disparu.

Les moyens à employer contre la séborrhée du cuir chevelu sont : 1° locaux, 2° internes.

1° Traitement local.

Il faut d'abord avoir soin de ramollir avec de l'huile les écailles qui sont déposées en couches sur le cuir chevelu; puis on les enlève par le lavage.

Avec une petite éponge ou un morceau de flanelle on fait une friction d'huile d'olives en quantité suffisante et assez fortement sur la tête recouverte d'écailles ; après cela on l'enveloppe d'un bonnet de flanelle. C'est surtout le soir qu'il faut pratiquer ces frictions.

Quand les écailles ont une épaisseur considérable et sont très sèches, on peut renouveler toutes les deux ou trois heures ces frictions d'huile, que l'on fait avec force.

Au bout de 12 ou 24 heures, ces écailles deviennent tellement friables, qu'il est facile de les réduire en poussière et de les détacher avec le doigt.

C'est alors qu'on procède au lavage.

Dans ce but on peut employer du savon ordinaire. Toutefois l'esprit de savon est préférable, parce que le savon et l'alcool dissolvent tous deux la graisse et que de plus ce dernier agit encore en excitant légèrement les glandes sébacées et, par conséquent, atteint, en sus du but préparatoire qu'il vise, un but curatif.

La préparation qui dans ce cas répond le mieux aux indications, est le savon alcoolique de potasse, indiqué par Hebra (tome I de cet ouvrage, pag. 299). On le prépare en faisant digérer pendant 24 heures du savon vert dans moitié tout au plus d'esprit de vin rectifié, puis on filtre et on aromatise en ajoutant de la teinture de lavande.

On verse une quantité suffisante d'esprit de savon sur un morceau de flanelle ou sur une éponge un peu rude, et avec cela on lave le cuir chevelu, en ayant soin de tremper de temps en temps la flanelle ou l'éponge dans de l'eau tiède, dès que le savon colle trop sur les cheveux par suite de l'évaporation de l'alcool. En ajoutant un peu d'eau de temps à autre, il se forme de l'écume comme quand on emploie tout autre savon.

Lorsque les écailles et les croûtes sont bien détachées sur toute la surface du cuir chevelu, on lave largement les cheveux avec de l'eau froide ou tiède jusqu'à ce que cette eau découle de la tête parfaitement libre de tout mélange savonneux.

Au lieu de verser simplement l'eau froide, il est préférable, quand on le peut, de donner une douche froide.

Pour cela on peut très bien procéder au lavage avec le savon et à l'administration de la douche, dans un bain de vapeur. En suivant ce procédé, la vapeur d'eau chaude agit en ramollissant les croûtes, et d'un autre côté l'action légèrement irritante de la douche froide sur la peau remplit parfaitement l'indication que l'on se propose.

On ne doit répéter les frictions d'huile d'olive que pendant les pre-

miers jours, ou pour mieux dire aussi longtemps que les croûtes sébacées se reproduisent en quantité suffisante pour former une couche
d'une certaine épaisseur.

Quant au lavage et à la douche, il faut y revenir chaque jour, aussi
bien chez les hommes que chez les femmes, de préférence le soir.

Lorsque le lavage est terminé, on passe le peigne dans les cheveux
pour enlever les quelques écailles qui peuvent encore exister. Après
cela on laisse les cheveux libres; ainsi les femmes ne doivent ni les
natter, ni les attacher. De plus, il faut les laisser à découvert; ils
sèchent mieux ainsi.

Pendant les premiers jours, les malades sont très effrayés de voir
que le lavage et le peigne font tomber une grande quantité de cheveux,
de sorte qu'ils paraissent encore beaucoup plus chauves qu'avant le
commencement du traitement.

Il faut donc les prévenir de cette circonstance inévitable et qui s'explique très facilement.

En effet beaucoup de cheveux, dont la racine est atrophiée et
dont les enveloppes sont déjà détachées de leurs liens naturels, ne
tiennent plus que très lâchement aux follicules. Or, ces cheveux qui
étaient tout prêts à tomber, sont tout de suite arrachés par le lavage;
et avec eux sont également entraînés une très grande quantité de cheveux qui, déjà détachés de leurs follicules, n'étaient plus retenus que
par les masses de matière sébacée. La perte ne porte donc que sur des
cheveux qui, sans cela, seraient tombés, mais plus lentement et pas tous
ensemble.

A une période plus avancée du traitement on peut remplacer les
lavages avec le savon alcoolique de potasse par des frictions faites avec
de l'eau de vie ou de l'alcool contenant en solution l'une des substances
que nous énumérerons plus tard.

J'attribue à l'usage des savons alcooliques ou aux lavages faits avec
une liqueur alcoolique quelconque, continués pendant tout le temps
nécessaire, une importance considérable dans le traitement de l'alopécie
furfuracée. On arrive souvent par ces seuls moyens à supprimer la
séborrhée et à guérir l'alopécie.

Mais l'alcool prive l'épiderme d'une grande partie de sa graisse,
de sorte que celui-ci devient sec, friable, et qu'il se produit un
nouveau genre d'écailles ressemblant à du son, le pityriasis proprement dit.

Aussi faut-il toujours, après l'application du savon alcoolique, et
lorsque les cheveux sont bien séchés (au bout de 1 à 5 heures), étendre

sur l'épiderme un peu de graisse : dans ce but on fera des frictions avec de l'huile, une graisse ou une pommade simple ou composée.

Tel est l'ensemble du traitement de l'alopécie furfuracée.

La méthode que nous avons indiquée est, il est vrai, dirigée contre la séborrhée comme étant la cause prochaine de l'alopécie; cette méthode répond donc bien au but que l'on se propose.

Mais cela ne suffit point; il faut encore que l'on cherche et il est à désirer que l'on trouve des moyens qui, après la cessation de la séborrhée, puissent hâter la reproduction des cheveux.

Les empiriques grossiers et les charlatans qui n'ont en vue que le gain ont depuis longtemps offert, à la crédulité du public et des médecins, différentes substances médicamenteuses, ou ont imaginé des méthodes pour faire pousser les cheveux, mais ils n'ont jamais obtenu des résultats réels plus favorables que ceux auxquels Pincus est arrivé par l'expérimentation, particulièrement dans ces derniers temps (1).

Avant tout on a recommandé de couper les cheveux, une seule fois ou à plusieurs reprises, dans l'espoir que cela favorisait leur développement.

On a bien, en effet, démontré par le calcul (Witthof) qu'un cheveu dont on met bout à bout toutes les portions qu'on a coupées à divers intervalles, fournit ainsi une plus grande longueur que celle qu'il aurait pu atteindre s'il n'avait jamais été coupé. Mais ce fait ne prouve qu'une chose : c'est qu'un cheveu coupé est disposé à pousser plus vite. Or, cela ne fait rien gagner, sous le rapport de la durée typique d'existence du cheveu, ce qui est le fait le plus essentiel.

D'un autre côté on sait que, chez les femmes qui pendant qu'elles étaient jeunes filles avaient une chevelure très longue, jamais les cheveux lorsqu'ils ont été une fois coupés n'atteignent de nouveau la longueur qu'ils avaient eue primitivement. Enfin, on a vu que couper les cheveux qui existent, n'exerce aucune influence sur les follicules qui ne produisent pas de cheveux ou qui n'en fournissent que de maigres et courts, c'est-à-dire que cela n'exerce aucune action sur *l'abondance* de la chevelure.

Mais si, d'un côté, il n'y a aucun avantage à couper les cheveux, il y a d'autre part un réel inconvénient à le faire; c'est que les cheveux subissent un raccourcissement absolu pour le moment et relatif pour l'avenir. Il faut donc conseiller aux malades de renoncer à

____

(1) Zur Therapie der Alopecia pityrodes, Archiv f. physiol. etc., vol. 43, p. 305 et suiv.

cette pratique, bien qu'elle soit fort répandue dans beaucoup de localités.

On a généralement recommandé contre l'alopécie l'usage de substances légèrement irritantes et astringentes ou, pour employer le langage pharmacologique, *fortifiantes*, et cela plutôt pour obéir à une théorie vague et dans le désir d'être utile, qu'en se basant sur des succès obtenus ou sur une expérimentation positive.

Cette expérimentation, Pincus l'a faite sur les poils des doigts. Mais il a plutôt réussi à discréditer quelques substances considérées jusque là comme ayant une action réelle, qu'à éveiller la confiance en ces mêmes moyens. L'huile de sabine et le bi-carbonate de soude, qu'il a trouvé être des plus actifs, sont d'après sa propre opinion, tous deux d'un usage impossible. La première colore les cheveux en rouge brun, et le second les rend cassants.

Si l'on pense qu'une légère irritation des glandes cutanées ou qu'une action astringente peuvent avoir un résultat avantageux, les substances que l'on pourrait recommander de préférence sont : le tannin, la quinine, la teinture de cantharides et la vératrine, mais dans des proportions telles qu'elles ne puissent pas irriter assez la peau pour occasionner de l'eczéma ou de l'inflammation. L'alcool et l'éther conviennent pour cela, parce que, grâce à leur évaporation, ils excitent le tégument et disposent ses éléments contractiles à se resserrer, en enlevant à la peau sa chaleur première.

On pourrait combiner ces deux substances : ainsi l'on ferait des lavages et des applications sur le cuir chevelu avec des solutions éthéro-alcooliques de médicaments qui agiraient tout à la fois contre la séborrhée et en vue de faire repousser les cheveux. Telle serait une solution de 0,60 centigr. à 1 gram. 20 centigr. de tannin, de vératrine dans 180 gram. d'alcool et un peu de graisse, par ex.

R . Tannin pur	0,60 centigr
Esprit de vin rectifié	150 gram.
» de lavande	30 gram.
Éther sulfurique	8 gram.
Glycérine	15 gram.
Huile de bergamotte	10 gouttes.

pour appliquer matin et soir avec un pinceau. Ou bien 1 gr. 20 centigr. à 2 gr. de teinture de cantharides dans une solution analogue : même usage.

Mais, puisque l'épiderme est privé de graisse et devient écailleux après les lavages avec le savon, l'esprit de savon et les liquides alcooli-

ques, et qu'il faut y appliquer de la graisse, il est encore préférable e
faire usage d'onguents et de pommades contenant l'une ou l'autre ds
substances que nous avons citées ou d'autres analogues, dans ds
proportions convenables.

Telle est par exemple la pommade suivante composée d'après a
formule de Dupuytren :

R. Moelle de bœuf	60 gram.
Extrait de quinquina préparé à froid .	8 gram.
Teinture de cantharides	ââ
Suc de citron frais	4 gram.
Huile de cèdre.	1 gr. 20 centigr.
» de bergamotte	60 centigr.

. Une autre pommade qui est également très usitée et que l'on a mod-
fiée de bien des façons, la pommade tanno-quinique, pourrait être pré
parée d'après la formule suivante :

R. Beurre de cacao	45 gram.
Onguent émollient	15 gram.
Huile d'amandes fraîches.	75 gram.

faites fondre et ajoutez en agitant :

. Sulfate de quinine.	1 gr. 80 centigr.
(dissous dans q. q. gouttes d'acide sul-	
furique et d'eau de roses. . . .	15 gram.

puis ajoutez :

Huile de citron	2 gram.
» de bergamotte.	1 gr. 20 centigr.
» lavande.	20 gouttes
Tannin	2 gr. 40 centigr.

dissous dans :

Teinture de cantharides.	4 gram.
Eau de Cologne	12 gram.

mêlez exactement.

On voit que dans cette pommade on a réuni une foule de substances,
qui toutes ont été recommandées pour faire repousser les cheveux.

Une pommade un peu moins compliquée, mais aussi moins élégante,
c'est la pommade connue et vendue sous le nom d'onguent de
bourgeons de peuplier, qui est composée comme il suit :

R. Bourgeons de peuplier fraîchement contusés	30 gram.
Axonge de porc purifiée.	180 gram.
Eau de roses	10 gr. 40 centigr.

Evaporez, puis exprimez et ajoutez :

    Cérat jaune . . . . 30 gram.

Collez, quand le mélange est à demi refroidi, ajoutez :

    Huile de citron

       «   bergamotte   } àà

       «   roses   } 60 centigr.

Mêlez.

Je n'ai pas besoin de dire que ces deux formules sont faites pour répondre à des besoins plutôt commerciaux que pratiques, et qu'elles n'émanent pas d'hommes scientifiques.

Sous ce rapport, il est bon de savoir que l'alopécie furfuracée, dans les premières années de son existence, peut guérir quand on a fait cesser la séborrhée qui lui avait donné naissance ; et que cette séborrhée peut être détruite par l'usage convenable et énergique du savon alcoolique de potasse, et des divers liquides alcooliques éthérés que nous avons signalés, en y ajoutant, de temps à autre, des onctions avec la graisse lorsque l'épiderme est devenu trop sec.

Ce traitement externe local suffit complétement, il est vrai, pour amener la cessation momentanée de la séborrhée du cuir chevelu. Mais pour en obtenir la guérison complète et persistante, et pour rendre ainsi possible le rétablissement normal de la production des cheveux, il est nécessaire de faire aussi disparaître la cause même de la séborrhée.

Dans le plus grand nombre des cas, cette cause, c'est la chlorose et l'anémie.

En conséquence, chez les femmes, en dehors du traitement local que nous avons exposé dans tous ses détails, il faut prescrire un régime fortifiant, une bonne nourriture, l'exercice, etc. ; de plus, on donnera le fer en la forme sous laquelle il est le mieux toléré, en pilules, en poudres, en mixture, avec ou sans rhubarbe, aloès, jalap, etc., mais toujours pendant 4 à 6 mois au moins, avec de courtes interruptions. Les bains froids de rivière, l'hydrothérapie rationnelle, doivent être aussi recommandés.

Pour les hommes, dans ces circonstances, j'ai été quelquefois conduit à donner, au lieu du fer, à cause d'une gastropathie chronique, une poudre composée de :

    Bi-carbonate de soude . . . . }

    Phosphate de soude . . . . }

    Carbonate de magnésie . . . . . . } parties égales.

    Sucre . . . . }

à la dose d'une cuillerée à café tous les jours, en solution dans un peu d'eau. J'ai obtenu par l'emploi de cette mixture la disparition du catarrhe stomacal, de l'abattement, de la torpeur, de la paresse de la digestion et enfin de l'inertie de l'intestin, etc.

Pendant l'été, je conseille une cure aux eaux minérales appropriées ou l'hydrothérapie.

Une combinaison de fer et d'arsenic (liqueur ferro-vinoso-arsénicale de Wilson, ou la liqueur modifiée par Hebra) est bonne à employer.

Il faut continuer tous ces moyens pendant longtemps, et concuremment avec le traitement local.

Tout ce que nous venons de dire s'applique également à la chûte des cheveux qui survient à la suite des maladies générales qui épuisent la constitution (typhus, rhumatisme, état puerpéral, etc.) soit que la séborrhée du cuir chevelu provienne d'un simple trouble de la nutrition, soit qu'elle résulte de l'anémie.

Ainsi que nous l'avons signalé précédemment, l'alopécie peut aussi être le résultat de la séborrhée du cuir chevelu, qui survient à la suite de la variole ou dans le cours de la syphilis.

Le traitement à opposer à ces deux formes de la calvitie est tout à fait identique à celui de l'alopécie furfuracée qui est produite par une séborrhée dûe à toute autre cause.

Il est à remarquer seulement qu'à la suite de la variole, le traitement local suffit le plus souvent pour atteindre le but, parce que dans ce cas la chlorose et l'anémie accompagnent rarement la séborrhée qui est plutôt due aux désordres locaux résultant de la variole.

Cependant pour l'alopécie vénérienne liée à la séborrhée, en outre des applications alcooliques locales, je conseille encore comme très utile l'emploi de la pommade au précipité blanc, (précipité blanc de mercure 6 à 12 décigr. pour 50 gram. d'onguent émollient).

Quant à un traitement antisyphilitique général, il n'y a lieu d'y recourir que quand, en dehors de la séborrhée, il existe κατ' ἐξοχήν d'autres symptômes syphilitiques du côté de la peau, des os, etc.

Contre la chûte des cheveux qui survient à la suite d'infiltrats et d'ulcérations syphilitiques locales, de l'eczéma, de l'érysipèle, de l'acné, du sycosis, du favus, du lupus érythémateux, de l'herpès tonsurant, etc. du cuir chevelu, il faut uniquement et simplement suivre la méthode de traitement qui répond à chacun de ces états morbides (1).

(1) En déclarant, dès le début, à propos de l'alopécie syphilitique qu'il n'a pas à rechercher « quelle place cette variété doit occuper dans la série symptomatologique de la syphilis » le professeur Hebra a suffisamment expliqué, sinon justifié, les lacunes

B. ATROPHIE DES CHEVEUX PAR ALTÉRATION DE STRUCTURE.

Atrophie proprement dite des poils.

Les poils subissent quelquefois dans leur structure des altérations que l'on peut regarder comme une atrophie, en ce que par le fait de ces altérations ils se trouvent frappés dans la durée de leur existence qu'un point de vue, volontairement aussi restreint, devait amener dans sa description.

Reprenant la question dans son ensemble, et tel que selon nous, elle doit être envisagée, nous résumerons les enseignements de l'observation en quelques propositions incontestables.

1° L'alopécie affecte à un degré plus ou moins intense la grande majorité des sujets syphilitiques (statistique de M. Diday : 53 sur 60). Selon M. Rollet l'alopécie syphilitique serait plus commune chez la femme que chez l'homme. D'après M. Fournier elle serait également fréquente dans les deux sexes.

2° Elle se manifeste, ordinairement, entre le troisième et le sixième mois, à partir du début des accidents dits secondaires. (M. Rollet l'a vue plusieurs fois précéder même les éruptions secondaires et se montrer pendant la période primitive).

3° On est libre si l'on éprouve le besoin de multiplier, en cette matière, les divisions systématiques, on est libre d'admettre deux sortes d'alopécie, celle qui survient par places distinctes là où une lésion matérielle affectant le cuir chevelu *in toto* (acnés, impétigo, ulcérations) a détruit les bulbes pileux comme elle a détruit les autres éléments constituants du tissu cutané de la région envahie; puis une autre alopécie dans laquelle les cheveux deviennent friables, secs, ternes, grêles et tombent sous l'influence de la moindre traction — et cela sur tout le cuir chevelu, quoique un peu davantage dans certaines zones — sans qu'il y ait préalablement existé aucune lésion appréciable du tégument crânien, pas même cette séborrhée produisant « des croûtes graisseuses d'un jaune brun sale, assez épaisses » dont parle le prof. Hebra, état qui relativement aux cas d'alopécie sans lésion est, dans la syphilis, un phénomène très exceptionnel (*).

On peut, ai-je dit, admettre ces deux espèces; mais en réalité, c'est la dernière, l'alopécie sans lésion apparente de la peau, qui constitue la très grande majorité des cas. Elle seule, d'ailleurs, forme une espèce pathologique digne d'être décrite à part. Car l'absence de poils sur la cicatrice d'une lésion qui a détruit le bulbe pileux, n'est qu'un effet très naturel et très ordinaire : il ne mérite pas plus l'attention du pathologiste et du praticien au cuir chevelu et dans la syphilis que sur toute autre région et dans n'importe quelle autre maladie occasionnant une altération du bulbe.

Or, si l'on considère :

a) Que l'alopécie telle que nous la comprenons est plus fréquente, plus étendue, plus durable, chez les sujets dont la syphilis s'est accompagnée des symptômes de chloro-anémie; que l'intensité de l'alopécie est, chez eux, en rapport direct avec l'intensité de cet état de déglobulinisation du sang;

b) Que cette alopécie là n'a pas d'autres caractères objectifs que ceux de l'alopécie qui survient à la suite des grandes débilitations de l'organisme, après la fièvre typhoïde, après les couches, etc.

(*) M. le Dr Fournier, dans ses *leçons sur la syphilis*, Paris, 1875, a encore signalé une forme de syphilide qui serait assez fréquente chez la femme particulièrement. C'est la *syphilide pityriasiforme* ou *roséole furfuracée* du cuir chevelu, consistant en des rougeurs éparses, lenticulaires ou diffuses, assez pâles de ton pour échapper à l'examen et recouvertes d'une desquamation très fine, à peine appréciable pour l'observateur non prévenu.

physique, soit dans la totalité du système pileux, soit sur certains points seulement. Les poils ne présentent plus alors leurs caractères

c) Qu'elle est notoirement augmentée, entretenue, par toute cause accidentelle qui vient à agir dans le même sens : une dyspepsie, une diarrhée intercurrente, un régime alimentaire insuffisant, la vie des villes succédant à la vie des champs, les impressions morales déprimantes, (entr'autres le désespoir de voir tomber ses cheveux), font que les cheveux tombent de plus belle ;

d) Que l'alopécie syphilitique a son évolution, laquelle n'est point celle de la syphilis. En effet, les cheveux cessent ordinairement de tomber, au bout de deux, trois ou quatre mois, à l'époque où l'état chloro-anémique qui accompagne le début de la syphilis a cessé depuis quelque temps, et par conséquent n'entretient plus l'effet qu'il a produit sur la nutrition des *organes de luxe*. — Or, à cette même époque, la syphilis existe encore, elle prépare de nouvelles, et quelquefois plus graves poussées, qui ne tarderont pas à montrer que l'état virulent, auxquels certains auteurs rapportent l'alopécie, va en augmentant au moment même où sa prétendue conséquence, où l'alopécie va en diminuant et disparaît.

On est autorisé à conclure que l'alopécie qu'on observe le plus communément chez les syphilitiques, n'est pas syphilitique à proprement parler...

Les influences thérapeutiques déposent dans le même sens. — Mais cette considération là n'étant pas seulement un argument mais suggérant un précepte des plus importants, mérite d'être formulée à part.

L'alopécie syphilitique ne provenant pas d'une lésion essentielle, primitive, purement locale où a été compris l'organe piligène, mais d'une affection de tout le système, d'un état dyscrasique, son traitement doit être général et non local. Et je n'hésite pas à ajouter : l'alopécie n'étant pas un symptôme de syphilis (mais un symptôme de la débilitation organique qu'entraîne la syphilis) son traitement ne doit pas être exclusivement anti-syphilitique ; et même il ne doit pas toujours être anti-syphilitique.

Je dis que le traitement doit être général. Certes, je n'exclus point les auxiliaires topiques dont le prof. Hebra donne la nomenclature si complète et règle si méthodiquement l'emploi. Mais ne perdons pas de vue le seul agent qui serve, c'est-à-dire la reconstitution de l'organisme. Sous ce rapport, le fer, le quinquina, l'huile de foie de morue, le vin et le lait tiennent le premier rang.

D'autres indications plus difficiles à remplir mais non moins importantes doivent aussi préoccuper le thérapeutiste. On trouve dans l'*Histoire naturelle de la syphilis* de M. Diday — ouvrage auquel nous avons emprunté la plus grande partie de ces vues pratiques — on y trouve, dis-je, la relation fort instructive de quelques cas, où il ne fallut rien moins qu'un changement radical dans les habitudes, l'hygiène des malades pour opérer le reboisement du cuir chevelu, vainement demandé jusque là aux médications ordinaires. Et l'heureuse influence de ces modificateurs généraux — dont la nécessité sagement entrevue est un trait du vrai tact pratique — cette heureuse influence achève la démonstration doctrinale de l'étiologie telle que nous l'avons exposée ci-dessus.

J'ai dit aussi que, dans le cas d'alopécie, le traitement ne devait pas toujours être exclusivement anti-syphilitique, devait même quelquefois n'être pas anti-syphilitique. Assurément le meilleur moyen de guérir la chloro-anémie syphilitique, c'est de guérir la syphilis. Mais parfois la présence de l'élément chloro-anémique impose au thérapeutiste des modifications dans sa prescription. Parfois les lésions matérielles coexistantes, la syphilide, les plaques muqueuses dicteraient *mercure*, et la chloro-anémie dicte, au contraire, *iodure et fer*. Ce sont là des nuances à apprécier, des abstentions ou plutôt des préférences à adopter, en vue de certaines prédominances de normaux, ils deviennent secs, ternes, rugueux, cassants, ils se fendent, s'effilent, se gonflent et se rompent.

Ces altérations apparaissent souvent quand la nutrition et le développement des poils sont entravés, dans l'épaisseur de la peau, par le fait d'accidents morbides survenus dans le système producteur des poils (les follicules, les racines, et même les glandes sébacées) ou dans les tissus de la peau qui entourent les racines, ou par le fait d'inflammation, d'ulcération, de néoplasmes, etc.

Dans ces cas, l'altération que subissent les poils n'est qu'un phénomène partiel ou consécutif des états pathologiques que nous avons énumérés, et frappe plus ou moins le poil dans sa totalité, mais surtout dans ses parties les plus jeunes, dans celles qui sont le plus immédiatement exposées au foyer étiologique de la maladie. Quant à la tige du poil, en dehors du follicule, elle ne s'altère pas essentiellement.

Cette altération est plus remarquable, quand des champignons viennent à pulluler sur la tige du poil (trichomykosis), comme dans l'herpès tonsurant et le favus. La substance corticale du poil se trouve alors dissociée en filaments par le fait de la multiplication des champignons ; elle paraît terne, il semble qu'elle soit couverte de poussière, enfin elle devient cassante. Dans ces cas encore, l'atrophie des poils n'est que la conséquence de la maladie qui les envahit, elle ne représente nullement une affection idiopathique, et nous y reviendrons plus tard en même temps que nous étudierons ces maladies.

On sait également que, chez les personnes atteintes de cachexie ou de maladies fébriles, les poils deviennent secs et ternes. Cet aspect est dû en partie à la séborrhée du cuir chevelu qui existe dans l'état cachectique, ou, dans les états fébriles, à la sécheresse de la peau. Les poils sont fortement hygrométriques, et ils absorbent, à l'état normal, les produits de la perspiration cutanée, en même temps que sans doute aussi ils puisent, mais en quantités imperceptibles, leur humidité dans des vaisseaux des papilles. Dans les états fébriles, ces deux sources se

---

l'un de ces éléments sur l'autre ; préférences et non exclusions ; préférences temporaires, mais parfois absolument obligatoires. Le praticien qui ne saurait pas les respecter, qui prescrirait toujours *mercure* ; qui augmenterait la dose du métal à mesure qu'il verrait l'alopécie augmenter, rendrait incontestablement à son malade un très mauvais service ; et cela de deux manières : d'abord en modifiant directement la crâse du sang par l'état anti-plastique que crée la mercurialisation, puis indirectement par les troubles de nutrition liés à la perversion des fonctions digestives qui résulte souvent de l'ingestion du métal ; il opérerait, par conséquent, dans un sens absolument contraire à la reconstitution de l'organisme. A. D.

tarissent, et les poils deviennent secs, de la même façon que le tissu corné équivoque, l'épiderme, dans les mêmes conditions, paraît sec et flétri.

Il n'y a que deux formes de l'atrophie des poils que l'on puisse actuellement encore considérer comme idiopathiques, c'est-à-dire au sujet desquelles nous ne pouvons pas encore déterminer à quelle cause elles sont dûes, à quel phénomène pathologique on peut faire remonter l'altération des poils qui les constitue.

La première forme consiste dans cet état bien connu, que les poils à leur pointe se fendent en deux, trois ou plusieurs filaments. Chez certaines personnes, tous les poils à peu près, ou une très grande quantité de poils se fendent de cette façon. Cette division n'a du reste aucune influence sur l'état de chacun des poils en particulier, ni sur leur croissance en général.

Comme ce phénomène se produit pour la plus grande partie sur les longs cheveux à pointe (ceux qui n'ont pas été coupés), par conséquent le plus souvent chez les femmes, on pourrait expliquer d'une façon toute naturelle cette division de l'extrémité des cheveux, en disant que cette partie du poil ne reçoit aucun liquide par l'intermédiaire de la moëlle parce qu'elle est très éloignée de la pulpe, d'où il suit qu'elle se sèche et que, par le fait de l'émiettement du tissu conjonctif, elle se fend (1).

Ce phénomène n'a toutefois aucune autre importance pathologique ou pratique.

Une seconde forme essentielle de l'atrophie des poils est celle que Beigel prétend avec raison avoir décrite le premier sous le titre de : « *Gonflement et éclatement des poils* » (2), et pour laquelle je proposerais le nom de *trichorexis nodosa*.

On trouve sur les poils de la barbe et de la moustache des renflements sphériques extrêmement petits, légèrement transparents ou brillants, au nombre de un, deux, cinq et plus, sur un seul et même poil. Ces petits sphéroïdes sont placés à une distance plus ou moins grande les uns des autres, comme des perles sur un collier. A regarder superficiellement, on pourrait croire que ce sont des lentes (de poux) collées sur les poils. Mais un examen plus attentif fait bientôt reconnaître que ces petits renflements appartiennent au poil même et ne sont pas des

---

(1) Cette manière de voir est confirmée par l'opinion de Steinlin qui dit que la moëlle du poil est une prolongation directe de la pulpe.

(2) Hermann Beigel, Sitzb d. k Akad. d. w. Bd. XVII, pag. 612, 1855, Octoberheft, (1 Tafel).

masses collées sur ce poil. A côté de cela il y a toujours aussi des poils qui présentent à leur extrémité un renflement sphérique, et quand celui-ci existe sur un grand nombre de poils, par exemple à la moustache, on pourrait croire que ces poils ont été brûlés par une flamme et se sont enroulés à leur extrémité brûlée.

Si l'on tire un poil atteint de cette altération, il est tout aussi difficile à arracher de son follicule qu'un poil sain. Mais il se brise facilement, et toujours au niveau d'un de ces renflements sphériques. Le tronçon qui reste alors adhérent à la peau se termine par une sorte de petit tubercule, ou pour parler plus exactement, par la moitié inférieure d'un petit tubercule (1).

Ainsi que je l'ai dit, je n'ai vu jusqu'ici, comme Beigel, cette altération que sur les poils de la barbe et des sourcils, jamais sur les cheveux ni sur les poils d'une autre région du corps.

La barbe en est toute défigurée, il semble qu'elle ait été arrachée, ou pour mieux dire encore, qu'elle ait été brûlée.

L'examen microscopique de ces poils y montre d'une façon très constante les phénomènes suivants :

1° Un nœud ou renflement correspond à un simple renflement fusiforme de la tige du poil; ou bien,

2° Dans l'intérieur de ce renflement fusiforme la substance médullaire est elle-même renflée en forme de fuseau.

3° Sur un autre point ce renflement est comme arraché; c'est-à-dire que sur le point le plus élevé de sa courbure, la substance corticale du poil a éclaté et les cellules fusiformes de la moitié inférieure du sphéroïde sortent librement et font saillie en haut et en dehors, tandis que celles de la moitié supérieure regardent en bas et en dehors. Elles sont donc placées l'une contre l'autre, se regardant par une surface hérissée, comme feraient deux balais enchevêtrés l'un dans l'autre par leurs verges, et dont les contours extérieurs sur la coupe représentent un rhomboïde.

4° Un poil qui à l'œil nu semble se terminer par un renflement sphéroïdal, présente sous le microscope une extrémité hérissée en

---

(1) Il semble que Engel a également observé cet état, mais il n'a pas interprété d'une façon tout-à-fait juste l'existence de ces renflements des poils; il parait croire, en effet, que les renflements terminaux de certains poils sont des espèces de boursouflures qui se sont produites, comme une sorte d'exsudation, sur l'extrémité coupée d'un poil, qui continue ainsi à se développer (Rap. de l'Acad. de Vienne, Février 1856). Or, d'après les notions élémentaires sur l'anatomie et la physiologie des poils, il est impossible d'admettre qu'ils puissent croître de cette façon : il est donc inutile d'insister davantage sur ce point.

forme de balai ; c'est-à-dire que cette dissociation des fibres qui existe sur l'extrémité du poil n'est autre chose que la moitié inférieure d'un de ces renflements fusiformes qui existait antérieurement sur la tige du poil, et au niveau duquel le poil lui-même a été cassé.

5° Les fibres des houppes terminales et moyennes sont constituées par les cellules fusiformes ponctuées de la substance corticale de la tige du poil.

6° Il n'y a pas trace de champignons. -

Les résultats de l'observation microscopique nous montrent donc clairement que les poils, sur différents points de leur longueur, se renflent d'abord sous forme de nœuds, que plus tard, au niveau du point où l'un de ces nœuds subit une très forte tension, la substance corticale éclate, livre passage à une surface hérissée, et finit par se rompre circulairement à ce même niveau, de façon qu'à la fin il ne reste plus sur l'extrémité du poil que la moitié inférieure du sphéroïde qui s'est ouvert.

Mais je déclare qu'il m'est impossible de dire quelle est la cause de ce renflement du poil et de cette dissociation de ses fibres. Beigel croit que peut-être il se développe dans la substance médullaire un gaz qui soulève d'abord la moëlle elle-même, puis la substance corticale. Mais il est incapable, comme moi du reste, de dire quoi que ce soit de plus positif au sujet de cette formation supposée de gaz.

Si l'on rend le poil transparent en le plongeant dans une solution de potasse, on peut quelquefois reconnaître au niveau des points noueux le soulèvement de la moëlle. Mais il est difficile de dire si la substance médullaire ne s'élargit pas, par cette raison que la substance corticale même s'étend sur la moëlle. Du moins pour ma part, j'ai trouvé nombre de fois que la substance médullaire ne s'était pas du tout élargie au niveau des places éclatées.

Parfois la substance médullaire manque complètement dans toute l'étendue du renflement noueux. Dans certains cas, on trouve sur l'objectif du microscope dans le voisinage du renflement noueux un amas de corps graisseux, brillants, analogues à des cellules, qui paraissent sortir du canal médullaire sous l'influence du réactif ou par la pression des lames du porte-objet.

Mais il est certain que la même série d'idées qu'a suivie Beigel relativement à la manière dont se forment ces nodosités des poils, se présentera à l'esprit de tous ceux qui étudieront ce phénomène, bien que ce soit là une simple supposition dont il est impossible de se contenter.

Dans tous les cas une certaine part dans la production de ce phénomène revient à la disposition individuelle du sujet, tout comme c'est en vertu d'une disposition spéciale que les cheveux sont crépus ou plats.

Et, je suis autorisé à admettre cette manière de voir, d'après ce que j'ai observé chez trois de mes collègues.

Beigel croit que ce qu'il y a de mieux à faire pour mettre fin au mal, est de raser les poils. Ceux qui repoussent ensuite ne présentent plus cette altération de structure.

Quand on a examiné soigneusement les poils malades et qu'on a acquis la certitude que cet éclatement des poils n'est pas causé par la présence d'un champignon, et que par conséquent la place éclatée ne peut pas redevenir saine, il est tout simple que l'on en arrive à essayer de raser toute la barbe.

C'est ce que j'ai ordonné moi-même, en effet, dans tous les cas qui se sont présentés à mon observation, et qui sont au nombre de vingt environ.

Les poils ont repoussé, comme je l'espérais, sans présenter d'altération.

Quant à mes trois collègues, ils ont déjà plusieurs fois sacrifié leur barbe dans le courant de leur vie, mais sans résultat. Chaque fois les nouveaux poils recommencent au bout d'un certain temps à se soulever, à éclater et à se casser comme précédemment.

III. — ATROPHIE DES ONGLES

On observe parfois chez des nouveau-nés une absence totale, ou
une conformation défectueuse des ongles, en même temps que les
phalanges manquent ou sont réduites à l'état de moignons ; souvent les
poils et les ongles manquent tout à la fois.

Dans le cours de la vie, les ongles peuvent devenir minces, petits,
étroits, mous ; ils peuvent tomber complètement à la suite de divers
états morbides survenant dans leur matrice, ou d'une destruction partielle ou totale du pli reproducteur de l'ongle, et cela exactement dans
les mêmes circonstances qui peuvent aussi amener leur hypertrophie
(v. p. 86 et suiv.). Une partie des altérations que nous avons signalées à
propos de l'hypertrophie des ongles, en particulier l'opacification granuleuse, la déformation en crochets, l'exfoliation en lamelles de la
substance des ongles, la formation d'espaces vides (Virchow : « Mark-
räume, » Würzb. Verh. V. B. 1854, pag. 91) etc., bien qu'elles soient
des altérations caractéristiques de l'atrophie, peuvent se combiner ici
avec l'augmentation réelle et palpable de la masse de l'ongle.

A propos du développement des opacités granuleuses, de la séparation de la substance des ongles en lames, ainsi que de la formation des
espaces vides ou lacunes, Virchow (l. c.) dit : « Il apparait d'abord dans
l'intérieur de certaines cellules cornées, à la place du noyau, des granulations fines, jaunâtres, qui se déposent en couches très épaisses et
auprès desquelles le reste de la substance des cellules qui entoure ces
dépôts a un aspect tellement uniforme que les granulations semblent
représenter une masse destinée à remplir une cavité. Ces cavités étaient
tantôt assez grandes pour que, entre les cellules en voie de transformation, il y eut toujours un espace suffisant dans lequel d'autres cellules
normales pouvaient se développer. Progressivement ces lacunes gran-
dissaient au point de présenter un volume correspondant à celui de cellules entières, et cependant il est à remarquer que les cellules augmentaient de volume pendant leur transformation même. Il arrivait çà et là
de trouver entre les petites granulations fines des gouttes assez volumineuses de graisse incolore ; sur certains points, cette transformation
graisseuse prenait de telles proportions que les petites cavités paraissaient être entièrement remplies de gouttes de graisse. Cependant cela
n'était pas la règle ; sur le plus grand nombre des points, au contraire,
il n'y avait qu'une masse jaunâtre de granulations fines, et même dans
les cavités (espaces médullaires, Virchow) les plus grandes, il n'y avait

ordinairement qu'une quantité modérée de graisse sous forme de petites gouttes.

Cette altération (et d'autres analogues) de la substance de l'ongle, qui consiste généralement dans un rapetissement de l'ongle en longueur, en largeur et en épaisseur, et en même temps dans une destruction du tissu même de l'ongle, par suite de laquelle celui-ci devient opaque, friable, cassant, se dissocie par fibres ou par lamelles, cette altération, dis-je, peut aussi bien frapper l'ongle dans sa totalité, quand la matrice qui le produit est elle-même atteinte d'un des états pathologiques que nous avons énumérés à la page 87, par conséquent, dans la syphilis, l'eczéma, le psoriasis, le lichen ruber, l'ichthyose, etc. Ou bien l'altération ne frappe qu'une partie de l'ongle, correspondante à une affection circonscrite de la matrice.

Ainsi l'ongle dans certains cas ne parait strié, jaunâtre et granuleux, opaque, qu'à la surface. Dans d'autres circonstances sa surface est lisse et normale, mais sa face inférieure est divisée en lamelles, ou bien on y trouve une masse de détritus friable, d'un brun jaunâtre, sèche, ou humide. Ou bien encore ces altérations n'existent que sur les bords latéraux ou antérieur de l'ongle ; de là elles peuvent s'étendre sur les parties postérieure et moyenne de l'ongle, qui jusque là étaient restées saines.

Le plus souvent ce dernier genre d'atrophie de l'ongle survient à la suite de traumatismes qui ont soulevé l'ongle hors de sa matrice, ou de l'introduction de corps étrangers dans sa substance même, par exemple une aiguille, une écharde, un épanchement sanguin produit par une piqûre, un coup, etc.

Aussi doit-on dans ces cas envisager le développement ultérieur de l'atrophie de l'ongle comme un travail nécrobiotique qui se produit également dans un autre tissu, par exemple un os, ou la peau, au sein des mêmes conditions. La substance unguéale, détachée de ses liens organiques avec sa matrice, devient un corps mort qui tombe, de la façon que nous avons indiquée, dans une étendue égale à celle où il a été séparé de ses liens organiques avec la matrice de l'ongle.

Parmi les corps étrangers qui, se glissant dans la substance de l'ongle ou au-dessous de lui, le rendent friable, et amènent son atrophie, nous avons encore à citer particulièrement les champignons (*favus de l'ongle, onychomycosis*), dont nous avons déjà fait connaître ailleurs l'influence sur les ongles.

En dehors des conditions étiologiques que nous avons énumérées, nous devons encore mentionner ici les agents chimiques qui peuvent altérer partiellement les ongles, ou en déterminer l'atrophie et même la destruction totale. Chez les personnes qui manient des liquides corrosifs, les fabricants de couleurs, les chapeliers, les doreurs, les teinturiers, etc., on voit souvent les ongles modifiés dans leur forme, leur couleur, leur consistance. La sueur peut également, par son contact prolongé et continu avec les ongles, altérer la substance unguéale qui se ramollit, s'amincit et se casse facilement ; cela s'observe chez les personnes qui suent abondamment des pieds, leurs ongles sont très souvent délicats, minces et ténus ; quelquefois même il en manque une petite partie.

Le traitement de l'atrophie des ongles ne peut que s'adresser aux causes mêmes de cette atrophie. Du reste les indications sont absolument les mêmes que dans l'hypertrophie des ongles, à laquelle nous renvoyons le lecteur (v. p. 92).

IV. — ATROPHIE PROPRE DE LA PEAU.

Nous nous sommes occupés jusqu'ici des formes de l'atrophie qui atteignent les productions cornées de la peau, l'épiderme et les poils, ainsi que le pigment qui à l'état normal existe dans ces tissus.

Nous allons maintenant étudier l'atrophie qui intéresse plus particulièrement le derme lui-même, soit dans sa totalité, soit dans quelques-uns de ses éléments. Les tissus cornés de la peau, les poils, les ongles, l'épiderme participent bien alors, il est vrai, à l'altération que subit le derme, mais ce n'est que d'une manière secondaire.

Définition, division. Sous le nom d'atrophie propre de la peau nous désignons cet état morbide de la peau, ou celle-ci, soit dans sa masse, soit dans la constitution organico-chimique des éléments qui la composent, a subi une altération essentielle et que l'on peut démontrer cliniquement.

D'après cela, la peau atteinte de l'atrophie telle que nous venons de la définir, paraît plus mince qu'à l'état normal, par suite de la disparition, du ratatinement, de l'usure de certains de ses éléments — *atrophie quantitative* — ; dans cette forme, il est vrai, l'état organo-chimique de la peau est en même temps plus ou moins altéré; le volume de la peau ne paraît pas avoir diminué par rapport à l'état normal, suivant les circonstances il semble même quelquefois avoir augmenté. Mais par suite d'une altération de ses éléments qui appartient à la classe des métamorphoses dites régressives (dégénérescence), la peau s'est éloignée des conditions qui constituent une peau normale, elle a subi, par conséquent, une lésion dans ses propriétés végétatives et fonctionnelles, — *atrophie qualitative* —.

Il est difficile toutefois de tracer complètement, au point de vue anatomique, les limites exactes de cette dernière forme. Aussi doit-on, pour l'observation clinique, se baser aussi sur d'autres signes partiels.

L'atrophie de la peau représente parfois un travail pathologique particulier et indépendant de tout autre état morbide — *atrophie idiopathique de la peau* — ; ou bien elle n'est qu'un symptôme partiel ou consécutif d'une autre maladie de la peau — *atrophie symptomatique de la peau* —. C'est cette division que nous suivrons dans l'étude que nous allons faire.

I. Atrophie idiopathique de la peau.

La peau paraît atrophiée également dans toutes ses parties, ou d'une manière continue sur de grandes étendues du corps — *atrophie diffuse* —; ou bien la disparition des tissus ne se montre que sous l'aspect de tachés ou même de bandes isolées — *atrophie partielle*.

a. Atrophie idiopathique diffuse de la peau.

1. *Xérodermie* (1). *Peau parcheminée.*

Sous ce nom je veux décrire une maladie particulière que l'on doit désigner sous le nom d'atrophie de la peau, et que j'ai moi-même observée sous deux modifications différentes. La première de ces formes s'accompagne d'une anomalie remarquable de la pigmentation de la peau, qui manque complètement dans la seconde forme.

Je n'ai eu que deux fois l'occasion de voir la première variété de cette affection qui est certainement très rare.

Une fille de 18 ans appartenant à une famille aisée d'une ville du Nord de l'Allemagne, était atteinte de ce mal dès sa tendre enfance. Elle vint en 1865 se faire traiter par Hebra, auprès de qui je la vis.

La peau de la face, des oreilles, du cou, de la nuque, des épaules, des bras et de la poitrine, jusqu'à la hauteur de la troisième côte, présentait une altération particulière. Elle frappait de suite les regards par son aspect bariolé, criblée qu'elle était d'une quantité de taches de pigment jaune-brun, depuis le volume d'une tête d'épingle jusqu'à celui d'une lentille ; de plus, elle était fortement tendue, comme rétractée sur elle-même ; il était très difficile d'en soulever un pli ; enfin on la sentait très amincie. Sa surface était lisse sur certains points ; sur d'autres places l'épiderme se détachait en lamelles fines ; ou bien on y voyait dessinés sur l'épiderme des sillons linéaires tout-à-fait plats, de façon que la surface de la peau paraissait ridée et desséchée comme un parchemin, tandis que la peau elle-même était fortement tendue. Elle était blanche et sans pigment par places, et parsemée, comme nous l'avons dit, d'une grande quantité de taches pigmentaires grosses comme une tête d'épingle ou comme une lentille, colorées en jaune ou en brun foncé, analogues

---

(1) Il est nécessaire de mentionner que Erasmus Wilson a employé le nom de Xérodermie pour celui de Ichthyose simple (l. c. 359) et considéré dans son travail la maladie dont il est question pp. 393 et 394, comme une atrophie cutanée générale.

à des taches de rousseur. Çà et là on voyait une petite tumeur vasculaire
d'un rouge vif, variant du volume d'une tête d'épingle à celui d'une
lentille. Le tissu graisseux sous-cutané n'était pas notablement diminué;
la peau était un peu froide au toucher. Cette peau malade présentait
des poils follets très manifestes. La sensibilité était normale. En dehors
du sentiment de tension, la malade n'y éprouvait ni douleur, ni démangeaison.

Cette altération de la peau cessait d'une manière presque tranchée
à la hauteur de la troisième côte et au niveau du tiers supérieur du
bras. En descendant à partir de ces points, la peau des seins, du tronc
et des membres inférieurs était complètement normale, lisse, flexible,
souple et belle.

L'état général était bon, les règles normales.

Les symptômes les plus frappants étaient donc ici la sécheresse comme
parcheminée de l'épiderme qui en même temps était aminci et ridé, la
pigmentation bariolée de la peau et la présence de petites dilatations
vasculaires; enfin la rétraction et l'amincissement simultané de la peau.

Par suite de cet état de la peau de la face, les paupières inférieures
étaient tiraillées en bas, celle de l'œil gauche l'était à un tel point que
cet œil ne pouvait plus se fermer; par suite la cornée restait toujours
à découvert dans sa moitié inférieure; aussi était-elle ramollie et
opaque. La peau du nez était tellement ridée que le bout de cet organe
en paraissait tout ratatiné. Le bord libre du pavillon de l'oreille semblait
tailladé, échancré sur différents points, par suite des rides de la peau.
Enfin les lèvres ne pouvaient être écartées l'une de l'autre que dans une
certaine étendue.

La malade, à ce que j'entends dire, vit encore aujourd'hui; elle est
donc âgée de 25 ans. Son état ne s'est pas sensiblement modifié.

Le second cas qui s'est offert à mon observation est celui d'une fille de
10 ans, qui est, comme la précédente, atteinte de son mal depuis la plus
tendre enfance. Cette enfant s'est présentée il y a un an dans la clientèle
privée du prof. Hebra, et est encore actuellement en traitement.

Chez cette enfant, il y a un an, la peau du visage jusqu'au dessous
de la région maxillaire, et celle de la face externe des bras et des
mains présentait la pigmentation bariolée que nous avons signalée
dans le cas précédent. L'épiderme, notamment sur les paupières et
les joues était ridé, ratatiné; par suite les paupières supérieures
étaient un peu tirées en bas, les paupières inférieures renversées en
bas et en dehors (ectropion), et les yeux paraissaient rapetissés
par en haut, en bas ils n'étaient pas complétement recouverts. Les

orifices de la bouche et des narines étaient également un peu rapetissés.

Du reste, la peau était modérément tendue; on pouvait encore en soulever un pli, mais cela n'était pas très facile. La couche graisseuse sous-
cutanée n'était point altérée.

En août 1870, l'enfant se représenta à nous. L'état de la peau ne
s'était pas notablement modifié. Cependant on voyait sur le nez une
tumeur pyriforme, rouge, mamelonnée, fendillée, d'où suintait un
liquide sanieux et nauséabond. Cette tumeur commençait par sa grosse
extrémité au pourtour de l'orifice des narines, passait sur les côtés et le
dos du nez auxquels elle adhérait solidement et d'une manière uniforme, et atteignant sur certains points une hauteur d'un centimètre
environ, elle s'étendait jusqu'à la racine du nez et dans le voisinage
de l'angle interne des deux yeux.

Nous reconnûmes que ce néoplasme était un épithélioma, et depuis
lors nous l'avons détruit en grande partie. Il existe aujourd'hui
un trou au niveau du bord inférieur du cartilage triangulaire du
côté droit.

Sur la joue gauche et sur le côté gauche de la lèvre supérieure se
trouve aussi un tubercule de couleur hyaline, gros comme un pois, et
tout fendillé à sa surface.

Erasmus Wilson décrit (loc. cit. p. 595, 594) une affection analogue à
laquelle il donne le nom d' « atrophie générale de la peau ». Il s'agit
d'une dame L...., que Wilson a vue; il dit : sa peau était tellement
rétractée qu'elle semblait trop courte pour le corps; les paupières
inférieures étaient tirées en dehors, de façon que la partie inférieure du
globe de l'œil restait à découvert dans une étendue extraordinaire; les
traits du visage étaient tirés dans le sens de la longueur; la lèvre
inférieure était écartée de la bouche, et laissait voir les dents proéminentes et les gencives. Les doigts étaient recourbés et rétractés; en quelques endroits ils étaient superficiellement écorchés. (La malade mourut
un an après son examen par Wilson).

Dans un autre cas Wilson a observé une rétraction tellement forte de
la peau des doigts, que peu à peu les os de la première et plus tard de
la seconde phalange firent saillie et furent mis à nu à travers la
peau qui se retirait progressivement. Il fait aussi mention de
petites tumeurs vasculaires (téléangiectasies) disséminées sur la peau.

Je ne puis rien dire de plus, au sujet de cette affection particulière
que ce que j'ai rapporté jusqu'ici; car les observations d'Hebra et
les miennes propres se bornent uniquement aux deux cas que j'ai

décrits tout à l'heure, et en dehors de Wilson je ne sache pas que personne en ait jamais relaté d'autres faits.

Il est impossible de ne pas reconnaître que les symptômes que nous venons d'indiquer rappellent de très près ceux que nous avons déjà retracés (pages 100 et suiv.) comme appartenant à la sclérodermie des adultes, et particulièrement à la forme atrophique qui constitue une des périodes ultérieures de la sclérodermie, et que Wernicke a nommée *sclérème cicatrisant de la peau.*

Et cependant je crois que ces deux affections doivent être séparées l'une de l'autre. Pour qui a pu voir ces maladies, il est évident qu'elles diffèrent, bien que certains symptômes soient communs à la sclérodermie et à la xérodermie.

La différence la plus essentielle consiste en ceci, que dans la sclérodermie la peau tendue, raccourcie, est en même temps dure comme une planche, elle est raide, comme glacée, donnant la sensation du marbre; l'épiderme est le plus souvent lisse ; tandis que dans la xérodermie la peau est modérément tendue, on ne la sent jamais aussi raide, ni aussi dure, mais elle paraît amincie d'une manière frappante, et l'épiderme semble desséché, ridé, parcheminé. De plus, dans la xérodermie la peau altérée ne présente jamais, comme cela se voit pour les traits du visage par exemple, une immobilité aussi considérable que cela a lieu dans la sclérodermie, où ce symptôme est caractéristique. En outre, dans la sclérodermie, les symptômes subissent, avec les années, certains changements, tandis qu'on n'en observe aucun dans la xérodermie. Enfin cette dernière affection présente un caractère spécial, c'est que la maladie se développe dès la plus tendre enfance, si même elle n'est pas congénitale.

Il semble aussi que ces deux affections offrent des différences marquées sous le rapport de la marche et du développement.

Dans la sclérodermie la maladie débute, ainsi que je l'ai fait voir (loc. cit.), par une infiltration, dure comme du bois, du tissu cellulaire sous-cutané. Le derme lui-même semble ne s'altérer que plus tard et seulement sur quelques points isolés; quant à l'épiderme, il ne subit pour ainsi dire pas d'altération, ou du moins cela n'a lieu que dans les périodes ultérieures de la maladie.

Dans la xérodermie, l'altération, le ratatinement, l'atrophie, semblent commencer par le corps papillaire et l'épiderme, et de là marcher vers le derme.

C'est ce que paraissent indiquer le ratatinement de l'épiderme, la dispersion du pigment et la quantité de petits développements vascu-

laires (téléangiectasies) que l'on observe à la surface de la peau. Peut-
être est-ce l'atrophie des vaisseaux papillaires qui détermine cet état
pathologique, puisque d'un côté elle provoque l'atrophie des papilles,
de l'épiderme et du système pigmentaire et que de l'autre elle amène
le développement de ces petites téléangiectasies.

Sous ce rapport, il y a une circonstance que nous avons signalée et qui mérite une très grande considération, c'est que, chez la
fille de 10 ans dont j'ai donné l'observation, un cancer épithélial
d'un volume aussi considérable ait pu se développer dans l'espace
d'un an.

C'est un fait connu, que souvent les épithéliomas naissent d'une
tumeur pigmentaire (*nœvus pigmentosus*).

Il semble donc logique de regarder le trouble de nutrition qui dans
la xérodermie intéresse immédiatement le réseau papillaire, le système
pigmentaire et l'épiderme, comme ayant un rapport étiologique avec
l'épithélioma qui s'est développé chez cet enfant, puisque les éléments
histologiques de cette tumeur offrent une très grande affinité avec les
tissus que nous venons de nommer.

Pour ce qui est du symptôme ratatinement, il est à remarquer que
le ratatinement de l'épiderme, qui doit toujours être lié à un état
pathologique du corps papillaire, peut déjà à lui seul amener une
certaine rétraction de la peau. Quand la peau de la figure a été atteinte
d'un eczéma qui a duré plusieurs mois, ou qu'elle a été longtemps
le siége d'un psoriasis diffus, on observe presque toujours l'ectropion
des paupières inférieures. Après la guérison de l'eczéma ou du psoriasis, et lorsque l'épiderme a repris sa souplesse, on voit aussi l'ectropion
lui-même disparaître. Dans l'eczéma chronique, la psoriasis, la kératose de la face palmaire de la main, les doigts sont constamment
recourbés, et lorsque ces diverses affections sont guéries, les doigts
redeviennent aptes à s'étendre. On peut parfaitement expliquer ainsi
le phénomène du ratatinement dans la xérodermie, bien qu'ici l'épiderme et le corps papillaire semblent principalement atteints par
l'atrophie.

D'après notre propre expérience, le pronostic est absolument défavorable, puisque Hebra et moi, ainsi que les nombreux médecins qui ont
eu l'occasion de voir les malades dont nous avons relaté les observations, n'avons vu leur état s'améliorer de quelque façon que ce soit, ni
spontanément, ni par le traitement.

Pour la première malade notamment, nous avons eu recours pendant plusieurs mois à un grand nombre d'applications externes :

émollients, caustiques faibles et énergiques, iode, onguent mercuriel, goudron, soufre, etc. ; à l'intérieur, nous avons donné le fer, l'arsenic, l'huile de foie de morue, etc., — le tout, sans obtenir le moindre résultat.

Je crois pouvoir considérer comme une seconde forme de l'atrophie cutanée un état que j'ai vu dans plusieurs circonstances. L'affection occupait le plus souvent les extrémités inférieures à partir du milieu de la cuisse; dans quelques cas assez rares, elle existait en même temps sur les avant-bras et les mains.

La peau était mince, tendue sur certains points et difficile à plisser; dans d'autres endroits on en pouvait facilement soulever un pli. Elle avait une couleur remarquablement pâle et blanche, avec une teinte rose pâle sur quelques points. La couche épidermique était partout extrêmement amincie et ridée, comme de la baudruche, et se soulevait par places en lamelles minces, amiantacées. La tension et l'amincissement de l'épiderme de la plante du pied avait rendu cette dernière très sensible à la pression de la chaussure et du sol. C'est pour ce motif que les malades venaient réclamer l'assistance du médecin.

Dans tous les cas que j'ai vus, la maladie existait depuis l'enfance.

On aurait pu tout d'abord penser qu'il s'agissait là de l'ichthyose (nitida, nacrée), mais la maladie dont nous voulons parler s'en distinguait en ceci, que l'épiderme était parfaitement lisse, très mince et blanc, de même que le derme.

Le caractère des symptômes que nous avons exposés, le début de la maladie remontant à la plus tendre enfance, et enfin la tendance de cette affection à rester stationnaire font que l'on ne peut pas la regarder comme étant la sclérodermie.

Dans les cas que nous venons d'esquisser en dernier lieu, le traitement a consisté dans l'emploi de pommades destinées à ramollir l'épiderme, et d'emplâtres qui étaient appliqués sur la plante des pieds pour la protéger contre toute pression extérieure.

2. *Atrophie sénile de la peau.*

Dans la vieillesse le tégument général subit une modification que l'on doit envisager comme l'expression de l'atrophie sénile.

La peau des vieillards a une coloration d'un brun pâle ou foncé; elle est sèche, moins souple, rugueuse et même fendillée par places. Elle offre des rides à des endroits où l'on n'en voit pas chez les individus jeunes. Les rides qui chez ces derniers ne se forment que passagèrement par le fait de la contraction de certains muscles situés superficiellement, par exemple les muscles sourciliers, ou les muscles triangulaires des lèvres etc., sont devenues persistantes chez les vieillards. La coloration d'un brun foncé et les rides nombreuses sont les symptômes qui caractérisent principalement l'aspect de la peau des vieillards.

L'épiderme est en général lisse, dans certains endroits cependant il se fendille et se soulève en écailles fines (pityriasis, pit. tabescentium). Quelquefois on trouve, notamment sur la peau du dos, des épaules, de la nuque et de la région du cou, un ou plusieurs dépôts (jusqu'à 50 et plus) plats, du volume d'une lentille ou d'une pièce de cinquante centimes, d'un brun jaunâtre allant jusqu'au noir, mamelonnés, de forme à peu près circulaire. On peut facilement les soulever en totalité avec l'ongle. A leur face inférieure on voit parfois un appendice blanchâtre, assez mou, en forme de cheville, qui avait pénétré dans un follicule sébacé dilaté.

La masse de ce disque déposé à la surface de la peau est donc un produit des glandes sébacées. Elle se détache facilement, comme nous l'avons dit, et quand on l'examine, on voit qu'elle est formée par une agglomération de cellules épidermiques contenant des granulations graisseuses. Il y a là un état analogue à ce que nous avons indiqué en parlant des croûtes que l'on trouve dans la séborrhée congestive et dans le lupus érythémateux ; avec cette différence toutefois que dans ces deux dernières affections, les cellules épidermiques imprégnées de graisse ont un aspect plus liquide que chez les vieillards, chez qui elles sont plus sèches et plus solides.

Souvent, au-dessus de ces dépôts épidermiques, le corps papillaire est excorié, soulevé en forme de verrue, saignant facilement. Dans ce cas, le dépôt épidermique avec cet état du corps papillaire représente à proprement parler un tubercule.

De plus, la peau est très mobile par rapport aux parties sous-jacentes, on peut, beaucoup plus facilement que chez les sujets jeunes et bien portants, la soulever en plis dans tous les sens, et alors on sent qu'elle est très amincie.

La masse graisseuse sous-cutanée est en grande partie disparue, les individus sont très amaigris. Il est rare de trouver chez eux un pannicule graisseux encore assez épais, surtout chez les ivrognes.

Cet état, que nous venons de décrire, de la peau des vieillards, est l'expression générale d'un certain nombre d'altérations anatomiques qui frappent la plus grande partie des éléments de la peau et le tissu sous-cutané, altérations qui ne sont pas exclusivement particulières au marasme sénile, mais qui cependant y correspondent. Ce sont exactement les mêmes lésions que l'on observe dans d'autres organes et d'autres tissus, lorsqu'ils sont frappes d'atrophie ou de ce que l'on appelle la métamorphose régressive.

Elles sont de deux genres bien distincts :

1° Desséchement, induration (Paget), ou atrophie simple (Virchow) (1). Le signe le plus frappant de cette forme est la sécheresse des tissus qui sont moins *succulents* qu'à l'état normal; on peut dire encore qu'il y a là un ratatinement des éléments qui les constituent. En outre, comme il y a en même temps une reproduction plus faible, un remplacement insuffisant des parties consumées par le fait de l'usure matérielle physiologique, il s'en suit que de cette sécheresse et de ce ratatinement des parties, on en vient à une véritable consomption, à un amaigrissement plus ou moins considérable de ces mêmes parties.

La couche de l'épiderme est mince, et adhère lâchement au derme, parce que les papilles de celui-ci manquent, ou même parce que, dans des endroits où normalement elles atteignent un volume extraordinaire, elles sont considérablement rapetissées (Neumam) (2). Le chorion est aminci, surtout par places (Pincus, loc. cit., a observé cet état sur les places chauves); ses fibres sont grêles, les espaces aréolaires sont étroits et contiennent peu de liquide intercellulaire. Les cellules qui y sont parsemées (corpuscules de tissu cellulaire) sont petites. Les vaisseaux sont çà et là remplis de pigment. Le pigment, aussi, est disséminé au milieu des fibres : où bien il est dispersé d'une manière diffuse dans les fibres de tissu cellulaire, ou bien il est adhérent à des cellules isolées. Outre cela, les vaisseaux sanguins sont usés sur certains points, ils sont au contraire dilatés dans d'autres endroits (Kölliker) : tous états anatomiques que l'on rencontre ordinairement, surtout pour ce qui est relatif à l'état du pigment et des vaisseaux, dans tous les organes cellulaires, ainsi que dans les néoplasmes, cicatrices, kéloïdes, etc., où l'échange des parties élémentaires se fait d'une façon lente et pour ainsi dire inerte.

Les follicules pileux sont généralement conservés en bon état; on trouve cependant aussi en différents endroits les bulbes ratatinés, ou même fondus, les cellules des enveloppes externes de la racine sont transformées en lames épidermoïdes aplaties et sans noyau, qui remplissent le follicule; le poil lui-même manque, ou bien il est mince et

(1) Handb. d. spec. Path. 1. B., pag. 305.
(2) L. c., p. 277.

réduit à l'état de duvet; on comprend facilement que cette dernière circonstance s'observe principalement sur le sommet de la tête, devenu chauve. Quelquefois on ne peut reconnaître la place des glandes séba-cées que par un petit amas d'une matière d'un brun jaunâtre, granu-leuse (graisse). Çà et là ces glandes sont dilatées, particulièrement dans quelques acini qu'on trouve alors remplis de cellules épidermi-ques entassées (milium). Les cellules graisseuses sont en petit nombre et alors elles ne sont pas pleines, tendues, comme à l'état normal; ou bien elles manquent complètement, et alors au lieu de pelotons grais-seux, on ne trouve plus que les mailles rhomboïdales de la charpente du tissu cellulaire.

2° Dans la seconde forme l'atrophie a plutôt le caractère d'une dégé-nérescence des éléments de la peau — *Atrophie dégénérative* (Vir-chow loc. cit., p. 506). Les éléments constituants de la peau, le tissu connectif en particulier, sont altérés organiquement par une méta-morphose qui leur fait perdre plus ou moins leur caractère originel. Le tissu cellulaire, spécialement, est parsemé de granulations plus ou moins fines ou grossières, ou bien, ses fibres étant devenues indistinctes ou ayant même complétement perdu leurs contours, il se trouve trans-formé en une masse plus homogène, mais visqueuse, mollasse ou friable, pour laquelle les auteurs ont souvent employé les appellations de gon-flement vitreux ou hyalin, dégénérescence amyloïde, colloïde, hyaloïde, cireuse, couenneuse, graisseuse (1).

Ces deux genres d'altérations qui constituent l'atrophie ne s'excluent en aucune façon; on peut les rencontrer à côté l'une de l'autre, avec cette circonstance dans tous les cas que, sur certains points ou dans différents tissus, l'une ou l'autre est prédominante.

Ces altérations que l'on observe dans l'atrophie sénile et que l'on reconnaît facilement soit à l'œil nu, soit sous le microscope, ne peuvent cependant pas être considérées comme étant les causes propre-ment dites de cette atrophie. Tout ce travail de métamorphose régres-sive doit bien plutôt être regardé comme le résultat d'une diminution d'énergie dans l'échange des matériaux organiques, dans la reproduc-tion et le remplacement des éléments, dans la digestion et l'élaboration des matières organiques, qui survient comme une terminaison physio-logique, ou plus tôt ou plus tard, dans la totalité de ce monde organique,

(1) Rokitansky, path. Anat. 1859. 1 Th. pag. 111 et sequ. — Virchow spec. Path. und Therapie. 1 B. pag. 506 et sequ. — O. Weber, Handb. d. allg. und spec. Chirurgie von Pitha u Billroth. Erlangen, 1865. 1 B. pag. 349 et sequ.

dans cet organisme complexe que l'on appelle l'homme, tout aussi bien que dans l'organisme élémentaire, la cellule ; aussi le désigne-t-on sous le nom de marasme sénile.

Les altérations séniles de la peau n'offrent donc rien d'insolite par rapport aux métamorphoses tout-à-fait analogues que d'autres organes, tels que les os, les muscles etc., subissent dans la vieillesse ; elles n'offrent non plus rien d'extraordinaire, comparé aux dégénérescences que beaucoup d'éléments de tissus éprouvent déjà chez de très jeunes sujets (Virchow), lorsque leur destination physiologique ou un état pathologique circonscrit à ces éléments, leur a infligé une sénilité prématurée.

b. Atrophie idiopathique partielle de la peau.

Stries et taches atrophiques de la peau.

Chez les hommes et aussi chez les femmes, même lorsqu'elles n'ont jamais été enceintes, mais qu'elles ont déjà passé l'âge de la puberté, on trouve parfois sur la peau des stries blanches, analogues à des cicatrices, longues de plusieurs centimètres et larges de quelques millimètres. Elles sont généralement un peu sinueuses et groupées plusieurs ensemble, placées à une distance plus ou moins grande les unes des autres, et marchant parallèlement ou formant entr'elles des angles variables. Quelquefois, au lieu de ces stries, on trouve des taches ou plaques offrant exactement les mêmes caractères, ovales ou rondes, larges comme un haricot, comme un ongle des doigts ou comme un pièce de cinq francs, disséminées sur le tronc et sur les membres.

Au toucher, on sent que ces stries et ces plaques blanches sont un peu enfoncées au-dessous du niveau de la peau environnante, et que dans tous ces points la peau est amincie. Quand on passe le doigt sur les parties de la peau qui sont atteintes, il semble qu'il tombe dans un enfoncement ou dans un sillon.

Les stries atrophiques s'observent beaucoup plus fréquemment que les plaques. Elles sont complètement blanches, légèrement brillantes, lisses ; cependant sur certains points on peut encore reconnaître un petit nombre d'orifices folliculaires (pores).

Ces stries s'observent principalement dans la région du bord antérieur du bassin, sur les muscles fessiers, à la région du grand trochanter, plus rarement sur la face antérieure de la cuisse au-dessus de la

rotule, sur la face postérieure des bras ou encore sur d'autres parties
du corps.

Dans les régions fessière et trochantérienne ces stries ont parfois une direction perpendiculaire au grand axe du corps, d'autres
fois elles sont en partie ou tout-à-fait parallèles à ce même axe.
Sur les membres je les ai toujours vues perpendiculaires à leur axe
longitudinal.

Anatomie. — J'ai excisé sur un jeune homme une portion de peau
de la cuisse gauche, qui était traversée transversalement par une strie
atrophique à environ trois centimètres au-dessus de la rotule.

La couche épidermique et le réseau muqueux étaient très amincis.
Ce dernier reposait à plat sur le derme. En ajoutant de l'acide acétique
la couche de Malpighi se détacha tout d'une pièce du chorion ; je pus
voir alors que sa face inférieure était absolument plane et ne présentait
aucun prolongement. Quant au derme, sa face supérieure, en contact
avec la couche de Malpighi, était complètement plane, sans aspérités
papillaires.

Les papilles avaient donc entièrement disparu. Dans certains points
cependant on pouvait encore voir (obj. 9, Ocul. 5 d'Hartnack) un groupe
d'élévations papillaires extrêmement minces et courtes, qui s'enfon-
çaient dans la couche de Malpaghi ; mais même avec un grossissement
de 600 diamètres, on ne pouvait pas y découvrir de vaisseaux sanguins.

Le réseau de tissu cellulaire et de fibres élastiques n'était composé
que de faisceaux très-minces, entre lesquels il n'y avait que de très-
rares et de très petits vaisseaux sanguins.

Les pelotons graisseux du tissu cellulaire sous-cutané n'étaient représentés que par les larges mailles rhomboïdales de leur charpente.
Dans ces mailles les cellules graisseuses manquaient. — Dans cette portion
de peau que j'avais excisée, je trouvai seulement sur quelques points
de petites masses arrondies, formées d'une matière moléculaire brun-
jaunâtre, indiquant le contenu d'un acinus de glandes sébacées. Je n'ai
trouvé que deux follicules pileux extrêmement réduits. Au milieu de
chacun d'eux un petit poil fin, dont le bulbe n'était composé que de
simples lamelles épidermiques aplaties. Il n'existait plus rien des cellules des enveloppes extérieures de la racine. Quant aux glandes sudoripares il n'y en avait plus trace.

Etiologie. — Pour ce qui est des causes qui amènent ces stries et ces
plaques atrophiques idiopathiques que nous venons de décrire, à peine
pouvons-nous émettre autre chose que des suppositions.

Nous sommes tout disposés, en raison de leur analogie extérieure, à rapporter la production de ces stries à une cause semblable à celle qui amène le développement des vergetures dans la grossesse. B.S.Schultze[1], qui a examiné plusieurs centaines de personnes présentant ces stries, a trouvé que, parmi les femmes qui n'avaient jamais été enceintes, ou dont la grossesse n'avait jamais atteint un terme avancé, 56 % portaient des stries semblables sur les cuisses et les fesses, chez les hommes, il y en avait seulement 6 % : par contre, parmi les hommes de grande taille, la proportion était de 25 %. Il en conclut que le développement rapide du bassin amène cette atrophie partielle par le fait de l'extension de la peau ; que chez les femmes, dont le bassin se développe surtout en largeur, les stries affectent plutôt une direction parallèle à l'axe longitudinal du corps, et que chez les hommes, le bassin s'accroissant plutôt en longueur, les stries offrent une direction transversale.

En admettant cette manière de voir, il nous resterait encore à expliquer la production des plaques atrophiques arrondies, de grandeur variable, que l'on observe le plus souvent sur le tronc même.

Outre cela, en supposant une cause mécanique de ce genre, il faudrait admettre que l'atrophie a été précédée d'une déchirure interne et d'une lésion de la peau, qui devraient s'accompagner d'une rupture des vaisseaux sanguins et, par conséquent, d'une hémorrhagie et se traduire, comme cela a lieu lorsque la peau est fortement tendue par la grossesse ou une tumeur volumineuse, par des stries colorées de sang et répondant aux endroits où se montrera plus tard l'atrophie.

Et cependant jamais personne n'a observé de semblables phénomènes à une époque antérieure à l'atrophie.

Pour certains cas déterminés, on suppose que l'atrophie est due à un trouble de l'influx nerveux. Wilson rapporte [2] qu'il a vu des stries blanches, linéaires, atrophiques et anesthésiées se produire sur des points correspondants au trajet des nerfs frontal, sus-orbitaire et aux ailes du nez. Wilson admet donc trois espèces de stries atrophiques (*linear atrophy*) de la peau, traumatiques, idiopathiques et névrotiques.

Un cas de la première forme est relatif à un garçon de 17 ans, qui avait reçu un coup sur le front. Wilson remarqua dans la peau une ligne blanche correspondant au trajet du nerf sus-orbitaire. Quelques années plus tard, sur cette ligne, la peau était atrophiée et anesthésiée.

Le second cas est celui d'un homme de 17 ans, chez lequel des phéno-

(1) Jena'sche Zeitschrift für Med. und Naturw. 1868. IV B. 3 u. 4.
(2) On diseases of the Skin. 5he edition, pp. 404, et Journal of cutaneous medicine, july, 1867, p. 143.

mènes identiques survinrent progressivement à la suite d'un éternuement violent.

On pourrait tout aussi bien admettre, dans ces deux cas, que la peau a
été écartée dans ses couches profondes dans la direction indiquée, par
le fait du traumatisme résultant d'un coup ou d'une déchirure provoquée
par l'éternuement, et que le sillon linéaire qui s'est ainsi produit a persisté pour toujours.

II. Atrophie symptomatique de la peau.

Cette forme de l'atrophie survient à la suite et comme conséquence
d'une lésion traumatique ou d'un travail pathologique que l'on peut
démontrer. Suivant sa nature, elle peut se diviser, comme l'atrophie idiopathique, en 1° atrophie simple, 2° atrophie dégénérative.
Ajoutons que nous n'établissons cette division qu'en vue de la description générale que nous allons faire de l'atrophie consécutive, mais
qu'elle n'a pas d'autre signification pratique.

Dans la première forme se rangent les atrophies partielles de la peau
qui sont le résultat de la pression.

Tout le monde connaît ces stries et ces plaques analogues à des cicatrices, qui se développent à la suite d'une tension exagérée, d'une
déchirure, de l'éraillure partielle des couches profondes du derme,
déterminées par la présence d'une tumeur volumineuse. On en voit de
semblables sur la peau du ventre, du siége, de la région trochantérienne, par le fait de la distension de l'utérus, de kystes de l'ovaire, de
l'ascite, ou de tumeurs néoplastiques de la cavité abdominale; on en
trouve également sur différents points du corps où siègent des tumeurs
volumineuses en général.

La distension exagérée de la peau du ventre pendant la grossesse est
la cause immédiate d'éraillures dans le tissu cellulaire sous-cutané et
dans les couches profondes du derme. Ces éraillures se manifestent
extérieurement par des stries hémorrhagiques, violettes, produites par
des éraillures qui se font en même temps dans les vaisseaux sanguins
et qui sillonnent généralement la peau du ventre sous forme de lignes
irrégulièrement sinueuses. Elles surviennent dans le cours du 6ᵐᵉ au
8ᵐᵉ mois, elles sont très nombreuses, et cependant elles s'augmentent
encore jusque vers la fin de la grossesse par le développement d'éraill-
lures nouvelles.

Le sang épanché se résorbe peu à peu, et après l'accouchement la peau du ventre présente non-seulement des rides très accusées correspondant aux lignes que nous avons indiquées, mais encore des taches et des sillons profonds, qui sont brunâtres d'abord, mais qui plus tard deviennent complètement blancs, offrant une grande analogie avec les cicatrices et que l'on nomme pour cette raison cicatrices de la grossesse (vergetures) ; ces taches et ces sillons persistent désormais pendant toute la vie.

Ici la résorption porte principalement sur les couches profondes du derme et sur les couches graisseuses, dont les fibres les moins résistantes ont été écartées les unes des autres par la pression qu'elles ont subie de dedans en dehors.

C'est exactement de la même manière que se produisent ces *raréfactions*, ces amincissements de la peau, analogues à des cicatrices, que l'on observe au ventre et dans d'autres régions du corps, sous forme de plaques et de stries sur la peau soulevée par des tumeurs volumineuses.

On voit encore se développer des atrophies circonscrites, blanches, semblables à des cicatrices, dans toutes les circonstances où des couches épaisses d'infiltrats cellulaires viennent envahir les espaces interstitiels du derme, comme dans les boutons et les tubercules de la syphilis, du lupus, de l'éléphantiasis des Grecs ; ce développement a lieu d'autant plus sûrement que l'infiltrat cellulaire a persisté plus longtemps à la même place. Une papule syphilitique, si minime soit-elle, laisse, après la résorption complète de la masse cellulaire qui la constituait, une dépression proportionnelle de la peau, dépression qui d'abord est blanche à son centre et entourée de pigment brun à sa circonférence, et qui plus tard devient uniformément blanche.

Il semble que la pression exercée sur les fibres cellulaires et les papilles de la peau, par les cellules déposées en couches épaisses, amène la résorption des éléments anciens, tandis que la même cause empêche la formation d'éléments nouveaux ; ou bien que ce travail de métamorphose, que subissent les cellules de l'infiltrat pathologique, et en vertu duquel elles deviennent susceptibles de se résorber, comprenne aussi par contiguïté les éléments physiologiques des tissus et entraîne ainsi leur disparition.

D'après cela, on ne doit pas regarder comme des cicatrices, mais bien comme des atrophies de la peau ces places blanches, minces, brillantes, pauvres en follicules, qui se montrent après la guérison spontanée des états morbides que nous avons cités, par exemple, du lupus. L'atrophie partielle de la peau se produit d'une façon analogue

dans le cours des inflammations chroniques, des exanthèmes, et cela
en partie par le fait de la pression qu'exercent l'exsudat et l'infiltration cellulaire, en partie parce que les éléments constitutifs du
derme participent eux-mêmes à la métamorphose régressive et à la
résorption, en partie enfin par suite du ratatinement des vaisseaux
sanguins.

Une troisième modification de l'atrophie cutanée est celle qui résulte
d'une pression exercée de haut en bas ou de dehors en de dedans
sur la peau; par exemple par les croûtes épaisses du favus, par le
pédicule des cors aux pieds ou des œils de perdrix (Rokitansky (1),
Simon (2), de Bæresprung (3), Virchow) (4), par les durillons, etc. Ces
derniers peuvent amener également l'atrophie et l'hypertrophie des
papilles et du derme. Dans le favus, quand on a soulevé la croûte, on
trouve une dépression en forme de cupule superficielle qui n'intéresse
que la couche muqueuse de la peau et reprend son niveau normal dans
l'espace de quelques heures. On observe quelquefois aussi, dans le favus,
un amincissement réel de la substance du derme; mais c'est le plus
souvent sur les points où, après la guérison spontanée de la maladie,
on voit se produire sur la peau des taches blanches, presque chauves et
analogues à des cicatrices, sur les points où la plus grande partie des
follicules paraît également usée et ratatinée.

La seconde forme de l'atrophie symptomatique, celle que nous avons
nommée dégénérative, se présente surtout comme accompagnant tous
les états pathologiques à marche chronique dans lesquels des exsudats
et des infiltrats syphilitiques, néoplastiques ou inflammatoires se
déposent dans le derme et dans le tissu cellulaire sous-cutané. Il en est
de même dans l'eczéma chronique, dans la dermatite lorsqu'elle s'est
reproduite un certain nombre de fois, dans les ulcères chroniques des
jambes et des pieds, autour des ulcères chroniques en général, dans le
voisinage de la sclérose syphilitique, dans la pachydermie qui survient
à la suite des inflammations chroniques de la peau, de l'érysipèle qui
s'est fréquemment montré sur un même point, du lupus, des ulcérations
gommeuses syphilitiques, de l'éléphantiasis des Grecs, etc.

Dans tous ces états pathologiques, les éléments normaux de la peau,
plus ou moins fortement tendus, subissent par le fait de la pression
exercée sur eux par les matières infiltrées, par le fait de l'oblitération

(1) path. Anatomie, 2 B. p. 82.
(2) Hautkrankheiten, p. 33.
(3) Beiträge zur Anat., etc p. 10.
(4) Verhandl. der Würzburger phys. med. Ges. Bd. V. 1854, p. 97.

des vaisseaux, ou encore parce qu'ils participent au travail de régression organique auquel ces infiltrats eux-mêmes sont généralement soumis, subissent, dis-je, des métamorphoses organiques qui correspondent à l'atrophie des tissus en général et qui ont été décrites, suivant les cas, par Rokitansky, de Bærensprung, Buhl, O. Weber, Virchow, Lindwurm (1), Neumann, etc. sous le nom de dégénérescence graisseuse, couenneuse, cireuse, amyloïde, hyaloïde, ou de gonflement vitreux ou hyalin.

Ces diverses dégénérescences peuvent être constatées de la façon la plus frappante sur les fibres du tissu cellulaire et dans les parois des vaisseaux. Cependant elles présentent de grandes variétés selon les cas et selon les différents siéges qu'elles occupent; elles peuvent se combiner diversement entr'elles, et offrent des degrés variables de développement. Il est très difficile de dire quelle est l'origine de ces dégénérescences et dans quel endroit elles ont primitivement pris naissance. O. Weber admet que le point de départ de ces altération de la peau est un état morbide des parois des vaisseaux; cette hypothèse se trouve dans certains cas confirmée par ce fait, que l'on est déjà à même de reconnaître l'altération des parois des vaisseaux avant que l'on puisse encore démontrer l'existence de l'atrophie dégénérative dans d'autres tissus.

Mais dans tous les cas la forme de l'atrophie cutanée dont nous parlons actuellement n'est qu'une complication ou un phénomène consécutif des états pathologiques essentiels qui ont donné naissance à cette atrophie (lupus, dermatite, etc.) et, par conséquent on ne doit pas la regarder, au point de vue clinique, comme une forme morbide indépendante.

(1) Hypertrophie und Ulceration mit amyloider Degeneration der Haut, in Zeitschr. f. rat. Mediz. 3 Série, tom. XIV (pl. 111), p. 269.

GÉNÉRALITÉS SUR LES NÉOPLASIES.

par le Dr Kaposi (Moriz Kohn) (1), agrégé à l'Université de Vienne.

En suivant la méthode qui a présidé jusqu'ici à la rédaction de cet ouvrage, nous arrivons actuellement aux « *néoplasies,* » que nous diviserons en deux classes. Dans la VIIIᵉ classe, nous étudierons les néoplasies *bénignes*, dans la IXᵉ les néoplasies *malignes*.

L'utilité de cette division et surtout la possibilité de fixer nettement les limites des deux classes ne sont certainement pas à l'abri de toute critique.

Depuis que la doctrine de la pathologie cellulaire a réalisé un succès qui dépasse toute prévision, depuis qu'on a surpris dans la vie des cellules les fonctions attribuées jusqu'ici à tous les systèmes de tissus, des doutes se sont élevés sur la valeur de la classification émise ci-dessus.

Virchow étant parvenu à établir que les propriétés biologiques des corpuscules de tissu conjonctif ont des rapports, entièrement inconnus jusqu'alors, avec les processus nutritifs pathologiques; les découvertes de Recklinghausen sur la migration des corpuscules du pus, celle de Stricker sur la perméabilité des parois vasculaires à l'égard des éléments histologiques, celle, enfin, de Cohnheim sur le passage des corpuscules incolores du sang au travers des parois vasculaires, ont apporté à la question de l'activité pathologique des tissus des documents nouveaux, qui ont mis entièrement hors de cause la classification dont il s'agit.

Le nombre des éléments histologiques capables de se reproduire d'eux-mêmes s'est en même temps augmenté : à côté des corpuscules de tissu conjonctif et des corpuscules incolores du sang, sont venues se placer les productions épithéliales.

Mais les phénomènes de multiplication reconnus dans ces éléments, quoique si intéressants sous le microscope et bien qu'ils aient ouvert un champ tout à fait nouveau de la vie organique, ne formaient pourtant, par la manière dont ils ont été présentés, que des processus entièrement séparés de ceux de l'organisme en général.

Le clinicien, qui cherchait à suivre les manifestations physiologi-

---

(1) Notre honorable collaborateur, M. le Dr Moriz Kohn, a changé son nom bien connu dans le mon de scientifique en celui de « *Kaposi.* »   (*Note de l'auteur.*)

ques de l'organisme vivant dans leurs rapports avec un état morbide donné, trouvait, à côté de la vie générale de l'organisme, l'activité vitale des divers éléments histologiques ; il se voyait ainsi, en présence de ces deux points de vue distincts, dans une sorte d'indécision très préjudiciable à ses recherches.

Depuis que Stricker, le premier, a montré comment la doctrine de la pathologie cellulaire pouvait s'allier à l'ancienne théorie des rapports des vaisseaux et des nerfs avec les processus néoplasiques, le lien qui unit les fonctions de l'ensemble de l'organisme aux phénomènes nutritifs des divers éléments a pu être rétabli ; et dès lors, l'observation clinique s'est de nouveau trouvée sur son terrain naturel, mais agrandi par les nouvelles découvertes, je veux dire la solidarité de tous les processus nutritifs.

Aujourd'hui qu'elle a retrouvé un terrain solide, l'étude clinique peut librement profiter des conquêtes que l'histologie a faites dans ces dernières années.

Parmi ces conquêtes, ce n'est certainement pas une des moins importantes, que d'avoir reconnu que les limites établies entre l'*inflammation*, l'*hypertrophie* et la *néoplasie*, quoique correspondant à des phénomènes macroscopiques parfaitement marqués, n'ont pourtant pour origine que les besoins de la pratique. En faveur de ces besoins on avait un peu plus fortement dessiné les divers phénomènes dans le tableau qu'on avait tracé de la maladie, et la force de l'habitude avait fait considérer ces traits trop accentués comme des limites parfaitement précises entre les divers processus dont il s'agit.

La science moderne a découvert entre ces lignes de démarcation des traits intermédiaires, qu'elle a mis dans tout leur jour ; elle est arrivée ainsi à faire disparaitre entièrement ces limites artificielles. Pour l'histologie moderne la néoplasie commence avec l'inflammation. La première cellule épithéliale qui en engendre une seconde, dans le catarrhe d'une muqueuse, constitue le début d'un néoplasme, et, certes, cette observation n'a pas seulement fourni à la clinique un simple renseignement ; elle l'a de plus enrichie d'une manière précieuse.

Si la clinique se sert encore de cette ancienne division des processus pathologiques en inflammation, hypertrophie et néoplasie, elle ne le fait que par la nécessité que lui impose le but auquel elle est destinée. Quand elle cherche à rassembler en un tableau uniforme les diverses manifestations physiquement appréciables de l'organisme malade, elle constitue une science purement pratique. Quand elle s'efforce de saisir, à l'aide de la physiologie et de l'histologie, les conditions intimes des phénomènes morbides, elle devient alors une science naturelle.

C'est donc pour céder à un besoin pratique que nous appelons *néoplasmes* certains produits organiques qui paraissent être des productions étrangères, soit par leur « configuration extérieure, leur genèse, leur vie intime » (Rokitansky), soit par leur siége et leurs rapports avec les tissus environnants, avec le parenchyme de l'organe dans lequel ils se sont développés.

C'est aussi dans un but purement pratique que nous divisons les néoplasies en *bénignes* et en *malignes* ; l'expérience, en effet, nous a montré que divers pseudoplasmes peuvent vivre sans détruire localement les tissus et notamment sans agir d'une façon sensiblement nuisible sur l'ensemble de l'organisme ; tandis que d'autres, au contraire, trahissent leur nature maligne par leur marche envahissante, non seulement en détruisant localement et progressivement les tissus normaux, mais surtout en exerçant une action délétère sur l'organisme tout entier.

Cette réunion en un tableau des manifestations morbides congénères a pour avantage non seulement de faciliter l'intelligence des symptômes cliniques (*symptomatologie*), mais encore de faire saisir avec plus de netteté les phénomènes intimes de ces productions (*histologie, nosologie*).

Nous décrirons donc les diverses néoplasies dans l'ordre suivant :

VIIIe Classe. — NÉOPLASIES BÉNIGNES.

I. *Néoplasies du tissu conjonctif :*
Kéloïde.
Cicatrices.
Molluscum fibreux.
Xanthôme.
II. *Néoplasies vasculaires :*
Angiôme. Néoplasies des vaisseaux sanguins.
Lymphangiôme. Tumeur des vaisseaux lymphatiques.
III. *Néoplasies cellulaires :*
Rhinosclérome.
Lupus érythémateux.
Lupus vulgaris.

IXe Classe. — NÉOPLASIES MALIGNES.

Lèpre.
Carcinôme.
Sarcôme melanique.

VIIIe CLASSE. — NÉOPLASIES BÉNIGNES.

par le Dr KAPOSI *(Moriz Kohn), agrégé à l'Université de Vienne.*

Néoplasies du tissu conjonctif.

Kéloïde (1).

Kelis, Kelos, Chéloïde, Cancroïde, Tubercules durs, Cancelli, Cancroma, Cancre blanc, le Crabe, der Knollenkrebs (Fuchs), Dartre de graisse (Retz).

Historique. — En 1790, Retz décrivit, sous le nom de « *dartre de graisse* » une tumeur cutanée de forme cicatricielle, survenant d'une manière spontanée (2); mais c'est incontestablement Alibert qui, le premier, a établi la nature et les caractères cliniques de cette production pathologique.

Dans le premier fascicule de son ouvrage : *Description des maladies de la peau*, Paris, 1814, page 113, Alibert a décrit cette maladie sous le nom de *cancroïde*. Toutefois ce n'est pas l'analogie qu'elle pouvait avoir avec le *cancer* qui lui fit donner ce nom, mais plutôt sa ressemblance avec une écrevisse étalant ses pattes sur le sol (« poussant quelquefois vers leurs bords de petits prolongements bifurqués, qui ont quelque rapport avec les *pattes d'une écrevisse; ce qui justifie ma*nifestement la *dénomination que nous avons donnée* à ces tumeurs extraordinaires. » l. c. 113).

Mais, dès l'année 1817, Alibert, ainsi que le fait remarquer Fagge (3), changea ce nom de cancroïde en celui de *chéloïde* (*Quelques recherches*

(1) Déjà publié dans med. Wochenschr., n^{rs} 21, 25, 26. 1871.

(2) Dans son livre, des maladies de la peau et de celles de l'esprit, Paris, 1790 p. 55, Retz écrit : « Cette maladie est fort extraordinaire; je ne l'ai observée jusqu'à présent que trois fois : L'épiderme n'est point altéré ; cette membrane a seulement pris une couleur rouge foncée ; elle est soulevée par des amas d'une matière solide qui forme tantôt des espèces de noyaux qui parviennent jusqu'à la grosseur d'un abricot, tantôt des *rayons longs d'un doigt* et gros comme cette pâte italienne qu'on nomme *macaroni*, ou bien cette même matière comprend de grands espaces sous la peau et y paraît sous la forme de *loupes plates* et étendues, fort élevées et de la grandeur d'une ou deux mains. Ces plaques de loupes sont singulièrement entrelacées par des filons de la même matière, de différentes grosseurs, qui ressemblent à de grosses cicatrices, et forment plusieurs plis et replis, comme s'il y avait plusieurs cicatrices *les unes sur les autres ou les unes auprès des autres*. Je sens toute la difficulté qu'il y a de saisir le caractère de cette maladie sans l'avoir vue, par l'impossibilité où j'étais de me la représenter avant de la voir. » (Rayer. l. c. page 672).

(3) On Keloid, Scleriasis, Morphea, Guy's Hosp. Reports, 1868.

sur la chéloïde, Mémoires de la société Méd. d'Emulation, page 744).
Cette dénomination se retrouve aussi dans un petit ouvrage d'Alibert,
paru en 1829 et intitulé « *Précis théorique et pratique des maladies de
la peau,* » ainsi que dans l'édition de ce même travail, publiée en 1855,
par le Dr Daynac, sous le titre de « *Monographie des dermatoses, ou
Précis théorique,* etc. »

Dieberg (deutsche Klinik, 1852, n° 55, page 569), a prétendu que
Rayer s'était servi le premier de ce terme de kéloïde ; mais cette opinion est contraire à l'assertion de Rayer [1] lui-même et à celle de
Gibert [2], et de Schedel-Cazenave [3], etc., qui attribuent à Alibert
non seulement cette dénomination, mais encore la première description
complète qui ait paru des symptômes de cette maladie. Voici, d'ailleurs,
ce que dit Alibert lui-même dans le premier fascicule de son ouvrage,
paru en 1817 :

« C'est dans les cours que j'ai faits cette année, à l'hôpital St-Louis
que j'ai pour la première fois décrit cette affection sous le nom de cancroïde. Depuis lors, j'ai pensé que ce terme de cancroïde rappelait trop
celui de cancer, qui est employé habituellement pour désigner une
maladie complétement différente de celle dont il s'agit ici. Pour éviter
toute confusion, je me suis décidé à décrire cette espèce de tumeur sous
le nom de *chéloïde* [4], à cause des prolongements particuliers qu'elle
envoie au niveau de sa périphérie et qui ressemblent beaucoup aux
pattes d'une écrevisse.

Si l'on se représente une écrevisse, ou tout autre crustacé, implantée
sous la peau avec ses pattes étendues, on se fera une idée exacte de
cette excroissance singulière. »

Il est donc incontestable qu'Alibert a le premier donné une notion précise de la chéloïde ; mais il a eu le tort d'introduire dans sa description
un élément de confusion en distinguant, dans son traité des dermatoses, publié en 1855 (traduit en allemand par le Dr Bloest, Leipzig, 1857,
tome II, p. 141), une *kelis spuria* et une *kelis genuina* (der Knollenkrebs),
celle-ci différant de la première par la *douleur* dont elle s'accompagne.

Fuchs avait émis l'opinion qu'il n'existait qu'une seule espèce de
kéloïde [5] : la kéloïde *vraie, spontanée ;* d'autres auteurs, qui se sont

---

(1) Traité théorique et pratique des maladies de la peau, Paris, 1835, p. 672.
(2) Traité pratique des maladies spéciales de la peau, Paris, 1840, p. 414. Gibert
dit, dans cet ouvrage, qu'Alibert a tiré ce nom de kéloïde de la ressemblance avec
les pattes d'une écrevisse.
(3) Abrégé pratique, etc., Paris, 1847, page 602.
(4) De Χηλή, pince, griffe.
(5) Die Hautkrankheiten, etc, p. 571.

occupés de cette question, (Warren [1], Dieberg [2], de Chapelle [3], Hawkins [4], Longmore [5], Wilson [6] ont admis, à côté de la kéloïde *vraie*, une kéloïde *fausse* ou *cicatricielle* (Dieberg), une tumeur cicatricielle verruqueuse (kéloïde de Hawkin, Dieberg), et même une kéloïde syphilitique (Wilks [7], Westphal [8], Bennet [9].

Si maintenant on réfléchit qu'Addison a décrit sous le nom de *kéloïde* une maladie [10], entièrement conforme, ainsi que nous l'avons montré (voir page 105 de cet ouvrage, vol 2.), à la *sclérodermie des adultes*, on conviendra sans peine que la confusion ne pouvait guère être plus grande au sujet de l'interprétation clinique de la kéloïde, bien que le travail d'Addison n'ait été que peu connu avant sa publication par la *New-Sydenham Society*.

Cette extension exagérée donnée au mot kéloïde par les auteurs ci-dessus mentionnés eut pour conséquence qu'on revint bientôt à la définition primitive; Schuh [11], Wedl [12], Pick [13] et Fagge [14] ne comprirent sous la dénomination de kéloïde que ces tumeurs de forme cicatricielle qui naissent spontanément sans avoir été précédées par une lésion, une inflammation, une suppuration du derme.

La description suivante permettra de vérifier jusqu'à quel point cette distinction d'une kéloïde vraie et d'une kéloïde fausse peut être autorisée ou s'il y a lieu de n'en faire qu'une seule affection.

Symptômes. — La kéloïde se présente sous l'aspect d'une excroissance de forme et de grandeur très variables, aplatie à sa surface, uniformément adhérente à la peau, à bords bien limités, s'élevant d'un à plusieurs millimètres au-dessus des parties environnantes, d'une consistance élastique, ressemblant beaucoup à une cicatrice hypertrophique.

(1) Geschwülste, Uebers. v. Bressler, 1853, p. 209 (Surg. Obs. on tumours, p. 41).
(2) Deutsche Klinik, 1852, N° 33, p. 209 (Dieberg n'avait jamais vu de kéloïde).
(3) Journal de Bordeaux, 1863, 2e sér., VIII, p. 160 (Schmidt's Jahrb. Tom. 122, p. 189.
(4) Froriep's Notizen, 1842, pag. 183.
(5) Med.-Chir. Transact. Tom. XLVI, p. 105.
(6) On skin diseases, etc., 1867.
(7) Sam. Wilk's, Guy's Hosp. Rep. Ser. 3, VII, 1861, p. 297.
(8) Deutsche Klinik, 1860, N° 21, p. 209.
(9) Principles and practice of medecine, p. 950.
(10) A collection of the published writings of the late Thomas Addison, edited by Dr Wilk's and Dr Daldy, the New-Sydenham Society's publications. vol. 56, London, 1869.
(11) Pseudoplasmen. Wien. 1854, p. 90. Schuh dit à tort « Chéloïde de Rayer. »
(12) Histologie, p. 461.
(13) Wiener med. Wochenschrift, 1867, p. 899 et suiv.
(14) l. c.

Tantôt elle offre la forme d'une tige cylindrique, ovalaire, ayant quelque ressemblance avec un biscuit (1), tantôt elle représente un disque plus ou moins épais ou une petite plaque dont la moitié inférieure est enfoncée dans la peau, tandis que la moitié supérieure fait saillie au-dessus du tégument.

D'autres fois elle a l'aspect d'un réseau étoilé, dont la portion centrale est notablement saillante et dont les parties périphériques se confondent peu à peu avec la peau circonvoisine. Il est très rare de lui voir prendre la forme d'une nodosité arrondie.

La coloration est blanche, brillante ; quelquefois elle offre une teinte rosée uniforme ou appréciable seulement en certains endroits ; sa surface est unie, lisse ; l'épiderme qui la recouvre est mince, parfois un peu ridé, mais, le plus souvent, il est uniformément tendu et se confond insensiblement avec celui de la peau adjacente ; il est quelquefois parsemé de poils très fins. Sur les plaques les plus volumineuses les parties centrales sont parfois affaissées, tandis que les bords forment un relief plus ou moins saillant.

Il arrive fréquemment que les kéloïdes, soit qu'elles affectent la forme de plaques ou de cylindres allongés, envoient vers la périphérie, partant de deux points opposés, des prolongements qui s'effacent peu à peu et vont se perdre dans la peau saine environnante.

Ces prolongements donnent à la kéloïde l'aspect d'une écrevisse, dont le corps serait représenté par la plaque ou la tige centrales, et les pattes par les appendices divergents. C'est cette ressemblance qui, comme je l'ai déjà dit, a inspiré à Alibert la dénomination de chéloïde.

La kéloïde a une consistance dure, élastique ; elle est, en général, assez douloureuse à la pression.

On n'en observe souvent qu'une seule chez le même individu ; mais il est encore assez fréquent d'en rencontrer deux ou plusieurs, même jusqu'à vingt, ainsi que j'ai eu l'occasion de le constater, il y a deux ans, chez un officier. Dans les cas de ce genre, les plaques de kéloïde sont en général situées l'une près de l'autre, dans la même région du corps; mais ce fait est loin d'être constant. Quelquefois elles sont disposées d'une manière parfaitement symétrique, ou bien en groupes ; leur étendue et leur forme sont le plus souvent très variables.

Leur siége le plus fréquent est la peau du tronc (sternum, mamelles, côtés du thorax, dos, nuque et cou). Dans la majorité des cas, c'est sur le

---

(1) Alibert, Atlas, pl. 28, 29. Cancroïde ovalaire, cylindracé.

sternum que se développent les kéloïdes et, quand elles sont multiples, on les voit, en général, disposées en séries parallèles aux côtes. Sur la mamelle je les ai trouvées le plus souvent formant un angle perpendiculaire à l'axe du corps.

Il est plus rare de les rencontrer sur le visage, sur le pavillon auriculaire, sur le lobule de l'oreille ; dans ce dernier cas, elles existent fréquemment des deux côtés. On les trouve encore mais rarement sur les membres, du côté de la flexion ou de l'extension, sur le dos de la main ou du pied, sur les organes génitaux externes.

J'ai déjà dit que la kéloïde était, en général, douloureuse à la pression. Chez quelques malades elle s'accompagne de douleurs brûlantes, lancinantes, qui surviennent spontanément et dont l'intensité et les retours fréquents peuvent quelquefois les rendre extrêmement pénibles. C'est par ces douleurs spontanées qu'Alibert et d'autres auteurs avaient autrefois distingué une kéloïde vraie et une kéloïde fausse (kéloïde cicatricielle).

Mais, ainsi que je l'ai déjà indiqué, ces douleurs ne constituent nullement un symptôme subjectif constant de la kéloïde.

Relativement aux autres maladies cutanées la kéloïde est une affection rare ; mais elle ne l'est pas autant que paraissent le croire les quelques auteurs qui en ont publié jusqu'à présent des observations. D'un autre côté, la dernière statistique donnée par Wilson (1) (1 sur 200) doit être légèrement exagérée ; peut-être même est-elle le résultat d'une faute d'impression. Nous admettrons ici, d'après les observations d'Hebra et les nôtres, que la fréquence de la kéloïde relativement aux autres maladies cutanées est dans le rapport de 1 à 2000.

La kéloïde n'exerce aucune influence sur l'état général.

Développement, marche. — On n'a que rarement l'occasion d'observer la kéloïde dans ses premières périodes et de la suivre dans son accroissement ultérieur. Cet accroissement ne se fait dans tous les cas qu'avec beaucoup de lenteur. Chez certains malades atteints de kéloïdes et en même temps soumis pendant plusieurs années à un traitement continuel, nécessité par une affection à récidives fréquentes, par exemple un psoriasis, nous avons pu voir, à côté de kéloïdes anciennes et volumineuses, de petites stries cutanées d'un rouge brun, rose pâle ou d'un blanc brillant, de la grosseur d'un grain d'avoine ou d'orge, aplaties ou déjà légèrement saillantes, rénitentes et, en général, un peu sensibles à la pression. Plus tard, après des mois et même des années, on voit la

(1) On skin diseases, 5ᵉ éd., p. 349.

kéloïde, d'abord en forme de strie, s'étendre d'un côté ou d'un autre ou
bien dans toutes les directions et affecter alors une des formes décrites
ci-dessus, avec ou sans prolongements. En même temps, elle est devenue plus épaisse et plus saillante. Il est rare de la voir s'accroître uniformément en épaisseur et offrir alors l'aspect d'une tumeur noueuse.

Quand elle a acquis une certaine étendue, elle cesse de se développer.
Sa forme et sa consistance restent les mêmes; sa coloration peut encore varier suivant que l'injection vasculaire est plus ou moins prononcée.

Les kéloïdes, si anciennes qu'elles soient, ne se désagrégent pas à
leur surface; elles ne s'ulcèrent donc pas; elles ne subissent jamais
non plus, dans leur composition intime, aucune de ces altérations
connues sous le nom de métamorphose régressive.

En général, une fois qu'elles se sont développées jusqu'à un certain
degré, les kéloïdes restent sans se modifier pendant toute la vie.

Ce n'est que dans quelques cas qu'on a vu une kéloïde, ou même
un grand nombre de kéloïdes existant chez le même individu,
subir un travail de régression spontanée. Des exemples de ce genre
ont été rapportés par Alibert et par Hebra. Entre autres faits intéressants observés par ce dernier auteur, je citerai celui d'une jeune fille
qui présentait plusieurs kéloïdes à des périodes diverses d'évolution
régressive; quelques-unes étaient même sur le point de disparaître
complétement. Une sœur de cette jeune fille portait également plusieurs
kéloïdes. Chez toutes deux, l'affection s'était développée sur le dos à
la suite d'une acné. Hebra, qui avait pu assister à la résorbtion graduelle de ces tumeurs, apprit en même temps qu'une troisième sœur
et la mère de ces jeunes filles avaient été affectées de kéloïdes qui
avaient alors complétement disparu.

Étiologie. — En général, les conditions étiologiques de la kéloïde ne
sont pas mieux connues que celles des autres néoplasies; on ne trouve
pas la raison de son développement dans un état particulier des parties
atteintes plus que dans une prédisposition générale. Cette prédisposition peut toutefois être admise quand on voit une néoplasie comme
la kéloïde, ayant des caractères si tranchés et une durée si longue,
survenir sur une peau entièrement intacte ou du moins sans lésion
appréciable.

L'âge et le sexe ne nous fournissent aucune donnée pour l'étiologie
de la kéloïde. On la rencontre le plus souvent chez les individus d'un
âge moyen, chez lesquels elle a débuté à l'époque de la puberté;
il est très rare de l'observer chez les jeunes gens; les hommes y sont
aussi sujets que les femmes.

Dans plusieurs cas, on a pu voir *des lésions locales, tout-à-fait insigni-fiantes (coup, écorchure), provoquer directement le développement de la kéloïde;* on a vu encore des kéloïdes prendre naissance *autour ou au-des-sous de cicatrices préexistantes.*

Ainsi, on cite beaucoup d'exemples de kéloïdes développées autour des petites cicatrices que laissent après elles les piqûres de sangsues. J'ai vu plusieurs fois une dureté fibreuse, kéloïdienne se manifester autour du petit canal pratiqué sur le lobule de l'oreille pour recevoir des boucles d'oreilles; ce canal avait alors l'aspect d'une coque fibreuse. Dans certains cas même, ce canal est devenu le siége de nodosités de la grosseur d'une noix; aussi le lobule de l'oreille était-il très notablement tuméfié. Il est des individus et des races qui paraissent particulière-ment prédisposés à ce mode de développement de la kéloïde. Chez quelques personnes, on a vu des kéloïdes survenir sur tous les points du tégument sur lesquels des sangsues ou des emplâtres vésicants avaient été posés. J'ai déjà mentionné ailleurs ces faits rapportés par plusieurs médecins (Dr Langlaard et autres personnes), à savoir que, chez certaines races de nègres, on voit apparaître des excroissances cutanées dures et compactes sur toutes les régions du corps qui ont subi des piqûres, des dilacérations ou tout autre lésion superficielle de la peau. Ces nègres peuvent, à un âge plus avancé, présenter un très grand nombre de tumeurs de ce genre, ressemblant par leur forme, leur grandeur, leur aspect, aux kéloïdes ordinaires; elles acquièrent mêmes parfois le volume du poing. J'ai eu l'occasion d'examiner une tumeur de ce genre enlevée chez un nègre; la descrip-tion en a été publiée dans la «*med. Wochenschrift*» N° 1, 1869. Le docteur F. F. Maury, de Philadelphie, cite un cas analogue (« *Photographic Review* » 1870, octobre). Inutile de dire que ces grosses tumeurs peu-vent très bien abandonner le derme, siége primitif de la kéloïde, et envahir le tissu sous-cutané.

Diagnostic. — Dans le diagnostic de la kéloïde, les cliniciens ont jusqu'à ce jour surtout tenu compte des conditions étiologiques. En présence d'une tumeur d'aspect cicatriciel, développé *spontanément* sur une partie intacte de la peau, on portait le diagnostic de *kéloïde spontanée,* d'après Alibert et ses adhérents, et tout simplement de *kéloïde,* d'après Fuchs et ses continuateurs; car ces derniers ne voulaient donner ce nom à aucune tumeur survenue dans d'autres circonstances.

S'il s'agissait, au contraire, d'une tumeur en forme de cicatrice, faisant saillie au-dessus du niveau de la peau et née sur un point de la surface cutanée antérieurement lésé, les premiers des auteurs ci-dessus mentionnés lui donnaient alors le nom de *kéloïde cicatricielle*, les seconds rejetaient cette dénomination de kéloïde et l'appelaient simplement *cicatrice hypertrophique*.

Entre ces deux manières de voir, choisir la plus juste me paraît chose aussi difficile que d'établir d'une manière positive les données étiologiques qui sont la base de ces distinctions.

Si, en partant de ce point de vue, nous nous décidions à ne comprendre sous le nom de *kéloïde* que ces tumeurs qui sont nées spontanément, c'est-à-dire sur un endroit de la peau antérieurement indemne, le diagnostic, ainsi basé sur la cause, resterait toujours douteux; car les rapports des malades à ce sujet n'ont, comme tout le monde le sait, qu'une valeur très minime, sans compter que la plupart des malades laissent passer inaperçues ou bien oublient très rapidement les lésions insignifiantes dont ils peuvent être atteints.

Ajoutons à cela que l'observation clinique a démontré que des kéloïdes peuvent se développer sur des points du tégument simplement irrités ou à la suite de plaies à peine visibles, complétement insignifiantes. Quand l'épiderme a été soulevé par un emplâtre vésicant, le corps papillaire reste complétement intact, et la guérison se fait sans perte de substance, sans formation de cicatrice. Et pourtant on a vu, dans des cas de ce genre, des kéloïdes survenir. Doit-on comprendre ces tumeurs sous le nom de kéloïde? Est-ce une kéloïde vraie ou fausse? Sur le point où une sangsue a piqué il reste une cicatrice triangulaire. Autour et au-dessous de cette cicatrice, et non *au-dessus*, ainsi que l'ont dit quelques auteurs, il se forme quelquefois avec le temps une nodosité cicatricielle saillante, atteignant parfois l'étendue d'une pièce de cinq francs et qui, par conséquent, dépasse le siége primitif de la cicatrice, et gagne des points de la peau n'ayant antérieurement subi aucune lésion. De la même façon on voit se développer autour du canal que l'on pratique sur le lobule de l'oreille, et aussi, chez un grand nombre de nègres et chez quelques individus d'autres races, autour de cicatrices résultant de plaies par instrument piquant ou tranchant, sur certains endroits de la peau contus ou meurtris, des excroissances kéloïdiennes plus ou moins étendues, qui dépassent les limites de la cicatrice primitive et envahissent au loin la peau saine circonvoisine. Doit-on considérer ces tumeurs comme des kéloïdes vraies ou simplement comme des kéloïdes fausses? Où est la ligne de démarcation entre les kéloïdes survenues sur un point cutané entièrement intact et ces kéloïdes qui se sont développées autour d'une cicatrice à peine appréciable, résultant d'une égratignure, ou sur un point de la peau simplement privé de son épiderme?

L'observation clinique nous apprend, en outre, qu'au niveau de certaines pertes de substance cutanées résultant d'une opération, d'une cautérisation, d'une brûlure, d'une ulcération syphilitique, d'un lupus, etc., il peut se former des cicatrices qui ne *dépassent pas les limites de la perte de substance mais s'élèvent plus ou moins au-dessus du niveau de la peau*, qui ont une consistance solide et une coloration rougeâtre, constituent ce qu'on appelle une cicatrice hypertrophique, mais ressemblent entièrement à une kéloïde.

Cette espèce de cicatrices appartient-elle aux kéloïdes fausses ou cicatricielles? Où se trouve la limite les séparant de celles dont il a été question plus haut et qui se sont développées autour de lésions tout-à-fait insignifiantes? Où cesse la kéloïde, où commence la cicatrice hypertrophique? Peut-être même les kéloïdes dites spontanées ne sont-elles que des cicatrices hypertrophiques? Faut-il, ainsi que le veut Billroth, laisser entièrement tomber le nom de keloïde? Doit-on accepter l'opinion de Bärensprung, d'après laquelle la kéloïde n'existerait pas? (1) Enfin, peut-on admettre que les diverses espèces signalées plus haut sont tout-à-fait identiques au fond et diffèrent seulement par les modifications qu'elles subissent dans leur marche ultérieure?

Mieux que toute autre altération pathologique, la kéloïde et les cicatrices kéloïdiennes pourront trouver des éclaircissements précieux, au point de vue du diagnostic, dans les recherches histologiques, dont nous allons nous occuper d'une façon plus complète.

Anatomie. — Les observations anatomiques sur la kéloïde sont très nombreuses; c'est ce qui ressort clairement des recherches précises de Langhans (Virchow's Archiv, Tom. 40, p, 354). Mais ces observations ne tiennent aucun compte de la génèse de la kéloïde, ou bien elles ne se rapportent qu'aux kéloïdes cicatricielles sans avoir égard aux conditions dans lesquelles se développe la cicatrice elle-même.

Elles ont été publiées par Alibert (2), Warren aîné (3), Bendz (4),

(1) Maladies de la peau, 1re livraison 1859, p. 102.
(2) Clinique de l'hôpital St-Louis, 1833, p. 209.
(3) Geschwülste. Uebersetzt von Bressler, 1839.
(4) Oppenheim's Zeitschr. f. d. ges. Medizin XVIII, 1841, p. 343.

Hawkins et Toynbee (1), Follin (2), Schuch (3), Rokitansky (4), Wedl (5), Lebert (6), Virchow (7), Benjamin (8), Langhans (9), Warren le jeune (10), Neumann (11).

C'est Langhans et Warren jeune qui ont le mieux approfondi le sujet qui nous occupe ; le premier a étudié la structure intime d'une kéloïde spontanée, le second, celle d'une kéloïde cicatricielle et d'une de ces tumeurs du genre de celle que j'ai extirpée à un malade du service d'Hebra et dont il a été question plus haut.

Voici les résultats de ces observations et de celles que j'ai faites moi même.

1. De la *kéloïde idiopathique* (spontanée, vraie).

Sur une coupe faite perpendiculairement, on voit déjà à l'œil nu une masse fibreuse dense, blanchâtre, dont les fibres, intercalées dans le tissu du derme, ont une direction parallèle à la surface et à l'axe longitudinal de la tumeur.

Sous le microscope, l'épiderme, le corps muqueux, ainsi que les papilles présentent l'aspect normal. La masse du tissu étranger, la kéloïde, se trouve implantée dans le chorion lui-même de telle sorte que ses faces superficielle et inférieure sont recouvertes d'une couche considérable de tissu dermique normal. La masse de la kéloïde présente, en général, sa plus grande épaisseur au centre, elle se rétrécit progressivement vers les parties périphériques (en forme de fuseau).

Elle se compose de faisceaux fortement pressés les uns contre les autres et dirigés en majeure partie suivant l'axe longitudinal de la tumeur et la surface de la peau. En quelques points on aperçoit aussi des faisceaux fibreux compactes qui coupent obliquement la masse fibreuse horizontale dont il vient d'être question (Langhans). Dans l'intérieur de la kéloïde on peut voir disséminés en petit nombre des noyaux et des cellules nucléolées fusiformes. On trouve

<hr>

(1) Froriep's Notizen, 1842, p. 183.
(2) Gazette des hôpitaux, 1849.
(3) Pseudoplasmen, 1854, p. 91.
(4) Path. Anatomie, 1856, p. 70. Tom. II.
(5) L. c,
(6) Maladiés cancr. 1851, p. 682.
(7) Geschw. II pag. 242 et deutsche Klinik 1860, p. 209.
(8) Virchow's Archiv. Tom. VIII, p. 533.
(9) Virchow's Archiv, Tom. 40 p. 332.
(10) Sitzungsbericht der k. Akademie der Wissensch., 1868. Märzheft.
(11) Lehrbuch der Hautkrankh., 1870, p. 376.

ces cellules plus abondamment répandues dans les parties périphériques de la kéloïde, là où les faisceaux s'écartent davantage les uns des autres et forment des mailles plus ou moins larges.

Ces cellules fusiformes sont, à ce niveau, réunies en amas plus compactes, en couches plus serrées ; il en est de même de la paroi des vaisseaux, principalement des artères.

Au centre de la kéloïde on ne rencontre ni vaisseaux ni glandes.

Au-dessus, mais surtout au-dessous de la tumeur se trouvent des follicules pileux étranglés, avec dégénérescence épidermoïdale de leur contenu, des glandes sébacées et sudoripares. Ces derniers organes apparaissent en plus grand nombre et leur forme se rapproche de plus en plus de la normale à mesure qu'on s'avance vers les parties périphériques de la kéloïde.

2. De la *kéloïde cicatricielle* (fausse) (1).

Sur une cicatrice compacte, saillante, longue de 27 millimètres, large de 6 millim., résultant d'une plaie par un éclat de verre, on pouvait déjà reconnaître, à l'œil nu, deux sortes de tissus. Au-dessous de la surface épidermique se trouvait un tissu mou, formant une couche large d'un demi millim. environ, convexe supérieurement et dirigée parallèlement à la surface de la peau ; à la périphérie de la cicatrice, cette couche se dirigeait en s'étalant vers les parties inférieures, avec lesquelles elle se confondait insensiblement. Elle entourait ainsi d'une sorte d'anneau les couches les plus extérieures de la cicatrice.

L'espace libre situé au centre de cet anneau était rempli par un tissu fibreux, compacte, blanchâtre, ayant une forme discoïde sur une coupe transversale.

En examinant au microscope une coupe transversale de cette cicatrice, on voyait, *au niveau de la partie moyenne,* un stroma épidermique coloré, dans les couches profondes, par un pigment foncé, et reposant immédiatement sur cette couche fibreuse, lâche, large environ d'un demi millim., dont il a été question précédemment. *Les papilles faisaient ici complétement défaut.* Au-dessous de cette couche, on trouvait, nette-

______

(1) Il est important de se servir pour ces observations d'une cicatrice nettement kéloidienne. Un peintre atteint d'épilepsie était tombé d'une échelle sur des morceaux de verre, pendant un de ses accès, et s'était fait trois plaies au niveau de la partie gauche de la mâchoire inférieure. Deux de ces plaies avaient guéri avec formation de cicatrices parfaitement lisses, l'autre offrait une cicatrice cylindrique de 27 millimètres de longueur et de 6 millim. de largeur. Cette cicatrice faisait une saillie de 6 millim. Je m'en suis servi pour faire mes observations microscopiques.

ment distinct de ce tissu ainsi que des fibres à larges mailles qui constituaient un anneau périphérique, le tissu fibreux, discoïde, formé par des faisceaux très serrés les uns contre les autres.

Ces faisceaux apparaissaient coupés obliquement et sous des angles divers ; ils étaient ainsi disposés l'un par rapport à l'autre comme les barbes d'une plume d'oie ; on voyait un faisceau blanchâtre entre deux séries de fibres obliquement dirigées. Le disque apparaissait, du reste, divisé par des faisceaux en plusieurs segments qui, grâce à la disposition de leurs fibres, présentaient l'aspect d'une fronde.

Dans l'intérieur du disque à faisceaux serrés on n'apercevait que quelques mailles étroites, quelques rares noyaux, pas de vaisseaux distincts, aucunes glandes.

Les faisceaux fibreux du disque central étaient, dans les préparations, moins colorées par le carmin que les faisceaux qui se trouvaient à la périphérie.

En allant, sur une coupe transversale, de la partie moyenne à la -périphérie, on trouvait un stratum épidermique, un réseau, des papilles, des glandes sudoripares et sébacées dans un état complétement normal. Ces dernières cependant, dans les points où elles touchaient au disque formé par la kéloïde, étaient latéralement comprimées, ou bien par places infléchies.

Sur une coupe longitudinale, se dirigeant également du centre à la périphérie, on voyait, à des profondeurs différentes, le tissu de la kéloïde, à fibres serrées, qui envoyait à la périphérie de petits prolongements coniques, laissant entre eux des espaces remplis de tissu conjonctif à larges mailles. Les fibres de la kéloïde étaient pour la plupart disposées parallèlement.

Au-dessus du centre, plus épais, de la kéloïde était située une couche de tissu fibreux à larges mailles, et par dessus celle-ci, sans interposition de papilles, la couche épidermique.

Au-dessus des parties périphériques, ce tissu fibreux épaissi laissait voir quelques papilles avec leur revêtement épidermique normal. Les follicules pileux, les glandes sudoripares, manquaient dans les points correspondants aux prolongements coniques de la kéloïde. Sur les bords, leur aspect était normal. Au-dessous de la kéloïde, apparaissait une couche dermique assez lâche, renfermant des glandes sébacées, les glandes enroulées de la sueur et la partie inférieure de follicules pileux.

Si nous résumons ce que nous avons observé dans la kéloïde cicatricielle qu'il nous a été donné d'étudier, nous voyons :

1° Dans la partie centrale, une cicatrice superficielle, reconnaissable à *l'absence de papilles* ; en effet, la couche épidermique mince repose immédiatement sur le tissu cicatriciel à larges mailles.

2° Une kéloïde bien caractérisée par son aspect, par sa structure et par sa situation, kéloïde qui, sur une coupe transversale, paraissait nettement séparée du tissu cicatriciel environnant, qu'elle refoulait de chaque côté. Une coupe longitudinale montrait de plus que cette kéloïde d'aspect fusiforme était non-seulement intercalée dans le tissu cicatriciel privé de papilles, mais poussait encore au loin des prolongements dans le chorion normal, pourvu par conséquent de papilles et de glandes intactes.

Nous sommes donc en présence d'une kéloïde associée à une cicatrice, ce qui justifie bien le nom de kéloïde cicatricielle.

Le microscope démontre ici des lésions entièrement différentes de celles que nous venons de décrire dans les deux formes précédentes.

3° *Cicatrice hypertrophique :* On y trouve, comme dans toutes les cicatrices, un stratum épidermique plus ou moins épais, qui, par ses couches profondes, plus richement pigmentées, se continue avec le tissu sous-jacent; les papilles font complétement défaut. Quant à la cicatrice elle-même, elle est constituée par un feutrage fibreux dont les faisceaux forment un entrelacement irrégulier ; ces faisceaux, plus ou moins larges, sont tantôt nettement fibrillés et tantôt prennent un aspect plus homogène. Çà et là sont disséminées de nombreuses cellules á gros noyaux, soit rondes, soit fusiformes ou étoilées (éléments inflammatoires, corpuscules de tissu conjonctif). Ce qui frappe surtout, c'est l'abondance des vaisseaux sanguins, qui tantôt sont encore perméables et confondent insensiblement leurs parois épaissies avec le tissu environnant, ou qui tantôt, surtout dans les anciennes cicatrices, sont devenus de simples cordons blanchâtres remplis de pigment et dont la forme ramifiée trahit la nature vasculaire.

Histogénèse et signification histologique de la kéloïde. — Ainsi que Follin (1), Langhans (2), Warren jeune (3) l'ont avancé, et ainsi que je viens moi-même de le démontrer, on trouve dans le tissu de la kéloïde des cellules fusiformes manifestement pourvues de noyaux; ces cellules se rencontrent pourtant en plus grande abondance dans les parties périphériques, dans les prolongements de la kéloïde. Dans ces points

(1) Gazette des hôpitaux, 1849, 75, 76 et 78 (Schmidt's Jahrbuch. Tom. 69, p. 207).
(2) Virchow's Archiv. Tom. 40, pag. 332.
(3) L. c.

elles sont souvent disposées en plusieurs couches, qui se confondent avec les parois des vaisseaux, particulièrement des artères, et les entourent d'une gaine formée d'éléments fusiformes.

C'est ainsi qu'on est autorisé à admettre l'opinion des auteurs mentionnés ci-dessus, d'après laquelle le tissu fibreux épais de la kéloïde proviendrait de la réunion organique et de la métamorphose de ces cellules fusiformes confondues avec la tunique adventice des artères. Plus cette gaine fibreuse s'épaissira, deviendra rigide, plus les vaisseaux qu'elle entoure seront comprimés ; ces vaisseaux finiront même par être entièrement oblitérés.

Les fibres ainsi développées dans le domaine de ces cordons vasculaires en suivent constamment la direction. Une grande partie des vaisseaux du stratum dermique, ayant une direction parallèle à la surface cutanée, les fibres de la kéloïde devront, par conséquent, se diriger en grande partie dans le même sens. Il est pourtant un certain nombre de vaisseaux, particulièrement ceux de la couche profonde, qui s'élèvent obliquement ou perpendiculairement ; les faisceaux fibreux développés le long de ces vaisseaux devront donc affecter une direction correspondante et croiser les premiers. C'est ainsi que se produit cet entrelacement, si serré en quelques points, auquel doivent aussi concourir dans une certaine mesure les fibres du chorion.

Dès ses premières périodes, la kéloïde est déjà très riche en cellules fusiformes (Follin, Rokitansky : éléments de tissu conjonctif embryonnaire), et il paraît qu'à ce moment une régression est encore possible, ce qui ne peut certes avoir lieu que par résorption de ces cellules. C'est de cette manière que nous pouvons expliquer ces cas observés par Alibert, Hebra et autres, dans lesquels plusieurs kéloïdes ont disparu spontanément après une certaine durée.

Plus tard, les fibres de la kéloïde ne deviennent pas seulement plus nombreuses, plus serrées les unes contre les autres ; elles acquièrent encore une rigidité analogue à celle du sclérème, et forment par leur entrelacement une tumeur blanchâtre, d'un aspect tendineux, peu vasculaire, criant sous le couteau et se détachant nettement sur le tissu dermique circonvoisin. Si, dans ses premières périodes, une tumeur de ce genre, à cause de sa richesse en cellules fusiformes, a pu être comptée par quelques-uns (Follin, Virchow) au nombre des *sarcômes*, à une période plus avancée, elle a dû, à cause de l'entrelacement serré de ses fibres, d'être considérée par d'autres auteurs (Wutzer (1), Virchow) comme un véritable *fibrôme*.

1) Deutsche Klinik, 1851, pag. 148.

Un tel mode d'interprétation peut, au fond, être autorisé ; car, dans certains cas, on a vu des kéloïdes s'accroître énormément et arriver à former des tumeurs fibreuses considérables, qui ont pu même atteindre la grosseur du poing.(1).

Les considérations histologiques que nous venons de développer nous démontrent :

1° que la *kéloïde est un néoplasme spécial, entièrement distinct de la cicatrice et particulièrement de la cicatrice hypertrophique.*

2° qu'elle peut se développer :

a) dans un derme entièrement intact et pourvu d'un corps papillaire normal (*kéloïde spontanée* ou *idiopathique*).

b) au-dessous et autour d'une cicatrice (*kéloïde cicatricielle* ou *consécutive*).

Cette distinction, basée sur l'observation histologique, peut aussi être d'une certaine utilité pour le *diagnostic* de la kéloïde.

Mais cette observation anatomique, supposant une opération antérieure (excision), ne peut pas toujours se faire commodément et manque alors son but pratique. Il reste donc encore à trouver une base précise sur laquelle on puisse établir le diagnostic clinique. Et malheureusement la chose est loin d'être toujours facile.

Au point de vue clinique, la kéloïde idiopathique et la kéloïde cicatricielle se présentent sous le même aspect que la cicatrice hypertrophique, et la distinction n'est absolument pas possible, ou du moins ne l'est que dans de rares circonstances.

De même que dans plusieurs autres processus, on doit faire concourir ici, pour asseoir un jugement rationnel, la somme entière des phénomènes.

Ainsi, l'on devra tenir compte du *siège* et de la *disposition* des tumeurs. Par exemple, rencontre-t-on plusieurs tumeurs de ce genre disposées parallèlement sur le sternum, on pensera plutôt à une kéloïde qu'à une cicatrice hypertrophique ; si, au contraire, ces tumeurs siégent, par exemple, dans le sillon cervico-maxillaire, on les prendra plutôt pour des tumeurs cicatricielles, surtout s'il existe d'autres cicatrices plates, dans leur voisinage. Cette interprétation ne sera pourtant pas toujours

---

(1) C'est dans ce sens qu'on a pu considérer, au début, comme une kéloïde, cette tumeur que j'ai observée chez un nègre et que j'ai décrite comme un fibrôme dans la « *med. Wochenschrift* » 1869, n° 1. Virchow (*Geschw. Tom.* II. *pag.* 242) regarde une partie des kéloïdes comme *sarcomateuses* (« *Sarkom der Narben* »), d'autres, comme *fibromateuses* ; nous ne pouvons pourtant pas, au point de vue clinique, aller avec lui jusqu'à chercher parmi les kéloïdes des néoplasmes de nature cancroïdale.

vraie, car, ainsi que le démontre l'observation déjà citée d'une kéloïde cicatricielle développée précisément dans cette région, il est possible qu'une kéloïde prenne naissance dans la cicatrice elle-même.

Le siége et la disposition des tumeurs ne peuvent donc fournir au diagnostic que des éléments bien insuffisants.

On doit pourtant tenir grand compte de ce fait, qu'une cicatrice hypertrophique ne dépasse pas la sphère de la perte de substance, tandis que la kéloïde s'étend bien au-delà, dans les parties avoisiuantes du derme.

Un examen attentif devra encore nous permettre de mettre à part ces cas dans lesquels, sous l'influence d'une cicatrice hypertrophique en voie de rétraction, les parties avoisinantes de la peau sont fortement tirées de manière à former des excroissances plus ou moins saillantes, ce qui arrive, par exemple, dans les cicatrices consécutives aux ulcères creux.

Malgré toutes ces difficultés, on devra chercher, autant que possible, à bien établir le diagnostic, ne serait-ce qu'à cause du *pronostic* et du *traitement.*

Pronostic. — Autant que nos propres observations et celles des autres auteurs nous permettent de l'affirmer, le pronostic de la kéloïde, aussi bien de la kéloïde idiopathique que de la kéloïde cicatricielle, *ne peut pas être considéré comme favorable.* Nous avons déjà dit que, dans quelques cas, on avait observé une régression spontanée d'une et même de plusieurs kéloïdes. D'un autre côté, quelques médecins ont pu réussir à faire disparaître une kéloïde, sans récidive ultérieure, à l'aide de la cautérisation (Hick) ou de l'excision (Schuh, Salzer, etc.).

On ne saurait contester la possibilité de succès de ce genre quand on réfléchit que la kéloïde peut, ainsi que nous l'avons déjà dit, disparaître spontanément. Toutefois ces succès ainsi obtenus ne devraient être regardés comme tels qu'autant que le diagnostic de la kéloïde aurait été préalablement bien établi, et, de plus, qu'on aurait l'occasion d'observer le malade ultérieurement, un grand nombre de mois après l'opération. Or, en général, on perd ces malades de vue.

Dans la grande majorité des cas, on a vu la kéloïde se reproduire opiniâtrement après l'excision, au niveau de son siége primitif, alors même qu'on avait eu soin de retrancher une partie considérable de la peau circonvoisine, jusqu'au tissu cellulaire sous-cutané. Et il est vrai de dire que la kéloïde consécutive est relativement beaucoup plus volu-mineuse que celle qui avait été excisée. L'opération renouvelée une deuxième, une troisième fois n'a pas fourni, en général, de résultats meilleurs; elle n'a abouti qu'à donner lieu à une kéloïde beaucoup plus volumineuse que la kéloïde primitive. La kéloïde cicatricielle, que j'avais extirpée au niveau du sillon cervico-maxillaire, et dont il a été question plus haut, se reproduisit au bout de quatre semaines.

Nous démontrerons dans le chapitre suivant que les *cicatrices hyper-trophiques* s'améliorent, au contraire, dans la plupart des cas, sous l'influence d'un traitement rationnel (1).

Traitement. — Je viens de dire combien sont défavorables les chances de l'excision de la kéloïde ou de sa destruction par cautérisation; il ne faut donc pas conseiller ce mode de traitement. On devra, au contraire, faire entrevoir au malade la perspective peu rassurante de voir apparaître au bout de peu de temps une kéloïde plus volumineuse à la place de celle qu'on aurait excisée ou détruite par les caustiques. Si, malgré cela, le malade persiste à réclamer l'opération, l'issue défavorable ne pourra plus alors être mise à la charge de l'opérateur.

On n'a pas retiré de meilleurs résultats des badigeonnages, même énergiques et longtemps continués, avec la teinture d'iode, la glycérine iodée, pas plus que de l'application des pommades iodurées, des emplâtres mercuriels et de beaucoup d'autres topiques.

Si l'on doit, *à priori*, renoncer à l'espoir de faire disparaître la kéloïde, il est toutefois un autre genre de médication que l'on sera assez souvent appelé à mettre en usage, dans le but de modérer les douleurs parfois très vives, qui peuvent tourmenter les malades.

Comme ces douleurs ne se présentent, d'habitude, que de temps à autre, il arrive souvent que les malades, avant d'avoir recours aux conseils du médecin, ont déjà trouvé par expérience un moyen qui soulage leurs douleurs. Les uns se sont bien trouvés de l'application du froid, les autres, de cataplasmes chauds. Le chloroforme, pur ou mélangé avec de l'huile d'olive, l'huile de jusquiame, les pommades opiacées, calment ces souffrances. On peut souvent aussi retirer de

---

(1) Pour les tumeurs du lobule de l'oreille, les auteurs ont depuis longtemps remarqué que des kéloïdes qui, lors d'une première extirpation, avaient offert une structure entièrement fibreuse, et qui par suite pouvaient être considérées comme des fibrômes, présentaient après récidive, à la seconde ou à la troisième extirpation, moins de tissu fibreux et plus d'éléments cellulaires, si bien qu'on pouvait déjà les considérer comme des sarcômes. Enfin, il arrivait un moment où les éléments cellulaires l'emportaient sur les éléments fibreux, la tumeur elle-même était plus riche en sucs, plus vasculaire et offrait alors tous les caractères d'un sarcôme. (Broca, Virchow, Léon Tripier. — Ce dernier auteur, dans une communication faite à la Société des Sciences médicales de Lyon, a beaucoup insisté sur ces transformations.)   A. D.

bons résultats d'un emplâtre qui, appliqué sur la kéloïde, la maintienne dans un certain état de chaleur et lui donne une souplesse relative. Le succès est encore plus complet quand on a eu soin de répandre, au préalable, sur l'emplâtre une poudre opiacée :

$$\text{Exemple :} \left\{ \begin{array}{l} \text{Emplâtre de Vigo} \quad . \quad . \\ \text{Empl. de mélilot} \quad . \quad . \end{array} \right\} \text{ââ 15 gram.}$$

Étendez sur un linge et saupoudrez avec :

$$\text{Poudre d'opium pur} \quad . \quad . \quad . \quad . \quad \text{1 gram. 20.}$$

Contre des douleurs violentes, lancinantes, survenant par accès, on aura recours de préférence à une injection sous-cutanée de chlorhydrate de morphine dans le point correspondant.

Si les douleurs survenaient à courts intervalles et d'une manière périodique, on devrait encore administrer la quinine à l'intérieur.

En dehors de ce traitement symptomatique de la kéloïde, il n'existe pas d'autre moyen thérapeutique sur lequel on puisse compter.

CICATRICES CUTANÉES.

Les cicatrices cutanées sont des néoplasies caractérisées par leur coloration blanche (absence de pigment) ou *légèrement rosée*, par l'aspect *lisse* (absence de poils et de follicules), *brillant* et la *sécheresse de leur surface; ces caractères, ainsi que leur texture compacte, homogène, les distinguent nettement des parties normales de la peau dont elles sont entourées.*

D'un autre côté, les cicatrices présentent entre elles de grandes différences tirées de leur forme, de leur aspect et d'autres particularités.

Tant que la cicatrice est jeune, elle est d'un rouge clair ou sombre, qui devient même bleuâtre, cyanotique, sous l'influence d'une basse température. A mesure qu'elle vieillit, la cicatrice devient plus pâle; sa coloration varie moins sous l'influence des changements de température; elle finit par devenir tout à fait blanche et conserve constamment cette coloration dans toutes les cicatrices.

Sa surface est lisse, brillante; toutefois, dans les premiers temps, elle est quelquefois ridée ou marquée de sillons superficiels. On n'y trouve ni poils, ni ces petites élevures, ces sillons linéaires et ces fossettes étroites, orifices de conduits glandulaires (pores), qu'on remarque sur la peau normale.

Cette surface est entièrement sèche (absence de sécrétion sudoripare et sébacée).

Tantôt elle est sur le même niveau que la peau environnante (*cicatrices plates ou normales*); tantôt elle est enfoncée (*cicatrices atrophiques proprement dites*); tantôt elle s'élève plus ou moins uniformément, et quelquefois de plusieurs millimètres au-dessus du niveau cutané (*cicatrices hypertrophiques*).

Dans ce dernier cas, les cicatrices apparaissent sous l'aspect d'excroissances arrondies, cylindriques, linéaires; dans d'autres circonstances elles affectent les formes les plus bizarres; ce sont des saillies qui se croisent l'une l'autre de façons très diverses, de manière à former des réseaux, des étoiles, etc.

Tantôt on peut les faire glisser sur la peau circonvoisine au-dessus des parties sous-jacentes (*cicatrices libres, mobiles*); tantôt elles sont plus ou moins adhérentes à ces tissus, fascia, périoste, os (*cicatrices fixes, adhérentes*); quand elles adhèrent aux os, il est fréquent de les voir affecter la forme d'un entonnoir.

La cicatrice constitue certainement un néoplasme pathologique intercalé dans le tissu cutané normal. Mais elle se distingue des autres néoplasmes pathologiques en ce qu'elle suppose nécessairement l'existence antérieure d'une perte de substance et qu'elle se développe d'après des lois physiologiques. La cicatrice est donc, dans ce sens, une formation physiologique; si l'on veut se faire une idée complète de sa nature, il ne faut pas seulement la considérer au point de vue histologique, comme un tissu à part, il faut encore tenir compte de son « histoire », je veux dire, de son origine, de son développement d'après les lois physiologiques et enfin de ses conséquences.

Nous devons donc étudier séparément les particularités histologiques de la cicatrice et les phases de son développement; ces deux ordres de considérations nous permettent d'établir sa nature, qui peut déjà être comprise dans la définition suivante :

La cicatrice est une néoplasie qui a pris naissance au niveau d'une perte de substance antérieure, dont elle tient la place d'une manière permanente (1).

Anatomie. — Les cicatrices sont constituées par une *masse de tissu conjonctif* traversée plus ou moins abondamment par des vaisseaux et des nerfs, et dont la surface est recouverte d'une couche mince d'épithélium pavimenteux, au-dessous duquel se trouvent encore deux, et même trois couches de cellules polyédriques. Si elles ressemblent, à ce point de vue, au reste de la peau, elles en diffèrent par des caractères bien tranchés. La couche épidermique forme une surface continue au-dessus du tissu conjonctif cicatriciel; on n'y trouve point de papilles, ni par conséquent, ces séries de saillies coniques et d'enfoncements que forment les papilles sur une peau normale. Ce n'est que rarement qu'on y remarque, çà et là, irrégulièrement disposées, de petites saillies constituées par le tissu cicatriciel lui-même, et qui, vu leur structure intime et notamment la disposition de leurs vaisseaux, ne peuvent pas être confondues avec des papilles.

Les cicatrices sont également privées des éléments glandulaires de la peau normale (follicules pilleux, glandes sébacées et sudoripares).

(1) Nous distinguons ainsi les cicatrices proprement dites de ces atrophies cutanées d'aspect cicatriciel, qu'on désigne en général sous le nom de cicatrices atrophiques, et dont il a été question dans cet ouvrage. Tom. II, p. 259.

Dans les premiers temps de leur développement, les cicatrices sont très riches en vaisseaux ; ce qui leur donne une coloration rouge plus ou moins intense. Plus tard, ces vaisseaux se ratatinent en grande partie ; ils apparaissent alors, sur des coupes destinées à l'examen micrographique, sous forme de cordons solides abondamment pourvus de pigment. A mesure que les vaisseaux sanguins deviennent imperméables, la cicatrice pâlit et finit par devenir tout à fait blanche et brillante. Quelquefois pourtant on rencontre dans le tissu cicatriciel des vaisseaux qui restent constamment dilatés et sinueux. A la suite de plusieurs processus ulcératifs on trouve la cicatrice entourée d'une aréole pigmentaire qui appartient à la peau circonvoisine et qui finit par disparaître avec le temps.

Les cicatrices plates et les cicatrices boursouflées (hypertrophiques) ne se distinguent l'une de l'autre, au point de vue anatomique, que par l'accumulation plus ou moins considérable du tissu cicatriciel et nullement par la disposition de leurs éléments. Par contre, ainsi que nous l'avons montré dans le chapitre précédent (p. 279), les cicatrices se distinguent parfaitement des kéloïdes cicatricielles ; nous ne reviendrons pas sur cette question.

Ce qui intéresse particulièrement le clinicien dans les cicatrices hypertrophiques, ce sont leurs formes variables, la saillie quelquefois très marquée qu'elles font au-dessus du niveau de la peau et d'où peuvent résulter des déformations et des inconvénients extrêmement désagréables. Les cicatrices plates peuvent, elles aussi, devenir dans certains cas, difformes et incommodes ; c'est ce qui arrive, par exemple, quand elles siégent à la face, sur les articulations, dans le voisinage des replis physiologiques, des paupières, des orifices de la bouche et des narines.

Le tissu des cicatrices, dans les premiers temps, offre les caractères du jeune tissu conjonctif, ou tissu muqueux ; il est tendre, délicat ; il contient en abondance des cellules, des vaisseaux, des sucs. Plus tard, le nombre des cellules et des vaisseaux diminue ; les fibres deviennent plus solides, plus sèches, elles se rétractent et se serrent davantage les unes contre les autres ; la masse cicatricielle, dans son ensemble, est plus étroite en même temps que plus compacte : quelquefois pourtant, tout en se rétrécissant, elle devient plus ténue, par une sorte d'atrophie partielle.

Le ratatinement progressif de la cicatrice a pour résultat une attraction des tissus circonvoisins, qui se produit après des mois et des années. C'est ainsi qu'il peut se former des excroissances cutanées, qui s'élèvent au-dessus de cicatrices déprimées et qui peuvent les faire prendre pour des cicatrices hypertrophiques. Dans d'autres cas, on voit des organes plus éloignés être tordus sous l'influence de la rétraction cicatricielle ; c'est ainsi que peuvent prendre naissance un ectropion, un rétrécissement de l'orifice nasal, la flexion permanente d'une articulation, etc.

Si la cicatrice simple peut avoir, dans certains cas, des conséquences fâcheuses, à plus forte raison, la cicatrice hypertrophique ; au point de vue dermatologique, nous devons donc apporter une attention particulière à la marche générale des cicatrices.

Nous allons d'abord chercher à résoudre les questions suivantes :

Quelles sont les circonstances qui accompagnent le développement des cicatrices dans les maladies cutanées ?

Y a-t-il des formes particulières de cicatrices, qui correspondent à certains processus morbides, en d'autres termes, y a-t-il des cicatrices à caractères spéciaux ?

Peut-on, dans certains cas, prévenir la formation des cicatrices, ou, du moins, arrêter leur développement exagéré ?

Est-il possible d'améliorer de quelque façon les cicatrices hypertrophiques arrivées à leur entier développement ?

Parmi les affections cutanées, les seules qui puissent être suivies de cicatrices sont celles qui s'accompagnent d'une destruction du tissu dermique ou, au moins, du corps papillaire.

Sous ce rapport, on peut diviser les maladies cutanées en deux classes parfaitement distinctes l'une de l'autre : celles qui sont suivies du développement de cicatrices, et celles qui guérissent sans formation cicatricielle. La présence de cicatrices peut donc être d'un secours précieux pour le diagnostic, en permettant d'exclure une série nombreuse de maladies cutanées.

Ne sont pas suivies de cicatrices : tous les processus superficiels d'inflammation et d'exsudation (érythème, herpès, eczéma, psoriasis, pemphigus, lichen scrophulosorum et lichen ruber, variole dans ses formes éruptives les plus légères, tout à fait superficielles, syphilis maculo-papuleuse et squameuse).

Dans le cours des maladies ci-desssus mentionnées on voit pourtant, dans quelques cas exceptionnels, des cicatrices prendre naissance alors que, sous l'influence de l'intensité exagérée du processus anatomopathologique, une partie du tissu conjonctif de la peau, au moins les couches les plus superficielles de ce tissu, la couche papillaire, viennent à être détruites. Par exemple, on voit fréquemment l'herpès zoster se terminer par une cicatrice. Il est possible de reconnaître déjà, au moment de l'existence des vésicules, les points du zona qui seront affectés de cicatrices ; c'est lorsque ces vésicules, au lieu de renfermer un liquide clair, transparent, sont remplies d'un contenu hémorrhagique. Après la rupture de ces vésicules et la chûte de la croûte, on voit apparaître le corps papillaire saignant, qui ne tarde pas à être détruit dans ses couches les plus superficielles par une suppuration quelquefois très abondante. La guérison ne peut alors avoir lieu sans formation cicatricielle.

C'est dans la variole qu'on a le plus souvent l'occasion d'étudier ces phénomènes. Hebra a déjà depuis plusieurs années attiré l'attention sur ce point. Le siége anatomique de l'efflorescence variolique peut faire prévoir si, dans la nuit, il se produira, oui ou nom, une cicatrice. Si l'exsudation siége superficiellement, si elle dissocie simplement le corps muqueux et qu'elle le soulève avec l'épiderme, la guérison peut alors s'accomplir, après la desquamation, sans laisser de cicatrices. C'est ce qu'on observe le plus souvent dans les formes légères du processus variolique, et même quelquefois dans la variole vraie. Les pustules peuvent être considérées comme superficielles lorsque, dès le cinquième et le sixième jour de la maladie, elles font déjà une saillie considérable au-dessus des parties environnantes. Dans les formes graves, au contraire, l'exsudation débute dans l'intérieur du corps papillaire ; on sent manifestement les pustules profondément situées, mais elles ne font qu'une saillie légère. Dans ces cas, lorsque la suppuration s'accomplit régulièrement, les papilles sont en partie détruites, et la formation d'une cicatrice est inévitable.

On comprend aisément que dans les formes graves de la variole, alors que les efflorescences sont plus profondément situées, il reste plus souvent des cicatrices que dans les formes légères ; dans ce dernier cas pourtant, une ou plusieurs efflorescences peuvent avoir un siége assez profond pour laisser après elles une formation cicatricielle (1).

D'un autre côté une cicatrice est nécessairement lé résultat de toutes les *lésions mécaniques* qui ont pour conséquence la destruction d'une partie plus ou moins étendue du corps papillaire et du derme. C'est ainsi que le simple grattage avec les ongles peut donner lieu à une cicatrice, lorsque la destruction s'étend jusqu'au corps papillaire ; il

(1) On voit donc que les diverses méthodes qui ont pour but d'empêcher le développement des cicatrices à la suite de la variole sont basées sur une hypothèse erronée et ne peuvent nullement atteindre le but qu'elles se proposent.

semble, dans ce cas, que la formation cicatricielle soit le résultat du processus morbide lui-même, qui pourtant, sans le grattage qu'il a provoqué, n'aurait jamais donné lieu à une cicatrice. C'est ainsi qu'on peut voir se former dans l'eczéma, qui par lui-même n'est jamais suivi de développement cicatriciel, quelques cicatrices qui résultent uniquement d'excoriations profondes ou de pustules et de furoncles consécutifs.

L'action sur la peau de la chaleur et de certains agents chimiques (*brûlures* et *cautérisations*) déterminent une formation cicatricielle dans les cas où le tissu conjonctif de la peau, ou au moins la couche papillaire, vient à être détruit. Cette action étant le plus souvent irrégulière, c'est-à-dire ne s'exerçant pas avec le même degré d'intensité sur tous les points, il en résulte que le développement cicatriciel sera en général, dans ces cas, extrêmement irrégulier. Par exemple, à la suite d'une brûlure, on voit en certains endroits, un simple soulèvement de l'épiderme sous forme de vésicules, en d'autres points, la couche papillaire est détruite, en d'autres, enfin, la brûlure a désorganisé le chorion, en tout ou en partie ; dans le premier cas, la guérison se fera sans formation de cicatrices, dans les deux autres, il se produira un tissu cicatriciel plus ou moins marqué suivant l'intensité de la lésion.

Les *infiltrats dermiques* qui appartiennent à certains processus pathologiques (syphilis, scrofulose) et qui donnent lieu, par leur désagrégation, à la formation d'un ulcère, de même les ulcérations qui résultent de processus inflammatoires (*ulcera e dermatitide, e varicibus*), sont constamment suivis de cicatrice.

S'il est vrai de dire, d'une manière générale que la cicatrice correspond, par son étendue, sa configuration (1), son épaisseur, à la perte de substance qui lui a donné naissance, on ne peut pourtant pas, dans tous les cas, d'après les caractères de la cicatrice, remonter à son origine, c'est-à-dire à la nature du processus pathologique qui a donné lieu à la perte de substance. En d'autres termes, il n'existe pas, dans le sens restreint du mot, de *cicatrices caractéristiques*.

____

(1) Swerchesky (American journal of syph. and dermatol. juli 1871) a avancé, en se fondant sur des expériences faites sur des animaux, que la configuration des cicatrices était déterminée par la direction dans laquelle le derme a de la tendance à se fendre (Voy Langer, zur Anat. und Physiol. d. Haut. I. Spaltbarkeit d. Cutis, Sitzb. d. k. AK. d. W Tom XLIV 1861). Cette opinion a une certaine analogie avec celle de Wertheims (Wiener med. Jahrb. XVII, 2 1869) sur l'extension des ulcérations cutanées.

Déjà Hebra s'est très nettement prononcé dans ce sens (1).

« Il nous suffit, dit-il, de faire remarquer que les cicatrices varioli-ques, par exemple, et celles qui sont consécutives à une acné ont entre elles une parfaite ressemblance, et que personne n'est à même, en présence d'une cicatrice d'acné, de la distinguer d'une cicatrice varioli-que. Si j'inocule de la matière de cowpox ou du pus chancreux à un individu, ou bien si je lui fais une inoculation ou une friction avec de la pommade stibiée, dans tous ces cas il se manifestera une cicatrice correspondante à la lésion que j'aurai produite; mais personne ne pourra différencier la cicatrice occasionnée par la pommade stibiée d'avec celle que le pus chancreux ou le vaccin auront provoquée.

» Le même fait se remarquera dans les autres cicatrices dites caracté-ristiques. Par exemple, on représente les cicatrices scrofuleuses comme ayant la forme d'un entonnoir, comme traversées par des faisceaux fibreux, tandis qu'on prétend reconnaître les cicatrices de la radesyge aux ramifications qui partent de leur centre, comme autant de rayons. Or, l'observation démontre qu'une cicatrice infundibuliforme se pro-duit aussi dans certaines plaies cutanées, par exemple, les plaies par arme à feu, pendant la cicatrisation desquelles la peau avec le tissu conjonctif sous-cutané se sont soudés au périoste; il en est de même dans les cas où une carie scrofuleuse a donné lieu au développement d'un ulcère cutané, dont la cicatrisation s'est accompagnée d'une sou-dure avec le périoste. Qui n'a vu, d'autre part, des cicatrices parfaite-ment étoilées se développer à la suite de certaines brûlures? »

On ne peut pourtant pas nier que certaines particularités des cica-trices, tirées de leur forme, de l'état de leur pourtour, de leur nombre, de leur siége, de leur disposition, etc., puissent nous permettre de décider avec vraisemblance, quelquefois même avec une certitude complète, quelle a été l'affection primitive.

On sait, par exemple, que certaines cautérisations donnent lieu, en général, à des cicatrices plates, tandis que d'autres sont le plus sou-vent suivies de cicatrices saillantes. Dans cette dernière catégorie rentrent notamment les cautérisations avec l'acide sulfurique. Or, s'il se présente à nous des cicatrices traversées de bandes et de stries, qui, par leur forme et leur direction, semblent pouvoir être mises sur le compte d'un liquide répandu sur la face, nous serons en droit de supposer, si ces cicatrices sont épaisses, boursouflées, qu'elles sont le résultat d'une cautérisation par de l'acide sulfurique versé sur le

____

(1) Wiener. allg. med. Zeitung, Jhrg. 1861, N°s 2 et 3.

visage; et, dans beaucoup de cas, nous aurons rencontré juste : pas toujours néanmoins; car d'autres agents, l'eau chaude, par exemple, peuvent occasionner des cicatrices ayant les mêmes caractères.

Les ulcères syphilitiques s'étendent, en général, de la manière suivante : autour de l'infiltrat en voie de désagrégation il se forme une infiltration nouvelle qui plus tard, à son tour, finit par s'ulcérer. Les diverses nodosités affectent dès le début une disposition circulaire. Plus tard, avec les progrès de l'ulcération, on voit se rapprocher et finalement se confondre les cicatrices centrales, les ulcérations demi-circulaires circonvoisines et les infiltrats de nouvelle formation situés tout-à-fait à la périphérie. Après la destruction ulcérative de ces infiltrats et la cicatrisation de la surface ulcéreuse tout entière on pourra reconnaître, à l'inspection de la cicatrice, la marche caractéristique du processus ulcératif, c'est-à-dire la nature syphilitique de la lésion. On trouvera les cicatrices centrales, qui se sont formées tout-à-fait au début, déjà entièrement blanches, les cicatrices périphériques, qui se sont développées récemment, plus ou moins riches en vaisseaux sanguins, entourées d'une aréole pigmentaire et parcourues de lignes circulaires convexes dont les segments correspondent à l'infiltrat ou à l'ulcère périphérique survenu en dernier lieu.

Toutefois, malgré la présence, d'ailleurs fréquente, de caractères si marqués, il n'est pas possible de se prononcer d'une manière absolue; car, outre qu'il est des ulcères syphilitiques serpigineux qui se cicatrisent sous une autre forme, certaines cicatrices provenant d'autres affections, par exemple d'un lupus, d'un sarcôme, d'un épithéliôme, même d'un herpès zoster suppurant, peuvent ressembler entièrement par leur forme et leur aspect à celles qui ont pour origine la syphilis.

La forme et l'état des cicatrices sont pourtant, dans tous les cas, notablement influencées par le *mode physiologique de cicatrisation*. Nous allons insister sur ce point, autant que le comporte l'objet spécial que nous avons en vue.

Le développement de la cicatrice se divise en deux parties :

1° *Le développement des bourgeons charnus ou granulations*;

2° *La formation de la pellicule épidermique*. — *Ueberhäutung* — (ou « *Benarbung* »).

Ces deux processus peuvent se faire *normalement* ou d'une manière *anormale*; nous allons les étudier dans les deux cas.

A. — Développement normal de la cicatrice.

1° Formation des granulations.

Un tissu a été détruit par une cautérisation, par une brûlure ou par la gangrène; une néoplasie cutanée pathologique, destinée à la désagrégation (gomme syphilitique, nodosité du lupus, etc.), vient de se détacher du tissu normal environnant, soit par désagrégation spontanée, soit à la suite de la cautérisation ou de l'excision : aussitôt on voit apparaître sur la plaie, au milieu des phénomènes de l'*infiltration inflammatoire* et de la *suppuration*, des bourgeons charnus ou granulations.

Un grand nombre de chirurgiens et de physiologistes distingués se sont occupés avec beaucoup de soin de l'étude du processus curatif des plaies; notamment *Billroth* (1), *O. Weber* (2), *Thiersch* (3), et autres que nous aurons encore occasion de citer dans la suite.

S'il est plusieurs phénomènes sur l'interprétation desquels les auteurs que je viens de nommer sont en désaccord, il en est d'autres sur lesquels ils s'entendent parfaitement. C'est sur ces faits positifs que je vais appeler particulièrement l'attention.

Quand la plaie est devenue nette par la chûte des tissus mortifiés, le *développement des granulations* est déjà en voie de se faire. Il s'accompagne d'une *sécrétion de pus* à la surface. On peut supposer que les corpuscules purulents « proviennent directement du tissu de granulation et indirectement des anses vasculaires de ce tissu » (Billroth) ; ou bien on peut considérer cette couche cellulaire de nouvelle formation comme un simple produit d'exsudation, dans lequel on distinguerait deux couches essentielles : une couche inférieure, *plasmatique*, pourvue de canaux plasmatiques, une couche supérieure, *pyogène*, ne possédant pas de ces canaux (Thiersch) : toujours est-il que le développement des bourgeons charnus et la production du pus se font, dans tous les cas, d'une manière parallèle.

On ne sait pas encore comment prennent naissance les anses des

---

(1) Allg. chirurg. Pathologie und Therapie, 4e edit. Berlin, 1869, p. 73 et suiv.

(2) Handb. d. allg. und speciellen Chirurgie, von Pitha-Billroth, Tom, 1, 1re part., pag. 268 et suiv.

(1) Die feineren anatomischen Veränderungen nach Verwundungen der Weichtheile, in Pitha-Billroth's Handb. d. allg. u. spec. Chirurgie, Tom. 1, 2e part. § 364 et suiv.

vaisseaux de nouvelle formation, qui tracent la voie aux granulations et jouent certainement un rôle important dans la production du pus ; résultent-ils d'une expansion des vaisseaux anciens ou de bourgeons fournis par ces vaisseaux et qui, d'abord solides, deviennent creux plus tard (Jos. Meyer ; *granulations en forme de houppes*, Weber)? Résultent-ils d'une « juxtaposition de cellules qui se confondent ultérieurement en un tube hyalin pourvu de noyaux » (Rokitansky, p. Anat. Tom. 1, pag. 193)? Sont-ils produits par de « jeunes cellules fusiformes qui, se rangeant par files l'une à côté de l'autre, donnent naissance à des canaux étroits limités de chaque côté par un rebord, » adhérents aux vaisseaux anciens et traçant, dans la suite, la voie au liquide sanguin (*développement de rangées de canaux*, Weber)? Ou bien encore doit-on admettre, avec Lehmann, que ces nouveaux vaisseaux proviennent de l'écoulement du sang rouge dans des anastomoses du tissu conjonctif comme dans un nouveau système de canaux? Enfin, doivent-ils être attribués au développement endogène de corpuscules sanguins dans l'intérieur d'espaces cellulaires, véritable répétition du processus embryonnaire (Rokitansky, O. Weber, Billroth (1), Stricker-Klein (2), Stricker-Carmalt (3))? La question n'a pu encore être décidée.

Les granulations, d'abord grosses et fermes, sont plus tard, (vers le 9e ou 10e jour après la blessure), petites, molles, de consistance spongieuse; elles se forment primitivement autour des houppes et des anses capillaires. Voilà pourquoi, grâce à la disposition des vaisseaux papillaires, les granulations qui leur correspondent, représentent assez bien des papilles normales.

La granulation elle-même consiste donc en une néoplasie développée autour d'un peloton vasculaire.

Cette néoplasie est formée d'une substance intercellulaire homogène ou finement granuleuse, dans laquelle on trouve abondamment répandus des cellules ovales à gros noyaux, des cellules fusiformes et des éléments semblables aux cellules purulentes (Billroth, l. c., pag. 26). Ces cellules, rondes ou fusiformes et peut-être aussi la substance intercellulaire, paraissent être le point de départ des néoformations conjonctives ultérieures.

(1) Untersuchungen über die Entwicklung der Blutgefässe, etc. Berlin, 1856.
(2) Klein, das mittlere Keimblatt in seinen Bez ehungen zur Entwicklung der ersten Blutgefässe und Blutkörperchen im Hühnerembryo. Sitzber. der k. Ak. d. W. Tom. LX'II. Märzheft, 1871.
(3) Ueber die Neubildung von Blutgefässen in entzündeten Hornhäuten. W. med. Jahrb. 1871, p. 428.

On remarquera la disposition des vaisseaux sanguins du stratum des granulations. Ces vaisseaux se dirigent en troncs séparés vers la superficie, et forment, ainsi que le démontrent les préparations injectées, un riche réseau d'entrelacement (1).

2° FORMATION DE L'ÉPIDERME DE LA CICATRICE. — *Ueberhäutung.*

Les granulations et les vaisseaux cessent de s'accroître physiologiquement dès qu'ils sont arrivés au niveau de la peau environnante. C'est à ce moment que, dans une cicatrisation normale, la suppuration doit commencer à diminuer et que doit apparaître le développement de la couche épidermique.

« Sous l'influence du ratatinement des vaisseaux et du tissu de granulation qui en dépend, la plaie se rapetisse à partir de la surface, et en même temps la peau circonvoisine est attirée concentriquement. Sur la limite de la peau et des granulations, la sécrétion purulente devient un peu moins abondante; on voit se former à ce niveau une sorte de liseré sec, rouge, large d'un millimètre environ, qui s'avance vers le centre de la plaie, en laissant immédiatement après lui, dans sa marche concentrique, un espace d'un blanc bleuâtre clair, qui se confond en dehors avec l'épiderme normal (Billroth, l. c., pag. 76). »

Cet espace blanc bleuâtre, qui s'avance ainsi progressivement des bords de la plaie vers le centre, représente le jeune épiderme, dont la couche mince laisse apparaître par transparence les vaisseaux sanguins sous-jacents sous l'aspect d'une teinte bleuâtre.

La plaie tout entière s'est enfin recouverte d'épiderme. Cet épiderme est constitué, au début, par des cellules nucléolées, un peu aplaties, de forme polygonale, qui se déplacent encore fréquemment. Plus tard elles deviennent plus plates, se présentent en couches plus épaisses et restent fixes.

La cicatrice présente donc, tant qu'elle est jeune, une coloration rouge bleuâtre. Plus tard, à mesure que la couche épidermique devient plus épaisse, et que les vaisseaux se ratatinent et deviennent imperméables en plus grand nombre et dans une plus grande profondeur, la cicatrice apparaît blanche, lisse et brillante. Les cicatrices continuent à se rétracter plusieurs mois et même plusieurs années après leur

---

(1) Billroth, l. c., Pl. II, fig. 8. — Thiersch, Pitha-Billroth's Lehrb. d. Chirurgie, Tom. I, 2ᵉ part., 3ᵉ div. Separatabdr., pag. 32. — Billroth-Czerny in med. Jahrb. XVIII, Tom. IV et V. Cah. 1869, sep. Abdr., Pl. III, fig. 16.

développement; c'est ainsi qu'elles occasionnent secondairement ces déformations si diverses dont il a été question précédemment.

De quelle manière se forme l'épiderme sur les plaies en voie de cicatrisation? Un grand nombre d'observateurs se sont occupés de cette question et ont donné des explications dont les unes sont parfaitement positives, tandis que les autres ne reposent que sur des conjectures. Mais, sur les points essentiels, les opinions sont tellement différentes et même contradictoires, que cette question histologique si importante ne paraît pas devoir trouver de longtemps encore une solution définitive.

Les essais faits jusqu'à ce jour pour expliquer la formation de l'épiderme étant fondés non-seulement sur des observations cliniques, mais encore, et en grande partie, sur des études expérimentales, ces essais méritant, par suite, d'être pris en grande considération, il me paraît nécessaire d'insister ici sur l'état actuel de nos connaissances à ce sujet.

L'observation clinique nous montre, dans la grande majorité des cas, que la formation de la couche épidermique débute au niveau des bords de la perte de substance, c'est-à-dire sur les bords de l'épiderme limitrophe. Mais il n'est pas rare de voir apparaître au milieu même de la surface granuleuse des îlots d'un blanc bleuâtre qui s'étendent progressivement vers la phériphérie et finissent par se réunir au liseré épidermique qui marche vers le centre.

A côté de ces données cliniques, pouvant elles-mêmes prêter à des interprétations diverses, il est tout une série d'observations expérimentales, sur lesquelles sont basées trois théories essentiellement différentes les unes des autres :

D'après la *première*, le revêtement épidermique provient uniquement du tissu conjonctif des granulations (du chorion). D'après O. Weber (l. c., p. 269), il serait formé par les cellules du tissu conjonctif, agrandies et aplaties en couches superposées. D'après Biesiadecki [1] et Pagenstecher [2], des globules blancs du sang se dégageraient du stroma, ou plutôt des vaisseaux de ce stroma, arriveraient à la surface, où on les trouve affectant, comme les cellules dites migratrices, des formes très diverses ; ils iraient contribuer, on ne sait pas encore com-

---

(1) Beiträge zur physiol. und path. Anat. d. Haut. Sitzb. d. k. Ak. d. W. Tom. LVI, 2e part. Juni. 1867.

(2) Ueber die Entwicklung der Epithelialzellen etc , Sitzungsb d. k. Ak. d. W., Tom. LVII, 2e part. April. 1868

ment, à la formation de l'épiderme, ou peut-être même deviendraient eux-mêmes des cellules épidermiques.

La *seconde* théorie se reporte en partie aux données embryologiques, d'après lesquelles l'*épiderme ne peut provenir que de l'épiderme* (Schroen[1] Thiersch). Mais sur ce terrain commun les opinions présentent encore de notables divergences. Ainsi Schroen fait provenir les différentes couches de l'épiderme de diverses sources.

De même que l'épiderme normal, l'épiderme développé par régénération à la suite d'une perte de substance antérieure formerait trois couches superposées : une couche inférieure, se composant de cellules du réseau de Malpighi, une couche superficielle, ou couche cornée proprement dite, enfin, une couche intermédiaire, constituée par des cellules « stériles » (*stratum pellucidum*, de Oehl).

Le stratum de Malpighi, de même que le stratum pellucidum, qui représente simplement les cellules aplaties des couches cellulaires superficielles de Malpighi, provient par régénération des cellules de Malpighi situées dans le voisinage de la plaie.

La couche cornée ne pourrait pas être considérée comme un produit de la couche de Malpighi, car entre ces deux couches est interposée la couche improductive de Oehl. Cette couche cornée proviendrait des cellules des *glandes sudoripares,* peut-être même des glandes des follicules pileux; car des cellules glandulaires apparaissent à l'orifice de ces glandes, autour duquel elles prennent une disposition concentrique. Ce seraient alors les ilots épidermiques correspondant à ces orifices glandulaires qui, en s'accroissant à la périphérie et en finissant par se confondre, formeraient toute la cicatrice.

Ceci ne pourrait pourtant avoir lieu que dans les cas où la perte de substance serait assez superficielle (par exemple à la suite de légères brûlures) pour que les follicules sudoripares et pileux situés profondément ne fussent pas détruits; de sorte qu'alors l'épiderme se régénérerait en totalité.

Si, au contraire, la perte de substance était assez profonde pour amener la destruction des glandes dont je viens de parler, il ne se formerait que des cellules muqueuses de Malpighi, dont les couches les plus superficielles, en s'aplatissant et se desséchant, produiraient le stratum pellucidum; de sorte que dans ce dernier cas la couche cornée ferait défaut et serait remplacée par ce stratum pellucidum. C'est à ce

(1) Contribuzione alla Anatomia, Fisologia e Pathologia della cute umana. Turin. 1865.

dernier que les cicatrices consécutives aux pertes de substance profondes devraient le revêtement parcheminé, brillant, qui leur est propre.

On voit donc que, d'après les idées de Schroen, la régénération de l'épiderme peut se présenter, à l'œil nu, sous deux formes : 1° liséré cicatriciel marchant de la périphérie au centre (pour les cellules de Malpighi et la couche de Oehl), 2° ilots cicatriciels apparaissant à la surface des bourgeons charnus (pour les cellules de la couche cornée.

Le plus grand nombre des observateurs pensent que les cellules épidermiques ne peuvent provenir que de cellules préexistantes de la couche de Malpighi ; cependant tous les auteurs ne sont pas également affirmatifs sur ce point.

Ce mode de formation de l'épiderme peut partir de deux points différents :

En premier lieu, des bords. « Les bourgeons charnus périphériques deviennent plus pauvres en cellules et en vaisseaux, les noyaux cellulaires s'allongent, la substance intercellulaire prend un aspect fibreux.» (Thiersch). C'est de cette manière que se présente sous le microscope la transformation du tissu de granulation en tissu cicatriciel, fibreux, persistant. Et c'est alors que commence, à partir des bords, la formation de l'épithélium. « La couche cellulaire molle s'avance progressivement des bords vers les parties centrales et adhère à la granulation dans les points où elle est traversée de canaux plasmatiques. La couche pyogène ne paraît lui fournir aucun soutien. Quand l'union est établie entre l'épithélium et la couche plasmatique, la formation nouvelle de vaisseaux sanguins ne tarde pas à atteindre la surface inférieure de la membrane épithéliale et à y pénétrer en formant des anses. C'est ainsi que la surface de contact jusqu'alors plane devient courbe et sinueuse ; telle est l'origine de la régénération des papilles vasculaires. » (Thiersch).

Toutefois ces papilles ne doivent pas être assimilées aux papilles normales ; elles représentent simplement une surface papilliforme résultat de l'enfoncement inégal de l'épiderme dans le stroma vasculaire du tissu des granulations et des saillies bombées que forme ce dernier tissu (*papilles cicatricielles*).

Mais de quelle manière les nouvelles cellules épithéliales proviennent-elles des cellules de Malpighi, c'est-à-dire quel est le processus intime de la régénération de l'épithélium ? Les opinions sont différentes à ce sujet. D'après la manière de voir le plus généralement répandue, ces nouvelles cellules épithéliales proviendraient d'une division des cellules les plus anciennes, d'une division de leurs noyaux ; opinion qui est très vraisemblable, car, dans certains cas de développement épidermique exagéré, pathologique, par exemple dans le condylôme pointu et l'icthyosis hystrix (Biesiadecki, Pagenstecher, Moriz Kohn, Lostorfer etc.), on trouve que ces cellules épithéliales ont subi des modifications très variées, grâce à leur scission et à la division de leurs noyaux.

Selon d'autres (J. A. Hoffmann (1), Wadtworth et Eberth (2), Stricker-Heiberg (3), qui ont expérimenté plus particulièrement sur la cornée, les cellules épithéliales de nouvelle formation prennent naissance sur les bords de la plaie de la manière suivante : des bourgeons nés sur les cellules épithéliales des bords de la plaie, s'allongent progressivement et, pourvus d'un noyau, finissent par se détacher de la cellule-mère ; ils représentent alors des cellules épithéliales nouvelles, indépendantes ; à leur tour, ils poussent des bourgeons qui vont, plus tard, engendrer de nouvelles cellules.

En second lieu, les cellules épidermiques peuvent aussi, au centre de la surface granuleuse, être formées par les cellules de la couche de Malpighi, dont les prolongements inférieurs auraient échappé à une lésion superficielle.

J. Arnold (4) est l'auteur, et aussi le seul défenseur jusqu'à ce jour, d'une troisième opinion, identique au fond à l'ancienne théorie de la naissance libre de cellules dans un blastème. D'après lui, les nouvelles cellules épithéliales sont formées par cette masse, d'abord trouble et granuleuse, plus tard claire et transparente, qui vient combler une perte de substance (sur la langue de la grenouille, sur la cornée) ; cette masse, en se divisant, donne naissance à des cellules épithéliales pourvues de noyaux.

Cette opinion d'Arnold n'a été adoptée ni par Billroth, ni par les auteurs cités ci-dessus.

Si nous résumons les notions acquises par les recherches de ces dernières années sur la régénération de l'épithélium, nous voyons :

1° Qu'un petit nombre d'auteurs attribuent un rôle essentiel au tissu conjonctif dans la formation épithéliale ; encore ne sont-ils pas exclu-

---

(1) Epithelneubildung auf der Cornea, Virchow's Archiv. Tom. LI, 3. 373-390.

(2) Die Regeneration der Hornhautepithels, ibid 361-372.

(3) Stricker's Studien aus den Institute für experimentelle Pathologie in Wien, aus dem Jahre 1869, Wien, 1870 : und spec. med. Jahrb. 1871, pag. 7.

(4) Virchow's Archiv. Tom. XLVI. p. 168. Pl. VI-VII.

sifs ; ainsi Biesiadecki et Pagenstecher font jouer un certain rôle aux cellules migratrices (1).

2° Qu'Arnold seul fait naître les cellules épithéliales dans un blastème libre.

5° Que la plupart des observateurs admettent la nécessité d'un épithélium préexistant pour former une nouvelle couche épithéliale.

D'après cette dernière manière de voir, le revêtement épithélial de la cicatrice ne peut débuter qu'au niveau de l'épithélium limitrophe de la perte de substance. Il peut se faire pourtant, par exception, qu'il débute sous forme d'îlots au milieu même de la surface de la plaie. On pourrait supposer alors qu'au niveau des points où ces îlots se sont formés il existait déjà des cellules épithéliales d'ancienne formation, provenant soit du revêtement épithélial des glandes sudoripares et sébacées (Schroen) soit des prolongements inférieurs du réseau de Malpighi.

Arnold a vu, dit-il, des îlots épidermiques isolés prendre naissance sur des plaies résultant d'une ablation complète de la muqueuse du palais, chez des chiens. Mais rien ne démontre que, dans cette expérience, il ne resta sur la plaie absolument aucune cellule épithéliale, et, d'ailleurs, cette observation perd d'autant plus de son importance qu'elle n'a pu jusqu'à ce jour être confirmée par aucun autre expérimentateur (Billroth).

Recherchons maintenant quels sont, au sujet de la régénération de l'épithélium, les rapports de l'observation clinique avec les expériences et les observations microscopiques.

La clinique nous apprend que le développement de l'épiderme commence, en général, sur les bords de la plaie et s'avance progressivement vers le centre ; ce n'est qu'exceptionnellement qu'on le voit débuter au milieu de la surface de la plaie, sous forme d'îlots qui s'étendent peu à peu à la périphérie. Ces îlots ne s'accroissent pas au-delà d'une certaine limite ; ils ne dépassent guère l'étendue d'une pièce de cinquante centimes ; à ce moment le développement épithélial s'arrête ; au contraire, le liseré épithélial qui a débuté à la périphérie de la plaie s'avance continuellement vers le centre jusqu'à ce que la cicatrisation soit complète.

Ce n'est que sur les plaies excessivement étendues que le liseré épithélial périphérique peut s'arrêter à une distance plus ou moins considérable du centre.

(1) On pourrait aussi supposer que les îlots épidermiques qui naissent au centre de de la plaie proviennent des cellules épithéliales qui y émigrent et s'y fixent.

L'observation nous apprend encore que ces îlots épidermiques centraux n'ont leur point de départ que dans les cas où on peut supposer avec raison que la destruction des tissus s'étend inégalement en profondeur; c'est ce qu'on observe surtout dans les brûlures; les couches les plus profondes des cônes épithéliaux ou les organes glandulaires peuvent alors être restés intacts dans certains points.

L'observation clinique nous permet donc d'admettre, aussi bien pour le liseré épithélial périphérique que pour les îlots épidermiques centraux, que les cellules épithéliales de nouvelle formation proviennent toujours de cellules épithéliales anciennes.

L'étude clinique ne nous apprend rien sur la participation directe ou indirecte du tissu conjonctif et de ses vaisseaux à la régénération de l'épithélium; il est pourtant permis de penser que le substratum conjonctif et vasculaire exerce sur cette régénération une influence essentielle, c'est-à-dire au moins une influence *nutritive*.

C'est ce que nous apprennent le mieux les expériences de greffes épidermiques sur les plaies bourgeonnantes, expériences faites d'abord par See et Reverdin (1) et répétées ensuite par un grand nombre d'auteurs (Pollock, Dobson, Lawson (2), Heat, Arnott, Durham, Johnson Smith, Bellamy, Clarke; ici à Vienne par Czerny (3), Menzl, nous, etc. (4).

Jusqu'à présent on a observé, à l'exception de deux cas mentionnés par See (5) et par Fiddes, que l'épiderme n'avait pu être greffé avec succès que lorsqu'on avait transplanté avec lui une couche plus ou moins épaisse du tissu conjonctif vasculaire, c'est-à-dire au moins une partie du corps papillaire. Et la reproduction épidermique, la formation d'îlots cicatriciels, ont toujours réussi d'autant mieux qu'on avait transplanté une plus grande quantité du tissu dermique)6).

En se fondant sur ce fait et sur certaines observations microscopiques, qui ne paraissent pas devoir être indiquées ici et d'après lesquelles on peut admettre une connexion intime entre le stratum épidermique et le stroma du corps papillaire, on doit convenir que le

(1) Gaz. des hôpitaux. 1869, n° 2 et 4.
(2) Medical Times, 1870. 1061 et 1071.
(3) Centralblatt, 1870, n° 17.
(4) Dans la séance du 17 février 1871, j'ai fait mention d'une greffe épidermique faite par moi avec succès. Voy. cette observation, et la discussion qu'elle provoqua, dans *Anzeiger der Ges. d. Aerzte* 1871. n° 7.
(5) Gazette médicale de Paris. 1871, n° 26.
(6) Alex. Jacenko (Kiew) : Ueber die Transplantation abgetfennter Hautstüke. Med. Jahrb. 1871, p. 416. Luigi Amabili, L'innesto epidermico e la transpiantatione cutanea nella cura delle piague, Napoli, 1871.

stroma conjonctif et vasculaire jouent dans la régénération de l'épiderme un rôle qui n'est pas sans importance; et cela, même en admettant, comme la seule juste, l'opinion avancée par la plupart des auteurs mentionnés, d'après laquelle les cellules épithéliales ne pourraient provenir que de cellules épithéliales.

B. Cicatrisation anormale.

Le développement cicatriciel peut être anormal de deux façons : soit par ce qu'il est *incomplet*, soit parce qu'il est *excessif*.

Il est incomplet, c'est-à-dire retardé ou entièrement empêché, soit parce que le *développement des bourgeons charnus éprouve divers troubles* qui mettent obstacle à la *formation de l'épiderme*, soit parce que ce *développement épidermique éprouve seul un retard ou une interruption*.

La première anomalie peut elle-même se manifester de différentes manières. Les granulations n'apparaissent qu'incomplétement papillaires ; elles forment une surface plate, d'un rouge brun, et non d'un rouge vif, surface finement granulée, sécrétant une petite quantité d'un pus ténu, séreux, qui, en se desséchant, lui donne une apparence brillante, irisée, comme vernissée; ou bien la surface de la plaie, couverte d'une sécrétion séreuse, visqueuse, rare, prend un aspect lardacé, brillant, ou bien elle se désagrège dans ses couches les plus superficielles en une bouillie graisseuse.

La surface de la plaie peut persister dans cet état d'*indolence* pendant des semaines et des mois, sans que son niveau s'élève ou sans qu'on voie apparaître sur ses bords le début de la formation épidermique.

D'autres fois, les bourgeons charnus sont luxuriants, mais ils se déchirent facilement, saignent à fréquentes reprises, il se fait de temps en temps dans leur intérieur un épanchement hémorrhagique qui leur donne une coloration violacée et qui occasionne leur désagrégation, leur ratatinement et enfin leur mortification. Ces hémorrhagies fréquentes retardent longtemps la guérison de la plaie.

Quelquefois les granulations, développées en abondance, sont gonflées, imbibées, hydropiques, pour ainsi dire ; elles sont transparentes et offrent une teinte rose pâle. Les granulations de ce genre ne sont pas non plus favorables à la cicatrisation. Elles n'offrent pas un soutien suffisant au liseré épidermique venant de la phériphérie ; elles se désagrègent même très facilement.

Une sensibilité exagérée (1) ou émoussée des granulations constitue également un signe de la marche anormale de la cicatrisation. A l'état normal, les bourgeons charnus sont sensibles à la pression mais ne sont pas spontanément douloureux.

Le développement de l'épiderme à partir des bords est retardé ou arrêté dans sa marche lorsque les granulations sont devenues le siége d'une des anomalies que je viens de mentionner, ou bien lorsque la plaie présente une étendue trop considérable. Dans d'autres cas, ce sont certains processus développés sur les bords de la plaie elle-même qui retardent la formation épidermique; c'est ce qui arrive, par exemple, lorsque, la plaie étant très-ancienne, les bords en deviennent calleux. Quelquefois on voit la cicatrisation s'interrompre parce qu'il se développe autour des bords de la plaie des épanchements sanguins qui détruisent le liseré cicatriciel en voie de formation. Sur les plaies d'une étendue excessive, ce qui arrête, en général, la formation épidermique, c'est que le tissu cicatriciel périphérique existant déjà depuis long-temps finit par se resserrer et par rétrécir dans ce travail de ratatinement les vaisseaux afférents qui vont vers le centre de la plaie. Ce fait se produira d'autant plus facilement que le tissu cicatriciel périphérique sera plus ancien, se sera développé plus lentement, par conséquent, que la plaie sera plus étendue et que les accidents ci-dessus énumérés auront plus fréquemment interrompu la cicatrisation. Nous sommes donc ici, en réalité, en présence d'un cercle vicieux; la cause engendre l'effet, qui, à son tour, reproduit la cause.

On voit encore fréquemment des cicatrices, même complétement développées, se rompre en tout ou en partie lorsque, par suite de pression ou de tiraillements, il se produit sous le revêtement épidermique nouvellement formé, des hémorrhagies qui se manifestent par le soulèvement de cette couche épidermique sous forme de bulles remplies d'un liquide séro-sanguinolent; des déchirures du jeune tissu cicatriciel donnent également lieu au même résultat.

La cicatrisation peut devenir anormale *par excès de développement*, lorsque les granulations s'élèvent notablement au-dessus du niveau de la peau circonvoisine (*bourgeons charnus luxuriants*). Dans la plupart des cas, on voit alors la formation de l'épiderme être empêchée, au moins pour quelque temps. Le liseré épidermique s'élève bien un peu sur le bord des bourgeons charnus hypertrophiés, mais il ne parvient

_____

(1) Rindfleisch (Lehrb. d. path. Gewebslehre, I, § 106. Leipzig, 1871) a remarqué que les granulations ainsi « irritables » sont très riches en fibres nerveuses.

pas à en recouvrir toute la surface. Si, à ce moment, l'anomalie cesse,
on voit les granulations se resserrer, s'aplatir et la couche épidermique s'avancer d'autant vers le centre; la cicatrisation finit par être
complète et la cicatrice parfaitement plane.

Quelquefois pourtant, notamment dans les cas où les granulations
ont eu le temps de se transformer en un tissu conjonctif solide avant le
développement complet de la couche épidermique, on voit persister des
cicatrices volumineuses, faisant une saillie notable au-dessus du niveau
de la peau environnante (*cicatrices hypertrophiques*).

Au point de vue anatomique, les cicatrices ne diffèrent pas des
cicatrices plates normales (1).

Il arrive aussi, dans certains cas très rares, que des cicatrices plates,
entièrement développées, se renflent après coup, s'élèvent au-dessus
du niveau de la peau, se transforment, en un mot, en cicatrices
hypertrophiques. Des lupus que j'avais cautérisés et qui avaient guéri
avec formation de cicatrices très belles, parfaitement plates, m'ont
offert, au bout d'un an, à mon grand étonnement, des cicatrices
saillantes, renflées, dures, de très mauvais aspect.

Toutefois il m'est impossible de dire, n'ayant pu faire à ce sujet
aucune observation microscopique, si ce renflement cicatriciel développé après coup dépendait d'une hypertrophie du tissu conjonctif, ou
bien d'une simple voussure de la partie superficielle de la cicatrice
consécutive au ratatinement dans les parties profondes, ou bien enfin
s'il était formé de la même manière qu'une kéloïde dans la cicatrice
(voy. le chapitre précédent).

Causes de la cicatrisation anormale. — Le retard anormal apporté à la
cicatrisation peut être expliqué dans un grand nombre de cas, si ce
n'est dans tous, par des causes satisfaisantes; on trouve plus rarement
la cause de la cicatrisation anormalement exagérée. Nous allons dire
quelques mots sur ce sujet, qui fait plus spécialement partie du
domaine de la chirurgie.

Les causes qui retardent la cicatrisation, de quelque manière que ce soit,
peuvent être divisées en causes *constitutionnelles* et en causes *locales*.

Les *premières* ont leur origine dans l'ensemble de l'organisme (anémie, cachexie, scrofulose, marasme, excitation fébrile ou pyrexie).

C'est ainsi que, chez les individus *anémiques*, mal nourris, on voit
très souvent les plaies ne marcher que lentement vers la guérison, soit

(1) Voy. page 259 de cet ouvrage, tom. II.

que les granulations soient atteintes d'une des anomalies précédemment mentionnées, soit que le développement de l'épiderme ne se fasse pas convenablement. Les plaies chez les personnes hydropiques, sont le plus souvent couvertes de bourgeons charnus imbibés de sérosité; chez les buveurs, chez les scorbutiques, les plaies sont atteintes fréquemment de troubles résultant d'hémorrhagies. De même on voit les plaies s'altérer presque constamment sous l'influence de la fièvre, alors même que cette fièvre est indépendante de la plaie, par conséquent qu'il n'y a imminence ni de gangrène ni d'érysipèle.

A mesure que l'anémie, le marasme, etc., s'améliorent, que la nutrition de l'organisme se fait mieux, que la fièvre disparaît, on voit en même temps la plaie marcher vers une guérison de plus en plus rapide.

Il est une *dyscrasie spéciale* qui ne se manifeste que par un retard apporté à la cicatrisation des plaies; ainsi, on voit assez souvent chez des individus bien nourris les plaies ne se cicatriser que difficilement, tandis que chez d'autres, affaiblis, d'une constitution chétive, on observe tout le contraire.

Quant à la syphilis constitutionnelle, elle n'exerce sur la guérison des plaies aucune influence directement préjudiciable : chez les syphilitiques bien nourris, les plaies guérissent aussi bien que chez d'autres personnes non syphilitiques et présentant le même état de nutrition; nous supposons, bien entendu, que la partie de peau lésée n'est pas en même temps le siège d'un infiltrat syphilitique (papule, gomme) destiné à la destruction purulente. Ce n'est que lorsque la syphilis a donné lieu à un marasme général, que la cicatrisation des plaies peut en recevoir une influence fâcheuse.

Les causes *locales* qui retardent la cicatrisation peuvent être ou organiques ou mécaniques.

Aux premières appartiennent les processus inflammatoires et suppuratifs dans le voisinage des plaies, la carie et la nécrose des os sousjacents. Aux secondes : coups, pression et frottement provenant des vêtements et du bandage, tiraillements, lésions occasionnées par le grattage, par des pansements faits d'une manière brutale, en général par un manque de soins dans le traitement de la plaie, application de topiques mal conservés (liquides, pommades, emplâtres), pouvant irriter ou même cautériser la plaie, etc., en un mot, une quantité innombrable de circonstances, que l'on doit éviter avec le plus grand soin.

On a beaucoup moins de facilité à trouver des causes capables d'expliquer le développement *excessif* des granulations et la production

des cicatrices hypertrophiques. Sans doute ces anomalies sont souvent
le résultat direct ou indirect d'un traitement défectueux. Mais il arrive
souvent qu'on ne peut les attribuer à autre chose qu'à une disposition
individuelle; on rencontre, en effet, certaines personnes chez lesquelles
toutes les plaies sont suivies de cicatrices hypertrophiques (1). Dans
aucun cas, pourtant, nous ne devrons chercher à cacher notre ignorance
à ce sujet, en attribuant l'anomalie, ainsi que l'ont fait quelques
auteurs, d'ailleurs recommandables, à un « régime défectueux, à deux
verres de bière de trop, aux fraîcheurs de la nuit » et autres lieux-
communs du même genre.

Phénomènes subjectifs. — Les sensations subjectives provoquées par
les granulations ou par la cicatrice arrivée à son entier développement
sont si peu prononcées qu'elles n'auraient besoin d'aucune mention
spéciale, si quelquefois, sous l'influence de certains états anormaux,
elles ne devenaient plus remarquables.

Ainsi, nous avons déjà dit précédemment que les granulations « à
l'état sain » possèdent un certain degré de sensibilité aux irritations
extérieures, par exemple, à l'égard de la pression, sans toutefois qu'elles
soient spontanément douloureuses.

Dans quelques cas les granulations sont très peu ou même pas du
tout sensibles à la pression (*granulations torpides*). Si la sensibilité
émoussée des bourgeons charnus constitue un signe défavorable de
leur vitalité, l'absence complète de sensibilité est presque constamment
un précurseur de leur mortification.

La *sensibilité exagérée* des granulations est fréquemment un signe de
leur marche anormale. Cette sensibilité excessive aux attouchements
les plus légers, aux pressions les plus douces, est quelquefois limitée à
quelques points isolés; elle peut alors, et même lorsqu'elle s'étend sur
toute la surface de la plaie, ne se montrer qu'au début de la cicatrisation et disparaître au bout de peu de jours. Dans d'autres cas, elle ne
cesse que lorsque les bourgeons charnus ainsi sensibles ont été détruits
spontanément ou artificiellement et ont fait place à une nouvelle génération de granulations. Dans les cas de ce genre, la sensibilité exagérée
des bourgeons charnus comporte donc un pronostic défavorable.

Au commencement et dans le cours de la cicatrisation des plaies
cutanées, il se manifeste quelquefois au pourtour de ces dernières une
sensation de *démangeaison*. On a de la tendance à attribuer à cette

____

(1) Voy. p. 273 de cet ouvrage, tom. II.

démangeaison une signification favorable, que pourtant elle ne mérite pas, les cicatrices de ce genre en voie de formation n'étant nullement à l'abri d'une rupture spontanée.

Les cicatrices entièrement formées ne sont point sensibles, à l'état normal. Sous l'influence de tiraillements ou de tout autre irritation mécanique, elles deviennent, en général, douloureuses.

Quelques personnes se plaignent d'éprouver de temps en temps dans leurs cicatrices des douleurs violentes, déchirantes, térébrantes, qui surviennent spontanément et s'irradient quelquefois vers la périphérie. Très souvent les malades font coïncider l'apparition de ces douleurs périodiques avec des changements de température réels ou seulement supposés ; on ne sait pas jusqu'à quel point cette coïncidence est exacte. On doit attribuer une signification fâcheuse à ces *douleurs névralgiques* qui prennent naissance, le plus souvent par accès, dans quelques cicatrices, qui y restent fixées ou s'étendent le long des branches nerveuses correspondantes, qui parfois centripètes, excitent le système nerveux central et provoquent soit des troubles généraux du sensorium, soit des accès d'éclampsie, de trismus, de tétanos, etc.

Traitement. — Quand la cicatrisation suit une marche normale, le traitement, quel qu'il soit, pourvu qu'il soit plutôt indifférent que trop actif, ne paraît pas exercer une influence sensible sur la rapidité de la guérison. La preuve en est dans cette foule de traitements opposés qu'on a successivement préconisés à diverses époques ; telles sont l'occlusion complète (1), l'exposition des plaies à l'air, l'irrigation continue, les

---

(1) Dans ces dernières années on a beaucoup employé avec succès un pansement *occlusif* et désinfectant avec l'acide phénique (d'après Lister) : Il consiste dans l'application sur la plaie de charpie imbibée d'acide phénique :

$$\left\{ \begin{array}{ll} \text{Acide phénique.} & \text{4 gram.} \\ \text{Huile d'olive.} & \text{24 gram.} \end{array} \right.$$

on recouvre ensuite la charpie d'une pâte phéniquée étendue sur du papier d'étain :

$$\left\{ \begin{array}{ll} \text{Acide phénique} & \text{15 gram.} \\ \text{Huile d'olive} & \text{90 gram.} \\ \text{Craie blanche pulvérisée.} & \text{q. s.} \end{array} \right.$$

pour faire une pâte molle.

L'acide phénique, absorbé par la plaie et éliminé par l'urine, donne quelquefois à ce liquide une coloration vert d'olive ou même noir de goudron (Voy. mon travail sur l'emploi à l'intérieur de l'acide phénique, etc., Arch. f. Derm. u. Syph. 1869, p. 222). Sous l'influence du pansement de Lister, les granulations ne prennent pas un bel aspect. Elles sont pâles, très souvent hydropiques et hypertrophiées.

pansements avec l'axonge, des pommades, de l'eau, avec ou sans
mélange de substances astringentes, de l'ouate, charpie, etc., etc. (1).

Dans les cas de cicatrisation anormale, au contraire, le traitement
peut être d'une très-grande importance. On doit avoir pour but soit de
rendre régulier le travail de cicatrisation, quand il est excessif ou
retardé, soit de modifier, d'aplanir les cicatrices hypertrophiques,
quand elles occasionnent des difformités ou qu'elles gènent les fonctions.

La chirurgie générale nous apprend quels sont les meilleurs moyens
pour arriver à ces résultats.

Les granulations torpides seront excitées à l'aide de pansements
légèrement irritants (baume d'Arceus, onguent basilicum, caustiques
légers, etc.). Dans les cas rebelles, on devra se décider à détruire toute
la surface de la plaie, jusqu'au tissu sain, à l'aide de caustiques énergiques (potasse caustique en substance, pâte de Vienne, crayon de
nitrate d'argent, pâte arsénicale, fer rouge, chlorure de zinc, etc.).

Quand les granulations sont gonflées outre mesure et ont de la tendance à la désagrégation, quand elles saignent facilement ou qu'elles
sont très douloureuses, il sera convenable de les détruire jusqu'à une
certaine profondeur à l'aide des agents ci-dessus mentionnés; elles
sont ensuite ordinairement remplacées par des bourgeons charnus
normaux.

On se trouvera encore très bien, pour modifier les granulations présentant les caractères que je viens de signaler, de l'usage de légères
cautérisations, qu'on aura soin de répéter à plusieurs reprises : poudre
d'alun, solution concentrée de nitrate d'argent (nitrate d'argent et eau
distillée, parties égales) crayon de nitrate d'argent, pommade cuivrée :

> (Acétate de cuivre . . . . . 0,10 centigr.
> (Baume d'Arcéus. . . . . . 4 gram.

(1) REMARQUE· — Quand à ce qui regarde spécialement l'influence de l'eau sur le
développement des granulations et la guérison des plaies, nous dirons que les expériences pratiquées par un grand nombre de chirurgiens sur l'irrigation continue et
les observations que nous avons eu l'occasion de faire et que nous faisons tous les
jours sur l'usage du *bain continu* démontrent que cette influence peut être considérée
comme *extrémement favorable*. Les plaies torpides, gangréneuses, de l'aspect le plus
mauvais, les plaies consécutives aux ulcérations syphilitiques, aux brûlures, au décubitus, etc., sont traitées par nous à l'aide des bains continus et elles guérissent sous cette
influence de la manière la plus régulière et dans un temps remarquablement court.
Nous devons particulièrement insister sur ces faits, parce qu'ils sont opposés à la
conclusion que le professeur Stricker avait tirée de ses recherches microscopiques, il y
a quelques années, et d'après laquelle les jeunes cellules des granulations périraient
en masse sous l'influence continue de l'eau.

pansements avec la potasse caustique :

> (Potasse caustique   . . . .   0,05 à 0,10 centigr.
> (Eau distillée .   . .   .   . . 30 gram.

Pommade au précipité rouge :

> (Précipité rouge . . . . . .   0.10 à 15 centigr.
> (Axonge . . .   . 4 gram.

Pommade au nitrate d'argent :

> (Nitrate d'argent.   .   . . 0,25 - 0,50 centigr. – 2 gram.
> (Axonge . .   .   . 30 gram.

Les *greffes épidermiques*, dont il a déjà été question (1), peuvent être considérées comme une acquisition précieuse pour le traitement des plaies torpides.

Cette méthode, qui est depuis longtemps connue, mais qui était restée jusqu'ici un objet de pure curiosité, est aujourd'hui entrée dans la pratique chirurgicale grâce aux expériences de Reverdin. Car, ainsi que je l'ai déjà montré précédemment, ce n'est pas seulement l'épithélium que l'on transplante, mais encore une épaisseur plus ou moins considérable du derme. Les chirurgiens du siècle dernier avaient déjà remarqué que de grands lambeaux de peau, détachés complétement et remis en place, pouvaient se souder de nouveau, au bout d'un certain temps. Ce fait a été mis a profit par Reverdin, qui a fait remarquer en même temps que des particules de peau très petites pouvaient, transportées sur des bourgeons charnus, s'y souder parfaitement (2).

La méthode de la transplantation se pratique de la manière suivante :

Après avoir débarrassé la plaie de son enduit gangréneux, diphthéritique ou hémorrhagique, et avoir mis parfaitement à nu les bourgeons charnus, on excise sur un endroit du corps du malade, par exemple sur la face interne du bras, un lambeau cutané de 14 à 18 millimètres de longueur sur 5 à 6 millimètres de largeur, et à une profondeur assez grande pour qu'il s'écoule un peu de sang. Le lambeau cutané excisé est alors découpé en 15 à 20 morceaux, qui sont ensuite appliqués sur la surface de la plaie à une distance l'un de l'autre de 6 à 8 millimètres. On excise

_____

(1) Voy. page 308.

(2) REMARQUE.— Czerny et Billroth ont même transplanté un morceau de muqueuse sur une plaie cutanée, et, chose remarquable, l'épithélium de la muqueuse se transforma en épithélium pavimenteux.

assez de lambeaux cutanés pour recouvrir de la sorte toute la surface de la plaie. Cette méthode est préférable à celle qui consiste à enlever toute la peau dont on a besoin sur un même point du corps ; par la première, en effet, on donne lieu à plusieurs pertes de substances très-petites qui guérissent facilement ; par la seconde, au contraire, la perte de substance est unique, étendue et suppure pendant longtemps.

La surface de la plaie ainsi greffée est ensuite recouverte d'un emplâtre agglutinatif destiné à empêcher les greffes de tomber. Ce n'est qu'au bout de 5 à 6 jours que cet emplâtre sera ôté ; après quoi, on appliquera le pansement de Lister sur la plaie, qu'on aura soin de nettoyer de temps à autre.

Huit à dix jours après la greffe, on remarque çà et là à la surface de la plaie un point blanc bleuâtre brillant, qui s'étend et devient plus net les jours suivants et qui, enfin, au bout de deux à trois semaines, présente l'aspect d'un îlot cicatriciel. Chacun de ces îlots cicatriciels grandit peu-à-peu jusqu'à atteindre 4 à 8 millimètres de diamètre. C'est ainsi que les diverses plaques finissent par se confondre et par former une cicatrice complète.

Il est toutefois une grande partie des lambeaux cutanés qui meurt sans se souder aux bourgeons charnus ; et quelquefois même l'opération est entièrement sans succès. Ce fait se présente surtout dans les cas où les bourgeons charnus sont anormaux.

On obtient des résultats bien meilleurs quand on greffe des lambeaux cutanés plus épais.

Là où la méthode de la transplantation est le mieux indiquée, c'est dans les plaies dont les bords sont calleux et ne se couvrent que difficilement d'un liseré épidermique centripète (anciens ulcères de la jambe). La transplantation ayant pour résultat de donner lieu à la formation d'îlots cicatriciels, de la périphérie desquels part un liseré épithélial, on rend ainsi possible la cicatrisation progressive de la plaie.

De quelle manière se développe ce processus intéressant ? C'est ce qu'on ne peut démontrer qu'en partie [1]. Il est certain que le morceau de derme transplanté se soude tout de suite avec les bourgeons charnus de la plaie. La meilleure preuve, c'est que de grands lambeaux, longs de plusieurs millimètres, se montrent, quelques jours après leur transplantation, intimement unis, en tout ou en partie, avec les bourgeons charnus. L'épithélium ancien n'est-il macéré qu'en partie, et les éléments

[1] Voyez les recherches relatives à ce sujet faites par Luigi Amabili et Alex. Jacenko, citat, p. 224.

restants en engendrent-ils de nouveaux (voyez le chapitre de l'anatomie)? ou bien tout l'ancien épithélium meurt-il, et sont-ce les granulations et la partie conjonctive et vasculaire du lambeau dermique transplanté qui donnent naissance à une nouvelle couche épithéliale? C'est ce qu'on n'a pu encore établir jusqu'à présent.

Dans les cas de développement *excessif* des bourgeons charnus, on devra s'efforcer de détruire les granulations exubérantes. On obtient ce résultat à l'aide de tous les agents que nous avons précédemment indiqués pour la destruction des bourgeons charnus anormaux, (torpides, hémorrhagiques, hydropiques).

Nous devons particulièrement rappeler que le médecin a sous sa main un moyen facile de prévenir le développement des cicatrices hypertrophiques; ce moyen consiste à toucher avec la pierre infernale ou avec une solution concentrée de nitrate d'argent les bourgeons charnus qui dépassent le niveau de la peau circonvoisine.

Dans les nombreuses cicatrisations que nous avons l'occasion d'observer, chaque année, à la suite de brûlures et de cautérisations chez des malades affectés de lupus, d'épithélioma, de syphilis, nous sommes presque toujours assez heureux pour obtenir, à l'aide de la méthode que je viens de mentionner, des cicatrices belles, plates, minces, mobiles.

Cette méthode permet non seulement d'obtenir des cicatrices normales, mais elle constitue encore un moyen précieux pour *empêcher deux replis cutanés bourgeonnants placés en contact de se souder l'un à l'autre.*

Ce fait se présente particulièrement à la suite de brûlures, de cautérisations par l'acide sulfurique etc., ayant leur siége dans certaines régions cutanées, par exemple, entre les doigts et les orteils, entre la face inférieure du pénis et le scrotum, entre les deux paupières, entre le lobule de l'oreille et la peau du sillon maxillaire. Dans tous ces points il se produit, à la suite de destructions profondes, un développement exubérant de bourgeons charnus, pouvant amener la soudure des surfaces cutanées placées en contact. Ces soudures, qui débutent surtout au sommet des espaces interdigitaux et aux angles des paupières, ne sont pas toujours de simples difformités; elles peuvent, par les troubles fonctionnels qu'elles produisent, porter atteinte à l'existence.

Dans ces cas, nous touchons, aussi souvent qu'il est nécessaire, quelquefois chaque jour, les bourgeons charnus de la plaie tant qu'ils dépassent, même d'une manière insignifiante, la surface cutanée périphérique ; et nous le faisons avec une intensité variable suivant les indications.

La cicatrisation s'opère très bien dans les replis cutanés sous l'influence de ce traitement, et, lorsqu'elle est complète, tout danger de réunion disparaît.

C'est par ce même moyen que nous cherchons à obtenir des cicatrices minces, souples, lisses, flexibles, sur les régions qui seraient gravement lésées dans leurs fonctions par un tissu cicatriciel épais, saillant, dur et très rétractile ; au cou, par exemple, où les cicatrices consécutives aux brûlures sont si souvent suivies de torticolis ; ou encore au niveau des plis articulaires, qui sont maintenus par la rétraction cicatricielle dans une flexion permanente.

On peut encore employer avec succès les bandages compressifs et les emplâtres pour réprimer les bourgeons exubérants et pour déprimer des granulations fongueuses ; ces bandages sont diversement appliqués dans les différents cas ; on les emploie *seuls* ou on les *associe* à d'autres topiques agissant directement sur la plaie.

Dans le premier cas on se sert d'emplâtres indifférents (emplâtre de savon, emplâtre de litharge etc.), qu'on applique de façon à comprimer convenablement la plaie ; on emploie encore de la charpie sèche ou trempée soit dans de l'eau, soit dans un liquide quelconque ; et on exerce sur ce pansement une compression suffisante au moyen d'un bandage ou d'un emplâtre appropriés.

Dans le second cas, on choisit pour exercer cette compression un emplâtre spécial, irritant ou caustique, suivant l'indication (emplâtre de diachylon composé, emplâtre de Vigo, emplâtre diabotanum, emplâtre de safran etc.) ; ou bien on applique un bandage compressif après avoir placé sur la plaie un pansement également irritant ou caustique, selon les circonstances.

Il faut, du reste, reconnaître que les emplâtres ont encore cet autre avantage important de préserver, par occlusion, la plaie du contact de l'air ; en entretenant une humidité constante sur la plaie, ils empêchent les liquides de se dessécher et préviennent la formation de croûtes qui retardent toujours la cicatrisation. Mais, en revanche, ils ont l'inconvénient de retenir le pus, d'où résulte une irritation constante qui peut détruire les bourgeons charnus, agrandir la plaie et retarder ainsi la guérison.

En surveillant avec soin les bourgeons charnus, en faisant un choix raisonné des divers moyens indiqués, il sera toujours possible d'avoir des granulations normalement développées et d'obtenir ainsi de belles cicatrices.

Il nous arrive assez souvent d'être appelés à diminuer ou à faire disparaître les difformités et les troubles fonctionnels résultant de cicatrices hypertrophiques, épaisses, rigides, telles que celles qui succèdent à des cautérisations (acide sulfurique), à des brûlures, à des extirpations, etc.

Ce problème n'est pas facile à résoudre ; le succès est si peu fréquent, dans les cas de ce genre, qu'un médecin prudent, loin d'encourager les espérances du malade, devra, au contraire, lui faire entrevoir un résultat très peu favorable.

Quelquefois pourtant on réussit, par un traitement approprié, à améliorer notablement l'état des cicatrices.

D'une manière générale, on ne doit que rarement céder aux désirs des malades qui insistent pour qu'on les débarasse de cicatrices hyper-trophiques. Il faut avant tout les prévenir qu'après l'excision de leur cicatrice hypertrophique, il s'en produira une autre plus volumineuse encore ; car la perte de substance qui résultera de l'excision sera toujours plus étendue que ne l'était la cicatrice primitive. Or, dans un grand nombre de cas, une cicatrice étendue en surface présente plus d'inconvénients qu'une cicatrice hypertrophiée. D'ailleurs, il n'est pas toujours facile de s'opposer à la production de cette hypertrophie. D'abord, ainsi que je l'ai déja dit, il est des cicatrices qui s'hypertro-phient après coup, alors que leur développement est depuis longtemps achevé. En second lieu, comme je l'ai déjà montré dans le chapitre précédent, l'observation clinique ne nous permet pas de décider si ce qu'on considère comme une cicatrice hypertrophique n'est pas une kéloïde cicatricielle. Or, on sait que cette dernière récidive régu-lièrement.

A ce point de vue, il est donc très rare d'obtenir la guérison, et encore plus rare de satisfaire le malade. Dans quelques cas, l'excision d'une cicatrice hypertrophique, difforme, avec autoplastie simultanée ou consécutive, peut avoir des résultats favorables (1).

(1) Depuis longtemps M. Ollier emploie des greffes (*greffes auto-plastiques*) larges, épaisses, comprenant toute l'épaisseur de la peau, moins le tissu cellulo-graisseux, et offrant une superficie de deux, trois, quatre centimètres carrés. Toutefois, comme il pourrait y avoir des inconvénients à prendre, sur le même sujet, plusieurs lam-beaux présentant de pareilles dimensions, M. Ollier a recours au procédé suivant : Après une amputation pour traumatisme il taille dans le membre retranché le nombre de lambeaux nécessaires et les applique à la façon de Reverdin. Il peut de cette manière recouvrir une large plaie et déterminer ainsi une cicatrisation rapide. Le grand avantage de cette méthode, c'est qu'il ne se forme plus un tissu cicatriciel, dur, inextensible, sujet à s'excorier, etc., mais bien une peau souple, extensible et présen-tant les meilleures conditions de résistance. Cette pratique, il est vrai, ne peut être

L'usage persévérant de certains moyens plus doux, permet d'obvier à quelques inconvénients des cicatrices.

A l'aide de bains employés pendant longtemps, plusieurs heures tous les jours, on peut rendre les cicatrices plus molles, plus mobiles. Il est indifférent de mettre en usage des bains artificiels ou des bains chauds naturels (eaux thermales indifférentes ou sulfureuses). La durée quotidienne et le nombre total des bains ont une certaine importance.

Les cicatrices perdent de leur rigidité quand on provoque de temps en temps chez elles de légères inflammations. On dirait que ces inflammations ont pour résultat de disposer à la désagrégation les cellules abondamment répandues dans le jeune tissu cicatriciel, peut-être même une partie du jeune tissu conjonctif traversé par ces cellules; il est même possible que ces inflammations donnent lieu à une production momentanée de nouveaux vaisseaux sanguins et lympathiques, qui rendent plus facile la résorption des éléments cicatriciels.

De la même manière, ou par des procédés analogues, on provoquera la désagrégation et la résorption d'autres formations granuleuses morbides de date récente (nodosités de lupus, papules syphilitiques.

Pour déterminer ces processus de réaction, on peut mettre en usage la glycérine iodée, les emplâtres hydrargyriques, de légères cautérisations avec une solution de nitrate d'argent, etc.

Le plus souvent nous employons, dans ce but, des badigeonnages avec la glycérine iodée.

<table>
<tr><td>(Iode . . . . . —,</td><td>(ââ 4 gram</td></tr>
<tr><td>> Iodure de potasium . . . .</td><td>< </td></tr>
<tr><td>(Glycérine . . . .</td><td>8 gram.</td></tr>
</table>

On frictionnera énergiquement, à l'aide d'un fort pinceau imbibé de cette solution, la partie cicatricielle, qui immédiatement après, sera

mise en œuvre que dans un service de grand hôpital. Dans la clientèle privée, il serait possible que cette méthode ne fut pas acceptée, mais alors dans le cas où l'on aurait besoin d'un ou deux lambeaux semblables, on pourrait prendre la peau nécessaire sur le sujet lui-même.

Pour remédier à la douleur, M. Ollier anesthésie la partie soit au moyen du pulvérisateur de Richardson, soit à l'aide du mélange de sel marin et de glace. Quant aux craintes de ne pas voir de semblables lambeaux se greffer, elles sont purement imaginaires. En effet, le même chirurgien a expérimenté, au préalable, avec des lambeaux pris sur des membres amputés, lambeaux qu'il avait mis en contact plus ou moins longtemps avec le mélange de sel marin et de glace ; et de même il a attendu, pour faire la greffe, depuis quelques minutes jusqu'à une heure et même davantage. Inutile de dire qu'il a pleinement réussi. Mais cependant on doit toujours, autant que possible, éviter un refroidissement et une perte de temps trop considérables

A D.

recouverte avec une feuille de gutta-percha. Une sensation de brûlure persistant pendant deux ou trois heures est le résultat habituel de cette opération. Si, au bout de ce temps, la sensation de brûlure est devenue très intense, on pourra alors ôter la gutta-percha. Ces badigeonnages seront pratiqués deux fois par jour, pendant 5 ou 6 jours, par conséquent, en tout, de 6 à 12 fois; on aura soin de les interrompre aussitôt que la cicatrice et la peau environnante seront rougies, enflées, chaudes et douloureuses. Quelques jours après, la croûte brunâtre qui s'était formée se détache, et la cicatrice apparaît alors rose, brillante, mais lisse et molle. Une lamelle épidermique mince et ridée, persiste pendant quelques jours jusqu'à ce qu'une couche épidermique blanche, plus épaisse, régulièrement adhérente, se soit entièrement développée.

En renouvelant à plusieurs reprises ces badigeonnages iodées et en provoquant ainsi chaque fois un processus inflammatoire dans la cicatrice, on finira par voir cette dernière devenir plus molle et plus blanche, par suite de l'oblitération d'un grand nombre de ces vaisseaux.

On peut obtenir le même résultat de l'application d'emplâtres hydrargyriques, de cautérisations avec une solution de nitrate d'argent, de l'application méthodique de pâtes sulfureuses, etc...

Les tumeurs cicatricielles dont la saillie est très considérable, ne peuvent pas être aplanies par le procédé que je viens d'indiquer. Le mieux est, dans ces cas, d'exciser la tumeur au moyen de ciseaux ou d'un scalpel. On touche ensuite la surface saignante avec un crayon de nitrate d'argent, et l'on répète cette opération, durant le cours de la guérison, tant que les granulations ont de la tendance à s'élever au-dessus du niveau de la peau environnante. On finit ainsi par obtenir, en général, une cicatrice plate.

On trouve quelquefois sur certaines cicatrices quelques vaisseaux variqueux, à disposition très sinueuse, qui tranchent sur le reste de la cicatrice parfaitement blanche. On les détruit en pratiquant suivant leur longueur une étroite incision; puis les endroits saignants sont touchés avec la pierre infernale ou recouverts avec de la charpie imbibée d'une solution étendue de perchlorure de fer. Les vaisseaux ne tardent pas à s'oblitérer.

Malgré les succès avantageux que peuvent donner les procédés ci-dessus indiqués et d'autres semblables pour obvier aux inconvénients qui résultent de certaines cicatrices, il ne faut pourtant pas trop compter sur eux, et ne pas croire notamment qu'ils doivent dispenser le médecin et le malade de cette patience qui fait espérer du temps une amélioration progressive. Après des mois et des années, la plupart des cicatrices perdent, en effet, beaucoup de leur rigidité et de leur rougeur.

Les *douleurs névralgiques*, dont j'ai dit précédemment que les cicatrices devenaient parfois l'origine, peuvent, dans quelques cas, être calmées ou entièrement dissipées par l'usage local ou interne des opiacés (injection sous-cutanée de morphine, emplâtre de mélilot, emplâtre de savon, emplâtre de ciguë etc., avec ou sans addition de poudre d'opium, d'extrait d'opium et de belladone, de jusquiame etc., administration des opiacés, de l'hydrate de chloral etc.).

Quelquefois pourtant tout cet appareil curatif mis en œuvre suivant les méthodes les plus diverses, est entièrement inefficace. Ainsi l'on voit les irritations cutanées de toute espèce provoquées au moyen du collodion, de la teinture d'iode, de la glycérine iodée, des vésicatoires fixes et volants, des huiles éthérées, rester absolument sans effet ou donner lieu à une nouvelle inflammation douloureuse de la peau. L'usage des bains, des eaux thermales de toute sorte, de l'hydrothérapie, ne produisent le plus souvent aucun résultat avantageux ; il en est de même de l'emploi de l'électricité, qui pourtant, dans un très petit nombre de cas, a paru amener une certaine amélioration. L'administration à l'intérieur de l'arsenic (solut. de Fowler), de la strychnine, de l'aconitine, etc., est plutôt mise en usage dans un but purement moral, pour faire quelque chose, que dans l'espoir d'obtenir un résultat favorable. Dans quelques cas, pourtant, nous avons retiré de l'emploi à l'intérieur de la solution de Fowler, à doses progressives, des effets réellement remarquables.

Si, malgré tous ces médicaments, les douleurs névralgiques persistent depuis longtemps et sont devenues un vrai tourment pour les malades, on devra se décider à avoir recours à des moyens plutôt rationnels que basés sur l'empirisme, c'est à dire à :

L'excision des cicatrices douloureuses ou des cicatrices qui, non douloureuses par elles-mêmes, peuvent être considérées comme la cause des névralgies ; en second lieu, à la résection des branches nerveuses correspondantes, pourvu qu'elles ne soient qu'en petit nombre et d'une importance tout-à-fait secondaire. Ces deux moyens dissipent d'ordinaire les douleurs momentanément, et quelquefois d'une manière définitive (1).

______

(1) A ce propos nous rappellerons que les sections nerveuses incomplètes sont parfaitement inutiles et que, si l'on n'est pas certain d'atteindre les différentes branches nerveuses qui se rendent à la partie, il est préférable de ne pas faire supporter au malade les chances d'une opération qui, bien que peu grave par elle-même, a cepen-

Enfin, il ne faut pas oublier que ces douleurs névralgiques peuvent aussi se calmer spontanément, pour ne plus revenir ou pour reparaître peu de temps après. On est assez souvent porté à attribuer ce succès à quelque moyen thérapeutique qui était employé à ce même moment, tandis qu'il doit, en réalité, être mis sur le compte du temps et de modifications anatomiques qui se sont accomplies spontanément dans le tissu atteint.

dant ses inconvénients. On sait, en effet, depuis les recherches de MM. Arloing et Léon Tripier, que, tant qu'une branche nerveuse met en relation un point quelconque des membres, soit directement, soit indirectement avec les centres, la transmission des impressions, et, dans le cas qui nous occupe, des douleurs, pourra toujours avoir lieu (anastomoses directes ou indirectes, fibres récurrentes, réseau nerveux cutané). On ne devra donc entreprendre la névrotomie que lorsque l'on sera certain de couper toutes les branches reliant directement ou indirectement la région malade avec les centres.

L'opération qui remplirait le mieux ces indications est, sans contredit, la section complète des troncs nerveux, à la racine d'un membre, par exemple, s'il s'agit de cicatrices existant sur ces parties. Mais cette opération est grave, elle privera les malades pendant deux ou trois mois — temps nécessaire à la régénération — de l'usage de leur membre. — Cependant, comme il est des circonstances dans lesquelles, vu la profondeur et l'étendue des cicatrices, leurs rapports avec des vaisseaux ou des organes importants, des échecs antérieurs (ablation de cicatrices), l'âge des malades, etc., il importe pourtant de soulager les patients, on sera autorisé à faire de pareilles sections. En ce qui concerne les sections moins graves des branches ayant des connexions avec la partie qui est le siége d'une cicatrice, on ne saurait trop répéter qu'il vaut mieux ne rien tenter que d'agir d'une façon incomplète.

Le phénomène *douleur* sur lequel on se guide pour faire la section de telle ou telle branche à l'exclusion des autres, n'est pas suffisant pour légitimer la section d'une seule branche, attendu que, comme l'expérience l'a démontré, les douleurs changent souvent alors de direction. Au surplus, et c'est la règle dans les cas qui nous occupent, les douleurs n'ont jamais un siége de prédilection. (Pour plus de détails, voir in *Archives de physiologie normale et pathologique*, publiées par MM. Brown Sequard, Charcot, Vulpian : *Recherches sur la sensibilité des téguments et des nerfs de la main*, par MM. Arloing et Léon Tripier. Paris, 1869). A. D.

MOLLUSCUM FIBREUX.

Molluscum pendulum. Molluscum simple. Molluscum non contagiosum. (Willan-Bateman), Ecphyma mollusciforme. Molluscum areolo-fibrosum (Wilson). Fibroma, molluscum (Virchow). Molluscum albuminosum (Thomson).

Historique. — La première communication positive sur cette néoplasie a été faite par Ludwig et Tilesius. Dans une monographie intitulée : « *Historia pathologica singularis cutis turpitudinis Jo. Godofredi, Rheinhardi (de Mühlberg) viri L. annorum, præfatus est Dr Chr. Fridericus Ludwig, Leipzig 1795, en allemand et en latin,* » nous trouvons trois figures dessinées par Tilesius et représentant le malade qui est désigné dans le titre sous le nom de *Rheinhard.* Son corps était couvert de tumeurs nombreuses, plus ou moins grosses, d'une coloration normale ou rouge, sèches ou humides en certains points. A la page 6 de la préface, composée par Ludwig, il est dit au sujet de ces tumeurs : *verum enim Rheinhardi visu fœdem corpus tectum est verrucis* MOLLIBUS, *sive* MOLLUSCIS, *et madidis sive myrmeciis.*

Bien que Ludwig se soit servi de cette expression de *verrucis myrmeciis,* expression employée par Galien pour désigner des espèces de verrues molles, charnues, glandulaires, humides, néanmoins la description donnée par Ludwig, mais surtout les figures dessinées par Tilesius nous permettent de conclure que par ces mots de *verrucis myrmeciis* Ludwig n'entendait pas des verrues ordinaires, mais bien des tumeurs particulières, jamais décrites avant lui.

Par contre, on ne peut pas douter que Plenck (1), n'ait décrit sous le nom de *verruca carnea seu mollusca* des excroissances congénitales verruqueuses.

L'expression de *molluscum* a été employée pour la première fois par Bateman, qui l'appliquait à deux affections différentes :

Premièrement, aux tumeurs cutanées que Tilesius a représentées dans la pl. LX, fig. 1, de son atlas et qu'il désignait sous le nom de *molluscum pendulum* (2).

En second lieu, aux tumeurs semblables à des verrues, qu'il figure dans la pl. LXI et qu'il appelle *molluscum contagiosum* (3).

Willan n'a connu que la première forme, et la planche dont il vient d'être question paraît avoir été fournie par lui (« *This drawing was*

(1) Doctr. de morb. cutan. Viennæ, 1873, p. 97.
(2) Delineations of cutaneous diseases, London, 1817.
(3) Dans le texte relatif à la planche LX, le molluscum pendulum est rapporté à la fig. 3, tandis qu'il paraît représenté, dans la table, par la fig. 1.

procured by Dr Willan, from a case which occurred under his own obser- *vation* ») tandis que Bateman n'avait pas vu le cas en question. Par contre, Willan n'a pas connu la deuxième forme (« *This singular eruption has not been noticed by Dr Willan and was unknown by myself till after the publication of two editions of my synopsis* »); mais cette dernière n'a été vue par Bateman lui-même que plus tard. Bateman a évidemment considéré ces deux affections comme très rapprochées l'une de l'autre. C'est pour cela qu'il leur a donné à toutes deux le nom de molluscum.

Il soutient bien, il est vrai, que la variété décrite sous le nom de molluscum contagiosum se distingue du molluscum pendulum de Willan par deux caractères : 1° par sa contagiosité ; 2° par son contenu liquide laiteux (*milky fluid*) que la pression fait sourdre d'un orifice à peine appréciable situé au sommet de la plupart des plus grosses nodosités.

Toutefois cette dénomination semblable donnée par Bateman à deux affections si essentiellement différentes fut la cause de la confusion établie chez les auteurs qui vinrent après lui ; et cette confusion fut d'autant plus facile que Bateman lui-même ne distingua pas rigoureusement ces deux variétés et les désigna collectivement sous le nom commun de molluscum (1).

Les observations de Carswell et Thomson (2), qui parurent les années suivantes, les traités de dermatologie de Biett, de Cazenave et Schedel, viennent attester encore que Bateman avait observé tantôt une forme de molluscum, tantôt l'autre, sans les distinguer parfaitement. Alibert (3), en désignant sous le nom de mycosis fungoïde des tumeurs molluscoïdes de la face, Rayer, en appelant molluscum des affections cancéreuses et en donnant le nom d'*élevures folliculeuses* au molluscum contagiosum, n'ont pas peu contribué à augmenter encore la confusion.

C'est pour cela que le travail de Jakobowics (4), qui parut en 1840, mérite encore d'être cité malgré sa faible valeur intrinsèque. Dans ce mémoire, en effet, il a jeté quelques lumières sur le sujet en distinguant les deux variétés de molluscum.

Mais, en revanche, il a obscurci la question parce qu'au lieu d'admettre, comme Bateman, deux espèces de molluscum, (1° *Tubercula*

(1) Voy. Prakt. Darstellung der Hautkr. nach Willans, system. v. Thom. Bateman, Deutsch von Abr. Hanemann. Halle, 1815, pag. 395 et idem, Deutsch von Blasius. Leipzig, 1841, p. 358.
(2) Hale Thomson (molluscum albuminosum). Lancet, vol. II, 1841.
(3) Atlas, planche 36.
(4) Du molluscum, recherches critiques. Paris. 1840 (avec 4 pl. coloriées).

fungosa, molluscum fungosum, correspondant à la variété de Ludwig, ou au molluscum pendulum de Willan-Bateman ; 2° *Tubercula atheromatosa*, molluscum atheromatosum ou contagiosum de Bateman) ; il créa une troisième variété (3° *Tubercula variegata*, tubercules bigarrés). Ce nom donné à des affections que nous avons déjà citées (planche II) et qui correspond à d'autres maladies connues, telles que le milium et diverses verrues, ce nom, dis-je, ne doit pas nous occuper.

Comme on le voit, la confusion apportée par Bateman, qui donnait le même nom à des affections essentiellement différentes, a été débrouillée par J. Jakobowics ; mais il a obscurci le sujet en admettant trois variétés de molluscum. Son travail, qui avait pris toute l'importance d'une monographie, a toujours servi de base aux travaux des auteurs qui vinrent plus tard (Behrend [1], Simon [2], etc.); aussi ces derniers confondirent-ils sous le terme de molluscum les dégénérescences des glandes sébacées et de leurs conduits excréteurs (*athérome, sebumwarzen*), certaines formes de verrues, certains nævi materni, nævus mollusciformis, verruca carnosa, acrochordon, acrothymion, nævus lipomatodes etc., et ainsi ils embrouillèrent la question. Il en fut de même de Hale Thomson qui créa un nom nouveau (molluscum albuminosum, Lancet, vol. II, 1844).

Les observations présentées plus ou moins justement comme des cas de molluscum contagiosum par Carswell et Thomson [3], Henderson et Paterson, etc., l'ignorance de Biett, Cazenave et Schedel [4] sur cette question, montrent combien était encore obscure la question du molluscum. Alibert et Rayer ainsi que le Dr Turnbull [5] donnaient le nom de molluscum à des affections vraisemblablement cancéreuses ; Er. Wilson appelait molluscum simplex tantôt le molluscum contagiosum [6], tantôt le molluscum fibrosum [7] ; le prof. Engel a d'autre part décrit sous le nom de molluscum du nez [8] une affection qui pour nous est plutôt une acné rosacea.

---

(1) Ikonographische Darstellung der Hautkrankheiten. Leipzig, 1839, p. 64, pl. XIX et p. 82, pl XXVIII.

(2) Die Hautkrankheiten. Berlin, 1851, p. 233 et pl. V, fig. 2 et 3.

(3) Edinb. med. and surg. Journ. Vol. LVI, pag. 82.

(4) Abrégé pratique des malad. de la peau. Paris, 1847, pag. 136.

(5) Edinb. med. and surg. Journ. vol. LVI, p. 463.

(6) Portraits of diseases of the skin. 1855, plate 38.

(7) Diseases of the skin, 1867, 6[the] edit., pag. 782 et 369.

(8) Untersuchungen eines Falles von Molluscum, Wiener med. Wochenschrift, 1865, n[r] 82. Dans un repli cutané appendu au nez en forme de sac, Engel trouva des glandes dilatées et formant des cavités kystiques.

Rokitansky [1], par ses études histologiques du molluscum simplex, s'est affranchi de l'usage de son temps et même de notre époque et n'a tenu aucun compte des variétés décrites sous le nom de molluscum.

L'aperçu critique, quoique bien restreint, que Virchow a fait de l'histoire du molluscum [2], a contribué beaucoup à séparer du molluscum fibrosum des affections qu'on avait décrites sous le même nom.

Et ceci est d'autant plus remarquable que Förster, en 1858, en se basant exclusivement sur les rapports anatomiques et sans tenir compte de la clinique, n'a pu, malgré des études histologiques d'une grande valeur, que donner une classification tout-à-fait artificielle des affections diverses décrites sous le terme de molluscum [3].

C'est cette division qu'Hebra a admise, soit pour le texte, soit pour les dessins, dans son atlas des maladies de la peau [4].

Symptômes. — Le *molluscum fibrosum* se présente sous forme de tumeurs le plus souvent nettement limitées, pédiculées ou adhérentes par tous les points de leur surface, recouvertes par une peau normale; leur consistance, homogène, est tantôt molle, pâteuse, tantôt plus compacte.

Leur *grosseur* et leur *forme* sont très variables. Quelques-unes représentent des saillies à peine appréciables, ou de la grosseur d'un pois, d'un haricot; leur partie la plus volumineuse, située dans le derme ou dans le tissu cellulaire sous-cutané, ne peut être perçue que par la palpation à l'aide du doigt. D'autres constituent des tumeurs de la

---

(1) Path. Anatomie, 1856, vol. 2 p. 68.

(2) Archiv, vol. 33, pag. 144 et Geschwülste vol. I. Titelbild und Text, pag. 326. Berlin, 1863.

(3) Wien med. Wochenschrift, 1858, Nᵣ 8 et 9. « Ueber die weichen Warzen und molluskenartigen Geschwülste der Haut. » A la fin de son travail, Förster donne le schema suivant de sa division des tumeurs molluscoïdes :

    I. Hypertrophie.

        1. Tumeurs des replis cutanés (peau seule).

        a) 2. Verrues molles.

        b)3. Polypes du tissu cellulaire.

    II. Néoplasie.

      A. Diffuse.

        4. Tissu conjonctif aréolaire.

        5. Tissu conjonctif compacte.

      B. Circonscrite.

        6. Fibrôme ⎱

                  ⎰ Fibroïde.

        7. Myôme ⎰

        8. Sarcôme.

        9. Lipôme.

(4) Livr. VII, pl. 11.

grosseur d'une noix et du poing. Il en est dont le volume atteint celui d'une tête d'enfant et peut même aller au-delà; ces dernières font une saillie prononcée au-dessus de la peau, qu'elles ont distendue, et représente des prolongements pédiculés ayant la forme d'une poire, d'une massue ou d'une bourse. Telles sont les formes qu'affectent les plus grosses de ces tumeurs; on les observe sur toutes les régions du corps et elles peuvent atteindre le poids de plusieurs livres (1).

La peau qui recouvre les plus petites de ces tumeurs est, en général, normale; celle enveloppant les tumeurs plus volumineuses est, au niveau du point le plus saillant, amincie, brillante, colorée en rouge rosé ou violacée par le fait des vaisseaux. Les follicules pileux et les glandes sébacées sont à l'état normal; mais, sur les tumeurs les plus volumineuses, ils peuvent avoir subi certaines modifications. Ainsi, les poils tombent en grande partie. Les orifices des glandes sébacées sont le plus souvent dilatés, remplis de sebum, qu'on peut faire sortir par la pression sous forme de comédons. *Mais aucun conduit excréteur, aucun canal ne pénètre dans l'intérieur de la masse du molluscum.*

Dans la peau qui recouvre quelques tumeurs, notamment les tumeurs volumineuses qui siègent sur le crâne, les cheveux ont entièrement disparu; les follicules pileux sont détruits, et la peau apparaît lisse, brillante, atrophiée.

La *consistance* du molluscum est très variable. Quelques tumeurs molluscoïdes, notamment les plus petites, ont une consistance pâteuse, homogène; d'autres, particulièrement les plus grosses, sont un peu plus compactes, et les plus volumineuses présentent une consistance différente dans leurs diverses parties; on les trouve quelquefois divisées en plusieurs lobes, parmi lesquels les uns sont mous, gélatineux, d'autres, plus compactes et plus résistants.

Parmi les plus petites de ces tumeurs il en est qui sont si molles, qu'elles peuvent être aplaties entre les doigts; il semble qu'on comprime une poche cutanée, ne contenant rien dans son intérieur. En palpant plus exactement, on reconnaît pourtant qu'entre les replis cutanés vides en apparence il se trouve une masse de tissu que le doigt peut poursuivre dans la profondeur, vers le tissu cellulaire sous-cutané; cette masse de tissu se prolonge, en effet, dans cette direction.

(1) Dans le cas cité par Virchow (l. c.) un molluscum extirpé par le Dr Heyland pesait 32 1/2 livres.

Relativement à leur *nombre*, il arrive quelquefois qu'on ne trouve qu'une ou que quelques-unes de ces tumeurs ; leur siége ordinaire est le dos. Il n'est pas rare pourtant de les voir se multiplier et se développer sur toute la surface du corps. Ce sont là les cas les plus frappants et les plus instructifs, car ils permettent d'étudier, chez le même individu, les différents degrés de développement, les formes et le volume variables du molluscum. Ce sont les faits de ce genre qui, dans les publications de Ludwig-Tilesius et d'autres observateurs, sont décrits comme exemples de généralisation du molluscum (1).

Le *siége* le plus fréquent, aussi bien pour le molluscum isolé que pour les cas ou il est multiple, est la partie supérieure du corps, le tronc et la région de la tête. Il est fréquent de voir ces tumeurs, fixées sur le front, sur la partie latérale du crâne, sur les joues, pendre au devant des yeux, qu'elles recouvrent en tout ou en partie, ou encore sur les côtés du cou, sous forme d'excroissances cutanées semblables à des bourses. La disposition de ces tumeurs, comparable à une sorte de crinière, rappelle assez bien le *facies leontina* des anciens, bien plutôt que les excroissances épaisses, mais non volumineuses, qui, dans la lèpre, recouvrent les sourcils et auxquelles plusieurs auteurs, Virchow entre autres, ont voulu les comparer. On les rencontre aussi sur les extrémités supérieures, sur les grandes et les petites lèvres des parties génitales de la femme, sur le scrotum, plus rarement aux extrémités inférieures.

On les a observées aussi, dans certains cas rares, sur la muqueuse des joues et du palais; elles avaient alors leur origine dans le tissu sous-muqueux.

Développement, marche. — Jusqu'ici il n'a pas été possible de faire des observations longtemps continuées sur le développement et la marche du molluscum, et cela par la raison bien simple que les malades, voyant leur affection stationnaire, ne restent, en général, qu'un temps très court sous les yeux du même médecin. Néanmoins on a pu avoir quelques données sur le développement et la marche du molluscum, en comparant les tumeurs de grosseur, de forme, de coloration, de consistance variables, qui existent simultanément chez le même individu et en étudiant ainsi les nombreux symptômes qu'elles présentent dans les diverses périodes de leur évolution.

(1) V. Virchow Geschw. Tom. 1 Titelbild; Pick med. Wochenschrift. Jhrg. 1865. 49; Izett Anderson Journal of cutaneous diseases 1867, vol. 1, pag. 69 mit Bild; Wilson Ibid. 1869 vol. III; Hebra, Atlas liv. VII, pl. 11; etc.

Des indications précieuses nous ont été également fournies par les études anatomiques qu'on a faites sur le molluscum, et dont il sera question ultérieurement.

La plupart de ces tumeurs se manifestent dès la première enfance; mais il est probable que, dans la suite, il s'en forme de nouvelles. Il n'est pourtant pas impossible que ces dernières aient eu également leur origine pendant l'enfance et qu'elles aient pris dans la suite un plus complet développement.

Au début, ce sont des nodosités modérément dures, immobiles, situées dans le tissu cellulaire sous-cutané, du volume d'une lentille jusqu'à celui d'un haricot, non encore appréciables à la vue mais pouvant être parfaitement perçues par le toucher. A mesure qu'elles augmentent d'étendue, elles s'avancent vers la surface et finissent par soulever la peau. C'est ainsi qu'elles deviennent de véritables tumeurs variables par leur volume et leur forme, les unes n'arrivant qu'à un faible développement, les autres s'accroissant jusqu'à peser plusieurs livres.

Leur développement présente encore d'autres différences relatives à la forme histologique du tissu conjonctif qui entre dans leur composition; chez les unes, particulièrement les plus petites, cette masse conjonctive persiste sous l'aspect d'un tissu jeune, gélatineux; chez les autres, surtout dans les plus anciennes et les plus volumineuses, cette masse conjonctive se transforme en un tissu fibreux, compacte (voy. anatomie).

Il paraît, en outre, que le molluscum est susceptible de subir un travail régressif jusqu'à un certain degré et dans un sens déterminé. La chose n'est pourtant possible que pour les nodosités constituées par un tissu conjonctif encore jeune. La masse de tissu enfermée dans le repli cutané soulevé en forme de sac peut se ratatiner à un point tel que la poche apparaît comme un appendice cutané presque entièrement vide (sans contenu). Quand on comprime cet appendice entre les doigts, c'est à peine si l'on sent dans son intérieur une masse de tissu, tandis que la pulpe du doigt appliquée à la base de cet appendice cutané, c'est-à-dire dans la profondeur du tissu conjonctif sous-cutané, perçoit facilement la présence d'une nodosité plus compacte. Cette circonstance n'est pas sans importance pour juger du point de départ du molluscum (1).

(1) Förster pense (l. c.) qu'il ne se trouve point de noyau central dans les replis cutanés dont il s'agit ici (tumeurs de replis cutanés, Förster); d'après lui, la masse conjonctive est formée par une « couche mince du tissu cellulo-graisseux «, et ce n'est que lorsqu'on a divisé cette couche qu'on peut séparer l'un de l'autre les deux replis adossés de la peau. D'après Rokitansky et Virchow, la masse du molluscum tire

Les autres modifications que le molluscum peut subir, proviennent plutôt de causes mécaniques que de conditions nosologiques ou histologiques.

D'abord, l'enveloppe cutanée du molluscum éprouvera, sous l'influence d'une distension exagérée, les mêmes modifications qui se présentent sur toute tumeur distendue outre mesure. Elle deviendra rouge, brillante, marbrée, elle s'excoriera, donnera issue à de la sérosité ou bien l'épiderme se détachera sous forme d'écailles. Dans d'autres cas, enfin, elle pourra se gangréner au niveau de son point le plus culminant et devenir ainsi le siége d'une ulcération.

Si la tumeur, à cause de son poids considérable, exerce sur les vaisseaux sanguins situés dans son pédicule un tiraillement tel que la circulation soit gênée ou interrompue complétement, elle pourra alors être envahie tout entière par la gangrène.

Des modifications semblables peuvent être produites par la pression mécanique des vêtements, par des bandages, des fardeaux, des frottements, des coups, etc.

Ainsi que je l'ai dit, toutes ces modifications ont leur point de départ tout d'abord dans les circonstances mécaniques auxquelles le molluscum peut être exposé.

Pourtant, malgré ces influences, les tumeurs molluscoïdes, arrivées à un certain degré de développement, peuvent persister dans le même état, sans modifications appréciables, jusqu'à la fin de la vie.

Phénomènes subjectifs. — Ces tumeurs ne donnent lieu par elles-mêmes à aucune douleur locale ni au moment de leur naissance, ni dans le cours ¡de leur développement, ni quand elles sont arrivées à leur période stationnaire; elles ne paraissent pas non plus occasionner de douleur, ni exercer d'influence fâcheuse sur l'état général des personnes qui en sont atteintes.

Par contre, elles sont extrêmement incommodes par leur grand nombre, leur pesanteur, par les processus inflammatoires dont elles deviennent quelquefois le siège, enfin, par l'obstacle mécanique qu'elles apportent, dans certains cas, aux fonctions soit des articulations, soit des organes.

---

fréquemment son origine du réseau de tissu conjonctif des lobules graisseux; et, ce qui vient à l'appui de cette opinion, c'est la persistance de ces derniers à la place de la végétation conjonctive, après qu'elle a disparu par atrophie. Nous devons considérer, à ce point de vue, « le tissu cellulo-graisseux qui unit les replis cutanés » (Förster) comme le résidu du noyau du molluscum et « la tumeur de replis cutanés » comme le molluscum lui-même atrophié.

Ainsi, elles empêchent la marche, les mouvements des jambes et des bras, non-seulement par leur poids, mais encore par leur siège au niveau des articulations du côté de la flexion, aux grandes lèvres, chez la femme; quand elles sont situées entre la mâchoire et le thorax, elles gênent les mouvements latéraux de la tête; elles s'opposent à la vision, quand elles entraînent par leur poids la paupière supérieure au point de lui faire recouvrir entièrement le globe oculaire; toutes les fois que le malade veut regarder, il est obligé de soulever les tumeurs qui tiennent ses paupières abaissées.

Anatomie. —Les données anatomiques essentielles propres au molluscum fibrosum (seu simplex) ont été fournies avec détail par Rokitansky [1] et Wedl [2]. Elles ont été complétées par les recherches ultérieures de Virchow [3]. Kraemer [4] et Simon [5] n'ont touché que légèrement à ce sujet. Plusieurs auteurs plus récents (Wilson [6], Pick [7], O. Weber [8], Billroth [9], Neumann [10]), ont confirmé les remarques faites par les anatomistes antérieurs. Förster [11] a donné une classification des tumeurs molluscoïdes, basée sur la composition anatomique comparative de ces tumeurs; dans cette classification, que nous avons indiquée avec détail à la page 525, il divise notre molluscum en plusieurs variétés; Fagge [12], au contraire, en considérant l'origine du molluscum, a été conduit à n'admettre qu'une espèce unique.

Rokitansky dit (l. c.) : « Les tumeurs du molluscum simplex consistent dans une expansion sacciforme du derme, résultant d'une accumulation de *jeune tissu conjonctif gélatineux dans ses mailles les plus profondes.* Ce néoplasme s'accroît et se développe en masses de texture *fibreuse*, nettement limitées et pouvant être détachées du sac cutané sous la forme de tumeurs fibreuses. Ces tumeurs se sont auparavant assimilés les follicules pileux et les glandes sébacées. »

(1) Pathol. anatomie, vol. 2, p, 69.
(2) Grundzüge der pathol. Histologie, 1854. p. 469.
(3) Geschw. Tom. 1, p. 326.
(4) Ueber Condylome und Warzen, Göttingen, 1837. P. 59.
(5) Hautkrankheiten, p. 235.
(6) On diseases of the skin etc. London, 6. édit. p. 369.
(7) l. c.
(8) Handb. d. allg. u. spec. Chirurgie herausgegeben von Pitha-Billroth. Erlangen, 1865, Tom. II, 2ᵉ part. p. 41.
(9) Vorlesungen über Geschwülste. Berlin, 1868. p 27.
(10) Hautkrankheiten. p. 337.
(11) Wiener med. Wochenschrift, 1868. Nr. 8 et 9.
(12) On the anatomy of a case of molluscm fibrosum, by C. Hilton. Fagge, London 1870, in the medico-chir. Transactions, vol. 53.

Cette description de Rokitansky présente ce grand avantage, qu'elle est applicable dans ses points essentiels à toutes les tumeurs molluscoïdes, en effet, elles sont toutes formées par le tissu conjonctif. Toutefois on trouve des différences essentielles suivant qu'on considère de grosses ou de petites tumeurs, à une période plus ou moins avancée de leur développement; ces différences peuvent aussi être observées dans les diverses parties d'une seule et même tumeur. Elles se rapportent aussi bien aux caractères topographiques de ces tumeurs qu'à leur enveloppe cutanée et à leur composition histologique.

Si, par exemple, on pratique une section suivant l'axe d'un petit molluscum pyriforme, de manière à le diviser en deux moitiés égales, on remarque que l'intérieur de la tumeur offre l'aspect d'une masse fibreuse, homogène, blanche ou blanc-jaunâtre, plus compacte à sa base (c'est-à-dire au niveau du pédicule), plus molle, plus lâche vers la périphérie; au centre, cette masse est plutôt gélatineuse; elle se laisse facilement déprimer entre les doigts, et donne issue, par la pression, à un peu de liquide blanc-jaunâtre.

On aperçoit, déjà à l'œil nu, vers la base de la tumeur, de grosses trainées fibreuses à direction irrégulière, dont les intervalles paraissent remplis de masses plus tenues, à texture fibreuse faiblement accentuée. Au sommet de la tumeur, le tissu est plus lâche, plus tendre, et ses fibres, plus fines, moins serrées, traversent le tissu compacte du derme. On ne peut pourtant pas distinguer de limite tranchée entre ce tissu et la masse de la tumeur; tout au plus parvient-on à détacher nettement cette dernière du sac cutané.

C'est dans les tumeurs dont la base est large et qui soulèvent fortement la peau qu'on trouve les trainées fibreuses les plus grosses et les plus compactes.

Sous le microscope, la différence que nous avons signalée dans le volume et la direction des fibres se montre d'une manière tout-à-fait évidente. En certains points, notamment vers les parties périphéques, se trouvent des cellules pourvues d'un gros noyau fortement réfringent qui occupe une grande partie de leur protoplasma et s'imprègne très bien de carmin; en d'autres points, on ne rencontre ces cellules qu'en très petit nombre et rares.

Dans d'autres tumeurs, qui apparaissent plus volumineuses ou du moins plus anciennes, on remarque que le réseau fibreux épais, compacte, s'avance jusque vers la périphérie, s'étend plus au loin, et circonscrit, par conséquent, des espaces plus étroits, qui sont remplis par un tissu conjonctif à fibres ténues. Des espaces les plus périphériques

partent des faisceaux disséminés, à fibres ténues, qui pénètrent dans
le tissu du derme. Il résulte de là que ces tumeurs ont une texture
fibreuse plus marquée (Rokitansky), qu'elles sont plus nettement délimitées vers leur enveloppe cutanée et plus facilement énucléables ; car
il suffit, pour cette énucléation, de déchirer le feutrage fibreux lâche
qui traverse le tissu de la tumeur pour pénétrer dans le derme.

Toutefois, au niveau de la base, la masse du molluscum n'est jamais
énucléable ; elle est, là, intimement adhérente, même dans les tumeurs
pédiculées, avec les couches profondes du tissu conjonctif du chorion.
(Rokitansky), ou, en même temps, avec le tissu conjonctif qui circonscrit les lobules graisseux (Virchow) ; de sorte que, dans les tumeurs
adhérentes par un pédicule, le tissu de ce pédicule peut s'étendre
jusque dans la profondeur du tissu cellulaire sous-cutané.

Les *vaisseaux*, ainsi que le démontrent nos préparations injectées,
sont en plus grand nombre et d'un calibre plus considérable à la base
du molluscum que dans les parties périphériques. Les réseaux qu'ils
forment sont irréguliers. Le pédicule des tumeurs contient un et plusieurs troncs vasculaires, principalement des veines.

Les *organes glandulaires, les glandes sudoripares et sébacées*, se rencontrent dans quelques parties de la tumeur ; elles y existent quelquefois,
complétement intactes, surtout les premières ; mais souvent aussi,
notamment dans les tumeurs anciennes et à texture fibreuse compacte,
elles sont disséminées en très petite quantité, ou bien font entièrement
défaut.

Il en est de même des *follicules pileux* et des *gaines radiculaires*. On
les trouve quelquefois parfaitement bien conservés. Mais, dans les
tumeurs anciennes et volumineuses, les follicules pileux, de même que
les éléments glandulaires, sont dissociés par les faisceaux fibreux du
molluscum, et les gaines radiculaires sont transformées en corne.
Enfin on n'y rencontre que quelques rudiments de follicules pileux
avec leur contenu épidermoïdal. Les follicules pileux sont vides ; par
conséquent la peau qui recouvre les tumeurs siégeant sur le crâne est
en général entièrement chauve.

Au point de vue de la composition intime, le tissu du molluscum
fibrosum ressemble donc au tissu de l'éléphantiasis mollis des Arabes (1),
qui, ainsi que l'on fait observer Kraemer et Virchow, est constitué
par un tissu conjonctif gélatineux, jeune ; ces deux affections offrent

____

(1) Le rapprochement que Pick établit entre la lèpre tuberculeuse et le molluscum,
simplex (Med. Wochenschr. l. c.) résulte sans doute d'un lapsus calami.

aussi quelquefois, dans leur apparence extérieure, une analogie incontestable. Cela est vrai, par exemple, pour certaines tumeurs éléphantiasiques des organes génitaux de la femme, qui représentent l'éléphantiasis des Arabes et ressemblent parfaitement au molluscum.

Nous croyons toutefois devoir faire remarquer que le tissu de l'éléphantiasis des Arabes est, en général, beaucoup plus riche en cellules, beaucoup plus humide et pourvu, en certains points, de mailles plus larges, qui peuvent même arriver à former de grandes lacunes remplies d'un liquide riche en cellules (lymphe). On ne trouve rien de semblable dans le tissu du molluscum, qui est beaucoup plus pauvre en cellules et se rapproche bien plus fréquemment et d'une manière bien plus accentuée de la structure fibreuse compacte.

Il existe une ressemblance plus frappante entre le molluscum et certaines excroissances congénitales présentant la pigmentation normale de la peau ou une pigmentation plus foncée, lisses ou pourvues d'une surface bosselée, couvertes d'un léger duvet ou de poils épais et rudes, uniques ou en nombre considérable, d'un volume très variable, à base large ou pédiculées et en forme de bourse; ces excroissances ont été décrites sous le nom d'acrochordon, acrothymion, myrmecia, nœvus spilus; celles qui sont pédiculées et à surface lisse nous paraissent pouvoir être très justement désignées par l'expression de nœvus mollusciformis.

Mais, contrairement aux tumeurs molluscoïdes, les excroissances dont il vient d'être question s'accompagnent d'une hypertrophie considérable du derme lui-même et de ses papilles ainsi que d'une accumulation de pigment dans les cellules du réseau de Malpighi. Dans le molluscum, au contraire, le tissu du derme et la couche papillaire n'ont subi aucune modification, ne sont nullement hypertrophiées; l'hypertrophie du tissu cellulaire sous-cutané est, par contre, parfaitement caractérisée.

Quant *au point de départ du molluscum*, nous devons admettre, pour la plupart des cas, que ces tumeurs partent du tissu conjonctif des couches profondes du derme (Rokitansky), peut-être aussi du tissu conjonctif des lobules graisseux sous-cutanés (Virchow, l. c., pag. 526, fig. 57). En faveur de cette opinion je ferais remarquer le siège profond des plus petites tumeurs molluscoïdes, l'extension en profondeur et en largeur et l'adhérence solide des tumeurs pédiculées elles-mêmes; de plus, la texture plus fibreuse, par conséquent, l'ancienneté plus grande du tissu dans cette région, enfin, cette circonstance, qu'on trouve dans les nodosités molluscoïdes ratatinées, comme reste du noyau de la tumeur, précisément la charpente d'un petit lobule graisseux (tumeurs des replis cutanés, de Förster, voy. p. 245). Quelques-unes de ces tumeurs, cependant, paraissent pénétrer jusque dans les couches profondes du chorion (Virchow, 1. c., fig. 58). Fagge et M. Howse veulent, au contraire, que tout molluscum prenne naissance autour des follicules pileux ; il naîtrait aux dépens du tissu conjonctif qui environne soit le follicule, soit les glandes sébacées, et renfermerait ainsi toujours une masse glandulaire centrale et une partie conjonctive périphérique. Fagge remarque avec raison que ceci se rapporte essentiellement au cas qu'il a lui-même observé. Rokitansky a déjà signalé la présence du follicule pileux dans la masse de la tumeur, dont il occupe la partie centrale. Toutefois, on ne peut pas admettre que le molluscum ait constamment son point de départ dans la paroi conjonctive des follicules pileux, d'autant moins que, comme nous l'avons dit plus haut, le molluscum peut naître des parties profondes du derme et du tissu cellulaire sous-cutané. Fagge lui-même admet que le molluscum se développe dans des régions où il n'existe ni glandes ni follicules, comme sur la face palmaire des mains, sur la plante des pieds et dans le tissu sous-muqueux de la voûte palatine.

Diagnostic. — Si l'on se rappelle ce que nous avons dit de la forme spéciale, du nombre, de la disposition, de la consistance des tumeurs du molluscum fibrosum, de leur nature plus ou moins fibreuse ; si nous nous rappelons surtout qu'elles ne circonscrivent aucune cavité, qu'elles ne possèdent aucun conduit excréteur, que par conséquent, aucun liquide ne peut en être exprimé, on pourrait penser que leur diagnostic, surtout d'avec le molluscum contagiosum, est très facile, d'autant plus qu'il est possible d'en faire une étude micrographique et d'en reconnaître ainsi la nature conjonctive.

Cependant, malgré les caractères si manifestes du molluscum fibrosum, il est des circonstances où le diagnostic offre de grandes difficultés.

Et tout d'abord, les tumeurs du molluscum contagiosum peuvent se présenter avec une forme semblable et en grand nombre. Elles peuvent n'offrir qu'un contenu flasque et avoir alors une consistance molle, pâteuse. Leur conduit excréteur est fréquemment obstrué ou entièrement vidé et l'on ne peut plus alors en exprimer un « liquide laiteux. »

D'un autre côté, on trouve quelquefois dans la peau qui recouvre le molluscum fibrosum des glandes sébacées, dilatées et entièrement obstruées par des bouchons de matière sébacée, molle, caséeuse, qui peuvent être expulsés par la pression et rappeler alors le contenu du molluscum contagiosum. Dans d'autres cas, comme dans ceux de Tilesius (l. c. p. 11), de Fagge (l. c.) et du Dr Beale [1], il se trouve dans la masse du molluscum fibrosum des follicules pileux dilatés et des glandes sébacées, dont le contenu, comme celui du molluscum contagiosum, peut être expulsé par la pression. Ce fait explique que Engel ait cru pouvoir considérer comme molluscum une hypertrophie de la peau, qui était accompagnée de replis cutanés et de tumeurs folliculeuses glandulaires et qui n'était probablement qu'une acné rosacea.

Enfin, je dois faire remarquer que le molluscum fibrosum peut se présenter entremêlé avec le molluscum sebaceum. Certes, dans les cas classiques de fibroma molluscum, dans lesquels le corps est recouvert de milliers de tumeurs fibromateuses de grosseur très variable, on rencontre, principalement sur le visage, sur la poitrine et sur le dos, des altérations des glandes sébacées et de leurs conduits excréteurs, sous des formes extrêmement diverses (comédons, tubercules d'acné, athérome et molluscum sebaceum). Ce mélange des tumeurs du fibroma molluscum avec les nodosités et les tumeurs cystiques provenant d'une altération des glandes sébacées ne nous paraît pas avoir été jusqu'ici mentionné, et c'est à cela qu'il faut sans doute rapporter la divergence des opinions qui ont été jusqu'à présent émises sur le molluscum.

Il est donc nécessaire de prendre ce fait en considération, et d'avoir bien présents à l'esprit, dans tous les cas, les caractères propres au molluscum fibrosum.   -

Relativement aux formations verruqueuses, mollusciformes, dont il a été question précédemment, je ferai observer qu'elles consistent essentiellement dans une hypertrophie du derme et du corps papillaire, tandis que, dans le molluscum, le derme apparaît sans altération ou bien, loin d'être hypertrophié, présente, au contraire, une certaine atrophie.

La confusion que je viens de signaler serait encore plus facilement évitée si l'on pouvait admettre l'opinion de Pick, d'après laquelle on ne doit considérer comme appartenant au molluscum que les tumeurs qui surviennent en nombre multiple; car, en réalité, le molluscum est représenté, le plus souvent, par des tumeurs nombreuses, tandis que les verrues n'existent en général qu'en nombre très limité sur un même individu.

Mais, d'un côté, il n'est pas rare que les verrues mollusciformes

______

[1] Transactions of the pathol. society. vol. VI. 1855. p. 313, cité par Fagge.

existent en nombre très considérable et offrent une grande variété, ainsi que j'ai eu récemment l'occasion de l'observer chez un enfant de quatre mois, sur lequel, à côté de petites formations mollusciformes, on voyait des nævi pileux, pigmentaires et mollusciformes, qui occupaient toutes les régions du corps. D'un autre côté, on rencontre aussi assez souvent des tumeurs isolées, dont l'aspect et les caractères histologiques autorisent évidemment à les considérer comme appartenant au molluscum fibrosum.

Les tumeurs du molluscum, surtout celles qui apparaissent sous forme de bourrelets et de replis, peuvent être très facilement confondues avec les excroissances de l'éléphantiasis mollis des Arabes, dont elles se rapprochent d'ailleurs beaucoup par leur nature.

Les fibrômes et les lipômes multiples de la peau se distinguent du molluscum mou, gélatineux, par leur consistance compacte, les derniers en diffèrent aussi par leur structure lobulée; d'ailleurs, le diagnostic, pour ces deux affections, aussi bien que pour les névrômes multiples, pourra être rendu très facile à l'aide de l'examen histologique.

Il y a peu de temps j'ai vu un cas d'hypertrophie glandulaire généralisée. Toutes les glandes lymphatiques du tissu cellulaire sous-cutané s'étaient transformées en tumeurs lobulaires, indolores. Le siége de ces tumeurs, correspondant aux ganglions lymphatiques normaux, me mit sur la voie du diagnostic.

Les carcinômes et les sarcômes multiples se reconnaîtront aisément à leurs caractères spéciaux, dont il ne peut pas être question ici, et à la participation précoce du chorion lui-même à la néoplasie.

Étiologie. — Nous ne connaissons aucune cause occasionnelle, prochaine ou éloignée, du molluscum fibrosum. On le rencontre chez les hommes et chez les femmes de race nègre ou de race blanche; il débute dès la tendre enfance. Virchow (Archiv. vol. 1, p. 226) rapporte qu'un malade atteint de molluscum fibrosum lui dit que son père, sa grand-mère, ses frères et sœurs, avaient des tumeurs semblables. L'hérédité de cette affection n'a pourtant pas été démontrée.

Hebra a fait remarquer d'une manière spéciale que tous les malades atteints de molluscum fibrosum, présentaient un cachet particulier quant à l'état de leur corps et de leur esprit : « Tous ceux que nous avons eu l'occasion d'observer, dit-il, étaient des individus chez lesquels l'intelligence et le développement du corps étaient notablement en retard. »

Ce fait remarquable est-il lié à l'évolution du molluscum? Est-on autorisé à considérer ces tumeurs comme l'expression d'une affection constitutionnelle particulière, d'une « dyscrasie »? On ne sait là dessus absolument rien de positif. Pour l'étiologie du molluscum fibrosum, de même que pour beaucoup d'autres troubles généraux de la nutrition, on en est réduit à avoir recours à cette explication énigmatique : « disposition générale. »

Pronostic. — D'après ce que nous avons dit de la marche des tumeurs du molluscum et notamment de leur persistance, on comprend facilement que le malade ne peut avoir devant lui aucune perspective favorable, d'autant plus que la thérapeutique n'offre ici qu'un secours tout à fait relatif.

Par contre, la présence même d'un grand nombre de ces tumeurs ne donne point lieu de craindre que l'état général du malade soit sérieusement menacé.

Nous devons pourtant rappeler cette observation d'Hebra, que le molluscum généralisé sur toute la surface du corps a été surtout observé chez des individus dont l'intelligence et le corps avaient souffert dans leur développement: et, de plus, que plusieurs de ces individus ont succombé à une tuberculose ou à un marasme progressif.

Traitement. — Ne connaissant pas plus les causes éloignées que les causes prochaines du molluscum, nous ne sommes en état ni de détruire la disposition à contracter ces tumeurs, ni d'en arrêter le développement et l'accroissement.

Ce n'est que contre les tumeurs existant isolément que la chirurgie est à même de rendre des services, en débarassant le malade des tumeurs qui l'incommodent par leur difformité ou par les troubles fonctionnels qu'elles provoquent.

Les tumeurs pédiculées pourront être enlevées au moyen de la ligature, les tumeurs à base large, à l'aide du bistouri, des ciseaux ou de la galvano-caustique. Dans certains cas il est nécessaire de faire en même temps une opération autoplastique. Dans l'ablation des tumeurs pédiculées, il ne faut pas oublier que la substance du pédicule est parcourue par un et souvent plusieurs troncs vasculaires, qui donnent lieu, dans quelques cas, à des hémorrhagies difficiles à arrêter.

XANTHOMA (1).

(Vitiligoïdea. — Addison et Gull ; *Xanthelasma.* — Er. Wilson).

Historique. — L'affection cutanée décrite sous le nom de xanthoma a été mentionnée pour la première fois par Rayer. A la planche 22, fig. 15, de son atlas (2), on voit représentées des taches d'un jaune paille, nettement circonscrites, de forme irrégulière, ayant leur siège sur les paupières ; elles sont désignées sous le nom de plaques jaunâtres des paupières et décrites de la manière suivante : « On observe quelquefois sur les paupières et dans leur voisinage des *plaques jaunâtres*, semblables pour la couleur à la peau du chamois, légèrement saillantes, molles, sans chaleur ni rougeur, et quelquefois disposées d'une manière assez symétrique ».

Addison et Gull sont donc dans l'erreur quand ils prétendent, dans leur première communication parue dans les *Guy's Hospital reports* (3), que personne avant eux n'avait observé ou reconnu cette maladie. Cependant on ne peut leur contester le mérite d'avoir les premiers discerné la nature spéciale de cette affection et d'avoir attiré sur elle l'attention générale.

Croyant décrire une maladie qui n'avait jamais été observée avant eux, ils la désignèrent par une dénomination nouvelle, celle de *vitiligoïdea* ; ils lui avaient donné ce nom parce que, dans un passage de la description que Willan-Bateman avaient donnée du vitiligo, ils avaient cru reconnaître des caractères communs avec la nouvelle forme morbide.

Dans les *Guy's Hospital reports* de l'année 1851, dont il a été question ci-dessus, Addison et Gull rapportent cinq observations de cette maladie ; ils en donnent une description détaillée et la représentent par des figures très-bien réussies.

Ils en distinguent deux formes : 1° *vitiligoïdea plana*, 2° *vitiligoïdea tuberosa* (4).

Ils représentent la première comme une « tache jaune, à contours

(1) Cet article a paru dans la *med. Wochenschrift*, 1872, n^r 8 et 9.
(2) Traité des maladies de la peau. 1835, et Atlas, planche 22, fig. 15.
(3) « *It is doubtful whether this disease has been hithero described* ». Et « *Neither Alibert, nor Rayer gives any description, which would apply to the cases we have to record* ». Addison et Gull, in the Guy's Hospital reports. Vol. VII, part. II. Second series, — London, 1851, p. 266.
(4) Guy's Hospital reports, l. c. p. 265, plate I et plate II, et vol. VIII, part. I, 1852. p. 150 (plate).

irréguliers, peu saillante et médiocrement dure » ; la seconde est figurée par des « nodosités isolées ou confluentes, du volume d'une tête d'épingle jusqu'à celui d'un gros pois. » Ces deux formes peuvent se trouver isolément ou combinées chez le même individu.

Cette intéressante publication ne fut pas beaucoup remarquée, au moins en Angleterre (1) ; tandis qu'ici, à Vienne, et ailleurs (2), on la reçut avec toute l'attention dont elle était digne. Ce n'est qu'en 1868, quand parut une nouvelle édition de ce travail, augmenté de trois nouvelles observations par les mêmes auteurs (3), que l'attention générale commença à se fixer sur ce sujet. Depuis lors, de nombreux faits ont été publiés de divers côtés sous la dénomination primitive, ou sous celle de *xanthelasma*, proposée par Er. Wilson, ou enfin sous celle bien préférable, de *xanthoma* qui a été employée tout d'abord par Frank Smith. Les principaux auteurs qui ont écrit sur ce sujet sont : Pavy (4), C. Hilton Fagge (5), Smith (6), Murchison (7), Hebra (8), Jany et Cohn (9), Waldeyer (10), Geissler (11), Hirschberg (12), Virchow (13) et Manz (14). J'ai moi-même observé cinq cas de de xanthoma. Tous ces travaux ont enrichi de données précieuses la symptomatologie que Addison et Gull avaient donnée de cette maladie ; c'est grâce à eux aussi que l'anatomie pathologique de cette affection a pu être établie d'une manière positive.

(1) Voyez, par exemple, Erasmus Wilson, on skin diseases, 1863, p. 618, où il est fait mention de ces formes morbides sous le nom de « Papulae et laminæ flavæ epithelii cutis ».

(2) Bärensprung, deutsche Klinik, 1855. n° 2, p. 17.

(3) A collection of the published writings of the late Thomas Addison — edited by Dr Wilk's and Dr Daldy, London, 1868, in the New-Sydenham Society's publications — Vol. 36 et journal of cutaneous medicine, october, 1868, p. 272.

(4) Guy's Hospital reports, 1866.

(5) Transactions of pathological society. London, 1868. IX. p. 434, 2 plates.

(6) Journal of cutaneous medicine. October 1869. p. 241. « On *Xanthoma*, on *Vitiligoïdea*, by William Frank Smith ».

(7) Pathol. society, Meeting of 20 october 1868 (in Journ. of cutaneous medicine, London, 1869, p. 317.

(8) Atlas der Hautkraokh. Liv. VII. pl. 10, fig. I.

(9) Jany et Hermann Cohn, in « Sitzungsb. der schles. vaterl. Ges. » Juli 1868, und Jahresb. über d. Fortschr. etc. 1869, p. 548

(10) Virchow's Archiv. 1871, Tom. 52 p. 318. pl. V, fig. 3 et 5.

(11) Klinische Monatsblätter für Augenheilkunde, 1870. liv. de Februar-März, p. 64, un cas de Xanthelasma des paupières.

(12) Ibid liv. de Juni, p. 167, un cas de Xanthelasma des paupières.

(13) Sur le Xanthelasma multiplex ; in Virchow's Archiv. 1871. Tom. 52. ibid. p. 504. pl. VIII.

(14) Klinische Monatsblätter für Augenheilk. 1871. livr. de August-Sept., p. 251. Un cas de Xanthelasma palpebrarum.

Hutchinson a publié, in *Ophthalm. Hosp. Reports*, VI-4. p. 265, 275 et 282, trois cas de Xanthelasma des paupières, avec amaurose simultanée ; je crois qu'il s'agissait de milium en groupes ; voilà pourquoi je ne les compte pas ici.

Symptomatologie. — Les symptômes qui caractérisent le Xanthóma ont été décrits par tous les auteurs suivant les données de Addison et de Gull, qui les premiers ont traité avec détail de cette affection.

Elle apparaît sous deux formes : 1° sous l'aspect de *taches jaunes* — *Xanthoma planum* (*vitiligoïda plana* ou *flava* de Addison et Gull); 2° sous celui de *petites nodosités* — *Xanthoma tuberosum* (*vitiligoïdea tuberosa*, A. et G.).

1° Xanthoma en plaques.

Il se présente sous l'aspect de taches cutanées dont la coloration est blanc-jaunâtre, jaune pâle, jaune-citron, jaune feuille-morte (*coloration feuille-morte; dead-leaf-colour*); leur forme est irrégulière, leurs limites nettes, tranchées; leur étendue est celle d'un ongle des doigts, ou plus petites, elle peut aussi aller jusqu'à celle d'une pièce de cinq francs. Elles ont une teinte uniforme, ou bien elles paraissent, à une observation plus attentive, composées de points, de taches plus petites présentant la même coloration. C'est de cette manière que peuvent se développer des taches jaunes très étendues, de forme irrégulière. Elles sont tout-à-fait plates, ou bien elles font une légère saillie en certains points, particulièrement sur les bords. Ces élevures de même que les taches situées au niveau de la peau, sont lisses et molles au toucher; leur surface n'offre aucune apparence de cannelure. Si l'on fait un pli sur un endroit de la peau couvert d'une tache jaune de ce genre, on ne remarque, ni dans la consistance, ni dans l'épaisseur de ce repli, aucune différence notable avec un repli semblable formé sur la peau saine, de sorte que le seul symptôme morbide est constitué, en définitive, par la coloration jaune, appréciable seulement à l'œil. Ces taches n'occasionnent aucune démangeaison; ce n'est que rarement qu'elles deviennent douloureuses, ou donnent lieu à une sensation de brûlure soit spontanément soit à la pression.

Elles se rencontrent le plus souvent sur les paupières soit supérieure, soit inférieure, sur l'une des deux seulement ou sur toutes les deux à la fois d'un même côté, ou encore sur les paupières des deux yeux; en général, elles commencent dans le voisinage de l'angle externe ou interne de l'œil, puis elles s'étendent en haut et en bas; il est rare de les voir se confondre au niveau de l'angle palpébral. Les endroits où on peut encore les rencontrer sont : la partie des joues qui avoisine les paupières, là où le tégument est encore tendre et délicat, la peau du nez, le pavillon de l'oreille, et encore, ainsi que j'ai eu deux fois l'occasion de l'observer, la partie latérale des joues, le cou et la nuque.

2°. Xanthoma tubéreux.

Il se présente sous forme de nodosités cutanées, à surface lisse, souple, faisant une saillie à peine appréciable ou parfaitement manifeste, pouvant même aller jusqu'à deux et quatre millimètres. Ces nodosités sont semblables à des grains de millet ou de blé, elles sont blanchâtres ou jaunâtres, isolées ou réunies en larges plaques. L'épiderme qui les recouvre est normal. Elles sont enchâssées dans la peau elle-même et peuvent être saisies avec elle entre les doigts. Elles n'ont qu'une résistance à peine appréciable, et sont un peu élastiques au toucher.

Elles siègent rarement sur les paupières, plus fréquemment, sur les joues, sur le pavillon de l'oreille, mais notamment sur la paume de la main, le long des lignes et des replis qu'on y voit à l'état normal, au niveau des articulations phalangiennes du côté de la flexion, plus rarement du côté de l'extension ; sur les orteils et la plante du pied, du côté de la flexion et de l'extension.

Dans des cas plus rares, on a observé une sorte de généralisation (1) du xanthoma ; on l'a rencontré en même temps sur divers endroits du corps, même sur le crâne, sur la peau du creux poplité (observation de Græfe-Virchow), du coude (observation 4ᵐᵉ d'Addison et Gull, pl. II, fig. 2). J'ai moi-même vu des nodosités de xanthoma, au nombre de 50, isolées, semblables à des grains de blé, sur la racine du pénis d'un jeune homme.

Dans quelques cas on a aussi rencontré le xanthoma, sous forme de taches et de nodosités, sur la muqueuse des lèvres et des joues, du nez, des gencives (Fagge, Smith, Hebra (2)).

Les nodosités du xanthoma sont, en général, aussi peu sensibles à la pression que les taches ci-dessus décrites ; quelquefois pourtant elles sont très douloureuses, notamment celles qui siègent aux doigts et à la paume de la main, à la plante du pied et aux orteils, de sorte que le contact des objets, le travail manuel, la marche, la station debout, l'action de s'asseoir et de se lever, s'accompagnent de douleurs brûlantes, térébrantes, extrêmement pénibles.

---

(1) Sous cette forme, et spécialement localisé sur les *mains* et les *pieds*, le xanthoma n'a été observé jusqu'ici qu'en Angleterre, et même avec une fréquence relativement considérable. Il est vrai de dire pourtant que dans le cas de Graefe-Virchow le xanthoma était aussi multiple.

(2) Communication orale.

Développement, marche. — Le développement et la marche du xanthoma permettent de conclure que les deux formes ci-dessus décrites sont identiques. Non-seulement elles se développent l'une à côté de l'autre et dans les mêmes circonstances chez le même individu, mais encore on peut voir des taches de xanthoma se couvrir de nodosités en certains points de leur surface, particulièrement au niveau de leurs bords ; quelquefois même la surface tout entière du xanthoma planum se transforme, au bout de plusieurs mois, en un véritable xanthoma tubéreux (observation 4° d'Addison et Gull).

Tantôt le xanthoma prend naissance par une ou plusieurs petites taches jaunes qui passent peu à peu à l'état de nodosités, tantôt il revêt, dès le début, cette dernière forme. Les diverses plaques s'agrandissent avec le temps par une extension périphérique irrégulière, ou plutôt par leur réunion, à la périphérie, avec des taches punctiformes et des nodosités de nouvelle formation ; elles persistent ensuite sans se modifier pendant la vie entière. Pourtant on a observé que les nodosités de la paume de la main et des doigts, du côté de la flexion, changeaient plus tard de couleur ; de blanc-jaunâtres qu'elles étaient, elles devenaient brunes.

Le xanthoma, soit sous forme de taches, soit sous forme de nodosités, ne subit pas d'autre modification, même après un grand nombre d'années ; ainsi, il ne s'ulcère jamais. On ne l'a jamais vu réagir sur l'état général.

Comme *complication* ou comme *modification* du processus, on pourrait mentionner ce fait, à savoir qu'on a vu des nodosités de xanthoma, siégeant dans les *gaînes des extenseurs des doigts* en même temps que dans la peau, subir des déplacements sous-cutanés correspondant aux mouvements des gaînes tendineuses (une observation de Gull et Pavy, l. c.).

Phénomènes subjectifs. — Ils se bornent à la douleur des xanthoma localisés aux mains et aux pieds. Les plaques aplaties des paupières, des joues et de la région cervicale peuvent altérer la physionomie quand leur coloration jaune est extrêmement tranchée. Les xanthoma tubéreux des paupières peuvent devenir incommodes par leur poids et leur étendue, en gênant les mouvements de la paupière ou en occasionnant la chûte de la paupière supérieure et troublant ainsi notablement la vision.

Étiologie. — Nous ne connaissons pas la cause occasionnelle de cette singulière affection cutanée.

Il nous est cependant impossible de passer sous silence un fait qui s'est offert d'une manière relativement fréquente aux auteurs que nous avons consultés ainsi qu'à nous-mêmes. Je veux parler de l'*ictère*, qui accompagne le xanthoma.

Déjà, dans la première publication de Addison et Gull, on remarque que, sur les cinq cas qui y sont consignés, trois étaient accompagnés d'ictère.

Mais, comme on ne pouvait trouver aucune liaison entre l'ictère et le xanthoma et que d'ailleurs deux cas se présentaient sans ictère, on considéra l'ictère des trois autres cas comme un fait à peu près accidentel.

Aujourd'hui que l'anatomie du xanthoma est certainement mieux connue qu'au temps où parut l'article d'Addison et Gull, il nous est également impossible d'établir aucun rapport entre le xanthoma et la jaunisse, si ce n'est pourtant la ressemblance de couleur; mais, le nombre de faits où on a noté cette coïncidence ayant de beaucoup augmenté, il est d'une certaine importance d'en être prévenu.

Sur 27 cas de xanthoma parfaitement caractérisé, on a observé 15 fois de l'ictère.

Ces cas sont les suivants :

	Cas de xanthoma.	Ictère.
D'Addison et Gull.	8	6 fois.
Bärensprung.	3	non mentionné.
Pavy.	1	1
Fagge.	2	2
Murchison	1	1
Smith.	1	1
Jany-Cohn-Waldeyer	1	non mentionné.
Virchow-Graefe.	1	non mentionné.
Observat. de Barlow (dans mémoire de Fagge).	1	1
Geissler	1	non mentionné.
Hirschberg	1	1
Manz.	1	non mentionné
Hebra et moi	5	2
Total	27	15 fois.

Dans les 15 cas de xanthoma, dans lesquels l'ictère a pu être constaté, le rapport de ce dernier avec l'affection cutanée n'a pas toujours été le même. Chez quelques malades (comme dans mon observation 5e), le xanthoma n'avait apparu qu'un grand nombre d'années après l'ictère; chez d'autres enfin (dans mon observation n° 1, par exemple), l'ictère s'était manifesté seulement alors que le xanthoma existait déjà depuis plusieurs années (1).

(1) *Remarque.* — Vu la grande rareté de cette affection relativement aux autres

Ces circonstances et ce fait incontestable, que, dans presque la moitié des cas connus de xanthoma, l'ictère faisait complètement défaut, ne nous permettent pas d'établir une relation entre ces deux affections.

Du reste, ils nous est complétement impossible de nous rendre compte d'une corrélation de ce genre, si nous considérons les particularités anatomiques que présente le xanthoma (V. Anatomie).

Smith et Fagge ont eu recours à une hypothèse pour admettre que l'affection hépatique et l'ictère peuvent jouer le rôle de causes occasionnelles à l'égard du xanthoma.

Dans les deux cas qu'il a observés et dans le cas de Barlow, Fagge a trouvé une tuméfaction douloureuse du foie, qui s'étendait jusqu'au nombril, et il a remarqué que, malgré l'existence de l'ictère, les fœces conservaient leur coloration bilieuse.

Se fondant sur cette donnée, Smith se crut autorisé à supposer que, dans les cas en question, l'ictère était un « ictère sui generis, » une

maladies cutanées, et dans l'espoir qu'une statistique plus étendue pourra contribuer à dissiper l'obscurité qui a entouré jusqu'ici la nature de cette affection, il me paraît utile de faire connaître les cinq cas qui se sont offerts à mon observation.

1er Cas. — Une dame de Görtz, âgée de 40 ans environ, présentait sur le côté droit de la nuque et sur les joues des taches xanthomateuses très étendues, d'une coloration jaune-citron. Elle n'avait jamais eu la jaunisse. Une année après, cette dame se présentait de nouveau dans l'*ambulatorium* du prof. Hebra, au moment où elle allait partir pour Karlsbad, où elle était envoyée à cause d'un ictère intense qui lui était survenu dans l'intervalle. Les tâches xanthomateuses étaient plus étendues.

2e Cas. — Chez un homme de Vienne, âgé de 35 ans, paraissant jouir d'une bonne santé, j'ai observé, sur la partie droite du cou, un xanthoma planum étendu, jaune citron. Psoriasis simultané. Pas d'ictère.

3e Cas. — Chez un homme de Pesth, âgé de 40 ans environ, on voyait, sur la joue gauche, au-dessous de la paupière inférieure, un xanthoma qui avait la forme d'une tache jaune citron, de l'étendue de l'ongle du pouce. Pas d'ictère.

4e Cas. — Xanthoma planum chez une malade de la clinique du professeur Hebra, présentée à la société royale des médecins de Vienne, le 29 décembre 1871. Elle est âgée de 40 ans, est atteinte d'une syphilide ulcéreuse de la jambe gauche, dont l'origine remonte seulement à quelques années. Elle a eu 9 enfants, dont cinq sont en vie; sur les 4 autres, 3 sont venus au monde morts, le 4e n'a vécu que 3 jours.

A l'âge de 16 ans, elle a eu la jaunisse pendant 7 semaines; le xanthoma ne s'est développé que depuis 4 ans. — Sur les paupières supérieure et inférieure des deux côtés, partant de l'angle externe et de l'angle interne et se dirigeant en haut et en bas, est un xanthoma planum de l'étendue de l'ongle des doigts. — On voit encore, disséminées sur les joues, *des granulations miliaires nombreuses*, qui se laissent facilement détacher au moyen d'une aiguille; ce sont de petites masses friables qui sous le microscope, paraissent composées d'éléments épidermiques et de cristaux de graisse.

5e Cas. — Chez un jeune homme de 24 ans, qui n'a jamais eu d'ictère, nodosités xanthomateuses, semblables à des grains de blé, sur la racine du pénis.

simple « jaunisse pigmentaire » (*a pigment jaundice alone*), et qu'il n'y avait qu'une partie de la matière colorante de la bile qui fut retenue et passât dans le sang, non par suite de causes mécaniques, mais consécutivement à des troubles fonctionnels ; tandis que ce qui restait des éléments biliaires était excrété d'une manière normale.

Murchison a publié les résultats de l'autopsie (la seule connue jusqu'à présent) d'un individu atteint de xanthoma. Il a trouvé dans la substance hépatique, légèrement cirrhosée, des plaques jaunâtres disséminées, qui étaient formées par un dépôt fibroïde ou adénoïde (?).

Dans quelques cas de xanthoma on a aussi observé de l'albuminurie.

Anatomie. — Pavy (l. c.) a le premier fait des recherches anatomiques exactes sur le xanthoma planum aussi bien que sur le xanthoma tuberosum ; il a aussi, le premier, publié sur cette question des résultats positifs.

Suivant lui, le xanthoma, dans ses deux formes, consiste en une néoplasie conjonctive (fibreuse), se faisant dans l'intérieur du derme, avec dépôt de granulations et de gouttes graisseuses dans les cellules et mailles du tissu conjonctif. La coloration jaune du néoplasme n'a rien à faire avec la matière colorante de la bile, et résulte uniquement du dépôt graisseux.

Les résultats obtenus par *tous* les observateurs qui ont fait des recherches histologiques sur le xanthoma s'accordent parfaitement avec les données de Pavy ; telles sont mes propres recherches et celles de Fagge, Murchison, Smith, Waldeyer et Virchow.

Si l'on incise un morceau de peau qui est le siége d'un xanthoma planum, on remarque sur la surface de section une coloration irrégulière, rouge pâle, avec taches jaunes disséminées. En pressant avec les doigts les bords de la section, on voit sourdre une petite quantité d'un liquide séro-sanguinolent, mais nullement des corpuscules analogues aux grains de millet. La pression ne fait pas disparaître les points colorés en jaune. Au niveau de ces points aussi bien que des autres parties la peau présente une structure fibreuse plus ou moins compacte.

A l'examen microscopique de minces coupes faites sur la peau des paupières, où siège le xanthoma, on trouve que l'épiderme et la couche papillaire sont à l'état normal. Dans les cellules des couches plus profondes du réseau de Malpighi existe en abondance un pigment jaune brun, qu'on rencontre aussi, libre ou déposé dans les cellules étoilées, dans des points nombreux et disséminés du chorion.

On trouve encore dans ce dernier des foyers d'un tissu conjonctif tantôt riche en cellules, tantôt fibreux et compacte ; ces foyers sont irrégulièrement répandus dans le derme, surtout autour des follicules pileux et des glandes sébacées, dont les parois paraissent épaissies ; on y rencontre encore, irrégulièrement disposées, en plus grand nombre qu'à l'état normal, des cellules étoilées (corpuscules de tissu conjonctif) ainsi que des cellules rondes, pourvues d'un noyau fortement réfringent ; ces dernières y sont disséminées ou groupées en foyers.

Sous le microscope on distingue nettement les parties normalement colorées ou colorées en rouge par le carmin, et d'autres qui apparaissent jaunes sous l'influence de ce dernier réactif. La coloration jaune appartient à des foyers isolés de néoformations conjonctives à fibres denses, serrées. Les corpuscules isolés de tissu conjonctif présentent aussi une teinte jaune d'or.

La coloration jaune provient de la *graisse* qui est déposée dans les cellules et les faisceaux fibreux sous forme de masses granuleuses jaunes ou de gouttes volumineuses ; on trouve aussi de la graisse déposée sous forme de grosses gouttes brillantes dans et entre les faisceaux fibreux du tissu conjonctif ancien. Ces faisceaux fibreux ont un aspect qui rappelle les enroulements des glandes sudoripares ou les replis boursouflés du mésentère.

Outre la coloration spéciale et l'accumulation en pelotons volumineux, le dépôt graisseux du xanthoma présente encore ceci de particulier, comme l'ont fait remarquer Waldeyer et Virchow, qu'il ne tient pas à une dégénérescence graisseuse des éléments du tissu intéressé ; c'est plutôt, dans le vrai sens du mot, un dépôt à caractère indifférent, car les éléments confondus avec la graisse n'offrent aucune altération organique et continuent à vivre et à fonctionner.

D'après ce que je viens de dire, le xanthoma doit donc être considéré, au point de vue anatomique, comme une néoplasie conjonctive interstitielle, avec dépôt dans les éléments du tissu d'une graisse colorée en jaune.

Néanmoins, nous rejetons, au point de vue clinique, le nom de *fibroma lipomatodes,* que Virchow a proposé pour cette maladie en considération des altérations anatomiques ; nous croyons que le nom de *xanthoma* est de beaucoup préférable.

Diagnostic. — On ne peut méconnaître la ressemblance du xanthoma avec les granulations miliaires agglomérées en groupes (1). La confu-

(1) Voyez l'Atlas de Rayer. Planche VIII, fig. 16 (Plaques folliculeuses).

sion entre ces deux affections peut donc avoir lieu fréquemment (1). C'est ce qui explique que Wilson et Hebra aient admis primitivement l'identité de ces deux maladies, opinion qui depuis lors a été abandonnée par ces deux auteurs.

Ce qui rend cette confusion encore plus facile, c'est qu'il est fréquent de rencontrer dans le voisinage du xanthoma des granulations miliaires isolées et groupées (2).

Ces granulations miliaires peuvent cependant être parfaitement distinguées du xanthoma, si l'on considère qu'il est très facile de les extraire en entier de leur loge par une incision superficielle, tandis que le xanthoma ne se laisse pas détacher du tissu du derme alors même que la peau a été incisée dans toute son épaisseur.

Traitement. — Abandonné à lui-même, le xanthoma ne subit aucune évolution régressive, mais persiste sans se modifier. Il est donc impossible, à l'aide de n'importe quelle médication, soit externe, soit interne, de provoquer dans le néoplasme une modification quelconque, capable d'en occasionner la résorption.

Si l'on veut faire disparaître des taches ou des nodosités dont la présence donne lieu à une certaine difformité, il n'est qu'une seule méthode à laquelle on puisse avoir recours, c'est l'*excision*. On aura soin d'exciser jusque dans le tissu cellulaire sous-cutané tout le morceau de peau qui correspond au xanthoma, car le néoplasme y est infiltré et ne peut donc pas être énucléé.

Mais comme le xanthoma a son siège le plus fréquent sur les paupières et que, dans cette région, l'excision de grands lambeaux cutanés peut donner lieu à un ectropion ou laisser la cornée à découvert, on ne devra recourir qu'avec prudence à cette méthode, quelque radicale qu'elle soit (3).

. (1) Tels sont les cas de Hutchinson.

(2) Voyez mon observation 4. Du reste, Geber et Simon, dans un travail paru dans le 2e fasc. des *Archiv für Dermatol. und syphilis*, 1872, ont montré que, chez le malade qui faisait le sujet de mon observation 4, il existait un *grossissement des glandes sébacées, consécutif à une hyperplasie de leur contenu cellulaire*

(3) Hebra a excisé avec les ciseaux le xanthoma de la paupière inférieure droite chez le malade qui fait le sujet de mon observation 4. La plaie s'est guérie avec formation d'une cicatrice plate et il ne s'est pas produit d'ectropion.

NÉOPLASMES VASCULAIRES SANGUINS.

ANGIÔMES.

Sous le nom de néoplasmes vasculaires nous désignons cette espèce de formations pathologiques cutanées qui sont constituées, en totalité ou en majeure partie, par des vaisseaux de nouvelle formation et offrant une dilatation permanente.

Nous distinguerons les *néoplasmes* constitués par les vaisseaux *sanguins* et ceux formés par les vaisseaux *lymphatiques.*

NÉOPLASMES VASCULAIRES SANGUINS,

(Angiômes proprement dits)

Caractères généraux. — Tous les néoplasmes vasculaires sanguins se distinguent en ceci, que, par le seul examen clinique, on peut reconnaître plus ou moins nettement qu'ils sont constitués par des vaisseaux remplis de sang. Ils disparaissent sous le doigt qui les comprime et reparaissent avec leur aspect et leur coloration antérieure dès que la pression a cessé.

Ils présentent toutefois des variétés nombreuses relativement à l'intensité de leur couleur, à leur volume, à leur configuration, à leurs caractères topographiques et histologiques, à leur évolution clinique et à leur gravité, eu égard à l'individu et à l'organe intéressé.

On pourrait donc les diviser en plusieurs espèces et variétés, ainsi que cela a été fait par les divers auteurs qui ont écrit sur ces affections (1).

Il suffit pourtant, pour les besoins de la pratique et de l'enseignement, de distinguer quatre sortes de néoplasmes vasculaires sanguins : 1° la *télangiectasie ;* 2° le *nœvus vasculaire (Gefässmal) ;* 3° l'*angio-elephantiasis ;* 4° la *tumeur caverneuse.*

(1) Voyez d'abord la bibliographie complète que donne Virchow dans son important travail sur les angiômes (« Geschwülste », tom. III, p. 307–469, Berlin, 1867). En outre, consultez principalement : Plenck, Doctrina de morbis cutaneis, Viennæ, 1783, p. 37. — Fuchs. Die krankhaften Veränderungen der Haut und ihrer Anhänge, Göttingen, 1840. Tom. I. p. 25. — Chelius, Hand. d. Chirur. Tom. I, 2ᵉ partie, p. 980. Wien 1844. — Schuh, Pseudoplasmen, Wien, 1854, p. 153. — Rokitansky, path. Anat. Wien, 1855, tom. I. p. 203 et tom. II. p. 72. — Bärensprung. Beiträge zur Anat. u. Path. d. Htkr. etc. Leipzig, 1848, p. 61. — Wedl, Sitzungsb. d. k. Ak.d. W. Tom. LIII. Beiträge zur Path. der Blutgefässe. 3ᵉ partie, p. 28. — Lücke, in : Allg. u. spec. Chir. von Pitha-Billroth, tom. II, 1ᶜ partie, fasc. 2. Erlangen, 1869, p. 261. — O. Weber, ibid. Tom. III, 1ʳᵉ partie, fasc. 2, p. 109. — Billroth, Vorles. über Geschwülste, Berlin, 1868, p. 45, und « allgemeinen Chirurg.» 4ᵉ édit. p. 649; en outre du même auteur : Untersuchungen über die Entwicklung der Blutgefässe, Berlin, 1856.

1° TÉLANGIECTASIES.

Nous désignons sous le nom de télangiectasies acquises les *dilatations et néoplasies des vaisseaux capillaires* (1) *et des vaisseaux les plus fins* (2) *de la peau, développées pendant la vie extra-utérine.*

Les télangiectasies peuvent être divisées en :

    a) Idiopathiques ;
    b) Symptomatiques.

(*a*) Télangiectasies idiopathiques.

Elles constituent des affections indépendantes, présentant les caractères qui appartiennent aux télangiectasies en général.

Symptômes. — Elles représentent soit des taches dont la coloration varie du rouge clair au violet foncé et dont l'étendue est celle d'une tête d'épingle ou un peu plus, soit des nodosités rouges et un peu saillantes ; quelquefois elles affectent la forme de lignes sinueuses, simples ou ramifiées, et dont la coloration rouge offre des nuances diverses.

Il est fréquent de voir ces différentes formes combinées entre elles. Tantôt c'est une tache de l'étendue d'une lentille à celle d'une pièce de cinquante centimes, d'un rouge uniforme ou marbré, dont la surface est traversée par des lignes vasculaires nettement dessinées ; tantôt, au centre de la tache télangiectasique, s'élève une nodosité plus ou moins proéminente, dont la coloration rouge est plus foncée. Cette nodosité est entourée d'une aréole congestive. Quelquefois on voit des lignes rouges sinueuses se diriger de la périphérie vers la nodosité centrale.

Les télangiectasies se présentent parfois sous l'aspect de saillies molles, élastiques, d'un rouge-cerise clair ou foncé, du volume d'un grain de millet à celui d'un pois et plus, à surface lisse ou bosselée, comparable à celle d'une mûre de buisson. Elles sont facilement compressibles, mais redeviennent turgescentes aussitôt que la pression a cessé.

Plusieurs de ces télangiectasies peuvent se confondre de manière à

(1) D'après Cruveilhier, *varices capillaires* (Virchow, l. c. p. 423).
(2) Nous excluons ainsi, par cette définition, les ectasies connues sous le nom de *varices proprement dites*, ainsi que les néoplasies partielles des gros troncs vasculaires, telles qu'elles se présentent si fréquemment aux extrémités inférieures, dans les environs de l'anus (hémorrhoïdes), sur les vaisseaux du cordon spermatique (varicocèle) et dans d'autres régions.

donner lieu à des tumeurs larges, turgescentes, comparables aux varicosités des grosses veines.

Diagnostic. — On reconnaît sans peine que ces rougeurs de formes diverses correspondent à des vaisseaux cutanés fins et très fins à l'état de dilatation. Elle disparaissent sous la pression, mais reparaissent dès que cette pression a cessé et laissent souvent reconnaître très manifestement le contour de quelques petits vaisseaux. L'absence de tout phénomène inflammatoire (tuméfaction, température élevée), leur durée uniforme, chronique, mettent à l'abri d'une confusion avec les hyperémies passagères et les rougeurs inflammatoires.

De la même façon, les télangiectasies turgescentes peuvent être distinguées des petits abcès et kystes fluctuants, et cela par leur coloration, en général, bleu foncé, par leur connexion avec le réseau vasculaire environnant, par leur durée chronique et par l'absence de douleurs.

Formation. — *Localisation.* — Les télangiectasies s'observent chez les personnes des deux sexes, assez souvent chez les jeunes gens, mais beaucoup plus fréquemment chez les personnes d'un âge plus avancé.

Sous la forme de taches, de nodosités, de lignes sinueuses, on les rencontre sur les régions les plus diverses du corps. Elles ne présentent cependant une certaine importance que quand elles siègent dans des endroits qui sont habituellement ou fréquemment à découvert. Tels sont les mains, le cou, la nuque, le buste, surtout le visage, où elles se développent isolément ou en grand nombre au niveau du nez, des paupières, des joues.

Mentionnons encore ici ces télangiectasies marbrées et parcourues de veines nombreuses, que l'on rencontre sur les joues, le plus souvent chez des individus âgés, quelquefois aussi, mais plus rarement, chez des personnes jeunes.

Quand elles occupent les points que je viens de signaler, les télangiectasies, par leur coloration rouge, qui tranche fortement avec la teinte de la peau environnante, ont un aspect très désagréable, surtout chez les jeunes filles.

Les télangiectasies turgescentes, semblables à des grains ou à des verrues, siègent le plus souvent sur les lèvres, d'où elles s'étendent sur la muqueuse des joues.

Sur cette région, elle ne sont pas seulement désagréables à la vue, mais elles incommodent l'individu qui en est atteint en ce qu'elles sont très facilement lésées. Elles s'excorient fréquemment par la mastication ou le grattage, laissant alors suinter de l'humeur et se recouvrant de croûtes; dans d'autres cas, elles deviennent le siége de déchirures profondes, qui donnent lieu à des hémorrhagies considérables, difficiles à arrêter.

Causes, développement, marche. — Les télangiectasies surviennent, en général, sans cause appréciable et sans s'accompagner de symptômes bien apparents; dans certains cas, notamment pour les télangiectasies punctiformes tubéreuses, on a pu en faire remonter la cause à une piqûre faite avec une épingle ou la pointe d'un couteau.

Une fois qu'elle a pris naissance, la dilatation vasculaire peut augmenter, bien que d'une manière à peine sensible, pendant des mois et des années.

Cela a lieu principalement pour l'aréole vasculaire qui environne les télangiectasies tubéreuses et pour la forme turgescente de cette affection.

Le plus souvent, pourtant, quand elle a atteint une certaine étendue, elle reste sans subir de modification ultérieure.

Toutes les formes de la télangiectasie sont néanmoins susceptibles de subir une évolution régressive spontanée.

(*b*) Télangiectasies symptomatiques.

Ce sont des dilatations ou des néoplasies vasculaires, passagères ou permanentes, qui se présentent comme symptôme essentiel ou comme complication secondaire d'autres *maladies cutanées*, ou bien qui se développent consécutivement à un *trouble circulatoire* local ou général.

A la première classe appartiennent les télangiectasies qui représentent le degré le plus inférieur de l'acné rosacea sous la forme d'une rougeur violette diffuse de la pointe du nez, ou sous celle de lignes rouges, sinueuses et ramifiées, qui traversent un espace rouge diffus; c'est surtout dans les degrés prononcés de l'acné rosacea que ces télangiectasies se rencontrent en grand nombre autour des nodosités et des excroissances conjonctives; c'est à elles qu'est dû cet aspect rouge, varié, qui caractérise l'acné rosacea.

Il est fréquent aussi de voir survenir des télangiectasies diffuses et parcourues de veinules nombreuses, dans l'intérieur et à la périphérie de certaines cicatrices cutanées; elles peuvent provenir de plaies par cautérisation ou par gangrène, d'ulcérations, d'un lupus vulgaris ou d'un lupus erythémateux.

Nous avons observé des télangiectasies considérables, dans un cas de lichen ruber, autour des nodosités isolées de leurs groupes.

Nous avons souvent aussi constaté le même fait autour des efflorescences et sur les bords des plaques du lupus érythémateux.

Quand ce dernier processus entrait en voie de régression, les nombreuses télangiectasies tendaient aussi à disparaître.

Au second groupe des télangiectasies symptomatiques et consécutives appartiennent celles qui prennent naissance à une certaine distance et à la périphérie des tumeurs de toute espèce, quand ces tumeurs tiraillent, compriment un certain nombre de vaisseaux cutanés et arrêtent ainsi la circulation dans leur intérieur; la tumeur formée par l'utérus gravide peut aussi donner lieu à un résultat analogue. Enfin, je citerai encore ces dilatations capillaires des joues, tout-à-fait semblables à la télangiectasie idiopathique sénile, et qui sont le résultat d'un trouble de la circulation générale, provenant d'une lésion organique du cœur.

Quant à leur forme, ces télangiectasies n'en présentent jamais d'autres que celle de lignes sinueuses, de taches rouges ou de nodosités.

Leur manière d'être dépend de la durée et de la nature de la cause qui les a produites : tantôt elles disparaissent complétement après une existence plus ou moins longue, tantôt elles persistent sans se modifier pendant la vie entière.

Traitement. - La destruction des vaisseaux *télangiectasiques* ne pourrait être autorisée, en général, que dans les cas où ils ont pour siège la face ou une région du corps habituellement découverte (mains, buste).

La méthode la plus efficace et la plus inoffensive est celle qui a été indiquée à propos du traitement de l'acné rosacea (voyez le 1er vol. de cet ouvrage, p. 777); elle consiste à inciser à plat, à l'aide d'un petit scalpel, les vaisseaux dilatés visibles et à placer sur les endroits saignants de la charpie imbibée d'une solution étendue de perchlorure de fer (1 gram. 20 sur 50 gram. d'eau distillée), ou une solution concentrée de nitrate d'argent (nitrate d'argent et eau distillée, parties égales). L'action de ces liquides a pour résultat d'arrêter immédiatement l'hémorrhagie et de rendre les petits vaisseaux imperméables.

Les plaies, superficielles, guérissent au bout de 24 heures sans laisser de traces appréciables.

On a assez souvent l'occasion de traiter ainsi, surtout chez les jeunes filles et les jeunes femmes, des télangiectasies dont l'aspect est fort désagréable, lorsqu'elles siègent sur la peau du visage. Il n'est peut-être pas sans importance de faire remarquer que la méthode ci-dessus indiquée n'est pas toujours suivie de succès; la guérison ne peut donc pas être promise avec une certitude absolue. Il arrive quelquefois, notamment, qu'après la destruction de nodosités télangiectasiques entourées d'une aréole vasculaire, la dilatation des vaisseaux périphériques, formant l'aréole, se prononce davantage, et les malades ont alors, au lieu d'une nodosité rouge, saillante, environnée d'une petite aréole, un point central blanc au milieu d'une aréole rouge très étendue : la difformité est donc devenue encore plus fâcheuse. On devra avoir soin de prévenir les malades de la possibilité de ce résultat.

On réussit quelquefois, en provoquant artificiellement une inflammation de la peau, à mettre en voie de régression des télangiectasies de date récente (autour des cicatrices, de l'acné, du lupus, etc.). Dans ce but, on a recours aux badigeonnages méthodiques avec la glycérine iodée, la teinture d'iode, à l'application des pâtes soufrées, de l'emplâtre hydrargyrique, etc., ainsi que nous l'avons déjà expliqué au chapitre des « cicatrices » (2° vol. de cet ouvr.; p. 516).

2° Noevus vasculaire. — Tache sanguine.

Nævus vasculosus. Nævus flammeus, N. sanguineus, Blutmal, Feuermal.

Nous désignons sous le nom de *nœvus vasculaire congénital* ou survenant d'une manière apparente immédiatement après la naissance, des *taches* limitées à des points isolés de la peau (1), permanentes, d'une coloration rouge clair ou foncé, devenant pâles par la pression, ainsi que ces *tumeurs cutanées*, également rouges, qui correspondent, par leur aspect clinique, à une dilatation ou à une néoplasie des vaisseaux capillaires ou des vaisseaux les plus fins de la peau.

Le nœvus vasculaire se présente soit sous forme de *taches* de coloration rouge (*nœvus vascularis simplex, angioma simplex,* de Virchow, *nævus vascularis telangiectodes, tache de feu*), soit sous l'aspect de saillies proéminentes (*angioma prominens, nœvus tuberosus, angioma cavernosum,* de Virchow). Il n'est pas naturel d'établir une séparation complète entre ces deux variétés, car elles se présentent très fréquemment combinées, entremêlées. Elles peuvent pourtant exister chacune isolément avec leurs caractères propres.

Le nœvus vasculaire se manifeste donc sous l'aspect de *taches* cutanées tout-à-fait plates ou un peu saillantes, d'une coloration rose, rouge

____

(1) Nous excluons ainsi cette ectasie capillaire généralisée, qui appartient à la cyanose congénitale, dépendante de certains défauts de développement du cœur et des troncs vasculaires qui en partent.

foncé bleuâtre, livide, gris d'acier, de l'étendue d'une tête d'épingle, d'un pois, d'une pièce de cinq francs, de la paume de la main, et même davantage, devenant passagèrement pâles sous la pression du doigt, recouvertes d'un épiderme qui n'a pas subi d'altération appréciable.

Tantôt leur surface offre une coloration uniforme, tantôt elle est traversée par des vaisseaux sanguins sinueux, d'une teinte rouge plus tranchée ; quelquefois on dirait que ces néoformations sont le résultat de l'épanchement d'un liquide plus ou moins rouge dans la substance de la peau (1); dans d'autres cas, ces taches sont moins saillantes ou présentent en quelques points des saillies noueuses, d'une coloration rouge, violette. Il peut même arriver que leur surface tout entière soit recouverte de bosselures aplaties, dont la hauteur, d'ailleurs inégale, peut s'élever jusqu'à plusieurs millimètres. Elles ont alors l'aspect de tumeurs turgescentes, une consistance molle et élastique au toucher. Elles sont facilement compressibles, mais se tuméfient de nouveau très rapidement aussitôt que la pression a cessé.

Il n'est pas rare de voir ces sortes de nævi vasculaires être le siège de *pulsations;* c'est ce qui arrive surtout quand ils se trouvent sur la région du crâne.

Ce sont ces caractères de turgescence et de mollesse spongieuse qui leur ont fait donner les noms de *fungus hœmatodes* (des anciens auteurs), *télangiectasie veineuse* (Schuh), *tumeur vasculaire érectile* (Dupuytren), *anévrysme spongieux, fongus vasculaire lobulé* (Rokitansky, Schuh); Virchow les a encore décrits sous le nom d'*angioma cavernosum,* à cause des caractères spéciaux de leur structure.

A première vue, les nævi vasculaires paraissent avoir des limites parfaitement nettes, parce qu'ils tranchent fortement par leur coloration spéciale sur la teinte relativement pâle qui les entoure. Mais, à un examen plus approfondi, on constate que les bords des taches vasculaires se fondent insensiblement avec la couleur normale circonvoisine. Le doigt peut même poursuivre les nævi tubéreux depuis leur base, en apparence nettement circonscrite, jusque dans la profondeur du derme, et même jusque dans les tissus sous-jacents.

Localisation, nombre. — Leur siège de prédilection est la tête (face, joues, nez, paupières, front, crâne). On les rencontre aussi assez souvent aux extrémités supérieures, soit du côté de la flexion, soit du côté

(1) Nœvus flammeus, qui latam maculam, striatam, quæ vini rubri quasi effusi colorem habet, refert. Plenck l . c , p. 37.

de l'extension, sur le dos de la main, sur le tronc, sur le pénis, sur les lèvres des organes génitaux de la femme; il est rare de les trouver sur les extrémités inférieures.

Les nævi vasculaires sont, en général, isolés; assez souvent, pourtant, on en rencontre plusieurs chez le même sujet.

On les voit quelquefois associés chez le même individu à d'autres nævi (pileux et pigmentaires) plus ou moins nombreux et étendus.

Marche. — La marche des nævi vasculaires est variable. Les nævi en forme de taches peuvent persister pendant toute la vie avec le volume, l'aspect et les autres caractères qu'ils présentaient au moment de la naissance. C'est tout au plus si leur coloration varie un peu sous l'action des changements brusques de température. Sous l'influence des émotions morales, et, suivant quelques auteurs, pendant la menstruation, ils deviennent le siége d'une certaine turgescence.

Les nævi proéminents offrent plus souvent des modifications remarquables dans leur turgescence, leur coloration, leurs pulsations. Ils se gonflent notamment sous l'influence d'une activité vasculaire exagérée, pendant les cris, les pleurs, à la suite des repas, à l'occasion d'émotions morales. Par contre, ils pâlissent quand la peau devient le siége d'un état anémique passager (syncope) ou permanent (cachexie générale).

Dans d'autres cas, le nævus vasculaire augmente d'étendue, d'une manière continue ou périodique, pendant quelque temps après la naissance (durant des mois et des années); cet accroissement finit par s'arrêter quand le nævus a acquis une certaine dimension.

L'accroissement progressif s'observe beaucoup plus fréquemment sur le *fungus sanguin*, sur les nævi vasculaires turgescents, que sur ceux qui ont la forme de taches. Cette extension continue se fait plutôt en surface qu'en profondeur ou réciproquement; c'est ainsi que ces nævi peuvent non-seulement s'étendre sur de larges surfaces cutanées, mais envahir encore les muqueuses avoisinantes; par exemple, ils peuvent passer des lèvres aux gencives, à la muqueuse des lèvres et des joues, à la langue, à la voûte palatine (1), des paupières à la conjonctive, etc.; c'est ainsi, encore, qu'ils peuvent envahir le tissu cellulaire sous-cutané, quelquefois même la couche musculaire (2), le

(1) Schuh, Wiener med. Wochenschrift, 1861, p. 48. Remarquez, d'ailleurs, que les nævi vasculaires peuvent suivre une marche inverse, se présenter primitivement sur ces muqueuses et s'étendre de là sur le tégument externe. Voyez Virchow, l. c , page 400.

(2) Billroth, Untersuch. über die Entwicklung der Blutgefässe, Berlin, 1856, p. 70.

périoste, les gaines des nerfs (1). Cette extension des tumeurs vasculaires peut encore donner lieu, par la suite, à une atrophie du tissu graisseux, des muscles, même des os sous-jacents, par exemple, de l'humérus, des phalanges.

Certains nævi vasculaires peuvent aussi, après être restés de longues années sans se modifier, devenir le siège d'un accroissement exagéré. Nous devrions compter dans cette catégorie les angiômes « *tardifs* » (Virchow), dont plusieurs auteurs ont fait mention et que nous avons nous mêmes observés plusieurs fois chez des *adultes*.

Tantôt ce sont des tumeurs molles, violettes, à surface bosselée, en certains points granuleuse, qui se laissent très facilement comprimer et qui se tuméfient rapidement. Elles sont surtout fréquentes sur les membres. Elles se gonflent énormément quand le malade se tient penché; dans une situation opposée, au contraire, elles peuvent, par suite de l'évacuation de leur contenu sanguin, diminuer de volume et disparaître même complétement à la vue.

Tantôt, ce sont des tumeurs plus fermes, plus compactes, qui, surtout quand elles siégent dans la profondeur du tissu cellulaire cutané, donnent au toucher la sensation de masses lobulées, inégales, possédant une faculté de turgescence plus ou moins prononcée, pouvant alternativement augmenter ou diminuer de volume.

Ces tumeurs atteignent parfois une étendue considérable. Ce sont les mêmes qui ont été décrites par Schuh, comme appartenant à une espèce distincte, sous les noms de « *tumeurs vasculaires lobulées* » et de « *télangiectasie veineuse* »; mais, en réalité, elles ne représentent qu'une variété de la même affection, à siége et à développement différents.

C'est sous leur influence que se produisent les atrophies les plus prononcées des tissus musculaire et osseux.

Il semble quelquefois que ces tumeurs, que l'on rencontre chez les adultes, aient pris naissance à une époque déjà avancée de la vie.

Mais il faut remarquer que quelques malades affirment qu'un nævus télangiectasique existant depuis l'enfance a été le point de départ de la tumeur vasculaire qui est survenue à un âge plus avancé. Dans d'autres cas le début de la tumeur vasculaire doit être rapporté, d'une manière au moins très probable, à la première jeunesse du malade.

Pour éclaircir les faits de ce genre on peut encore faire appel à cette circonstance, que les nævi vasculaires n'ont pas toujours leur origine dans *la peau*, mais qu'il n'est pas rare de les voir débuter primitivement

(1) Schuh, l. c.

dans le tissu sous-cutané (*nævi sous-cutanés*), et s'y étendre pendant quelque temps, sans être remarqués par le malade ou sans être soumis à l'examen du médecin. Ce n'est que plus tard que, par leur accroissement progressif, ils gagnent le derme et la couche papillaire. Ils se manifestent alors à la surface de la peau sous la forme de saillies irrégulièrement disséminées, globuleuses, bosselées, molles, élastiques, d'une coloration violette, compressibles et turgescentes. Ils se développent peu à peu en prenant une extension plus uniforme. Mais on peut déjà, à cette époque, poursuivre, reconnaître par le toucher jusque dans les tissus sous-cutanés une masse anormale, très étendue, adhérente à la tumeur vasculaire superficielle.

Nous devons pourtant convenir qu'il est possible que des angiômes de ce genre surviennent spontanément chez les adultes sans avoir été précédés d'un nævus cutané ou sous-cutané. Mais l'étude des cas observés jusqu'à présent démontre que ces faits doivent être considérés comme extrêmement rares.

Complications. — Les nævi vasculaires peuvent encore offrir dans leur marche ultérieure des modifications variées quant à leur aspect, leurs caractères, leur gravité, leur composition intime ; ces modifications prennent naissance d'une manière idiopathique ou sont provoquées par des causes extérieures.

Tout d'abord nous devons faire remarquer encore une fois qu'une simple tache vasculaire peut se transformer avec le temps en une tumeur vasculaire turgescente. Au point de vue du pronostic et du traitement il faut attacher à ce fait une certaine importance.

Les nævi proéminents sont assez souvent excoriés à leur surface par le grattage avec les ongles, par la pression ou le frottement ; ils offrent alors les symptômes de l'eczéma (suintement et croûtes). Ces points deviennent facilement le siége d'une hypertrophie du corps papillaire, de granulations fongueuses, qui donnent à la surface du nævus l'aspect d'une excroissance de mauvaise nature, d'une tumeur papillaire ; des erreurs de diagnostic ont même pu assez souvent en être la conséquence.

De même qu'on l'observe pour d'autres processus, dans des circonstances analogues, un développement papillaire et épithélial exagéré à la surface d'un nævus peut donner lieu à la production d'un véritable épithélioma (1) ; c'est ainsi que se produit une association

(1) Lücke in Virchow's Archiv, tom. XXXIII, p. 333, et Pitha-Billroth's Lehrb. d. Chir., tom. II, 1ᵉ partie, p, 263.

entre une tumeur vasculaire profonde et un épithélioma superficiel.

Les nævi peuvent devenir le siége d'*hémorrhagies* spontanées ou consécutives à des lésions produites, soit mécaniquement soit dans un but thérapeutique. Ces ruptures vasculaires s'observent principalement sur les parties du nævus dont les parois sont minces, sacciformes, bosselées ; elles peuvent survenir isolément sur les taches vasculaires plates, et en grand nombre, sur les nævi turgescents. Ces hémorrhagies sont quelquefois difficiles à arrêter ; d'autres fois, elles cessent spontanément par la formation d'un caillot.

Les nævi sont parfois le siége d'une *inflammation*, d'une *gangrène*, développées spontanément ou sous l'influence de causes extérieures ; ces complications sont plus ou moins graves, soit par elles-mêmes, soit par leur influence sur l'état général. Tantôt l'inflammation, soit qu'elle se présente avec un caractère aigu, soit, surtout, qu'elle suive une marche chronique, avec récidives, donne lieu à une régression partielle ou totale de la tache vasculaire. Tantôt, au contraire, elle provoque l'extension en surface et en profondeur de cette tache vasculaire, qui peut alors, ainsi que je l'ai dit plus haut, prendre un caractère malin.

La gangrène a toujours pour conséquence une destruction du nævus ou, du moins, de toutes les parties qu'elle a envahies. Il n'est pas rare de voir des nævi vasculaires disparaître ainsi d'une manière « spontanée ». Des hémorrhagies graves se manifestent quelquefois dans le cours de la destruction gangréneuse. Ces hémorrhagies, aussi bien que le processus gangréneux lui-même et les phénomènes concomitants, peuvent même porter atteinte à la vie du malade et occasionner la mort.

Pour compléter le tableau que nous venons de tracer des modes de terminaison possibles des nævi, nous devons encore ajouter qu'ils peuvent subir une *régression spontanée*.

C'est ce qu'on est à même d'observer aussi bien pour les taches vasculaires plates que pour les nævi caverneux, pour ceux qui sont restés stationnaires depuis la naissance, aussi bien que pour ceux qui ont acquis par la suite un certain développement ou qui, de plats qu'ils étaient au début, se sont transformés plus tard en nævi turgescents.

Abstraction faite de ces nævi vasculaires plats qui, d'après quelques auteurs, pâlissent et se rapetissent partiellement à un âge avancé, il en est d'autres encore qui subissent spontanément, de différentes manières, une régression partielle ou totale.

Dans certains cas, on voit l'injection vasculaire pâlir progressive-

ment et enfin disparaître au bout de plusieurs mois ou de plusieurs
années, et cela sans aucun symptôme concomitant. Après la disparition
du nævus, la peau qui en était le siége devient complétement normale
à la vue et au toucher, ou bien elle reste colorée par un pigment foncé.
Dans d'autres cas, on voit persister sur la partie du tégument qu'occupait le nœvus une cicatrice brillante, atrophique. Quelquefois, encore,
la région cutanée où existait le nævus reste épaissie, indurée et colorée
par un pigment foncé.

On a aussi observé une régression spontanée du nævus vasculaire
consécutivement à une anémie résultant d'autres affections.

Parmi les causes de régression spontanée des nævi nous devons
encore compter l'inflammation qui s'est développée à leur périphérie,
c'est-à-dire dans les tissus circonvoisins, et qui a donné lieu consécutivement à la formation d'un tissu conjonctif dans lequel le nævus s'est
trouvé enkysté.

Ces derniers modes de régression spontanée, consécutifs à des processus inflammatoires affectent plus particulièrement les nævi caverneux ; les premiers, au contraire, c'est-à-dire ceux qui ne dépendent
pas de l'inflammation, s'observent plus fréquemment sur les nævi vasculaires en forme de taches.

Toutefois, la régression spontanée des nævi vasculaires doit être
considérée, en somme, comme un fait rare.

Étiologie. — Nous ne pouvons guère formuler, au sujet des *causes*
des nævi, que de simples hypothèses. Quelques-uns d'entre eux, à localisation spéciale, peuvent avoir des rapports avec certains états du
fœtus (Virchow, *über fissurale Angiome am Schädel, collare Angiome*, etc.)
En les considérant comme le résultat d'*anomalies de développement*,
nous ne faisons que constater l'obscurité qui règne sur leurs causes avec
celle qui enveloppe tant d'autres anomalies de développement.

Leur forme, leur coloration, ont pu les faire comparer à des animaux,
à des sujets divers ; c'est de là qu'est venue cette opinion générale, qui
attribue l'apparition des taches de naissance, des nævi vasculaires à des
« *envies* de femme enceinte. »

Cette opinion, à laquelle l'esprit du vulgaire restera, sans doute,
longtemps encore attachée, ne mérite plus de la part de la science
moderne aucune considération.

Ce n'est que dans des cas excessivement rares qu'on a pu démontrer
l'hérédité de ces nævi.

Il résulte des statistiques de quelques auteurs (Lebert, Schuh) que les nævi vasculaires s'observent plus fréquemment chez les enfants du sexe féminin que chez ceux du sexe masculin.

Pronostic. — Il est impossible de prévoir immédiatement, dès les premiers temps qui suivent la naissance, ce qu'il adviendra d'un nœvus vasculaire.

Ce n'est qu'après une observation attentive de plusieurs mois qu'on peut dire avec quelque précision quelle sera la marche du nævus, et quel traitement il y aura lieu de lui opposer.

Ce sont les nævi plats, en forme de taches, qui comportent, en général, le pronostic le plus favorable. On devra, au contraire, regarder comme les plus fâcheux les nævi turgescents, d'une consistance spongieuse. Cette différence de pronostic est basée sur cette observation, que, le plus souvent, les nævi de la première espèce ne subissent aucune modification ultérieure, tandis qu'il est beaucoup plus fréquent de voir les nævi de la seconde espèce grossir et prendre de l'extension dans la suite.

Mais il peut arriver aussi que les nævi vasculaires simples, dans le cours du premier mois ou de la première année de la vie, s'étendent en gardant leurs caractères propres ou bien acquièrent, en certains points, ceux du nævus vasculaire caverneux.

Les simples taches vasculaires pourront donc, dans quelques cas, comporter un pronostic défavorable; et, pour les deux variétés de nævi, le pronostic devra être, en général, regardé comme d'autant plus fâcheux que leur marche sera plus rapide, plus continue et plus envahissante en profondeur et en largeur.

C'est aussi sur l'état stationnaire ou l'accroissement progressif du nævus qu'on devra s'appuyer pour instituer un traitement convenable ou s'abstenir, s'il y a lieu, de toute intervention, en même temps que pour prédire le résultat du traitement employé.

Si le nævus vasculaire ne montre aucune tendance à l'accroissement, on renverra l'intervention de l'art à une époque plus avancée de la vie, alors que l'enfant sera devenu plus fort. La temporisation est indiquée dans les cas de ce genre, d'abord parce qu'elle ne présente aucun inconvénient et qu'on peut avoir l'espérance de voir le nævus suivre une marche régressive; en second lieu, on n'a pas besoin, après avoir ainsi temporisé, d'avoir recours d'emblée à une intervention énergique; on pourra, au contraire, essayer auparavant des méthodes moins actives, et arriver ainsi à un résultat plus favorable.

Si toutefois l'on remarque un développement rapide du nævus, on ne saurait alors trop se hâter d'intervenir, en ayant recours à la méthode qui offre les résultats les plus sûrs. La temporisation n'aurait pas à ce moment d'autre avantage que d'obliger le chirurgien à opérer plus tard une tumeur vasculaire beaucoup plus volumineuse.

Toutefois, bien qu'on ait eu recours à une intervention rapide et énergique, les cas de ce genre ne permettent pas de compter sur une guérison aussi certaine que ceux dans lesquels les nævi sont stationnaires ou ne s'accroissent que lentement; il est fréquent, en effet, de voir, dans le premier cas, la néoplasie se reproduire à la périphérie de la plaie qui résulte de l'opération.

Le pronostic est encore moins favorable pour les nævi qui sont le siége d'hémorrhagies spontanées, fréquentes, car les malades en sont notablement affaiblis et deviennent de moins en moins capables de supporter une opération, surtout quand on temporise trop.

Les cas qui comportent le pronostic le plus fâcheux sont ceux dans lesquels les parties superficielles du nævus ont pris un caractère fongueux, proliférant ou épithéliomateux.

Anatomie. — Les caractères anatomiques des nævi vasculaires présentent des variétés nombreuses suivant qu'il s'agit des nævi simples, en forme de taches, ou de ceux qui ont un aspect turgescent. Entre les caractères anatomiques les plus simples et ceux qui sont le plus compliqués il existe une foule d'intermédiaires. C'est pour ce motif qu'une classification précise des divers angiômes, basée sur l'étude anatomique, offre des difficultés insurmontables.

Il n'est pas possible, même au point de vue anatomique, de faire une classe à part de ces simples taches vasculaires, qui correspondent anatomiquement aux télangiectasies. Car elles ont des points de contact nombreux avec les nævi turgescents; elles peuvent même avec le temps se transformer complétement en ces derniers.

Les difficultés sont encore plus grandes quand il s'agit des nævi susceptibles de se tuméfier, car ils présentent une grande ressemblance avec la tumeur caverneuse.

D'ailleurs, il a déjà été question (voy. plus haut) d'une espèce particulière de tumeur caverneuse, qui a été indiquée par certains auteurs.

Dans le fait, les anatomistes ont été dans l'impossibilité de surmonter ces difficultés, et cela d'autant plus qu'ils n'ont pu parvenir à s'entendre sur les caractères anatomiques de la tumeur caverneuse.

Ainsi Rokitansky donne de la tumeur caverneuse une définition qui diffère de celle de Schuh, laquelle, à son tour, ne s'accorde nullement avec celle indiquée par Virchow.

Par exemple, l'angiôme décrit par Virchow sous le nom de *caverneux*, dans le sens de tumeur caverneuse, ne correspond pas aux dénominations données par d'autres auteurs ; ainsi, le *fongus vasculaire lobulé*, de Schuh, (l. c., p. 155) se trouve compris dans les angiômes caverneux de Virchow, de même que son « *fongus vasculaire caverneux* » (l. c., p. 164), et sa « *télangiectasie veineuse* » (ibid. p. 176).

Par le fait, il est complétement impossible de diviser ainsi en espèces parfaitement distinctes les diverses tumeurs vasculaires. La chose paraîtrait plus difficile encore si l'on admettait comme juste l'opinion de Virchow, qui veut que la tumeur caverneuse de Rokitansky, provienne aussi d'une dilatation vasculaire au lieu de constituer, ainsi que le prétend Rokitansky, une formation entièrement indépendante des vaisseaux (voy. plus bas).

D'après ce que je viens de dire, on ne devra pas être surpris de voir les mêmes caractères anatomiques attribués aux formes différentes des anomalies vasculaires de la peau. Au point de vue anatomique, une seule classification est indiquée, celle qui porte sur le plus ou moins de développement des néoplasies vasculaires.

Mais comme, en réalité, les angiômes diffèrent l'un de l'autre par leur « histoire » et leur marche clinique, nous avons cru devoir établir des subdivisions basées sur ces différences.

Ce sont les nævi vasculaires en forme de taches qui offrent les caractères anatomiques les plus simples. Ils sont constitués, ainsi que le démontre déjà, d'ailleurs, l'observation clinique, par de petits vaisseaux sanguins dilatés. Leur siége principal, pour les taches simples, est la couche papillaire, au-dessus du stratum vasculaire. L'opinion, d'après laquelle les taches à coloration rouge clair sont plutôt formées par une dilatation des plus fines artères, et celles à coloration rouge livide, par une dilatation des petits vaisseaux veineux, cette opinion, dis-je, peut avoir sa raison d'être, mais elle n'est démontrée par aucune observation directe, et, d'ailleurs, n'est pas absolument indispensable à établir. Dans tous les cas, même pour les nævi tout-à-fait plats, on doit admettre la production d'une hyperplasie vasculaire, qui, dans les nævi les moins prononcés, n'intéresse tout d'abord que la paroi des vaisseaux, dont la longueur et la largeur sont ainsi augmentées. Les varicosités vasculaires, se manifestant sous forme de bosselures à parois minces, constituent donc un phénomène qu'on observe constamment dans les nævi.

Il est pourtant hors de doute qu'il se produit, dans les nævi profonds et à surface bosselée, une néoplasie vasculaire ayant pour siége les troncs et les branches des vaisseaux ; c'est ce que Lücke (Pitha-Billroth's Lehrb. d. Chirurgie, l. c. d'après Porta) et Billroth (Vorlesungen über Geschwülste, p. 46, fig. 92, *a* et *b*) ont parfaitement mis en lumière à l'aide de préparations injectées.

Cette néoplasie donne lieu à une dilatation et à une hyperplasie de la paroi vasculaire ; les bosselures formées primitivement deviennent à leur tour le siége d'une nouvelle dilatation, d'où résulte la formation de bosselures secondaires, et ainsi de suite. C'est ainsi que prend naissance un tissu vasculaire constitué par des vaisseaux sinueux, enroulés en pelotons ; ce tissu, par le grand nombre de ses utricules gorgés de sang, donne à la peau une coloration rouge très marquée, et, par son développement exagéré, imprime au néoplasme l'aspect d'une tumeur.

Ce néoplasme apparaît alors composé de lobules plus ou moins volumineux, qui, d'après Billroth, se forment de la manière suivante : « les réseaux vasculaires, si nettement circonscrits, des glandes sudoripares, des follicules pileux, des glandes sébacées et des lobules graisseux, sont envahis chacun séparément, et c'est l'hyperplasie de ces divers systèmes vasculaires qui donne lieu à la formation de ces lobules parfaitement appréciables à l'œil nu. »

C'est dans le nævus en forme de taches (N. flammeus) que cette hyperplasie est le moins développée. Elle présente un développement plus considérable dans les nævi légèrement bosselés à leur surface. Enfin cette hyperplasie atteint son plus haut degré dans les nævi à siége profond et à consistance spongieuse.

Je dois encore faire remarquer que les pelotons vasculaires constituent ici presque exclusivement la néoplasie, contrairement à ce qui se passe dans la tumeur vasculaire lobulée, dans laquelle le tissu conjonctif et la graisse jouent un rôle également important pour la composition du néoplasme.

Dans la partie du nævus qui se trouve dans le tissu sous-cutané, c'est-à-dire, principalement dans la couche graisseuse, l'hyperplasie vasculaire se montre le plus accentuée autour des lobules graisseux. C'est ce qui donne au tissu un aspect lobulé et granuleux. De là l'expression de « *tumeur vasculaire lobulée* » qui a été proposée par Schuh (l. c.). Les lobules graisseux disparaissent en certains points, sous l'influence de la prolifération vasculaire qui se fait autour d'eux. Dans d'autres endroits ils restent intacts, et c'est pour les cas de ce genre que quelques auteurs ont proposé les dénominations de « Angioma lipomatodes, » *lipogenes Angiom* (Virchow). Il est évident qu'il ne s'agit pas là d'une forme spéciale de l'angiôme; il en est de ceci comme de l'expression d'*angiôme phlébogène* qui indique simplement un angiôme presque exclusivement composé de vaisseaux de nouvelle formation et dilatés.

Les caractères essentiels des néoformations pathologiques en question sont les suivants : d'abord elles sont composées de vaisseaux, dont le nombre, le volume et la disposition diffèrent de l'état normal, et qui se développent dans un tissu qui, normalement, ne contient que des vaisseaux capillaires à disposition déterminée; en second lieu, la néoplasie vasculaire, en s'accroissant progressivement, détruit le tissu qui en est le siége ; ce tissu est, en quelque sorte absorbé par la tumeur vasculaire. A ce point de vue, les nævi peuvent donc aussi être considérés comme des néoplasmes destructifs, (envahisssants).

Ce caractère se montre de la manière la plus nette dans les nævi turgescents et érectiles, qui se laissent comprimer et se gonflent ensuite, à la manière d'une éponge.

Ils sont constitués par un amas de vaisseaux (artères et, surtout, veines) plus ou moins volumineux, irrégulièrement enroulés l'un sur l'autre, et ayant entre eux des communications nombreuses. La surface d'une coupe transversale offre l'aspect d'un tissu parsemé de trous, comme un tamis, d'ouvertures de grandeur variable ; sur une coupe longitudinale, on voit des utricules vasculaires disposés en forme de cannelures. En certains points, on trouve de grandes cavités vides ou pleines de sang, ou contenant encore des concrétions veineuses. Ce tissu, dans son ensemble, présente donc, en réalité, une structure « *caverneuse* », qui rend parfaitement compte de sa grande richesse en sang, de la propriété qu'il possède de se gonfler rapidement, de sa compressibilité plus ou moins facile, et enfin des pulsations dont il est de temps en temps le siége.

Quelques vaisseaux offrent un épaississement considérable de leurs parois, même de leur couche musculaire. D'autres ont leurs parois extrèmement amincies. Ce dernier fait s'observe particulièrement sur les bosselures vasculaires qui font saillie à la surface de la peau et qui représentent des dilatations ou des prolongements d'un tronc vasculaire.

En certains points, les vaisseaux sont très serrés les uns contre les autres ; en d'autres, ils sont séparés par un tissu conjonctif plus ou moins épais, d'ancienne ou de nouvelle formation, par les éléments normaux du derme, par des glandes sudoripares, des glandes sébacées et des follicules pileux.

La masse des nœvi caverneux se perd peu-à-peu, à la périphérie, dans les tissus environnants, au moyen de quelques vaisseaux variqueux plus au moins volumineux ; quelquefois, pourtant, il existe une sorte de limite représentée par un tissu fibreux, épais, résultant manifestement d'inflammations consécutives, et parcouru lui-même par quelques troncs vasculaires.

Ces formes, bien que provenant de nævi vasculaires simples, sont entièrement assimilables aux tumeurs caverneuses de quelques auteurs.

Du reste les diverses particularités anatomiques que je viens de décrire se trouvent parfois confondues dans le même nævus vasculaire, qui peut aussi présenter, cliniquement l'un à côté de l'autre, les caractères du nævus simple et du nævus turgescent.

Les opinions sur le processus intime de la néoformation des vaisseaux, dans les nævi vasculaires, sont les mêmes qui se sont fait jour, différentes et même contradictoires, à propos de la néoplasie vasculaire en général. (Développement de vaisseaux par la juxtaposition de cellules l'une à côté de l'autre ; formation d'anses d'abord solides, devenant ensuite creuses et se mettant en communication avec le vaisseau d'où elles proviennent ; liquide sanguin se développant librement dans des espaces préexistants). Ces opinions ont déjà été exposées avec détail à propos de la formation des granulations (p. 295 de cet ouvrage, tom. 2) ; nous ne croyons pas devoir y revenir ici.

Traitement. — Contre les très petits nævi, assimilables par leur forme et leur étendue aux simples télangiectasies, les méthodes de traitement que nous avons recommandées pour ces dernières, pourront être parfaitement suffisantes.

Mais comme les nævi vasculaires congénitaux acquièrent assez souvent une extension considérable et constituent même quelquefois des tumeurs volumineuses, saillantes, profondément situées, pourvues de cavités pleines de sang, le traitement simple que je viens de mentionner, ne donnera que rarement, dans les cas de ce genre, des résultats satisfaisants ; il faudra alors avoir recours à une intervention plus énergique.

On peut atteindre le but désiré par différentes méthodes :

1° *Compression directe* et *application locale du froid* : on peut espérer que, sous cette influence, les vaisseaux dilatés et de nouvelle formation se contracteront et subiront une évolution régressive. Ces deux méthodes ne sont pas applicables dans tous les points, et bien que

quelques auteurs les aient préconisées comme *très* efficaces, la plupart
des observateurs les ont pourtant considérées comme ne donnant lieu
à aucun résultat satisfaisant.

2° *Ligature des plus gros vaisseaux afférents* : cette méthode, ayant pour
but de provoquer l'atrophie des vaisseaux du nævus, peut aussi être
regardée comme inefficace : à plus forte raison devra-t-on s'abstenir
de la ligature de la carotide, que quelques chirurgiens ont proposée
pour les nævi ayant leur siége sur la tête.

3° *Injection* dans l'angiôme caverneux d'une solution étendue de
perchlorure de fer (perchl. de fer et eau simple, parties égales) ou
d'un mélange de cette solution avec du perchlorure de manganèse (1),
ou encore, injection d'acide nitrique pur (2); on parvient quelquefois
à provoquer de cette façon une atrophie ou une gangrène de la tumeur
vasculaire. Dans ce dernier cas, il n'est pas rare de voir se produire,
après la chûte de l'eschare, une hémorrhagie considérable. Cette
méthode peut être dangereuse et donner même lieu à la mort, par suite
de la putréfaction des tissus ou de pyohémie. C'est ce qui est le plus
à craindre pour les nævi qui siégent sur le crâne, à cause de leur communication avec les veines intrà-crâniennes.

4° *Introduction dans la tumeur d'aiguilles* chauffées à blanc (3) ou
d'une aiguille de platine rendue incandescente à l'aide d'un appareil
galvano-caustique, dans le but de faire coaguler le sang contenu dans
les vaisseaux. Les vaisseaux deviennent imperméables durant le cours
du processus atrophique qui est le résultat de cette intervention. A la
suite de ce traitement, qui, sur les nævi volumineux, peut être employé
à plusieurs reprises et chaque fois d'une manière partielle, on observe
que tous les points de la peau qui correspondent au nævus vasculaire,
s'affaissent insensiblement, pâlissent et se ratatinent.

Quelquefois pourtant, dans le cours d'un tel traitement, il se produit
en certains endroits une destruction, une carbonisation, une momification des tissus qui ne peuvent se détacher par la suite qu'en donnant
lieu à de l'inflammation et à de la suppuration. On peut craindre
qu'une hémorrhagie ne se produise à la chûte de l'eschare. Sur l'endroit
guéri, il se fait une cicatrice (4).

<hr>

(1) Lücke, in Pitha-Billroth's Lehrb. d. Chir., Tom. II, 1re part., p. 256.
(2) London medical Gazette, october, 1836. Cit. Chelius, d'après Virchow, l. c.,
p. 389, 1828.
(3) Nussbaum, Bayer'sches ärztliches Intelligenzblatt. 1861, n° 47.
(4) La partie chirurgicale du traitement des nævi vasculaires sanguins pourrait
aisément recevoir un complément plus étendu, mais, en entreprenant ce travail, nous
sortirions de la spécialité et, par conséquent, de nos attributions. Aussi nous bornons-

5° *L'inoculation vaccinale* sur plusieurs points du nævus vasculaire peut donner lieu à une destruction par voie de suppuration et à une atrophie partielle du néoplasme.

Les pustules vaccinales se développent ici selon la même évolution et sous la même forme que dans les cas où la vaccination est faite sur d'autres points, sauf pourtant que l'inflammation de leur base, ainsi que la suppuration pénètrent plus profondément. Sous l'influence de ce traitement, le nævus se gangrène et se détache entièrement en laissant après lui une cicatrice, ou bien il s'atrophie, en même temps, en divers points.

6° La destruction du nævus au moyen des *caustiques* est quelquefois indiquée et parfaitement praticable. Quand les nævi sont saillants, nettement circonscrits, pas plus gros qu'un pois ou un haricot, la cautérisation peut être faite au moyen du crayon de potasse caustique ou de nitrate d'argent. On produit ainsi une carbonisation, une eschari-fication du vaisseau ou de l'amas de vaisseaux, en même temps que de leur contenu et d'une partie du tissu circonvoisin. Après la chute de l'eschare il reste une cicatrice.

Quelques auteurs recommandent d'attaquer les nævi d'abord à leur surface au moyen de l'emplâtre de cantharides, de l'huile de croton tiglium, puis d'appliquer sur la plaie une pâte au chlorure de zinc ou au chlorure de brome, de la potasse caustique (Stromeyer dans O. Weber, l. c.), de l'acide chloro-acétique, de l'acide chlorhydrique, etc.

La cautérisation au moyen de la pâte arsenicale détermine aussi la destruction du nævus; mais la résorption de l'arsenic peut faire craindre, dans ce cas, surtout chez les jeunes sujets, un empoison-nement mortel (1).

La cautérisation au moyen de l'*acide nitrique fumant* (préférable à l'acide sulfurique) donne également de bons résultats, aussi bien dans les variétés nommées en dernier lieu que dans les nævi plus

nous à faire remarquer, à propos de la cautérisation de ces tumeurs par l'introduction d'aiguilles chauffées à blanc, que, dans bon nombre de cas, cette méthode serait in-suffisante. En effet nous croyons qu'il serait préférable d'employer un cautère allongé (cautère en bec de bécasse); c'est ainsi que M. Ollier traite avec succès la plupart de ces tumeurs. Il importe toutefois de faire les cautérisations en plusieurs temps. Du reste, il faut tenir compte, dans cette opération, des caractères de la tumeur, de son siège et de ses connexions avec les parties profondes.   A. D.

(1) Heidelberger klinische Annalen, Tom. III, p. 331, Tom. IV, p. 499. — Hebra, sur une action semblable produite par sa pâte opiacée créosoto-arsénicale, sous ce titre : « cas de guérison d'un épithélioma de la joue, gros comme le poing, développé à la suite d'un lupus, » W. med. Wochenschrift, 1871, tirage à part, p. 6.

étendus et à forme de tumeurs. On les touche, à courts intervalles, à
l'aide d'une tige de verre ou de bois, dont l'extrémité est mouillée
d'acide, et l'on cesse l'opération lorsqu'on a vu apparaître la coloration
jaune caractéristique. Cette cautérisation a l'avantage de donner rarement lieu à de la suppuration; le plus souvent les tissus se ratatinent
et se désséchent (1). Au bout de cinq à huit jours, l'eschare tombe et
l'on renouvelle alors l'opération sur le même point et successivement
sur les autres parties du nævus vasculaire, jusqu'à ce que le nævus
soit remplacé par une dépression cicatricielle plate.

L'application d'une pommade au tartre stibié (tartre émétique gr. 50,
emplâtre adhésif 4 gr.) a quelquefois donné des résultats favorables
(Krieg (2) et Zeissl (3)).

Il en est de même du badigeonnage du nævus avec du *collodion au
sublimé* (0,20 centigr. de sublimé sur 2 gr. de collodion); ce moyen a
été recommandé d'abord par Wardrop (4) et dans ces derniers temps
par Wilhelm Stricker (5).

7° On fait disparaître rapidement certains nævi à l'aide de la
ligature. Les nævi petits, pédiculés, en forme de baies, superficiels,
peuvent, de même que les verrues, être liés avec un fil. La tumeur se
gangrène au-dessus de la ligature. Il est souvent nécessaire de pratiquer
ensuite une cautérisation de la base de la tumeur, qui a de la tendance
à se reproduire plus tard à ce niveau.

On peut encore lier les nævi étendus, à base large, après les avoir
percés d'une ou plusieurs épingles, qu'on enfonce à partir du pourtour
de leur base jusque vers le centre, ou bien à partir du centre vers les
deux moitiés périphériques, suivant la méthode de White (6), Lawrence (7), Brodie (8).

8° Enfin, il est encore possible de faire disparaître les nævi vasculaires
au moyen de l'*excision*. Immédiatement après, les bords de la plaie seront
réunis par une suture. Il est nécessaire de comprendre dans la section
toute la peau circonvoisine, dans laquelle on peut apercevoir des vaisseaux dilatés, car l'expérience a appris que le nævus se reproduit

---

(1) Lloyd (1828) a le premier *injecté* de l'acide sulfurique dans les nævi. On peut
appliquer à cette méthode ce que j'ai déjà dit de l'injection de perchlorure de fer.
(2) Casper's Wochenschrift, 1840, Nr 52, p. 831.
(3) Zeitschr. d. k. k. Ges d. Aerzte. Wien, 1862, p. 70.
(4) Med. chir. Transactions, 1818. Vol. IX, p. 213. Cit. Virchow, l. c. p. 380.
(5) Virchow's Archiv, Tom. 41. 1867. p. 293.
(6) Med. chir. Transactions, Vol. XIII, P. II, p 414.
(7) Ibid. p. 420.
(8) Ibid. vol. XV. P. 1.

souvent à la périphérie. L'excision ne devra pourtant pas être portée au delà d'une certaine limite, imposée par les circonstances locales et par l'indication de ne pas donner lieu à une difformité irréparable ou plus désagréable que celle qui résultait de la présence du nævus.

A quelle méthode doit-on donner la préférence dans le traitement des nævi vasculaires? Le choix de la méthode à suivre devra dépendre de chaque cas en particulier, c'est-à-dire du siége, du caractère de la néoplasie.

Je ferai seulement remarquer que, chez les nouveau-nés et les jeunes enfants, il ne faut avoir recours à une intervention énergique que dans les cas où la tumeur vasculaire présente un accroissement rapide. Lorsque, au contraire, le nævus est stationnaire, il est préférable de s'abstenir de tout traitement énergique, surtout d'une opération sanglante, car le nævus peut quelquefois devenir le siége d'une régression spontanée et d'ailleurs le malade sera mieux à même de supporter une opération, à un âge plus avancé.

5° Angio-eléphantiasis.

C'est une variété de néoplasie vasculaire, constituée par des tumeurs très étendues, pendantes, molles, turgescentes, implantées dans une couche de tissu conjonctif jeune et abondant. Décrite par plusieurs auteurs assez bien d'accord entre eux sur sa nature, cette forme de tumeur a reçu des dénominations très variées. Rokitansky [1] la désigne sous le nom de *tumeur caverneuse*, Schuh, sous celui de *télangiectasie veineuse*, Hecker [3] la considère comme une forme « d'*éléphantiasis* ou *lèpre arabique* », enfin Virchow [4] lui donne le nom de *elephantiasis teleangiectodes*. C'est sous ce dernier nom que je l'ai décrite à la page 154 et suivantes (tom. 2 de cet ouvrage), où j'ai également exposé les motifs qui m'ont porté à la ranger à côté de l'éléphantiasis.

Bien que j'aie déjà indiqué les symptômes, la marche, la gravité, les particularités anatomiques et le traitement de l'affection dont il s'agit, j'ai cru pourtant devoir lui accorder une place en cet endroit. Car, comme je l'ai fait remarquer, il arrive parfois que ces tumeurs présentent, dans toute leur masse ou seulement dans quelques-unes de leurs parties, une vascularisation si riche, relativement à l'abondance

(1) l. c. page 207. Tom. I.
(2) l. c. pag. 177 et suiv.
(3) l. c. Pl. I et Text.
(4) Geschw. Tom I. p. 317.

du tissu conjonctif, qu'elles empruntent à la néoplasie vasculaire leurs caractères les plus frappants.

Au point de vue anatomique, elles sont semblables ou même identiques soit à la tumeur fongueuse vasculaire lobulée de Schuh, soit à la tumeur caverneuse de Schuh et Rokitansky. Mais, dans leur marche ultérieure, elles se distinguent des autres tumeurs vasculaires, surtout par leur grande extension en surface, leur accroissement progressif, l'atrophie des muscles ou des os sous-jacents, les névralgies concomitantes, les récidives répétées, et enfin l'influence fâcheuse qu'elles exercent sur tout l'organisme (1).

4° TUMEUR CAVERNEUSE (2).

La tumeur caverneuse est un néoplasme qui se développe spécialement dans les organes internes, dans le foie, la rate, les reins.

On ne l'observe que très rarement à la peau, et alors même qu'on l'y rencontre, on peut constater qu'elle ne s'y est pas développée primitivement, mais qu'elle a pris son origine dans le tissu cellulaire sous-cutané.

Elle survient dans ce tissu sous forme de nodosités circonscrites, de la grosseur d'une lentille, d'un pois, d'une noisette, rarement d'une noix, sphériques ou ovalaires, le plus souvent très dures, quelquefois d'une consistance plutôt élastique. La peau qui les recouvre est mobile, et d'aspect normal.

A ce moment, ces nodosités ne sont donc pas perceptibles à la vue ; ce n'est que par le toucher qu'on en constate l'existence. Leur mobilité n'est que très peu prononcée, parce qu'elles adhèrent le plus souvent, par un point de leur pourtour, à une veine voisine, à une gaîne tendineuse, à une aponévrose ou, enfin, au périoste.

Il en est même qui siégent profondément au-dessous des gaînes, sous les aponévroses.

Leurs siéges de prédilection sont les environs de la veine saphène et de la veine céphalique, par conséquent, la surface interne du membre

---

(1) Les tumeurs décrites par M. Kaposi sous le nom d'angio-éléphantiasis doivent, ce nous semble, être plutôt considérées comme de l'éléphantiasis-angiomateuse. Cette manière de voir rend bien mieux compte des phénomènes que cet auteur attribue à l'angio-éléphantiasis et qui ressortissent plus spécialement à l'éléphantiasis. Cette remarque a une importance réelle en ce sens que toutes les indications thérapeuthiques doivent se déduire du point de vue que nous signalons.   A. D.

(2) Voyez Rokitansky, l. c. et Schuh, pseudoplasmes. Wien 1854, p. 164 et suivantes.

inférieur et du bras ; il est plus rare de les rencontrer au cou, à l'épaule, à la face.

Elles ne s'accroissent que lentement, et leur volume ne dépasse pas celui d'une noix.

Quand elles ont pris naissance dans les parties supérieures du tissu cellulaire sous-cutané, on les voit constamment envahir secondairement la peau.

Normale au début, la peau ne tarde pas à prendre une teinte violette irrégulière, consécutive à l'ectasie des vaisseaux qui la parcourent ; cette coloration est par la suite plus uniforme, d'un rouge violacé, et en même temps la peau devient adhérente à la tumeur sous-jacente, de manière à ne pouvoir plus en être séparée. La surface en est bosselée. Elle peut avec le temps devenir le siége d'excroissances papillaires, semblables à des crètes de coq, laissant suinter de la sérosité ou couvertes d'un épiderme épais, terne, fendillé.

La turgescence de la tumeur est très souvent, dans cet état, parfaitement évidente ; elle devient surtout très prononcée quand le malade incline la partie qui en est le siége.

A cette même époque, sa consistance est quelquefois molle, élastique, bien qu'auparavant elle ait été très compacte.

La tumeur est le siége de douleurs spontanées ou qui ne se réveillent que par la pression ; ces douleurs s'irradient parfois dans des directions diverses. C'est ce qu'on observe principalement dans les cas où la tumeur existe dans le voisinage immédiat des veines sous-cutanées ci-dessus indiquées, à côté desquelles se trouvent, comme on sait, des troncs nerveux.

Relativement au nombre, on ne rencontre, en général, qu'une seule tumeur caverneuse sur le même individu ; il est rare d'en observer plusieurs ; d'autres fois, elles sont très multipliées.

La tumeur caverneuse est considérée par Rokitansky [1] et Schuh [2] comme un néoplasme bénin. Rokitansky [3] mentionne pourtant un cas où elle était combinée avec un cancer.

Elle ne s'accroît que très lentement ; elle ne dépasse jamais, même après une durée de 20 ans, la grosseur d'une noix, et n'exerce aucune influence fâcheuse sur la santé générale.

---

(1) Pathol. anat. Tom. I, 1855, p. 208.

(2) l. c. p. 474.

(3) Rokitansky, über die Entwicklung der Krebsgerüste, mit Hinblick auf das Wesen und die Entwicklung anderer Maschenwerke, Sitzungsber. d. k. Ak. de W. 1852, livr. de mars, p. 16.

Elle est énucléable et ne récidive point.

Elle peut devenir incommode, même dangereuse, par son siége, par les douleurs et les hémorrhagies profuses auxquelles elle donne quelquefois lieu, enfin par la multiplicité de ses tumeurs.

Diagnostic. — Ce qui distingue la tumeur caverneuse des nævi caverneux, et particulièrement des tumeurs vasculaires lobulées et des télangiectasies veineuses, de Schuh, c'est qu'elle s'accroît lentement, qu'elle n'arrive jamais à une étendue considérable et qu'elle peut être énucléée; les autres tumeurs, au contraire, ont un accroissement rapide, illimité et diffus.

Il arrive pourtant quelquefois que le diagnostic offre de grandes difficultés si l'on n'a pas le secours d'une observation longtemps prolongée. Les tumeurs caverneuses visibles à la superficie présentent les mêmes caractères physiques que les nævi vasculaires caverneux et volumineux. Et pendant qu'elles siégent dans le tissu cellulaire sous-cutané, il est à peine possible de les distinguer des lipômes ou des fibrômes.

Ces difficultés du diagnostic de la tumeur caverneuse ne sont pas moindres quant à leurs caractères anatomiques.

Anatomie. — Plenck avait déjà réellement signalé le caractère anatomique essentiel des tumeurs caverneuses quand il disait (1) : *Est excrescentia cutanea rubri vel lividi coloris, quæ ex tela cellulosa in substantiam cavernosam mutata constat, et sanguinem, vel succum gelatinosum in cavernulis suis continet.* Les résultats des observations faites ultérieurement par Joh. Meckel (2), Andral (3), Rokitansky (4), Schuh (5), Wedl (6), Virchow (7), Busch (8), Esmarch (9), Billroth (10), et beaucoup d'autres anatomistes, ont donné, sous plusieurs rapports,

(1) l. c. p. 37.
(2) Handb. d. path. Anat. Leipzig, 1818, Tom. II. 2, p. 288.
(3) Précis d'anatomie pathologique. Paris, 1829. Tome II. I, p. 401.
(4) Path. Anatom., 1855. I, p. 205 et seq.
(5) Pseudoplasmen, 1854, pag. 164 et seq.
(6) Sitzungsber. d. k. Akad. d. W. Tom. LII. Beiträge zur Path. de Blutgefässe. part. III, p. 28.
(7) Geschwülste. Tom. III, p. 321 et seq. Y voir aussi la bibliographie.
(8) De nexu inter hygromata cystica congenita, tumores cavernosos et cystides sanguinolentas intercedente. Bonn. 1856, und. Chir. Beobachtungen, Berlin, 1854, p. 217.
(9) Virchow's Archiv. Tom. VI.
(10) Vorles. über Geschwülste, p. 47.

plus de précision à cette étude, mais ils n'ont pu parvenir à faire concorder entre elles des opinions essentiellement différentes à beaucoup d'autres égards.

La tumeur caverneuse est constituée par un *tissu* offrant des *mailles* ou des *vacuoles* (1), renfermant des cavités plus ou moins grandes, closes de toutes parts ou en communication les unes avec les autres. Ces cavités contiennent du sang liquide ou coagulé, ou bien encore des phlébolithes. Il est rare d'y rencontrer aussi des cavités cystoïdes à contenu gélatineux.

Les parois qui circonscrivent ces cavités sont constituées par des lamelles fibrineuses, d'épaisseur variable. Elles sont formées par un tissu conjonctif fibrillaire, par des fibres élastiques, et contiennent aussi quelquefois des éléments musculaires fortement développés ; dans d'autres cas, elles ont un aspect hyalin ou une structure plus cellulaire. Les lamelles et les trabécules les plus grosses sont parcourues de vaisseaux (*vasa vasorum ;* Wedl). Leur surface interne est tapissée d'une sorte d'endothélium (Busch, Esmarch, Rokitansky, Virchow, Fleischl.)

Dans l'intérieur de la tumeur viennent s'ouvrir, souvent par de grands orifices, des veines plus ou moins volumineuses à trajet droit ou variqueux ; on y rencontre aussi des artères.

On y a aussi vu des nerfs (Schuh, Esmarch) (2).

Tels sont les faits sur lesquels tous les auteurs sont d'accord. C'est la ressemblance de la structure de ces tumeurs avec celle des organes caverneux normaux qui leur a fait donner le nom de *tumeurs caverneuses*.

Relativement à la genèse de ces tumeurs, les observateurs ne sont pas du même avis. Deux opinions se trouvent en présence ; l'une de Rokitansky (Schuh, Esmarch, Busch), l'autre, de Virchow. Rokitansky admet que la tumeur caverneuse tire exclusivement son origine du substratum conjonctif de l'organe intéressé, par exemple, de la peau, en tant que tissu indépendant, *à côté et en dehors des vaisseaux sanguins*. C'est l'hypergénèse du tissu conjonctif sous forme de végétations dendritiques et de masses creuses sans structure appréciable qui produit la forme aréolaire de ces tumeurs. La végétation se presse contre les vaisseaux sanguins et pénètre à travers leurs parois dans leur intérieur. C'est ainsi que s'établissent des communi-

(1) Voyez particulièrement Rokitansky. l. c.
(2) Voy. über freie Bluthildung, p. 218, d. W. IIe part.

cations secondaires avec les vaisseaux, dont le contenu (sang) se répand
alors dans les aréoles du néoplasme primitivement indépendant des
vaisseaux. Du reste, Schuh a admis expressément, à l'exemple de Rokitansky, qu'il se forme librement du sang dans l'intérieur des masses
creuses sans structure appréciable (1), opinion qui a été combattue par
Virchow.

Outre les caractères anatomiques que je viens de signaler, Rokitansky
fait encore remarquer en faveur de sa manière de voir qu'on rencontre
quelquefois de « jeunes » tumeurs isolées, pourvues de cavités qui ne
sont pas encore en communication avec les vaisseaux sanguins et qui,
par conséquent, ne contiennent pas encore de sang.

Pour Rokitansky, la tumeur caverneuse est donc un néoplasme
spécial, originairement indépendant du système vasculaire.

Virchow prétend, au contraire, que la tumeur caverneuse représente
essentiellement une tumeur vasculaire. Et il distingue : 1° une néoplasie
et une dilatation caverneuse des vaisseaux anciens et des vaisseaux de
nouvelle formation, ces derniers tirant leur origine, partie des vaisseaux anciens, partie du tissu fibreux en prolifération ; 2° la formation de ces capsules fibreuses entourant la tumeur caverneuse à sa
périphérie est secondaire et résulte d'une néoplasie consécutive à une
irritation ou à une inflammation du tissu conjonctif circonvoisin.

Cette capsule fibreuse est parcourue par des vaisseaux artériels et
veineux qui viennent de l'intérieur de la tumeur ou qui y pénètrent.
C'est ce qu'il est facile de démontrer par l'examen anatomique et par
l'injection. La circulation du sang dans la tumeur se fait comme dans
les corps caverneux normaux. Les artères y conduisent le sang, qui en
sort par les veines. Virchow n'admet pas la production dans les cavités
de la tumeur d'un sang qui n'appartiendrait pas à la circulation
générale ; il n'a jamais vu de tumeur caverneuse dont le sang fut indépendant du système vasculaire. Il ne peut donc pas croire qu'il se
forme librement du sang dans les cavités du néoplasme en question :
les corpuscules sanguins qu'on y trouve ne présentent, en effet, aucun
caractère qui permette de leur attribuer une origine récente, et, en
second lieu, on y rencontre également des corpuscules blancs exactement comme dans le torrent circulatoire.

Pour Virchow, la tumeur caverneuse n'est donc qu'un *angiôme
caverneux*, pourvu d'une capsule fibreuse développée secondairement,
et ne différant pas essentiellement d'un angiôme caverneux diffus.

(1) Voy. l. c. p. 331 et seq.

La capsule oppose un obstacle à l'extension du néoplasme, qui, de la sorte, ne peut pas dépasser un certain volume, quand le développement de la capsule s'est fait de bonne heure. Virchow distingue donc, d'après cela, un *angiôme caverneux circonscrit ou enkysté*, et un *angiôme caverneux diffus ou non circonscrit*.

D'après Rindfleisch [1], la tumeur caverneuse prend naissance de la manière suivante : Il se forme, par suite d'une infiltration cellulaire du tissu conjonctif qui entoure les capillaires cutanés, un tissu fibreux cicatriciel qui se rétracte et dilate ainsi mécaniquement les vaisseaux qu'il enveloppe. Comme on le voit, cette opinion est intermédiaire entre celle de Rokitansky et celle de Virchow, sur lesquelles, d'ailleurs elle n'a aucun avantage.

En réalité, les opinions que je viens d'exposer ne présentent aucune différence au point de vue histogénique.

Tout récemment, Fleischl [2], se basant sur l'observation de pièces injectées, a soutenu l'opinion de Rokitansky sur la tumeur caverneuse.

Pour considérer la tumeur caverneuse comme un néoplasme particulier, différent des nævi, nous nous sommes fondés non seulement sur les caractères anatomiques, mais encore sur les caractères cliniques de la tumeur caverneuse, qui diffèrent notablement de ceux des nævi

Pronostic. Traitement. — Tant que la tumeur caverneuse ne sera pas particulièrement gênante par son étendue, son siége, sa sensibilité (névralgie), sa multiplicité, on pourra l'abandonner à elle-même. Elle ne présente, dans ces cas, aucun inconvénient, et peut d'ailleurs subir une régression spontanée par crétification de son contenu et atrophie des vaisseaux.

Mais si les conditions ci-dessus mentionnées, fournissent l'indication d'une intervention thérapeutique, on pourra alors avoir recours à l'excision de la tumeur, qui, vu l'état circonscrit du néoplasme, s'exécutera sans aucune difficulté et sans laisser craindre une récidive ultérieure.

[1] Lehrb. der pathol. Gewebslehre, Leipzig, 1871, p. 121.
[2] Sitzung d. k. k. Ges. d. Aerzte in Wien, du 21 décembre 1871.

NÉOPLASIE DES VAISSEAUX LYMPHATIQUES.

LYMPHANGIÔME TUBÉREUX MULTIPLE.

Sous ce nom nous désignons une affection particulière de la peau, qui jusqu'ici n'a été décrite par aucun auteur, et que nous-mêmes n'avons vu qu'une seule fois.

Elle se trouvait chez une femme non mariée (1), âgée de 52 ans ; cette personne, dont la santé avait jusque-là été satisfaisante, resta en traitement dans la clinique des maladies cutanées depuis le 25 nov. 1867 jusqu'au 11 février 1868.

Sur toute l'étendue du tronc, depuis la région du bassin jusqu'au maxillaire inférieur et à la racine des cheveux, à la nuque, se trouvaient plusieurs centaines de nodosités de la grosseur d'une lentille ou un peu plus petites, arrondies, d'un rouge brun, un peu brillantes, lisses, non squameuses, plates ou modérement saillantes. La pression les faisait pâlir et permettait de reconnaître qu'elles étaient formées par une masse arrondie, ferme, élastique, logée, sans limites bien circonscrites, dans le tissu du derme ; cette masse s'étendait par sa face inférieure jusque dans le tissu cellulaire sous-cutané, et, par sa face supérieure, formait la saillie cutanée visible à l'extérieur. Ces nodosités étaient assez uniformément disséminées, mais sans disposition bien déterminée ; en quelques endroits, elles étaient accumulées en grand nombre, de manière à former des groupes plus circonscrits, irréguliers. Çà et là on les trouvait disposées sous forme de lignes circulaires au nombre de trois ou même davantage.

Elles étaient un peu douloureuses à la pression.

Leur aspect extérieur ressemblait beaucoup à celui d'une syphilide lenticulaire très-confluente. Mais un examen plus approfondi permettait de les distinguer de cette dernière affection ; en effet, elles n'avaient pas les limites bien tranchées des efflorescences nodulaires ; leur partie centrale, au lieu d'offrir une dépression, présentait, au contraire, une saillie notable ; enfin on notait l'absence de ces phénomènes qui indiquent un travail de régression partielle des nodosités, je veux parler du développement de squames ou de croûtes, des dépressions atrophique ou cicatricielle.

(1) Förster, Theresia.

Au contraire, l'épiderme offrait partout un aspect lisse, uniforme, et la peau elle-même n'avait subi aucune altération, à l'exception toutefois de son soulèvement et de sa rougeur ou encore de la présence de quelques petits vaisseaux télangiectasiques.

Le diagnostic posé fut : *néoplasme nodulaire multiple de la peau.*

La malade affirmait que ces nodosités rouges et fermes existaient sur ces points depuis son enfance. Pendant longtemps elle n'avait remarqué aucune modification dans leur aspect et dans leur nombre. Mais depuis 5 ou 4 ans, elles étaient devenues plus nombreuses, sans que, toutefois, leurs caractères extérieurs se fussent modifiés.

La nutrition et l'état général de cette personne étaient entièrement normaux.

Anatomie. — J'excisai une de ces nodosités sur la région thoracique antérieure gauche, et, avec l'aide de Biesiadecki, alors assistant de l'institut anatomo-pathologique, j'en fis l'examen microscopique. Voici ce que nous trouvâmes :

Fig. 1.

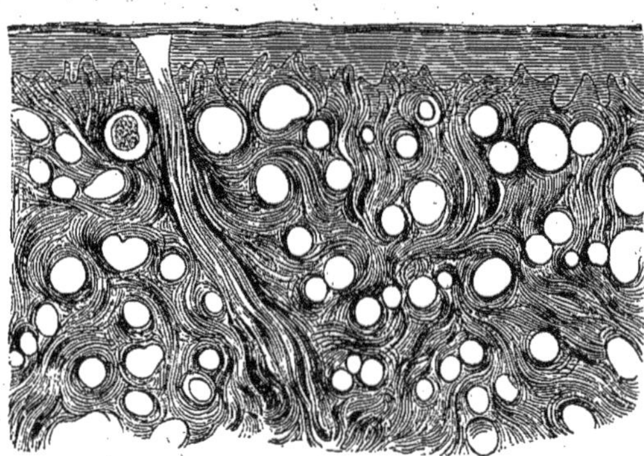

Lymphangiôme cutané, coupe verticale. — Grossissement, Hartnack, ocul. 3, obj. 4.

Sur une coupe verticale, le derme paraissait criblé d'un grand nombre d'ouvertures, comme une pomme d'arrosoir. Ces ouvertures étaient rares vers les parties superficielles du derme, plus nombreuses, au contraire, dans ses parties profondes. Leur forme était circulaire, ovale, irrégulièrement arrondie. Leur diamètre variait de 0,02 à 0,09 de millimètre.

Le contour arrondi de quelques-unes de ces ouvertures, au lieu d'être entièrement fermé, était ouvert à un certain endroit, et des deux points terminaux de cette solution de continuité partaient deux lignes con-

vergentes, qui se rencontraient à une distance plus ou moins grande
et circonscrivaient ainsi une fente plus ou moins étroite. Cette fente
représentait donc une sorte de diverticulum canaliforme de l'ouverture arrondie.

Fig. 2.

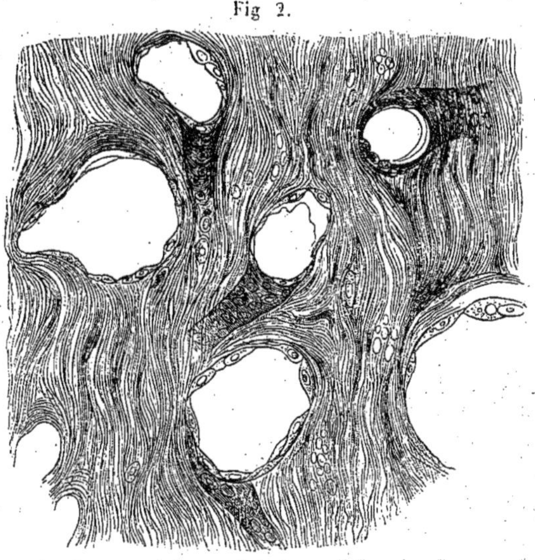

Même préparation. Grossissement : ocul. 3, obj. 8.

Dans d'autres de ces ouvertures, les deux lignes, partant de la
périphérie et marchant parallèlement jusqu'à une certaine distance,
étaient reliées par des fibres transversales, parsemées de noyaux, et
donnaient ainsi l'image d'un vaisseau coupé très obliquement. Plusieurs
de ces ouvertures, arrondies, étaient entièrement isolées, d'autres
étaient contiguës l'une à l'autre au nombre de deux ou de trois, d'autres
enfin se confondaient ensemble. Mais ces ouvertures ou ces fentes
communiquant les unes avec les autres, n'avaient pas les mêmes dimensions. On en voyait de toutes petites, ayant à peine un millimètre de
diamètre, qui étaient immédiatement contiguës ou réunies à d'autres
dont le diamètre était double et triple.

Mais toutes étaient limitées par une paroi très nette, qui paraissait
épaisse, rigide et résistante.

A une coupe entièrement transversale, cette paroi paraissait tellement épaisse qu'on pouvait aisément y reconnaître un bord externe et
un bord interne. L'espace intermédiaire contenait des noyaux disposés
circulairement autour de l'ouverture; ces noyaux étaient volumineux,
brillants, parfaitement perméables au carmin. La paroi interne était

tapissée d'une couche de cellules pourvues de noyaux et formant vers l'intérieur de l'ouverture des saillies bosselées (endothélium).

Un examen attentif permettait de constater d'une manière incontestable que les ouvertures en question représentaient des sections de canaux. En certains points, on voyait le contour arrondi extérieur; en d'autres, situés sur un plan de plus en plus profond, on apercevait un second contour circulaire, un peu reculé relativement au premier, d'un diamètre moindre, et, enfin, la paroi interne de la couche superficielle, reliée aux bords de la couche plus profonde par un tissu lisse, brillant, se perdant dans la profondeur.

Il était évident que nous étions ici en présence de sections transversales et obliques de canaux qui, suivant la direction de la section, représentaient tantôt simplement des cylindres creux de peu de longueur (trous), tantôt des espaces qui se perdaient dans la profondeur en offrant un aspect infundibuliforme ou qui se dilataient sous forme de fentes, tantôt, enfin, la paroi vasculaire externe elle-même; c'est ce qui ressort clairement de l'examen des fig. 1 et 2.

Les espaces et sections de canaux, que je viens de décrire, ne contenaient, en général, rien dans leur intérieur. Ce n'est que dans quelques-uns que l'on trouvait un petit nombre d'éléments semblables aux globules blancs du sang.

Sur une préparation que j'ai en ce moment sous les yeux, j'aperçois un point se terminant en arc de cercle, limité par des lignes latérales parallèles et tout à fait comparables à un morceau détaché d'une artère de second ordre; c'est un segment de la paroi externe d'un canal divisé suivant sa longueur.

Le tissu qui entourait les espaces et canaux circulaires, infundibuliformes et semblables à des fentes, ne présentait que peu de modifications. Dans leur voisinage immédiat, on voyait le tissu conjonctif sous l'aspect de fibres serrées à disposition concentrique; dans ce tissu on apercevait un grand nombre de corpuscules de tissu conjonctif, ainsi que des cellules disséminées, pourvues d'un noyau volumineux et brillant.

On trouvait encore, à une certaine distance des coupes de vaisseaux indiquées plus haut, des cellules du même genre, groupées et disséminées dans le tissu du derme, d'ailleurs normal.

Dans les préparations que j'ai observées, je n'ai rencontré ni follicules pileux, ni glandes sébacées ou sudoripares, ni lobules graisseux.

Les *vaisseaux sanguins* avaient leurs diamètres normaux et n'offraient aucune altération de leurs parois. Ils étaient remplis dans une étendue considérable de globules rouges et blancs du sang. Dans l'adventice, ainsi que dans les trainées de tissu conjonctif péri-vasculaire se trouvait un grand nombre de cellules renfermant un noyau arrondi, volumineux, réfringent.

La couche papillaire et l'épithélium avaient une apparence normale. Les couches épithéliales les plus profondes présentaient un pigment foncé.

———

Les espaces dont il vient d'être question, traversant le tissu du derme surtout dans ses couches les plus profondes, représentaient évidemment des sections en divers sens de canaux vasculaires.

Ce qui démontre le mieux cette manière de voir, c'est la délimitation nette de ces espaces par des parois continues, lisses, brillantes (tunique interne) et la circonscription parfaitement tranchée de la paroi à l'extérieur.

Ainsi reconnus pour être des vaisseaux, ces espaces doivent spécialement être considérés comme des *vaisseaux lymphatiques*.

Ce qui justifie cette assertion, c'est la forme non exactement cylindrique, mais un peu irrégulière, variqueuse, de ces canaux vasculaires; c'est l'état de la paroi qui se montre tapissée d'un endothélium très distinct et composée d'une tunique moyenne, consistant en fibres musculaires et d'une tunique adventice renforcée par le tissu conjonctif circonvoisin, représenté par des fibres serrées, à disposition concentrique (1).

Bien que ces caractères anatomiques appartiennent aussi aux parois veineuses, nous croyons pourtant devoir regarder ces vaisseaux comme des vaisseaux lymphatiques et non comme des veines. Et cela, surtout, parce que nous n'avons aperçu dans leur intérieur aucun globule rouge, parce que leurs parois offraient l'épaisseur considérable et l'état de rigidité dont il a été question plus haut, et, enfin, parce que nous avons distingué à côté les vaisseaux sanguins eux-mêmes avec leurs caractères normaux.

Comme dans le tissu dermique normal, on ne trouve pas de vaisseaux lymphatiques aussi abondamment développés, aussi volumineux et à parois aussi épaisses, il s'ensuit que nous devons considérer les vaisseaux lymphatiques observés dans le cas en question comme des vaisseaux lymphatiques de formation nouvelle, pathologique.

(1) Voyez Recklinghausen in Stricker's Gewebslehre. Leipzig, 1869, 2e livraison, p. 215.

Ils constituaient ici des amas enroulés, qui déplaçaient les couches superficielles du derme, ainsi que le corps papillaire, et qui pouvaient être vus et sentis à l'extérieur sous la forme de nodosités.

Pronostic. — Ce néoplasme s'était développé sans cause connue, sans symptômes concomitants appréciables; depuis un grand nombre d'années, il n'avait provoqué aucune douleur ni aucune altération appréciable de l'état général.

Nous devons par conséquent regarder le lymphangiôme tubéreux multiple comme un néoplasme bénin.

On ne peut pourtant pas établir un pronostic absolument favorable quand on songe que, dans ce cas, le néoplasme en question ne s'est montré susceptible de régression, ni spontanément, ni sous l'influence d'aucun traitement [1].

Des lymphangiômes, c'est-à-dire des tumeurs composées principalement de vaisseaux lymphatiques, ont été observées à plusieurs reprises sous d'autres formes et en d'autres régions du corps [2]. La plupart de ces tumeurs méritaient plutôt d'être considérées comme des ectasies de gros vaisseaux lymphatiques normaux et comme une dégénérescence cystoïde des ganglions lymphatiques situés normalement (Busch, *Lymphaneurysma*, Amussat-Breschet, Nelaton-Aubry, Trélat, Heschl, Fetzer, Petters, Virchow, Billroth). Dans le dernier cas, les ganglions lymphatiques, par exemple ceux de la région inguinale, étaient transformés en poches cystoïdes, volumineuses, fluctuantes, contenant de la lymphe.

Le cas qui, au point de vue anatomique, se rapproche le plus de celui observé par nous, est le cas de Makrochilie, rapporté par Billroth [3]. La tumeur lymphatique caverneuse s'était étendue du tissu conjonctif sous-cutané à la peau. Mais ici les parois des espaces lymphatiques étaient formées par des faisceaux de tissu conjonctif et par des fibres musculaires, tandis que, dans notre observation, on voyait

---

(1) Pendant son séjour à la clinique des maladies cutanées (du 23 nov. 1867 au 11 févr. 1868), cette malade a été soumise à 43 frictions avec 1 gr. 30 d'onguent gris; elle prenait en même temps à l'intérieur des pilules phéniquées, des pilules de fer et d'aloès; ce traitement est resté absolument sans résultat.

(2) Voy. à ce sujet : Virchow, Geschw. Tom. III, p. 487 et suiv. 1867, et le traité « über Lymphorrhoe und Lymphangiome » par le Dr Vladan Gjorgjevic, tirage à part Langenbeck's Archiv für klinische Chirurgie, Tom. XII, fasc. 2, 1870, p. 41 et suiv.

(3) Beiträge zur pathol. Histologie. 1838, p. 218.

dés parois vasculaires fibreuses, rigides, parfaitement développées, ainsi que dés canaux vasculaires de formation tout à fait régulière.

D'un autre côté, ce qui montre la nature spéciale de la néoplasie que nous avons décrite, c'est son siége dans le chorion lui-même, ainsi que sa multiplicité ou plutôt sa présence sur u n grand nombre de points à la fois.

C'est encore par là que notre lymphangiôme se distingue de certaines indurations limitées, congénitales ou acquises, du visage, des lèvres et d'autres régions du corps, indurations qui ont été désignées sous le nom de lymphangiômes (1). Il en est de même de certaines tumeurs cystoïdes, qu'on a aussi voulu appeler lymphangiômes caverneux (2).

(1) Voy. Virchow, Geschwülste, l. c. Billroth, l. c. Passauer, Virchow's Archiv. Tom. 37, 1866 p. 410 et pl. VIII. Il y a peu de temps, j'ai vu une tumeur semblable à celle décrite par Passauer, l. c., sur la joue droite d'un enfant de neuf mois.

(2) Reichel-Waldeyer, sur un lymphangiôme caverneux cystique chez un enfant de un an et cinq mois. Virchow's Archiv. Tom. 46, p. 495.

NÉOPLASMES CELLULAIRES.

RHINOSCLÉROME.

Sous le nom *Rhinosclérome*, Hebra a désigné un néoplasme, qu'il a décrit pour la première fois, avec ma collaboration, en l'année 1870, comme une maladie cutanée inconnue jusqu'alors (1). A cette époque Hebra en avait vu sept cas (2), dont trois étaient soumis à mon observation. Depuis lors, nous en avons encore rencontré six autres cas (3), de sorte que le nombre de ces observations s'élève aujourd'hui à treize.

Dans une discussion qui a eu lieu sur cette maladie à une séance de la société de médecine de Vienne (11 février 1870), les professeurs Weinlechner et Pitha et le Dr Hofmokl ont rapporté avoir vu quelques faits très remarquables de cette affection.

Les treize cas mentionnés ci-dessus ont offert des symptômes parfaitement concordants. C'est ce qui nous permet d'établir de la manière suivante les caractères généraux de cette maladie.

Symptômes. — Le *rhinosclérome* se présente sous la forme de nodosités, de tuméfactions aplaties ou saillantes, nettement limitées, isolées ou confluentes, d'une dureté extraordinaire, siégeant sur la peau ou la muqueuse des ailes du nez, sur la cloison nasale et sur les parties avoisinantes des lèvres, c'est-à-dire au pourtour de l'orifice nasal.

Tantôt ces nodosités, offrant la coloration normale de la peau, sont lisses et souples à leur surface, tantôt elles sont uniformément colorées en rouge brun clair ou sombre, et sont parcourues extérieurement par quelques vaisseaux dilatés ; elles ont alors un aspect brillant et sont

---

(1) Hebra. Ueber ein eigenthümliches Neugebilde an der Naze nebst mikroskopischen Befunde von Kaposi (Moriz Kohn). — Rhinosclerom, Wiener med. Wochenschrift, 1870, N° 1.

(2) Dans la publication indiquée ci-dessus il est question de neuf cas. Mais je dois, avec Hebra, en déduire deux qui se caractérisèrent par des tumeurs osseuses de la région naso-génienne et de l'espace intersourcilier. L'un de ces cas fut soumis à notre observation jusqu'à la mort du malade. Il s'était développé ultérieurement une tumeur osseuse dure à la partie supérieure du pariétal gauche. A l'autopsie on trouva un prolongement de la tumeur pariétale, qui avait perforé l'os et était arrivé jusqu'à la face interne de la dure-mère. Ce néoplasme offrait les caractères du carcinôme.

Les autres cas, au nombre de sept, et les six autres qui sont venus s'y ajouter, en tout 13 cas, avaient tous présenté les caractères types du rhinosclérome.

(3) Deux hommes de la clinique des maladies cutanées, un homme de la policlinique, deux femmes de la section chirurgicale du médecin en chef Dr Salzer, une femme, infirmière.

entièrement glabres (dépourvues de poils et de follicules). Leur épiderme est sec, crevassé. Çà et là se trouvent des rhagades profondes, qui correspondent particulièrement aux sillons partant des ailes du nez. Ces rhagades sécrètent un liquide tenace, visqueux; d'autres fois elles sont recouvertes de croûtes jaunes, sèches, fortement adhérentes.

La peau qui recouvre ces nodosités ne peut pas être saisie isolément; elle est adhérente à la tumeur, qui se trouve en quelque sorte logée dans la peau elle-même.

A la pression, ces nodosités ont une consistance remarquablement dure. Cette dureté peut être assimilée à celle du cartilage; Hebra la compare même à celle de l'ivoire. La pression exercée sur ces tumeurs permet aussi de leur reconnaître une certaine élasticité et provoque également une douleur assez vive, qui ne se manifeste pas spontanément.

La peau qui avoisine ces nodosités est complétement normale. Elle n'offre jamais ni tuméfaction, ni œdème, ni aucun autre phénomène inflammatoire.

Cette affection est encore caractérisée par son *siége*, que j'ai signalé plus haut et qui correspond à quelques ou à toutes les parties cutanées ou muqueuses qui appartiennent à la région nasale et à son voisinage. On trouve ces nodosités et ces excroissances sur une des ailes du nez ou sur les deux, sur la sous-cloison nasale; de là, la lésion s'étend sur la muqueuse de cette cloison ou sur celle des ailes du nez; on les rencontre encore sur la lèvre supérieure, isolées ou confondues avec celles qui occupent la cloison ou les ailes du nez.

Leur forme, leur nombre, leur mobilité, leurs suites, etc., présentent de grandes variétés suivant leur point de départ et le degré de développement auquel elles sont arrivées au moment où on les observe.

Développement et marche. — Cette maladie suit une marche essentiellement chronique. Elle débute, sans douleurs et sans autres phénomènes concomitants, par un épaississement et une induration de la peau dans un des points signalés précédemment. C'est le plus souvent sur la sous-cloison ou sur le bord d'une aile du nez qu'on la voit commencer; la tuméfaction s'étend ensuite aussi bien vers la cavité nasale que sur la peau, au début les phénomènes qui sont peu marqués, offrent plus tard la difformité caractéristique, représentée par la fig. 1.

Après un an de durée du rhinosclérome, l'aile du nez est fortement projetée en dehors; et, quand l'affection intéresse les deux ailes, on

remarque que le contour de l'orifice nasal, qui ressemble normalement
à celui d'une poire, est fortement dilaté latéralement; la distance qui
sépare la pointe du nez de la lèvre
supérieure est devenue plus courte,
le nez dans son ensemble est aplati,
écrasé, en un mot élargi dans son
diamètre transversal.

En dedans, du côté de la cavité
nasale, les altérations ne sont pas
moins remarquables. La masse cartilagineuse de la cloison et celle des
ailes du nez présentent un volume
plus considérable et donnent ainsi
lieu à un rétrécissement progressif
de l'orifice nasal; ce rétrécissement

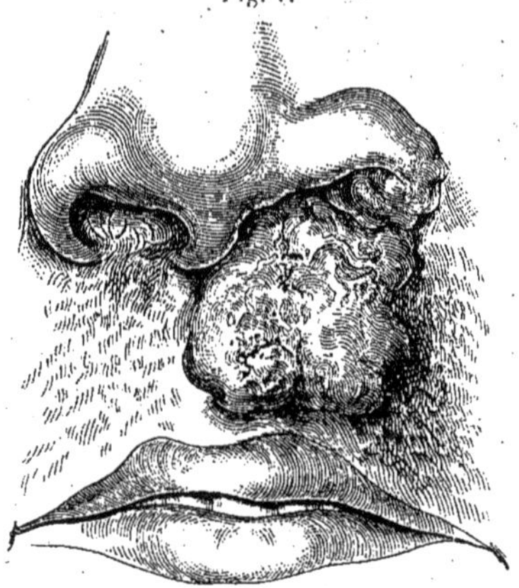

est encore accru par cette masse dure qui, partant de la lèvre supérieure, s'étend au fond de la cavité du nez et s'élève en forme d'excroissance, s'intercalant ainsi comme un coin entre les nodosités qui
viennent des ailes et de la cloison.

C'est ainsi qu'il se produit un rétrécissement de la cavité nasale sur
une étendue plus ou moins considérable, de sorte que parfois on peut
à peine faire pénétrer une sonde capillaire à travers le canal limité par
des masses rigides et ayant une longueur de 1 millimètre 1/2 à 8 millimètres, enfin, le conduit nasal peut être oblitéré en certains points ou
sur toute la longueur de l'induration.

Le nez ainsi rendu difforme est en même temps dur et rigide. Les
ailes n'en peuvent être rapprochées ni écartées. Le pourtour du nez est
devenu, en quelque sorte, éburné.

La lèvre supérieure est le plus souvent couverte d'une plaque dure,
qui fait une forte saillie arrondie, de la grosseur d'une pièce de vingt
centimes, de cinquante centimes ou de cinq francs, et qui est limitée
par un bord taillé à pic; d'autres fois cette saillie est tout-à-fait plate,
à peine visible à l'extérieur. Le doigt appliqué sur la lèvre peut toutefois la percevoir nettement avec son pourtour parfaitement circonscrit.

Du côté de la face postérieure de la lèvre supérieure, la muqueuse se
présente avec ses caractères normaux. On peut la faire glisser sur la
face postérieure de la plaque dure logée dans le tissu cutané.

Ultérieurement la muqueuse de la lèvre est à son tour envahie par la
néoplasie et devient alors adhérente. Le néoplasme peut enfin gagner
le périoste gencival et même le tissu osseux du maxillaire (cas de

Salzer). Du côté des ailes du nez, il s'étend aussi sur le cartilage, qui prend ainsi part à la néoplasie.

Les nodosités restent plusieurs années sans subir aucune métamorphose. Elles ne se ramollissent pas dans leur substance et ne s'ulcèrent pas à leur surface. C'est tout au plus si on les voit devenir le siége de légères excoriations.

Si l'on en excise un morceau ou qu'on en détruise une partie par la cautérisation, la plaie ne tarde pas à se recouvrir d'une croûte brune, mince, formée par du sérum exsudé ; il ne se produit pas d'ulcération, mais bien une cicatrisation qui ne tarde pas à être complète. Plusieurs semaines ou plusieurs mois après, la nodosité a de nouveau atteint son volume primitif après s'être accru progressivement.

Ces tumeurs n'ont par conséquent aucune tendance à se développer d'une manière illimitée.

On ne les a pourtant jamais vues devenir le siége d'un travail de régression spontané.

Phénomènes subjectifs. — Outre la difformité notable à laquelle elle donne lieu par son siége spécial et constant, cette affection est encore très incommode par les douleurs dont elle s'accompagne et qui deviennent assez violentes sous l'influence de la pression, et surtout par l'impossibilité où elle met les malades de respirer par le nez. La rigidité des ailes du nez peut, à elle seule, au début, gêner la respiration par les cavités nasales ; plus tard, le passage de l'air peut être entièrement supprimé, car, comme je l'ai déjà dit plus haut, il arrive parfois que l'orifice nasal est entièrement oblitéré par la masse morbide, sur une longueur de un à trois millimètres. Les malades ne peuvent alors respirer que la bouche ouverte.

Cette affection ne paraît exercer aucune influence sur l'état général de l'organisme.

Complications. — Nous devons mentionner certains phénomènes qui, dans quelques cas de rhinosclérome, ont été observés en même temps que ceux que je viens de signaler, sans que nous puissions dire avec précision s'ils ont quelque rapport intime avec ces derniers ou s'ils ne constituent que des complications purement fortuites.

Ainsi, dans un cas, on a observé une perforation de la voûte palatine cicatrisée sur ses bords.

Dans un second cas, nous avons vu un ulcère plat sur la face antérieure de la luette ; cet ulcère guérit spontanément au bout de quelques semaines, sans qu'on eut dirigé contre lui aucun traitement.

Dans un troisième cas de rhinosclérome, que nous observons depuis deux ans chez une femme, il s'est manifesté, depuis un an environ, de l'aphonie et un spasme laryngien qui occasionne de temps à autre des accès de dyspnée.

A l'examen laryngoscopique j'ai constaté que les cordes vocales présentaient une injection vasculaire très prononcée et un épaississement tel que leur volume était doublé; on voyait encore sur la partie antérieure de la face supérieure de la corde vocale du côté droit deux taches allongées, d'un aspect tendineux, d'une largeur de un millimètre et d'une longueur de quatre millimètres.

Chez un quatrième malade, une infirmière âgée d'environ 30 ans, nous avons trouvé, à côté de deux tumeurs très compactes, rosées, situées sur la face interne des ailes du nez et faisant une saillie polypiforme dans la cavité nasale, qu'elles oblitéraient complétement, nous avons trouvé, dis-je, une altération particulière de la *muqueuse du palais et du pharynx.*

Le bord libre du voile du palais, depuis le commencement du pilier antérieur jusqu'à l'extrémité de celui du côté opposé, était garni d'un liséré dur, rigide, d'un blanc brillant, d'une largeur de près d'un millimètre; le voile du palais et la luette étaient ratatinés, rétractés en haut.

De plus, la paroi postérieure du pharynx formait une voussure aplatie, de l'étendue d'une pièce de cinq francs, à surface bosselée, brillante comme une cicatrice, et de consistance excessivement compacte.

La malade ne présentait aucun phénomène de syphilis et était atteinte depuis trois ans de l'affection que je viens de décrire.

Dans un cinquième cas, chez un jeune homme, qui resta longtemps soumis à notre observation et qui mourut d'une pneumonie consécutive à la variole, il existait, à côté d'un rhinosclérome du nez, des altérations semblables sur la muqueuse du palais et du pharynx.

Bien qu'isolées et indépendantes, ces complications doivent pourtant, dans le petit nombre de cas connus de rhinosclérome, attirer spécialement l'attention, et cela d'autant plus qu'aux yeux de quelques médecins, elles pourraient tendre à faire admettre le caractère syphilitique du rhinosclérome (1). Nous sommes, au contraire, portés aujourd'hui à considérer le processus observé sur les muqueuses en question comme identique à celui qui a pour siége le tégument externe.

(1) Voy. le rapport de la séance de la société de médecine (11 février 1870); voy. encore la séance du 26 avril 1872, dans laquelle le Dr Geber fit la démonstration des deux cas ci-dessus et adopta entièrement notre manière de voir.

Apparition et causes. — Le rhinosclérome a été observé par nous jusqu'ici chez 7 hommes et 6 femmes. Les malades se trouvaient tous à l'âge moyen de la vie, entre 25 et 40 ans, et appartenaient à différentes nations et aux classes les plus diverses de la société.

On ne connaît point de cause occasionnelle.

Une de nos malades, qui devint enceinte pendant qu'elle était atteinte de rhinosclérome, mit au monde un enfant parfaitement sain.

Anatomie. — Quand on incise une nodosité de rhinosclérome, on est

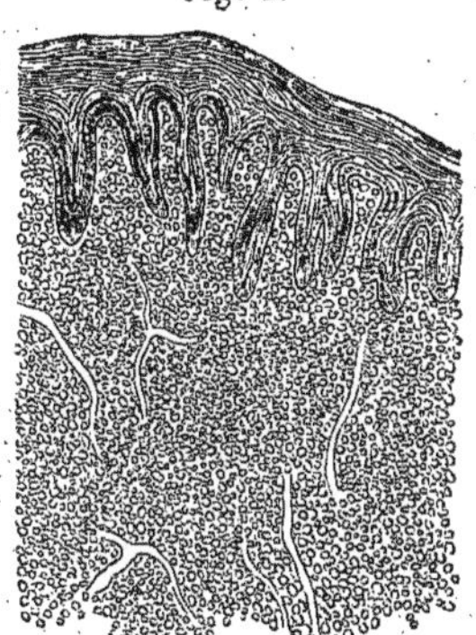

Fig. 2.

Grossissem. Hartnak, ocul. 3. obj. 4.

étonné de la facilité avec laquelle le bistouri pénètre dans un tissu de consistance si dure.

La surface de section est rosée, uniformément granuleuse, modérément saignante.

Sur une coupe fine, faite perpendiculairement sur une de ces nodosités y comprise la peau intacte (fig. 2), le microscope permet de constater les particularités suivantes :

L'épiderme et la couche du réseau de Malpighi ont un aspect normal. Entre les éléments de ce dernier on ne trouve rien d'hétérogène.

Les papilles sont un peu plus longues que d'habitude, elles sont coniques ou noueuses. Le substratum de tissu conjonctif se présente sous la forme d'un réseau à mailles fines et très déliées ; leurs vaisseaux sont fins et rares.

Le tissu conjonctif de la couche vasculaire n'est constitué que par un assemblage de fibres pâles, grêles, très déliées. Ce réseau de la

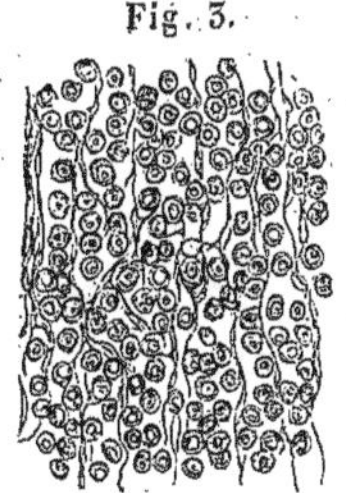

Fig. 3.

Cellules d'infiltration. — Grossissem. Hartnak, ocul. 3. object. 7.

couche vasculaire et des *papilles* était rempli de petites cellules fortement serrées les unes contre les autres, et cette infiltration cellulaire, qui s'étendait en quelques points *jusque dans le chorion* (fig. 2), n'était pourtant uniformément répandue que dans la couche vasculaire et dans les papilles ; ces dernières, en particulier, étaient comme farcies de ces cellules.

Les cellules étaient plus petites (fig. 5), surtout dans les points où elles se développaient, que ne le sont, en général, les cellules dites de granulation, telles que celles qu'on rencontre dans la peau atteinte d'inflammation aiguë ou chronique ou encore dans les endroits qui sont le siége d'une néoformation conjonctive. Le noyau des cellules arrondies était petit, peu réfringent et finement granuleux.

Ces cellules paraissaient simplement déposées dans la trame conjonctive des papilles et des couches superficielles du derme ; elles se détachaient facilement sous l'influence de secousses imprimées à la préparation.

Les couches profondes du derme présentaient un feutrage conjonctif serré, qui, dans la préparation d'une nodosité de l'aile gauche du nez, était traversé, seulement en certains points, par les éléments décrits ci-dessus. Dans un autre cas (de la section du médecin en chef Salzer) j'ai aussi trouvé, par places, le cartilage infiltré régulièrement par des amas cellulaires semblables.

Dans les coupes observées on ne pouvait pas voir les *glandes sudoripares et sébacées*. Les *follicules pileux*, les gaines radiculaires externe et interne du poil ne contenaient absolument aucun élément hétérogène; tandis que les papilles voisines du follicule pileux apparaissaient entièrement remplies par les cellules ci-dessus mentionnées.

Dans un cas, j'ai trouvé que le tissu du cartilage de l'aile du nez, placé sous le derme ainsi infiltré, et notamment les cellules de ce cartilage, étaient parfaitement bien conservées.

La *sclérodermie* cutanée que je viens de décrire est donc l'expression d'une infiltration cellulaire très accentuée des couches supérieures du chorion et du corps papillaire. Le dépôt cellulaire paraît avoir son origine dans ces couches ; ce n'est que plus tard qu'il pénètre dans les parties plus profondes du derme, et donne alors à la nodosité une consistance beaucoup plus compacte.

La structure normale des tissus intéressés éprouve des changements notables par le fait des nouveaux éléments qui y sont infiltrés. Le substratum de tissu conjonctif de la couche papillaire et de la partie supérieure du derme, et plus tard celui du chorion lui-même, sont dissociés et rapetissés.

Ces cellules de nouvelle formation ne présentent jamais cette apparence de cellules mal délimitées, à noyaux à peine visibles et contenant de fines granulations que l'on rencontre dans le lupus et la syphilis ; elles sont, au contraire, très bien conservées, leurs contours sont nets et leur noyau, parfaitement distinct, se colore très bien par le carmin.

Au point de vue histologique, le néoplasme en question se rapproche surtout du *sarcôme à granulations* (Virchow, Billroth) ou sarcôme à petites cellules.

Diagnostic. — Bien que le rhinosclérome paraisse suffisamment caractérisé par son siége constant au pourtour de l'orifice nasal, par la dureté excessive des nodosités, par sa délimitation très nette, par des changements spéciaux dans la forme du nez, par sa marche essentiellement chronique et par l'absence absolue de modifications donnant l'idée d'une métamorphose régressive, néanmoins le diagnostic est rendu très difficile par la grande ressemblance de ce néoplasme avec : 1° les *nodosités syphilitiques*, 2° la *kéloïde*, 3° l'*épithélioma*.

1° *Syphilis.* Quand l'induration est limitée à une aile du nez seulement ou à la sous-cloison, elle ressemble alors à s'y méprendre à une tumeur gommeuse en voie de développement. La possibilité de l'erreur est encore plus grande quand il existe, en même temps, ainsi que cela a été observé, une perforation de la voûte palatine ou des cicatrices sur le voile du palais ou une affection du pharynx ou du larynx.

Aussi de nombreuses voix se sont-elles élevées, dans la séance de la Société de Médecine à laquelle nous avons fait allusion ci-dessus, pour prétendre que le rhinosclérome n'était peut-être que de la syphilis ou qu'il ne pouvait se développer que sur un sujet syphilitique.

Mais, outre que cette affection a été observée chez des individus qui ne présentaient absolument aucun phénomène de syphilis, l'observation longtemps continuée de la marche de la maladie nous a permis de nous assurer que cette interprétation, — cette confusion du rhinosclérome avec la syphilis, — ne reposait sur aucun fondement.

Tout infiltrat syphilitique de la peau, qu'il représente de grosses ou de petites nodosités, subit, au moins dans ses parties centrales les plus anciennes, après plusieurs semaines ou plusieurs mois, une métamorphose régressive. Tantôt il devient le siége d'une désagrégation purulente, donne lieu à la formation d'un ulcère et laisse après lui une cicatrice, en même temps qu'il se produit à la périphérie un nouvel infiltrat ayant les mêmes caractères et la même marche que le précédent. Tantôt il se résorbe à partir du centre, s'affaisse, disparaît enfin totalement et laisse à sa suite une cicatrice atrophique de la peau correspondante.

Ajoutons que l'infiltrat syphilitique ne résiste pas, en général, à un traitement anti-syphilitique rationnel, local ou général.

Au contraire, les nodosités du rhinosclérome ne manifestent, même après une durée de plusieurs années, aucune tendance à la métamorphose régressive, à l'atrophie ou à la désagrégation ; elles résistent opiniâtrement à tous les traitements anti-syphilitiques dirigés contre elles.

Si l'on se trouve en présence de plusieurs nodosités offrant, particulièrement dans leur disposition, cet ensemble de caractères déjà signalé et cette déformation spéciale du nez et de la lèvre supérieure, dont il a été question plus haut, alors il n'est plus guère possible de les confondre avec la syphilis. Car, si l'on a affaire à plusieurs nodosités syphilitiques serpigineuses, on observera constamment, vu la longue durée d'une infiltration si étendue, que quelques nodosités ou même toutes ensemble offrent déjà des signes de métamorphose régressive, d'ulcération ou de dépression cicatricielle.

Cette marche constante du néoplasme en question, sa stabilité, nous permettent d'affirmer que le rhinosclérome n'a rien de commun avec la syphilis, mais qu'il constitue une affection tout-à-fait spéciale.

Il nous est impossible de donner une explication satisfaisante des cas dans lesquels on a constaté des traces de processus ulcératifs et destructifs antérieurs dans la bouche, le pharynx et le larynx. Il est possible que, dans quelques-uns de ces cas, il ait existé une syphilis antérieure.

Toutefois, dans les cinq cas observés par nous, ni l'ulcération de la luette, ni l'altération très grave du larynx et des cordes vocales, ni le bourrelet cicatriciel du voile du palais, ni l'épaississement de la paroi postérieure du pharynx, ne présentaient les caractères des processus syphilitiques.

Il est donc permis d'admettre que certaines muqueuses peuvent, de même que le tégument externe, être le siége d'une altération analogue, peut-être même tout à fait identique.

Ce dernier point ne pourra cependant être éclairci que par des observations ultérieures.

2° *Kéloïde.* Il est, en effet, très difficile de distinguer le rhinosclérome d'une kéloïde localisée sur la région naso-labiale. Ce n'est qu'autant que le rhinosclérome serait encore pourvu d'une surface lisse, souple, et qu'on serait, de plus, en présence d'une plaque dure logée au-dessous de la couche superficielle de la peau, que la distinction d'avec la kéloïde pourrait être possible. Au contraire, un rhinosclérome à nodosités saillantes, à surface brillante, parcourue de télangiectasies rouges, pourrait difficilement être distingué d'une kéloïde, d'autant plus que le tissu de cette dernière, de même que celui du rhinosclérome, présente une grande stabilité.

Ce n'est qu'en tenant compte de l'ensemble des caractères qu'on pourra, dans ces cas, arriver au diagnostic.

L'examen histologique permettra d'ailleurs constamment de distinguer ces deux affections. La kéloïde représente une tumeur de structure, en général, fibreuse [1]; le rhinosclérome, au contraire, est constitué par l'infiltration cellulaire ci-dessus décrite.

5° *Epithélioma.* Le rhinosclérome ressemble beaucoup à la forme noueuse de l'épithélioma, non encore exfolié, non ulcéré. Nous croyons pourtant que l'observateur attentif pourra facilement éviter l'erreur, en tenant compte de ces efflorescences vésiculaires marginales, transparentes, nacrées, que présente l'épithélioma, ainsi que des autres caractères qui appartiennent en propre à cette affection et qui font défaut dans le rhinosclérome.

Si l'épithélioma est ulcéré, la présence de l'ulcère rendra la confusion encore plus difficile.

Traitement. — Abandonné à lui-même, le rhinosclérome s'accroît jusqu'à oblitérer entièrement l'orifice nasal. C'est pour ce motif que le traitement offre un caractère d'urgence. On devra en premier lieu, chercher à faire disparaître cet obstacle à la respiration; le danger de la déformation ne préoccupera que d'une manière secondaire.

Des observations faites sur plusieurs malades et continuées sur un seul et même individu pendant des mois et des années, nous ont appris que l'application des *résolutifs* (emplâtres mercuriels et badigeonnages iodés) pouvait bien déterminer une desquamation superficielle de l'épiderme, mais était incapable de donner lieu à un ramollissement et à une résorption du néoplasme.

Nous avons obtenu aussi peu de succès des onctions généralisées faites avec l'*onguent mercuriel* suivant la méthode appliquée contre la syphilis constitutionnelle; il en a été de même de l'administration à l'intérieur de l'*iodure de potassium* et de la *décoction de Zittmann.*

L'*excision* du néoplasme et sa *destruction* par la *cautérisation*, sont les seuls moyens qui aient été suivis de succès.

A l'aide du *crayon de potasse caustique* ou de *nitrate d'argent* ou encore du crayon de *chloro-nitrate de zinc*, proposé par Bruns et Köbner, on pénètre sans grande difficulté dans la substance de la nodosité libre et saillante. La douleur est assez vive, l'hémorrhagie très faible, la réaction presque nulle. A l'aide de ces caustiques on escharifie, on désagrège la partie du néoplasme que l'on veut détruire et l'on pratique ainsi à travers la masse sclérodermique un nouveau conduit dans la cavité nasale oblitérée. Quand on cautérise avec la potasse, on doit veiller à ce que le malade penche la tête en avant,

____

[1] Voy. Anatomie de la kéloïde, p. 277. tom. 2 de cet ouvrage.

afin que le caustique facilement diffusible ne pénètre pas dans les parties postérieures de la cavité nasale et dans le pharynx.

Trois ou quatre jours après, l'eschare se détache et laisse à nu une plaie rosée qui sécrète une petite quantité de pus ténu et qui ne tarde pas à se cicatriser.

Cette cautérisation ne provoque jamais la formation d'un ulcère; ce reste du néoplasme offre encore une légère réaction inflammatoire et montre même quelques traces de métamorphose régressive. On détruit ainsi autant de substance morbide qu'on peut en atteindre directement à l'aide du caustique.

Ce qui reste du néoplasme n'a aucune tendance à prendre un caractère malin, ainsi qu'on l'observe pour le carcinôme à la suite d'applications irritantes.

Le canal nasal, ainsi pratiqué artificiellement, devra être maintenu ouvert à l'aide de l'éponge préparée ou de la laminaria.

Il va sans dire que la destruction du néoplasme peut aussi être pratiquée à l'aide d'autres procédés, notamment au moyen de la galvano-caustie.

Malheureusement toutes ces cautérisations n'ont qu'un effet passager. Au bout de plusieurs mois les nodosités se développent de nouveau et, si l'on n'a pas soin de maintenir constamment dilaté l'orifice nasal, on voit l'oblitération se reproduire comme auparavant.

Quand les plaques sclérodermiques sont aplaties, recouvertes d'un épiderme normal et, en quelque sorte, intercalées dans l'épaisseur de la peau, les caustiques ne les pénètrent que difficilement. Aussi, dans ces cas, les cautérisations sont-elles moins recommandées, d'autant plus que cette espèce de sclérotisation occupe le plus souvent la lèvre supérieure ou la peau des ailes du nez et qu'une destruction étendue du néoplasme pourrait alors avoir pour conséquence la formation de cicatrices très difformes.

C'est dans des cas de ce genre que l'opération avec le bistouri est indiquée; elle sera combinée avec une autoplastie. Nous avons pourtant observé, à la suite de cette excision, une récidive du rhinosclérome (1).

____

(1) Salzer a pratiqué une opération de ce genre chez une jeune fille. La tumeur a été entièrement enlevée et une partie de la face antérieure de la portion alvéolaire du maxillaire, qui avait été envahie par le néoplasme, a également été énucléée. Sept mois après, cette personne revint avec une nouvelle nodosité de la grosseur d'une noisette; cette nodosité s'élevait de la portion alvéolaire des incisives supérieures, qui n'avait pas été attaquée pendant l'opération, et s'étendait jusque dans la cicatrice de la lèvre.

LUPUS ÉRYTHÉMATEUX.

Historique. — Sous le nom de « *Seborrhée congestive* » Hebra a, le premier, en 1845 [1], décrit de la manière suivante une maladie qui n'avait jusque là été remarquée par aucun auteur.

« La seborrhée congestive est une affection dont la nature n'avait pas été, que je sache, reconnue jusqu'ici; elle avait été étudiée superficiellement par Rayer sous le nom de *fluxus sebaceus*, par Fuchs sous celui de *seborrhœa adultorum*, et enfin par John Erichsen, in Gaz. méd. de Londres, nov. 1845. Elle siége le plus souvent à la face, sur les joues, sur le nez, où elle s'étale de manière à rappeler la forme d'un papillon. Sur un fond rouge, non infiltré, on aperçoit les orifices des glandes sébacées, remplis de leur produit de sécrétion et se présentant sous la forme de points blanchâtres, non saillants. Peu de temps après, le contenu glandulaire apparaît sur la surface rougie sous forme de petites masses blanches, écailleuses, de consistance graisseuse, qui s'accumulent en certains points, de manière à donner naissance à des amas de deux millimètres d'épaisseur; à la fin on se trouve en présence d'une plaque cutanée à limites tranchées, d'une rougeur intense, couverte de squames, ne présentant aucune trace d'excoriation, ni suintement, ni démangeaison. »

Ce n'est que plus tard, lorsqu'on eut observé des formes plus intenses de cette affection et qu'on l'eut vue notamment donner lieu à la formation de cicatrices, que Cazenave crut pouvoir la classer parmi les lupus et la désigner sous le nom de *lupus érythémateux* [2].

D'après les observations de Cazenave, Hebra s'empressa d'adopter cette dénomination.

Ainsi que Cazenave et Chausit [3] le font remarquer, Biett avait déjà parlé de cette même maladie sous le nom d'*érythème centrifuge*, et, d'après l'opinion d'Hebra [4], sous celui de *dartre rougeante qui détruit en surface* [5]; le *lupus superficialis* de Thomson-Parkes [6] paraît aussi devoir se rattacher à la même affection.

(1) Zeitschr. d. k. k. Ges. der Aerzte in Wien. Tom. 1. p. 40.

(2) Annales des mal. de la peau, 1851, 3me année, 3me vol. p. 298.

(3) Traité élémentaire des maladies de la peau. Paris, 1853, p. 304.

(4) Atlas der Hautkr. 1856. 1re livr.

(5) Abrégé pratique des mal. de la peau, d'après les auteurs les plus estimés, et surtout d'après les documents puisés dans les leçons cliniques de Biett, par MM. Cazenave et H. E. Schedel. Paris, 1828, p. 386.

(6) A practical treatise on diseases affecting the skin, by the late A. F. Thomson; completed and edited by E. A. Parkes. London, 1850.

Toujours est-il que l'exposé clinique de cette affection a été pour
la première fois nettement établi par Hebra; plus tard Cazenave a
donné de nouveaux détails sur cette maladie et lui a appliqué le nom
qu'elle porte aujourd'hui.

C'est sous cette dénomination et avec les caractères indiqués par Hebra
et Cazenave, que cette maladie a été décrite jusque dans ces derniers
temps par la plupart des auteurs qui en ont parlé soit dans des observations détachées, soit dans des ouvrages de dermatologie. Et si, dans
cet intervalle, quelques opinions contraires se sont fait jour [1], elles
ne portaient que sur des points secondaires, ou ont été abandonnées
par leurs auteurs eux-mêmes en face de la description large et pourtant précise qu'en 1856, Hebra a donnée à nouveau de cette maladie [2].

Il décrit et représente deux variétés de lupus érythémateux. La
planche 8 montre la maladie sous forme de larges plaques, arrondies, rouges, déprimées au centre, limitées par un bord saillant, rouge,
garni de comédons noirâtres; la planche 6 la figure sous l'aspect
de taches isolées ou confluentes, petites, de l'étendue d'une lentille,
arrondies, rouges, ayant leur centre déprimé ou couvert d'une petite
squame.

Les observations faites jusqu'à cette époque, permettaient de penser
que le lupus érythémateux constituait un processus d'inflammation ou
d'infiltration chronique, tout-à-fait local, c'est-à-dire ne s'étendant pas
au-delà de l'organe cutané, intéressant principalement les glandes
sébacées et les parties immédiatement avoisinantes, se terminant
par guérison complète ou avec ratatinement cicatriciel de la peau, et
ne pouvant jamais, quelle que fut sa durée, retentir sur l'ensemble de
l'organisme.

Depuis lors nous avons fait des recherches qui nous permettent
d'admettre que les altérations pathologiques, en général profondes, du
lupus érythémateux ne sont pas seulement locales, ainsi qu'on l'avait
cru jusqu'alors, mais que divers symptômes généraux graves et

---

(1) Veiel, in « Mittheilungen über die Behandlung chronischer Hautkrankheiten »
(Stuttgart, 1862, p. 107) a encore désigné cette maladie sous le nom de *Erythema
lupinosum*. Erasmus Wilson croyait pouvoir, en 1863, rattacher cette affection
à la syphilis (« Syphiloderma hereditarium faciei et capitis », dans son ouvrage
« On diseases of the skin »); mais plus tard (ibid. Edit. 1867, et Journal of cutaneous
diseases, 1869, II, 8, p. 362), il a adopté le nom et l'opinion proposés par Hebra et
Cazenave. Volkmann (Sammlung klinischer Vorträge, Leipzig, 1870, Nr 13, p. 67),
s'appuyant sur la dénomination de *Seborrhœa congestiva*, primitivement proposée
par Hebra, a choisi l'expression de *Lupus seborrhagicus*.

(2) Atlas der Hautkr. 1re livr. 1856. Text.

même dangereux pour la vie peuvent se développer sous l'influence directe de cette affection ; la mort même survient dans certaines circonstances qui doivent être considérées comme émanant du processus local.

Il en est résulté que le lupus érythémateux a acquis récemment une plus grande importance ; de là, la nécessité de modifier le tableau clinique, jusqu'ici adopté, de ce processus (1).

_ Les données *anatomiques* fournies par Hebra et fondées sur l'observation clinique ont été confirmées par les recherches micrographiques de Neumann (2), de Geddings (3), et de moi-même (4).

SYMPTOMATOLOGIE.

Phénomènes locaux. — Le lupus érythémateux se développe constamment sous forme de taches légèrement saillantes, d'un rouge vif ou livide, de l'étendue d'une tête d'épingle à celle d'une lentille ; ces taches sont isolées ou confluentes ; elles pâlissent un peu à la pression, mais ne disparaissent pas complétement. Leur centre présente une légère dépression ; il est plus pâle, presque cicatriciel, ou bien il est couvert d'une petite squame mince, fortement adhérente, grasse au toucher. Cette squame centrale, ainsi entourée d'un liséré rouge, offre au premier aspect une certaine ressemblance avec une plaque isolée de favus (5).

Comme ces petites taches présentent toujours les mêmes caractères et constituent invariablement le début du lupus érythémateux, nous pouvons les désigner sous le nom de « efflorescences *primitives*. »

On les trouve originairement, à très peu d'exceptions près, sur la face, et principalement sur la peau du nez, des joues, des paupières, du pavillon de l'oreille.

Quelquefois on ne rencontre qu'une seule de ces taches ; dans d'autres cas, on en trouve plusieurs isolées et irrégulièrement disposées ; d'autrefois il en existe, dès le début, un très grand nombre.

---

(1) Voyez mes deux travaux : « Zum Wesen und zur Therapie des Lupus erythematosus » in Archiv. f. Dermat. u. Syphilis, 1869. 1re livr., p. 18-41 ; et « Neue Beiträge zür Kenntniss des Lupus erythematosus ». ibid. 1872, 1re livr., p. 36-78, avec une planche.

(2) Med. Wochenschrift, 1863 et Oest. Zeitschr. für prakt. Heilkunde, 1868.

(3) Sitzunsb. der k. k. Ak. de W. 2e part. März, 1868.

(4) Archiv. für Derm und Syph. 1872. 1re livr., p. 73 et planche.

(5) C'est sans doute cette ressemblance extérieure avec le favus qui a fait donner par Veiel au lupus érythémateux le nom d'erythema lupinosum.

On peut se convaincre facilement par un examen attentif que le
centre de toute efflorescence *primitive* correspond à l'orifice d'un follicule pileux et que l'aréole rouge circonvoisine entoure immédiatement
cet orifice.

Si l'on détache la petite sqame centrale, on trouve à sa face inférieure
un mince bouchon épidermique qui pénétrait dans le follicule dilaté;
si ce bouchon a été cassé pendant l'enlèvement de la squame, on le voit
encore obturer l'orifice du follicule.

Le développement des efflorescences *primitives* ne se complique pas
ordinairement de phénomènes locaux ou généraux.

Quelquefois pourtant cette éruption s'accompagne de phénomènes
morbides locaux et généraux, qui seront décrits plus loin.

Le développement ultérieur de ces efflorescences peut se faire de
deux façons différentes :

Tantôt elles se transforment en gros *disques* (1) d'un aspect caractéristique (forme *discoïde* du lupus érythémateux). Tantôt ce sont de
petites taches disséminées ou confluentes (2); c'est ce que j'ai appelé le
lupus érythémateux *disséminé et confluent*.

La première forme prend naissance de la manière suivante : les
efflorescences *primitives* s'agrandissent de telle façon que le liséré rougeâtre périphérique, légèrement saillant, s'étend vers l'extérieur tandis
que la dépression centrale avec son aspect cicatriciel gagne en étendue
aux dépens de l'aréole rouge périphérique et devient beaucoup plus
manifeste.

Au moment où la tache primitive a atteint l'étendue d'un haricot ou
celle d'une pièce de vingt centimes, apparaît déjà complétement le contraste entre le bord rouge légèrement saillant et la partie centrale
cicatricielle déprimée (forme discoïde du lupus érythémateux).

Après des mois et parfois des années, les divers disques ont déjà
atteint une étendue considérable; quelques-uns, par exemple, peuvent
occuper toute une joue, une grande partie du cuir chevelu.

Les diverses petites taches peuvent encore se réunir en un gros
disque lupeux, en devenant pâles au niveau des points de contact de
leur périphérie, et là, la peau revenir à son état normal ou bien être le
siége d'une cicatrice plate, tandis que les segments périphériques des
lignes circulaires rouges saillantes se confondent en un liséré rouge
et d'une grande étendue.

(1) Hebra's atlas, l. c. pl. 8.
(2) Ibid. pl. 6.

Dans ce cas, le lupus érythématenx se présente donc, dans les périodes ultérieures, sous la forme d'un ou de plusieurs disques, de la grandeur d'une pièce de vingt centimes, d'une pièce de cinq francs ou de la paume de la main. Leur contour est rouge vif, large d'un à deux millimètres, saillant, recouvert à sa surface d'écailles minces, de petites croûtes d'un blanc jaunâtre, d'un aspect terreux; il est dur au toucher, érodé. Il a une consistance compacte, il paraît même profondément infiltré et constitue ainsi une sorte de rebord le séparant nettement de la peau saine environnante. Les ouvertures en forme de pores que présente le bord circulaire saillant, sont bouchées par des comédons noirs ou d'un vert jaunâtre; dans d'autres cas elles paraissent ouvertes, béantes. Elles représentent manifestement des orifices folliculaires dilatés.

La peau située en dedans du liséré périphérique est déprimée, aplatie, d'un blanc brillant, d'un aspect cicatriciel; elle est recouverte de petites squames minces, sèches, parcheminées, ou bien blanches, brillantes comme de la graisse; dans d'autres cas, enfin, ce sont de petites croûtes d'un brun jaunâtre, d'un aspect terne.

Cette forme de lupus érythémateux se rencontre le plus souvent sur les joues, sur le dos du nez; quand elle occupe en même temps ces deux régions, elle offre quelque ressemblance avec un papillon (Hebra), dont le corps serait représenté par la partie du lupus qui occupe le dos du nez, et les ailes par les disques qui siégent sur les joues. Il va sans dire que cette image peut très bien n'exister qu'en partie.

Le lupus se rencontre encore sous cette forme sur le bout et les ailes du nez, sur les paupières, le pavillon de l'oreille, les lèvres (la portion rouge), sur le cuir chevelu; dans ce dernier endroit il a souvent une grande étendue; tantôt il forme un tout continu, tantôt il est composé de différentes plaques isolées ou en contact en plusieurs points; il arrive souvent que les cheveux tombent complétement au niveau du foyer morbide.

Quand les divers disques ont atteint une certaine étendue, ils ne grandissent pas davantage, mais persistent à peu près dans le même état pendant des mois et des années et finissent par se résoudre complétement. Le bord pâlit, s'aplatit; à sa place apparaît une cicatrice atrophique cutanée, parcheminée, semblable à celle qui s'était déjà prononcée auparavant sur la partie cutanée comprise dans le liséré périphérique. Dans d'autres cas, toute l'étendue du lupus érythémateux subit une métamorphose régressive telle que la peau qui en était le siége revient entièrement à l'état normal et qu'il ne reste absolument plus aucune trace de cette affection.

De manière ou d'autre, le processus finit toujours par s'éteindre complétement. Dans d'autres cas il se reproduit sur d'autres régions cutanées qui étaient auparavant restées intactes.

La marche de cette maladie est *essentiellement chronique;* une tache de l'étendue d'une pièce de vingt centimes peut exiger pour se développer autant d'années qu'en demandent des plaques en grand nombre et de la largeur de la paume de la main.

Du reste, les malades n'éprouvent, en général, d'autre incommodité qu'un peu de démangeaison ou de cuisson ; ajoutons à cela la difformité qui résulte, dans les cas où le siége du mal est au visage, soit de l'affection elle-même, soit de la cicatrice aplatie qui lui succède, et enfin, quand la maladie existe sur le cuir chevelu, la chûte persistante des cheveux sur les points correspondants aux parties atteintes.

L'état général n'est nullement altéré pendant l'évolution, quelque prolongée qu'elle soit, du lupus érythémateux.

Néanmoins la marche du lupus érythémateux discoïde peut, par exception, être plus défavorable dans le cas où cette première forme se complique de la forme suivante et des symptômes qui la caractérisent.

La deuxième variété du lupus érythémateux se distingue en ce qu'elle est constituée *dès le début par un grand nombre d'efflorescences primitives, séparées ou confluentes;* qui, pendant les périodes ultérieures, ne font simplement qu'augmenter en nombre ; ces efflorescences apparaissent plus serrées les unes contre les autres et occupent des régions plus étendues que dans la variété discoïde.

Ainsi que je l'ai déjà dit, cette forme de lupus érythémateux se manifeste d'abord au visage; ce développement se fait, en général, d'une manière lente et progressive; quelquefois pourtant, il suit une marche aiguë et ne dure qu'un petit nombre de jours.

La première éruption qui apparaît ainsi après un temps si court ne présente nullement l'aspect du lupus érythémateux; ce sont simplement de petites croûtes de l'étendue d'une tête d'épingle à celle d'une lentille, isolées ou réunies de manière à former une croûte plus volumineuse. La maladie en question ressemble à un eczéma impétigineux aigu; mais elle s'en distingue, à un examen plus attentif, par l'existence manifeste de petites croûtes de la grosseur d'une tête d'épingle à celle d'une lentille. Ce n'est que lorsqu'on cherche à détacher ces croûtes que l'on remarque que chacune d'elles est adhérente par un petit prolongement allant de sa face inférieure à un follicule dilaté; la croûte entièrement détachée laisse à nu une tache de l'étendue déjà indiquée, isolée, rouge, présentant au centre une petite dépression; on reconnaît alors les efflorescences *primitives* du lupus érythémateux.

Si, au contraire, on abandonne ces croûtes à elles-mêmes, elles deviennent, au bout de peu de jours, plus aplaties, plus écailleuses, brillantes comme de la graisse; elles tombent ensuite et laissent alors reconnaître les efflorescences primitives du lupus érythémateux.

Qu'il ait ainsi débuté par une éruption aiguë ou qu'il se soit développé peu à peu, le processus peut ultérieurement *progresser avec lenteur* ou bien donner lieu de temps en temps à de nouvelles *éruptions aiguës*.

Dans le *premier* cas, le lupus érythémateux reste pendant longtemps *localisé*, c'est-à-dire limité aux joues, au nez, aux paupières, au front, aux lèvres, ou bien il peut finir aussi par envahir le pavillon de l'oreille, divers points du cuir chevelu, de la nuque, des bras, même les doigts et les orteils; mais cette extension se fait toujours par le développement d'efflorescences *primitives* de la grosseur d'une tête d'épingle à celle d'une lentille, isolées ou groupées, tandis qu'à la place des anciennes efflorescences il reste des cicatrices aplaties de la même étendue, et analogues à celles qui succèdent à l'acné ou à la variole.

Dans le *second cas*, c'est-à-dire lorsque des éruptions aiguës sont survenues, dès le début ou par la suite, l'affection devient d'ordinaire générale; dans l'espace de peu de jours (de une à deux semaines environ), on voit apparaître des centaines de petites taches répandues sur le tronc, aux doigts, tant du côté de la flexion que du côté de l'extension, à la paume de la main, aux bras, aux cuisses et aux jambes, au coude et au genou, en un mot sur la surface du corps presque tout entière.

Cette *éruption aiguë ou subaiguë*, qui constitue le début de la maladie ou une exacerbation d'un lupus érythémateux déjà existant, est associée à divers phénomènes locaux et généraux qui paraissent directement liés à l'éruption ou simplement consécutifs, sans pouvoir toutefois être considérés comme des complications accidentelles du processus; ces phénomènes ne se manifestent pas dans les cas à marche chronique, notamment dans les variétés discoïdes du lupus érythémateux.

Si dans le cours d'un lupus érythémateux à forme discoïde, il se produit une extension rapide du lupus, c'est toujours sous l'aspect d'efflorescences isolées et assez souvent avec les symptômes aigus, tumultueux que nous allons décrire. Voilà pourquoi on trouve dans un lupus érythémateux étendu, soit simplement la forme disséminée, soit cette dernière comme forme récente, par exemple aux doigts et aux orteils, tandis qu'à la face l'ancienne éruption existe soit comme telle, soit sous la forme discoïde.

Phénomènes concomitants. — Comme phénomènes concomitants d'une éruption aiguë ou subaiguë de lupus érythémateux nous signalerons :

1° Des *nodosités* de la grosseur d'une noisette à celle d'une noix, profondément situées, atteignant jusqu'au tissu cellulaire sous-cutané, d'une consistance pâteuse, compacte, *douloureuses* spontanément et à la pression ; la peau qui les recouvre est soulevée et présente sa coloration normale. Deux ou trois jours après, ces nodosités s'aplatissent et sur la peau correspondante se montrent aussitôt des taches de l'étendue d'une lentille à celle d'une tête d'épingle, arrondies, rouges, pâlissant à peine à la pression ; le centre de ces taches porte une petite squame fortement adhérente, légèrement déprimée, unie par un petit prolongement à l'orifice folliculaire dilaté (efflorescences du lupus érythémateux). Quand ces taches sont arrivées à leur entier développement, la nodosité cutanée, profonde, qui vient d'être décrite, disparaît complétement au bout de peu de jours.

2° La peau et les tissus qui entourent les articulations de la main, des doigts, des orteils, même les grandes articulations, celles du genou, du coude, sont le siége d'une tuméfaction œdémateuse, pâteuse, noueuse, mais surtout de douleurs. Quelques jours après l'apparition de cette tuméfaction, on voit souvent survenir des foyers de lupus érythémateux sur la peau correspondante aux parties tuméfiées, tandis que la tuméfaction et les douleurs dont elle s'accompagne, se dissipent progressivement. Quelquefois pourtant cette tuméfaction et ces douleurs se reproduisent sans qu'on puisse constater un développement correspondant de lupus érythémateux.

3° *Douleurs osseuses* profondes, déchirantes, térébrantes, ayant surtout leur siége dans le tibia, dans les os de l'avant-bras, du carpe ; céphalalgie et douleurs ostéocopes nocturnes. Des douleurs déchirantes dans les grandes articulations surviennent à plusieurs reprises dans le cours de la maladie ; elles affectent quelquefois le type nocturne, de sorte qu'on est porté à comparer ces symptômes à ceux de la syphilis. Ces douleurs rhumatoïdes se manifestent très souvent avant une éruption de lupus plus ou moins étendue, mais non toujours correspondante aux régions qui étaient le siége des douleurs. Mais le plus souvent, dans les affections de ce genre, on ne peut constater aucune modification du lupus lui-même.

Dans trois cas, nous avons vu une éruption générale, avec processus exsudatifs très intenses, se manifester à côté d'un lupus de la face que nous aurons à décrire spécialement et d'un grand nombre d'efflorescences lupeuses anciennes, en voie de subir la régression cicatricielle et disséminées sur le tronc, au niveau des articulations de la main, des doigts, du coude, du genou, du côté de l'extension.

On trouvait, au niveau du tronc et des membres, quelques taches ou bien un très grand nombre de taches, de l'étendue d'une lentille à celle d'une pièce de vingt centimes, au-dessus desquelles l'épiderme était soulevé, en *bulles* aplaties, par un liquide *hémorrhagique*. En quelques endroits ces bulles étaient isolées ; en d'autres, on en voyait trois et quatre disposées autour d'une bulle centrale, de sorte qu'on aurait pu se croire en présence d'un herpès circiné. Après avoir détaché la lamelle épidermique, on apercevait une excoriation rouge, discoïde, dont le centre présentait un point d'un brun noirâtre, ne disparaissant pas par la pression (hémorrhagie du chorion).

Trois ou quatre jours après, la plupart de ces bulles étaient desséchées et à leur place on trouvait, après la chûte spontanée ou l'enlèvement artificiel de la lamelle épidermique parcheminée, les efflorescences lupeuses, de l'étendue d'une lentille, circonscrivant le point hémorrhagique central.

4° *Adénite.* Dans quelques cas de lupus érythémateux, accompagnés d'éruptions aiguës fréquentes, on voit se former des tuméfactions dures, étendues, douloureuses, de certains ganglions lympathiques, particulièrement de la parotide, des ganglions sous-maxillaires et axillaires, plus rarement des ganglions inguinaux. Dans la peau soulevée par ces tumeurs noueuses, de la grosseur du poing, il se développe des efflorescences abondantes de lupus érythémateux.

L'intumescence des ganglions disparaît en grande partie au bout de quelques semaines et se reproduit ensuite de temps à autre, en même temps que se manifestent d'autres symptômes dépendant d'une exacerbation du processus général.

Nous avons observé une seule fois la suppuration d'une partie des ganglions axillaires du côté gauche.

5° *Erysipèle.* L'érysipèle constitue une complication fréquente et très grave du lupus érythémateux confluent.

Nous l'avons rencontré sous deux formes différentes.

Le plus souvent il survient sur les points qui sont le foyer

d'une éruption aiguë en même temps que le siége des tuméfactions
sous-cutanées, profondes, œdémateuses, dont il a été question plus
haut. Il débute par un frisson, par des phénomènes fébriles, et s'étend
ensuite plus ou moins loin sur les parties avoisinantes. Il part le plus
souvent d'une région de la face, des oreilles, c'est-à-dire des points
qui sont le siége le plus fréquent du lupus érythémateux ; on le voit
plus rarement commencer sur le thorax, à la partie postérieure ou
antérieure, etc.

Quelquefois, au lieu de la rougeur uniforme et de la tuméfaction
de l'érysipèle, il se produit simplement une lymphangite linéaire
siégeant sur les mamelles, sur les épaules ou en d'autres endroits et
ayant, au fond, une gravité égale à celle de l'érysipèle.

Le mouvement fébrile qui accompagne l'érysipèle, correspond par son
intensité et sa durée au degré et à l'extension de cette affection. Dans
quelques cas, l'érysipèle et les phénomènes concomitants ne présentent qu'une intensité et une étendue limitées et ne durent que peu
de jours. Dans d'autres, cette complication prend assez de gravité pour
menacer la vie.

Le lupus érythémateux se comporte d'une façon différente suivant
que l'érysipèle est plus ou moins intense. Si cette complication est
modérée et ne dure que quelques jours, il n'est pas rare d'observer
au niveau du point de départ de l'érysipèle une augmentation des
efflorescences lupeuses. Si l'érysipèle atteint, au contraire, une grande
étendue (érysipèles ambulants) et s'il persiste, avec la fièvre qui
l'accompagne, quelques jours ou plusieurs semaines, alors le lupus
pâlit en certains points au moment de la convalescence ou même
disparaît entièrement (1).

---

(1) On pourrait supposer que l'érysipèle qui se développe durant le cours du lupus
érythémateux n'est qu'une complication accidentelle provoquée par les cautérisations employées contre le lupus et par les phénomènes inflammatoires qui en
résultent.

Nos observations nous permettent d'admettre avec plus de raison qu'il est difficile
que le traitement puisse devenir une cause d'érysipèle ; il parait plutôt, au contraire,
que cette complication est intimément liée au lupus érythémateux lui-même.

Comme on le sait, et ainsi que je l'ai déjà fait remarquer dans un travail sur le
lupus érythémateux, paru en 1869 (in Archiv. f. Dermatologie und syphilis l. c.),
on n'emploie point, dans un traitement rationnel du lupus érythémateux, de caustique
spécial. Une friction énergique sur les parties malades avec de l'alcoolat de savon ou
même une solution de potasse etc., provoque simplement une excoriation superficielle et nullement une destruction profonde des tissus.

C'est contre le lupus vulgaire qu'on fait un usage très fréquent des caustiques
énergiques, d'après la méthode de l'école de Vienne ; les malades de la clinique atteints
de lupus vulgaire sont, en général, cautérisés deux fois par semaine. Et pourtant

Il se développe parfois une *seconde forme* d'érysipèle, que je pourrais désigner sous le nom d'*érysipèle persistant de la face*.

Cette sorte de complication donne lieu à une espèce particulière, on pourrait même dire *typique*, dans un certain sens, du lupus érythémateux.

La partie antérieure du visage, le front, les paupières, les régions temporale et malaire antérieures, le nez et les parties avoisinantes des joues, la lèvre supérieure, peut-être aussi la lèvre inférieure et une partie de la région mentonnière, deviennent le siége d'un gonflement étendu, nettement limité, avec formation d'une grande quantité de croûtes d'un jaune sale, disposées en couches minces ou épaisses, fortement adhérentes en certains points, soulevées et détachées en certains autres. Au premier aspect on pourrait croire qu'on est en présence d'un érysipèle de la face en voie de régression.

Un examen plus attentif des conditions locales ainsi que la considération de l'*état de prostration très accentuée* dans lequel se trouve le malade (état typhoïde), ne tardent pas à nous mettre sur la voie du diagnostic. La peau ainsi couverte de croûtes plus ou moins épaisses présente une coloration rouge sombre ; elle est épaissie, infiltrée, ne se laisse que difficilement plisser entre les doigts et est douloureuse à la pression. En certains points elle n'est couverte que de croûtes minces, et au niveau du nez, du front, elle offre un grand nombre de pores dilatés (orifices glandulaires dilatés) ou obstrués par des bouchons épidermiques. Si l'on détache une de ces croûtes, la peau qui est ainsi mise à découvert présente une rougeur intense, se montre couverte d'orifices folliculaires dilatés et est le siége d'une exsudation brillante comme de la graisse, qui se dessèche au bout de quelques heures, de manière à former une croûte mince.

---

l'érysipèle ne se manifeste dans ces cas que d'une manière extrêmement rare ; il peut alors être rapporté, en considération de son siége, de l'époque de son développement et de sa marche, à la cautérisation faite antérieurement.

Le fait paraîtra encore plus frappant si l'on considère le grand nombre de lupus vulgaire, traités par les cautérisations énergiques, comparativement au petit nombre de cas de lupus érythémateux. Dans l'espace de cinq ans (1866-1870) nous avons traité 279 cas de lupus vulgaire contre 22 de lupus érythémateux ; sur 15 personnes du sexe féminin atteintes de lupus érythémateux, 9 eurent à plusieurs reprises un érysipèle et 3 en moururent.

Du reste, nous ferons encore remarquer, contre les objections qu'on pourrait élever dans ce sens, que l'érysipèle survient souvent sans intervention thérapeutique antérieure ; qu'il débute en un endroit qui est le siége d'un développement aigu d'efflorescences lupeuses ; enfin, et notamment, que ce développement est lié à une tuméfaction noueuse œdémateuse des tissus profonds.

Cette tuméfaction et ces croûtes à la surface du visage présentent dans les points désignés une limite très nette, qui, au niveau du front, est le plus souvent éloignée de un demi à 2 centimètres de la racine des cheveux; ce liséré saillant est constitué par des lignes circulaires à marche irrégulière. La peau du front immédiatement avoisinante paraît tout-à-fait pâle et normale. En d'autres points, par exemple sur le côté des joues, les limites du mal sont également très nettes, mais présentent des contours tout-à-fait irréguliers, qui correspondent pourtant par leur configuration à quelques efflorescences de lupus érythémateux.

A une certaine distance des parties médianes de la face, qui sont le siége de la tuméfaction et des croûtes, on trouve quelques taches confluentes de lupus érythémateux; c'est ce qu'on observe au cou, sur les pavillons auriculaires, sur le cuir chevelu, régions où la peau n'offre d'ailleurs aucun autre phénomène inflammatoire; on rencontre aussi ces taches-disséminées sur les doigts, les orteils, ou même sur toute la surface du corps.

Les malades présentent en même temps les symptômes d'un état fébrile très accentué. Ils sont couchés sur le dos; leur peau est aride, brûlante, leur langue sèche, fendillée, les forces sont abattues, l'intelgence est troublée. Au bout de 2 à 5 semaines la mort survient au milieu de phénomènes cérébraux (coma, sopor), ou encore à la suite d'une pleuro-pneumonie.

Dans d'autres cas, la fièvre cesse, la langue devient humide, la tuméfaction de la face diminue, les croûtes tombent, et les malades guérissent, sauf pourtant la persistance du lupus érythémateux.

L'érysipèle, sous l'une ou sous l'autre de ces formes, se présente d'habitude à plusieurs reprises chez le même malade, dans le cours du lupus érythémateux à longue durée. Vu les accidents graves auxquels il peut donner lieu, nous devons le considérer, dans ces circonstances, comme comportant un pronostic beaucoup plus sérieux que l'érysipèle d'origine traumatique.

Phénomènes généraux. — Les éruptions aiguës ou subaiguës, qu'elles se manifestent avec des phénomènes locaux modérés ou intenses, s'accompagnent constamment d'une fièvre plus ou moins vive à type continu, rémittent, sans régularité. Cette fièvre ne fait jamais défaut dans les cas d'érysipèle; dans l'érysipèle persistant de la face, elle affecte un caractère typhoïde, s'accompagne de prostration, de troubles cérébraux et le malade finit par succomber au milieu du coma, du sopor ou à la suite d'une pleuro-pneumonie. Le malade peut guérir malgré cette complication, sauf pourtant la persistance du lupus érythémateux.

La *chlorose*, la *tuberculose* et l'*anémie* peuvent encore être considérées comme des complications du lupus érythémateux : non seulement on rencontre souvent ces affections combinées entre elles, mais on les voit encore exercer l'une sur l'autre une influence réciproque. Tant que le lupus se produit par des poussées considérables, on peut observer une aggravation de l'état général du malade, l'apparition d'une dysménorrhée, d'une aménorrhée et l'exagération du catarrhe des sommets des poumons. Tant qu'on réussit, au contraire, à améliorer la nutrition à l'aide d'une médication rationnelle, on constate que le traitement local, employé contre le lupus érythémateux, est celui qui donne les meilleurs résultats et qu'il finit par modérer ou même supprimer entièrement les poussées ultérieures.

Les éruptions aiguës et subaiguës, avec leurs complications diverses, que je viens de décrire, peuvent se manifester dès le début de l'affection lupeuse, persister avec de faibles rémissions pendant des semaines et des mois, et enfin se terminer par la mort au milieu des phénomènes de la fièvre typhoïde et de l'érysipèle persistant de la face, ou bien être remplacées par une marche plus lente du processus après la disparition des phénomènes locaux et généraux.

Dans d'autres cas, elles s'ajoutent, sous forme d'exacerbations, à un lupus érythémateux discoïde ou confluent de la face, existant déjà depuis des mois ou des années. Dans ces circonstances, les accès de l'éruption aiguë ainsi que les phénomènes qui les accompagnent, ont une durée et une intensité variables ; ils persistent pendant plusieurs jours ou même deux semaines, et se renouvellent à diverses reprises chez le même malade pendant des mois et des années. Nous avons eu l'occasion d'observer, dans des cas de ce genre, des exacerbations aiguës avec symptômes menaçants ou même terminaison par la mort.

Pronostic. — Relativement au pronostic, nous devrons tenir compte de toutes les circonstances qui ont été exposées précédemment :

1° Le lupus érythémateux se manifeste sous deux aspects différents :

a) Sous l'aspect de disques à caractères spéciaux (lupus érythémateux discoïde).

b) Sous l'aspect de taches à formes particulières isolées et confluentes (lupus érythémateux, discret et confluent).

2° Le lupus érythémateux suit le plus souvent un développement lent et une marche éminemment chronique et n'exerce, dans les cas de ce genre, aucune influence fâcheuse sur l'ensemble de l'organisme.

3° Il peut se manifester et se développer durant le cours d'une éruption fébrile, aiguë ou subaiguë, étendue ou généralisée; on le voit alors très fréquemment s'accompagner de symptômes morbides locaux et généraux d'une grande intensité, retentir sur l'ensemble de l'organisme, menacer l'existence et amener la mort.

4° Le lupus érythémateux discoïde est presque constamment limité à à la face et la tête ; il suit le plus souvent une marche régulière, lente, continue, sans complications graves ; néanmoins il peut quelquefois être compliqué d'érysipèle, ou bien de la forme confluente avec ses phénomènes aigus.

5° L'autre variété de lupus érythémateux suit aussi une marche chronique, mais il s'accompagne plus fréquemment d'éruptions aiguës, soit dès le début, soit dans son cours ultérieur.

6° Tous ces phénomènes intenses, locaux et généraux, que nous avons dit accompagner l'éruption aiguë du lupus érythémateux, appartiennent donc presque exclusivement à la seconde forme, que nous pouvons ainsi considérer comme comportant un *pronostic plus grave*.

7° Néanmoins les deux variétés de lupus présentent entre elles un rapport intime, qui repose sur ce fait, que les efflorescences primitives sont les mêmes pour les deux : la forme discoïde débute, en effet, constamment, par ces efflorescences primitives, et, d'un autre côté, la forme confluente s'associe toujours au lupus érythémateux discoïde, dès que le processus prend un développement plus aigu ou plus étendu.

8° Quand le siége du lupus érythémateux est limité, que son extension est lente et peu étendue (c'est, en général, à la face et à la tête) il affecte alors le plus souvent la forme discoïde, plus rarement la forme discrète. Quand il a de la tendance à se généraliser et qu'il s'accompagne, par conséquent, d'éruptions aiguës, il se manifeste alors sous la forme confluente, soit sans complications, soit combinée avec un lupus discoïde déjà antérieurement existant.

Au point de vue du résultat *thérapeutique* le pronostic est donc plus favorable pour la variété discoïde et pour le lupus érythémateux à marche chronique, uniforme, que pour le lupus confluent et accompagné d'éruptions aiguës.

Étiologie. — Nous ne pouvons fournir aucune donnée satisfaisante sur les causes du lupus érythémateux; il est pourtant quelques circonstances qui paraissent avoir, sous ce rapport, une certaine importance.

Dans quelques cas nous avons une cause locale remarquable du lupus érythémateux; c'est une séborrhée locale intense (1).

On sait que parfois il se produit sur le visage, à la suite de la variole, une sécrétion abondante des glandes sébacées, qui dure des semaines et des mois, et qui donne lieu à un aspect huileux de la face, en même temps que le nez, les joues et le front, se recouvrent quelquefois de croûtes graisseuses épaisses.

Ces dernières atteignent parfois un tel volume que le nez, par exemple, acquiert une grosseur double de l'état normal et se montre recouvert de plaques de sebum, qui simulent une masse néoplasique bosselée, d'un jaune sale, et dont les malades s'efforcent vainement de se débarrasser, parce qu'ils craignent, de même d'ailleurs que quelques médecins, de toucher à ces végétations énigmatiques du nez. Un peu d'huile ou de graisse suffit pourtant pour les faire tomber.

Si l'on détache lentement avec des pinces ces plaques de sebum, on remarque à leur face inférieure des prolongements coniformes qui pénètrent dans les orifices dilatés des follicules sébacés. Le pourtour de ces orifices folliculaires est rongé ou même excorié.

Cet état présente précisément, par la rougeur chronique du pourtour des orifices folliculaires, par la dilatation de ces orifices et l'hypersécrétion persistante des glandes, l'image d'une « séborrhée congestive » (Hebra).

Si l'on continue à étendre sur les parties malades de l'huile ou de l'axonge, on remarque que les bords des orifices folliculaires se recouvrent d'épiderme; la rougeur qui les entoure diminue; ces orifices eux-mêmes se rétrécissent, la sécrétion sébacée est entravée et l'aspect de la peau ainsi que ses fonctions reviennent à l'état normal.

Dans quelques cas, pourtant, après la chûte des croûtes de sebum, on remarque, çà et là, autour d'un orifice folliculaire dilaté et obstrué par un bouchon épidermique jaune-graisseux, une aréole nettement limitée, rouge, parcourue de vaisseaux télangiectasiques, légèrement saillante et offrant, avec son centre déprimé, couvert d'une croûte, une image assez nette de ces efflorescences primitives du lupus érythémateux, que nous avons décrites précédemment. En d'autres endroits se trouvent des amas de ces efflorescences primitives, en d'autres encore, on voit des disques plus ou moins étendus, à bords nettement limités,

_____

(1) Voyez Archiv. f. Dermat. und Syph. 1859, p. 22.

ayant les caractères de ceux du lupus érythémateux ; en un mot, on se
trouve là subitement, chez un individu entièrement guéri de sa variole,
en présence d'un véritable lupus érythémateux, à une période plus ou
moins avancée, s'étendant sur une large surface, manifestement développé d'une manière aiguë à la suite d'une séborrhée intense.

Le lupus érythémateux qui a ainsi pris naissance, constitue ultérieurement une maladie parfaitement caractérisée, dont la marche,
les modifications et complications consécutives, ainsi que la ténacité
sont entièrement les mêmes que si elle s'était développée dans d'autres
circonstances.

A cette cause locale incontestable, nous devons encore ajouter, mais
sous forme dubitative, d'autres conditions générales qui peuvent
être considérées comme exerçant une certaine influence sur le développement du lupus érythémateux. Telles sont :

L'âge et le sexe. La plupart des cas de lupus érythémateux ont
été observés chez des personnes d'un âge moyen, à partir de 18 ans (1).

Le lupus érythémateux ne se rencontre peut-être jamais à un âge
avancé, même comme constituant une prolongation d'un lupus développé à une époque antérieure. Du moins je n'ai jamais eu l'occasion
d'en observer un seul cas.

Les femmes en sont beaucoup plus souvent atteintes que les hommes ;
chez les premières les formes graves sont aussi incomparablement
plus fréquentes (2).

(1) Je n'ai observé qu'une seule fois le lupus érythémateux chez un enfant de
trois ans.

(2) Ainsi sur 22 malades atteints de lupus érythémateux, observés à l'hôpital dans
l'espace de cinq ans, 7 étaient du sexe masculin, 15 du sexe féminin. Chez les premiers, le lupus érythémateux était localisé, discoïde, par conséquent à marche chronique ; une seule fois il fut compliqué d'érysipèle. Chez les 15 femmes, au contraire,
10 fois l'affection s'est montrée très étendue ou même généralisée, sous la forme
confluente ; dans 8 cas, il se manifesta des symptômes locaux d'inflammation et
d'infiltration très intenses ; l'érysipèle a été observé neuf fois, et, dans tous ces cas,
il y a eu des éruptions aiguës répétées.

La forme morbide spéciale du lupus érythémateux, compliqué de l'érysipèle persistant de la face, a été observée six fois, et cinq fois elle s'est accompagnée de
phénomènes fébriles typhiques ; dans quatre cas, douleurs rhumatoïdes et osseuses
nocturnes à accès multiples ; dans trois cas, intumescence glandulaire ; dans trois
autres, hémorrhagies au niveau des éruptions lupeuses ; bulles hémorrhagiques dans
deux cas ; dans quatre autres, pleuropneumonie ; chez trois malades, la mort est survenue au milieu des complications indiquées.

Résultat de l'autopsie : deux fois pleuropneumonie ; une fois tuberculose pulmonaire ; deux fois en même temps, œdème de l'arachnoïde et atrophie de la substance corticale du cerveau ; hydrocéphale aigu ; une fois, dégénérescence adipo-
amyloïde du foie.

Chez la plupart des femmes atteintes de lupus érythémateux, on rencontre la *chlorose*, l'anémie, la séborrhée *capillitii*, la dysménorrhée, l'aménorrhée, plus rarement la stérilité. Cette affection est fréquemment aussi compliquée d'un catarrhe chronique des sommets du poumon et d'une tuberculose pulmonaire commençante.

Jusqu'à quel point ces divers états peuvent-ils être considérés comme causes ou plutôt comme conséquences du lupus érythémateux? C'est ce qu'il serait difficile de décider. Le seul rapport qu'on puisse établir entre ces affections, c'est que l'amélioration spontanée ou artificielle des complications en question s'accompagne constamment d'une atténuation du processus lupeux, qui est ainsi plus accessible à un traitement rationnel, et qui, au contraire, s'aggrave et devient plus ténace lorsque les complications deviennent plus intenses.

Anatomie. — Hebra le premier a signalé le siége anatomique habituel de ces altérations qui constituent l'essentialité du lupus érythémateux, ce sont : les phénomènes inflammatoires autour des follicules sébacés, la dilatation des conduits excréteurs de ces follicules, l'exagération et l'altération de leurs fonctions, se manifestant par une accumulation de bouchons sébacés et épidermiques dans les conduits excréteurs dilatés.

Dès l'année 1845, Hebra a donc reconnu que le signe essentiel du lupus érythémateux consistait dans une altération des glandes sébacées.

Sa conviction à ce sujet ressort d'une manière parfaitement distincte de la dénomination de *séborrhée congestive*, qu'il avait donnée dès le début à cette maladie, ainsi que de la description qu'il en a faite dans le texte correspondant à la planche 6 et 8 de la 1re livr. de son atlas.

Mais Hebra n'a pas oublié d'attirer en même temps l'attention sur ce point, que les processus morbides signalés ne représentent pas un trouble nutritif superficiel et passager ; il a compté, en effet, parmi les caractères du lupus érythémateux, la cicatrice atrophique consécutive de la peau qui entoure les follicules, ainsi que celle des glandes sébacées et des follicules pileux.

Les recherches microscopiques qui ont été faites, dans ces dernières années, sur des morceaux de peau atteints de lupus érythémateux sont venues confirmer les données d'Hebra sur les caractères anatomo-pathologiques de cette lésion, en nous permettant en même temps de nous faire une idée plus nette de la forme et de la marche de ces processus inflammatoires.

Voici les résultats des recherches entreprises par Neumann, par Geddings et par moi-même :

A la période des nodosités œdémateuses, douloureuses, profondément situées, qui précèdent si souvent le développement des efflorescences lupeuses, on constate une augmentation de volume des glandes sébacées, déterminée par un gonflement de leurs cellules parenchymateuses, par une dilatation des vaisseaux sanguins et un œdème du tissu conjonctif qui entoure les glandes sébacées.

Quand ces nodosités sont situées plus superficiellement, on reconnaît la dilatation vasculaire et l'œdème du tissu dans les papilles placées autour des orifices des follicules pileux et des glandes sébacées ; ces papilles paraissent alors plus larges, plus étendues.

A une période plus avancée, on trouve en même temps un dépôt cellulaire abondant dans les mailles du tissu conjonctif qui entoure les glandes et les follicules. Ces cellules ont un noyau volumineux qui se colore très bien par le carmin.

Au milieu des efflorescences lupeuses déjà décrites, les papilles et le chorion sont traversés autour du follicule par une quantité si considérable de ces cellules que les vaisseaux et les faisceaux conjonctifs n'en peuvent pas être poursuivis et que le contour des papilles agrandies disparaît progressivement du côté du chorion.

Aux endroits où le centre des efflorescences est marqué par une dépression indiquant une atrophie du tissu, ces cellules infiltrées paraissent opaques ce qui tient à la présence de molécules graisseuses, et la substance intercellulaire apparaît plus trouble et atrophiée.

Enfin, dans les points où le processus est entièrement développé, on trouve une atrophie vasculaire, une dégénérescence épidermoïdale des gaines externes des poils, une disparition du pigment, un décollement des gaines au niveau du follicule, une atrophie des glandes sébacées vidés de leur contenu, enfin une atrophie du tissu conjonctif.

Dans les cas où les efflorescences lupeuses s'étaient développées au milieu des bulles hémorrhagiques en même temps que des hémorrhagies punctiformes ayant leur siége dans le chorion, j'ai trouvé, à côté des altérations décrites jusqu'ici, une modification essentielle des glandes de la sueur et une riche infiltration de cellules dans leur voisinage (1).

____

(1) V. Archiv. für Dermat. u. Syph. 1872. fasc. 1 pl. On n'a pas encore pu expliquer d'une manière satisfaisante ces cas dans lesquels le lupus érythémateux a été trouvé à la paume de la main, où n'existent pas de glandes sébacées.

Ces particularités anatomiques peuvent peut-être apporter quelque éclaircissement aux faits cliniques publiés sur le processus local.

D'après ces faits, le lupus érythémateux consisterait en un processus inflammatoire (1), se distinguant par son siége initial autour des glandes sébacées, des follicules pileux ou des glandes sudoripares, et par sa terminaison par la guérison et un retour complet des parties à l'état normal, ou bien encore par une atrophie cicatricielle des tissus intéressés avec ses conséquences. Cette atrophie est amenée par une dégénérescence graisseuse et cireuse des éléments atteints.

Au commencement du processus on voit apparaître autour des glandes signalées ci-dessus une accumulation de cellules au milieu des phénomènes de l'inflammation : dilatation des vaisseaux, œdème du tissu conjonctif dans la profondeur du chorion (nodosités) et dans les couches superficielles (taches rouges), prolifération des cellules glandulaires (séborrhée), exsudation séreuse et sanguinolente entre les couches de l'épiderme (formation de bulles) et épanchement sanguin dans le chorion et dans le corps papillaire (hémorrhagie).

Dans les degrés les moins prononcés de ce processus une régression complète est certainement possible.

Mais le plus souvent on voit se manifester, et, même paraît-il très-rapidement, l'infiltration trouble granulo-graisseuse des cellules du réseau de Malpighi et des éléments anatomiques, d'où résulte l'inflammation, ainsi qu'une dégénérescence semblable ou hyaloïde des éléments du tissu conjonctif du corps papillaire, éléments qui, par suite, tantôt se résorbent, tantôt s'atrophient. C'est dans ce point que prend naissance la dépression cicatricielle de la peau.

Ces métamorphoses des éléments glandulaires et du tissu conjonctif qui les entoure ont pour conséquence l'expulsion du contenu des follicules pileux (chûte des poils), des glandes sébacées, des glandes sudoripares, ainsi que l'atrophie et l'imperméabilité des vaisseaux sanguins qui étaient dilatés au début du processus. Les lobules cellulo-graisseux ont également disparu. C'est ainsi que l'on arrive au résultat final du processus, à l'atrophie cicatricielle complète des points de la peau intéressés.

---

(1) D'après cela il faudrait placer le lupus érythémateux en un autre endroit de notre classification. Nous n'avons pourtant pas cru devoir encore séparer l'étude du lupus érythémateux de celle du lupus vulgaire, bien qu'au point de vue de leur nature ces deux processus soient essentiellement différents.

Traitement.

Le *traitement* du lupus érythémateux ne peut pas avoir en vue de
ramener à leur intégrité primitive les parties cutanées qui ont déjà
subi l'atrophie cicatricielle, ni de rendre leurs fonctions aux follicules
imperméables, ni de faire revenir les poils au niveau des taches qui en
ont été privées par l'atrophie en question.

Il a atteint son but quand il est parvenu d'abord à faire disparaître
le processus à sa période inflammatoire (taches rouges, bord rouge du
centre cicatriciel) et à en arrêter ainsi les progrès ultérieurs, et, en
second lieu, à modifier la disposition qu'a l'organisme à engendrer de
nouveau ce processus inflammatoire (éruptions nouvelles).

Il n'est pas rare d'arriver à ce double résultat, quelquefois en peu de
temps, mais le plus souvent après de longs mois et de longues années
de peines pour le malade et pour le médecin.

Depuis que l'on connaît ce processus, on a proposé pour le combattre
les médications *internes* et *externes* les plus diverses et on est enfin
arrivé à reconnaître que, parmi les premières, il n'en est presque pas
une seule qui puisse influencer la marche de la maladie, sa disposition
aux récidives, son extension ultérieure, et que la médication externe
seule est capable d'exercer une certaine action.

Traitement interne. — Pour le choix des médicaments *internes* on se
guidera sur la coïncidence fréquente de symptômes plus ou moins
manifestes de scrofulose (tuméfaction glandulaire, chlorose, tuberculose, catarrhe des sommets pulmonaires, d'une manière générale,
mauvais état de la nutrition) ainsi que sur cette considération, à savoir
que l'aggravation et l'amélioration de l'affection cutanée dont il s'agit,
s'accompagne d'ordinaire d'une modification correspondante des altérations de l'état général. Les individus âgés atteints de la maladie
qui nous occupe sont aussi assez souvent, mal nourris, chlorotiques,
tuberculeux.

On administrera donc les ferrugineux sous les formes et aux doses
les plus diverses, l'huile de morue, avec ou sans addition d'iode, les
amers, l'arsenic, qui a été considéré comme une sorte de spécifique
(solution de Fowler, pilules asiatiques, solution arsenicale-chalibée,
la liqueur ferro-vineuse arsenicale, un mélange de vin ferrugineux et
d'arsenic, les amers, recommandés par Erasmus Wilson, de Londres,
contre un grand nombre de dermatoses); on conseillera encore certaines mesures hygiéniques, une alimentation reconstituante, en été,

l'usage du petit-lait, des bains froids, de l'hydrothérapie, le séjour dans les montagnes, etc.

Ces divers moyens ne nous ont certainement jamais conduit à un résultat curatif. Nous devons pourtant reconnaître qu'ils peuvent seconder favorablement le traitement local, en améliorant la constitution, en ramenant l'organisme vers l'état normal, et l'expérience nous autorise peut-être à admettre que, grâce à eux, on peut prévenir l'extension progressive et les récidives du lupus érythémateux.

Dans quelques cas nous avons administré à l'intérieur, pendant longtemps et à différentes reprises, l'iodure de potassium. Nous avons été engagés à agir ainsi par les douleurs rhumatoïdes intenses, siégeant aux membres et à la tête et tourmentant les malades souvent pendant plusieurs jours. L'iodure de potassium s'est montré impuissant contre ces douleurs; il n'a pu non plus empêcher les poussées de nouvelles efflorescences, ni guérir ou arrêter dans leur marche les efflorescences déjà existantes.

Les frictions avec l'onguent mercuriel, que nous avons essayées dans le même but, comme dans la syphilis, n'ont donné également aucun résultat favorable, et nous avons dû enfin avoir recours, pour calmer ces douleurs, à l'usage des narcotiques (à l'intérieur et en injections sous-cutanées).

Traitement local. — Nous ne pouvons attendre une action curative directe et appréciable du lupus érythémateux qu'à l'aide de l'usage rationnel de médicaments *externes*, appliqués suivant certaines règles.

Ces médicaments sont très variés, et nous devons faire remarquer dès à présent qu'un seul d'entre eux ne peut pas suffire pour tous les cas et même, en général, pour un cas donné. Il ne faut pas oublier que la maladie en question est extrêmement tenace : il arrive souvent qu'elle ne cède nullement à une intervention directe répétée et énergique, ou bien, si elle disparaît dans les points où a porté l'action thérapeutique, elle se reproduit rapidement dans les parties périphériques ou dans des régions plus éloignées, et ainsi, le foyer du lupus s'agrandit progressivement malgré le traitement local le plus énergique.

Nous rappellerons encore que le lupus érythémateux donne lieu, dans sa régression spontanée extrêmement lente, à des cicatrices minces, tout-à-fait aplaties. Une limite est donc imposée au traitement par ce fait, qu'on ne peut se servir contre le lupus érythémateux que de caustiques dont l'action ne produise pas de cicatrices plus profondes et plus difformes que celles qu'occasionne la maladie elle-même. En d'autres termes, nous ne pouvons mettre en usage que des caustiques à action superficielle, et il ne faut en répéter l'application d'une manière fréquente qu'autant qu'ils n'agissent qu'avec une énergie et à une profondeur très peu considérables.

A ce que je viens de dire ajouter qu'une application nouvelle ne doit pas être faite avant d'avoir vu l'effet de l'application antérieure, et voilà expliquée en partie la longue durée que nécessite le traitement du lupus érythémateux. Un médecin prudent ne devra donc jamais pronostiquer la guérison de cette maladie qu'après six mois au moins de traitement, car il saura très bien que si, dans certains cas, on peut obtenir la guérison dans quelques semaines, dans d'autres, au contraire, le traitement nécessite un an et même davantage.

Nous ferons remarquer encore que les médicaments et les méthodes que nous indiquons ci-après ont montré une action curative complète contre le lupus érythémateux ; mais cela dépend toujours des cas dans lesquels on y a recours : une méthode ayant amené à plusieurs reprises des résultats très satisfaisants restera impuissante dans un cas donné, contre lequel on pourra alors employer avec succès un autre mode de traitement. C'est à ce point de vue que nous allons parler des agents locaux employés par nous et dignes d'être recommandés contre le lupus érythémateux.

Alcool de savon à la potasse. On sait que Hebra a mis en usage, au lieu de l'alcool de savon à la soude, préparation officinale, une solution alcoolique de savon potassique, d'après la formule suivante :

> Savon vert . . . . 120 gr.
> Alcool rectifié . . . . 60 gr.

Laissez digérer pendant 24 heures, puis filtrez et ajoutez :

> Esprit de lavande . . . . . . 8 gr.

Avec cet alcool de savon on lave énergiquement les parties malades à l'aide d'un pinceau de charpie. L'action du savon et de l'alcool a pour résultat de dissoudre les plaques épidermiques graisseuses qui adhèrent aux bords rouges des efflorescences lupeuses et, particulièrement au centre pâle en partie cicatriciel, de la plaque. A la suite de ces lotions on voit apparaître les orifices dilatés des follicules et, au niveau de leurs bords, les papilles excoriées, d'abord couvertes d'un pointillé rouge sanguin, qui, au bout de quelques minutes, se transforme en gouttes sanguines plus volumineuses, limpides, mêlées ou non avec du sérum. Cette sécrétion se dessèche en croûtes d'un brun jaunâtre, qui se détachent quelques jours après.

Il arrive quelquefois qu'on reconnaît déjà à ce moment une amélioration notable. Les orifices folliculaires sont moins béants, les bords du lupus sont moins saillants, moins rouges, les squames graisseuses, d'un jaune sale, forment un dépôt moins étendu.

On renouvelle ces lotions jusqu'à ce que les eschares (sérum et sang desséchés) soient tombées. On peut accélérer cette chute par l'application d'une pommade émolliente, par exemple l'onguent anodin.

A l'aide de cette méthode on parvient quelquefois à guérir dans l'espace de quelques semaines une tache de lupus de l'étendue d'un haricot à celle d'une pièce de cinq francs et existant déjà depuis des années ; dans quelques cas heureux il ne reste pas dans la suite la moindre trace de l'affection existante.

La perspective d'une guérison sans cicatrices, le peu d'intensité des douleurs, la facilité et l'innocuité de cette application sont des motifs suffisants pour faire dès l'abord l'essai thérapeutique de ce moyen dans le lupus érythémateux. S'il ne réussit pas, on n'a rien' perdu d'essentiel, il est encore temps d'avoir recours à une médication plus énergique.

L'emploi de l'alcool de savon à la potasse est le plus souvent indiqué dans les lupus érythémateux peu anciens, pas très étendus, siégeant sur des régions où la peau est délicate, par exemple aux paupières. Les inconvénients que présentent les cicatrices palpébrales, pour si fines qu'elles soient, nécessitent une grande prudence dans le choix et l'emploi des moyens curatifs; aussi y a-t-il utilité à se servir tout d'abord, dans les cas de ce genre, de l'alcool de savon. Nous recommanderons aussi particulièrement ce même topique pour les lupus érythémateux, provenant d'une séborrhée congestive, telle qu'elle se manifeste à la suite de la variole.

Ce même moyen, alterné avec les autres, trouve d'ailleurs aussi une application très rationnelle, pendant la durée totale du traitement du lupus, pour faciliter la chute des squames et des croûtes, et pour *nettoyer* ainsi les parties malades. Il convient, du reste, après chaque intervention active, c'est-à-dire après la cessation des phénomènes inflammatoires, consécutifs à un traitement énergique, de revenir à l'usage des lotions simples avec l'alcool de savon potassique; l'expérience nous apprend, en effet, qu'il est parfaitement possible que, par exemple, à la suite d'une cautérisation avec un alcali concentré, il se produise une modification, une amélioration telle du processus morbide que l'action seule de l'alcool de savon potassique puisse suffire alors à compléter la guérison ; l'emploi de ce topique est indiqué à ce moment, car on peut éviter, grâce à lui, la production de trop grandes cicatrices.

Savon vert. On comprend facilement que, de même que l'alcool de savon dont nous venons de parler, le savon lui-même peut aussi être employé avantageusement pour lotionner les points de la peau qui sont le siége du lupus ; il ne sert pas seulement à laver, à *nettoyer*, mais il joue encore le rôle d'un caustique léger, car il contient toujours des quantités assez notables de potasse libre, non saponifiée. Si l'on frotte énergiquement à l'aide de ce savon, une ou deux fois par jour, les parties cutanées atteintes, on finira par obtenir la même action qu'avec l'alcool de savon potassique ; on verra se produire des points rouges, excoriés, sécrétants et qui correspondent aux orifices folliculaires et aux papilles circonvoisines ; plus tard il se formera à ce niveau des croûtes d'un brun jaunâtre, qui se détacheront au bout de quelques jours ; à la fin, le lupus se sera aplati, aura pâli, en un mot, il se sera produit une amélioration, en quelques points même, une guérison.

On peut encore appliquer le savon vert sous forme de cataplasmes, dans le but de rendre la macération et la cautérisation plus intenses. Le savon vert est étendu à l'aide d'un couteau sur un morceau de flanelle, puis appliqué sur les parties malades. On le renouvelle 12 à 24 heures après et l'on peut provoquer, au bout de ce temps ou dans l'espace de deux à trois jours, une excoriation uniforme, une escharification superficielle de toutes les parties atteintes de lupus. La peau est couverte d'une couche diphthéritique, d'un blanc jaunâtre, après la chute de laquelle, ou même dès le début, elle apparaît uniformément excoriée, rouge, tuméfiée, douloureuse, légèrement enflammée.

Au bout de quelques jours, pendant lesquels on met en usage des applications émollientes (cataplasmes froids), les phénomènes inflammatoires se modèrent, et l'on a alors sous les yeux une preuve de l'action curative du savon vert. On constate également, dans ce cas, que les bords du foyer lupeux sont devenus plus plats, plus pâles et plus lisses.

Potasse en solution concentrée : { Potasse caustique. . . . . 4 gr.
{ Eau distillée . . . . . 8 gr.

On trempe dans cette solution un pinceau de charpie, avec lequel on cautérise, jusqu'à formation d'une plaie et d'une eschare blanche, les plaques lupeuses préalablement débarrassées de leurs croûtes, mais plus particulièrement les bords saillants de ces plaques. Trois à cinq jours après, on voit se détacher l'eschare, ainsi que la croûte formée par la dessication du sérum, du sang et des produits de sécrétion glandulaire; on peut alors attendre l'action ultérieure de cette application, avant d'en venir à une nouvelle intervention, ou bien on cautérise de nouveau à plusieurs reprises, tous les trois à cinq jours, alors que l'eschare est tombée et que la pellicule épidermique nouvelle est presque entièrement formée. Ce procédé est particulièrement applicable lorsque les bords sont durs et épais.

L'ammoniaque liquide pure agit dans le même sens, mais d'une façon moins sûre; elle est d'ailleurs plus incommode à cause de son odeur. On l'emploie de la même manière que la solution concentrée de potasse. Il n'est pas possible de lui attribuer une indication particulière. C'est un fait d'expérience, que la solution de potasse exerce dans la plupart des cas une action curative plus ou moins marquée, tandis que l'ammoniaque reste souvent sans effet. Néanmoins il peut arriver que, dans un cas spécial, une seule application d'ammoniaque produise un meilleur résultat que des cautérisations répétées avec une solution de potasse. A l'examen extérieur l'action caustique immédiate de l'ammoniaque est semblable à celle de la potassse. Abstraction faite du résultat moins souvent satisfaisant, l'odeur pénétrante de l'ammoniaque, son influence désagréable sur le nez et les yeux, sont la cause de son emploi plus rare contre le lupus érythémateux.

Si l'on s'est servi pendant longtemps des alcalis, sans succès bien appréciable, le malade demande alors et le médecin désire aussi un changement radical dans la méthode de traitement; on a recours aux acides.

On comprend facilement *à priori* qu'il ne faut employer que des acides qui ne cautérisent pas profondément et ne donnent point lieu à une cicatrice épaisse. Sous ce rapport se recommandent particulièrement à notre attention *l'acide acétique concentré*, *l'acide chlorhydrique concentré* et *l'acide phénique*.

L'action de tous ces acides contre le lupus érythémateux est loin d'être bien positive. On ne peut contester que parfois l'emploi de ces acides n'ait pour résultat de faire pâlir et d'aplatir une partie des bords périphériques saillants du lupus et de rompre ainsi la continuité de ce bourrelet périphérique, ce qui doit exercer une influence favorable sur la marche ultérieure du lupus. Mais ce qui reste du bord lupeux résiste d'une manière si tenace à toutes les cautérisations ultérieures faites à l'aide des acides mentionnés ci-dessus, qu'on est obligé à la fin d'en abandonner l'usage. Il n'y a que les plaques lupeuses petites, plates, récentes, qui puissent parfois être guéries à l'aide de ces seuls acides.

C'est surtout de l'*acide phénique* qu'on a attendu de très bons effets contre le lupus érythémateux. L'acide phénique ne cautérise jamais que superficiellement, ce qui est une condition favorable pour le traitement de cette maladie. Nous l'avons mis assez souvent en usage dans le cours de ces dernières années, mais ces résultats n'ont pas été aussi satisfaisants que dans le traitement du lupus vulgaire. Qu'il ait été employé à l'état de cristaux ou sous la forme liquide dense, à laquelle il passe par suite de l'absorption de l'eau atmosphérique, il attaque très rapidement les parties cutanées saines et n'agit sur les endroits malades qu'à la suite de frictions prolongées; il se combine, en effet, plus rapidement avec un épiderme sec qu'avec les cellules graisseuses des glandes sébacées malades. Il forme une eschare mince, sèche, d'un blanc bleuâtre, très fortement adhérente, qui persiste plusieurs jours sans se détacher. C'est là un inconvénient notable, car on perd beaucoup de temps en attendant la chute de l'eschare. On peut l'accélérer à l'aide de topiques émollients (graisse, pommades anodines etc.).

La cautérisation avec l'acide phénique donne également lieu à des douleurs brûlantes très intenses qui s'exaspèrent encore 2 à 5 heures après l'application et qui persistent pendant plusieurs heures. Le froid, sous forme sèche ou humide, les cataplasmes chauds, sont impuissants contre ces douleurs. La poudre d'amidon est encore le meilleur moyen pour atténuer ces sensations douloureuses, qui arrivent quelquefois à un degré vraiment alarmant. La partie de la peau contiguë au point cautérisé est rouge, brûlante, modérément tuméfiée et très douloureuse à la pression.

On voit que la cautérisation avec l'acide phénique présente de nombreux inconvénients. Son action sur le lupus érythémateux est d'ordinaire suivie de résultats assez avantageux. A la chute de l'eschare, les bords du lupus apparaissent aplatis, plus pâles, lisses, coupés en certains points, usés, en quelque sorte; on constate, en définitive, une amélioration marquée. On peut ensuite renouveler une deuxième, une troisième fois, la cautérisation à l'acide phénique, et parvenir ainsi à guérir complétement des plaques lupeuses isolées. Dans les cas où il existe plusieurs taches lupeuses petites, disséminées, l'emploi de l'acide phénique est alors spécialement indiqué, parce qu'il n'agit jamais profondément et qu'il ne laisse par conséquent pas de cicatrices profondes. On peut aussi avoir recours à l'acide phénique, comme d'ailleurs aux autres agents à action légère, après une intervention plus énergique.

Acide acétique concentré et acide chlorhydrique pur. — Ils n'exercent qu'une action caustique superficielle et peuvent, par suite de cela, être rationnellement employés contre le lupus érythémateux. On peut d'autant plus sûrement compter sur l'action de ces deux acides que les parties malades ont été préalablement débarrassées, à l'aide de lotions énergiques avec du savon ou l'alcool de savon potassique, des squames et des croûtes graisseuses dont elles étaient couvertes. En général, pourtant, on n'obtient une amélioration réelle qu'après plusieurs applications successives, qui doivent être renouvelées assez rapidement, parce que l'eschare qui en résulte est très mince et se détache de bonne heure. D'après nos observations, l'acide acétique concentré s'est montré plus souvent efficace que l'acide chlorhydrique. Toutefois, il est en somme assez rare d'arriver à la guérison du lupus au moyen de ces acides seuls. On est le plus souvent obligé d'avoir recours à des caustiques plus énergiques, dont l'emploi peut être alterné avec celui des deux acides en question.

Nous n'avons fait qu'un très petit nombre d'expériences sur l'action de l'*acide chromique* dans le lupus érythémateux. Autant que nous avons été à même de le voir, cet acide attaque plus profondément les endroits malades que les parties saines circonvoisines. L'eschare reste longtemps adhérente et la perte de substance présente presque toujours une étendue trop considérable. Il se produit donc une cicatrice très large.

Acide nitrique concentré pur. — Il doit paraître étonnant que nous parlions à propos du traitement du lupus érythémateux d'un caustique aussi énergique. Nous avons déjà fait remarquer qu'il faut s'abstenir, pour éviter des cicatrices trop profondes, de caustiques de ce genre. Le processus du lupus érythémateux est, en général, si superficiel qu'une cautérisation, qui dépasse les couches supérieures du chorion et s'étend dans ses couches plus profondes et jusque dans le tissu cellulaire sous-cutané, va manifestement au-delà du but. Néanmoins l'examen microscopique et les observations cliniques démontrent sans nul doute que, dans quelques cas, le processus pathologique du lupus érythémateux s'étend très profondément, jusque dans le tissu cellulaire sous-cutané, ou même débute à cette profondeur, de sorte qu'une intervention énergique, telle que celle qu'on obtient avec l'acide nitrique ou d'autres caustiques dont il sera question dans la suite, peut alors *à priori* être parfaitement autorisée.

Dans certains cas, où le lupus érythémateux existe depuis des années, non-seulement, on voit une plaque constituer, dans toute son étendue ou seulement au niveau de ses bords, une tuméfaction solide, saillante des parties superficielles de la peau, mais on constate encore que le gonflement et la dureté intéressent le tégument dans toute son épaisseur et même le tissu cellulaire sous-cutané, de sorte que les bords d'un lupus de ce genre donnent au toucher la sensation d'un bourrelet épais, dur, saillant, à la surface duquel se manifestent les phénomènes particuliers au lupus érythémateux (rougeur, squames, etc.).

C'est dans ces cas qu'on a recours, après avoir essayé sans succès des caustiques légers, à des agents dont l'action caustique est plus profonde, entr'autres, à l'acide nitrique.

Quand on a employé une fois, dans des circonstances analogues, l'acide nitrique, on arrive à cette conclusion que son action ne comporte nullement les craintes et les espérances qu'on pouvait être porté, *à priori*, à attacher à son application. Nous avons plusieurs fois mis en usage l'acide nitrique. Il se formait une eschare jaune, épaisse. La réaction inflammatoire des parties circonvoisines était considérable, les douleurs très violentes.

Quelques jours après, l'eschare se détachait et laissait à nu une plaie rouge, faiblement suppurante, qui se cicatrisait rapidement en laissant après elle une cicatrice aplatie ; la partie cautérisée paraissait alors guérie. Dans d'autres cas, il se produisait, en quelques points seulement, des cicatrices punctiformes, de la grosseur d'une lentille, tandis que, dans les autres endroits, les lésions du lupus érythémateux restaient entièrement intactes, ou tout au plus, légèrement amoindries. Assez souvent pourtant nous avons vu se développer un nouveau lupus au niveau de l'aréole inflammatoire, provenant de la cautérisation, de sorte que le foyer du lupus s'était agrandi vers la périphérie dans toute l'étendue du liséré inflammatoire, alors que les parties centrales étaient peut-être guéries ou au moins améliorées.

Cette extension rapide vers la périphérie succède d'ailleurs très fréquemment à toute cautérisation énergique et non pas seulement à la cautérisation par l'acide nitrique.

Il ressort de ce qui précède que l'acide nitrique peut être parfois employé avec avantage dans le traitement du lupus érythémateux ; mais il ne faut y avoir recours que rarement et à des intervalles éloignés. Après l'application de l'acide nitrique on devra revenir pendant quelque temps à l'usage de caustiques plus légers ; autrement, au lieu d'être utile, on pourrait être nuisible.

J'en dirai autant de l'*acide sulfurique*. Son action est très incertaine ;
il attaque, en quelques points, si profondément les tissus qu'il en résulte
de grandes pertes de substance, des cicatrices épaisses, volumineuses :
difformes. Nous ne parlerons donc pas de son emploi.

L'*iode* peut être fréquemment employée dans le lupus érythémateux,
particulièrement sous forme de *teinture* et de *glycérine iodée* selon la
formule d'Hebra :

Iode pure . . . . . . } âā 4 gr.
Iodhydrate de potasse }
Glycérine . . . . .   8 gr.

Au moyen d'un pinceau on badigeonne de cette teinture les points
affectés ; après quoi, pour éviter l'évaporation de l'iode, on recouvre
les parties avec un morceau de gutta-percha. Ce badigeonnage est
renouvelé deux fois par jour pendant 4 à 5 jours. Après les premiers
badigeonnages il se produit déjà des sensations douloureuses, de la
tuméfaction et de la rougeur. Quand on a fait huit à douze de ces
badigeonnages, il se forme une croûte épaisse, adhérente. On laisse
alors les parties sans autre traitement. Quatre à cinq jours après, la
réaction inflammatoire s'est éteinte entièrement, et la couche épidermique, imprégnée de la solution iodée, et mortifiée commence à se
détacher sous forme de lamelles parcheminées.

On sait que l'épiderme de la surface cutanée se continue sans interruption dans les follicules sébacés, dont il tapisse les parois. Or, cet
épiderme se soulevant et se détachant des parties sous-jacentes sous
forme de grands lambeaux entraîne avec lui les prolongements épidermiques qui pénètrent dans les glandes sébacées ainsi que les cellules
et les pelotons graisseux renfermés dans ces prolongements. Les follicules
pileux sont ainsi entièrement débarassés de leur contenu. Il peut se
faire que la réaction inflammatoire provoquée dans la peau par les
badigeonnages iodés excite la tonicité de la paroi glandulaire de
manière à rendre le follicule plus étroit, ce qui d'ailleurs ne peut avoir
lieu qu'autant que le follicule a été débarrassé préalablement de son
contenu. Le fait est qu'à la suite d'un certain nombre de ces badigeonnages iodés, les ouvertures caractéristiques, les orifices des follicules
sébacés sont devenus moins appréciables ; les orifices folliculaires sont
plus étroits, les bords du lupus sont plus aplatis, moins rouges, en
certains points, tout à fait pâles, en quelque sorte, usés et entièrement
interrompus, le développement des squames est également moindre ;
on constate donc une amélioration notable.

On peut revenir à plusieurs reprises à ces séries de badigeonnages avec la glycérine iodée, dans les cas où le résultat se montre encourageant, ou bien on emploie ces badigeonnages concurremment avec d'autres applications.

Je ferai remarquer d'une manière générale que ces badigeonnages iodés peuvent être parfaitement employés après la guérison complète ou à peu près complète du lupus érythémateux, soit pour achever la cure, pour amener à guérison les petits résidus, soit pour activer le retour des parties malades à leur coloration et à leur tension normales.

Les badigeonnages avec la teinture d'iode pourront être pratiqués dans le même but et de la même manière ; mais, dans ce cas, les parties badigeonnées ne seront pas recouvertes de gutta-percha.

Soufre, à l'état pulvérisé, sous forme de lait de soufre ou de fleurs de soufre en suspension dans l'alcool ou dans l'alcool glycériné. Son usage peut être combiné avec celui de l'acide acétique. Dans les deux cas, il reste longtemps adhérent aux parties sur lesquelles il a été appliqué. La réaction et la chute consécutive de l'épiderme se font de la même façon, mais à un intervalle différent, qu'après les badigeonnages iodés. L'action curative de ces badigeonnages sulfureux est également irrégulière et incertaine, bien qu'incontestable dans quelques cas. Une action spécifique contre le lupus érythémateux peut encore moins être attribuée au soufre qu'aux autres agents déjà mentionnés ou qui vont l'être dans la suite.

Le *nitrate d'argent* en substance présente une contre-indication dans la nature du processus pathologique du lupus érythémateux. On n'a point ici à détruire, comme, par exemple, dans le lupus vulgaire, ni des granulations humides, ni des tissus néoplasiques compacts, circonscrits, s'étendant profondément. On peut donc faire simplement usage, en vue d'une cautérisation superficielle et diffuse, d'une *solution concentrée de nitrate d'argent*, à parties égales. Nous avons toutefois obtenu de moins bons résultats de cette solution que des badigeonnages avec la glycérine iodée, par exemple. Cela tient sans doute à ce que une cautérisation avec le nitrate d'argent sur un épiderme graisseux, tel qu'il existe dans le lupus érythémateux, n'a en général qu'une action extrêmement faible et provoque à peine une réaction. Néanmoins, après qu'on a fait disparaître avec du savon, les matières grasses qui recouvrent les parties malades, la cautérisation au nitrate d'argent peut aussi bien que l'iode faire pâlir les parties déjà guéries.

Par contre, le goudron présente, en général, une action marquée. Il peut être employé sous la forme d'huile de bouleau (du betula alba) ou d'huile de hêtre, d'huile de cade (du juniperus cedrus) ; il provoque toujours le soulèvement rapide d'une couche épidermique épaisse, exactement comme l'iode et avec des phénomènes tout à fait semblables. Les badigeonnages avec le goudron sont aussi faits de la même manière, par séries de 8 à 12 fois, dans les mêmes circonstances et d'après les mêmes indications que les badigeonnages iodés.

On a aussi retiré quelquefois des succès réels des badigeonnages énergiques et méthodiques faits avec un mélange de *goudron* et *d'alcool de savon* ou bien des lotions avec du *savon goudronné* ou du *savon goudronné-sulfureux* (de la même façon qu'avec le savon iodé sulfureux).

Pâte arsénicale (Hebra). Mélange d'arsenic blanc et de cinabre dans les proportions suivantes :

Arsenic blanc. . . . . . . 0,30.
Cinabre. . . . . 0,90.
Pommade émolliente. . . . 8 gr.

Cette pâte est étendue sur un linge et est appliquée pendant 5 jours jusqu'à ce qu'elle ait donné lieu à la formation d'une eschare d'un noir bleuâtre. 24 heures après, on renouvelle cette application. Dans l'espace de deux ou de trois jours on voit se manifester, concurremment avec la tuméfaction cutanée et l'œdème des parties circonvoisines, des douleurs extrêmement intenses qui durent de 8 à 12 heures, puis disparaissent subitement aussitôt que le derme a été dans toute son épaisseur envahi par le caustique ; ces douleurs se modèrent d'ailleurs dès qu'on a enlevé la pâte.

Cette pâte a l'avantage inappréciable de ne cautériser que les endroits malades et de laisser entièrement intacts tous les îlots cutanés qui se trouvent entre les points affectés. C'est pour ce motif qu'Hebra emploie depuis plusieurs années ce topique contre le lupus vulgaire.

Les infiltrats cutanés aplatis, circonscrits qui constituent le lupus érythémateux, sont escharifiés et détachés sous l'influence de cette pâte ; après la guérison, qui se fait d'une manière rapide, il reste, au niveau des points correspondants aux foyers lupeux, des cicatrices qui sont, en général, plus profondes que celles qui succèdent à la régression spontanée de la maladie ou à sa guérison par l'alcool de savon potassique, par exemple ; ces cicatrices n'ont pourtant qu'une profondeur très limitée et sont, en somme, peu difformes. Néanmoins on ne devra avoir recours à cette pâte, à cause de la perte de substance relativement profonde qu'elle provoque, que dans les cas où des caustiques superficiels employés précédemment seraient restés sans résultat.

Chlorure de zinc, en solution. Son action se place à côté de celle de l'acide phénique. Il donne lieu à une eschare blanche, superficielle, longtemps adhérente. On devra l'employer contre le lupus érythémateux aussi rarement que la pierre infernale.

Les *scarifications multiples*, qui ont été particulièrement recommandées par Volkmann (l. c.) contre le lupus vulgaire, et dont il sera plus longuement question dans le chapitre suivant, peuvent aussi, d'après nos expériences et celles de Theodor Veiel (1), donner des résultats satisfaisants dans le lupus érythémateux. A l'aide de ces scarifications employées seules ou concurremment avec une cautérisation légère des endroits superficiellement scarifiés au moyen d'une solution de nitrate d'argent, d'acide acétique, de chlorure de zinc ou d'une solution étendue de perchlorure de fer, etc., on peut rendre imperméables un grand nombre de vaisseaux télangiectasiques et faire disparaître ainsi une partie des symptômes morbides.

Emplâtre mercuriel. — Il a donné contre le lupus érythémateux des résultats très favorables. Nous l'avions déjà antérieurement mis en usage à plusieurs reprises dans le traitement de cette maladie, concurremment avec d'autres moyens ; nous ne l'avions employé que d'une manière passagère et uniquement dans le but de rendre plus pâle, plus lisse, plus souple des cicatrices déjà formées. Ce n'est que depuis quelques années que nous nous en sommes servi comme agent curatif spécial du lupus érythémateux.

Encouragé par les succès remarquables obtenus à l'aide de cet emplâtre dans quelques cas extrêmement rebelles de lupus érythémateux, nous l'avons depuis lors essayé à plusieurs reprises. Il doit être étendu en une couche épaisse et être bien fixé. La toile ne doit pas non plus être trop raide. On le laisse pendant 24 heures à la surface du lupus. Avant de recouvrir de nouveau la partie malade, il faut la frictionner avec de l'huile et la laver ensuite soigneusement avec du savon ou mieux avec de l'alcool de savon potassique.

Bien que l'emplâtre mercuriel ne soit pas un agent curatif infaillible contre toutes les formes et à toutes les périodes du lupus érythémateux, néanmoins nous pouvons affirmer, d'après nos expériences, que très souvent il exerce une action curative remarquable contre cette affection si tenace et qu'il mérite par conséquent d'être recommandé dans le traitement du lupus érythémateux.

Pommades, médicaments huileux, huile de morue, en général, pom-

---

(1) Ueber lupus erythematosus. Tubingen, 1871. Inaugural Abhandlung, pag. 89.

·mades et graisses indifférentes sont utilement employés comme topiques
dans le traitement du lupus érythémateux. On s'en sert pour ramollir
les squames, les croûtes, les eschares, pour panser les plaies suppurantes, en voie de guérison. Ces médicaments n'ont pas d'action curative spéciale sur le lupus érythémateux, soit qu'on les emploie seuls
soit qu'on les mélange avec de l'oxyde de zinc ou de plomb ou avec du
précipité blanc. Les pommades les plus simples doivent donc être
préférées, puisqu'elles ne peuvent être utilisées que comme émollients.

LUPUS VULGAIRE.

Dartre rongeante. — Esthiomène. — Herpes esthiomenos.

Nous désignons sous le nom de *lupus vulgaire, lupus Willani* ou simplement *lupus*, une maladie non contagieuse et non héréditaire du *tégument externe* et des *muqueuses* qui lui sont contiguës. Elle est caractérisée par des éruptions à marche chronique, par des nodosités dures, non douloureuses, d'un rouge brun, de la grosseur d'une tête d'épingle ou d'un grain de millet, enclavées, en quelque sorte, dans le tissu cutané; ces nodosités, dans leur développement extrêmement lent, finissent par atteindre le volume d'une lentille ou d'un pois et par former de grands infiltrats confluents, elles disparaissent ensuite par ulcération ou résolution et laissent à leur place de véritables cicatrices ou une cicatrice atrophique de la peau.

Historique. — Une affection cutanée si remarquable, si fréquente, si destructive, à marche si éminemment chronique, n'avait certainement pu passer inaperçue des anciens médecins. Mais il est évident qu'elle avait été confondue, jusqu'au dernier siècle, avec toute espèce de processus destructifs de la peau, avec les ulcères chroniques du pied, la syphilis cutanée ulcéreuse et serpigineuse, le carcinôme, la lèpre, etc.; en général, avec tous les processus qui, s'accompagnent d'une destruction des tissus, s'étendent à la périphérie et guérissent difficilement.

Ce serait une peine inutile de donner, d'après les descriptions des anciens médecins, le tableau complet des caractères de notre lupus d'aujourd'hui.

Il parait pourtant admissible que les processus destructifs chroniques localisés à la face étaient pour la plupart connus et que déjà les plus anciens auteurs avaient signalé ce fait, que, parmi ces processus, les uns étaient peu graves, les autres très-dangereux.

Voici, par exemple, comment s'exprime Celse (1) : *De Carcinomate.* Id vitium fit maxime in superioribus partibus, circà faciem, nares, aures, labia, mammas feminarum..... fereque primum id fit, quod κακόηθες a Græcis nominatur : deindè ex eo id carcinoma, quod sinè ulcere est : deinde ulcus : ex eo thymium. Tolli nihil nisi cacoethes potest.

On peut aussi trouver quelque chose de l'affection lupeuse dans les descriptions de l'herpes esthiomenos d'Hippocrate (2), de son

(1) Medicinœ libri octo. Londini, 1837. Lib. v. Cap. xxviii. 2. p. 187.
(2) Prœdictor. Lib. II, Ed. Focs. Francof, 1624, p. 98.

ἐξανθήσιες ἑλκώδεες (1), de l'herpes ulcerosus d'Amatus Lusitanus (2), de la formica corrosiva et ambulativa des traducteurs arabes, de la papula fera de Hafenreffer (3), du noli me tangere, tentigo prava, herpes exedens, phagedœnicus, ferus, vorax, depascens, etc., d'un grand nombre d'auteurs.

Le nom même de *lupus* était déjà en usage bien longtemps avant qu'on n'eût cherché à distinguer l'affection connue aujourd'hui sous le nom de lupus d'avec d'autres affections semblables. Ce nom, qui a été manifestement transporté du langage populaire dans la littérature médicale, a été originairement employé dans le sens figuré, ainsi que le prouve encore l'explication de *Joh. Manardus* (4) : quasi *lupus* famelicus proximas sibi carnes exedit.

Il résulte des recherches historiques faites par Virchow (5) sur le lupus que ce nom était déjà généralement en usage au 15e siècle ; on le rencontre dans les ouvrages de l'école de Salerne, dans *Roger* (1250), dans *Roland* et dans les *Glossulis quatuor magistrorum*.

Toutefois, dans ces auteurs aussi bien que dans ceux qui les suivirent, on trouve, placés l'un à côté de l'autre, et, d'ailleurs, appliqués le plus souvent aux processus ulcératifs des membres inférieurs, les termes de *lupus* (Wolff) et de *cancer* (Krebs), (Roger et, beaucoup plus tard, Sauvages) (6), de cancer et de lupus (7), de lupus et de *Lepra* (8) et de *lupus cancrosus*.

Cette confusion ne s'observe pas seulement dans *Manardus* (9), mais même encore dans Sennert (10) et, vers la fin du dernier siècle, dans Lorry (11), qui s'exprime ainsi : *Lupi* (nomadas proserpentes) pustulœ phymatodes s. suppurantes in *cruribus* et *extremitatibus* seniorum.

(1) Aphorism 3. 20. Ed. Jansonnii. Glasguœ, 1748.
(2) Curat. med. cent. 2. Curat, 37.
(3) De cutis affectibus, lib. I, cap. 15. — Nosodochium in quo cutis eique adhaerentium partium affectus omnes, etc. Ulmœ, 1660, 8°.
(4) Opus Joh. *Manardi* Ferrariensis physici Mirandulani ad Mart. Millerstadt Ducalem physicum epist. II, lib. VII, p. 81–91. Bas, 1500.
(5) Virchow's Archiv. Tom. 32 1 fasc. 1865, p. 139 et seq.
(6) Nosolog. method. Amstelod, 1768, 1. p. 148. Sauvages parle du cancer-lupus comme d'une espèce de cancer.
(7) Tollat. von Wochenberg, Margarita medecine, etc., Voy. Virchow, l. c., p. 140.
(8) Hans v. Gersdorf, Feldbuch der Wundarznei. Strassburg, 1526. Citat. Virchow ibid.
(9) Manardus, l. c.
(10) Sennert (1611) dit : Lupum verò appellant, si in tibiis et cruribus sit, in reliquis verò corporis partibus etsi ejusdem sit pravitatis *lupum absolute* nominari non censent.
(11) Tractat. de morb. cutan. Paris, 1777, p. 428.

Ce sont spécialement les processus ulcéreux de la face qui figurent régulièrement sous les noms de *carcinoma, noli me tangere, apostema faciei.*

C'est dans Joh. Dolaeus, dont l'ouvrage, dédié au roi Fréderic, a paru en 1684, puis en 1705 (2ᵉ édition) que je trouve exprimé clairement pour la première fois que le lupus constitue un processus destructif de la région faciale. Mais sa distinction d'avec le carcinôme n'y est indiquée que d'une manière extrêmement vague. Voici ce qu'il dit (1) : *naribus est ulcus quoddam maximè corrosivum et serpens,* aliis et dicitur *noli me tangere,* nonnullis *tentigo prava* vocatur, *quibusdam etiam lupus, ob horrendam narium depastionem,* incipit in quibusdam a male et intempestive curato polypo, in nonnullis spontè enascitur. *Hi affectus ergo secundum majus et minus differunt,* quo enim causa pejor eo gravior est malum.

Pourtant cet essai de Dolaeus, d'attribuer le nom de lupus aux ulcères de la face, ne trouva pas d'imitateurs. Car, en 1776, Lorry comprenait sous ce terme, d'après les anciens auteurs, les ulcères du pied ; et, d'un autre côté, Plenck a conservé pour les processus ulcéreux de la face les anciennes dénominations de *herpes exedens, seu ferus, seu esthiomenos* (2).

Willan le premier s'est servi du nom de *lupus* exclusivement pour désigner certaines affections ulcéreuses de la face ; Bateman a figuré des exemples de ces formes ulcéreuses à la planche LXVII (3) de son atlas.

Bateman met le lupus dans la classe des *tubercules* ; il insiste sur son siége à la face, et il le distingue du cancer, non en se fondant sur une description positive de ce mal, sur ses caractères, sur sa marche, mais en constatant simplement que l'affection appelée lupus, peut être guérie par des médicaments, auxquels résiste le cancer (4).

Le siége du lupus « sur d'autres régions du corps » n'est mentionné aussi que très brièvement.

(1) Joh. Dolàei, Encyclopædiœ chirurgicae rationalis, lib. I, p. 132 ; ouvrage qui constitue une partie des : opera omnia, Francof. a. M., 1703.

(2) Doctr. de morb. cutan. Viennœ, 1783, p. 62. Art. Herpes s. Serpigo, qui est rangé parmi les *papules* : Herpes exedens, s. ferus, s. esthiomenos est herpes qui cutem simul profunde exedit, hinc hic herpes vel *simpliciter ulcerosus,* vel si ulceris labia retordia et dura valde sunt *cancrosus* est, qualis *sœpè in facie observatur.*

(3) Delineations of cutan. diseases. 1817.

(4) Prakt. Darstellung der Hautkrankheiten etc. von Bateman, herausg. v. Blasius. Leipzig, 1841, p. 384.

Toutefois, la description de Willan-Bateman a eu pour conséquence d'attirer l'attention des médecins sur l'étude de cette maladie.

Depuis cette époque le tableau clinique du lupus, ainsi que cette dénomination, sont restés les mêmes pour la plupart des pathologistes. Alibert a pourtant essayé de revenir à l'ancien nom de herpes esthiomenos (1), après avoir auparavant (2) choisi, pour désigner le lupus, l'expression générale de dartre rongeante. Mais il n'a trouvé qu'un très petit nombre d'imitateurs (J. Franck). La plupart des dermatologistes français, anglais et allemands sont restés fidèles à l'opinion de Willan. C'est ainsi qu'il a été possible d'étendre considérablement le tableau symptomatologique de cette affection, qui n'avait été donné par Willan-Bateman que sous une forme aphoristique. Les travaux qui ont le plus contribué à ce résultat sont ceux de Rayer (3), de Biett, Cazenave et Schedel, Hebra (4).

Cette extension considérable apportée à la symptomatologie du lupus par ces auteurs et par d'autres encore, a eu pour conséquence immédiate de faire établir pour les diverses formes de l'affection une série de sous-genres et de variétés nouvelles. Ainsi Rayer décrit un lupus exedens et un lupus non exedens; Fuchs, un lupus exedens, cum et sinè tuberculis, un lupus excorticans cum et sinè tuberculis, un lupus tumidus, un lupus exuberans; Cazenave et Schedel, un lupus qui détruit en surface, un lupus qui détruit en profondeur et un lupus avec hypertrophie : c'est ainsi encore qu'on est arrivé à distinguer, d'après l'aspect extérieur, le mode d'extension et la cause présumée, les lupus exulcerans, exfoliativus, maculosus, tuberculosus, hypertrophicus, rodens, vorax, fungosus, serpiginosus, scrofulosus, syphyliticus, l'herpès lupiforme et le lupus psoriasiforme (Devergie (5)), le lupus avec et sans ulcération (Hardy (6)), etc.

Considérant que toutes ces variétés ne représentent pas autre chose que des périodes diverses du lupus, Hebra ne les a pas étudiées comme constituant des espèces particulières de l'affection, mais il a compris toutes ces formes diverses dans un processus unique (7).

(1) Alibert. Monographie des Dermatoses (traduit en allemand par Bloest d'après Daynac). Leipzig, 1837. II, p. 91. Alibert parle d'un esthiomène térébrant ou perforant et d'un esthiomène ambulant ou serpigineux.

(2) Alibert. Description des mal. de la peau. Fol. Paris, 1814, p. 64, pl. 19. Dartre rongeante idiopathique et syphilitique.

(3) Traité des maladies de la peau, 1835. II, p. 193.

(4) Abrégé pratique, etc. Paris, 1847, p. 462.

(5) Traité pratique des maladies de la peau. Paris, 1854, p. 566.

(6) Leçons sur les maladies de la peau. Paris, 1869.

(7) Hebra. Atlas der Hautkrankheiten. 1e liv. Texte, p. 4 : « De la description qui

C'est à l'initiative d'Hebra et à ses travaux continuels sur le traitement chirurgical des maladies cutanées qu'il faut attribuer en grande partie les progrès réalisés depuis lors dans la thérapeutique du lupus.

A côté du perfectionnement apporté à l'étude clinique et pratique du lupus, nous devons mentionner les progrès imprimés à l'anatomie pathologique de cette maladie par une série d'auteurs, dont il sera question avec plus de détails dans la partie spéciale.

Grâce à tous ces travaux, le tableau clinique du lupus se distingue aujourd'hui de la manière la plus nette des formes morbides avec lesquelles cette affection était autrefois confondue.

Le nom de lupus, donné en 1850 par Cazenave à une affection différente du lupus vulgaire, ne pourra nullement faire perdre de sa netteté à cette distinction. Cazenave voulait parler du *lupus érythémateux*, forme que nous distinguerons d'avec celle établie par Willan en la désignant sous le nom de *lupus vulgaire* ou *lupus simple*.

SYMPTOMATOLOGIE.

L'affection du tégument externe et des muqueuses avoisinantes, connue sous le nom de *lupus vulgaire*, ou simplement de *lupus*, se présente sous les formes extérieures les plus variées. Ces grandes différences dans son aspect extérieur ne sont pas sans doute exclusivement le résultat des caractères essentiels de la formation lupeuse, elles sont en même temps l'expression de toute une série de circonstances, qui constituent dans leur ensemble la *marche du processus lupeux;* telles sont : l'âge, le siége, le groupement, la période de développement, les complications, etc.

C'est pourquoi il est impossible d'esquisser un tableau schématique et concis du lupus. Si nous voulons présenter ou apprendre à connaître le processus lupeux dans ses formes naturelles, nous devons le poursuivre dans sa marche tout entière, d'où découlent naturellement les nombreuses variétés de ses expressions morbides.

Certains caractères essentiels du lupus peuvent être déduits des formes qui se manifestent comme appartenant au *premier développement*, soit qu'il s'agisse d'une éruption primitive, apparaissant d'une manière générale sur une région déterminée de la peau, soit qu'on ait affaire à

précède, il résulte que les diverses espèces qu'on a distinguées dans le lupus de Willan, n'existent pas; c'est une affection unique qui, au début, se manifeste sous forme de nodosités, lesquelles entrent plus tard en suppuration, laissent à leur suite des cicatrices, et se reproduisent de nouveau à la périphérie. »

une récidive ou à une poussée secondaire du processus sur une région cutanée déjà visitée par un lupus.

De même la marche ultérieure du lupus se comporte, indépendamment des circonstances particulières, suivant certaines règles appartenant d'une manière générale à cette affection.

L'étude du lupus doit donc nécessairement être faite à deux points de vue : 1° d'après ses caractères généraux; 2° d'après ses caractères particuliers, résultant des circonstances, dont il vient d'être fait mention.

1° Symptomatologie générale du lupus.

Lupus du tégument externe.— A la *période de développement*, le lupus est constitué par des nodosités disséminées, groupées ou disposées en lignes circulaires, de la grosseur d'une tête d'épingle et plus, arrondies, nettement délimitées, d'un rouge jaunâtre ou brun; ces nodosités paraissent enfoncées, déposées dans le tissu cutané comme une mosaïque. Leur face supérieure, appréciable à la vue, se trouve au niveau de la peau ou même un peu au-dessous de ce niveau. Au-dessus d'eux il existe encore une couche épidermique mince, brillante, à travers laquelle apparaît par transparence leur coloration rouge. Elles sont donc perceptibles à la vue, mais non au toucher. Elles pâlissent un peu à la pression, mais sans disparaître (1).

Le volume, le siége et le groupement respectif des diverses efflorescences lupeuses offrent déjà à cette première période de développement des différences multiples.

Chaque efflorescence peut être primitivement si minime, qu'elle apparaît par transparence à travers l'épiderme comme un point rouge à peine appréciable et pouvant être pris pour une petite télangiectasie. Dans d'autres cas, ces efflorescences sont originairement plus volumineuses; elles atteignent la grosseur d'une tête d'épingle et plus. Tantôt la nodosité est déposée profondément dans le tissu cutané, tantôt elle est de très bonne heure assez superficielle.

La disposition respective des nodosités est différente dans les mêmes

(1) C'est pour ce motif que l'expression de *lupus maculosus* choisie par quelques auteurs pour cette période du lupus n'est point justifiée. Le mot de *maculæ* (rubræ) n'est applicable qu'aux rougeurs circonscrites de la peau, qui sont déterminées par une injection vasculaire (hyperémie) et qui disparaissent par la pression. Les efflorescences du lupus ne peuvent pas disparaître par la pression, parce qu'elles sont constituées par une substance étrangère (infiltration cellulaire), déposée dans le tissu cutané.

points et aux diverses périodes; tantôt elles sont irrégulièrement disséminées, tantôt elles sont accumulées en amas serrés ou situées l'une à côté de l'autre en lignes circulaires. C'est cette dernière disposition qui constitue le caractère du lupus progressif, que nous étudierons sous le nom de *lupus serpigineux*.

Les nodosités de lupus se présentent assez régulièrement chez un même individu en *nombre considérable*, depuis quelques centaines jusqu'à plusieurs milliers; le processus peut n'occuper que des espaces limités ou envahir toute une région du corps.

L'éruption de ces nodosités peut être considérée comme suivant une marche chronique. Les diverses efflorescences ne se développent pas seulement avec lenteur, de manière que plusieurs jours s'écoulent avant qu'on puisse les remarquer et les reconnaître nettement, mais leur éruption se fait d'une façon continue, pendant des semaines, des mois et des années, et de telle sorte que les diverses nodosités du même groupe n'apparaissent pas simultanément. On rencontre donc en même temps sur la même région des nodosités petites et d'autres plus volumineuses.

Le lupus ne débute jamais au moment de la naissance; c'est, en général, dans les premières années de la vie qu'on le voit se manifester, exceptionnellement avant la deuxième année; le plus souvent dans la première jeunesse. Rarement, peut-être même jamais, il ne survient après la puberté, ou à un âge plus avancé.

Une fois développée, l'éruption lupeuse se renouvelle d'une manière plus ou moins continue *pendant un grand nombre d'années, souvent même durant la vie entière*. On peut aussi observer, abstraction faite de légères diminutions dans l'intensité du processus (abondance et profondeur de l'éruption), des suspensions complètes dans la production morbide; ces interruptions peuvent être de plusieurs années, de plusieurs dizaines d'années. Même après de si grands intervalles une nouvelle éruption peut se manifester.

A un *âge avancé*, en général, l'intensité du processus diminue.

L'éruption occupe primitivement une *étendue limitée de la peau*; elle peut rester *régionnaire* pendant toute la vie, en se manifestant toujours sur une partie de la peau, qui a été atteinte une première fois. Dans d'autres cas, elle s'étend à la périphérie et finit par occuper de vastes étendues. Dans d'autres circonstances, enfin, l'affection survient dès le début, ou durant plusieurs années, dans divers endroits du corps, et s'étend ainsi périphériquement en partant de différents centres. Dans ce dernier cas, elle peut presque présenter le caractère de la généralisation.

Indépendamment des différences que présentent, pendant la période de développement, le nombre, le volume, la disposition réciproque des efflorescences, leur siége sur une région de la peau ou sur un grand nombre de points en même temps, etc., on voit encore le lupus offrir, dans sa marche ultérieure, des formes morbides plus fortement accusées et plus remarquables. Les variétés qu'elles présentent ne dépendent pas d'une différence dans le processus fondamental, mais bien de circonstances secondaires, telles que le mode différent d'extension, d'évolution et de régression, le siége anatomique, les phénomènes morbides consécutifs et les complications.

Les efflorescences lupeuses, siégeant au début dans le tissu du derme et apparaissant par transparence avec leur surface rouge à travers la couche épidermique qui les recouvre, augmentent de tous côtés d'étendue, jusqu'à acquérir le volume d'un grain de blé, d'une lentille, d'un pois, et même davantage. Elles s'avancent ainsi vers la surface et finissent par devenir *proéminentes* et, en soulevant et distendant l'épiderme, elles prennent un aspect brillant. On peut alors les percevoir par le toucher sous forme de nodosités d'une dureté élastique.

Elles ne sont point douloureuses, ni spontanément, ni à la pression.

Ces nodosités, ainsi devenues proéminentes, finissent, grâce à leur extension progressive et à leur multiplicité, par se rapprocher et s'adosser l'une à l'autre. C'est ainsi que prennent naissance des *tubercules* de la grosseur d'un pois, d'une noisette et plus, d'un rouge jaunâtre ou foncé, durs, élastiques, ou un peu mous à leur centre, d'une transparence gélatineuse, faisant une saillie qui peut aller jusqu'à deux millimètres. Leur surface paraît irrégulièrement bosselée ou aplatie, lisse, brillante, parcourue de quelques vaisseaux dilatés, recouverte d'un épiderme brillant ou formant des squames blanchâtres (*lupus prominens, tuberosus, tuberculosus, nodosus*).

Dans d'autres cas, les efflorescences se réunissent de manière à constituer des infiltrations gélatineuses, des indurations volumineuses, dures, de forme irrégulière, aplaties ou noueuses, sphériques, rouges ou pâles (*lupus tumidus*).

Parvenues à un certain degré de leur développement, les nodosités lupeuses restent isolées ou se confondent de manière à donner naissance à des *tubercules* volumineux; elles persistent dans cet état, sans se modifier d'une manière appréciable, pendant plusieurs semaines.

Alors commence la période de résolution, laquelle peut se faire de deux manières :

1° La nodosité, dans toute son étendue, devient uniformément flasque, ridée; elle s'affaisse. La couche épidermique auparavant tendue, se plisse, s'exfolie, de manière à former des squames minces, sèches. Au début, ces squames sont blanches; plus tard elles prennent une coloration brun jaunâtre sale, provenant de ce que l'épiderme est déchiré, les nodosités étant excoriées par le grattage, d'où résulte le suintement d'un liquide séro-sanguinolent qui se mélange aux squames et se dessèche sous forme de croûtes.

Cette même modification se présente sur les nodosités plus volumineuses, et quelquefois au niveau de différents points qui correspondent aux diverses efflorescences lupeuses, dont la réunion constitue la nodosité. Dans d'autres cas, l'affaissement et la desquamation ne se font qu'au centre de la nodosité, dont les parties périphériques conservent encore l'aspect brillant, la distension et le caractère compacte qu'elles avaient à leur première période.

Après des semaines et des mois les nodosités, en continuant de s'écailler à leur surface, s'affaissent plus profondément au-dessous du niveau de la peau, et finissent par disparaître complétement. Ce qui restait des squames se détache, tombe et l'on trouve, suivant le volume et le siége de la nodosité, les *endroits correspondants de la peau creusés ou superficiellement aplatis, atrophiés, d'un aspect brillant, cicatriciel.*

Le processus que je viens de décrire porte le nom de *lupus exfoliativus.*

2° Le lupus se ramollit et se désagrège, à partir de sa surface ou dans toute son étendue, en constituant une masse caséeuse, friable, purulente. Le pus, mis à nu, se dessèche avec les débris épidermiques encore existants et donne lieu à la formation de croûtes diversement colorées, d'une épaisseur plus ou moins considérable. Leur chûte laisse à nu une perte de substance plus ou moins profonde, à sécrétion purulente, un *ulcère.* Dans cet état, le lupus prend le nom de *lupus exulcerans.*

Les ulcères lupeux ont des caractères très-divers suivant la durée, la profondeur de l'infiltration lupeuse ; ils se trouvent ainsi sur une base qui était auparavant intacte, ou qui était cicatricielle, ou le siége d'une infiltration inflammatoire.

Le plus souvent les ulcères lupeux présentent une forme arrondie ou irrégulière ; leurs bords sont nettement délimités, aplatis, mous. Leur fond, quand il est débarrassé de sa sécrétion purulente, est rouge, lisse, brillant, facilement saignant.

Dans d'autres cas, les bords et le fond sont recouverts de granulations papillaires rouges, sillonnés d'excavations superficielles ou profondes, dans lesquelles se trouvent du pus. Les granulations sont parfois très élevées, papillomateuses (frambosioïdes, — *lupus hyper-trophicus — exuberans*), épaisses; elles sont peu sensibles et résistent aux frictions avec de la charpie. Dans d'autres cas, elles sont molles, friables, elles saignent et se déchirent facilement sous l'influence des agents mécaniques.

Quelquefois la base de l'ulcère (peau) est mobile sur les tissus sous-jacents; dans d'autre cas, elle est fortement adhérente à ces tissus, aux aponévroses, aux cartilages, aux ligaments, au périoste. Les bords sont parfois durs, calleux, renversés en dehors. D'autres fois, au contraire, la peau qui les forme est mince, d'un rouge violet, et décollée dans une grande étendue.

Le fond de l'ulcération n'est pas seulement constitué par la nodosité lupeuse, mais encore par la plus grande partie du tissu cutané dans laquelle cette nodosité est logée.

Enfin, après des semaines et des mois, la guérison commence. On voit s'élever, des bords et du fond, des granulations de bonne nature. Des bords de l'ulcération, ainsi que des îlots cutanés, restés intacts entre les points ulcérés, part un liséré épidermique qui vient recouvrir les bourgeons charnus et qui complète la cicatrisation.

Les deux formes de régression du lupus, l'exfoliation et l'ulcération, ne s'excluent nullement l'une l'autre; on les voit quelquefois agir de concert dans la destruction d'une seule et même nodosité lupeuse; elles peuvent même se rencontrer simultanément ou alternativement dans des points différents d'un même foyer lupeux.

L'éruption de nouvelles nodosités n'est nullement interrompue pendant la marche de ces processus.

De nouvelles efflorescences surgissent constamment. L'aspect de la maladie subit donc sans cesse des changements. En effet, l'on voit en même temps, sur le même terrain, des nodosités lupeuses à des périodes diverses d'évolution et de régression, les unes petites, d'autres plus volumineuses, les unes en voie d'exfoliation, les autres en voie d'ulcération, ici des squames, là des croûtes, d'un autre côté, un ulcère à caractères variables, lisse ou couvert de végétations papillaires, fendillées, facilement saignantes, ou bien encore à la période de cicatrisation. Au milieu, se trouvent des cicatrices atrophiques, comme signes du processus de régression, et des îlots de peau, restée intacte.

D'un autre côté, le *foyer morbide s'agrandit* par l'éruption continue ou continue rémittente de nouvelles nodosités.

Les nouvelles éruptions surviennent sans ordre régulier, aussi bien dans la sphère déjà atteinte que dans son voisinage sur la peau restée jusqu'alors intacte. Sur les parties qui sont déjà le siége de cicatrices, peuvent aussi se manifester de nouvelles nodosités.

Dans d'autres cas, les nouvelles efflorescences apparaissent tout près de la limité externe des anciennes nodosités lupeuses, et affectent le plus souvent une disposition circulaire. Pendant que celles situées au centre entrent dans la période de régression, s'exfolient ou s'ulcèrent, se cicatrisent, celles qui se trouvent à la phériphérie n'ont encore atteint que le minimum de leur développement. Puis ces dernières entrent en voie de régression, tandis qu'à leur périphérie surgit une nouvelle série circulaire de nodosités, d'abord isolées et plus tard confluentes.

Les segments de cercle de deux et plusieurs centres lupeux développés isolément, viennent en contact l'un avec l'autre par suite de nouvelles poussées périphériques. Puis, les lignes inscrites s'effaçant, les segments extérieurs se réunissent pour former des séries d'arcs de cercle.

Ce mode de progression caractérise le *lupus serpigineux.*

C'est lui qui conduit le plus rapidement et le plus sûrement à l'envahissement de vastes étendues de peau par le lupus, et cela d'autant mieux que la reproduction des éruptions est loin de s'arrêter pendant ce temps ; on voit, au contraire, de nouvelles efflorescences disséminées, apparaître dans la sphère saine et cicatricielle limitée par les arcs de cercle.

Bien que le *lupus serpigineux* ne se distingue nullement au point de vue de sa nature, de la forme *disséminée* du lupus, néanmoins il doit être considéré, relativement à son mode d'extension, comme plus grave que le lupus disséminé.

Dans les éruptions disséminées, un foyer lupeux de la dimension d'une pièce de cinq francs peut à peine acquérir une plus grande étendue durant l'espace de 15 ans, bien que des poussées continuelles se produisent dans son intérieur. Pendant ce temps, au contraire, le lupus serpigineux aura considérablement gagné du terrain, par suite du développement continuel de nouvelles poussées périphériques.

Lupus des muqueuses. — Sur les muqueuses, le lupus ne se manifeste pas d'aussi bonne heure, ni par des efflorescences aussi caractéristiques, ni par un mode d'extension aussi frappant que quand il siége sur le tégument externe.

Ses efflorescences ne sont ici appréciables que lorsqu'elles constituent des proéminences très rapprochées, de la grosseur d'une tête d'épingle à celle d'un grain de millet, d'un rouge brun, couvertes d'un épithélium gris d'argent, exfoliées ou bien excoriées, facilement saignantes, de consistance dure, et qu'elles occupent des espaces plus ou moins étendus de la muqueuse rougie, enflammée.

Elles se réunissent, avec le temps, en plaques volumineuses, à surface rude; sur cette surface on voit alternativement l'épiderme perdre sa transparence, devenir gris terne, s'épaissir, s'exfolier, d'où résultent des érosions douloureuses, plus ou moins profondes, ou bien, parfois une petite plaie rouge, étendue, finement granuleuse.

Après avoir persisté longtemps, les plaques et les nodosités s'aplatissent, et il reste une cicatrice d'un gris argenté, brillante, qui affecte la forme d'une ligne ou d'une tache et se rétracte progressivement.

Dans d'autres cas, on constate, d'ailleurs, que l'endroit atteint est adhérent par sa base.

Ou bien, enfin, il se produit une infiltration inflammatoire consécutive des tissus sous-muqueux, de la suppuration, un abcès, une fonte purulente de la muqueuse, d'étendue et de forme diverses, et enfin une cicatrice avec toutes ses conséquences.

Le point de départ du lupus est donc le tissu de la peau et des muqueuses. Après avoir débuté à la superficie ou dans des parties plus profondes de ce tissu, les nodosités s'étendent vers la surface et à la périphérie, isolées ou réunies en masses volumineuses.

L'infiltration lupeuse peut pourtant aussi se développer en profondeur. Elle arrive de la sorte dans le *tissu cellulaire sous-cutané*, dans les *cartilages* (ailes du nez, pavillon de l'oreille, etc.) recouverts immédiatement par le tégument externe, et dans les ligaments tendineux (des articulations, des gaines tendineuses, etc); rien ne nous permet de soutenir qu'elle ne puisse aussi pénétrer à travers les aponévroses jusqu'aux couches musculaires ou même jusqu'aux os.

C'est de cette façon que le tableau de cette affection peut se présenter avec des combinaisons remarquables. Tandis que l'infiltration du tissu sous-cutané et du cartilage constitue une tumeur demi-transparente, bosselée, d'une dureté élastique, on peut voir apparaître en même temps quelques nodosités lupeuses disséminées dans les parties correspondantes du tégument externe.

La modification ultérieure de l'infiltrat lupeux sous-cutané et sous-muqueux, est rarement une désagrégation et une résorption; elle est plus fréquemment un ramollissement et une fonte générale.

Ces phénomènes de la marche morbide, appartenant au lupus

proprement dit, ne constituent pas toujours exclusivement l'aspect pathologique qui s'offre à l'observateur.

Dans ce cadre viennent encore se ranger plusieurs autres *phénomènes consécutifs*, provoqués directement par le processus lupeux; tels sont : l'atrophie cicatricielle de la peau, qui apparaît mince, tendue, brillante, violette ou blanche, couverte d'un épiderme mince, parcheminé; des cicatrices épaisses, tubéreuses, consécutives à la destruction ulcéreuse de la peau; altérations semblables des muqueuses, atrophie des tissus avec distorsion consécutive, atrophie et consomption des cartilages et autres particularités analogues.

Les caractères extérieurs, la marche et l'ensemble du lupus peuvent être essentiellement modifiés par des complications qui ne sont liées à l'affection lupeuse que par une succession de processus intermédiaires.

Le rapport qui unit ces complications au lupus, dépend essentiellement des circonstances anatomiques locales, c'est-à-dire de la *localisation* du lupus. Nous pouvons donc rationnellement les étudier ici.

Localisation du lupus. — Le lupus du tégument externe se rencontre dans toutes les régions du corps, fréquemment dans les unes, très rarement dans les autres; dans quelques unes il n'est jamais primitif, mais résulte seulement de la propagation d'un lupus du voisinage.

Son siége le plus fréquent est à la face, le plus souvent sur les joues, sur la peau du nez, sur les ailes et la pointe du nez: il est plus rare au front, plus commun sur le pavillon de l'oreille. Ce n'est que rarement que nous l'avons vu se développer primitivement sur le cuir chevelu; nous l'y avons observé plus ordinairement comme propagation d'un lupus du front ou de la nuque.

Le cou, la nuque, la région claviculaire sont le plus souvent atteints par un lupus ayant son point de départ à la face.

Sur le tronc, et plus souvent sur le dos que sur la poitrine et le bas-ventre, le lupus s'observe sous la forme disséminée, mais plus fréquemment sous la forme serpigineuse. Les fesses sont souvent le siége d'un lupus isolé, disséminé ou serpigineux.

Au pénis, sur le prépuce, nous avons vu une seule fois un lupus, venu là par propagation de la surface interne de la cuisse.

Les extrémités sont, après le visage, le plus habituellement le siége du lupus; quelquefois il envahit d'une manière prédominante le côté de l'extension, surtout sous la forme serpigineuse.

La paume de la main et la plante des pieds sont rarement affectées de lupus, et alors il résulte, en général, de la propagation d'un lupus du dos de la main et du pied.

Le lupus de la face et des oreilles affecte presque toujours la forme disséminée; celui du cou et des membres est plutôt serpigineux; celui du tronc a une forme mixte.

Du reste, comme je l'ai déjà dit, la variété serpigineuse n'existe jamais d'une manière exclusive.

Le lupus peut aussi être généralisé, et alors c'est la face et les extrémités, la face et le dos qui sont principalement atteints.

Les muqueuses sur lesquelles le lupus se rencontre de préférence, sont les muqueuses des ailes du nez et de la cavité nasale; il est rare, en somme, sur les muqueuses des joues, des gencives, du palais, de la langue, de la paroi postérieure du pharynx, de l'épiglotte, du larynx, des cordes vocales, de la conjonctive.

La cornée est habituellement envahie avec la conjonctive.

2) Symptomatologie spéciale du lupus.

Ce sont les formes particulières, résultant des complications et des circonstances secondaires dont il vient d'être question, qui sont l'objet de la *symptomatologie spéciale* du lupus. Elles se montrent sur les régions signalées ci-dessus d'une manière en quelque sorte typique; et par conséquent on a plus d'avantage à les étudier, en les considérant sur chacune de ces régions.

Lupus des joues. — C'est sur les joues, d'un seul côté ou des deux à la fois, que le lupus se rencontre le plus fréquemment; on l'y trouve à peu près régulièrement sous la forme disséminée.

Sa marche varie. Il peut parfois ne pas dépasser, dans l'espace de 15 à 20 ans, l'étendue d'une pièce de cinq francs ou de la paume de la main. Tandis que quelques efflorescences se résolvent par exfoliation en laissant de minces cicatrices, de nouvelles nodosités surgissent dans la même région. Quelquefois ces nodosités se confondent en une seule tumeur proéminente.

Dans les points qui sont devenus le siége d'une guérison spontanée la peau est blanche, brillante comme une cicatrice, amincie, glabre. Le processus peut disparaître pendant des mois et des années, et puis se reproduire par la formation de nouvelles nodosités. On peut pourtant espérer une terminaison complète, mais seulement à un âge avancé.

Des joues, le lupus s'étend souvent, en affectant la forme serpigineuse, sur la région cervico-maxillaire, en bas, jusque au-dessus de la clavicule, en haut, jusqu'à la région temporale, sur le front et mieux sur le cuir chevelu, en avant, vers le nez et les paupières, les conjonctives, les lèvres, et de là, sur les muqueuses labiale et génienne.

C'est ainsi que le lupus finit par occuper toute la face. Les parties qui restent le plus longtemps indemnes sont, en général, la peau de la paupière supérieure et de la partie médiane du front.

Pendant que l'affection lupeuse occupe les joues, il n'est pas rare de voir se développer de l'*adénite*, une tuméfaction inflammatoire et un engorgement chronique de la parotide, des glandes sous-maxillaires, l'engorgement de quelques petits ganglions situés au-devant de l'oreille. Cette adénite entre peu à peu en voie de régression ou bien il se manifeste de la fluctuation, un amincissement de la peau et l'abcès se fait jour au dehors. La pression donne issue à un pus séreux en même temps qu'à une masse caséeuse, friable. La marche, extrêmement lente, de ces abcès ganglionnaires a fréquemment pour conséquence la formation de trajets fistuleux purulents, le décollement de la peau, et plus tard le développement de cicatrices dures, proéminentes, tubéreuses, plus ou moins difformes.

L'*érysipèle* ne survient que rarement dans le cours du lupus; il est fréquent, au contraire, à la suite des cautérisations nécessitées par la maladie. L'inflammation érysipélateuse paraît entraîner à sa suite une certaine régression d'une grande partie du lupus, notamment des nodosités les plus récentes.

Les *végétations papillaires* sont le plus souvent limitées à des foyers circonscrits, de l'étendue d'une pièce de cinq francs ou de la paume de la main, au niveau des joues, de l'angle du menton, de la lèvre supérieure, dans les points où siége un lupus ulcérant. Elles s'élèvent du fond de l'ulcère, surtout lorsqu'un traitement local n'a pas depuis longtemps été institué.

Dans les cas de ce genre les parties atteintes forment une saillie au-dessus du niveau de la peau et sont recouvertes de croûtes épaisses, livides, dont la chute laisse à nu une plaie rouge, saillante, inégale, crevassée, ou bien un ulcère d'un aspect condylomateux ou papillaire, élevé d'un à plusieurs millimètres, rouge, saignant facilement, peu douloureux et reposant sur une base infiltrée. Cet ulcère sécrète un pus ténu qui se dessèche immédiatement sous forme de croûtes, quand il est exposé à l'air.

Ces excroissances acquièrent quelquefois, par une transformation de leur état histologique, les caractères de tumeurs papillaires, dont l'aspect et la marche trahissent la malignité et qui se font reconnaître pour un *carcinôme épithélial.*

Sur les joues, en un point occupé depuis longues années par des cicatrices épaisses, couvert de nodosités lupeuses à des degrés divers de développement et de régression et limité parfois par une série de nodosités lupeuses à disposition serpigineuse, on voit s'élever sur une base large, quelquefois étranglée, une tumeur à contour arrondi, rouge, fongueuse, hémisphérique, à surface inégale, fendillée, dont le volume varie entre celui d'une noisette et celui d'un poing d'enfant et peut même être plus considérable. Sa base est dure, nettement séparée de la peau circonvoisine ; ses racines s'étendent au-dessous de la peau normale jusque dans le tissu sous-jacent.

Cette tumeur a une consistance dure, un aspect brillant ; elle sécrète un ichor abondant, fétide.

Son accroissement se fait avec rapidité, en surface et en profondeur, du côté de la muqueuse génienne ; quelquefois aussi l'affection s'étend à la périphérie et attire la peau circonvoisine dans la végétation papillaire. Dans ce dernier cas, on voit des bords larges, durs, renversés en dehors, à surface granuleuse, d'un brillant perlé.

La destruction du tissu allant de pair avec la croissance progressive de la tumeur est identique à celle du carcinôme épithélial idiopathique : aussi renvoyons-nous, pour ce qui concerne la marche ultérieure, au chapitre en question.

La santé générale éprouve un trouble notable par suite du développement et du progrès de la tumeur maligne. La fièvre, l'insomnie, l'amaigrissement, un dépérissement général, quelques affections aiguës des organes internes, viennent s'ajouter au processus qui détermine la mort si l'art n'intervient pas de bonne heure.

La complication que nous avons déjà décrite du lupus avec le carcinôme, a été constatée plusieurs fois par Rayer [1], Devergie [2], Bardeleben [3], O. Weber [4], Hebra [5] et Volkmann [6]. Un cas rapporté par

[1] Traité des maladies de la peau, Paris, 1835, t. II, p. 198.
[2] Traité pratique des maladies de la peau, Paris, 1857, p. 644.
[3] Lehrbuch der Chirurgie, Berlin, 1858, 3 livr., p. 44.
[4] O. Weber in Lehrb. der Chirurgie von Pitha-Billroth, t. II, 2ᵉ part., 1ᵉ livr. Erlangen, 1865, et du même auteur, Chirurg. Erfahrungen, Berlin, 1859, p. 294.
[5] Wiener med. Wochenschrift, 1867, Nʳ 3 avec 2 pl.
[6] Sammlung klinischer Vorträge. Nʳ 13, 1870. Ueber den Lupus und seine Behandlung, p. 64.

Hebra et que j'ai eu l'occasion d'observer et un autre de Volkmann,
sont les seuls qui aient guéris ; dans tous les autres faits relatés par
cet auteur et par les précédents, cette complication a entraîné la mort.

Lupus du nez. — Le lupus de la peau du nez s'observe seul ou bien
associé au lupus de la joue. Dans ce dernier cas, la maladie présente,
comme le lupus érythémateux de la même région, la forme d'un
papillon. Je note cette circonstance afin que cette configuration toute
fortuite ne donne pas lieu à une erreur de diagnostic.

Le plus souvent la maladie commence par les ailes du nez. Ce n'est
que quand le lupus s'étend, c'est-à-dire après plusieurs années, qu'il
envahit la face dorsale, les côtés et la racine du nez.

De ce dernier point il gagne, sous une forme serpigineuse ou disséminée, la partie comprise entre les sourcils, même le front et la racine
des cheveux. Des côtés du nez il s'étend aux parties voisines des joues,
à l'angle interne de l'œil, à la paupière inférieure, etc.

En général, le lupus se manifeste, aux ailes du nez et à la pointe,
sous l'aspect d'efflorescences disséminées, rouges, profondément enfoncées ou sous forme de tubercules proéminents. Dans certains points,
ces derniers se réunissent pour constituer de plus grosses tumeurs,
rouges, rugueuses, tandis que la confluence des tubercules plats
donne lieu à des infiltrats de forme régulière et d'une coloration
rouge uniforme. Les tubercules s'exfolient en raison de leur ancienneté,
se ratatinent et laissent après eux une dégénération cicatricielle de la
peau.

Tel est le tableau habituel du lupus du nez ; on trouve mélangés sans
aucun ordre, des taches et des stries cicatricielles d'un rouge bleuâtre
ou blanches, luisantes, des tubercules plats ou proéminents, isolés
ou confluents, des infiltrations à surface lisse ou bien en voie
d'exfoliation.

Le ratatinement cicatriciel de la peau détermine ultérieurement
l'amincissement et la rétraction des ailes du nez. La peau du nez ayant
le brillant d'une cicatrice, çà et là envahie par de petits tubercules
disséminés, est amincie et rétractée, comme polie en même temps sur
les côtés et à la pointe, comme « usée ». Les parois de l'organe sont
minces et en même temps sèches et roides. On a la même impression
que si l'on était en présence d'un nez en papier mâché. Le ratatinement
consécutif de la peau dans la portion osseuse a moins d'importance.

Le lupus *exubérant* de la partie externe du nez se présente sous un
aspect morbide particulier, qui se reproduit sous la même forme,

chaque fois qu'on abandonne le traitement approprié Le nez, notamment à sa partie antérieure, prend une épaisseur double et se recouvre d'une croûte sèche d'un vert brun sale. Les malades et leur famille sont convaincus que c'est le nez lui-même qui a ainsi augmenté de volume.

Toutefois si l'on presse rapidement et à plusieurs reprises avec le doigt sur cette croûte, qui se déprime et se relève avec une facilité extraordinaire, on acquiert promptement la certitude qu'elle ne renferme nullement un corps dur, mais bien une substance molle, élastique. Si l'on enlève la croûte, on met à nu une plaie rouge, recouverte d'un pus abondant, crevassée et supportant des excroissances papillaires saignantes. Cette plaie occupe le plus souvent la face dorsale du nez jusqu'à son extrémité ; quelquefois aussi elle s'étend sur les ailes et leur rebord antérieur.

En raison de la proéminence notable des excroissances fongueuses, le nez paraît toujours avoir un volume anormal. Toutefois, si l'on explore avec le doigt, on constate la nature essentiellement molle et amincie en différents points, de la partie cartilagineuse du nez. Si l'on enfonce la sonde dans les interstices des fongosités, on pénètre bien souvent dans les fosses nasales. Si d'autre part on applique la pierre infernale, la masse molle des fongosités se dissout en une bouillie sanguinolente ; le crayon rencontre çà et là, surtout dans la partie cartilagineuse des ailes du nez une base résistante, mais de là il pénètre sans grand effort dans l'intérieur de la cavité nasale.

Le fait essentiel est donc une ulcération ayant déjà atteint une plus ou moins grande profondeur, et en partie la destruction complète de la peau du nez dans toutes ses couches, destruction qui était masquée par les granulations très exubérantes des bords et de la base de l'ulcère, lesquels sont même en voie de désagrégation purulente.

Quand on a détruit ces granulations dans un but thérapeutique, on voit alors que non-seulement le nez n'a pas augmenté de volume, mais qu'il est devenu plus petit et souvent même est percé de part en part.

La vérité ne saurait surprendre le médecin, qui, déjà à l'aspect de la forme morbide que nous venons de décrire, devait s'attendre à ce résultat.

Mais il n'en est pas de même du malade et de sa famille, qui, ne se doutant pas de la destruction survenue sous les croûtes, sont cruellement désappointés.

On doit tenir compte pour le pronostic des conditions indiquées ci-dessus.

Sur la *muqueuse* des ailes et de la cloison, on ne trouve la plupart du temps le lupus qu'accompagné du lupus de la peau du nez ; mais il n'est pas rare que la maladie apparaisse originairement sur la muqueuse.

Au début, l'affection ne se révèle que par la formation de croûtes sur la muqueuse des parties dont nous venons de parler. Ces croûtes rendent les ailes du nez raides, douloureuses, elles se déchirent souvent, s'épaississent aux dépens du sérum et du sang qui s'écoulent des fissures, quelquefois même elles obstruent l'orifice des fosses nasales.

Si on les enlève mécaniquement ou si on les fait tomber à l'aide d'applications émollientes, on voit des points erodés, à bords irréguliers, dont l'aspect ne paraît pas différer des excoriations de l'eczéma ou du sycosis.

En outre, il survient souvent des pustules qui, comme dans le sycosis, appartiennent aux follicules pileux du nez et sont traversées par un poil.

Les excoriations se revêtent parfois d'épithélium, elles se reproduisent aussi en d'autres points. Le processus peut ainsi durer plusieurs années.

L'état de la muqueuse qui cependant est devenue dure, sèche et d'un blanc brillant indique que cette dernière est en voie de ratatinement cicatriciel.

Quand le développement de la maladie est plus intense et surtout lorsqu'on a abandonné le traitement, la muqueuse se ramollit en quelques points, devient friable et il s'y forme des ulcères plus profonds, qui pénètrent jusque dans le cartilage de la cloison ou des ailes du nez et dont la base est très souvent le siége de granulations papillaires en voie de désagrégation purulente. Il se fait dans ces points une perforation que l'on peut découvrir avec la sonde ou le crayon de nitrate d'argent, bien avant qu'elle soit perceptible à la vue.

En même temps que la destruction du cartilage se fait en dehors, elle a lieu aussi en dedans, et la cloison se trouve ainsi détruite en partie ou en totalité.

Pendant la marche progressive du processus, la perforation de la cloison est souvent recouverte de granulations fongueuses, provenant des bords de l'ulcère.

La *cloison* cutanée n'est heureusement pas aussi souvent détruite par le lupus que par la syphilis. Le nez conserve donc, si la cloison peut être maintenue, un aspect passable par devant, même dans les cas où la peau de la face dorsale du nez est plus ou moins rétrécie en forme de selle, soit par suite d'une perte de substance, soit par le ratatinement des cartilages qui le composent et de la cloison cartilagineuse.

Lupus de l'oreille externe. — Le lupus s'observe aux faces externe et interne du pavillon de l'oreille et s'étend de là sur une faible portion du conduit auditif externe ; il accompagne le plus souvent le lupus de la peau adjacente, de la tempe et de la région mastoïdienne. La forme et la marche de la maladie ne diffèrent en rien de ce qu'elles sont dans d'autres régions.

Au bord du pavillon surviennent quelquefois, sur un fond lupeux, des excroissances dures, papillaires, recouvertes d'un épiderme sec, épais, fendillé ; ces excroissances entourent en forme de bourrelet et sur une grande étendue le rebord du pavillon de l'oreille.

Le plus souvent le lobule de l'oreille est envahi, comme le reste du pavillon, par des nodosités de lupus disséminées.

Quelquefois pourtant, au bout de quelques années, le lobule devient épais et noueux au point d'atteindre même le volume d'une figue. La tumeur est rénitente au toucher, la peau est parsemée de nodosités lupeuses et paraît çà et là excoriée, recouverte de croûtes, eczémateuse, humide et envahie en quelques points d'excroissances sèches, papillaires ou purulentes (1).

Le processus lupeux peut aussi atteindre le tégument du conduit auditif externe et gagner jusqu'au voisinage du tympan.

Dans ce cas, les phénomènes inflammatoires et hyperémiques qui l'accompagnent, envahiront bientôt aussi la membrane du tympan. Il y a alors otite moyenne, perforation du tympan, et déjà pendant les premières périodes du lupus localisé dans cette région, on voit survenir toute espèce de troubles de l'ouïe : bourdonnements d'oreilles, résonnances, douleurs auriculaires, dureté plus ou moins prononcée de l'ouïe, et enfin une surdité complète.

Le lupus exubérant se développe aussi quelquefois dans un point quelconque du pavillon de l'oreille, puisque des excroissances frambosioïdes s'élèvent sur des végétations lupeuses ulcérées.

Dans un cas, en même temps qu'un lupus existait sur le tronc, l'oreille droite et la joue gauche, nous avons observé sur l'oreille

(1) Voir la communication d'un cas de même nature chez une femme de 63 ans, guérie au moyen de la galvanocaustie, dans : *Aerztlicher Bericht des k. k. allgemeinen Krankenhauses, Abtheilung für Hautkranke, aus dem Jahre* 1866, pag. 174.

gauche une prolifération arrondie légèrement saignante, rouge, suppurée, d'un centimètre de hauteur. Cette tumeur partait de la région
mastoïdienne ; de là, elle s'étendait sur le pavillon de l'oreille et jusque
sur la joue sans interruption. On ne voyait plus aucune trace du
pavillon ni de l'orifice du conduit auditif externe.

Ce n'est qu'après l'ablation complète de la tumeur qu'il se trouva de
la joue à l'apophyse mastoïde en arrière, à la région temporale en haut
et au sillon cervico-maxillaire en bas, une membrane cicatricielle
tendue, mince, parcheminée, transparente, qui avait aplati contre le
crâne le cartilage de l'oreille ratatiné.

Le conduit auditif externe rétréci apparut aussi, quand les granulations qui sortaient de ses parois et qui l'obstruaient, eurent été
détruites à l'aide de caustiques ou écartées au moyen d'éponges
préparées, etc.

Abstraction faite de ces cas exceptionnellement graves et de la gène
occasionnée par la tuméfaction du lobule, dont nous venons de parler (1), le lupus du pavillon de l'oreille ne donne pas en général lieu à
d'autres inconvénients que ceux qui résultent de la formation des
cicatrices : ratatinement du pavillon de l'oreille, adhérence plus forte
et amincissement du lobule, adhérence complète de toute la face postérieure de la conque avec la peau de la région temporo-mastoïdienne et
rétraction de la conque en arrière. Mais on n'observe, en général, que
rarement un rétrécissement notable du conduit auditif externe ainsi
qu'une altération sérieuse de l'appareil auditif interne.

Lupus de l'œil. — En s'avançant depuis la région naso-jugale et en
général après que la rétraction cicatricielle de la peau de la joue a
produit un ectropion complet de la paupière inférieure, le lupus envahit aussi la conjonctive palpébrale, le repli conjonctival effacé, la
conjonctive du globe de l'œil et la cornée.

La conjonctive paraît d'un rouge brun foncé, recouverte de petites
nodosités sèches, à gros grains, dures au toucher, pareilles au trachôme ;
plus tard, en certains points, lisses, brillantes, ratatinées. De la conjonctive bulbaire ainsi dégénérée, s'étend, comme un pannus, sur la cornée
un dépôt membraneux gris, bosselé, à saillies inégales, dur et qui finit
par la recouvrir complétement.

Cette membrane forme quelquefois un obstacle mécanique et complet à la vision.

____

(1) Le lobule de l'oreille infiltré de lupus à un degré léger peut être graduellement
coupé par la boucle d'oreille.

Dans certaines circonstances, cet état est curable (voir plus loin le traitement du lupus).

Lupus de la bouche et du pharynx. — Le lupus de la muqueuse buccale et pharyngienne coexiste toujours avec le lupus de la peau; il est la continuation de la maladie des lèvres et de la joue, ou bien il se trouve isolé.

Sur la portion rouge des lèvres, on reconnaît bien encore les petites nodosités isolées dont elle est parsemée; mais sur la muqueuse des lèvres, au contraire, la maladie ne se révèle que par des dépôts d'un blanc bleuâtre, durs, rugueux et à granulations fines au toucher, en stries ou en plaques; ces dépôts se desquament et se régénèrent continuellement. Dans les endroits excoriés, la muqueuse est boursouflée, rouge, finement granulée, légèrement sanguinolente; dans d'autres foyers morbides plus anciens, elle est mince, d'un rouge pâle, à reflets blanchâtres, brillante comme une cicatrice et fortement tendue.

Fréquemment les glandes labiales sont toutes tuméfiées et présentent au toucher la sensation de noyaux saillants, coniques, durs. Les lèvres supérieure et inférieure se tuméfient souvent dans une proportion notable, la lèvre inférieure paraît renversée, pendante, épaissie et rénitente au toucher.

Le lupus de la peau et celui de la muqueuse ont une part égale dans la production de l'intumescence de cette lèvre.

Quelquefois on voit se développer sur des excoriations ou sur des ulcérations plates des excroissances frambosioïdes très compactes, d'un à trois millimètres de hauteur, durs ou molles, très délicates, aussi bien sur la muqueuse des lèvres que sur celle du palais, sur la portion située immédiatement en arrière des incisives supérieures et sur la muqueuse des joues.

Le ramollissement, le boursouflement, l'altération scorbutique des gencives, le saignement, la douleur et le détachement des gencives d'avec le collet des dents, la teinte grisâtre de l'épithélium de la langue, sur lequel les dents laissent leur empreinte, en un mot; les symptômes plus ou moins nettement accusés de la stomatite, accompagnent presque toujours le lupus de la muqueuse buccale.

Dans ces parties de la muqueuse, la maladie se termine par un ratatinement modéré de cette membrane.

Je ne me rappelle pas avoir observé d'inflammation consécutive du tissu sous-muqueux avec la carie ou la nécrose du palais et la perforation établissant une communication dans la cavité nasale; je n'ai pas rencontré non plus de nécrose du vomer à la suite du lupus de la muqueuse nasale. On ne trouve, dans les auteurs, à ma connaissance, aucune mention d'une semblable terminaison du lupus.

Sur le voile du palais, le lupus se manifeste comme continuation de l'affection de la muqueuse du palais ou bien il apparaît isolément. Le voile du palais, la muqueuse des piliers et les organes de l'isthme sont brillants, œdémateux et rougeâtres, d'une manière uniforme ou par places. Les symptômes sont ceux d'une angine chronique.

Le processus dure des années, pendant lesquelles apparaissent de temps en temps des modifications plus caractéristiques. Comme telles on peut citer : l'aspect excorié de la muqueuse, limité à quelques points, finement granulé ; l'apparition de proliférations papillaires plus saillantes ; la formation de pertes de substance — ulcérations — grandes comme une lentille, une pièce de vingt centimes et plus, à forme irrégulière, à fond déprimé ; la surface en est fendillée, aplatie, rouge, brillante, inégale ou d'un aspect légèrement nécrotique ; les bords, taillés à pic, renversés, rougeâtres et modérément tuméfiés. Ces ulcérations, dans leur marche extrêmement lente, détruisent les organes du voile du palais et de l'entrée du pharynx, enfin produisent des cicatrices avec toutes leur conséquences.

Le lupus de la muqueuse en question peut s'éteindre complétement au bout de quelques années. Il laisse alors comme suite de la maladie, des lésions plus ou moins graves. La luette est, ou bien ratatinée, rétractée vers sa base, ou bien elle n'est reconnaissable qu'à un petit appendice verruqueux du bord palatin, ou encore elle est complétement détruite par l'ulcération et l'on remarque à sa racine une rétraction cicatricielle du voile du palais. Les piliers antérieurs offrent des stries cicatricielles brillantes, rétractées, et les piliers postérieurs sont soudés à la paroi postérieure du pharynx. Dans ce cas, les altérations consécutives ressemblent en tout à celles de la syphilis.

Mais le bord libre du voile du palais présente beaucoup plus rarement des adhérences avec la paroi postérieure du pharynx.

Par contre, on trouve de grandes pertes de substance que recouvrent des cicatrices du voile du palais ; elles doivent leur origine à l'ulcération marginale, le ratatinement ultérieur du voile du palais les fait paraître encore plus considérables qu'elles ne le sont réellement.

Je n'ai jamais, à la suite du lupus, observé de perforation ulcéreuse du voile du palais, en forme de trou, ou recouverte de cicatrices sur ses bords et par conséquent permanente, à sa partie moyenne, à peu près vers la base de la luette, quand celle-ci est intacte ainsi que le bord libre du voile du palais.

Lupus du larynx. — On observe le lupus sous la même forme que sur les autres parties de la muqueuse, au gosier, à l'épiglotte et sur le revêtement de la cavité laryngée et des cordes vocales.

La maladie est la continuation d'un lupus des piliers envahissant l'épiglotte, ou elle existe localement; mais, dans ce dernier cas, elle ne survient qu'après un lupus de la peau ou en même temps.

L'affection se révèle de bonne heure, et pendant toute la durée de la maladie, par un enrouement plus ou moins intense, qui peut aller jusqu'à l'aphonie permanente ou temporaire.

De petites efflorescences papuleuses, rougeâtres, recouvrent souvent en grand nombre les faces supérieure et inférieure, et le bord libre de l'épiglotte. On trouve parfois ces surfaces garnies d'une couche épithéliale d'un gris mat, qui, en se détachant çà et là, laisse à découvert de petits points rouges et des plaques excoriées.

Les parties malades se creusent avec le temps et constituent des ulcères superficiels, de forme irrégulière, comme des fissures. Ils sont situés au milieu de la face supérieure de l'épiglotte (1), ou bien ils proviennent du bord libre de cet organe et produisent alors le plus souvent une perte de substance plus grande, pénétrant plus avant dans l'épiglotte, triangulaire, dont la pointe est dirigée en avant (2).

On rencontre un grand nombre de modifications tout à fait analogues aux nodosités et jusqu'à des ulcères plus ou moins étendus sur la muqueuse du bord et de la cavité du larynx.

Le lupus de ces régions s'accompagne des symptômes plus ou moins intenses d'une inflammation catarrhale circonscrite ou diffuse, de boursouflement, de granulations et d'épaississement de la muqueuse.

En certains points, notamment à la face antérieure de la paroi postérieure du larynx, la muqueuse fait saillie, sous forme de bourrelets épais, ou elle est envahie par des excroissances d'un gris rougeâtre (3).

Les pertes de substance produites par l'ulcération, et la rétraction cicatricielle, conséquence de toutes les lésions déjà indiquées, produiront, selon leur intensité ou leur localisation, des troubles fonctionnels passagers ou permanents de la déglutition, de la respiration ou de la voix.

Ni moi, ni les spécialistes, que j'ai consultés à ce sujet n'avons

---

(1) Atlas zur Klinik der Kehlkopfkrankheiten von Prof. Ludwig Türck. Wien, 1866. Pl. XX, Fig. 6.

(2) Ibid. Pl. XXI, Fig. 1.

(3) Rokitansky, path. Anatomie, 3ᵉ Vol. pag. 25. Türck, Klinik der Krankheiten des Kehlkopfes etc. Wien, 1866, pag. 426.

encore observé, dans le cours d'un lupus, des lésions compromettantes pour la vie, comme l'œdème de la glotte, la périchondrite et chondrite laryngée, la nécrose des cartilages.

Lupus des membres. — Les membres sont très souvent le siége du lupus. La maladie existe quelquefois seule ou coexiste avec le lupus des joues, des fesses ou du tronc ; en ce qui concerne les membres mêmes, il présente toutes les combinaisons mathématiquement possibles. Ainsi on rencontre le lupus sur un seul membre supérieur et inférieur, sur un membre supérieur et inférieur de l'un ou de l'autre côté, simultanément sur les deux membres supérieurs ou inférieurs, ou enfin sur les quatre membres en même temps.

Au membre supérieur, l'éruption présente, en général, son maximum d'intensité, à partir du coude en bas sur les faces externe et interne de l'avant-bras ; de là elle s'étend sur le dos de la main et au poignet, sur la paume de la main et la face palmaire des doigts jusqu'à leur extrémité. Le bras n'en est cependant pas indemne ; il est même très fortement envahi par le lupus.

Il en est ainsi du membre inférieur : les tubercules les plus nombreux se trouvent au-dessous du genou, sur la jambe et s'étendent sur le dos du pied, et les arcades plantaires, sur la plante du pied jusqu'à l'extrémité des orteils.

Le lupus des membres est, en général, *serpigineux ;* toutefois on l'observe ici, comme dans les autres régions, largement mélangé avec du lupus disséminé.

Le lupus des membres ne diffère de celui des autres parties du corps, par exemple de celui des joues, ni par la forme, ni par le mode de propagation, ni, en général, par les lésions qu'il détermine dans le tissu dermique. L'exfoliation, l'ulcération, le ratatinement cicatriciel, la formation de cicatrices plus profondes, leur succession continuelle, l'évolution et la résorption présentent ici constamment le même aspect chronique, (variable en lui-même, mais toujours avec son expression générale), que le lupus des autres régions.

D'un autre côté, dans le lupus de ces parties, les affections inflammatoires consécutives indiquées ci-dessus du tissu sous-cutané, du tissu cellulaire sous-cutané, du périoste, des os, arrivent presque avec la même régularité à un développement si prononcé, que leurs conséquences inévitables caractérisent la maladie et lui donnent un aspect différent du lupus ordinaire.

Dans les premières années jusqu'à l'âge de dix à douze ans, le lupus présentera la même physionomie morbide que dans d'autres régions.

Tout d'abord la rétraction cicatricielle et les cicatrices qui, à la suite des progrès de la maladie, envahissent de plus grandes portions de peau, deviennent un obstacle au libre mouvement des articulations. Le coude, le genou, les articulations du carpe et des phalanges sont maintenus à l'état de flexion, car la peau cicatrisée et rétractée ne permet plus l'extension (pseudo-ankylose).

De temps en temps, il survient de l'érysipèle, au milieu des symptômes généraux ordinaires; il se développe dans des points où l'éruption est très abondante, dans des parties ulcérées où l'intervention thérapeutique a provoqué de l'irritation. Il apparaît avec les caractères ou d'une dermatite diffuse, ou d'une rougeur inflammatoire sous forme de stries et de lymphangite.

Les inflammations érysipélateuses amènent quelquefois des abcès. Le long du trajet des lymphatiques enflammés, on trouve deux, trois ou plusieurs points fluctuants, où la peau est très amincie. Une fois ouverts, ils guérissent rapidement. Si le tégument aminci, décollé, ne s'applique pas sur les parties sous-jacentes, la cavité de l'abcès sécrète longtemps un pus séreux, jusqu'à ce que les granulations, qui se produisent lentement, aient enfin comblé la cavité et provoqué l'adhérence de la peau.

Parfois apparaît çà et là un tubercule dur, sous-cutané, peu douloureux à la pression et mobile au début. Il augmente et atteint le volume d'une noix plus ou moins grosse, adhère au périoste et à la peau qui le recouvre. Peu à peu le tubercule se ramollit; la peau devient rouge, bleuâtre, s'amincit et le foyer s'ouvre pour donner passage à une faible quantité de pus liquide, analogue à du petit-lait. La pression en fait sortir une masse caséeuse, granuleuse. Mais l'infiltrat ne se ramollit que lentement, et la suppuration en est très longue. Une grande partie de la peau qui le recouvre, se détruit et laisse à découvert un ulcère à bords et à surface durs, infiltrés de pus, peu sensibles à la pression. Par la suite les bords s'amincissent, se décollent ou se renversent en dehors, ou bien une partie du pourtour se soude à la base, qui dans l'intervalle s'est recouverte de granulations.

Plusieurs mois après, des granulations se sont développées sur les bords et sur le fond de l'ulcère. Elles sont d'une hauteur inégale, crevassées, saignant avec facilité, fongueuses et indolentes. Enfin la cicatrisation a lieu. La cicatrice est épaisse et très souvent adhérente aux aponévroses et au périoste.

Des abcès et des ulcères, qui se sont également formés en d'autres points et à d'autres époques, sont survenus sur un os carié ou nécrosé. On reconnait cet état à l'aide de la sonde. Dans ces conditions, l'inflammation et la suppuration peuvent persister plusieurs années.

Des granulations fongueuses qui se détruisent et se régénèrent souvent, les bords calleux, épaissis de la perte de substance des parties molles, des fusées purulentes fréquentes, des abcès latéraux et enfin, après la chûte consécutive de l'os nécrosé, des cicatrices osseuses, rétractées en forme d'entonnoir; tel est le résultat de ces complications.

La périostite et l'ostéite, la carie et la nécrose prennent aussi naissance sans avoir été précédées d'une manière appréciable de foyers d'inflammation et d'infiltration. Les os longs de l'avant-bras, le tibia s'épaississent, s'indurent et deviennent *scléreux* sur une grande étendue. Il en est de même au métacarpe et au métatarse, aux phalanges des doigts et des orteils; aussi la partie moyenne de la main s'élargit, les métacarpiens s'écartent les uns des autres. Les doigts prennent une direction divergente et sont, pour ainsi dire, luxés, ou bien, après l'exfoliation des parties nécrosées ou de phalanges entières, raccourcis, tordus, déformés par le fait de la rétraction des cicatrices et des tendons.

Les mêmes phénomènes se manifestent au pied.

En outre, les suppurations et inflammations décrites plus haut, qui dépendent de causes diverses, déterminent l'adhérence des gaines tendineuses entre elles et aussi avec la peau rétractée en forme de cicatrices. Celles-ci augmentent encore la flexion et la torsion qui existaient déjà dans les articulations, et les doigts qui divergent, présentent en même temps les déviations les plus variées de contraction, de rétraction, des ankyloses vraies ou fausses, ou un raccourcissement véritable par suite de la nécrose partielle. Cet état a souvent fait confondre le lupus avec la lèpre mutilante, et cette méprise a lieu surtout quand l'éruption lupeuse s'est éteinte, comme on le voit au bout de quelques années.

A côté de ces lésions dans les tissus sous-cutanés, continue sans interruption le processus de développement progressif et régressif de nodosités toujours nouvelles dans la peau intacte ou déjà cicatrisée.

En regard de ces accidents simplement inflammatoires ou de ces suppurations de formes très variées, que nous avons déjà décrits dans les différents tissus, se prononce aussi peu à peu cet état que nous avons désigné (page 96) sous le nom d'éléphantiasis des Arabes.

Les premiers symptômes de cet état apparaissent de bonne heure sous l'aspect d'un œdème chronique (*œdema lymphaticum, erysipelas notum*). Toutes les hyperémies et *inflammations* chroniques entretiennent un œdème de ce genre, et cet effet a lieu d'autant plus facilement que la partie malade occupe une position plus déclive, plus éloignée du tronc.

L'éruption à marche continue du lupus, s'accompagne d'états hyperémiques ou même inflammatoires et entretient un œdème léger.

Ce dernier doit son notable accroissement aux inflammations érysipélateuses et aux lymphangites qui surviennent de temps en temps. Les abcès intercurrents, la périostite, la carie, la nécrose des os, les suppurations qui accompagnent souvent ces complications, les cicatrices rétractées qui pénètrent profondément, toutes ces causes sont bien de nature à entretenir l'œdème chronique des membres affectés de lupus, grâce aux troubles actifs et passifs de la circulation qui leur sont propres.

Un œdème de ce genre non-seulement produit par lui-même une augmentation passagère de volume dans les parties envahies, mais encore amène, comme nous l'avons déjà signalé ci-dessus, *la formation de tissu conjonctif nouveau* : hypertrophie du tissu cellulaire sous-cutané, de la peau dans toutes ses couches, des os, la dégénérescence connective des muscles. Le membre affecté devient ainsi définitivement épaissi, déformé et relativement immobile pour cette raison et aussi par suite de la métamorphose musculaire.

En un mot, on voit se développer d'une manière complète tous les caractères de l'éléphantiasis des Arabes.

Une complication si nettement tranchée, modifie singulièrement l'aspect primitif du lupus.

Cet état se manifeste au plus haut degré dans le membre inférieur.

Au-dessous du genou, la jambe a pris un volume double; sa forme est cylindrique, et elle se continue sans ligne de démarcation avec le dos du pied, qui est tuméfié comme un coussin. L'ensemble représente une patte, analogue à un pied d'éléphant, lourde, s'étendant par la saillie des orteils en bas. Sur le cou-de-pied il y a un sillon profond, dans lequel s'accumule une masse épidermique macérée, d'une odeur fétide. Le pied est non-seulement gonflé comme un coussin sur la face dorsale, mais encore il est élargi.

Les orteils sont volumineux, mais séparés, d'autres fois confondus en une seule masse qui, sur sa face dorsale, a quelques sillons superficiels indiquant la limite ancienne des orteils isolés.

La peau elle-même est partout très épaissie; elle forme en quelques points des bourrelets durs et épais, et adhère intimement aux tissus sous-cutanés ; aussi est-il impossible de la pincer. En certains endroits elle est lisse, brillante, tendue ; ailleurs, rugueuse et recouverte de croûtes d'un vert jaune sale, ou d'un épiderme épais, fortement adhérent et disposé par plaqués ; souvent elle est humide (eczémateuse) sur de grands espaces et devient le siége d'ulcères superficiels ou profonds qui pénètrent quelquefois jusqu'aux os nécrosés, et dont la base et les bords paraissent de nature calleuse ou fongueuse.

On trouve aussi des cicatrices étendues, plates ou rétractées en forme d'entonnoir, adhérentes aux os épaissis.

Souvent on voit des excroissances frambosioïdes, qui occupent une étendue grande comme une pièce de cinq francs ou comme la paume de la main, sur la face dorsale du pied ; de là, elles se continuent sur la partie supérieure des orteils, dans la région du cou-de-pied, autour des malléoles ou bien elles s'étendent en forme de bandes autour de la jambe. Elles sont rouges, hautes de plusieurs millimètres, dures, mamelonnées, fendillées, saignent facilement et contiennent quelques foyers purulents [1]. Ou bien ces petites tumeurs sont incrustées d'un épiderme épais, sec, corné et donnent au toucher la sensation d'aspérités comme dans l'ichthyosis hystrix [2].

A travers la masse résistante des parties molles hypertrophiées, on sent que les os de la jambe, des orteils, etc., sont épaissis d'une manière régulière ou bien bosselés en certains points, rugueux, durs.

Dans cet état, les fonctions du membre sont très difficiles.

Il faut bien des années pour que l'altération éléphantiasique atteigne ces proportions. Dans l'intervalle le lupus peut également s'être arrêté et l'on ne voit plus alors que l'éléphantiasis sans pouvoir discerner que le lupus en a été le point de départ.

Néanmoins, de temps à autre, on rencontre encore dans des régions éloignées, des foyers lupeux ou des cicatrices qui en proviennent, au visage, aux fesses, etc. ; on peut alors en déduire facilement la connexité des symptômes actuels.

Dans d'autres cas, toutefois, l'éruption lupeuse continue même à côté de cet éléphantiasis développé à un haut degré.

Si l'on trouve de nombreuses nodosités de lupus dans la peau épaissie, cicatrisée ou non, à diverses périodes d'évolution, les parties mamelonnées présentent dans leur épaisseur des nodosités lupeuses, comme

___

(1) Kaposi (M. Kohn) Archiv. für Dermat. und Syph., 1869, pag. 413.
(2) Ibid. pag. 414 et pl. 3, fig. 7.

le démontrent la formation fréquente de petits abcès et l'examen microscopique (1).

Au membre supérieur, surtout à l'avant-bras, à la main et aux doigts, l'épaississement éléphantiasique des parties molles, des os, et la déformation consécutive de la main, n'atteignent pas le même dégré qu'au membre inférieur.

Le lupus d'autres régions du corps, du tronc, des parties génitales externes (2) présentent les mêmes caractères que ceux du lupus ordinaire, et quelques-unes des complications que nous avons signalées, viennent s'ajouter à ses symptômes. Aussi est-il inutile d'en donner une description spéciale.

Influence du lupus sur l'organisme. — Quoique le lupus débute dans les premières années de la vie et dure fort longtemps, il n'a pourtant aucune influence fâcheuse, constante, appréciable, sur le développement et la croissance de l'organisme, sur les fonctions physiques et intellectuelles. Et cela est vrai, même pour les cas où le lupus est presque généralisé, où, par exemple, toute la figure, le cou, la nuque, les épaules, le dos et le bassin sont couverts de lupus presque confluent, la poitrine et l'abdomen présentent quelques plaques lupeuses disséminées, tandis que depuis quarante ans, un lupus serpigineux et disséminé existe sur les membres inférieurs. Les malades affectés de lupus atteignent la taille normale du corps; leur squelette est bien constitué, leur nutrition quelquefois exubérante, si les conditions de la vie ne sont pas trop défavorables; leur musculature vigoureuse et solide, l'appétit et le sommeil bons, l'intelligence intacte.

On observe ces mêmes faits chez les hommes et chez les femmes.

En ce qui concerne les symptômes de la scrofulose, dont plusieurs auteurs regardent le lupus comme l'expression, nous n'avons pas de raison suffisante pour croire qu'elle est une complication régulière du lupus. Chez un grand nombre de malades, on ne constate ni anémie, ni engorgement ganglionnaire, ni carie, ni nécrose, malgré la durée considérable du lupus.

Chez les femmes notamment, la menstruation est souvent normale pendant des années. Nous avons même vu chez des lupeuses la conception et la grossesse suivre une marche normale, et se terminer par la naissance d'un enfant à terme et sain.

(1) l. c. pl. 3, fig. 6.
(2) Nous n'avons observé qu'une fois le lupus au pénis (au prépuce).

Toutefois, les cas de scrofulose bien caractérisée, de conjonctivite et de kératite chronique, d'engorgement ganglionnaire, de ballonnement du ventre, de nutrition imparfaite, etc., n'ont pas fait défaut chez les malades que nous avons observés. Mais leur nombre ne présente pas, avec le total des lupeux, un rapport tel que nous soyons autorisés à admettre une relation intime, constante, entre le lupus et la scrofulose.

Cela est particulièrement vrai pour le lupus localisé sur un point limité.

D'un autre côté, les symptômes de la chlorose (chez les femmes), l'amaigrissement, quelquefois aussi la phthisie pulmonaire avec ses conséquences connues, qui parfois même entraînent la mort, se produisent souvent dans le cours d'un lupus étendu. Ces accidents arrivent surtout quand il y a des complications locales, telles que des abcès, l'adénite chronique et suppurée, la nécrose des os, des inflammations érysipélateuses fréquentes, etc.

Cette action déprimante du lupus sur l'organisme n'est le plus souvent que passagère, et l'état général peut redevenir normal, dès que l'exacerbation locale a diminué ou disparu.

Étiologie. — On a émis bien des opinions sur les causes du lupus ; nous en examinerons spécialement deux, que beaucoup d'auteurs ont adoptées.

1. — La plupart des auteurs, anciens et modernes, admettent un rapport causal entre le lupus et la scrofulose. Ainsi Fuchs considère le lupus comme un produit de la scrofulose (1), il le range dans le 4ᵉ genre à côté du *favus, alphos* (psoriasis), *rhypia, molluscum, kéloïs, scrophulophyma, scrophulonychia, scrofulelcosis* et *maliasmus !* Plumbe (2), qui sur les points importants suit Rayer, le désigne sous le nom de *strumous affection*, dénomination qui aujourd'hui signifie encore scrofulose, chez les Anglais. Erasmus Wilson, qui classe le lupus sous la même expression générale, le place dans son *scrophuloderma* (3). C'est ainsi que la plupart des auteurs français ont décrit le lupus comme une *affection scrofuleuse.* Hardy (4) l'appelle *scrofulide* tuberculeuse, Devergie (5), Bazin (6), *scrofulide maligne.*

(1) Die krankhaften Veränderungen der Haut und ihrer Anhänge. Göttingen, 1840, 2ᵉ partie, p. 545.
(2) A practical trealise, etc. 1837, pag. 101.
(3) On skin diseases. London, 1867, pag. 417.
(4) Leçons sur les maladies de la peau. Paris, 1869.
(5) Traité pratique des maladies de la peau, Paris, 1854.
(6) Revue médicale. 1857, Juin, p. 643, 719.

Quelques auteurs modernes, Billroth (1), O. Weber (2) ont également admis un rapport entre la scrofulose et le lupus, quoique d'une manière moins catégorique. D'autres veulent que la scrofulose soit la cause du lupus. Virchow (3) et Klebs (4) se prononcent expressement contre cette opinion.

Les médecins, ainsi que les gens du monde, croient que, chez beaucoup de jeunes gens, le développement général du corps prend un caractère qui imprime à l'habitus de l'individu un type particulier; nous sommes loin de contester la justesse de cette appréciation. Qu'on donne à cet état le nom de « scrofulose » généralement employé aujourd'hui; nous ne nous y opposons pas davantage. Mais nous ne pouvons nous dissimuler que le domaine de la scrofulose n'est pas délimité d'une manière nette.

Quand on parle de scrofulose, personne ne songe à ramener cette expression à sa stricte signification étymologique. D'après l'exposé bien précis de Virchow (5), le mot scrofule est la traduction littérale du terme choerus ($\chi o \iota \rho o \varsigma$=scrofa=un jeune porc), et doit probablement signifier la disparition du sillon cervico-maxillaire, qui est la suite de l'engorgement ganglionnaire.

C'est à l'école de Salerne, que la scrofulose doit son droit de cité; les travaux de Cullen, de Kortum et surtout d'Hufeland l'ont d'abord introduite dans la science, avec le sens de maladie scrofuleuse; c'est-à-dire, d'une dyscrasie particulière.

Les Anglais ont admis la *strumous affection* dans la même acception. Ici pourtant, la *strume* n'a pas la signification usitée depuis Kortum, d'un engorgement du corps thyroïde, mais tout-à-fait le sens de Celse (6). Comme le démontre le texte, cet auteur entend par *strume* un engorgement ganglionnaire en général chronique, indolent et la faiblesse de la constitution.

(1) Allgemeine Chirurgie. Berlin, 1869, pag. 449.
(2) O. Weber, in Pitha Billroth's Lehrbuch der Chir. 2e vol., 2e partie, 1er fasc., pag. 55.
(3) Geschwülste. Berlin, 1864-65, 2e vol, pag. 493.
(4) Handb. der patholog. Anatomie, Berlin, 1868, 1er fasc., pag. 79.
(5) Geschwülste, 2e vol., pag. 558.
(6) Celse, Medic. libri octo. Londini, 1837 (Georg Fulvoye, lib., v. cap. xxviii, 7, pag. 191). *De Struma :* Struma quoque est tumor, in quo subter concreta quædam ex pure et sanguine quasi glandulæ oriuntur; quæ vel præcipue fatigare medicos solent; quoniam et febres movent, nec unquam facile maturescunt; et sive ferro, sive medicamentis curantur, plerumque iterum juxta cicatrices ipsas resurgunt... Nascuntur maxime in cervice, sed etiam in alis, et inguibus, et in lateribus... Quæcunque autem ratio curandi erst, corpus, puro ulcere, exercendum atque alendum est, donec ad cicatricem perveniat.

L'expression de *constitution lymphatique*, tempérament lymphatique, introduite depuis Cullen, surtout par les Français, indique aussi une participation des vaisseaux ou des ganglions lymphatiques ou une altération de la lymphe : elle a la même signification que la *scrofulose* des Allemands ou la *strumous affection* des Anglais. Mais toutes ces expressions n'ont pas un sens bien défini.

L'étiologie médicale s'est ressentie de cette confusion. Il est si commode de dissimuler sous des termes vagues, l'ignorance des causes étiologiques, provenant ou des auteurs ou du sujet. C'est en raison de la prédilection que l'on avait pour la scrofulose incessamment invoquée comme cause générale que l'étude détaillée des maladies de la peau est restée si longtemps reléguée au second plan.

Toutefois, comme nous l'avons déjà dit, nous ne contestons nullement l'existence d'une diathèse scrofuleuse. Mais il serait à désirer qu'on en traçât les limites d'une manière aussi précise que possible.

Malgré les difficultés qui peuvent se présenter, on reconnaîtra que la définition donnée par Virchow et Billroth, reproduit exactement et en tout notre description de la scrofulose, telle que la formule Billroth (1). « Nous admettons la diathèse scrofuleuse dans les cas où sous l'influence d'une irritation légère et passagère d'une partie du corps, il se développe un processus inflammatoire chronique, qui non-seulement persiste plus longtemps que l'irritation elle-même, mais s'étend aussi de lui-même et se termine en général par suppuration ou caséification et conserve moins souvent la forme d'un processus purement hyperplasique. »

Ainsi il survient des engorgements et des inflammations chroniques lentes de certains organes avec terminaison par suppuration ou caséification, en premier lieu, dans les ganglions lymphatiques, puis dans le tissu cellulaire sous-cutané, les os, les articulations, les glandes mésentériques, la dégénérescence amyloïde du foie, de la rate, des reins, accompagnées de ballonnement du ventre, d'albuminurie, de leucémie et qui donnent à l'habitus général de l'individu un cachet particulier. Ce ne sont pourtant pas ces lésions elles-mêmes que l'on appelle scrofulose ; mais on pense que leur développement est déterminé par une certaine diathèse, désignée sous le nom de scrofulose.

Ces états s'observent plus fréquemment chez les jeunes gens sans cause appréciable, bien qu'ils existent aussi chez des personnes plus âgées, mais alors ils sont le plus souvent la conséquence d'autres lésions ;

(1) Pitha Billroth's Lehrbuch der Chirurgie, 1ʳ vol., 2ᵉ part., 1ᵉʳ fasc., 3ᵉ livr. pag. 311.

aussi n'admet-on la scrofuse que dans les cas où les accidents mentionnés ci-dessus ont débuté pendant la jeunesse.

Si nous examinons maintenant le lupus dans ce sens, il nous est impossible de lui attribuer pour origine la diathèse scrofuleuse. Nous avons vu, il est vrai, des cas dans lesquels tous les symptômes de la scrofulose se sont manifestés de bonne heure : engorgement et suppuration des ganglions, gonflement des phalanges, tumeur blanche, exsudation lente dans la cavité pleurale, dégénérescence amyloïde du foie et des reins; mais ces faits sont si peu nombreux qu'ils disparaissent en quelque sorte dans le grand nombre de cas de lupus, qu'on a l'occasion d'observer.

Au contraire, nous sommes à même de le constater, la plupart des personnes atteintes de lupus, même de lupus généralisé, — en tant que leurs conditions extérieures sont relativement bonnes : logement, soins, nourriture, etc., — ont un état général excellent, sont bien développées, bien musclées et peuvent vaquer à leurs occupations; abstraction faite de la maladie de peau, on doit considérer ces individus comme tout-à-fait bien portants.

Chez les femmes notamment, nous avons vu, comme il a été dit ci-dessus, la menstruation normale, la conception et des enfants sains.

Lorsque dans le cours d'un lupus très étendu, existant depuis des années, on voit enfin survenir des engorgements et des suppurations ganglionnaires, des abcès et des tubercules sous-cutanés, des engorgements osseux, de la carie et de la nécrose, etc., on doit regarder ces accidents comme des complications, comme la suite des irritations locales qui accompagnent toujours l'infiltration lupeuse de la peau. Ils ont la même signification que les lésions analogues, qui surviennent sur le membre inférieur alors que un cal osseux, des varices, des gommes syphilitiques, etc., ont amené des troubles circulatoires permanents et un éléphantiasis.

Pour un grand nombre d'auteurs, le lupus n'est pas de la syphilis, mais une manifestation de la syphilis héréditaire.

On n'a jamais apporté de preuves réelles à l'appui de cette opinion; on serait pourtant en droit d'en exiger pour la syphilis, qui est une entité clinique bien déterminée et qui ne présente pas le vague de la scrofulose.

C'est pourquoi les représentants de l'origine syphilitique héréditaire n'ont pas exposé leur manière de voir avec toute la précision désirable pour l'hypothèse d'une affection spécifique.

Ainsi Veiel (1) dit : « la constitution est peu altérée dans le lupus;

(1) Mittheilungen über die Behandlung der chronischen Hautkrankheiten, in der Heilanstalt für Flechtenkranke in Canstatt. Stuttgart, 1862, pag. 104.

au contraire, les lupeux se distinguent par leur apparence de santé, quoiqu'ils soient scrofuleux (?) En général, la scrofule acquise ou héréditaire, la syphilis héréditaire sont les causes les plus fréquentes du lupus. »

Erasmus Wilson (1) s'exprime ainsi sur cette question : *lupus seems to depend upon a scrophulous taint of constitution ; I believe hereditary syphilitic taint would be the more correct expression.* »

Dans 57 cas de lupus, Veiel (loc. citat.) a constaté 11 fois la syphilis chez le père et 5 fois une syphilis antérieure chez le malade lui-même.

Nous ne sommes pas à même de fournir un seul cas de ce genre et nous ignorons si d'autres auteurs ont fait sur ce sujet des observations précises (2).

D'un autre côté, il n'est pas exact que le lupus soit héréditaire. Veiel (loc. cit.) a rapporté un seul cas où le père d'un lupeux avait été lui-même atteint de lupus. Je ne connais aucun fait analogue; et Hebra n'a rencontré que deux fois du lupus chez des enfants issus de la même mère. Par contre, j'ai vu bon nombre d'enfants sains, procédant d'une mère lupeuse.

Personne n'a encore soutenu la *contagiosité* du lupus.

Cependant, comme il est impossible de rapporter tous les cas de lupus à la syphilis héréditaire, quelques auteurs font du moins remonter à cette cause une variété de la maladie et l'ont décrite comme *lupus syphilitique.* Mais personne n'a assez bien caractérisé cette variété, pour que l'on puisse la diagnostiquer comme telle, c'est-à-dire comme syphilitique, d'après ces seuls caractères et sans l'aide de données anamnestiques précaires,

Néanmoins, l'opinion de l'existence d'un lupus syphilitique s'est maintenue jusqu'à ce jour chez les médecins.

Si nous nous demandons sur quelle base repose cette opinion, nous voyons qu'elle consiste seulement dans la ressemblance extérieure de formes nombreuses du lupus avec les syphilides tuberculeuses, et dans la difficulté d'établir le diagnostic différentiel de la syphilis et du lupus.

D'abord il y a, nous l'avouons, bien des cas d'infiltration ulcéreuse et destructive du nez, où il est difficile de se prononcer à première vue pour le lupus ou la syphilis. Beaucoup de médecins se tirent d'affaire en admettant un lupus syphilitique. C'est un moyen très commode; car, si ce n'est pas du lupus, c'est alors de la syphilis. En outre, le

(1) On the diseases of the skin. London, 1863, pag. 342.
(2) La contradiction qui existe entre nos observations et celles de Veiel, doit provenir de ce qu'il n'a pas été assez sévère à l'égard des anamnestiques.

lupus serpigineux a souvent une ressemblance frappante avec la syphilide serpigineuse.

Aussi que d'erreurs se commettent? On n'a qu'à feuilleter l'histoire des soi-disants syphiloïdes, du Scherlievo, du Morbus Dithmarsicus, de la Radesyge, etc. pour se convaincre que toutes les formes mixtes entre le lupus, la lèpre, la scrofulose et la syphilis, n'ont existé que jusqu'au moment où on les a passées au crible d'un diagnostic rigoureux.

Eh bien! il en est de même du lupus syphilitique. Les cas, aujourd'hui douteux, présenteront après une observation plus ou moins longue, les symptômes caractéristiques qui leur sont propres, et il sera possible de porter un diagnostic précis (voy. diagnostic différentiel).

Sa marche essentiellement chronique et lente, et par suite, son mode de développement commençant par de petites nodositées, situées dans le tissu cutané, la persistance relativement longue des efflorescences isolées, le peu de sensibilité des nodosités même confluentes et ulcérées, leur résistance opiniâtre à tout traitement anti-syphilitique, l'absence d'influence du lupus sur l'organisme, la certitude qu'il n'est ni héréditaire ni contagieux, — tout cela m'autorise à croire, comme Hebra [1] et Virchow [2] l'ont déjà dit, qu'il n'y a aucune parenté, aucune alternance entre le lupus et la syphilis.

Il m'est également impossible pour les mêmes raisons d'admettre cet être hybride, le lupus syphilitique, comme une variété de lupus correspondant aux phénomènes cliniques réels.

Relativement aux conditions étiologiques générales, la fréquence de la maladie, l'influence de l'âge, du sexe, etc., ne jettent pas plus de lumière sur la production du lupus.

Dans notre statistique, la fréquence et l'apparition du lupus par rapport aux autres dermatoses est de 1,66 pour cent [3]. Le nombre des

[1] Allg. Wiener med. Zeitung, 1857, n° 34.
[2] l. c. pag. 493.
[3] L'état de la clinique des affections de la peau de l'hôpital général de Vienne comprend comme malades atteints de lupus (guéris, améliorés ou morts) :

1866.	27 hommes,	29 femmes	= 56	lupeux sur	2471	malades atteints de dermatoses.
1867,	23 » ,	24 »	= 47	»	2624	» »
1868,	18 » ,	17 »	= 35	»	2936	» »
1869,	24 » ,	26 »	= 50	»	2605	» »
1870,	18 » ,	35 »	= 35	»	2738	» »
en 5 ans 109 »	. 114 »	= 223	»	13.374	»	»

Ainsi 223 lupeux sur 13.374 malades atteints d'affections cutanées, soit 1,66 %.
Je n'ai pas parlé des autres malades soignés à la consultation gratuite, parceque le

femmes atteintes est un peu plus considérable que celui des hommes. Eu égard à la localisation, le lupus des membres est de 20°/₀ du nombre total, c'est-à-dire que sur cinq cas de lupus d'une localisation déterminée, il y a un lupus des membres, ou, ce qui est conforme à l'expérience clinique, un lupus plus généralisé.

Age. — Le lupus se développe toujours dans la première enfance, rarement avant l'âge de trois ans, cela se voit cependant, et au plus tard à l'époque de la puberté. S'il commence plus tard, entre 20 et 50 ans, par exemple, c'est une exception. L'apparition d'un lupus à un âge plus avancé, entre 50 et 40 ans, ou plus tard n'est certainement pas un lupus à son début, mais bien une récidive d'un lupus qui s'est arrêté pendant plusieurs années. En examinant alors avec soin les régions voisines de la maladie, ou quelquefois les parties du corps éloignées, on trouve soit un lupus encore existant, soit des traces (cicatrices) provenant d'un lupus ancien.

Sexe. — Le sexe féminin donne un contingent de malades un peu plus fort que les hommes; toutefois, ainsi que le prouve notre statistique, la différence est très légère.

Conditions extérieures. — Le lupus atteint avec la même fréquence et la même gravité les habitants des campagnes ou des villes, la classe riche et les indigents. Nous avons observé, chez des personnes d'une position élevée, du lupus serpigineux des membres très étendu et du lupus exulcérant du nez et du visage complétement négligé.

La saison n'a aucune influence sur la recrudescence de la maladie (1).

Pronostic. — La curabilité du lupus, quelle que soit sa forme, est incontestable.

Le pronostic ne peut varier que sous le rapport de la possibilité de

nombre des malades internés à l'hôpital, traités pendant cinq ans, paraît suffisant pour établir la proportion sur cent. Ce chiffre permet du reste de conclure par le nombre absolu des lupeux que nous avons observés.

(1) O. Weber (l. c. pag. 57), croit que le lupus s'améliore régulièrement pendant la saison chaude, qu'il se produit une exacerbation en hiver et que, pour cette raison on voit les malades affluer à l'hôpital au commencement de l'hiver.

Mais cette dernière circonstance, qui est exacte, prouverait plutôt que la maladie a augmenté pendant l'été; en réalité, elle ne démontre qu'une chose, c'est que les malades affectés de lupus, comme tous les individus de la classe laborieuse atteints d'affections chroniques, considèrent les salles chaudes et le traitement de l'hôpital comme la meilleure garantie, et la plus économique, contre les privations que leur impose la saison froide.

conserver plus ou moins les portions de peau atteintes de lupus, de prévenir de nouvelles destructions des tissus, de corriger les pertes de substance déjà existantes (du nez).

L'expérience seule pourra donner des indications dans ce sens.

Il en est tout autrement du pronostic quant aux progrès ultérieurs du lupus.

Celui-ci est, en général, défavorable, c'est-à-dire qu'on ne peut jamais pronostiquer qu'il ne surviendra pas de récidives du lupus.

Les récidives plus au moins tardives sont la règle, la cessation complète de la maladie, l'exception.

Le lupus récidive aussi dans les portions de peau qu'on a enlevées au bras ou au front pour la rhinoplastie.

Notre thérapeutique n'a pas d'action appréciable sur la disposition de l'organisme à reproduire continuellement du lupus.

Malgré cela, il y a certaines conditions qui permettent un pronostic relativement plus favorable.

Le lupus *vulgaire* disséminé, limité à des régions restreintes, quand il a été entièrement détruit chez des individus jeunes, cesse ordinairement pour plusieurs années ou pour la vie.

Lorsque le lupus a envahi des régions étendues du tégument ou qu'il est serpigineux, les récidives sont plus fréquentes.

Le processus lupeux peut aussi s'éteindre de lui-même et pour toujours.

Il faudra, en outre, dans le pronostic, tenir compte des changements qui accompagnent la longue série des complications du lupus. Leurs différentes variétés, leurs divers degrés, tels que nous les avons décrits plus haut, doivent également être pris en considération pour le pronostic.

Plus que dans toutes les autres affections cutanées, le genre de traitement pourra modifier le pronostic. Un traitement énergique et approprié évite bien deslésions et peut même hâter la guérison. La lassitude des malades et l'hésitation dans le traitement sont nuisibles en tout cas.

Diagnostic. — La constatation des efflorescences primaires du lupus, qui se présentent sous l'aspect de petites nodosités situées dans le tissu cutané, sera le plus sûr élément de diagnostic.

Aussi faut-il débarrasser les parties affectées de tous les produits qui pourraient cacher ces petites nodosités. Il importe donc d'enlever les croûtes et souvent aussi de détruire d'abord tout entières les excroissances ulcérées, avant qu'il soit possible de constater les efflorescences.

Par contre, il ne faut pas s'obstiner à vouloir toujours faire le diagnostic dès un premier examen.

Comme le lupus, ainsi que l'enseigne l'expérience, récidive avec opiniâtreté, on ne tardera pas, après quelques semaines d'observation, à voir survenir une nouvelle éruption lupeuse bien caractérisée.

Les seules hésitations que l'on puisse éprouver par rapport au diagnostic, tiennent à la ressemblance du lupus et de la syphilis. Cette analogie est surtout frappante pour le lupus du nez.

Les pertes de substance, les fongosités exulcérées et les ulcères, sont propres aux deux affections.

Mais les ulcères du lupus présentent, après l'enlèvement des croûtes qui les recouvrent, un aspect différent de ceux qui appartiennent à la syphilis.

Les bords en sont parfois taillés à pic, la forme arrondie, souvent aussi irrégulière. Moins profonds que les ulcères syphilitiques, ils sont légèrement bombés ou tout à fait plats, leurs bords moins infiltrés, moins douloureux, leur fond plus mou et moins lardacé ; mais une fois bien détergé, il paraît d'un rouge vif, saigne facilement et présente quelquefois des fissures plus ou moins profondes.

A la figure et aux extrémités, où le lupus existe le plus souvent sous la forme serpigineuse, le meilleur guide pour le diagnostic sera la constatation de tubercules de lupus plats, isolés.

On les trouve en général dans le voisinage des tubercules ulcérés ou hypertrophiés.

C'est ainsi qu'on évitera de méconnaître les plus gros tubercules de lupus, qui ressemblent beaucoup à ceux de la syphilis.

Le siége et le groupement (circulaire) n'ont aucune signification pour le diagnostic, puisqu'ils peuvent être communs aux deux affections.

Mais il est nécessaire de tenir exactement compte des données fournies par la marche de la maladie. Le lupus progresse avec beaucoup plus de lenteur que la syphilis. Cette dernière peut dans l'espace de quelques mois s'étendre et exercer des ravages que le lupus n'atteindrait qu'après un nombre égal d'années.

On ne confondra pas un gros tubercule de lupus avec l'épithélioma, en ayant égard aux caractères particuliers de cette dernière affection, notamment à la dureté, à la conformation de son bord, aux petites vésicules marginales d'un gris perle qui appartiennent souvent à l'épithélioma. Il sera encore plus difficile de confondre un ulcère lupeux avec un épithélioma ulcéré.

D'autre part, il faut admettre la possibilité de l'existence simultanée du lupus et de l'épithélioma (voy. p. 440). Dans ce cas, on peut comparer les caractères propres aux deux maladies et les distinguer nettement l'une de l'autre.

Il existe aussi une forme de lèpre, qui ressemble beaucoup au lupus (voy. chap. de la lèpre).

Le lupus érythémateux diffère tellement d'aspect du lupus ordinaire, qu'il est presque impossible de les confondre.

Dans les cas douteux, indiqués ci-dessus, il est toujours utile d'observer pendant un certain temps avant de porter un diagnostic définitif.

Anatomie. — Blasius (1), le premier a exposé l'anatomie du lupus; d'après lui, la peau, dans toute son épaisseur, serait le siége de la maladie.

Les données de Fuchs (2) sont un peu plus précises : « la peau n'est pas seulement malade dans ses couches de sécrétion supérieures; son parenchyme profond est aussi plus ou moins modifié. *Les petites nodosités ont des racines assez profondes; elles sont en quelque sorte enclavées dans la peau* »... et : « les excroissances du lupus exulcérant paraissent sortir du corps papillaire. »

Edouard Berger (3) a le premier donné une description complète des conditions topographiques et histologiques du lupus. D'après lui le lupus est une « néoformation hypertrophique de cellules », qui ressemblent aux cellules normales du réseau de Malpighi, et dont le développement commence toujours dans ce même réseau.

Depuis, on a fait bien des recherches sur le lupus, mais il n'y a pas encore d'unité dans les diverses manières de voir qui ont été émises sur ce sujet.

Les opinions de presque tous les investigateurs plus récents sont d'accord pour admettre que le lupus est formé de cellules de nouvelle formation; mais relativement au développement de l'infiltration lupeuse elles divergent sensiblement sur les rapports topographiques des diverses couches et glandes de la peau.

Non-seulement Ed. Berger, mais après lui encore Pohl (4), désigne d'une manière précise la couche de Malpighi comme le point de départ du lupus, tandis que O. Weber (5), admet « la prolifération

(1) Klinisch-chirurg. Bemerkungen, Halle 1832, p. 96.
(2) l. c. tome II, p. 561.
(3) De lupo, Dissertatio inauguralis. Gryphiae, 1849.
(4) Virchow's Archiv, tome VI, p. 174.
(5) Pitha-Billroth, Léhrb. d. Chir. tome II, 2e part., 1re livr., p. 52.

d'éléments à petites cellules dans la peau, et notamment dans le réseau de Malpighi ». Pour d'autres auteurs, au contraire, le chorion est le siège de l'infiltration lupeuse. Selon Blasius (1), Auspitz (2), Neumann (3), la maladie lupeuse réside dans tout le chorion ; mais Virchow (4), et Billroth (5), indiquent les couches « *superficielles* » de la peau comme le siége du lupus à son début ; Veiel (6), l'espace situé entre les follicules pileux et les glandes sébacées ; Rindfleisch (7), le tissu connectif qui entoure ces deux derniers organes. Enfin Wedl (8) et moi (9), nous regardons la substance propre du chorion, ou, d'après moi, le chorion situé sous le réseau vasculaire, comme la couche dans laquelle survient d'abord le lupus.

Cette divergence sensible d'opinions tient uniquement à ce que les divers auteurs ont déduit leurs conclusions d'observations instituées à des périodes plus ou moins avancées du lupus. Auspitz lui-même, qui fait une critique très judicieuse des travaux de Pohl et de Berger, et donne des formes avancées du lupus une description histologique, que nous admettons entièrement, a observé pour première forme celle dans laquelle « tout le derme, depuis les papilles jusqu'au tissu sous-cutané (10) » est également rempli de cellules. Auspitz en arrive naturellement à conclure que « la maladie consiste essentiellement en une infiltration cellulaire, comprenant aussi le derme dans toute son épaisseur (11) ».

Quand on examine les plus jeunes nodosités, elles se présentent toujours sur une coupe verticale, sous l'aspect d'amas plus ou moins arrondis de cellules accumulées, situées dans le chorion sous la couche vasculaire.

Les faisceaux connectifs du chorion sont fortement écartés de distance en distance et circonscrivent un grand espace plus ou moins rond, en forme de fronde ou d'arc, rempli de cellules de nouvelle formation et d'un réseau fibreux délicat, traversé par quelques vais-

---

(1) l. c. et chirurgie de Rust. 1834, tome 11, p. 396.
(2) Die Zelleninfiltration der Lederhaut. Med. Jahrb. Wien, 1864 (Tirage à part).
(3) Lehrb. d. Hautkr. Wien, 1870, p. 298.
(4) Geschwülste, tome II, p. 487.
(5) Allg. Chirurgie, 1869, p. 449.
(6) l. c. p. 103.
(7) Pathol. Gewebslehre, 1871, p. 292.
(8) Grundz. der pathol. Histologie, Wien, 1854, p. 453.
(9) Archiv f. Dermatol. und Syphilis, 1869, p. 414 et pl. III, fig. 6.
(10) l. c. pag. 10.
(11) l. c. pag. 14.

seaux sanguins dilatés (tissu de granulation jeune). Les cellules sont
très petites, à noyau net et fortement réfringent; celui-ci dans les
foyers récents se colore très bien par le carmin, mais il ne prend
qu'une coloration rouge pâle dans les foyers anciens. Les couches de
tissu connectif, qui séparent les agglomérations de cellules, sont tout à
fait exemptes de dépôts cellulaires étrangers (1). Le corps papillaire
situé au-dessus des agglomérations lupeuses, ne présente pas non plus
d'altération sensible (2).

Les cellules enclavées dans les foyers du chorion, ne paraissent
adhérer fortement ni entr'elles, ni au tissu conjonctif préexistant. La
plupart d'entr'elles ou même toutes se détachent facilement pendant
la préparation microscopique, de sorte qu'à côté de réseaux bien remplis on en trouve d'autres, qui sont vides en partie, ou presque tout
à fait.

D'après ce qui précède, on peut aussi, cela est pour nous hors de
doute, alors que de jeunes tubercules se forment dans une peau déjà
cicatrisée et atrophiée, constater que le lupus débute toujours, comme
nous l'avons dit, sous forme d'amas dans la profondeur du chorion.

Plus tard surviennent les altérations décrites par Auspitz, dont j'ai
donné le tableau pour une forme spéciale du lupus. ·

D'abord cette prolifération de petites cellules atteint les vaisseaux
qui courent parallèlement à la surface de la peau, immédiatement au-
dessous des papilles, et se continue le long de ces vaisseaux et des anses
vasculaires qui pénètrent dans les papilles (3).

Les papilles paraissent encore nettement délimitées, mais plus élargies vers le réseau de Malpighi, qui est intact. Leur tissu conjonctif à
larges mailles, dont les plus grandes contiennent un réseau fibreux
délicat, est parsemé de petites cellules; leurs vaisseaux sont délicats.

Ces modification atteignent aussi la couche vasculaire.

Mais les proliférations cellulaires des réseaux du chorion se continuent aussi dans la profondeur en s'étendant le long des vaisseaux
(Rindfleisch), et gagnent ainsi le pourtour des glandes enroulées de
la sueur et les lobules graisseux.

Quand le lupus est plus développé et apparaît sous forme de gros
tubercules saillants, on trouve la peau infiltrée de cellules, depuis les
papilles jusqu'au tissu cellulaire sous-cutané; mais on voit encore çà et

(1) Voy. fig. 6, pl. III, dans Arch. f. Derm. und Syph. 1869, Cah. 3.
(2) Wedl, l. c.
(3) Voy. Archiv f. Derm. und Syph. Syph. 1869, l. c. fig. 6 c. et c.

là de plus gros amas dans le chorion. Ailleurs ce n'est qu'autour des vaisseaux qu'on observe de plus grosses agglomérations cellulaires. Dans le lupus confluent, au contraire, l'infiltration cellulaire est diffuse.

A cette période, on trouve partout dans le chorion des dépôts cellulaires autour des vaisseaux, sous forme de grosses agglomérations, ou en petits amas. Il entourent surtout, d'une manière compacte, les glandes sébacées et les follicules pileux qu'enveloppent de nombreux vaisseaux.

Les glandes et les follicules subissent, par conséquent, de grands changements dans leur aspect.

Les cellules enchymateuses, dans l'intérieur des glandes sébacées, entourées par la prolifération cellulaire, paraissent déjà ouvertes, grossies, boursouflées; leur noyau devient peu distinct par la présence de masses de granulations jaunâtres, foncées, répandues dans les cellules. Plus tard, les glandes sébacées se ratatinent en petits amas, dont le contenu est friable, ou bien elles persistent sous l'aspect de petits corps globulaires, translucides, renfermant une matière épidermoïdale, granulée ou disposée par couches concentriques (milium). Plus tard encore on les observe quelquefois dans cet état au milieu des amas cellulaires du tubercule lupeux. Enfin elles sont complètement détruites et il est impossible de les trouver dans ces conditions.

Les follicules pileux et leur contenu subissent des altérations analogues. Les cellules polyédriques à noyau, de la gaîne extérieure de la racine, sont dans un état de prolifération marqué qui, en certains endroits, envahit le follicule pileux. Plus tard les cellules s'aplatissent et se disposent en lamelles épidermoïdales. Parfois leur structure les fait ressembler à des tumeurs perlées, disposées par couches concentriques autour d'un noyau central.

Le poil participe à la lésion de sa gaîne; il devient fibreux, son espace médullaire disparaît; en certains points sa couche corticale présente des renflements noueux (Pohl), dans d'autres elle s'amincit; plus tard elle devient friable, dissociée à sa pointe, molle; enfin il se détache dans le contenu épidermoïdal dégénéré du follicule pileux et en dernier lieu il tombe.

Enfin le follicule pileux et sa papille se détruisent tout à fait, mais restent longtemps encore reconnaissables à l'arrangement de leurs débris.

Au-dessus de ces tubercules de lupus, la couche de Malpighi est déjà altérée, élargie; ses grosses cellules présentent beaucoup de fissures, de nombreux noyaux ou une vacuole; on y reconnaît, en un mot, tous les caractères d'un épithélium en voie de prolifération. La démarcation entre la couche muqueuse et les papilles est indécise en quelques points, attendu que les cellules d'infiltration des papilles et les cellules de la couche muqueuse sont troublées par des corpuscules et des gouttelettes de graisse. C'est là ce qui a fait croire à Berger et à Pohl que le lupus est une prolifération du réseau de Malpighi.

Dans la suite, l'aspect microscopique est notablement *modifié* par les signes de régression, et les transformations ultérieures persistantes des tissus ; c'est-à-dire que cet aspect change selon que l'on considère l'exfoliation, l'exulcération avec cicatrisation consécutive ou enfin avec hypertrophie du tissu connectif.

Dans une nodosité qui s'exfolie et s'enfonce, des dépôts de corpuscules graisseux troublent beaucoup de cellules du chorion ; elles se ratatinent et les contours sont moins nets.

Dans le lupus exulcérant, la dégénérescence de la graisse est plus générale. Sur une coupe verticale, on ne trouve au centre de l'ulcère ni couche épidermique, ni papilles. Le fond de l'ulcère est déprimé dans son pourtour et formé de cellules enclavées dans un réseau de fibres fines ; de petits noyaux foncés communiquent à ces cellules un aspect pulvérulent. On y rencontre aussi de nombreuses cellules plus grosses, à plusieurs noyaux, analogues aux corpuscules de pus. Plus profondément, l'état des cellules est le même que dans les foyers lupeux récents, à contours bien dessinés avec un noyau net et brillant. La distinction existe encore entre les limites inférieure et latérale du tissu conjonctif de la lésion.

Par contre, les papilles avoisinant l'ulcère et leur réseau, sont complètement remplies de petites cellules à grains fins et leur contour n'est plus reconnaissable.

L'atrophie cicatricielle et la cicatrisation de la peau consécutives à l'évolution du lupus, les dégénérescences et la destruction des organes glandulaires et des follicules ne diffèrent en rien des lésions semblables qui ont pour cause d'autres maladies. Je les ai décrites spécialement au chapitre : atrophie de la peau (p. 260) et à celui qui concerne les cicatrices (p. 287 et suiv.).

Dans les parties atrophiées, on trouve notamment la couche muqueuse amincie, les papilles conservées en certains endroits, ainsi que dans les stries atrophiques de la peau (1). Néanmoins on observe parfois dans le chorion aminci des réseaux cellulaires en voie de formation comme

____

(1) Voy. p. 260.

des tubercules de lupus au début; en outre, des groupes d'amas
de cellules autour des vaisseaux ; ces derniers tantôt nombreux et
dilatés, tantôt rares et transformés partiellement en cordons blanchâtres avec dépôt de pigment, selon que l'atrophie est plus ou moins
ancienne.

Les papilles manquent toujours dans les cicatrices formées par les
ulcères, et les papilles immédiatement voisines sont ratatinées en forme
de cicatrice.

Parfois, au lieu de l'atrophie cicatricielle (amincissement) de la peau
ou des néoformations de tissu conjonctif cicatricielles, correspondant
à l'étendue et à la profondeur de l'ulcération, on trouve un nouveau
tissu conjonctif hypertrophique qui s'étend au-delà de l'infiltration
lupeuse.

La peau est épaissie, dure, squirrheuse, fondue avec le tissu cellulaire sous-cutané en une seule masse homogène qui crie sous le scalpel,
et qui, à la loupe, présente un aspect lardacé uniforme — éléphantiasis des Arabes. — La surface en est plate et recouverte d'une mince
couche épidermique — *elephantiasis lœvis, glabra* — ou bien légèrement
bosselée — *elephantiasis tuberosa;* ou enfin, les papilles mêmes sont
considérablement agrandies et font saillie sous forme d'excroissances
verruqueuses; au-dessus d'elles, le réseau de Malpighi s'est élargi ; les
cellules cornées, semblables aux couches annuelles d'un tronc d'arbre,
sont également disposées par couches et soulevées en forme d'écailles
et d'aspérités cornées et aiguës — *elephantiasis papillaris* ou *verrucosa* (1).

Le tissu fibreux éléphantiasique est souvent parsemé de jeunes amas
de lupus, qui permettent de reconnaître l'origine lupeuse de l'éléphantiasis (2). Ces formes ressemblent au lupus fibreux de Pohl (3).

J'ai déjà décrit en ce qu'elles ont de plus essentiel les altérations que
subissent les organes glandulaires de la peau dans le lupus. Mais je dois
y revenir encore une fois, parce que Simon (4), Berger, Pohl, leur ont
attribué quelque importance comme caractère du lupus et surtout
parce que Rindfleisch a basé sur leur existence une théorie toute particulière de cette affection.

J'ai déjà dit que Rindflleisch et Veiel placent le début de la prolifération des petites cellules du lupus dans le tissu connectif interstitiel
qui enveloppe les glandes sébacées et les follicules pileux.

(1) Voy. p. 132.
(2) Arch. f. Derm. und Syph. 1869, cah. 3, pl. 3, fig. 6.
(3) l. c., p. 207.
(4) Hautkrankheiten, 1851, p. 295.

Je n'ai pas été à même, il est vrai, de constater de rapport constant entre les amas primaires du lupus et ces organes glandulaires. Mais il est évident que la prolifération commence très souvent en ces points ; car elle ne manque jamais de débuter autour des vaisseaux et se propage constamment le long de ces organes. Dans le chorion cependant les vaisseaux ont leur plus riche réseau autour des glandes sébacées et des follicules pileux, et le tissu connectif qui enveloppe ces organes forme la partie la plus vasculaire du chorion.

On reconnaît que la prolifération dans les régions de la peau abondamment pourvues de glandes sébacées et de follicules pileux, commence très fréquemment dans leur voisinage, en ce que ces organes présentent de bonne heure la dégénérescence dont nous venons de faire la description. Les acini glandulaires se remplissent de grosses cellules disposées pêle-mêle et ressemblent alors plus d'une fois à du milium. Les cellules de la gaîne externe du poil s'aplatissent, le poil s'épaissit en forme de massue dans quelques-unes de ses parties (Pohl, Rindfleisch), s'amincit dans d'autres et constitue enfin un centre friable à la gaîne épidermoïdale dégénérée.

Quelquefois la configuration du follicule pileux et de la glande sébacée est conservée, lorsque les acini semblables au milium et l'enveloppe du poil détruits représentent une figure d'un blanc brillant, en forme de massue comme les acini, tournée vers la surface cutanée ainsi que le reste du follicule pileux central qui a l'aspect d'un cordon (Pohl, Rindfleisch).

Toutes ces ulcérations n'ont « rien de caractéristique au point de vue du lupus », dit Rindfleisch (1). Car on les observe, en général, dans le cours de tous les processus néoplasiques, qui amènent la destruction cicatricielle de la peau, notamment dans les processus inflammatoires chroniques. Cela est vrai pour la dégénérescence et la destruction des glandes sudoripares, que l'on trouve dans le lupus comme dans l'éléphantiasis des Arabes (2) et dans le lupus érythémateux (3).

Sans doute Rindfleisch ne considère pas seulement l'altération ci-dessus des glandes sébacées et du follicule pileux comme un caractère du lupus, et il distingue avec soin, par la petitesse de leurs cellules, la prolifération qui se produit toujours, dans cette dégénérescence, d'abord autour de ces glandes, du contenu épithélioïde des organes

(1) l. c. pag. 292.
(2) Gay, Archiv. f. Derm. und Syph. 1871, cah. 4.
(3) Kaposi, ibid. cah. 1. 1872.

glandulaires; cependant il n'en regarde pas moins cette altération comme décisive pour le diagnostic du lupus, qui est à ses yeux un « adénôme des glandes sébacées et sudoripares » et il « s'engage volontiers à diagnostiquer le lupus au microscope aussi sûrement que le carcinôme. »

Les conditions anatomiques que nous venons de décrire, expliquent d'une manière naturelle une grande partie des symptômes cliniques exposés ci-dessus. Les amas cellulaires situés dans le chorion apparaissent d'abord sous forme de points disséminés, d'un rouge jaunâtre, mal délimités, et on les reconnaît d'autant plus nettement comme des nodosités, que la prolifération pénètre plus avant dans la couche papillaire. L'hyperémie modérée, qui accompagne cette néoformation, colore en rouge les efflorescences. L'exfoliation consécutive de l'épiderme, l'état humide, la suppuration, la dépression au-dessous du niveau normal, l'ulcération, l'atrophie cicatricielle de la peau, la cicatrisation et parfois aussi l'hypertrophie du tissu conjonctif résultent, d'une part de la marche chronique de la maladie *in toto*, de la métamorphose régressive (dégénérescence graisseuse, désagrégation purulente) des cellules qui constituent les tubercules de lupus, et, d'autre part, des accidents hyperémiques et inflammatoires qui accompagnent cette métamorphose. Il n'est pourtant pas superflu d'insister encore sur les propriétés histologiques et biologiques des cellules du lupus, parce qu'elles paraissent importantes et remarquables pour le caractère et la marche de l'altération locale.

Il faut d'abord signaler leur *petitesse* mentionnée par la plupart des auteurs; c'est par là qu'elles se distinguent manifestement des cellules beaucoup plus grandes appelées cellules d'inflammation ou de granulation.

En second lieu, leur grande *persistance*. Elles ne persistent pas seulement plusieurs mois avant de passer à la métamorphose graisseuse, mais elles sont encore très peu influencées par les suppurations du voisinage le plus immédiat; aussi trouve-t-on déjà dans les formes ulcéreuses du lupus la destruction purulente complète et l'opacité des corpuscules graisseux dans les couches supérieures du foyer lupeux, tandis que les cellules des parties profondes de la nodosité ont encore leurs noyaux intacts.

Cette persistance des cellules du lupus n'est pas la seule cause de la longue durée de chaque nodosité et de l'extrême lenteur de l'évolution; il est encore probable que les éléments formatifs du lupus ne se détruisent pas chaque fois, mais qu'ils sont encore susceptibles de s'organiser. Biologiquement, ils ont une organisation plus élevée que les cellules des néoformations syphilitiques.

Les néoformations de tissu conjonctif, qui restent dans le chorion sous forme de cicatrices de tissu fibreux sclérosé, et donnent à la peau sa consistance dure, cicatricielle, pauvre en glandes, en un mot, le tissu connectif de nouvelle formation provient aussi, cela est certain, pour la plus grande partie du réseau fibreux où les cellules lupeuses paraissent enchassées, et des produits de l'inflammation qui accompagne le processus lupeux (cellules migratrices, prolifération des corpuscules de tissu conjonctif).

La grande stabilité des cellules de lupus me fait croire qu'elles servent à la formation du nouveau tissu connectif ou du moins qu'elles y contribuent en partie.

Traitement du lupus. — Depuis qu'on a appris à distinguer le lupus des maladies qui lui ressemblent, on a employé, pour combattre un mal aussi opiniâtre et aussi destructif, un grand nombre de remèdes et de méthodes de traitement, qui ont donné des résultats très divers.

Le traitement est interne et externe (local).

Traitement interne. — On s'est proposé d'atteindre deux buts par le traitement interne. Tout d'abord on cherchait à combattre la prétendue dyscrasie ou disposition morbide que l'on considérait ou indiquait comme la scrofulose, la syphilis ou le mélange de ces deux affections [1], ou comme une simple chlorose ou enfin comme une dyscrasie lupeuse spécifique, et, après la disparition du lupus, à en prévenir les récidives. D'autres fois, le traitement interne avait seulement pour but de détruire ou de faire disparaître le lupus existant.

Quelque ait été le but, les remèdes ont toujours été les mêmes ; on les prônait plus ou moins et ils avaient plus ou moins de succès. C'étaient : l'huile de foie de morue, le fer, l'iode, l'iodure de fer, l'iodure de potassium, le chlorure de calcium, l'huile animale de Dippel, le deuto-iodure et le proto-iodure de mercure, les amers, l'antimoine, le chlorure de baryum, l'arsenic [2], les pilules arsenicales, la liqueur de Fowler, l'oxydule de fer arsenical, la décoction de Zittmann.

(1) Erasmus Wilson, l. c. Dr Valérius Ant. Note sur deux nouveaux cas de lupus ou dartre rongeante. Extrait du bulletin de la société de médecine de Gand, à Arlon 1857 ; il écrit, page 5 : « le lupus compliqué d'une diathèse *scrofuleuse d'origine syphilitique.* »

(2) Batemann prétend avoir guéri un cas de lupus par l'emploi interne de l'arsenic, Albers aussi (Rust's Chirurgie, vol. II, article lupus, de Blasius.

Bien que des médecins prétendent avoir obtenu la guérison du lupus au bout de quatre mois (!) par l'emploi interne de l'un ou de l'autre de ces médicaments, surtout de l'huile de foie de morue (Valérius, Lemery [1]), nous n'hésitons pas à les déclarer tous inutiles. Nous en sommes convaincus, nulle médication interne connue jusqu'à ce jour, n'a jamais pu guérir directement le lupus, et il faut rapporter la disparition accidentelle de la maladie, en général, à la continuation du traitement pendant des années, c'est-à-dire qu'on doit l'attribuer au temps [2].

Nous ne rejetons pourtant pas l'emploi d'une médication interne rationnelle, à l'aide des divers moyens, dont l'expérience a démontré l'efficacité contre l'anémie, la chlorose et la scrofulose, qui peuvent accompagner le lupus. Nous prescrivons le fer, l'huile de foie de morue pure ou avec addition d'iode (0,05 centigr. pour 60 gram. d'huile), la liqueur ferro-vinoso-arsenicale de Wilson, modifiée par Hebra :

Ɍ. Liqueur de Fowler .   .   .   .   .   4 gram.
   Teinture de malate de fer . .   60 gram.
   Eau de menthe .   .   .   .   . 120 gram.

à la dose de deux cuillerées à bouche par jour.

A l'aide de ces médicaments et de moyens analogues, tels que les amers, une nourriture fortifiante, le vin, surtout la bonne bière, des règles diététiques et hygiéniques, nous cherchons, à un point de vue de thérapeutique générale, à relever l'organisme des malades atteints de lupus, et nous n'attendons pas de ces moyens qu'ils améliorent ou guérissent le lupus, ou qu'ils en préviennent les récidives.

Pourtant chez quelques malades, dont des remèdes locaux avaient détruit le lupus, l'expérience nous a démontré que les récidives ne se sont plus reproduites qu'au bout d'un temps très long, quand la constitution générale de ces malades s'était en même temps améliorée.

Mais nous avons aussi vu dans d'autres cas les récidives ne se reproduire qu'avec lenteur, précisément chez des individus affaiblis par des affections intercurrentes.

D'un autre côté, nous observons si souvent le lupus généralisé, à éruptions continuelles, chez des individus bien nourris et robustes, que nous n'employons pas chez eux, pour cette raison, de traitement interne, même les médicaments roborants, parce que, d'après notre expérience, ils sont complétement inutiles.

(1) Revue médico-chirurgicale, tome IV.
(2) Billroth, l. c., pag. 450.

Traitement local du lupus. — Tous les auteurs sans exception s'accordent à dire que le traitement local est nécessaire dans le lupus, et que dans les cas les plus graves il est indispensable. Ceux mêmes, qui prétendent avoir observé des cas de guérison rapide par le traitement interne (huile de foie de morue, Valerius) se sont empressés d'y joindre les topiques et ont ainsi révélé le secret du succès de leur médication interne [1].

Après avoir signalé le traitement interne comme n'ayant qu'une influence illusoire sur le lupus, nous n'hésitons pas non plus à déclarer avec la même franchise que *seul le traitement local nous a donné des succès et que seul il peut en donner*.

Le traitement local du lupus a pour but : 1° la destruction des tubercules à quelque période d'évolution ou de régression qu'ils se trouvent ; 2° la guérison et l'éloignement des complications morbides et des altérations consécutives.

On obtient la destruction du lupus à l'aide de moyens qui détruisent ou font disparaître tout à fait et rapidement les efflorescences lupeuses, — caustiques. Ou bien on cherche à provoquer dans les tubercules par l'intervention locale la métamorphose et la résorption, qui d'habitude marchent très lentement lorsqu'elles sont abandonnées à elles-mêmes.

Un grand nombre de remèdes atteignent ces deux résultats, quand ils sont bien choisis, appliqués à l'endroit propice et judicieusement employés.

Nous indiquerons en détail, vu l'importance du sujet, les remèdes les plus usités et les plus efficaces, ainsi que leur mode d'emploi et leurs indications spéciales.

Caustiques. — L'arsenic, sous forme de pâte de Cosme, modifiée par Hebra, — notre « pâte arsenicale ». En voici la formule :

> Arsenic blanc . . . . 0,50 centigr.
> Cinabre artificiel . . . . . 2 gram.
> Onguent rosat . . . . 15 gram.

On étend la pâte sur de la toile en couche de l'épaisseur du dos d'un couteau. On coupe des bandelettes de la largeur du doigt, qui permettent de recouvrir la partie de peau affectée de lupus que l'on veut cautériser, plus régulièrement que ne le ferait un seul grand morceau. On recouvre ensuite de charpie ou de ouate, on comprime solidement et l'on fixe le tout avec du sparadrap et des bandes de flanelle ou de drap.

(1) Valerius, l. c., pag. 4. Iodure de plomb et iodure de soufre en pommade.

On laisse ce pansement en place pendant 24 heures; au bout de ce temps, on renouvelle l'application de la même manière sans laver la plaie. A la fin du second jour, on recommence pour la troisième fois le même mode de pansement, et, à la fin du troisième jour, on en cesse l'emploi.

Au bout du premier jour, la partie en traitement ne présente aucune modification, sinon une très légère; jusqu'à ce moment aussi les malades n'ont pas ressenti de douleur. Pendant le second jour de cautérisation, il survient déjà des douleurs aiguës, lancinantes; en enlevant le pansement, on trouve la peau un peu tuméfiée et la surface des tubercules lupeux grise, macérée. Durant et vers la fin du troisième jour, les douleurs s'irradient de tous les côtés, deviennent assez violentes et peuvent durer trois heures au plus. Le tégument qui entoure la plaie est le siége d'une tuméfaction œdémateuse. Si l'application a été faite à la figure, l'œdème est surtout prononcé aux paupières, et les malades sont dans l'impossibilté d'ouvrir les yeux; c'est là un symptôme sur lequel il importe de rassurer les malades. Après l'enlèvement du pansement, à la fin du troisième jour, on trouve tous les tubercules de lupus, les plus petits comme les gros et ceux qui sont confluents, réduits en une eschare d'un brun noir; leur surface grise par places, macérée, est recouverte d'un pus ténu; les eschares correspondantes à chaque tubercule, nettement limitées du côté de la peau saine.

Les douleurs cessent très vite et complétement; l'œdème disparaît dans l'espace de deux à trois heures.

Cette pâte arsenicale n'attaque pas, elle n'excorie pas même la peau saine; au contraire, elle détruit entièrement d'une manière sûre tous les tubercules de lupus; tel est son plus grand avantage, on ne saurait trop le proclamer.

Cet avantage est évident, quand on tient compte des conditions du lupus et de la marche ultérieure de la cautérisation.

Les eschares sont nombreuses; il en existe autant qu'il y avait de tubercules de lupus et de tubercules confluents. Elles tombent par suppuration au bout de trois à six jours, elles sont remplacées par autant de trous plus ou moins grands; la peau est comme découpée à l'emporte pièce. Chaque perte de substance est relativement petite et entre chacune d'elles il reste des points et des îlots de peau saine; à partir de là, les granulations une fois produites, la cautérisation marche vite. Pour qu'elle se fasse, il faut exactement le même nombre de jours qu'il eût fallu de semaines pour combler une perte de substance d'une seule pièce, ayant une surface équivalente à celle de toutes les petites pertes de substance réunies.

La cicatrice est aussi plus belle ; car, si il y a de nombreuses cicatrices, celles-ci sont petites.

La pâte arsenicale est donc toujours indiquée dans les cas où l'on veut conserver les moindres parcelles de peau saine. Ceci a lieu avant tout dans le lupus de la face et partout aussi où, sur une grande surface, sont disséminés en grand nombre de petits tubercules de lupus, dont une partie est profondément enfoncée dans le chorion. Une seule application détruit ainsi plusieurs centaines d'efflorescences, qu'il serait trop difficile de cautériser chacune isolément avec un autre caustique ; on ne pourrait les détruire dans une seule séance. En tout cas, ce procédé serait très douloureux.

Ce cycle de trois jours n'a rien d'absolu. Quand, par suite d'un autre traitement (emplâtres, cautérisations), l'épiderme des tubercules a déjà été enlevé, ou qu'ils sont ulcérés, la pâte arsenicale peut produire des eschares complètes en 24 ou 48 heures.

D'un autre côté, il peut encore être nécessaire de l'appliquer pendant quatre ou cinq jours de suite, lorsque les tubercules sont épais ou recouverts de végétations volumineuses ou saillantes. Dans ces cas, on recommence le cycle entier deux ou trois fois, immédiatement après la chute des eschares dûes à la cautérisation précédente, et avant que la cicatrisation se soit produite.

La pâte arsenicale s'applique aussi sur des cicatrices dans lesquelles apparaissent de nouveaux tubercules de lupus ; ici aussi ces derniers et non les cicatrices se transformeront en eschares.

Bien des auteurs se sont prononcés plus d'une fois contre l'emploi de l'arsenic comme caustique, parce qu'il en est résulté des empoisonnements par absorption (1).

Nous avons aussi rapporté un cas semblable (voir p. 565), de la clinique d'Hebra.

Ces faits malheureux ne se sont produits qu'avec des pâtes contenant beaucoup d'arsenic comme celle dont Hebra se servait autrefois et qui était composée de parties égales d'arsenic, d'opium et de créosote (1).

Nous avons employé notre pâte arsenicale sur plusieurs centaines d'individus, enfants et vieillards, nous y avons eu recours des milliers de fois pour détruire des lupus, des épithéliomas et d'autres néoplasmes, sans avoir jamais eu un seul accident à déplorer.

(1) Fuchs, l. c. pag. 564, v. Bruns, chirurg. Heilmittellehre, Tübingen, 1869. Er. Wilson. l. c. pag. 344, 6e édit.

Toutefois il faut avoir égard à l'inflammation occasionnée par la cautérisation et à la suppuration; il est préférable de n'appliquer la pâte arsenicale que sur un espace ne dépassant pas l'étendue de deux fois la paume de la main.

La poudre de Dupuytren contient un gramme d'acide arsénieux sur 99 grammes de calomel; on en met une couche de deux millimètres sur les parties exulcérées ou végétantes ou bien on l'étend sur un petit morceau de toile fine. Cette poudre n'a qu'une action peu prononcée.

Nitrate d'argent fondu. — Le crayon de nitrate d'argent est un moyen excellent pour détruire les tubercules lupeux petits et confluents. Manié avec soin, il pénètre facilement dans la masse des tubercules lupeux et il permet d'enlever de sa coque chaque efflorescence. La pierre infernale offre cet avantage de ne jamais trop cautériser et à une trop grande profondeur; la cautérisation est plutôt insuffisante. Elle n'est pas facilement diffusible, n'attaque le tissu sain que sur une petite étendue, qui se transforme en albuminate d'argent insoluble; la main qui tient le crayon rencontre une résistance presque insurmontable dans le tissu non affecté de lupus.

On peut employer la pierre pour cautériser sans danger le lupus de la cavité nasale et pharyngienne. Mise en contact avec la muqueuse saine, elle produit une eschare d'un blanc laiteux, mince, insoluble, qui empêche la cautérisation de pénétrer plus avant. Il n'y a donc pas lieu de s'inquiéter si le crayon se détache, ou même si un fragment de crayon tombe dans le pharynx par l'ouverture nasale ou reste fixé dans le nez.

Aussi faut-il avoir recours au nitrate d'argent toutes les fois qu'il s'agira de produire une cautérisation bien limitée, et qu'il importera d'éviter la diffusion du caustique dans les tissus ou les organes voisins; on s'en servira surtout pour la figure et les angles des yeux.

Nous cautérisons avec la pierre non-seulement la peau et la muqueuse du nez, de la bouche et du pharynx, mais encore et profondément le lupus de la conjonctive et de la cornée, en ayant soin toutefois de neutraliser l'excès de nitrate dissous avec une solution de chlorure de sodium préparée à l'avance. Nous n'avons jamais vu survenir d'accident dans l'œil, et nous avons détruit chez plus d'un malade la couche lupeuse de la cornée, en forme de pannus, et rétabli la vision, que des oculistes expérimentés avait déclarée perdue.

Aussi considérons-nous, en raison de tous les avantages que nous venons de citer, le crayon de nitrate d'argent comme notre moyen « par excellence » pour le traitement du lupus.

Les douleurs provoquées par la cautérisation au nitrate d'argent sont assez vives et ont une ou plusieurs heures de durée.

La réaction inflammatoire est faible.

Solution concentrée de nitrate d'argent et eau distillée, parties égales. — On l'applique à l'aide d'un pinceau de charpie, résistant, épais et à brins courts. On l'emploie dans des buts différents : en premier lieu, pour détruire les jeunes tubercules de lupus qui poussent après la destruction des grosses masses lupeuses et la guérison des plaies produites par les cautérisations. Mais, pour cela, il faut auparavant que l'épiderme ait été ramolli (avec des emplâtres, des pommades, des lotions au savon potassique, etc.); sinon, la solution de nitrate pénètre à peine jusqu'aux tubercules de lupus profondément situés. On y a aussi recours pour égaliser les granulations des parties déjà cautérisées et provoquer une cicatrice unie. Enfin on en fait des badigeonnages réitérés et méthodiques sur de jeunes cicatrices, pour déterminer une réaction inflammatoire, le retour à l'état normal de vaisseaux dilatés, de fongosités proéminentes, etc., en un mot, pour obtenir la pâleur et l'*égalisation* de la cicatrice.

Potasse caustique fondue. — Nous ne nous servons que rarement du crayon de potasse caustique, parce qu'il fuse rapidement et carbonise aussi le tissu sain ; nous ne l'employons qu'aux membres, en général, pour détruire de gros tubercules et des végétations ; dans le même but, à la face, mais avec beaucoup de précautions. La cautérisation de l'entrée du nez doit être précédée du tamponnement de la partie postérieure des fosses nasales, pour éviter la diffusion de la potasse dans les cornets et le pharynx.

Solution de potasse caustique.

R. Potasse . . . . . 4 gram.
Eau distillée . . . . 8 gram.

Nous ne l'employons que pour détruire rapidement, afin d'ouvrir le passage à d'autres caustiques, qui agiront sur les tubercules profonds.

Nous avons recours à la cautérisation combinée de nitrate d'argent et de potasse caustique, pour faire disparaître les jeunes tubercules de lupus profond, qui se reproduisent comme récidive dans une région déjà cautérisée énergiquement.

On applique la solution de potasse avec un pinceau de charpie.

L'épiderme se macère plus promptement au-dessus des tubercules lupeux qu'aux endroits sains. On voit survenir des points rouges, excoriés, humides dans toutes les régions correspondantes aux tubercules lupeux. On lave toute la partie avec de l'eau, afin d'enlever l'excès de potasse, et l'on sèche. Puis, avec un autre pinceau de charpie, on applique la solution de nitrate d'argent qui détermine des eschares blanches sur les points déjà excoriés, c'est-à-dire, sur les tubercules lupeux découverts.

Ces eschares tombent par suppuration au bout de quelques jours.

On renouvelle ce traitement aussi souvent qu'on voit apparaître de nouvelles poussées sur la cicatrice.

Pâte de Vienne. — Il faut la préparer immédiatement avant de l'appliquer. On mélange dans une capsule de porcelaine, parties égales de poudre de potasse et de chaux caustique avec un peu d'alcool rectifié, jusqu'à consistance de bouillie épaisse, visqueuse — pâte de Vienne. La consistance doit être telle que la pâte ne coule pas, quand on renverse la capsule.

On entoure avec du sparadrap la région à cautériser, afin de protéger la peau adjacente contre l'action du caustique. On applique la pâte, à l'aide d'une spatule, en une couche épaisse comme le dos d'un couteau, et l'on récouvre de charpie.

Au bout de trois, quatre ou cinq minutes, il y a déjà de vives douleurs. Après dix minutes, comptées à partir de l'application, on met le malade dans un bain chaud, ou bien on lave avec de l'eau chaude la partie affectée, pour enlever la pâte. On peut aussi se servir de vinaigre ou d'eau vinaigrée pour le lavage et pour neutraliser la potasse en excès. La peau cautérisée se transforme en une eschare noire, un peu déprimée. Les douleurs cessent aussitôt après l'enlèvement de la pâte.

Au bout de cinq à huit jours, l'eschare se détache. Elle comprend toute l'épaisseur de la peau jusqu'au tissu cellulaire sous-cutané.

La pâte de Vienne détruit bien le lupus, mais aussi toute la peau saine intermédiaire. On ne peut donc l'employer que pour des surfaces restreintes, principalement sous la forme de petites trainées pour les efflorescences confluentes marginales du lupus serpigineux, et seulement dans des régions où des cicatrices profondes et étendues sont sans importance; par exemple au tronc, aux membres et, sur ces derniers, exclusivement dans les régions musculeuses, jamais au niveau des tendons ou des articulations.

Le chlorure de zinc est depuis longtemps déjà employé pour divers usages par les chirurgiens.

Son action contre le lupus est variable, selon qu'on l'applique sous forme de chlorure de zinc liquéfié à l'air ou étendu d'alcool ou d'eau, seul ou bien associé à d'autres caustiques sous forme de pâte, ou bien en crayon.

L'action la plus destructive appartient à la pâte de chlorure de zinc, dont la composition varie. D'après Canquoin, on expose le chlorure de zinc à l'air, jusqu'à ce qu'il ait absorbé assez d'eau pour se transformer en un liquide blanc épais; on y ajoute alors une, deux ou trois parties d'amidon pour former une pâte.

Bon nombre de médecins (Devergie, Veiel et autres) emploient encore la pâte de Canquoin sous cette forme.

La pâte de Landolfi (chlorure de zinc trois parties, chlorure de brôme cinq, beurre d'antimoine une; transformées en pâte par addition de poudre de réglisse) ne doit pas être recommandée, à cause de son odeur pénétrante et des affections très aiguës des muqueuses, déterminées par les vapeurs de brôme qui s'en dégagent (conjonctivite, coryza, épistaxis, irritation laryngée spasmodique, toux, hémoptysie).

Hebra a laissé de côté le chlorure de brôme, qui est si incommode, et modifié cette pâte de façon à en rendre l'usage plus facile.

On mélange dans une capsule 8 gram. de chlorure de zinc et 4 gram. de beurre d'antimoine, avec autant d'acide chlorhydrique pur, jusqu'à ce que le chlorure de zinc soit complétement dissous. Puis on ajoute de la poudre de racine de réglisse jusqu'à formation d'une pâte épaisse, ferme.

C'est là notre pâte au chlorure de zinc.

Il faut l'employer immédiatement; sinon elle devient cassante et pulvérulente. L'addition de quelques gouttes d'acide chlorhydrique la rend de nouveau un peu plus molle.

On l'étend en couche épaisse sur un morceau de toile et on l'applique sous forme de bandelettes.

On la laisse 24 heures en place.

Au bout de 6 à 12 heures il survient des douleurs assez intenses qui peuvent persister plusieurs heures.

24 heures après on enlève les bandelettes.

La peau est transformée dans toute son épaisseur en une eschare d'un brun jaune ou d'un blanc jaunâtre, bien limitée sur ses bords et parfaitement correspondante aux bandelettes en étendue.

La réaction inflammatoire est modérée dans le voisinage.

La pâte de chlorure de zinc a une action analogue à celle de la pâte de Vienne, en tant que la peau saine est détruite comme les tubercules de lupus. Il faut donc l'exclure de toutes les régions (visage, articulations et tendons) où il est important de conserver la peau saine autant que possible et d'éviter des pertes de substance trop profondes et des cicatrices épaisses, adhérentes.

Elle a, au contraire, l'avantage de ne pas fuser en largeur.

Nous employons surtout la pâte de Canquoin pour détruire les bords serpigineux de lupus aux membres et au tronc, parce que le plus sûr moyen d'arrêter l'extension locale du lupus est la destruction de ses bords périphériques.

Crayon de chlorure de zinc. — Le chlorure de zinc fondu donne un crayon qui n'est pas facile à employer à cause de sa fragilité et de ses propriétés hygrométriques. Les petits bâtons que l'on obtient (Veiel) en coupant la pâte au chlorure de zinc *séchée*, ne sont pas d'un emploi commode.

Il est préférable de se servir du crayon de chlorure de zinc préparé d'après les indications de Köbner (1) et de Bruns (2). Il est composé de : chlorure de zinc 1 part., nitrate de potasse 1/2, 1/5, 1/10 et chlorure de potassium 1/2 à 1/10 fondus ensemble en bâtons de 4 à 5 centimètres de longueur et de trois à quatre millimètres d'épaisseur. Ces bâtons ainsi obtenus sont, il est vrai, encore moins résistants que la pierre infernale et plus hygrométriques. Il faut avoir soin de les envelopper séparément d'une feuille d'étain et de les conserver dans des flacons bien bouchés. Avant de s'en servir, on enlève autant d'étain que cela est nécessaire pour mettre à découvert la quantité de crayon dont on aura besoin.

La pierre de zinc ne traverse pas plus que le chlorure de zinc liquide pur la couche cornée de l'épiderme. La partie superficielle seule est transformée en une eschare blanche.

Aussi faut-il, avant de cautériser les tubercules de lupus, enlever, au moyen de savon, d'emplâtres, d'une solution de potasse, etc. (3), l'épiderme qui les recouvre, à moins que ces tubercules n'aient déjà été mis à nu par l'ulcération spontanée ou une autre cautérisation antérieure.

(1) Schles. Ges. für vaterl. Cultur. Sitzung d. med Section v. 1. Juli 1870.
(2) Chirurg. Heilmittellehre. Tübingen, 1869, pag. 541. — Lapis Zincicus.
(3) L'enlèvement de l'épiderme par un vésicant (Veiel Theodore. Ueber lupus erythematosus, Inaugural-Dissertation, Tübingen, 1871, p. 87), est en tout cas trop incommode.

Le crayon de chlorure de zinc pénètre aussi facilement que la pierre infernale dans la masse du lupus découvert, et il n'a pas plus d'action qu'elle sur les tissus sains. Il offre donc cet avantage qu'on n'a pas à craindre la destruction inutile de la peau saine. En outre, les douleurs qu'il occasionne sont moins intenses et moins persistantes que celles de la pierre infernale. Il est fâcheux toutefois que le sang ne se coagule pas par l'action du chlorure, mais reste liquide (par conséquent d'un rouge clair comme le sang battu, défibriné), et qu'il empêche la cautérisation ultérieure en recouvrant la partie à opérer.

Mais cette hémorrhagie n'a pas d'importance. On l'arrête facilement en tamponnant avec de la charpie. De trois à six jours après, l'eschare tombe et la cicatrisation se fait d'une manière normale.

En raison de ses propriétés, le crayon de chlorure de zinc convient pour cautériser partout le lupus de la peau, même à la face; par contre, puisqu'il ne coagule pas le sang il n'est pas facile à employer pour la muqueuse naso-pharyngienne.

Le chlorure de zinc liquéfié à l'air ou étendu de partie égale d'alcool ou enfin dans le mélange de 10 parties de chlorure de zinc et d'acide hydrochlorique sur 500 parties d'eau (Veiel) a une action caustique comparable à celle de la solution concentrée de nitrate d'argent.

Ces solutions de chlorure de zinc s'appliquent avec un pinceau de charpie. Il faut d'abord enlever l'épiderme, d'après la méthode que nous avons indiquée.

On cautérise régulièrement avec elles de jeunes tubercules de lupus découverts et des infiltrations plates; toutefois il faut avoir égard au défaut de coagulation du sang.

Acide phénique. — L'acide phénique se trouve dans le commerce sous forme d'aiguilles cristallines, transparentes, blanches, ou violettes. Il fond très lentement à l'air, plus rapidement dans l'eau et plus vite encore dans l'alcool. Il a l'odeur de l'éther.

On ne peut s'en servir comme caustique que sous forme liquide; on l'applique avec un pinceau résistant.

L'acide phénique forme par le contact avec les matières albumineuses du réseau de Malpighi une couche blanche, insoluble, très adhérente qui empêche le caustique de pénétrer plus loin. La sécrétion grasse, qui recouvre la surface cutanée, atténue son action caustique. Il faut donc, avant de se servir de l'acide phénique, avoir soin de nettoyer la peau à l'aide de lotions savonneuses, et d'enlever l'épiderme qui recouvre les tubercules lupeux.

Mais l'acide phénique, même avec ces précautions, ne pénètre pas assez profondément pour détruire, dans toute leur épaisseur, les tubercules de lupus.

Les douleurs brûlantes qu'il provoque, sont indiquées comme assez vives par les malades et durent en outre plusieurs heures, augmentent même pendant un certain temps.

L'eschare, quoique plus superficielle que celle qui est dûe aux autres caustiques, se détache pourtant avec plus de lenteur au bout de 6 à 8 jours. On perd ainsi beaucoup de temps à attendre.

Toutes ces raisons nous empêchent de reconnaître aucun avantage spécial à la cautérisation par l'acide phénique, dont nous avons eu très souvent l'occasion d'expérimenter les propriétés.

Mais d'autre part son emploi est sans danger.

Les *proto-iodure* et *deuto-iodure de mercure* sous forme de pommade (1 gram. sur 50 gram. d'axonge, d'après Rayer), la pommade de Rochard

R. Iode pur .   .   .   .   0,35 centigram.
Calomel .   .   .   .   . 1 gr. 20 cent.

liquéfiez à un feu doux et ajoutez :

Onguent.   .   .   .   .   60 gram.

n'ont, employés en frictions, presque aucune action sur le lupus.

Étendu sur de la toile, l'onguent de Rochard détermine des douleurs très fortes, mais ne détruit pas le lupus.

On en peut dire autant de la pommade à l'iodure de soufre (Rayer : 1 gram. sur 50 gram. d'axonge).

L'onguent citrin (nitrate de peroxyde de mercure), recommandé par quelques auteurs modernes, ne mérite aucune confiance.

Hebra le premier a employé la galvanocaustie pour détruire le lupus [1].

Les instruments dont il se servait pour l'opération sont :

1° Une anse de fil de platine terminée en pointe qu'on chauffe à blanc et qu'on enfonce dans chacun des tubercules de lupus disséminés.

2° Une tige de porcelaine conique, entourée de spirales de fils de platine, pour la cautérisation des tubercules confluents.

3° Un morceau de fil de platine aplati, en forme de couteau

____

(1) Neumann. Wochenbl. der Zeitschr. der k. k. Ges. der Aerzte in Wien, 1861, nᵒˢ 23 et 24.

dont on se sert pour éteter les tubercules de lupus hypertrophiques et les tumeurs frambosioïdes.

4° L'anse de fil pour enlever les tumeurs hypertrophiques, par exemple, le lobule de l'oreille très hypertrophié et infiltré de lupus (1).

L'opération n'est pas très douloureuse, l'hémorrhagie est presque nulle. L'action n'est pas la même dans toutes les régions. En certains endroits, on voit survenir un gonflement inflammatoire notable, qui dure plusieurs jours; à peine ailleurs peut-on apprécier la réaction.

Les tubercules de lupus détruits tombent par la suppuration, qui le plus souvent est très peu abondante. Au bout de 10 à 15 jours, les parties de peau infiltrées de lupus ont perdu leur tuméfaction et sont devenues pâles. La cicatrisation sur les points et les surfaces suppurées se fait d'une manière normale.

Bien que cette méthode ne soit en général praticable qu'à l'hôpital à cause des appareils et des aides qu'elle réclame, elle n'en doit pas moins être signalée en raison de ses avantages particuliers, comme une acquisition très précieuse de la thérapeutique du lupus.

La méthode de traitement du lupus, introduite en Allemagne par Volkmann (2), est aussi célèbre par son originalité que par ses remarquables succès. Elle consiste : 1° dans le grattage, même jusqu'à l'enlèvement complet de l'infiltration lupeuse, avec des cuillers tranchantes; 2° dans la scarification ponctuée, multiple ou acupuncture (3).

A l'aide du premier procédé on enlève mécaniquement les infiltrats lupeux. Volkmann se sert dans ce but de la cuiller employée par Bruns pour l'évidement et d'autres cuillers rondes, ovales, minces, tranchantes, modifications de celle de Bruns et comme grandeur et comme forme.

Au bout d'un certain temps de pratique, l'opérateur peut distinguer au toucher le tissu friable et mou du lupus, des tissus sains plus résistants et se trouve en mesure de régler assez la force qu'il devra déployer pour énucléer « convenablement » les tubercules de lupus, en ménageant le tissu normal environnant.

Le résultat n'est pas tout à fait net, parce que l'infiltration lupeuse des gros réseaux se répand en quantité microscopique dans toutes les

---

(1) Voy. Jahresb. des k. k. allg. Krankenhauses, 1866, pag. 174.

(2) D'après Th. Veiel (l. c. pag. 89) Dubini (Rapporta annuale dei malati cutanei dell' ospidale magg Milano, 1865, Tom. III, pag 529) avait déjà guéri « les scrofulides au moyen d'une espèce de scarificateur à aiguilles. »

(3) Sammlung klinischer Vorträge, Leipzig, 1870, n° 15. Ueber den Lupus und seine Behandlung, von Richard Volkmann, pag. 74, 75.

directions, le long des vaisseaux du chorion. Aussi la cautérisation des plaies qui restent, est-elle nécessaire, et il faut encore un traitement qui fasse disparaître les petites infiltrations en question.

C'est pour remplir ce but que Volkmann emploie la sacrification ponctuée multiple. « Elle a l'avantage d'attaquer directement les infiltrations lupeuses diffuses, tout en laissant la peau intacte. »

« On fait avec un couteau pointu, à lame très étroite, dans la peau malade, des centaines, même des milliers de piqûres, très rapprochées les unes des autres, de quatre millimètres et davantage encore. Dans bien des cas, la peau prend, après l'opération, une teinte plus ou moins douteuse, devient même blanche et semblable à de la viande de mauvais aspect, mais jamais nous n'avons observé de gangrène. Les parties ponctuées sont ensuite recouvertes de charpie que l'on comprime pour arrêter l'hémorrhagie et qu'on laisse tomber d'elles-mêmes. On renouvelle ces ponctions trois, cinq et même huit fois dans un espace de deux à quatre semaines. La première fois, le couteau pénètre très facilement dans les tissus abondamment pourvus de proliférations cellulaires, et l'hémorraghie est très forte. Plus tard on rencontre une résistance toujours de plus en plus prononcée. La peau devient aussi plus ferme, la rougeur et la tuméfaction anormales disparaissent. Il n'y a jamais de cicatrices. »

Cette méthode agit et par la destruction des nombreux vaisseaux dilatés, comme la scarification de l'acné rosacea et des télangiectasies (1), et par l'inflammation consécutive, qui provoque la désagrégation et la résorption des infiltrations cellulaires.

Volkmann déclare que « jusqu'à présent aucun cas de lupus n'a résisté à cette méthode, » et que même des lupus graves ont été ainsi guéris dans l'espace de six à huit semaines. C'est évidemment un très brillant résultat.

A cette dernière assertion il faut pourtant opposer quelques restrictions. Nous avons assez souvent fait disparaître en quelques semaines, à l'aide des méthodes de traitement décrites ci-dessus, un lupus datant de plusieurs années ; mais l'avons-nous guéri? Nous n'osons jamais affirmer la guérison que dans le cas où il n'y a aucune récidive.

Les méthodes opératoires de Volkmann sont excessivement douloureuses et nécessitent chaque fois l'anesthésie du malade, anesthésie que Volkmann emploie du reste à chaque cautérisation.

Nous avouons que ce procédé n'est applicable chez nous, ni à la

(1) Voy. tom. I, pag. 777 et tom. II, pag. 350.

clinique, ni dans la clientèle particulière. Il serait, en effet, matérielle-
ment impossible d'anesthésier deux fois ou même seulement une fois
par semaine une série de quinze à vingt malades.

Nous n'employons l'anesthésie ni pour les cautérisations, ni pour le
procédé de Volkmann, dont nous nous sommes souvent servi depuis un
an ; nous ne nous décidons que par exception à pratiquer l'anesthésie
locale.

Les résultats que nous a donnés l'acupuncture nous ont prouvé
qu'elle est une conquête précieuse pour la thérapeutique active du
lupus ; mais on ne doit pas l'employer d'une manière exclusive, et elle
ne peut pas donner la certitude d'une guérison positive et durable.

Il reste encore à mentionner l'excision du lupus ou plutôt de la peau
atteinte de lupus. Il est évident que ce procédé supprime la maladie ;
mais les récidives se produisent avec autant de facilité qu'après la
cautérisation ; c'est là un fait regrettable. N'est-il pas plus fâcheux
encore que cette méthode entraîne de grandes pertes de substance et des
cicatrices, dont les inconvénients, surtout à la face, se comprennent
d'eux-mêmes ? Aussi devons-nous rejeter l'excision du lupus, quoique
Hoppe (1) la recommande comme le « meilleur » procédé. Il est évident
qu'il nécessite ensuite des opérations plastiques.

Cependant il ne faut pas perdre de vue que d'autres auteurs (2) ont
également observé comme nous, que le lupus est plus tard survenu dans
les portions de peau transplantées. Aussi est-il indispensable, dans
tous les cas, de conserver le plus de peau que l'on peut. Et la plupart
des auteurs qui ont fait des opérations semblables, ne conseillent l'autoplastie que s'il n'y a plus de récidive, c'est-à-dire si le lupus est guéri
depuis des années.

Volkmann seul trouve, dans la « certitude » avec laquelle il prétend
guérir tous les cas de lupus, un encouragement suffisant pour entreprendre des opérations plastiques dans la peau lupeuse et en dehors
d'elle.

Une autre série de moyens et de modes de traitement n'a pas pour
but la destruction directe du lupus. Ils doivent provoquer la désagrégation successive et la régression du lupus, dont la résorption spontanée se fait ordinairement d'une manière graduelle et régulière
selon l'âge des tubercules ; c'est ainsi que l'on abrége la durée de la
maladie.

(1) Zur Behandlung der fressenden Flechte, J. Hoppe. Bonn, 1849.
(2) O. Weber, l. c. 57.

La plupart de ces moyens agissent par l'inflammation qu'ils font naître dans les tissus malades ; d'autres, par la forte macération ou par une action résorbante, spécifique. Il n'est pas facile de classer ces remèdes et ces méthodes, parce que leur effet dépend plutôt du mode d'application et de la réaction individuelle de la peau que de la spécificité du remède lui-même. Ainsi un certain nombre de médicaments et de procédés, dont nous avons parlé, peuvent rentrer avec certaines restrictions dans cette catégorie.

La solution de nitrate d'argent (1 sur 1) appliquée pendant quelques jours de trois à six, deux fois par jour sur la peau en partie cicatrisée, en partie envahie par de jeunes tubercules de lupus, occasionne du gonflement, de l'inflammation, de la douleur. On attend que la croûte noire, parcheminée soit tombée, on recommence alors les badigeonnages et ainsi de suite. Ces inflammations répétées détruisent beaucoup de vaisseaux. Leur influence fait pâlir la cicatrice, empêche la formation de nouveaux éléments lupeux et provoque en outre la résorption des jeunes tubercules.

Le badigeonnage méthodique avec la solution de chlorure de zinc produit les mêmes effets.

Nous employons, et très souvent dans le même but, l'application régulière et réitérée de glycérine iodée

<pre>
R   Iode . . . . ⎫ ââ
     Iodure de potassium . . ⎬ 4 gram.
     Glycérine . . . . .   ⎭ 8 gram.
</pre>

ou de teinture d'iode.

Tous ces moyens conviennent très bien pour les régions où des masses lupeuses saillantes et volumineuses ont déjà été détruites et remplacées par une peau parsemée de jeunes cicatrices très vasculaires et de tubercules lupeux récents.

On peut, au contraire, se servir dans plusieurs buts de l'*emplâtre mercuriel*. On l'applique sur des cicatrices récentes, pour les maintenir molles et les rendre minces et pâles, pour prévenir la formation de rhagades et la desquamation du jeune épiderme. On le met aussi sur les jeunes tubercules de lupus, qui surviennent sur ces cicatrices. La macération continuelle et la pression de l'emplâtre, peut-être aussi son action spécifique, amènent très lentement, il est vrai, la résorption et la désagrégation de ces tubercules, ou du moins retardent leur évolution, et, dans tous les cas, préparent le terrain pour une destruction rapide par les caustiques. L'emplâtre ramollit ainsi et fait disparaître les infiltrations inflammatoires chroniques, l'épaississement dur, œdémateux des tissus, complications qu'on observe fréquemment à la base des foyers lupeux, à la figure, aux lèvres, aux membres, etc.

Par contre, les gros tubercules ne se résorbent pas sous l'influence de l'emplâtre mercuriel, employé même pendant plusieurs mois; c'est à peine s'ils s'aplatissent un peu. Il nous est donc impossible de désigner, *sous aucun rapport, l'emplâtre mercuriel comme le remède propre du lupus,* bien que bon nombre d'auteurs lui aient fait cette réputation. L'impuissance, au contraire, de l'emplâtre sur les gros tubercules peut servir à les distinguer d'avec les tubercules syphilitiques de la peau. Ces derniers disparaissent *constamment* après quelques semaines d'application, tandis qu'il faut au moins autant de mois pour que le lupus s'aplatisse un peu.

L'huile de foie de morue est tout aussi impuissante à guérir le lupus. D'autre part, elle est très utile pour ramollir les croûtes du lupus ulcéreux ; les grosses masses dures de lupus et les granulations exubérantes deviennent, sous son influence, molles, friables, en un mot, elles se désagrégent en partie. Nous nous en servons très souvent dans ce but.

Tous ces moyens paraissent donc avoir une action très précaire. La pratique apprend néanmoins à apprécier la valeur de ces remèdes et de toute la série des agents à action « mixte, » dont nous avons parlé en dernier lieu. Il est impossible de traiter tous les points malades en même temps et dans toute leur étendue par les caustiques ou par des remèdes énergiques en général. Les conditions individuelles et matérielles rendent cette méthode impraticable. Les grandes opérations produisent dans l'organisme un ébranlement, de l'inflammation, de la fièvre, de l'érysipèle, des états variables, qui demandent une médication plus douce. En outre, il y a danger à attendre, et il faut une action rapide. Quand on abandonne à elles-mêmes des parties qu'on a traitées et qui ont été améliorées jusqu'à un certain degré, pour n'y revenir peut-être que quelques semaines après et les attaquer de nouveau avec énergie, une nouvelle poussée a déjà occupé ce terrain à peine nettoyé, et tout est à recommencer.

Le traitement du lupus n'est pas facile. Quel que soit le nombre des moyens et des méthodes que nous venons d'indiquer, il ne suffit pas de les connaître pour combattre un mal aussi opiniâtre. Il faut une grande expérience, des connaissances spéciales et appropriées pour choisir à propos le remède, pour agir ici avec mesure, là avec force.

On doit encore se rappeler que la destruction de l'infiltration lupeuse ne remplit qu'une partie des indications thérapeutiques. Un autre point non moins important et aussi vaste réside dans le traitement des plaies que produit la cautérisation, dans la surveillance des granulations et de la cicatrisation, dans le traitement des nombreuses et importantes complications et phénomènes consécutifs du lupus, dont nous avons parlé ci-dessus.

Toutes ces conditions doivent être prises en sérieuse considération par le médecin.

Il est tout-à-fait impossible et certainement inutile de donner une description détaillée des règles thérapeutiques pour toutes les éventualités. Un jugement judicieux, basé sur les principes généraux de la médecine et de la chirurgie, suffira pour guider le praticien.

Nous voulons seulement faire comprendre que le traitement rationnel des plaies et des granulations peut seul donner de belles cicatrices. Il est inutile de dire qu'il faut employer tous ses efforts afin d'obtenir des cicatrices minces, plates, mobiles, surtout à la figure où le lupus est de beaucoup le plus fréquent, et sur les articulations. Nous renvoyons le lecteur au traitement des granulations et cicatrices (pag. 509 et suiv.).

Nous renvoyons également à la méthode que nous avons déjà indiquée, elle permet d'éviter, au moyen de cautérisations légères, les adhérences de deux surfaces granuleuses, les difformités et les entraves fonctionnelles qui en résultent. On aura souvent l'occasion de recourir à cette méthode pour éviter les rétrécissements de la bouche et de l'angle de l'œil, de l'entrée du nez, les adhérences du pavillon de l'oreille avec la peau de la tête, des doigts et des orteils entre eux, les pseudo-ankyloses des articulations, etc.

Relativement au traitement de l'éléphantiasis des Arabes, qui complique le lupus des membres, il est le même que celui dont nous avons déjà donné une description détaillée page 152.

Quant aux complications telles que carie, nécrose, lymphangite, infiltration inflammatoire sous-cutanée, abcès, chlorose, anémie, tuberculose, maladies aiguës ou chroniques des organes internes, etc., on les traitera d'après les règles de l'école scientifique moderne.

IXᵉ CLASSE. — NÉOFORMATIONS MALIGNES.

par le Dʳ KAPOSI, *agrégé à l'Université de Vienne.*

LÈPRE. (*Der Aussatz.*)

Lepra Arabum, Elephantiasis Graecorum, Leprosy (des Anglais); Spedalskhed (des Norwégiens); Aussatz, Maltzey (Moyen-âge); Limafalsk Island, Malum mortuum, Malmorto (école de Salerne); Mal rouge (de Cayenne); Mal rosso, Juzam (Arabie); Krimskaia, Lepra taurica, Rosa asturiensis, Kushta (Indes); Fa-fung (Chine); Koban (Afrique); Kokobay (Indes occidentales); Negerengère et Tuwhenna (Nouvelle-Zélande); Morbus phœnicicus, Morbus herculeus, Satyriasis, Leontiasis (des anciens Grecs); Zaraath (des Hébreux); Morphaea, Spiloplaxia, Tyria, etc.

Historique. — De tout temps on a interprété chacun des passages de la Bible, dans lesquels il est question de *Zaraath* (צרעת), notamment une grande partie du 13ᵐᵉ chapitre du Lévitique, comme si cette expression signifiait la maladie connue aujourd'hui sous le nom de *Lèpre* ou *Aussatz*. Bon nombre de commentateurs se sont donné la peine d'adapter les symptômes cliniques de la maladie à la description mosaïque.

Néanmoins, dans le cas le plus explicite, quelques remarques, surtout le verset 3, chapitre 13 du Lévitique, peuvent seuls être rapportés à la lèpre et spécialement à une série de ses symptômes.

Nous avons déjà démontré (1) que le terme *Zaraath* s'emploie toutes les fois qu'il s'agit d'une maladie de peau incurable, grave et contagieuse et qu'il comprend sans doute la lèpre et en général d'autres affections cutanées chroniques ou contagieuses : psoriasis, gale, leucopathie (2), syphilis (3), etc.

Il est très probable et même il y a tout lieu de croire, d'après des passages explicites de cette partie de la Bible, que la lèpre régnait chez les juifs à leur sortie de l'Égypte; en effet, dans l'antiquité et de nos jours encore, l'Égypte compte au nombre des pays où existe la lèpre. Manetho, qui ne vivait que douze siècles après Moïse, signale la présence de la lèpre chez les Juifs (4).

(1) Voy. chap. Gale, Tom. 1, page 591, note 1, et Atlas des maladies de la peau d'Hebra, 5ᵉ livr., p. 1.

(2) Lévitique, 13ᵉ chap. V. 39. Bohak (בהק).

(3) Finaly, sur la véritable signification d'Aussatz dans la Bible (tirage à part des nᵒˢ 39 et 41 du Ben-Chananja) Szegedin, 1866.

(4) Flavius Josèphe, de antiquitate Judœorum; contra Apionem, lib. 1, paragr. 26 in Friedreich's « zur Bibel » Nürnberg, 1848, 1ʳᵉ partie, p. 208. Assurément Manetho parle d'un chiffre incroyable (90,000) de lépreux parmi les Juifs.

Aussi *Zaraath* est-il toujours traduit par lèpre dans la traduction de la Bible des Septante. Celle-ci est inexacte, notre démonstration vient de le rendre évident, et elle est en grande partie la cause de la confusion qui a régné plus tard au sujet de la lèpre.

Car bien que les Septante aient emprunté aux Grecs le mot lèpre, on l'employait déjà dans le sens pathologique qu'il a aujourd'hui.

Mais ce n'est pas ainsi qu'Hippocrate et les anciens Grecs en général l'ont compris.

Dans Hippocrate il ne se trouve qu'au pluriel λεπραί (1), à côté de λείχην, ἄλφος, et, il est vrai, avec la signification de taches recouvertes d'écailles blanches, rudes.

Les auteurs suivants divisaient la lèpre en : *Alphos*, *Melas* et *Leuke*.

Plus tard, d'après les *écrivains* de l'époque hippocratique, l'*Aussatz* paraît avoir été peu connue en Grèce, tout au plus par ouï dire. Et il est bien possible, comme cela est admis en général, que l'expression φοινική νόσος (2) d'Hippocrate servit à la désigner.

Dans Aristote, on trouve le terme Σατυρια (3) (*Satyriasis*), que les écrivains ultérieurs (4) ont pris dans le même sens ; il cite aussi les mots *Leontiasis* (Archigène) et *Leontia* (Arétée), *morbus herculeus, heracleus*.

Dans les deux derniers siècles avant J.-C. la maladie semble toutefois avoir été plus fréquente en Grèce, et on la désignait déjà sous le nom d'*éléphantiasis*.

Le nom d'*éléphantiasis* se trouve pour la première fois dans Lucrèce (5) (95 av. J.-C.) et Celse (55 av. J.-C. et 7 ap. J.-C.) pour indiquer une maladie, qui jusqu'à ce moment, d'après le témoignage de ces deux auteurs, était peu connue en Italie.

Celse dit, à propos de cette affection (6) : DE ELEPHANTIASI. *Ignotus*

---

(1) Οἱ τοῦ Ἱπποκράτους Ἀφορίσμοι. Glasgow, 1748. Τμῆμα τρίτον, κ' καὶ λέπραι, καὶ λειχῆνες, καὶ ἀλφοὶ καὶ ἐξανθήσιες ἑλκώδεες πλεῖσται, καὶ φυματα, καὶ ἀρθριτικά.

(2) ἡ νοῦσος ἡ φοινικίη, in Hippocr. Prorrheticon. Liv. 1 ; éd. D. S. F. C. Grimm, Glogau 1837, p. 110. Galien, XIX, 153, Morbus in Phœnice et in aliis orientalibus partibus abundans. Le même auteur traduit νοῦσος φοινικίη par elephantiasis in explan. Hipp. p. 592.

(3) De genesi Anim. IV. 48, éd. Duval, II, p. 676.

(4) Arétée (De causis et signis morbor. Lipsiæ, 1735, p. 69 B) Galien. Le nom venait de la lubricité qu'on supposait au malade, ou des engorgements que l'on observe souvent sur les oreilles des lépreux.

(5) De rerum natura, Liv. V. : « Est elephas morbus, qui propter flumina Nili gignitur Ægypto in medio, neque præterea usquam. »

(6) Medicinæ libri octo, Londoni, 1837. Liv. III, chap. XXV, p. 100.

autem pene in Italia, frequentissimus in quibusdam regionibus is morbus est, quem ἐλφαντίασιν *Graeci vocant; isque longis adnomeratur :* TOTUM CORPUS AFFICITUR ITA UT OSSA QUOQUE VITIARI DICANTUR. SUMMA PARS CORPORIS CREBRAS MACULAS CREBROSQUE TUMORES HABET : RUBOR EARUM PAULLATIM IN ATRUM COLOREM CONVERTITUR : *summa cutis inæqualiter crassa, tenuis, dura, mollisque, quasi squamis quibusdam exasperatur ; corpus emarescit, os, surae, pedes intumescunt. Ubi vetus morbus est, digiti in manibus pedibusque sub tumore conduntur, febricula oritur, quæ facile tot malis obrutum hominem consumit.*

A côté de cette description caractéristique et bien saisissante de la lèpre tubéreuse, des taches initiales, rouges au début, puis foncées, accompagnées d'épaississement et d'induration de la peau, des nombreuses et grosses nodosités et de la détérioration de tout l'organisme, Celse décrit encore des plaques blanches et noires sous le nom de *vitiligo;* les auteurs les ont entièrement ou en partie confondues avec la lèpre des Grecs.

Celse dit (1) : DE VITILIGINIS SPECIEBUS. *Vitiligo quoque quamvis per se nullum periculum affert, tamen et fœda est, et ex malo corporis habitu fit. Ejus tres species sunt.* Ἄλφος *vocatur, ubi color albus est, fere subasper et non continuus, ut quædam guttæ dispersæ esse videantur ; interdum etiam latius, et cum quibusdam intermissionibus serpit.* Μέλας *colore ab hoc differt, quia niger est, et umbræ similis : cætera eadem sunt.* Λευκή *habet quiddam simile alpho, sed magis albida est, et altius descendit, in eaque albi pili sunt, et lanugini similes..... Alphos et Melas in quibusdam variis temporibus et oriuntur et desinunt. Leuce quem occupavit, non facile dimittit.*

Celse a-t-il désigné aussi la lèpre en plaques sous ces trois espèces de vitilgo? il est actuellement bien difficile de le décider; cependant cette description, il faut bien le remarquer, comporte deux variétés de la maladie, une bénigne et une grave, et Celse donne déjà le signe diagnostique que les auteurs du 15ᵐᵉ et du 14ᵐᵉ siècles (2) ont reproduit pour le diagnostic de la lèpre : *Incidi enim cutis debet, aut acu pugni : si sanguis exit, quod fere fit in duobus prioribus, remedio locus est ; si humor albidus, sanari non potest.*

Tandis que Celse traite de l'*éléphantiasis* comme d'une affection qui était alors à peine connue en Italie, les écrivains de l'époque suivante

---

(1) L. c. p. 201, liv. V, chap. XXVIII, 19.

(2) Theodoricus, in Hensler vom abendl. Aussatze im Mittelalter, Hamburg, 1790. Excerpt. p. 28. Il y est dit : fricari enim, etc.

(1ᵉʳ et 2ᵐᵉ siècles apr. J.-C.) : Arétée (1), Archigène (2), Galien (3), et avant eux Pline pouvaient déjà parler de la maladie pour l'avoir vue, car d'après ce dernier, un grand nombre de malades l'importèrent de l'Egypte et de l'Asie-Mineure sous les premiers empereurs. Aussi la description des deux auteurs que je viens de citer en premier lieu, est-elle plus complète et plus précise que celle de Lucrèce et de Celse. Les médecins venus après Galien, (Oribaze 560 apr. J.-C.), Theod. Priscianus, Marcellus, Aëtius (541 apr. J.-C) mentionnent l'*éléphantiasis des Grecs* comme une affection généralement répandue et connue.

Mais ces auteurs n'en ont pas donné de description complète. Les dénominations déjà citées : *elephantiasis, vitiligo, alphos, leuke, melas*, reviennent régulièrement; la première signifiait la forme tubéreuse, les autres la forme en plaques. Pourtant il est aussi question d'*ophiasis, alopécie, satyriasis, leontiasis, morbus herculeus, morbus phœnicicus*, termes qui signifiaient, ces derniers, l'affection elle-même, les premiers, certains symptômes.

A partir de ce moment la maladie, encore si rare en Italie et en Grèce dans les deux premiers siècles de notre ère, se répandit dans la plus grande partie de l'Europe; la lèpre devint la terreur de tous les pays.

Les personnes atteintes de cette affection furent, à cause de leur aspect repoussant, de l'incurabilité de leur maladie, de leur misère et surtout de la contagion que l'on attribuait à ce mal, reléguées dans des établissements spéciaux — *Aussatzhäuser* (4) — *Léproseries*.

Les recherches historiques de Virchow (Archiv, tom. XVIII et XX) sur les léproseries ont prouvé qu'elles existaient déjà au viiᵉ siècle en France (Verdun, Metz, Maestricht), et que la lèpre devait avoir pris à cette époque une grande extension.

Au viiiᵉ siècle, St. Othmar en Allemagne et St. Nicolas de Corbie en France ont fondé des léproseries; il s'en établit un grand nombre en Italie; Pépin (757), Charlemagne (789) publièrent des édits pour défendre le mariage aux lépreux; en Angleterre, il y eut également contre eux des lois canoniques (Decret. Gregor.) (5).

---

(1) (81 ap. J.-C.) De causis et signis morbor. Leipzig, 1735, p. 67.
(2) (97 ap J.-C.) dans Aëtius IV, 130.
(3) Galeni oper. Argentorat, 1604. De arte curandi, p. 983. De symptomat. differentiis, p. 663; surtout dans : De symptom. causis. L. III, p. 687 et en beaucoup d'autres passages. L'Egypte (Alexandrie) est désignée comme le foyer de l'éléphantiasis.
(4) De « Aussetzen » exponere.
(5) Hensler, l. c. p. 211.

Mais la maladie se propagea surtout à l'époque des croisades, quand vers la fin du xi⁰ siècle et dans les deux suivants les peuples se jetaient en foule sur l'Orient, et qu'une quantité innombrable de gens menaient une vie de guerre vagabonde, agitée, au milieu de privations de toute espèce. En outre, ceux qui n'étaient pas partis pour la guerre souffrirent de la faim et de la misère, soit que les expéditions pieuses dépouillassent certains pays, soit que d'autres fussent laissés incultes par suite du manque de bras.

Des maladies de toutes sortes étaient la conséquence de la misère générale. Et bien que l'on puisse admettre avec raison qu'on a rattaché à la lèpre beaucoup d'affections qui ne lui appartenaient pas, on les lui attribua toutes, et le nombre des léproseries augmenta en raison du chiffre croissant des malades. A la mort de Louis VIII on comptait 2,000 léproseries en France et 19,000 dans toute la Chrétienté, et l'on fonda un ordre spécial dont les membres s'imposaient la tâche de soigner les lépreux, l'ordre de St. Lazare dont le grand-maître lui-même devait être lépreux (1).

On appela pour cette raison la maladie *Mal di San Lazaro*, en Allemagne, *Maltzey*, en Hollandais, *Melaatschheid* — noms qui se sont en partie conservés jusqu'à nos jours (2). Les lépreux eux-mêmes étaient désignés sous les noms de *Malandriosi, Latrones, Ladres, Lazari, Miselli* (3), *Mézeaux, Malzige;* leurs asiles sous ceux de : *Misellaria, Mezelleries, Ladreries, Meladreries, Lazareth.*

L'extension considérable de la lèpre ne fit que rendre plus nécessaire l'étude scientifique de cette affection; mais cette étude conduisit à des résultats dont le caractère dépendait du point de vue auquel était arrivé à ce moment là le développement historique des sciences médicales.

Au milieu des désordres qui signalèrent la fin de l'empire Romain et les premiers siècles du moyen-âge, la littérature grecque et romaine dut sa perte ou en partie son salut à des lieux de refuge alors inconnus ou inaccessibles, les couvents.

Par contre les Arabes : Sérapion, appelé Jean Damascène (Syrie), Rhazès (Bagdad), Haly Abbas (Perse), Ebn Sina ou Ben Sina (Bulgarie), Ebn Zoar, Ben Zoar, Even Zoar, (Maroc), Ebn Roschid et Abul Casem (Maures d'Espagne) ont fourni des travaux très complets sur la lèpre, soit en recueillant la description des Grecs, et surtout de Galien, soit

(1) Moehsen, de medicis equestri dignitate ornatis, p. 56.
(2) De Melaatschheid, Door Dr H. J. Vinkhuizen, s' Gravenhage, 1868, 2 pl. et 1 carte
(3) Miselsucht, von Miser, Misellus, Virchow's Geschw. tom. II, p. 498.

en communiquant aussi leurs nombreuses observations personnelles.

Grâce aux Arabes, l'Occident put donc indirectement étudier de nouveau la littérature des Grecs; l'extension de la lèpre rendait d'ailleurs cette étude indispensable.

Constantin de Carthage, appelé aussi Constantin l'Africain, professeur à l'école de Salerne qui existait depuis le x⁰ siècle, et mort en 1087, avait non-seulement appris dans ses voyages en Orient à connaître cette maladie, mais encore il recueillit les doctrines des Arabes. Comme fondateur de l'école de Salerne, il a aussi établi la doctrine de la lèpre. Depuis la fin du xᵉ jusque vers le milieu du xɪvᵉ siècle, sa théorie resta la règle adoptée par la plupart des auteurs : Roger, Roland, Théodore, Guillaume de Salicet, Lanfranc, Gordon, Gilbert, Vitalis de Furno, Jean de Gadesden, etc.

A l'exemple des Arabes, la plupart des médecins, pour satisfaire la théorie des quatre humeurs cardinales, distinguaient quatre espèces de lèpre, *éléphantine, léonine, alopécie et tyrie,* que Constantin désigne en quelques mots de la manière suivante : « *Est autem quadrifaria. Vel enim de corruptione est sanguinis et vocatur* ALOPECIA *; alia de cholera rubea, et dicitur* LEONINA *; alia de cholera nigra et dicitur* ELEPHANTIASIS *; quarta de phlegmate provenit (quæ)* TYRIA *(apellatur)* (1). » ·

En outre, il est aussi question chez tous de *morphea, morphea alba* et *morphea nigra,* auxquelles d'autres auteurs ajoutent encore, comme troisième espèce, la *morphea lividi coloris* (2).

La morphée (3) est considérée comme identique à l'*albarras alba* et *nigra* des Arabes, en quelque sorte comme la traduction d'*albarras;* cependant bon nombre de médecins veulent trouver entr'elles une différence (4).

La description des Arabes et des auteurs de l'école de Salerne est obscure, il est vrai; néanmoins on peut puiser dans leurs ouvrages des documents essentiels.

La vraie lèpre (*Aussatz*) est décrite comme lèpre des Arabes ou éléphantiasis. Toutefois *lèpre* est le terme général, *éléphantiasis* ne forme qu'une variété de cette affection, à côté de *léonine, tyrie* et *alopécie.*

(1) Hensler, l. c. Excerpt. p. 23.
(2) Constant. Afric. dans Hensler, E., p. 24.
(3) Cette expression se trouve d'après Hensler (l. c., p. 42) pour la première fois dans la traduction d'Haly Abbas par Stephanus du xɪɪᵉ siècle. D'après Virchow (l. c., p. 597), on la rencontre déjà dans le livre pseudo-galénique : de dynamidiis (Galeno adscripti libri Ed. Froben, Basil.) p. 25, 30 et dans le Liber secretor. ibid. p. 102.
(4) Jan. Damasc. (Hensler, E. p. 19 et 20) parle au ch. 3 d'Albarras et au chap. 5 de Morphæa.

L'*éléphantiasis* produit des taches rouges et livides (1), des nodosités dures plus ou moins grosses de couleur foncée (2), l'insensibilité de la peau (3), la chute et la décoloration des cheveux, notamment des sourcils, l'atrophie des muscles (4), la déformation des membres par la contracture (5) des articulations, la destruction gangréneuse et ulcéreuse des phalanges, des granulations tuberculeuses sur la muqueuse de la bouche et du pharynx (6), l'enrouement, la destruction de la muqueuse nasale, le marasme général.

On y ajoute encore une foule de symptômes qui n'appartiennent pas à la lèpre : *gale, impetigo, serpigo* (7), *gutta rosea* (8).

Quand on retira, dans le cours du xive siècle, les livres grecs et latins de leurs cachettes et que l'on commença à étudier les originaux, on vit qu'il s'était introduit une grande confusion dans la nomenclature de la lèpre.

L'affection constitutionnelle grave dont il s'agit, s'appelait chez les Arabes *Djudzam*, expression encore usitée aujourd'hui en Perse (9), et traduite auparavant par *lepra*.

Chez les Grecs et dans Hippocrate, *lepra,* on le vit alors, signifiait une maladie squameuse (10), ne présentant aucune espèce de danger; ils avaient au contraire désigné sous le nom d'*éléphantiasis* (11) l'affection appelée par les Arabes *Djudzam*, et rendue dans la traduction par le mot *lepra*.

D'un autre côté, les traducteurs des Arabes avaient déjà réservé le terme *éléphantiasis* pour l'affection nommée par les Arabes *Dal-fil* (pied d'éléphant), qui signifiait un épaississement local des membres, et qui

(1) Maculæ Theodoricus (Hensler, l. c. E. 31.) Rubor (Gutta rosea, Theodoric. Guil. de Salicet).

(2) « Nodi sentiuntur in cute » (Theodoricus); « tumores lapidei » de plusieurs auteurs. « Apostematum multitudo percipitur, quæ quandoque magnitudinem nucis moschatæ excedunt, quandoque grano fabæ assimilantur cum duritie notabili..... » Montagnagna (Hensler, E. 45).

(3) « Partium insensibilitas, » Théodoricus Hensler, E. 31); « Si pungatur posterior pars tibiæ et non sentitur. » — Lanfranc, (Hensler, E. p. 40).

(4) « Consumptio musculorum, et potissimum illius qui est inter pollicem et indicem » Gordon, lilium medicinæ, (Hensler, E. 45).

(5) « Spasmus et digitorum contractio, » Const. Afric. (Hensler, E. 25).

(6) Grana sub lingua. Gui de Chauliac, 1585 (Hensler, E. 69).

(7) Serpigo de l'école de Salerne correspond à l'Alunda des Arabes (Lanfranc, dans Hensler, E. p. 27.)

(8) Theodoricus, dans Hensler, E. p. 27.

(9) Niebuhr, Beschreib. von Arabien, Kopenhagen 1772. Polak, in Virchow's Arch t. XXVII.

(10) Voy. ci-dessus, p. 490.

(11) Celse, l. c.

survient aussi d'une manière endémique, comme le *Djudzam* en Egypte et en Arabie.

On avait donc :

Lèpre des Arabes = Éléphantiasis des Grecs = une maladie constitutionnelle grave ;

L'éléphantiasis des Arabes qui n'avait point d'analogue chez les Grecs et désignait seulement l'hypertrophie de la peau ;

Enfin la lèpre des Grecs (λεπραι d'Hippocrate), affection de peau squameuse (*Derdres, Dartres, Flechte*).

Mais la distinction et l'intelligence de ces termes n'étaient pas faciles pour tout le monde. On les a, au contraire, confondus souvent au xiv° et au xv° siècles, et même de nos jours assez fréquemment (1).

Cela se conçoit sans peine. L'éléphantiasis des Arabes (pachydermie, Fuchs) est endémique dans les pays où règne la lèpre (2); il peut coexister avec la lèpre sur un seul et même individu.

La dartre squameuse, lèpre des Grecs, divisée en *alphos, melas* et *leuke*, a été confondue avec le *vitiligo* de Celse, *alphos, melas* et *leuke*, et les deux maladies avec l'*albarras* des Arabes et la *morphée* de leurs traducteurs.

Plus tard enfin, il devint encore plus difficile de faire cesser cette confusion, car, dans le cours du xv° siècle, la lèpre commença à disparaître au moment de l'apparition de la syphilis.

Les observations firent alors défaut, et les auteurs n'eurent pour s'instruire que les seules données confuses de la littérature.

Pendant le xvi° siècle on discuta beaucoup pour savoir si la syphilis, maladie nouvelle et grave, n'était pas une espèce, une fille de la lèpre, opinion admise par un certain nombre d'auteurs de ce temps là (3), et encore aujourd'hui acceptée par quelques-uns (4); tandis que d'autres se prononçaient énergiquement contre une telle hypothèse (5). Enfin, dans la dernière partie du xv° siècle et dans le courant du xvii°, la lèpre disparut des états civilisés de l'Europe, tandis que la syphilis y prenait droit de cité.

(1) Hecker, « l'Eléphantiasis ou lèpre arabique, » Lahr. 1858, gr. in Fol. avec 5 pl. Ce titre renferme une grande contradiction.

(2) Avenzoar, liv. XIV, fen. 21. Tract. 1. Haly Abbas, liv. V, chap. 16 ; Pruner, die Krankheiten des Orientes, Erlangen, 1847, p. 326.

(3) Seb. Aquilinianus. De morbo gallico, chap. 1 (Luisinus, Aphrodisiacus, Lugd. Batav. 1728, p 3).

(4) Simon, F. A,, in Handb. der spec. Path. u. Ther. v. Virchow. t. II, p. 425, 429 et du même : « Kritische Geschichte der Syphilis, Tochter und widerum Mutter des Aussatzes. » Hambourg, 1857.

(5) Léonicène, Brassavole, Catanée et autres in Luisin, Aphrodisiacus, 1728.

Les auteurs qui s'occupèrent spécialement des maladies de la peau, Mercurialis (1) au xviie, Lorry (2) au xviiie siècles, Willan-Bateman (3) vers la fin du dernier siècle et au commencement de celui-ci, n'eurent que très peu de chose à dire de la lèpre, et durent se borner à répéter les descriptions confuses de la littérature ancienne.

Les observations personnelles manquaient; aussi toutes les espèces de maladies rares, défigurantes, incurables et exotiques, furent-elles rangées sous le nom de lèpre ou d'éléphantiasis.

Le mal des Barbades (éléphant. Arabum) fut considéré par quelques médecins (4) comme le véritable éléphantiasis, ou même décrit (5) comme éléphantiasis tubéreux; d'autres mirent sur le compte de la lèpre, la gale, le carcinôme, l'ichthyosis histrix, le molluscum fibreux. Au milieu du conflit des opinions, on ne savait pas quel rapport présentaient avec la lèpre certaines maladies considérées comme endémiques, telles que la *Radesyge* en Norvége, le *Morbus Dithmarsicus*, le *Sibbens* d'Écosse, la *Falcadine* d'Istrie; ou même s'il existait un rapport quelconque.

Willan contribua beaucoup à cette confusion en revenant à la lèpre d'Hippocrate, pour en faire la forme annulaire du psoriasis, (Lepra Willani); Hebra a démontré le peu de justesse de cette théorie, et depuis la plupart des médecins l'ont abandonnée; pourtant quelques auteurs modernes l'ont de nouveau soutenue dans la patrie de Willan et ailleurs (6).

Hensler, à la fin du dernier siècle, a le premier précisé les caractères de la lèpre. Il n'a pas pu, il est vrai, établir d'une manière positive et complète la pathologie de cette affection, car il n'en avait observé qu'un seul cas; mais s'appuyant sur les données des auteurs, il a distingué une lèpre orientale et une foule d'autres variétés secondaires. Mais il a rassemblé dans tous leurs détails, et d'une manière si complète, les documents bibliographiques depuis les Grecs jusqu'à lui, que son

(1) Mercurialis, De morb. cutaneis. Venetiis. 1601, p. 91, dit : que la lèpre peut se transformer en éléphantiasis et vice versâ.

(2) De morbis cutaneis, Parisiis, 1777, p. 360.

(3) Prakt. Darst. d. Hautkr. d'après le système de Willan par Thom. Bateman, traduit de l'anglais par Hanemann, Halle 1815, p. 426. Cependant Willan appelle déjà l'attention sur la confusion fréquente de l'éléphantiasis des Arabes et de l'éléphantiasis des Grecs.

(4) Willan-Batemann, l. c.

(5) Alibert, monogr. des dermatoses — Rust, Helkologie, Berlin, 1842, p. 358.

(6) Er. Wilson, in Journal of cutaneous medicine, II. 8, 1869, p. 424; v. Veiel, Mittheilungen über die Behandlung chronischer Hautkr. Stuttgardt, 1862, p. 110.

ouvrage (1) a servi de base à tous les écrivains ultérieurs, pour l'étude historique de la lèpre.

Dans les années qui suivirent, l'absence de descriptions reposant sur des observations personnelles se fit encore sentir, et sans elles, on ne put pas non plus établir la terminologie.

Aussi les descriptions des auteurs suivants présentent-elles toujours un caractère d'inexactitude et d'invraisemblance. C'est Alibert qui a peut être commis les plus graves erreurs en comprenant l'éléphantiasis des Arabes et la Radesyge avec la lèpre, et en considérant le premier comme l'éléphantiasis tubéreux (Eleph. tuberosa) (2).

Il était réservé à Danielssen et à Boeck de porter la clarté dans la doctrine de la lèpre.

Il leur était facile, dans leur patrie, d'étudier sur de nombreux malades la lèpre appelée *Spedalskhed*, endémique dans les environs de Bergen, en Norvége, et d'apprendre à en connaître les symptômes. De grands voyages leur fournirent aussi l'occasion d'étudier par eux-mêmes les formes de la lèpre endémique sur les côtes de la Méditerranée, en Europe, en Asie-Mineure et en Egypte; ils acquirent ainsi la conviction que toutes les formes de la lèpre présentent les mêmes symptômes que la Spedalskhed de Norvége et que toutes constituent une seule et même maladie.

Ces deux savants ont publié les résultats de leurs recherches dans

(1) Phil. Gabr. Hensler, vom abendländischen Aussatze zur Mittelalter, Hamburg 1790.

(2) Alibert, Description des maladies de la peau. In-fol. 1814, p. 125.

1° *Lepra squamosa* (planche XXX) comprend des maladies différentes : alphos, leuke, alopecia vitiligo et psoriasis.

2° *Lepra crustacea* (planche XXXI) : lèpre crustacée syphilitique (!)

3° *Lepra tuberculosa*, exacte comme lèpre tub. léontina (planche XXXII et XXXIV); mais comme lèpre éléphantine (!) (pl. XXXIII) elle représente le mal des Barbades.

Dans sa monographie des dermatoses, les dermatoses lépreuses sont divisées en :

1° Leuca, (a) L. vulg. ou alba = Baras = Morphæa (Gibert) = la lèpre des Hébreux.

      (b) L. radiata ou lyria = ophiasis. D'après la description, probablement l'ichthyose.

2° Spiloplaxia, (a) Spilopl. vulgaris = malum mortuum.

      (b) Spilopl. scorbutica.

      (c) Spilopl. indica (seule forme qui corresponde à la lèpre par l'anesthésie et la mutilation.

3° Elephantia, (a) Elephantia vulgaris (notre lèpre.)

      (b) Eleph. tuberosa (mal des Barbades.)

      (c) Eleph. scrotalis.

4° Radesyge, (a) Rades. vulgaris.

      (b) Rades. scabiosa,

trois grands ouvrages qui ont paru en 1842 (1), 1848 (2) et 1862 (3). Aux deux derniers on a ajouté de belles figures (de Losting).

En 1852, Hebra entreprit en Norvége un voyage d'études ; il a publié le résumé de ses observations, prises sur 219 malades atteints de Spedalskhed, dans la *Zeitschrift der k. k. Gesellschafft der Aerzte* 1853, t. 1, pag. 60 et suiv. Sa description a notablement aidé à faire connaître la lèpre.

En 1859, Virchow se rendit à une invitation du gouvernement Scandinave, pour étudier sur place l'étiologie de la Spedalskhed. Quoiqu'il n'ait pas obtenu de résultat sur ce point, le voyage de Virchow contribua cependant beaucoup à propager la connaissance de la lèpre.

A l'appel de Virchow (4) à tous les médecins du monde, de nombreuses communications sur la lèpre furent envoyées de tous les points du globe : « par Macnamara (Bengale), Lallemant (Brésil), Wucherer (Bahia), Domingo J. Novarro (Gran. Canaries), Dr Bolle (5) (Canaries), C. Wolff (6) (Madère), Oldekop (7) (Astrakan), Polak (8) (Perse), Häntzsche (9) (Perse), Friedel (10) (Siam), Kessel (11) (Portugal), Fritsch (12) (Colonie du Cap), Langerhans (13) (Jerusalém).

En outre, indépendamment de l'appel de Virchow, Pruner (14) et Griesinger (15) d'Egypte, Rigler (16) de Constantinople, écrivirent sur les formes remarquables de lèpre qu'ils observaient dans ces pays. Des rapports intéressants avaient été faits sur la lèpre du Nord par d'autres

(1) Om den Spedalske Sygdom — Elephantiasis Græcorum, Boeck, Christiana, 1842

(2) Traité de la Spedalskhed par D. C. Danielssen et Wilhelm Boeck, Paris, 1848, avec un atlas de 24 planches coloriées.

(3) Samling af Jagttagelser om hudens sygdomme, ved Boeck og Danielssen, Christiana, 1862, 3 cah. 5 pl.

(4) Virchow's Archiv, t. XVIII, p. 161.

(5) Rapports de tous ces médecins dans le t. 22, des Archives de Virchow.

(6) Virchow's Archiv, t. 26. p. 78, pl. I à III.

(7) Ueber Lepra Capsica, ibid., p. 106, pl. V et VI et t. 37, p. 195.

(8) Ibid., t. 27, p. 175.

(9) Ibid., p. 180.

(10) Ibid., p. 183 et du même auteur sur la Chine, le Japon et les îles Canaries dans t. 22.

(11) Ibid., t. 32.

(12) Ibid., t. 33, p. 160.

(13) Ibid., t. 50.

(14) Die Krankheiten des Orients. Erlangen, 1817, pag. 164. « Ueber die knollige oder Gelenk-lepra. »

(15) Virchow's Archiv. Tom 16, 1853, pag. 256. Kleine Beiträge zur Pathologie des Aussatzes (extrait de la clinique du Caire); et Archiv, tom V.

(16) Die Türkei und deren Bewohner. Wien 1852, tom. 2, pag. 102.

auteurs : Kierulf (1), Conradi (2), Bidenkap (3), et tout récemment par Armauer Hansen (4) et notamment par Bergmann (5), qui a publié un travail très important sur ce sujet.

La lèpre des Indes fut décrite par Carter (6), celle de la Nouvelle Orléans par Thomson (7), de Surinam par Drognat-Landré (8), de Palerme par Profeta (9).

Quoique les travaux et les communications de ces auteurs ne paraissent pas tous inspirés par la même connaissance du sujet (10), ils ont pourtant suffisamment établi que les symptômes caractéristiques et la marche de la lèpre concordent partout avec ceüx que les médecins Norvégiens avaient décrits pour la spedalskhed (11).

De cette manière, grâce à l'œuvre fondamentale de Boeck et Danielssen, et au concours d'un grand nombre de médecins et de spécialistes, il fut démontré que la lèpre, partout où elle existe aujourd'hui, présente les mêmes caractères, et qu'elle est *identique dans tous les pays.*

Quelques symptômes sont plus fréquents ou plus intenses dans certaines contrées que dans d'autres; voilà la seule différence que l'on ait été à même de constater. Aussi toutes les dénominations

(1) Virchow's Archiv, tom. 16, pag. 13. Ueber die norweg. Spedalskhed, und früber Archiv, tom 5.

(2) Norsk Magazin for Laegevidenskaben, 1851, tom. V et 1857, tom. XI.

(3) Ibid. 1860, tom. XIV, 535.

(4) Arch. f. Dermat. und Syphilis, 1871, cah. 2, pag. 194.

(5) Die Lepra in Livland. St-Petersburg, 1870.

(6) Transactions of the medic. and phys. Society of Bombay, 1862. New. Ser., n° VIII, pag. 1, pl. 1.

(7) Ngerengere and Tuwhenna. v. Lepra gangraenosa, British and foreign med. Chir. Review, april 1854.

(8) De la contagion de la lèpre. Paris, 1869.

(9) Sulla Elephantiasi. Palermo, 1868, 2 pl.

(10) Ainsi Rigler, par exemple, a commis de nouveau la faute capitale de confondre la lèpre et l'éléphantiasis des Grecs, et de les identifier avec la lèpre des Arabes. La « lepra caspica » d'Oldekop est une forme particulière, en tant qu'elle diffère un peu de la lèpre Finlandaise et surtout parce que les tubercules se vident complétement de leur contenu caséeux ; enfin la maladie serait en général curable. D'après la description de Martius (De lepra taurica, Lipsiae, 1816, et über Die Krimmsche Krankheit, 1819), la lèpre tuberculeuse existe autour d'Astrakan ; cela paraît d'autant plus exact que « le seul cas de lèpre taurique » est décrit par Bergson qui, il est vrai, ne cite pas Martius et ne donne pas sur ce sujet des développements scientifiques (Berlin, 1853. Sep. Abdr. aus Charite-Annalen, 4e année, cahier 1, 2 pl.) et confirme tout-à-fait les données de Martius.

Le cas de lèpre tuberculeuse du Dr Hegmann (Virchow's Arch., tom. 16, pag. 176, avec planches) est plutôt un fibroma molluscum que de la lèpre.

(11) Report on Leprosy by the College of physicians prepared for Secretary of State for the Colonies, 1867.

de la maladie empruntées à la géographie, telles que *Mal de crimée* (1), *Rosa Asturiensis* (2), etc., ou usitées seulement dans quelques localités comme *Spedalskhed* en Norvège, *Mal morto* (3), *Morphée* au Brésil, doivent-elles être abandonnées et il convient de les remplacer à l'avenir par un nom unique, intelligible pour les médecins de tous les pays et fondé sur l'histoire de la maladie.

Nous considérons le terme *lèpre* (4) comme remplissant toutes ces conditions, et désormais nous nous en servirons exclusivement.

La symptomatologie de la lèpre étant ainsi définie d'une manière plus scientifique, il n'eût pas été nécessaire d'en délimiter nettement les caractères, s'il n'était pas alors même devenu indispensable de la distinguer de toute une série d'affections qui, malgré bien des oppositions, a toujours été introduite par contrebande dans le domaine de la lèpre.

Il fallait surtout s'assurer de la vérité des notions répandues en général, et particulièrement depuis la fin du dernier siècle, sur l'existence de certaines maladies endémiques (*Radesyge, Maladie de Marsch, Syphiloïde* du Jutland, *Falcadine, Sibbens* d'Écosse, etc.) et voir dans ce cas quels rapports elles ont avec la lèpre.

Jusqu'à ces derniers temps, on confondait ces affections avec la lèpre, la spedalskhed, le scorbut, la syphilis et cette confusion a encore lieu plus ou moins aujourd'hui.

D'après les descriptions qu'on a faites, ces affections ont ceci de commun : dans certaines contrées, elles sont endémiques et très répandues depuis des époques qu'il n'est pas toujours possible de préciser historiquement. Elles se manifestent par la production de lésions ulcéro-tuberculeuses et serpigineuses de la peau et du tissu sous-cutané, plus rarement de nécrose des os, affectant de préférence les membres et le visage (le nez).

L'élucidation de la radesyge eut la plus grande importance au point de vue de la lèpre.

Le mot radesyge (*rada*=mauvaise et *syge*=maladie) est usité dans certaines parties de la Norvége et fut employé primitivement pour

(1) Martius, l. c.

(2) Hensler, l. c.

(3) Gadesden, Rosa anglica, pract. medicina, Aug. Vindelic., 1595, 4, de Lepra, 4, II, c. 7.

(4) Lèpre, comme dénomination, pour indiquer l'« Aussatz » a donc la même signification que *Lepra Arabum*, que *Elephantiasis Graecorum* des auteurs exacts ; cette expression a déjà pris droit de cité à l'école de Vienne et répond à la proposition de Virchow. On se sert depuis plusieurs années déjà, en Angleterre, du terme *Leprosy*, qui est tout aussi précis.

désigner une affection semblable à celles dont nous venons de parler.
D'après V. Sée (1745) et Honoratus Bonnevie (1758), cette dernière
maladie fut importée en Norvége au commencement du siècle dernier.
Selon d'autres auteurs, Deegen (1776), elle existait déjà auparavant à
Stavanger.

Le terme de *spedalskhed* servait aussi à désigner la lèpre, endémique
depuis longtemps en Norvége.

Avec le temps, la spedalskhed avait diminué de fréquence et
d'extension; elle ne s'était pas étendue au-delà du cercle de Bergen
(du 60 au 70 degré de latitude nord). La radesyge était restée pourtant
endémique autour d'Egersund.

Alors les médecins, qui n'avaient plus l'occasion d'observer la
maladie (spedalskhed) endémique autour de Bergen, mais qui en
connaissaient l'existence, lui donnèrent le nom de l'affection endémique qu'ils avaient sous les yeux — radesyge. Il en résulta que peu à
peu les médecins du continent considérèrent également radesyge et
spedalskhed comme synonymes, ou plutôt que les deux termes devin-
rent pour eux aussi obscurs l'un que l'autre.

Dans les États Scandinaves, au contraire, on s'était efforcé d'éclaircir
les rapports des deux maladies, et beaucoup de travaux avaient paru
sur cette question (1). Mais ni ces travaux, ni les commissions médicales désignées à plusieurs reprises (1771, 1780) pour étudier cette
affection ne produisirent les résultats rapides qu'on en attendait.

Dans le siècle dernier, toutefois, Sée, Bonnevie, Deegen, Bang,
considérèrent déjà la radesyge comme identique à la syphilis. Mais
d'autres auteurs la prirent pour la lèpre (Mangor, 1770, Holst, 1817,
Sverensen, qui la désigne sous le nom de lèpre norvégienne), d'autres pour le scorbut (scorbut norvégien, Möller, 1784), ou un mélange
de syphilis et de scorbut (Cron), ou de spedalskhed, de syphilis et
de scorbut (Steffens, 1771), ou encore comme une combinaison de
syphilis, de spedalskhed avec d'autres affections chroniques de la peau,
tout comme le sibbens d'Écosse (Hans Munk, 1799 et 1815).

Hjort (2), enfin, sépare complétement la radesyge de la syphilis et de
la spedalskhed, et prétend en faire une maladie *sui generis* sous le
nom de *theria* (3) (*tuberculosa s. subcutanea*).

Kierulf regarde aussi la radesyge comme une affection particulière,

(1) Voy. la bibliographie de Boeck in Samling of Jagttagelser, 3e livr., page 1 et
suiv., planches IX à XIII.

(2) Norsk Magazin for Laegevidenskaben, 1840.

(3) Voy. Celse, l. c., 4, V. C. XXVIII, 3 p., 188 : De Theriomate.

distincte de la spedalskhed et de la syphilis; et pourtant cette affection,
comme cela ressort de la symptomatologie (1) très précise qu'il donne de
la radesyge ainsi que des descriptions et des figures qui l'accompagnent, est identique, si on ne l'a pas confondue avec la lèpre, aux
productions que provoquent ordinairement la syphilis héréditaire ou
acquise, les affections syphilitiques gommeuses et lupeuses, la carie
ainsi que la nécrose scrofuleuses, la dermatite chronique, les ulcères
variqueux, etc., dans leur marche chronique, surtout aux extrémités
et là avec le caractère des altérations éléphantiasiques (2).

Aussi ne pouvons-nous ni avec Boeck (3) prendre en général la
radesyge pour la syphilis, ni avec Virchow (4), admettre même une
partie des cas décrits comme se rapportant à une affection *sui generis*;
mais nous affirmons en toute assurance avec Hebra (5) que la radesyge
n'existe pas en tant que maladie *sui generis*.

Il en est ainsi du *Morbus Dithmarsicus* : Struve (6), et après lui la
plupart des auteurs l'ont regardé comme identique à la spedalskhed
ou comme une variété atténuée de cette affection, d'autres l'ont appelé
pseudo-syphilis, syphiloïde, syphilis compliquée (Fischer, 1805, Helweg,
1821, Hubener, 1821, Duhrsen, 1832), et encore Francke (7) regarde-t-il
cette dernière comme une syphilis évidente.

Radesyge, maladie de marsch, falcadine (8), scherlievo, mal de
Fiume, sibbens (9) d'Ecosse, syphilis du Jutland de Deurs, syphiloïde
esthonienne (10), lithuanienne (11), et toute une série d'affections endémiques semblables, sont évidemment des noms génériques de maladies
de peau chroniques, diagnostiquées d'une manière imparfaite; une

(1) Danske Ugeskrift for Laeger, 1850.
(2) Voy. Elephant. Arabum, pag. 141 de ce vol. lupus, pag. 346.
(3) L. c., pag. 17.
(4) Geschw., tom. II, pag. 534.
(5) Hebra dit : Zeitschr. d. k. k. Ges. d. Aerzte, 1853, tom. 1, p. 60, que, à
l'exception de l'éléphantiasis des Grecs, il n'a appris à connaître en Norvége, aucune
maladie de peau qu'il n'eût déjà observée à Vienne.
(6) Ueber die aussatzartige Krankheit Hölsteins, allgemein daselbst de Marsch-
krankheit gennant. Altona, 1820, pag. 44.
(7) Morbus Dithmarsicus, Diss. Inaugur. Kiliac, 1838, pag. 22.
(8) Sigmund, Zeitschr. der k. k. Ges. d. Aerzte. Wien, 1853, tom 1, pag. 50 et
suiv. Pernhoffer, Untersuchungen und Erfarungen über das Krankheitsübel Skérl-
jevo. Wien, 1868.
(9) Gilchrist, Edinb. med. and surg. Essays, 1771. Carmichael in Behrend's
Syph., tom. 5, p. 90.
(10) Die gewöhnlichen Krankheiten des menschlichen Körpers von Ilisch. Dorpat,
1822. Deurs et Döhrn im Behrend's Syph., tom. 5.
(11) Bolschwing, Syphilis und Aussatz. Dorpat, 1839. Ibid., tom. 3, p. 66.

très grande partie d'entre elles appartient à la syphilis héréditaire,
l'autre au lupus serpigineux, à la gale, au psoriasis, à l'éléphantiasis
des Arabes. Il y a là, en un mot, toutes les espèces de processus chroniques, syphilitiques ou non, s'accompagnant d'inflammation, d'épaississement, d'ulcération et de déformation des membres (1) : un diagnostic plus exact a montré que ces endémies n'avaient qu'une spécificité supposée.

Division. — Bien que la lèpre, partout où elle se trouve, ait de
sa nature la même signification nosologique, elle ne présente les
mêmes symptômes ni sur les malades d'une même contrée, ni sur ceux
des contrées éloignées, c'est-à-dire qu'ils varient selon la forme, le
siége, l'organe ou le tissu qu'elle affecte, leur succession, leur nombre,
leurs combinaisons, leur durée, leur intensité et leur influence sur
l'organisme. Quelquefois il n'apparait qu'un seul symptôme, qui
persiste des années et constitue le seul signe de la maladie. D'autres
fois on observe plusieurs, ou même tous les symptômes connus de la
maladie. Mais ici encore il y a place pour de nombreuses différences,
puisque la succession, la durée ou l'intensité des phénomènes sont
variables, et certains d'entre eux restent à l'arrière-plan, ou n'apparaissent pas du tout.

En tout cas, la concordance des formes de la maladie, l'expérience
le démontre, paraît d'autant plus grande que les cas observés se
répètent davantage, et que l'on a l'occasion de les suivre plus longtemps.

L'ensemble de certains symptômes offre-t-il une fréquence relative,
ou le développement de quelques signes particuliers plus d'importance? Ils constituent alors incontestablement des types de la maladie.

Toutefois, on ne peut pas considérer ces types comme des genres
séparés ou distincts de lèpre, parce que, comme nous le verrons, ils se
transforment souvent l'un dans l'autre, se combinent ensemble et se
trouvent réunis sur un seul et même individu. Mais ils se reproduisent
si fréquemment que leur apparition n'est pas sans valeur au point de
vue pratique, comme signes extérieurs et marche de la maladie.

De l'opinion particulière des médecins, du hasard des observations

______

(1) Dans ces cas, dit-on, il est impossible de trouver la source de la syphilis ;
l'inanité de l'objection a sa meilleure démonstration dans la communication de Bergmann (l. c , p. 3 et 4). Selon cet auteur, en 20 ans, dans un seul district, il n'a pas
vu un seul cas de syphilis primitive, mais, au contraire, bon nombre de syphilis
tertiaires, dont l'origine pouvait être rapportée à 1832, année où les habitants avaient
eu des troupes à loger.

dépendait le plus ou moins d'importance attribuée à l'un ou à l'autre de ces symptômes, et était le point de départ des divisions de la lèpre.

Ainsi Robinson (1) a divisé la lèpre en lèpre tubéreuse et lèpre anesthésique, parce que la production de nodosités et l'anesthésie de la peau sont des signes très sensibles de la maladie et reviennent d'une manière typique. Danielssen et Boeck ont conservé la même classification depuis la publication de leur premier ouvrage en 1848 jusqu'à ce jour; ils parlent de la forme tubéreuse et de la forme anesthésique de la lèpre.

La plupart des auteurs adoptent cette division; Bergmann s'y conforme également dans ses ouvrages.

Pruner (2) ne s'occupe que de la lèpre tubéreuse ou des articulations, évidemment parce qu'il n'a jamais vu la forme anesthésique ou parce qu'il ne l'a pas découverte.

Thomson, par contre, ne traite, pour les mêmes raisons, que de la lèpre mutilante (*joint evil Town* (3)) de la Nouvelle Zélande (4).

De même que les uns attachèrent plus d'importance aux nodosités et à l'anesthésie de la peau, les autres aux déformations des articulations, d'autres furent surtout frappés de la présence de taches cutanées (anomalies de pigmentation).

C'est pourquoi Haubold (1821) mentionne déjà un cas de lèpre vitiligo (5). A côté de la forme tubéreuse et de la forme anesthésique] de la lèpre, Erasmus Wilson a placé la morphée (6) comme une espèce particulière de lèpre, et la divise en quatre variétés : *morphea alba lardacea, alba atrophica, nigra et alopecia.*

Enfin Hansen de Bergen a démontré que l'anesthésie existe aussi dans la lèpre tubéreuse, et non de temps à autre, selon l'opinion de Danielssen et Boeck, mais régulièrement, quoique à une période avancée de la maladie (7); il pense donc qu'il n'y a plus lieu d'admettre

---

(1) On Elephant. med. chir. Transactions 1849, t. X.

(2) l. c., p. 164.

(3) Diseases most frequent in Westindia.

(4) British and foreign med. chir. Review, 1854, 496, Aprilh. « Lepra gangrænosa, » dans laquelle l'anesthésie manque. Quoiqu'il puisse y avoir ici erreur d'observation, la mutilation lépreuse existe aussi sans anesthésie, comme nous le montrerons plus tard.

(5) Carolus Haubold, vitiliginis leprosæ rarioris historia, Diss. inaug. Lipsiæ, 1821.

(6) On diseases of the Skin, 6 the edit. London, 1867. p. 671, et Journal of cutaneous diseases. London, II, 6, 1868, p. 153.

(7) Archiv für Dermat. und syphilis, 1871. 2e liv., p. 194. Hansen a démontré par des recherches faites avec soin que sur 141 cas de lèpre tuberculeuse, dans 9 cas seulement, qui ne remontaient même qu'à un petit nombre d'années, la sensibilité

une variété anesthésique. Il considère également la formation des taches
comme aussi typique que l'éruption tubéreuse, et il ne distingue dès à
à présent dans la lèpre que deux formes : la *lèpre tubéreuse* et la
lèpre maculeuse.

La forme maculeuse, avec ses symptômes frappants et sa fréquence
comme type, nous fait ranger à cette opinion, et son importance, aussi
bien que l'anesthésie qui accompagne l'une et l'autre des deux formes,
nous autorise à lui donner une place à côté de la lèpre tubéreuse.

Nous ne pouvons cependant pas supprimer la variété anesthésique,
car elle se manifeste seule dans bien des cas et ne se révèle que par
l'anesthésie de la peau sans autre altération appréciable de couleur ou
de forme.

Aussi admettons-nous trois types que nous appellerons : 1° lèpre
tubéreuse (*knotige*), 2° lèpre maculeuse (*fleckige*), 3° lèpre anesthésique
(*anæsthetische*).

Symptomatologie générale. — Les symptômes de la lèpre sont généraux et locaux.

Les premiers ont un caractère plus indéterminé et la plupart sont les
mêmes que ceux d'autres affections graves de l'organisme; on peut les
trouver dans toutes les formes de la lèpre et ils n'ont pas de caractère
typique.

Les symptômes locaux, au contraire, présentent dans leur essence
et dans leur évolution, un cachet spécial et l'on peut par conséquent
les considérer comme les symptômes propres, caractéristiques de la
lèpre.

Ils se localisent le plus souvent sur la peau (1), sous forme de taches,
de nodosités, de vésicules, de tumeurs ayant un aspect, un caractère et une
évolution particulière. On les observe aussi sur la muqueuse du nez, de
la bouche, du pharynx et du larynx — *lepra cutanea* et *lepra mucosæ*.

On les trouve dans la sphère des gros troncs nerveux sous-cutanés et
dans celle des branches nerveuses périphériques les plus fines de la
peau, où ils se traduisent par des troubles fonctionnels de la nutrition
— *lepra nervorum*.

A côté de ces signes caractéristiques existent une foule d'autres
symptômes, de localisation variable, qui affectent les tissus les plus

cutanée était restée intacte. Bidenkap a trouvé la même chose (Norsk Magaz. f. Laegevidenskaben, vol. XIV).

(1) De là vient que la lèpre ressort thérapeutiquement de la dermatologie, quoique
elle soit une affection générale.

différents, et concourent plus ou moins à former le tableau caractéristique de la lèpre.

Mais le phénomène le plus important est l'évolution du processus général, c'est-à-dire la réunion de tous les symptômes appartenant à la lèpre, qui donnent aussi, en les examinant, la valeur nosologique la plus exacte de toutes les manifestations de la maladie.

Période prodromique. — Le développement des symptômes caractéristiqués de la lèpre, c'est-à-dire, leur localisation dans certains tissus sous une forme déterminée, est précédé généralement, pendant un temps plus ou moins long, de manifestations si peu typiques qu'on ne peut les reconnaître comme telles que dans les pays où la lèpre est endémique; partout ailleurs ils sont méconnus.

Les malades sont mous, abattus, tristes, déprimés moralement; le moindre effort physique ou intellectuel les fatigue; ils sont paresseux et souvent ils tombent accablés de sommeil. Ils ont fréquemment de petits frissons, de l'inappétence, des nausées, des éructations, de la cardialgie et du gastricisme; ils ont aussi des accès de fièvre le soir.

Parmi les symptômes prodromiques nous devons également ranger une éruption vésiculeuse, qui apparaît comme une espèce de pemphigus, car elle peut durer dans cet état des mois et des années, avant l'apparition des signes caractéristiques de la lèpre. Cette espèce d'éruption vésiculeuse chronique diffère du pemphigus idiopathique : elle ne présente qu'une ou quelques bulles en même temps, et il ne s'en produit pas d'autres avant que les premières soient sèches.

Cet ensemble de phénomènes suffirait pour autoriser une personne non prévenue à porter le diagnostic *pemphigus*. Mais les spécialistes qui observent l'éruption dans les localités où sévit la lèpre sont en mesure de voir, dans cette éruption bulleuse, les signes précurseurs de la maladie.

Toutefois, comme cette éruption bulleuse n'est pas seulement un signe prodromique mais appartient bien plus souvent encore à l'ensemble des symptômes de la lèpre même, nous aurons l'occasion d'en parler avec plus de détails.

Quand ces accidents prodromiques ou autres analogues ont duré plusieurs mois ou même plusieurs années, avec une intensité variable, et avec des rémissions plus ou moins longues, alors se déclarent les symptômes caractéristiques de la lèpre.

Parfois pourtant les prodrômes manquent complétement, ou n'ont qu'une courte durée et une si faible intensité, qu'ils passent tout à fait

inaperçus ou paraissent faire défaut, et que les symptômes caractéristiques de la lèpre semblent surgir tout à coup.

La nature des prodrômes ne permet pas de déterminer à l'avance
quelle forme affectera la lèpre.

La présence de l'éruption pemphigoïde peut toutefois faire présumer
que la lèpre se développera avec les caractères de l'anesthésie ; néanmoins les faits ne confirment pas toujours cette conclusion.

SYMPTOMATOLOGIE SPÉCIALE.

1. *Lepra tuberosa (s. nodosa, s. tuberculosa); der knotige, oder knollige
Aussatz.*

A. *Symptômes cutanés.* — Quand les prodrômes dont nous venons de
parler ont duré plusieurs années, plusieurs mois ou quelque temps
seulement, ou même dans certains cas plus rares sans que ces symptômes aient précédé, on voit survenir sur la peau des taches ou des
tubercules, quelquefois aussi les deux ensemble.

A. *Taches.* — On voit rarement les taches petites, de la dimension
d'un ongle ; en général elles sont beaucoup plus grandes, comme la
paume de la main ou plus encore. Leurs contours sont assez nets, mais
le plus souvent la coloration se dégrade ou s'efface sur les bords. Au
début elles sont d'un rouge pâle ou d'un rouge foncé (bleuâtre), elles
pâlissent sous la pression du doigt, et prennent avec le temps une
teinte plus foncée, brune, brun jaunâtre ou une nuance d'un gris
cendré.

La surface des taches est lisse, brillante, comme huilée ; dans des
cas rares on observe une légère desquamation, qui n'est du reste que
passagère.

Les taches sont tout à fait plates ou légèrement élevées au-dessus du
niveau de la peau.

Si l'on saisit la tache entre les doigts, on s'aperçoit que, outre l'anomalie dans la coloration, il existe de l'épaississement et de l'induration
de la peau. Le pli cutané est plus épais que dans le tégument sain
avoisinant, il est plus dur, assez sensible, même douloureux à la
pression.

Que ces taches soient de simples colorations unies et brillantes, ou
des infiltrations et des épaississements colorés, plats et plus ou moins
étendus de la peau, elles existent en général sur le tronc, au dos,
en quantité considérable aux fesses, sur les membres supérieurs et infé-

rieurs, surtout du côté de l'extension, disposées parfois d'une manière symétrique sur le dos de la main, ainsi qu'à la paume de la main et à la plante du pied (1). Elles existent aussi à la figure, mais moins prononcées au début.

Dans les premiers temps de leur existence, les taches subissent de nombreuses modifications. Dès le début, elles ont, en général, une étendue variable, le plus souvent considérable. Mais on en trouve aussi de plus petites, qui ne grandissent qu'au bout d'un certain temps. Elles s'accroissent par leur périphérie ; le centre conserve une nuance d'un brun jaunâtre ou d'un gris cendré, tandis que la partie périphérique, plus récente, est rouge ou brun rouge et forme une légère saillie. Enfin le centre peut pâlir entièrement et rester sous la forme d'une tache d'un blanc brillant, plate ou déprimée par rapport à la portion périphérique qui est colorée. La tache peut même disparaître tout à fait quand la régression s'empare aussi des parties périphériques plus jeunes et que la marche de la tache est arrêtée. Enfin les taches peuvent en même temps rétrocéder partout complétement, sans qu'elles se soient agrandies (auparavant). A leur place, la peau paraît colorée d'une manière normale, comme précédemment, ou elle est d'un blanc très brillant.

Cette régression des pigmentations maculeuses, avec ou sans infiltration simultanée, est bien plus fréquente et plus rapide dans la première période de l'affection que dans la suite.

La maladie envahit toujours de nouvelles portions de peau et même celles qui avaient été couvertes de taches au début et guéries, sont de nouveau envahies ; aussi les taches ultérieurement développées s'agrandissent sans cesse et par contre rétrocèdent de moins en moins ; elles finissent par devenir stables, quand elles ont atteint une extension considérable ou qu'elles sont devenues confluentes sur de grandes surfaces du corps.

Comme les taches sont en même temps d'autant plus rouges qu'elles sont plus jeunes, d'autant plus foncées (brun rouge, brun jaune, sépia, gris noir) qu'elles sont plus anciennes; comme au milieu d'elles il y a des parties de peau colorées d'une manière normale, ou blanches par suite de la disparition de taches antérieures, le malade paraît pour ainsi dire tatoué.

(1) Nous avons vu souvent à la paume de la main et à la plante du pied, en même temps que les taches infiltrées plates, une éruption tuberculeuse, comme nous le décrirons plus tard. Danielssen et Boeck, ainsi que Bergmann n'ont pas observé de coïncidences de ce genre.

La maladie peut persister ainsi plusieurs années, pendant lesquelles elle ne se manifeste que par l'apparition, la disparition des taches et par les modifications que nous venons de décrire (1).

B. *Nodosités*. — Sur les taches, ou aussi sur les portions de peau restées intactes, surviennent des altérations, dont l'importance efface bientôt celle des manifestations antérieures. Ce sont des infiltrations plus considérables de la peau, ayant la forme d'indurations plates, étendues, ou l'aspect de bosselures, de nodosités épaisses, dures.

Ces infiltrations dures, douloureuses à la pression, d'un rouge brunâtre, épaississant la peau, qui paraissaient être le résultat des taches et avaient même disparu en quelques points, sont devenues définitives dans certains endroits. Elles augmentent immédiatement de volume et forment des tumeurs proéminentes, brillantes, dures.

Bientôt leur nombre s'accroit; elles se rapprochent les unes des autres, les lignes et les sillons qui les séparent, deviennent plus profonds, et par conséquent plus apparents.

Il survient aussi des infiltrations plates, étendues de la peau. En apparence la peau ne présente que des taches irrégulières ou diffuses, mais d'une coloration de mauvaise nature, d'un rouge brunâtre, brillant, comme si l'on avait fait un badigeonnage avec de la teinture d'iode. Au toucher, la peau ainsi colorée est dure, épaisse, et l'on dirait qu'on a intercalé sous le tégument une mince feuille de gutta-percha.

Bientôt se forment des infiltrations et des élevures plus saillantes et plus tranchées, des nodosités dans le sens strict du mot.

Ces nodosités sont rondes, arrondies, de la grosseur d'un grain de plomb, d'un pois, d'une fève ou plus encore, parfois même du volume d'une noix. Leur coloration est rouge brun; leur surface est lisse, brillante, comme si l'on y avait passé de la laque, ou recouverte d'un épiderme légèrement fendillé. Elles ont une consistance rénitente, élastique; elles sont sensibles à la pression. De petites télangiectasies traversent leurs couches supérieures. Ces nodosités sont proéminentes, leur base large; une partie de la masse est placée au centre d'une tache d'infiltration plate, dont elle paraît être le prolongement central plus volumineux. C'est pour cette raison que les nodosités présentent aussi en général la coloration et le brillant huileux de la base sur laquelle

_____

(1) Danielssen et Boeck rangent encore parmi les prodrômes de la lèpre tuberculeuse les altérations dont il vient d'être question.

elles reposent. D'autres fois, ces nodosités s'élèvent plus indépendantes et ont même un court pédicule.

Quelquefois encore elles se développent sur une peau de coloration normale, sans infiltration diffuse ; elles se trouvent donc dans un tissu sain. Enfin les nodosités ne font aucune saillie ou dépassent à peine le niveau de la peau. Ce sont de petites masses sphériques intercalées dans la peau ou le tissu cellulaire sous-cutané ; on les trouve surtout enclavées dans les feuillets de certains plis cutanés.

A travers les couches épidermique ou cutanée qui les recouvrent et qui sont parsemées de fins rameaux vasculaires, elles paraissent composées d'une substance jaune rougeâtre, transparente, comparable à de la gélatine. Au toucher, elles donnent la sensation de boules rondes, pénétrant profondément jusque dans le tissu cellulaire sous-cutané, de la consistance de la gomme élastique ; elles sont très douloureuses à la pression.

Si les nodosités de la lèpre se présentent sous forme de tumeurs proéminentes développées sur des infiltrats plats, ou bien si elles surviennent, indépendamment de ceux-ci, sur une peau normale ou pigmentée, elles sont tantôt disséminées et disposées irrégulièrement, tantôt accumulées en certaines régions où elles paraissent se localiser le plus souvent, par exemple au tiers interne des paupières, sur la surface cutanée dans le sens de l'extension, et elles forment alors des masses plus volumineuses, bosselées et même fongoïdes.

Une seule fois nous avons vu, à côté de grosses nodosités mamelonnées, isolées, aplaties, disséminées, des nodosités grosses comme des grains de plomb ou des lentilles, disposées en groupes et en cercles de la dimension d'une pièce d'un franc et même d'une pièce de cinq francs, à la paume des mains et à la plante des pieds, aux oreilles et sur quelques autres parties du corps. Cette observation mérite d'être notée, car la petitesse et l'arrangement des nodosités faisaient ressembler la maladie à la syphilis ou mieux encore au lupus.

Les nodosités surviennent d'abord plus nombreuses à la face que dans les autres régions du corps ; elles y persistent aussi davantage. La présence et la localisation particulière des nodosités, des infiltrations plates ou boursouflées, l'aspect brillant, bizarre de la peau, la coloration, donnent au visage une expression particulière, caractéristique ; aussi tous les malades atteints de lèpre tubéreuse de la face se ressemblent-ils.

Le visage paraît élargi dans toutes ses parties, plus plein, enflé, carré, d'un brun rouge, analogue à la coloration de la terre brûlée. Il ressemble à du verre dépoli, ou on le croirait recouvert d'huile. La peau du front est épaissie, ses sillons paraissent profonds, les bosselures saillantes. Mais les élevures sont surtout prononcées aux paupières, qui sont en outre envahies par des nodosités saillantes, arrondies, d'un rouge foncé. Ces nodosités, partant du bord interne des paupières pour se diriger en dehors, sont disposées symétriquement à côté les unes des autres, au nombre de trois à cinq et davantage, de chaque côté, et surplombent les yeux sous forme de masses mamelonnées, bosselées, traversées de sillons verticaux profonds, donnant à la physionomie une expression morose (*facies leontina*). Sur les nodosités, les sourcils sont clairsemés ou ont complétement disparu, tandis qu'à la partie externe il reste encore quelques poils en aigrette.

Les rides transversales du milieu du front sont très développées et rappellent, abstraction faite de leur teinte bronzée et de leur brillant, le front d'un profond penseur, ou d'un vieillard.

Le nez est épaissi, recouvert de nodosités et de bosselures, par conséquent élargi en avant et comme écrasé. Les joues paraissent épaisses, pendantes ; on y voit çà et là, et sur les paupières inférieures et supérieures, des nodosités isolées, de la grosseur d'une fève, d'un brun rouge foncé. Elles pressent par leur poids sur la paupière supérieure et l'œil est à demi fermé. Les cils sont peu nombreux, la barbe rare, lanugineuse. Les lèvres sont épaisses, gonflées, brillantes, renversées, et donnent à la figure une expression « de bravade ; » elles sont dures, inégales au toucher ; la lèvre inférieure est renversée en dehors. Le menton est large, volumineux, tuméfié et bosselé. Le pavillon de l'oreille, notamment sur les bords, est recouvert de nodosités ou d'infiltrats plats et brillants. Le renversement des lèvres et l'allongement inégal du lobule de l'oreille font ressembler le malade à un mulâtre.

Sur le nez et les portions de joue voisines les nodosités sont quelquefois nombreuses et pressées les unes contre les autres, de grosseur moyenne, rondes ou coniques et d'un rouge vif. Si l'on ne tenait pas compte des grosses bosselures caractéristiques des paupières, qui ne font presque jamais défaut dans ces circonstances, on pourrait facilement prendre la maladie pour de l'acné rosacea (1).

On trouve rarement des infiltrations ou des nodosités sur le cuir chevelu, et quand elles y existent, elles sont peu nombreuses.

(1) C'est peut-être pour cette raison que les anciens auteurs ont rangé la gutta rosea (acne rosacea) dans la lèpre (Hensler, l. c., pag. 85 ; Theodoricus, dans Hensler E., 27).

Par contre, on les trouve régulièrement dans toutes les autres régions du corps, au cou, sur les épaules, au tronc, au dos, à la poitrine, sur le ventre, aux fesses, sur le tégument des organes génitaux externes et en très grand nombre surtout aux membres.

Ici, elles paraissent le plus souvent disposées symétriquement en groupes, et rassemblées en masses tubéreuses groupées ou disséminées sur la face externe du coude, du poignet, sur le dos de la main, sur quelques doigts, au bras et à l'avant-bras ; aux membres inférieurs, elles sont très nombreuses, particulièrement au genou et à la jambe.

Dans plusieurs cas de lèpre tubéreuse, nous avons vu à la paume de la main et à la plante du pied des infiltrations plates, d'un brun rouge, que d'autres observateurs n'ont pas mentionnées. Nous avons aussi trouvé sur ces mêmes points de nombreuses nodosités dans trois cas (chez un garçon de cinq ans de Panama, chez une fille de vingt ans de l'Ile Maurice et enfin chez un homme du Caire).

Conjointement avec le visage, les mains et les pieds subissent les plus grandes modifications dans leur aspect. Les mains sont déformées ; la face dorsale est tuméfiée en forme de coussin par suite de l'œdème et de l'épaississement diffus de la peau, qui est d'un rouge brun ou d'un gris métallique, d'un mat brillant ; l'épiderme est lisse ou légèrement fendillé. La desquamation est continuelle et pulvérulente, on dirait que l'épiderme a été trop lavé avec du savon. Les doigts sont épaissis, leurs extrémités tuméfiées en forme de massue ; ils sont raides et écartés. Les ongles décolorés, opaques, secs, striés, exfoliés, déformés, émiettés, caséeux, tombent et il n'en reste qu'un petit tronçon. Les extrémités digitales deviennent ainsi plus sensibles au contact. L'épaississement, la raideur, la dureté et la sécheresse de la peau, abstraction faite de tous les autres symptômes, et la présence des nodosités sur les articulations et sur les surfaces latérales forment un obstacle à la flexion des doigts et au travail ; du reste, la sensation douloureuse que déterminent la pression et le contact des objets l'empêchent également.

Les mêmes altérations s'observent aux pieds. La marche devient douloureuse, souvent impossible, parce que la peau de la plante des pieds est infiltrée, luisante, tuméfiée et excessivement sensible.

L'œdème consécutif est encore ici plus prononcé qu'aux mains ; il s'étend jusqu'au-dessus des malléoles et aux jambes. Avec le temps la conséquence de l'œdème chronique ne tarde pas non plus à se produire, car il survient de la pachydermie — *elephantiasis Arabum*.

Les ganglions lymphatiques, surtout ceux de la région inguinale, s'engorgent et forment des tumeurs saillantes, dures, indolentes.

Ces symptômes sont encore modifiés plus tard d'une manière essentielle par les accidents que subissent les nodosités cutanées dans leur évolution ultérieure.

Les nodosités ont une durée variable et arrivent consécutivement à la régression, de diverses manières.

Les nodosités qui se sont développées dans la première période de la maladie se résorbent ordinairement au bout de peu de temps. Avec la marche de l'affection les nodosités deviennent plus nombreuses et plus stables. Quelques-unes peuvent persister pendant plusieurs années sans éprouver de modification sensible : dans certaines circonstances, pourtant, elles se résorbent et se détruisent.

La régression a lieu de différentes façons :

(a) Les nodosités s'atrophient, se ratatinent et se résorbent. Les nodosités s'enfoncent un peu, se ramollissent à leur partie supérieure, en même temps leur coloration devient plus foncée. L'épiderme se ride, s'exfolie et se desquame. La diminution et le ratatinement marchent du sommet vers la base, et, au bout de quelques jours ou de quelques semaines, la nodosité a disparu. Elle est remplacée par une tache d'égale grandeur, ronde, déprimée, d'une pigmentation foncée ou blanche au centre, d'un brun noir à la périphérie, comme si l'on avait, à l'aide du doigt, imprimé à la peau une couleur d'un brun foncé ; le tégument en ce point est légèrement aminci et atrophié.

Quelquefois cette place atrophiée devient le centre de développement de nouvelles nodosités qui se groupent périphériquement autour d'elle. C'est ainsi que se produit la disposition circinée des nodosités, laquelle du reste, est assez rare.

(b) Plus rarement les nodosités se ramollissent et s'abcèdent. Le ramollissement n'envahit que la portion superficielle de la nodosité, sur laquelle la peau et l'épiderme s'amincissent et le foyer s'ouvre. Il s'en écoule une matière caséo-purulente, et aussitôt après l'ouverture se referme. Le reste de la nodosité, la base, persiste ou se résorbe.

D'autres fois, le ramollissement envahit en même temps toute la masse de la nodosité (Oldekop), dont le contenu se vide de la même manière ; il ne reste qu'une petite cicatrice.

Enfin il se forme en plusieurs points de la nodosité de petits foyers purulents semblables à des pustules ; dès qu'ils sont ouverts, le reste de la nodosité subit la métamorphose régressive.

(c) Les nodosités s'ulcèrent.

L'ulcération n'envahit, en général, que les nodosités et les infiltrations plates, situées sur les articulations, surtout celles des petits os, aux pieds et aux mains, plus rarement au genou et au coude.

Notre expérience personnelle nous fait adopter l'opinion de Virchow; cet auteur croit que ces ulcérations sont le plus souvent le résultat de violences mécaniques, pression, choc, frottement, ou des accidents inflammatoires qui accompagnent le processus lépreux.

Les ulcères se présentent le plus ordinairement sous la forme de simples excoriations des nodosités ou des infiltrations plates. La plaie, d'un rouge brun foncé, granulée et indurée, ronde ou irrégulière, n'est pas toujours bien délimitée; sa base est dure parce que c'est la nodosité ou l'infiltrat qui la constituent. Les bords sont le plus souvent aplatis, plus rarement calleux et renversés, mais seulement quand l'ulcère est ancien. Il sécrète une petite quantité de liquide ténu, qui, en se desséchant, forme des croûtes. La plaie peu sensible, est néanmoins très douloureuse quelquefois. Elle peut persister plusieurs mois sans s'étendre en circonférence ou en profondeur. Elle guérit, au contraire, très rapidement avec un traitement fort simple; il suffit de la mettre à l'abri des influences mécaniques extérieures (1).

Parfois on voit survenir sur d'anciens ulcères des excroissances saillantes, fongueuses, légèrement saignantes.

Souvent une irritation mécanique prolongée — ou thérapeutique — de l'ulcère, ou la présence du pus sous les croûtes détermine la lymphangite et l'inflammation érysipélateuse du voisinage.

On voit rarement les tissus voisins se détruire d'une manière rapide et l'ulcère gagner en profondeur. Les bords sont soulevés et des parties gangrenées apparaissent dans le fond de la plaie. La réaction inflammatoire, le gonflement et l'infiltration sont considérables, la gangrène s'étend en profondeur sur les tendons et les ligaments articulaires, sur les os, et amène l'ouverture de l'articulation et l'élimination des parties atteintes. C'est là une forme de la lèpre mutilante (Pruner, *Lepra articulorum.*)

La mutilation, résultant des accidents que je viens de décrire, affecte le plus souvent les phalanges des doigts et des orteils, la main jusqu'au poignet et le pied jusqu'aux malléoles. Le coude et le génou ne sont que rarement, et peut être jamais, le siége de semblables lésions; elles existent encore moins sur d'autres régions du corps.

____

(1) Selon Danielssen, Boeck et après eux Bergmann, la guérison des ulcères lupeux est dangereuse, compromet l'existence du malade et le danger cesse seulement quand l'ulcère s'est ouvert. Notre expérience ne nous permet pas de partager cette opinion.

Après la chute des parties mortifiées, la guérison se fait assez rapidement au moyen d'une cicatrice qui n'a rien de caractéristique.

La nécrose affecte quelquefois certaines parties moyennes des membres, par exemple la seconde phalange, tandis que la première et la troisième restent intactes. Après la guérison, la première phalange se rétracte sur la troisième, à laquelle elle adhère par des cicatrices. Ainsi se produisent des déformations, des incurvations, des déviations et des obstacles fonctionnels permanents de diverse nature.

Symptômes sur les muqueuses. — En général, quand les productions tubéreuses et les infiltrations de la peau ont persisté pendant plusieurs années, on voit aussi apparaître sur la muqueuse de la bouche, du pharynx, du larynx, du nez, sur la conjonctive et sur d'autres parties de l'œil, des lésions qui, par leurs caractères, leur coïncidence fréquente avec les altérations cutanées, doivent être considérées comme adéquates à celles-ci, c'est-à-dire comme appartenant à l'ensemble des symptômes de la lèpre tubéreuse (1).

On trouve sur la muqueuse des joues, du palais et du voile du palais de petites nodosités disséminées ou serrées les unes contre les autres, rouges ou recouvertes d'un épiderme gris, et très dures au toucher. Depuis la face postérieure des incisives supérieures jusqu'au voile, le palais est quelquefois garni d'une plaque large, à surface granuleuse, très crevassée, recouverte d'un épithélium gris, épais. On y rencontre parfois une ou plusieurs nodosités isolées, de la grosseur d'une lentille ou d'une fève, proéminentes, dures, rouges et à surface lisse.

Le dos de la langue présente un aspect particulier, par suite de la saillie notable des petites papilles ; l'épithélium est épaissi, gris, opaque. Plus tard, l'épithélium se transforme en une couenne épaisse, divisée en petits compartiments par des sillons profonds, longitudinaux et transversaux. La langue devient raide, épaisse ; elle a moins de mobilité.

L'épithélium gris, épais, qui recouvre la langue et les excroissances mamelonnées et papillaires de la muqueuse de la joue, des lèvres, du palais, se détache par squames et se régénère continuellement. Un jour,

(1) Nous avons eu l'occasion d'observer continuellement pendant près de deux ans une fille de vingt ans, née à l'Ile de France, d'un père écossais et d'une mère allemande, atteinte de lèpre généralisée, tubéreuse, maculée et ulcéreuse de la peau ; les affections des muqueuses de la cavité buccale, du pharynx et du larynx, que nous allons décrire, ont persisté continuellement pendant près de deux ans. Les lésions que nous avons constatées dans ce cas sont exactement les mêmes que celles qu'avaient déjà mentionnées les auteurs anciens et modernes du Nord de l'Europe.

le même point est d'un gris opaque, le lendemain, après la chute de l'épithélium, il devient rouge foncé; quelques jours plus tard, on dirait de nouveau qu'on l'a touché avec le nitrate d'argent.

C'est la reproduction exacte du psoriasis syphilitique de la muqueuse buccale, dont j'ai donné une description complète dans un autre ouvrage (*Die Syphilis der Schleimhaut*, Erlangen 1866, pag. 86 à 95). Seulement la forme, le mode de propagation et la marche des plaques sont ici un peu différentes.

A la paroi postérieure du pharynx, on voit aussi des excroissances papillaires sur la muqueuse, d'ailleurs sèche, d'un aspect gommé pour ainsi dire; elle est recouverte çà et là de mucosités très adhérentes.

La bouche répand une odeur fade, douce.

Les crevasses qui se produisent de temps à autre au milieu de ces masses dures font souffrir les malades; le contact des aliments chauds est douloureux dans les parties dont l'épiderme se détache souvent.

Le goût n'est pas altéré. L'épiglotte paraît épaissie, dure, immobile par suite d'une prolifération uniforme, granuleuse, bosselée, qui envahit toute la muqueuse. La muqueuse de la cavité du larynx et des cordes vocales subit les mêmes altérations. La voie devient faible, sourde, sifflante; parfois il y a des accès de toux.

Ces symptômes peuvent persister pendant des années sans que le tableau nosologique se modifie d'une manière sensible; seulement à certaines périodes, l'intensité du processus général paraît diminuer.

Enfin les nodosités et les infiltrations plate peuvent se dissoudre et s'ulcérer, et dans ce cas, la destruction atteint une partie des tissus sains adjacents. Ainsi la luette et une grande portion du voile du palais peuvent être détruites par des ulcérations superficielles à marche lente, mutilées et déviées par la cicatrisation consécutive.

L'épiglotte et certaines parties des organes du larynx peuvent subir les mêmes altérations. Dans ces cas, l'étendue, le siége de la lésion et l'intensité de la cicatrice consécutive ont une influence proportionnelle sur la phonation et la respiration (1).

---

(1) Ces affections étaient déjà connues des anciens auteurs, bien entendu en tant qu'il s'agissait des portions de muqueuse faciles à examiner ou de la voix. D'après les recherches de Danielssen et Boeck, les nodosités peuvent aussi s'étendre sur la muqueuse de la trachée et des grosses bronches. (l. c., p. 211. Atlas, pl. 16 pl. V, b. c. pl. XI). Virchow a cité des formations tubéreuses plus profondes avec sténose consécutive du larynx (*Geschw.*, l. c., p. 520), ainsi que Heymann (*Einiges über die Lepra, wie sie auf Java und den Molukken vorkömmt. Inaug. Diss. Würzburg*, 1854, p. 18) et Wilks (*Guy's hosp. Rep.* Ser. III, vol. 5, p. 154.

En général cependant, l'ulcération, qui d'ailleurs est rare, n'a ni l'étendue, ni la profondeur (cartilages et os), ni la marche rapide de la syphilis.

La muqueuse nasale devient le plus souvent malade en même temps que l'éruption tubéreuse se fait sur la peau des ailes du nez; mais la muqueuse peut aussi être lésée sans que les ailes du nez soient atteintes.

Sur la face interne des ailes du nez et sur la cloison se forment des croûtes adhérentes. Il se produit souvent aussi des crevasses qui sécrétent une sérosité sanguinolente. En se desséchant, elle forme de nouveau une croûte. Quand celle-ci tombe, la muqueuse présente une excoriation irrégulière, légèrement saignante. L'affection ne présente rien de caractéristique.

Les plaies correspondent à des nodosités lépreuses excoriées. La maladie peut persister à ce degré modéré pendant plusieurs années. A la fin pourtant, l'infiltration se désagrége et le cartilage se détruit. En général, la perforation est limitée. Il peut arriver que la cloison (cartilage et membrane) disparaisse en totalité ; mais cet accident est rare : la pointe du nez tombe alors vers la lèvre, le nez semble déprimé, aplati.

Qu'il y ait ou non des tubérosités sur la paupière, la conjonctive palpébrale et bulbaire n'en devient pas moins le siége d'états inflammatoires et de catarrhe avec prolifération, formation d'excroissances granulées et sécrétion abondante de mucosités et de larmes.

Sur la conjonctive oculaire il se fait une injection vasculaire, comme dans la conjonctivite pustuleuse, sous forme de plaques vasculaires triangulaires dont la pointe atteint la limbe de la cornée.

Sur ce limbe, à l'extrémité du triangle vasculaire dont je viens de parler, s'élève une proéminence arrondie, du volume d'un grain de millet, gris blanchâtre; en augmentant de volume, elle constitue bientôt un bourrelet allongé, qui entoure une partie de la cornée et s'étend plus tard sur sa surface. La cornée peut ainsi être recouverte, d'abord en partie, puis en totalité d'une substance fibreuse, rugueuse, dure, dans laquelle se prolongent les vaisseaux de la conjonctive, — *pannus crassus, pannus leprosus* — et qui constitue pour la vision un obstacle mécanique sérieux.

Dans la suite, la cornée s'ulcère aussi bien dans les points encore exempts de dépôts que par la désagrégation de ces derniers. La perforation de la cornée, le prolapsus de l'iris, la synéchie antérieure en sont la conséquence.

La prolifération peut aussi traverser la cornée et atteindre l'iris.

Sur celle-ci se développent également, d'une manière indépendante, des nodosités, dont la prolifération pénètre dans la chambre postérieure et occasionnent des synéchies postérieures; elles s'étendent sur la face antérieure de la capsule du cristallin, obturent la pupille, pénètrent par l'ouverture pupillaire et la face antérieure de l'iris, puis dans la chambre antérieure et poussent des prolongements qui se réunissent avec ceux venus de la cornée.

D'autres fois, le processus local commence par un trouble diffus de l'iris, iridocyclite (Hansen).

Ces lésions entraînent la perte partielle ou totale de la vision; leur apparition est quelquefois hâtée par une ophthalmie aiguë généralisée.

Quoique ces altérations caractéristiques de la lèpre tubéreuse soient sujettes à bon nombre de variations, qui donnent à chaque cas un caractère particulier, il faut encore se rappeler toute une série de symptômes concomitants généraux ou locaux, qui se combinent avec ceux de la marche générale de la lèpre tubéreuse.

Cette évolution a lieu notamment de deux manières. Elle est aiguë dans un très petit nombre de cas, chronique au contraire dans le plus grand nombre.

A. *Marche aiguë.* — Après une période prodromique plus ou moins longue ou non prodromique, on voit survenir, avec une fièvre continue rémittente, l'éruption de nodosités et d'infiltrations plates de la peau et des muqueuses, telles que nous les avons décrites ci-dessus. Avec cet état fébrile continu, qui peut même prendre un caractère typhoïde, il se fait une éruption de nouvelles nodosités et la destruction des tissus marche d'une façon excessivement rapide. En peu de mois la maladie peut avoir atteint un degré et une extension qu'elle mettrait, en général, plusieurs années à acquérir.

Le processus peut perdre de sa violence et prendre une marche plus lente.

Ou bien les symptômes aigus persistent. Aux infiltrations et aux ulcérations locales ultérieurement perceptibles, s'ajoutent des lésions d'organes internes : symptômes cérébraux, diarrhée colliquative, exsudations (pneumonie, pleurésie, etc.), qui amènent dans un temps infiniment plus court le dénouement fatal, ainsi que l'épuisement de l'organisme occasionné par la fièvre et les frissons.

Cette marche aiguë s'observe rarement au début de la lèpre, mais, au contraire, presque toujours elle met fin à la lèpre tubéreuse, quand celle-ci a suivi une marche chronique pendant plusieurs années.

B. *Marche chronique.* — La marche chronique peut aussi présenter plusieurs variétés.

1. L'évolution et la résolution des infiltrations plates et tubéreuses de la peau et des altérations pathologiques des tissus, localisées sur d'autres points, marchent en général avec lenteur. Le processus dure plusieurs années, pendant lesquelles l'extension et l'intensité des lésions locales peuvent atteindre un degré très élevé.

Toutefois la marche de la maladie est le plus souvent inégale, du moins dans les dernières périodes. L'éruption de nouvelles nodosités et la régression des anciennes se font par accès, par poussées. Le groupe des symptômes du début se reproduit assez souvent. Les malades éprouvent pendant plusieurs jours du malaise, de la lassitude, des phénomènes gastriques, des douleurs articulaires et osseuses, parfois nocturnes, des exacerbations fébriles vespérines ; puis survient alors une poussée de nouvelles nodosités dont l'apparition met fin aux phénomènes généraux.

D'autres fois, au contraire, après plusieurs jours de fièvre, on voit, au lieu d'une nouvelle poussée, un grand nombre de nodosités se résorber et se ramollir rapidement.

Enfin on observe les deux états : ramollissement aigu d'un bon nombre de nodosités et d'infiltrations, et en même temps éruption aiguë ou sub-aiguë de nouvelles nodosités, après et pendant un mouvement fébrile ; ces phénomènes se succèdent dans l'intervalle de quelques jours (1).

Entre chaque exacerbation (ces intervalles durent souvent plusieurs semaines ou plusieurs mois), les malades se trouvent assez bien. La nutrition générale peut être très bonne et les fonctions intellectuelles parfaites. Il est vrai que dans ces intervalles le processus fait des progrès dans les deux sens, mais d'une manière insensible et sans

(1) Il nous est impossible d'accepter l'opinion ontologique de Danielssen et Boeck relativement à la fièvre et aux accidents généraux et locaux qui l'accompagnent ; cette manière de voir est du reste inadmissible dans l'état actuel de la science. Nous donnons, au contraire, à cette fièvre la même signification qu'à celle qui accompagne l'éruption de la variole ou de la roséole syphilitique ; elle est, d'autre part aussi, comme le pense Hansen, l'expression d'un processus métastatique. Lorsqu'un grand nombre de nodosités se ramollissent en même temps, il est clair que les éléments en voie de destruction peuvent se résorber, et la fièvre se rallumer ; les résultats possibles sont : une nouvelle métastase au dehors, c'est-à-dire en même temps ramollissement de quelques nodosités et poussée de quelques nouvelles ; la métastase peut se faire sur des organes internes, comme le démontrent les nécropsies ; enfin, l'élimination peut avoir lieu par les excrétions. Si la lèpre a le caractère d'une affection générale, la fièvre de la période initiale est due au contraire à une influence toxique ; cela est admissible. D'après cette opinion, la fièvre aurait la même signification que la fièvre variolique, ou que la fièvre accompagnant les métastases cancéreuses.

troubler l'état général. Les aggravations ne se produisent que dans l'état local.

Au bout de quelques années pourtant, l'éruption tubéreuse prend le dessus à mesure qu'elle envahit des régions plus étendues, et que l'ulcération et la destruction s'établissent telles que nous les avons décrites ci-dessus, l'organisme entier prend alors une part plus grande à la maladie.

L'abattement, l'inappétence, la lassitude deviennent continus; le regard terne, fixe; l'expression du visage triste, inconsolable. Les malades restent assis ou couchés des heures et des journées entières, sans prendre le moindre intérêt à ce qui se passe autour d'eux; craintifs, ils fuient le monde; les forces et la nutrition déclinent, l'individu s'éteint dans le marasme. La mort est quelquefois hâtée par l'apparition d'une tuberculose pulmonaire, de diarrhée colliquative, d'albuminurie ou d'autres complications aiguës; dans de telles conditions, elle est un bienfait pour le malade.

Il arrive aussi qu'une éruption aiguë, fébrile, de nodosités constitue le dernier acte des nombreuses alternatives de l'affection.

Lorsque la forme tuberculeuse de la lèpre conserve ainsi son caractère jusqu'à la fin, la maladie dure, dans le plus grand nombre des cas, une période approximative de huit ans et demi à neuf ans; et c'est l'espace de temps relativement le plus court.

2. Quand la lèpre tubéreuse, dans la forme typique que nous venons de décrire, a résisté plusieurs années, il s'y joint un nouveau symptôme, *l'anesthésie de la peau;* le type de la maladie peut alors se modifier insensiblement et de telle façon que, au bout d'un certain temps, on voit prédominer au lieu de la forme tubéreuse, la variété anesthésique, qui efface même complètement la première.

D'après des observations toutes récentes, l'apparition de l'anesthésie dans la lèpre tubéreuse ne doit nullement, ainsi que le prétendaient d'abord Danielssen et Boeck, être considérée comme un changement normal dans la marche typique du processus de la lèpre tubéreuse. Des anesthésies limitées surviennent, dans la lèpre tubéreuse, beaucoup plus fréquemment qu'on ne le supposait autrefois (1). Il en est de même des autres symptômes de la variété anesthésique, notamment de la formation de vésicules, de l'atrophie musculaire, du gonflement des cordons nerveux, etc., que nous décrirons dans un autre chapitre.

Pendant des mois et des années entières, on voit survenir de temps

(1) Bidenkap, l. c., Hansen, l. c.

à autre des bulles de pemphigus, des anesthésies circonscrites
qui disparaissent de nouveau ou persistent, et l'éruption tubéreuse
suit pendant ce temps son cours normal. Il est possible même que
le type tubéreux existe jusqu'à la fin, malgré la présence d'anesthésies et d'autres phénomènes appartenant à la variété anesthésique. La
lèpre tubéreuse peut donc amener la mort, comme on croit être autorisé à l'admettre, avant même que la forme anesthésique ait pris le
dessus.

Les médecins norvégiens considèrent ces cas comme « mixtes. »

D'après les mêmes auteurs, avec le temps, la lèpre tubéreuse devient
anesthésique, et si cette dernière fait bien souvent défaut, c'est que
la forme tubéreuse détermine souvent la mort avant cette transformation.

En effet, on observe assez souvent ce changement de type ; mais en
général il n'a lieu que tard et ne persiste pas. Pendant un certain temps,
les symptômes propres de la lèpre tubéreuse existent conjointement
avec ceux de la lèpre anesthésique, et les exacerbations qui se font par
pousées produisent alternativement des lésions des sphères nerveuses
et des éruptions tubéreuses.

Plus tard, il est vrai, les lésions nerveuses prennent le dessus ; les
nodosités et les infiltrations rétrocèdent complétement, et les symptômes
de la lèpre anesthésique persistent à partir de ce moment, jusqu'à la
mort des individus.

I. *Lèpre maculeuse* (1). *Der Flecken-Aussatz.* — Après une période
prodromique plus ou moins longue apparaissent, avec ou sans éruption
bulleuse concomitante, des taches sur la peau, principalement au
visage et aux membres; mais on en trouve aussi quelques-unes disséminées sur le tronc, à la paume des mains et à la plante des pieds.

Ces taches ne sont accompagnées d'aucun symptôme, de sorte que les
malades ne s'aperçoivent qu'assez tard de leur présence, quand elles
envahissent la figure et les mains, ou comme cela arrive ultérieurement, quand elles deviennent douloureuses.

Dans bon nombre de cas pourtant, leur développement et leur

---

(1) Danielssen et Boeck, il est vrai, mentionnent déjà, dans leur traité de la Spedalskhed, p. 267, les taches dans la lèpre anesthésique; ils sont encore plus explicites
dans leur second ouvrage (Jagttagelser, 3e livr.). Mais, d'après leur description,
l'importance des taches serait bien minime en comparaison de celle des autres symptômes : les bulles et surtout l'anesthésie. Nous croyons, au contraire, que dans bon
nombre de cas, les taches sont le phénomène prédominant et presque exclusif
de la maladie.

marche sont accompagnés de phénomènes généraux, de douleurs articulaires et osseuses, d'accès de fièvre le soir, de gastricisme, d'inappétence et d'altération de la nutrition générale.

Les taches varient de forme, de couleur et de nature.

Tantôt ce sont des *rougeurs* à peine sensibles, de la grandeur d'une pièce de cinq francs ou de celle de la paume de la main, des taches d'un rouge pâle ou foncé, qui disparaissent momentanément sous la pression du doigt; tantôt, dès le début, des *pigmentations* variant du jaune au brun foncé, ou presque brun noir ou gris cendré, ou encore des plaques dépourvues de pigment, blanches, luisantes. Les parties de peau ainsi colorées sont lisses ou brillantes, ou deviennent le siège d'une légère desquamation à leur surface. Elles sont tout à fait plates ou un peu saillantes; quelquefois même elles ont plusieurs millimètres de hauteur, principalement sur les bords. En ces points la peau est sèche et ne transpire pas, alors même que la perspiration continue de se faire sur la peau normale.

Telles sont les variétés auxquelles, suivant la couleur des taches et la nature de la peau décolorée, on a donné les dénominations suivantes : *morphea*, c'est-à-dire, *morphea rubra, alba, lardacea, atrophica, nigra; vitiligo leuke* et *melas* (Celse), *vitiligo gravior*.

Marche. — Les diverses formes de la lèpre pigmentaire ou en plaques peuvent exister seules pendant des années et persister comme un symptôme prédominant de la maladie; elles présentent alors deux types différents par rapport à ce caractère général.

Elle peuvent notamment :

(*a*) Se maintenir plusieurs années dans cet état et conserver ainsi cette forme pour toujours; elles représentent alors plus ou moins des variétés localisées de la lèpre, car durant toute leur durée et même plus tard, l'organisme entier ne paraît pas subir la moindre atteinte. Ou bien :

(*b*) Elles existent seules pendant un long temps, mais plus tard l'organisme prend part à la maladie et l'on voit survenir les caractères de la lèpre anesthésique, auxquels viennent se réunir, comme une partie des phénomènes, les symptômes de la lèpre maculeuse.

Note. — La lèpre pigmentaire, appelée morphée, se présente sous plusieurs aspects. Parfois elle n'est indiquée que par une seule tache, au thorax ou à la figure par exemple. Cette tache a la dimension d'une pièce de cinquante centimes, elle est d'un rouge pâle, nettement délimitée par un rebord légèrement saillant, rouge clair ou rouge livide. Elle est hyperesthésiée dans toute son étendue. Les malades y ressentent une démangeaison spontanée, des élancements semblables à des piqûres d'aiguilles; le toucher et la pression sont douloureux — *morphea rubra*. Au bout de plusieurs mois ou de plusieurs années, le bord saillant s'étend à la périphérie, tandis que le centre pâlit et devient enfin d'un blanc éclatant — *morphea alba*. En même temps les poils deviennent blancs, minces, lanugineux. La peau peut rester lisse et douce au centre qui est devenu blanc, ou bien elle s'enfonce légèrement en ce point et s'atrophie — *morphea atrophica;* cette modification a lieu seulement en certains endroits, de sorte que le tégument est parsemé de petites dépressions superficielles d'un blanc éclatant, comme s'il était recouvert de plaques cicatricielles peu profondes. Dans d'autres circonstances, le centre devient au contraire jaune brun, tandis que la peau reste en même temps lisse ou s'atrophie en forme de cicatrice.

Alors même il est possible que la portion de peau ainsi modifiée, entourée de ce bord saillant, rouge, ait perdu son hyperesthésie, recouvré sa sensibilité normale ou même soit prise d'anesthésie passagère ou permanente.

Enfin, la progression périphérique du bord peut envahir une grande surface en suivant la marche que je viens de décrire, la moitié du thorax, par exemple : cette surface est entourée d'un liseré de deux à trois millimètres de largeur, rose ou rouge violet, un peu saillant, dont la teinte devient jaune brun vers l'intérieur. Le centre est en général blanc et uniformément atrophié, déprimé ou parsemé de nombreuses fossettes atrophiques; on le croirait pointillé ou cicatrisé par plaques.

Le processus peut durer ainsi des années; pendant lesquelles le liseré coloré d'une manière caractéristique, plus ou moins semblable à un arc-en-ciel, persiste constamment. A part cela, les individus affectés se trouvent très bien portants.

Enfin le processus s'arrête, en ce sens que le liseré rouge ne fait plus de progrès, s'aplatit; la peau s'y atrophie, se maintient blanche ou brune, conserve sa sensibilité normale ou reste anesthésiée.

La maladie peut ainsi être terminée pour toujours.

D'autres fois pourtant, en même temps ou après que le premier cercle a terminé son évolution, surviennent, sur d'autres régions du corps, un ou plusieurs centres de morphée qui suivent la même marche (1).

(1) Comme exemples bien tranchés de cette variété nous pouvons citer deux cas :
Un garçon de 12 ans, de Vienne, présentait sur la moitié droite du thorax une tache ovale, grande comme la paume de la main, datant de deux ans; autour d'elle il existait

La *morphea alba* peut aussi se produire de la manière suivante : il survient dès le début une tache à bords bien limités ou indécis, de la grandeur d'une pièce d'un franc, d'un écu de cinq francs ou même de la paume de la main. La peau est, sur cette tache, d'un blanc éclatant, lisse, d'un aspect lardacé ou brillante comme de l'albâtre. La tache parait un peu saillante, dure ; on dirait qu'on a introduit dans la peau une substance blanche et ferme (*looking like an infiltrated white material*. Er. Wilson, l. c., p. 155), — *morphea lardacea*. La tache est hyperesthésiée, se déprime plus tard, devient anesthésique et peut s'étendre, en suivant la marche que nous avons déjà indiquée.

La *morphea nigra* se présente sous l'aspect de taches qui paraissent être une pigmentation inégale de la peau. Ces taches sont circonscrites, brunes comme de la sépia ou d'un gris cendré et même d'un brun noir, disposées en forme de stries, de plaques ou de disques qui s'étendent par leur périphérie. Leur centre devient alors blanc et prend l'aspect d'un cercle. Dans ces cas, le liseré périphérique brun foncé devient saillant, ou bien le centre reste brun, la confluence de plusieurs cercles de ce genre et des disques s'accroissant par leur périphérie donne lieu parfois à des décolorations foncées, qui envahissent de grandes parties du corps ou le corps tout entier.

D'autres fois, la pigmentation prend un caractère irrégulier, en forme de stries ou de points, tandis qu'elle est accompagnée d'une atrophie pigmentaire tout aussi irrégulière. Il se produit de nouveau des plaques blanches, dépourvues de pigment, et immédiatement le pigment s'accumule autour de chaque point blanc. Il est surtout abondant dans le voisinage des follicules, pendant que les espaces cutanés interfolliculaires paraissent d'un blanc éclatant. Des portions de peau

un liseré saillant, de trois millimètres de largeur, d'un rouge violet ; la peau était, au centre, d'un blanc brillant, d'une ténuité cicatricielle, en d'autres points, atrophiée comme les cicatrices varioliques.

Un homme de 40 ans environ, de la Pologne Russe, qui se faisait traiter pour un sycosis, dans la maison de santé du professeur Hebra, présentait sur le tronc et dans la région du pubis des cercles tout à fait semblables qui duraient depuis huit ans, et circonscrivaient une grande surface. Un arc de cercle s'étendait de la face interne d'une cuisse d'un côté à l'autre, en passant sur le pubis. Un autre cercle partait du milieu de l'épaule, se dirigeait vers la colonne vertébrale, passait de là sur la hanche, le ventre et la surface antérieure du thorax en haut ; de ce point il revenait à l'épaule. A côté, il y avait encore plusieurs cercles plus petits.

Dans les deux cas, le liseré était hyperesthésié ; la peau atrophique du centre avait toutefois une sensibilité un peu moindre que le tégument normal. L'état général des malades était excellent.

Er. Wilson mentionne 23 cas semblables (Journ. of cutaneous diseases, l. c.)

riches en follicules comme celles des membres, paraissent à ce moment brunes brillantes et parsemées de points blancs.

Mais en d'autres régions, à la figure, au tronc, et après un certain temps aussi dans les parties que je viens de nommer, la pigmentation brune reprend le dessus. Les places qui étaient déjà blanches redeviennent brunes et, lorsque ces alternatives de pigmentation abondante et de disparition du pigment se sont succédées plusieurs fois, il ne reste plus que peu de points irréguliérement formés et sans pigment; d'un autre côté, la peau du corps presque tout entier est recouverte de grosses taches de nuances diverses, variant du brun au gris brunâtre, — *vitiligo leuke* et *melas* (Celse); *vitiligo gravior*.

C'est seulement après plusieurs années que la pigmentation devient aussi générale.

Note. — Dans bon nombre de cas on voit se développer, dans l'intervalle, des symptômes précurseurs de la forme anesthésique : l'hyperesthésie ou l'anesthésie de la peau, l'atrophie des muscles, la nécrose momifiante et le marasme.

Ainsi la forme maculeuse peut se combiner avec les phénomènes de la variété anesthésique, comme nous l'avons déjà signalé pour la lèpre tubéreuse. L'ensemble des symptômes de la lèpre anesthésique prend alors le dessus, et reste encore dans la suite le régulateur de la marche de la maladie.

III. *Lèpre anesthésique, forme anesthésique de la lèpre.* — Elle se développe de deux manières : ses symptômes, que nous décrirons plus tard, se réunissent à ceux de la lèpre tubéreuse ou maculeuse qui existaient déjà depuis quelque temps, et les effacent peu à peu, par le fait de leur développement ultérieur. Il existe donc certains cas dans lesquels on voit coexister pendant longtemps, plusieurs années, même jusqu'à la fin de la vie, tous les phénomènes appartenant en général à la lèpre. Ou bien la forme anesthésique se manifeste comme telle, dès le début

Dans le dernier cas, le développement des phénomènes caractéristiques, abstraction faite des symptômes prodromiques généraux, est précédé des modifications de la peau qui appartiennent aussi aux deux autres variétés ; ou les phénomènes de la lèpre anesthésique se produisent sur le tégument qui auparavant n'avait aucune apparence morbide.

Symptômes et *marche.* — Après une période prodromique plus ou moins longue, il est impossible de savoir à ce moment si la lèpre se manifestera sous la forme tubéreuse ou anesthésique.

Quelquefois on voit apparaître :

1° Des *bulles*. Elles naissent avec une rapidité telle que le plus souvent, on ne les aperçoit que complétement développées, ou bien elles se produisent sur un fond rouge vif, saillant (analogue à de l'urticaire). Parfois ces éruptions sont précédées de plusieurs jours de malaise et de fièvre. Les bulles sont toujours peu nombreuses et disséminées; dans certains cas, il n'y en a qu'une seule; elles sont grosses comme une lentille ou une fève, et peuvent même atteindre la dimension de la paume de la main. L'éruption ne diffère en rien du pemphigus vulgaire (1), — *pemphigus leprosus*.

Les bulles durent quelques heures ou plusieurs jours. Elles se rompent, se vident et se déssèchent avec desquamation épidermique et laissent après elles soit une tache pigmentaire foncée, soit plus souvent une plaque blanche persistante et sans pigment (2).

D'autres fois l'enveloppe de la vésicule est détruite mécaniquement, et alors le réseau est mis à nu sous l'aspect d'une masse pultacée et blanc jaunâtre, qui s'élimine ensuite par suppuration. Le corps papillaire rouge se trouve à découvert et enfin se recouvre de granulations d'un blanc brillant que l'on reconnaît facilement. La tache forme alors une cicatrice et reste toujours blanche. Les poils blanchissent aussi quelquefois sur ces taches (3), et tombent en partie.

Les bulles s'accroissent souvent par extension périphérique, tandis que dans le centre il se forme une croûte autour de laquelle il y a un anneau vésiculeux. On dirait un rupia. Dans ces cas il existe une vive inflammation des parties voisines qui se tuméfient et forment un rebord saillant autour de la croûte centrale. La portion de peau qui constitue le fond de la vésicule se gangrène, ou donne une eschare sèche ou un ulcère de mauvaise nature, entouré de bords taillés à pic, qui se déterge lentement et laisse après sa guérison une épaisse cicatrice, lisse ou inégale.

(1) Schilling, de Lepra Comment., Ludg. Batav. 1770, compare les bulles à celles que produisent les brûlures (« *sub adustionis specie latens* »).

(2) Bergmann (l. c. 64) est disposé à faire provenir de bulles antérieures toutes ou presque toutes les taches blanches, surtout celles qui ressemblent à des atrophies ou à des cicatrices. Nous avons démontré (lépre maculeuse) que ces taches peuvent avoir une autre origine.

(3) La canitie de la lèpre, que les anciens auteurs ont mise au premier plan des symptômes de la lèpre, est un phénomène si rare et si secondaire, que, si l'on compare ici sa fréquence et sa ténacité dans le vitiligo (Voy. Leucopathie, p. 126 de ce vol.), et avec les autres symptômes très remarquables de la lèpre, on la relègue tout à fait à l'arrière-plan.

L'apparition périodique de vésicules peut durer plusieurs années, sans que l'on observe d'autres phénomènes sensibles de la lèpre (1). A part des symptômes généraux intercurrents, tels que fièvre, douleurs rhumatoïdes, etc., les malades peuvent se trouver satisfaits, se bien porter et avoir bonne mine.

Plus tard, se manifeste un symptôme nouveau vraiment caractéristique de la lèpre — l'anesthésie de la peau.

D'abord les taches blanches, qui ont remplacé les bulles, ont une sensibilité normale. A mesure que le processus persiste, et quelquefois aussi pendant la première période de l'éruption, on voit çà et là devenir anesthésique une partie ou toutes les parties qui correspondent à une vésicule.

Mais l'apparition de l'anesthésie n'arrête pas la formation des vésicules. Il survient plus tard de nouvelles poussées vésiculeuses, accompagnées quelquefois de fièvre, sur des portions de peau qui auparavant n'étaient pas anesthésiées, et sur celles qui ont déjà perdu leur sensibilité (2).

Souvent l'éruption vésiculeuse survient dans le cours de la lèpre tubéreuse, sans qu'il en résulté forcément les symptômes caractéristiques de la forme anesthésique. Mais si, à partir du début, après une période prodromique d'un caractère général, le pemphigus se produit, alors, l'expérience le démontre, il est en général suivi, non des altérations de la lèpre tubéreuse, mais de la série des symptômes de la forme anesthésique.

(2) *Taches.* — Elles surviennent à la figure, au tronc, sur les membres, sous l'aspect de pigmentations ou de rougeurs bien circonscrites ou diffuses sur leurs bords, et présentent la nature et la marche des diverses espèces de morphée que nous avons décrites ci-dessus. Mais il est impossible de considérer la production de ces taches comme un précurseur certain du type anesthésique, puisque assez souvent ces taches constituent la forme même de l'affection, et comme telles, suivent leur cours.

(1) C'est pour cela que, dans leur premier ouvrage, (1848, l. c., p. 264), Danielssen et Boeck rangeaient aussi le pemphigus dans les prodrômes de la lèpre anesthésique.

(2) Danielssen et Boeck ont été trop exclusifs dans leur ouvrage de 1848, en considérant la présence des vésicules comme un prodrôme de la lèpre anesthésique ; mais ils ont été trop loin plus tard en disant, dans leur second ouvrage (Jagttagelser, 1862, 3° liv. fol. 3) : « lors de l'apparition de l'anesthésie de la peau, mais *seulement alors*, il arrive assez fréquemment que, dans tous les points où la sensibilité de la peau est considérablement diminuée, ou complétement éteinte, il se montre un pemphigus. »

Cependant si la dyschromasie a pris une grande extension (*vitiligo nigra* et *alba*), elle est en général suivie de la forme anesthésique.

(5) *Hyperesthésie cutanée.* — Toute pression, tout attouchement est excessivement douloureux, non-seulement sur les taches, mais encore sur les parties de la peau qui paraissaient intactes. Il y a hyperesthésie cutanée.

Elle est quelquefois limitée à certaines régions; elle reste là fixée pendant des mois et des années, et ne gène nullement les malades, quand elle n'est pas localisée dans un endroit incommode. D'autres fois l'hyperesthésie occupe plusieurs régions, ou même la peau tout entière. Le visage des malades a une expression très souffreteuse, pour ainsi dire torturée de douleurs. Ils restent toujours étendus dans leur lit, inactifs, absorbés, parce que la marche leur devient très pénible ou impossible; le contact des objets leur occasionnent des douleurs de toutes sortes, des brûlures, des élancements et des phénomènes réflexes, comme des tressaillements et des tremblements de tout le corps. On est même obligé de leur donner à manger, car ils ne sont pas en état de prendre leur cuiller, leur fourchette, leur verre et de les porter à la bouche. A ce moment on peut trouver déjà certains nerfs sous-cutanés tuméfiés d'une manière régulière, ou présentant des renflements noueux et très douloureux à la pression (nerf cubital — entre le condyle interne de l'humérus et l'olécrane — nerf médian, radial, brachial, plexus cervical, nerf tibial, péronier, etc.).

Plus tard, les malades se plaignent de fourmillements dans les membres, d'engourdissements fréquents. Ils se réveillent en sursaut, parce que la pression du lit sur certains troncs nerveux provoque souvent de très vives douleurs.

Cet état peut se prolonger une ou plusieurs années, sans que la nutrition des malades paraisse beaucoup en souffrir.

Enfin l'hyperesthésie diminue partout, et la santé du patient semble meilleure pour quelque temps. Mais cette cessation de l'hyperesthésie n'est que le précurseur d'une indolence physique et intellectuelle, dont la première se révèle bientôt par l'apparition de l'anesthésie.

(4) *Anesthésie cutanée.* — Nous avons déjà dit que la lèpre tubéreuse peut très souvent et très longtemps être accompagnée d'anesthésie. Mais cette dernière n'en est jamais le symptôme prédominant, à moins que le type morbide tout entier ne change lui-même. L'anesthésie plus ou moins développée est de même une manifestation accessoire de la

morphée circonscrite, localisée. Mais, comparée aux autres phénomènes cutanés, elle n'a qu'une importance secondaire, parce qu'elle fait défaut très fréquemment et que la sensibilité n'a subi qu'une diminution peu importante.

Mais pourtant, dans les cas dont nous nous occupons ici, elle a un caractère prédominant.

L'anesthésie se manifeste en général sur des régions antérieurement hyperesthésiées (1), ou sur celles qui ont été en même temps le siége de pigmentations anormales. Quelquefois cependant elle se développe, après des prodrômes complets ou sans prodrômes, sur une partie de la peau qui ne présentait jusqu'alors aucun changement de coloration et d'aspect, de sorte que les malades ne soupçonnaient pas son existence, et l'on ne peut reconnaître cet état qu'en recherchant la sensibilité à l'aide d'une épingle. Plus tard seulement la partie de la peau qui est paralysée change d'aspect, parce qu'elle s'atrophie, ainsi que les tissus sous-jacents.

Le plus souvent toutefois l'anesthésie se développe sur les taches blanches, c'est-à-dire, sur celles qui ont été auparavant le siége d'une morphée rouge ou noire, ou de vésicules, ou bien sur des parties encore pigmentées.

Ainsi donc, le pemphigus, les taches, l'hyperesthésie et l'anesthésie alternent et ont entre eux certains rapports de succession. On croit notamment que l'hyperesthésie existe d'abord sur des régions où plus tard l'anesthésie se développera.

Par exemple, sur le dos de la main, sur une moitié du front, apparaît une tache d'un rouge pâle, de la grandeur d'une pièce de cinq francs ; elle est sensible, même douloureuse au toucher. Cet état dure plusieurs mois. Alors l'anesthésie survient, et pendant ce temps la plaque est devenue d'un blanc éclatant, ou au contraire brune. Par contre, le liseré rouge s'est étendu périphériquement et forme une zône étroite, hyperesthésiée autour de l'aréole anesthésique interne. En dehors de cette zône, avec une délimitation tranchée, la région conserve sa sensibilité habituelle et son aspect.

Comme les taches sont quelquefois étendues sur un seul point ou sur plusieurs, ou même envahissent des surfaces plus considérables, il en résulte que l'anesthésie peut être bornée à un ou plusieurs points, ou occuper dans la suite la peau presque tout entière ; car il est pos-

(1) D'après les médecins Norvégiens, l'anesthésie est toujours précédée d'hyperesthésie.

sible. que l'anesthésie affecte aussi, comme nous l'avons déjà indiqué, des régions dont la coloration est normale.

Les parties insensibles ne correspondent nullement, par leur configuration ou leur localisation, à la distribution d'un nerf cutané bien déterminé. Sous ce rapport on observe les plus grandes irrégularités (1). L'anesthésie envahit à la fois le domaine de plusieurs rameaux nerveux sans l'occuper entièrement, ni même un seul d'entre eux ; ou bien au milieu d'une grande surface anesthésiée, on trouve une tache tout à fait irrégulière, qui est et reste sensible.

De plus l'anesthésie n'est pas permanente dès le début, quelle qu'ait été l'état de la peau où elle s'est développée.

D'abord elle disparaît plus d'une fois complétement, après avoir duré quelques jours ou quelques semaines ; la peau alors redevient entièrement normale, pour un certain temps ou même pour toujours, tandis que d'autres régions deviennent anesthésiées.

Au point de vue de la qualité, l'anesthésie est tout aussi irrégulière. La sensibilité à la température est émoussée ; mais elle est encore assez bien conservée par rapport à l'excitation électrique, ou bien la sensibilité générale est encore intacte et les malades ont le pas sûr tant qu'ils ont les yeux ouverts. Au contraire, la peau de la plante des pieds est tout à fait insensible aux piqûres d'épingles. Dans d'autres circonstances, plus tard en général, la marche sera chancelante.

Le temps surtout rend l'anesthésie constante d'après sa nature et sa localisation.

Elle s'étend même aux organes sous-cutanés et devient absolue.

On peut enfoncer une épingle jusqu'à la tête dans la peau et les muscles, sans éveiller aucune sensation. Les frissons continuels des malades leur font rechercher le voisinage du feu des poêles et ils s'y brûlent. Pratique-t-on des opérations sur les parties anesthésiées, la sensibilité est absolument nulle et les malades n'éprouvent aucune douleur.

(5) *Atrophie*. — L'atrophie des tissus accompagne l'anesthésie permanente et s'étend aux organes plus profondément situés. Cette atrophie communique au tableau morbide un cachet extérieur caractéaucune ristique.

La peau correspondant aux parties anesthésiées paraît mince, ridée,

____

(1) Voy. le dessin de Rigler dans Hebra, Zeitschr. der k. k. Ges. d. Aerzte 1853, t. I, p. 69 et Griesinger, Virchow's Arch., t. V, livr. 2, pl. III.

sèche, par suite de la disparition de sa substance propre, du tissu cellulaire sous-cutané et du coussinet graisseux. Certaines régions limitées prennent ainsi un aspect sénile très prononcé, analogue à celui que
l'on observe dans une vieillesse très avancée, tandis que la peau immédiatement voisine peut être exubérante, pleine comme chez les
jeunes gens (1). Les muscles disparaissent aussi. La face exprime une
vieillesse prématurée. La physionomie est souffreteuse, le regard
d'une tristesse morne, la peau d'un jaune pâle, grisâtre ou brune,
ridée, pendante et les lignes normales déformées. Le jeu mimique de
la figure n'existe plus; elle n'a aucune expression. À mesure que
l'atrophie musculaire augmente, la défiguration s'accentue davantage.
La prédominance d'action de certains muscles rend le visage grimaçant. La disparition des muscles palpébraux fait tomber la paupière
supérieure; la paupière inférieure, dont le cartilage tarse s'est aminci,
tombe également et s'écarte du globe oculaire. Il survient alors du larmoiement, une xérophthalmie; la cornée devient opaque et s'ulcère.
Parmi les troubles trophiques, il faut noter l'ulcération et la perforation
de la cloison nasale, quand ils apparaissent dans ces cas. La paralysie
de l'orbiculaire amène la chute de la lèvre inférieure en dehors et en
bas; l'expression générale est « stupide ». La bouche est pendante et
laisse écouler la salive.

Dans cette variété, la muqueuse de la bouche et du pharynx n'est pas
morphologiquement lésée; mais au contraire il y a parfois une sensation de sécheresse et de soif ardente que rien ne peut éteindre, et qui
persiste jusqu'à la mort.

L'atrophie musculaire présente aux mains les mêmes symptômes.
Entre le pouce et l'index, dans l'espace qui sépare les os du métacarpe
se forment des fossettes superficielles. Les fléchisseurs de la main et
des doigts l'emportent sur les extenseurs. Le dos de la main se déprime,
le creux devient convexe, et en même temps les doigts sont fléchis et
leurs extrémités tuméfiées en forme de massue; même flexion et même
direction en dedans pour la main.

La peau elle-même se ratatine. Ici elle est tendue au niveau des arti

(1) Chez une dame de Buenos-Ayres d'une quarantaine d'années, d'un aspect imposant, d'une constitution vigoureuse, la peau du dos de la main droite jusqu'au poignet
présentait l'aspect du tégument d'une femme de 70 ans; elle était brune, ridée et
anesthésiée. Au poignet, la lésion avait pour limite un liseré rouge hyperesthésié.
Immédiatement au-dessus, la peau était belle, blanche, souple et l'avant-bras
bien formé. La main gauche était celle d'une femme vigoureusement constituée. Au
dessus du sourcil gauche, la peau avait le même aspect que sur la main droite, ainsi
que sur plusieurs points du tronc.

culations à demi-fléchies du coude, du genou, des phalanges ; là, dépourvue de pigment, elle est blanche, brillante, mince.

Sur les phalanges unguéales épaissies des doigts et des orteils, les ongles sont amincis, en forme de capuchon, analogues à des écailles de poisson ; plus tard ils s'effeuillent, s'émiettent, tombent par fragments ou en totalité.

La pression des extrémités osseuses du côté de l'extension (au coude, aux phalanges, etc.), amincit et atrophie la peau blanche, brillante, tendue qui les recouvre. L'épiderme se desquame, se crevasse. Il s'y forme des ulcères plats, quelquefois très étendus, qui sécrètent un pus liquide. Ces ulcères indolents ou tout à fait insensibles, se recouvrent bientôt d'une croûte mince, brillante, vitreuse et ne manifestent aucune tendance à la guérison. Plus tard, la destruction du tissu devient plus profonde. Les extrémités osseuses articulaires se dénudent, l'articulation s'ouvre, la lésion progresse avec lenteur, sans réaction appréciable et les phalanges tombent — *lèpre mutilante.*

L'ulcération et la nécrose idiopathiques n'affectent pas seulement les parties qui sont soumises à la pression continuelle d'un os saillant, elles se produisent encore sur d'autres points, — *nécrose et ulcération idiopathiques.*

Elles envahissent le plus souvent des portions anesthésiées des mains et des pieds, et se manifestent sous forme de gangrène sèche, momifiante ou d'une prétendue gangrène humide.

Une tumeur fluctuante s'élève sur la plante du pied depuis longtemps déjà anesthésiée ; de l'ouverture, il s'écoule une grande quantité de sanie fétide. Dans le fond de l'abcès, un ou plusieurs os du tarse ou du métatarse apparaissent nécrosés. Après leur chute, qui survient à la suite d'une suppuration abondante pouvant persister plusieurs mois et même plusieurs années, il reste une mutilation très variable suivant les cas.

Cet accident est ordinairement compliqué de symptômes généraux très intenses, frissons, fièvre, phénomènes typhoïdes, pyémiques, qui peuvent occasionner la mort des malades (1).

Néanmoins, dans la plupart des cas, ces accidents cessent après l'évacuation du pus ; les parties nécrosées s'éliminent, la cicatrisation se fait, en laissant après elle la mutilation dont nous avons parlé.

D'autres fois ou en d'autres points, les tissus, la peau, les tendons,

---

(1) Sous ce rapport, les symptômes ont, au point de vue de l'existence du malade, la même importance que dans les autres cas semblables, à la suite d'un traumatisme accidentel par exemple.

les ligaments subissent la momification sèche. Cet état affecte le plus souvent une ou plusieurs phalanges à la fois ou l'une après l'autre, sans suivre aucun ordre anatomique. Tantôt c'est la première phalange, tantôt la seconde qui d'abord se momifie. Les parties malades tombent sans douleur. La main tout entière peut se détacher au niveau du poignet, le pied vers les malléoles (1). La mutilation n'affecte ni d'autres articulations, ni d'autres os que ceux des mains et des pieds (2).

Telle est la lèpre mutilante des auteurs. Il ressort de notre description que la nécrose et la mutilation ne constituent pas une forme particulière de la lèpre, mais ne sont qu'un symptôme partiel de la maladie.

Il est vrai qu'on l'a observée plus fréquemment dans certaines contrées (Nouvelle-Zélande, Thomson; Egypte, Pruner); mais on l'a rencontrée aussi partout où il y avait de nombreux cas de lèpre et où s'est, par conséquent, présentée l'occasion de suivre la maladie pendant un certain temps.

La lèpre mutilante n'est pas une *prérogative* de la forme anesthésique; en effet, si elle accompagne également la variété tubéreuse (Voy. ci-dessus), les accidents qui amènent la mutilation peuvent atteindre et les parties anesthésiées de la lèpre anesthésique, et des points dont la sensibilité est tout à fait normale.

Nous avons même constaté, dans la période de l'hyperesthésie générale, la présence de la nécrose momifiante, sèche, caractéristique, et la mutilation chez une malade qui n'était encore affectée que de la *lèpre pigmentaire* (3) — *morphea nigra, vitiligo nigra.*

(1) Pruner, l c., 167. Danielssen et Boeck, traité de la Spedalskhed, p. 277.

(2) Il y a eu autrefois beaucoup de fables sur ce sujet. Ainsi Hasselaar (Beschrijving der in de Kolonie Suriname vorkommende elephantiasis en lepra, Amsterdam, 1835, Bl. 55, note) dit, d'après un rapport digne de foi, qu'un mulâtre lépreux s'était frappé le front contre la porte, à son entrée dans sa maison, et qu'en tombant à la renverse, la tête s'était détachée du tronc (cité par Virchow, Geschw. l. c. p. 527).

(3) Ce cas présente les signes caractéristiques du vitiligo nigra; il est, en outre, très instructif, car la mutilation survint déjà pendant le stade de l'hyperesthésie, tandis que les Norvégiens (Hansen, l. c, p. 199) ne l'ont observée que dans la période de l'anesthésie. Nous en donnerons ici l'observation complète.

Grysar Alte, 24 ans, femme d'un négociant de Roman en Modalvie, a eu deux enfants vivants, d'une bonne santé; l'un âgé de six ans et l'autre de quatre; son dernier accouchement a eu lieu il y a quatre ans. Peu de temps après sa dernière couche, cette femme fut atteinte d'une lassitude générale, de douleurs vives, lancinantes dans les articulations et les os, et présenta une coloration foncée très accentuée de la peau.

La malade est de taille moyenne, très amaigrie. La peau de la face est d'un brun sale, colorée irrégulièrement par plaques, en quelques points légèrement brillante, mince, atrophiée ainsi que le tissu graisseux sous-cutané, mais facile à plisser. L'ex-

L'anesthésie, qui existait déjà sur un certain nombre de points, s'étend progressivement sur des régions plus considérables du corps. Il reste bien encore, dans quelques cas, des portions de peau plus ou moins étendues qui échappent à la paralysie de la sensibilité; mais il en est d'autres aussi où la totalité du tégument finit par devenir insensible.

Les autres fonctions de la peau ne sont pas toujours altérées de la même manière, ni à la même époque. Ainsi, chez certains malades, la transpiration cutanée s'exécute d'une façon normale sur la totalité

pression du visage est souffreteuse, les joues creuses, le nez mince, pincé, la bouche pointue et incapable de s'ouvrir d'une manière normale.

La peau du tronc, mais surtout celle des extrémités, offre une coloration foncée; sur le tronc, il y a de grosses taches, des stries et des points entre lesquels on voit des places blanches, luisantes, dépourvues de pigment. Sur la face externe des bras et des cuisses, la teinte foncée. ponctiforme, est limitée au voisinage immédiat des follicules, tandis que la couleur blanche occupe les espaces interfolliculaires.

Les doigts sont fortement fléchis dans les deux premières phalanges et ne peuvent être étendus, même par la force. Les orteils présentent la même disposition, mais moins prononcée, ils sont fléchis; les extrémités digitales épaissies en forme de massue et arrondies. Les ongles amincies dépassent de chaque côté. La main et le coude sont à demi fléchis dans leur articulation respective. Le dos de la main, dans les points correspondants aux espaces intermétacarpiens et à l'intervalle compris entre le pouce et l'index, sont excavés et enfoncés.

Sur la face externe des doigts ainsi fléchis, des condyles, du carpe, des malléoles, la peau est blanche, luisante, mince, fortement tendue. excoriée superficiellement ou recouverte d'une petite croûte mince, d'un brun jaunâtre, et partout douloureuse au toucher.

La malade garde constamment le lit, parce que l'extrême sensibilité de la plante des pieds transforme en un véritable supplice la station verticale et la marche; il lui est d'ailleurs impossible de supporter la pression des orteils sur le sol. L'atrophie générale des muscles cause aussi, en partie, le peu de mobilité de la malade.

Les organes internes, la muqueuse pharyngo-buccale sont sains; l'appétit modéré, le sommeil agité. La malade se plaint de douleurs osseuses dans les membres, aux épaules; ces douleurs récidivent souvent, persistent plusieurs heures et même plusieurs jours, ou reviennent par accès.

Pendant son séjour à l'hôpital (du 7 juin 1871 au mois d'avril 1872) l'état général n'a pas changé. La pigmentation foncée est devenue plus diffuse, car aux membres les parties de la peau placées entre les follicules sont aujourd'hui colorées. Aussi la coloration sur plusieurs autres points a-t-elle pris une nuance plus claire. Sur les petits os des doigts et des orteils, les ulcérations plates se sont déjà cicatrisées bien des fois et il s'en forme encore de semblables. Un ulcère plat, plus étendu, a existé pendant plusieurs mois sur la jambe gauche, mais il est aussi cicatrisé.

Au commencement d'octobre 1871, la partie qui soutient l'ongle de l'orteil medius du pied droit, parut dans sa totalité d'une mauvaise coloration et ratatinée. A l'extrémité articulaire de la seconde phalange, il se forma une rougeur et une tuméfaction d'une réaction insignifiante, peu douloureuse. Le 25 octobre, la phalange unguéale est tombée spontanément. Bientôt après s'est faite la cicatrice du moignon de la deuxième phalange.

du tégument, chez d'autres, la peau est sèche seulement dans les points où elle est frappée de paralysie; dans d'autres cas enfin, ces mêmes points de la peau sont couverts d'une sueur froide.

A mesure que l'atrophie cutanée fait des progrès, les follicules pileux s'altèrent; les poils deviennent grêles, puis ils tombent; la tête devient chauve; les cils, les sourcils, les poils de la barbe tombent également; la peau est flétrie, sèche, ridée, vieillie et décolorée.

Les anciens auteurs semblent parler avec une certaine complaisance d'une surexcitation des fonctions sexuelles chez les lépreux, car c'est évidemment dans ce sens qu'ils emploient l'expression de *satyriasis;* il n'en est absolument rien. Mais d'un autre côté cette fonction n'est pas toujours supprimée, quoique déjà la peau des parties génitales soit frappée d'anesthésie.

Toutefois, vers la fin de la maladie, non-seulement les fonctions sexuelles cessent complétement, mais encore la vie fonctionnelle dans son ensemble se trouve plus ou moins diminuée.

La température du corps s'abaisse d'une façon remarquable. Les malades ne peuvent plus se réchauffer suffisamment; ils éprouvent une sensation constante de froid. L'action du cœur s'affaiblit et le nombre des pulsations diminue.

On a également noté la décoloration et l'atrophie de l'iris.

On peut très souvent constater que les grosses branches nerveuses périphériques, qui rampent sous la peau, sont épaissies, noueuses, mais insensibles à la pression.

Le système nerveux central participe également à la maladie générale.

Aux douleurs qui existent fréquemment dans les premières périodes, succèdent des convulsions cloniques et même tétaniques, plus fréquentes encore. Enfin il survient un état d'hébétude générale, physique et morale. Les malades meurent dans le marasme, ou dans un accès de tétanos, ou encore à la suite de diarrhée colliquative.

Complications. — Diverses autres affections peuvent s'ajouter aux symptômes typiques que nous venons de décrire, affections qui ont les rapports les plus intimes avec la maladie lépreuse. En outre de leur intérêt clinique, ces affections ont ceci de remarquable qu'elles peuvent modifier d'une manière surprenante la physionomie morbide de la maladie principale.

Ainsi il n'est pas rare de rencontrer l'éléphantiasis des Arabes associé à la lèpre, particulièrement dans les pays, comme l'Orient (Pruner Bey) où ces deux maladies existent à l'état endémique. Il est facile de comprendre qu'une lèpre ulcéreuse et tubéreuse peut être suivie d'un épaississement des téguments (pachydermie) des membres inférieurs, voire même de la forme papillaire de l'éléphantiasis des Arabes, de même que l'on voit des complications analogues succéder à un lupus ou à la syphilis des extrémités inférieures.

Lawrence (1) a cité le fait très [intéressant d'un herpès zona, puis d'une rougeole survenus chez un garçon atteint de lèpre tubéreuse.

On a vu également le favus, la syphilis, le fibroma molluscum, l'eczéma généralisé (Bergmann, Wachsmuth, Pruner-Bey, etc.) coexister avec la lèpre.

La complication la plus remarquable est sans contredit celle de la gale associée à la lèpre ; elle réclame pour elle seule un chapitre tout entier dans l'histoire de la lèpre.

Danielssen et Boeck ont d'abord parlé dans leur premier grand ouvrage (2) d'une forme particulière de lèpre dans laquelle on trouvait sur les mains, sur les pieds, sur les coudes, au visage et sur d'autres points du corps des masses cornées hautes de plusieurs millimètres, épaisses de 4 à 6 centimètres environ, ayant l'aspect désséchée d'une écorce d'arbre, d'une coloration brun sale ou noir. Ces masses ne pouvaient se détacher qu'avec peine de la peau. Au-dessous d'elles, celle-ci était excoriée, humide.

Ces mêmes auteurs avaient déjà signalé, entre les lamelles des croûtes détachées de la peau de ces malades, un dépôt extraordinairement considérable d'acares jeunes et vieux, morts, ainsi que des membranes et des fèces provenant de ces acares ; il était même arrivé une fois à Steffens de voir entre ces lamelles un acare vivant. Par contre, les auteurs que nous venons de citer n'avaient jamais pu découvrir de sillons de la gale chez aucun de ces malades.

L'occasion d'éclaircir cette question pouvait se faire attendre quelque temps ; mais les recherches ultérieures de Danielssen et Boeck et de Hebra (3) n'ont pas tardé à démontrer clairement qu'il s'agissait là de l'acare ordinaire, du sarcopte humain. Hebra (loc. cit.) a prouvé que la forme croûteuse de la gale tient simplement à la durée prolongée de la maladie. Ces individus étant atteints de la gale depuis 50 ans et

(1) Journal of cutaneous medicine, vol. 1, n° 2, 1867, p. 221.
(2) Traité de la Spedalskhed, etc. 1848, p. 215 et 232, pl. XXI et XXIV.
(3) Hebra, sur une nouvelle forme de gale, observée en Norvège, Sep. Abdr· d. Zeitschr. d. k. Ges. d. Aerzte, Maiheft, 1852, De plus, ibd., 1853, t. I, p. 69 et II, p. 33.

plus, et cela d'une façon continue ; les produits de cette maladie s'étaient ainsi accumulés en masses superposées les unes au-dessus des autres. De plus, comme chez ces mêmes individus il y avait eu une quantité vraiment extraordinaire d'acares, il était permis de supposer que les acares ne trouvaient pas de place pour se creuser un sillon spécial ; de là l'aspect particulier de cette maladie, qui ressemblait à la gale des troupeaux (*scabies pecorina*).

Mais on pouvait toujours trouver des acares vivants, lorsqu'on les cherchait, non pas entre les croûtes sèches, mais dans les couches humides ; là seulement où ils pouvaient prendre leur nourriture.

En outre, on ne tarda pas à observer des faits exactement semblables chez des sujets qui n'étaient pas atteints de lèpre (1) ; il fut ainsi démontré que la gale croûteuse ou gale norvégienne de Boeck, ainsi que Hebra l'a nommée, n'a absolument rien de commun avec la maladie lépreuse en tant que lèpre, mais est simplement une modification de la gale, qui peut toujours se produire quand la gale se prolonge pendant de longues années, et que la formation de masses épidermiques épaisses est favorisée par un travail chronique d'infiltration de la peau (lèpre, syphilis).

Anatomie. — Dès l'année 1848 Danielssen et Boeck (2) ont fait connaître les résultats de leurs premières autopsies, et ceux fournis par l'examen anatomique de la peau atteinte de la maladie lépreuse, et en particulier des segments de peau infiltrés, bosselés ou plats ou sous forme de taches, et enfin des branches nerveuses envahies par la maladie. Les recherches entreprises plus tard par Pruner (3), Simon (4), Virchow (5), Köbner (6), Carter (7), Bergmann (8), Hansen (9), Neumann (10) et moi-même (11), ont fourni des résultats en tout conformes à ceux obtenus dès le début par Danielssen et Boeck, mais considéra-

---

(1) Hebra (Rigler) l. c., t. II. p. 33. Danielssen et Boeck Jatlagelser, cah. I, pl. I. Fuchs, Zeitschr. f. ration. Medizin v. Henle et Pfeufer, t. III, cah. II, p. 261.

(2) Traité de la Spedalsklied, p. 299. Atlas, pl. XXIII, fig. 5 et 6. Pl. XXIV, fig. 7 et 8.

(3) l. c., p. 168.

(4) Hautkr., p. 288, pl. 3, fig. 6.

(5) Geschw. l. c., p. 515, et deutsche Klinik 1861, p. 50.

(6) Comptes rendus de la soc. de biologie 1861, série 111, p. 64, 66.

(7) Transact. of the med. and phys. soc. of Bombay, 1862, N. S. N. VIII, pl. II, fig. 13 et 14.

(8) l. c.

(9) l. c.

(10) Lehrb. der Hautkr. Wien, 1870. p. 329.

(11) J'ai examiné des tubercules pris sur la peau d'un malade.

blement augmentés par suite des progrès que [la science histologique avait faits depuis lors. Danielssen et Boeck (1) ont donné leur adhésion aux résultats obtenus par les observateurs que nous venons de nommer.

1. *Altérations de la peau* — Vus à l'œil nu, les infiltrats et les nodosités de la peau présentent, à la coupe, une masse dense et compacte, finement granuleuse ou plutôt uniforme, d'un rouge jaunâtre, siégeant dans le tissu cutané. Cette masse envahit parfois jusqu'à la surface de la peau, jusqu'au-dessous de l'épiderme; dans d'autres cas, il existe entre elle et l'épiderme une couche souple et qui paraît encore saine. En bas, elle pénètre à des profondeurs variables, quelquefois elle s'avance manifestement jusque dans le tissu cellulaire. Le plus souvent, cette masse n'est pas limitée d'une façon exacte, elle envoie des prolongements dans différentes directions. D'autres fois cependant, elle est entourée par une couche blanche, compacte (couche conjonctive de Simon).

Sous le microscope, les plaques infiltrées de la peau, ainsi que les nodosités, se présentent sous l'aspect de petites cellules rondes, à noyaux, serrées les unes contre les autres (2), et de noyaux (Carter) avec des éléments fusiformes entremêlés (Virchow, loc. cit.), qui sont déposés dans un réseau fibreux délicat du chorion. Dans les nodosités jeunes, l'infiltration cellulaire n'est pas uniforme, elle est constituée par de petits foyers qui sont situés principalement autour des vaisseaux épaissis qui se trouvent dans leurs parois, autour des glandes et des follicules pileux, tandis que dans le tissu cellulaire intermédiaire on ne rencontre des cellules d'infiltration qu'à l'état disséminé, et même dans certaines places on ne voit aucune cellule.

On trouve plus de vaisseaux dans le voisinage immédiat des foyers d'infiltration; il n'y en a que très peu dans leur intérieur.

Les nodosités les plus anciennes et les plus considérables sont entièrement formées des cellules que nous avons décrites, avec un réseau fibreux, délicat, qui en est le point de départ. Les organes glanduleux y ont disparu; les bulbes pileux sont plus ou moins détruits et ne contiennent plus que les poils minces et ratatinés, ou une matière

---

(1) Jagttagelser, cah. III. p. 11, pl. XIII, Fig. 7. Danielssen et Boeck n'attachaient pas jadis une grande importance, sous le rapport de la nature même de la lèpre, aux altérations anatomiques locales qu'ils avaient trouvées, mais, se basant sur de nombreuses analyses du sang, ils regardaient les modifications quantitatives de l'albumine comme essentielles dans cette maladie. Kjerulf (Virchow's Arch. Tom. V. p. 23) avait déjà démontré le peu de valeur de ces analyses.

(2) Virchow, Geschwülste, l. c., fig. 178, B.

granuleuse, épidermoïdale; quand on peut encore les reconnaître distinctement, ils sont remplis de dépôts celluleux où les papilles n'existent plus.

Dans les nodosités qui sont en voie de rétrocession, le corps papillaire est atrophié, aminci ou disparu, et alors la couche épidermoïdale, amincie elle-même, recouvre directement le chorion infiltré. Çà et là on trouve dans ce dernier de petits amas arrondis, colloïdes, isolés ou réunis.

A l'intérieur des infiltrats compactes on ne rencontre que très peu de tissu cellulaire du chorion.

Par contre, les muscles *arrectores pilorum* sont parfois le siége d'un travail hypertrophique.

Danielssen et Boeck ont constaté un certain degré d'infiltration cellulaire même dans les points où la peau ne présentait que des taches.

En dehors de l'infiltration que nous avons signalée, la peau et le tissu cellulaire sous-cutané sont normaux; ou bien on trouve une couche plus ou moins épaisse de tissu cellulaire fibreux qui enveloppe l'infiltration de petites cellules.

D'après la description qui précède, les néoformations de la lèpre cutanée offrent la plus grande analogie avec celles du lupus, avec cette seule différence que dans la lèpre elles ont encore plus de stabilité que dans le lupus. Aussi les nodosités de la lèpre ne se désagrègent-elles que très tard, et même, en général, cette désagrégation est rare. Elles ont une marche extrêmement chronique, et le caractère clinique de l'infiltration lépreuse s'explique sans doute par les conditions histologiques que nous avons exposées.

2. *Altérations des nerfs.* — Les observations très instructives que Danielssen et Boeck avaient déjà faites sur les nerfs de quelques lépreux ont acquis une importance considérable, par suite des recherches plus approfondies de Virchow. Le résultat de ces études a été décrit d'une manière tout-à-fait concordante par Carter [1], Bergman [2], Danielssen et Boeck [3], et par Hansen [4]; Virchow [5] en donne la description suivante :

« Si l'on suit le trajet d'un nerf un peu long, par exemple du nerf

(1) l. c. p. 60, pl. II, fig. 5 à 11. Transact. of the path. soc. London, 1862, vol. XIII, p. 13, pl. I. vol. XIV, p. 2.
(2) l. c. p. 81.
(3) Jagttagelser, cah. 3, p. 10, pl. XIII.
(4) l. c. p. 196.
(5) Geschw. Tom. II, pag. 622, 223. Fig. 179.

cubital, du nerf médian ou du péronier, on y observe en général un renflement non pas régulier et uniforme, mais qui se montre à certaines distances. Ce renflement s'observe le plus souvent dans les points où le nerf, par sa position superficielle, ou par ses rapports avec les os, est le plus exposé à des influences mécaniques ou thermiques. Ainsi j'ai trouvé le nerf médian renflé surtout au niveau du point où il passe sur les os du carpe et sous le ligament transverse du poignet, tandis que c'est en général à la hauteur du coude que le nerf cubital est le plus volumineux. A mesure que l'on se rapproche des points les plus épaissis, on voit la couleur des nerfs s'altérer. L'aspect blanc qu'ils ont à l'état normal, devient de plus en plus gris, transparent, tirant tantôt sur le brun, tantôt sur le noir (gris de fumée); en même temps le nerf est plus ferme, quelquefois tout-à-fait dur (sclérosé). Sur une coupe transverale, la masse interne paraît plus homogène qu'à l'état normal. Au microscope, on voit déjà, avec un faible grossissement, les principaux traits de l'altération. Le tissu cellulaire lâche (la gaîne extérieure des nerfs), qui réunit entre eux un certain nombre de faisceaux nerveux, ne présente à peu près aucune altération, si ce n'est que les vaisseaux qu'il contient ont des parois épaissies. L'enveloppe proprement dite des nerfs (le névrilème) est ordinairement altérée, mais pas toujours de la même manière; ainsi, parfois l'altération est très insignifiante, d'autres fois, au contraire, le névrilème est transformé en une matière très dure, comme calleuse. Mais les altérations les plus importantes sont situées plus profondément, dans les cloisons internes des faisceaux nerveux et dans la substance nerveuse interstitielle. Elles commencent immédiatement au-dessous du névrilème, où l'on rencontre déposée une matière qui réfracte fortement la lumière, et de là on les retrouve immédiatement dans les grandes cloisons qui divisent le faisceau nerveux en une série de faisceaux plus petits.

« Si l'on emploie un grossissement plus fort, on voit aisément que la matière plus obscure, qui remplit ces parties, est formée par une agglomération compacte de cellules, et que cette matière est déposée non pas seulement dans la direction des grandes cloisons celluleuses, mais encore qu'elle existe partout entre les fibres nerveuses primitives, qu'elle entoure et qu'elle enveloppe. »

Lorsque la maladie a été de longue durée, Virchow a vu la transformation graisseuse et même, dans certains cas, une atrophie complète des fibres nerveuses primitives. Danielssen et Boeck ont constaté également des altérations analogues sur de petits filets nerveux du chorion et du tissu cellulaire sous-cutané.

L'altération qui envahit les nerfs se présente donc comme un processus inflammatoire chronique, avec épaississement des parois vasculaires. Aux premières périodes de ce travail correspondent les symptômes de l'hyperesthésie. Puis une pression intense venant a être exercée par les cellules d'infiltration sur quelques fibres nerveuses ou sur tout un faisceau nerveux, alors survient une anesthésie qui correspond aux points périphériques où se rendent ces nerfs.

On voit souvent l'anesthésie disparaître et faire place à un retour de la sensibilité normale; ce fait s'explique par l'hypothèse, bien justifiée d'ailleurs, que l'infiltration inflammatoire peut encore, au début de la maladie, être résorbée complétement, et faire ainsi cesser la pression qu'elle exerçait sur les fibres nerveuses. De même, ce phénomène bizarre, que les parties anesthésiées de la peau ne coïncident pas avec la région à laquelle se propagent les plus gros troncs nerveux, s'explique par ce fait que, surtout dans les premières périodes de la maladie des nerfs, les fibres d'une branche nerveuse ne sont pas toutes envahies par la prolifération, et ne sont pas toutes soumises à la pression que celle-ci exerce.

Une fois que le dépôt de cellules est abondant, uniforme et diffus, lorsque l'épaississement du névrilème s'est établi d'une façon constante, alors la compression devient persistante et par suite la paralysie de la sensibilité, surtout dans les cas où la substance nerveuse elle-même est le siége d'une transformation graisseuse ou s'atrophie.

Les circonstances dans lesquelles les altérations, que nous venons de décrire, affectent les nerfs, permettent d'interpréter celles-ci dans le même sens que les autres phénomènes d'infiltration, qui constituent la lèpre de la peau, c'est-à-dire de désigner ces altérations sous le nom de lèpre des nerfs, de même que l'on donne aux autres le nom de lèpre cutanée.

Mais il est plus difficile de répondre à la question suivante : les lésions anatomiques des nerfs peuvent-elles, même indépendamment des autres symptômes cliniques propres à la lèpre, être considérées comme appartenant à cette maladie, et par suite être désignées sous le nom d'altérations lépreuses?

Cette question a une importance considérable.

Bergman (1) pense que « les néoformations lépreuses, qui se déposent entre les faisceaux et les fibres des nerfs » se distinguent des néoplasmes inflammatoires ordinaires « par le mode de leur agglomé-

____
(1) l. c., p. 81

ration en petits groupes circonscrits, ce qui constitue une analogie évidente avec les formations de nodosités dans la peau ».

De son côté, Virchow (1) déclare que, chez beaucoup d'individus atteints de lèpre tubéreuse, il a vu le nerf cubital tuméfié et douloureux au niveau du coude; que chez ces individus, la maladie était encore à ses premières périodes, et que malgré cela, les symptômes du côté du nerf cubital étaient exactement ceux qu'il avait eu souvent l'occasion d'observer chez des personnes qui n'étaient pas atteintes de la lèpre.

De même Hansen (2) pense que « ce n'est pas à la lèpre en elle-même, mais bien à une inflammation chronique qui survient en même temps sur certains points des nerfs, qu'il faut attribuer l'atrophie des fibres nerveuses. »

Nous sommes également de cet avis. L'infiltration de cellules le long des gaines celluleuses, des faisceaux nerveux, des fibres nerveuses, notamment autour des vaisseaux qui parcourent ces enveloppes, l'épaississement des parois de ces vaisseaux, et enfin l'épaississement des cloisons celluleuses, la transformation graisseuse et l'atrophie des fibres nerveuses, tels qu'on les observe dans la lèpre, appartiennent bien, il est vrai, à l'ensemble des symptômes de la lèpre. Mais ces lésions ne sont pas caractéristiques, et ne peuvent être considérées comme telles que quand elles se montrent pendant le cours des autres symptômes de la lèpre et en relation avec ceux-ci. En effet, on trouve, bien que cela soit très rare, des altérations tout-à-fait semblables des nerfs avec paralysie de la sensibilité, sur les troncs nerveux qui sont situés dans le voisinage de foyers inflammatoires chroniques. On les rencontre notamment sur des membres atteints d'épaississement éléphantiasique, des bras ou des jambes, des mains ou des pieds, qui ont été pendant de longues années le siége de phénomènes inflammatoires entretenus par la présence d'un lupus, d'ulcères ou de gommes, d'une carie ou d'une nécrose dues à la scrofule.

Dans de telles conditions, et particulièrement lorsqu'il s'est formé du tissu cellulaire et cicatriciel épais, calleux, la sensibilité peut être considérablement diminuée sur ces mêmes points. Mais ce n'est nullement un motif pour admettre là l'existence de la lèpre.

Nous insistons avec intention sur ce point, parce que, si l'on se basait uniquement sur l'état anatomique des nerfs et sur une diminution plus

(1) Geschw. l. c. p. 525.
(2) L. c., pag. 196.

ou moins notable de la sensibilité, on pourrait être amené à regarder les faits que nous venons de citer, comme appartenant à la lèpre, tandis qu'il n'y a là rien autre qu'un état pathologique, qui n'a absolument rien à faire avec la lèpre (1).

Dans toutes les formes de la lèpre, mais particulièrement dans la lèpre tubéreuse, les ganglions lymphatiques, surtout ceux de la région inguinale, sont tuméfiés, bosselés, d'une consistance plus ou moins ferme, et, d'après les recherches de Virchow (2), ils sont le siége d'une infiltration sous forme de foyers ou d'une hyperplasie plus uniforme. On n'y peut rien trouver de caractéristique (3). Les vaisseaux lymphatiques qui y aboutissent présentent un épaississement et une distension variqueuse remarquables.

Cette altération des ganglions a ici exactement la même signification que celle que l'on observe dans les inflammations ou infiltrations

(1) Steudener a commis une erreur analogue, en qualifiant du nom de *Lepra mutilans* (Beiträge zur Pathol. der Lepra mutilans. Erlangen, 1867), trois faits dont la description prouve, suivant nous, et c'est aussi l'avis de Bergmann (loc. cit., pp. 67, 75, 77) et de Landré (loc. cit., p. 75), que ce ne sont pas des cas de lèpre.

Obs. I. Mutilation des doigts à la suite d'une nécrose antérieure. — Il dit, page 9 : « les facultés mentales, extrêmement faibles de la malade, rendent impossible un examen complet de la sensibilité. Cependant on peut établir avec une entière certitude que, sur aucun point des doigts et de l'avant-bras, elle ne sent une piqûre légère d'aiguille ; une forte piqûre est ressentie, mais ne provoque pas de douleur. »

Obs. II. Callosités et mutilation à la suite d'une nécrose du pied gauche. — Page 21 : « la sensibilité dans la partie antérieure du pied est complétement perdue. L'anesthésie est à peu près complète, de façon que l'on peut enfoncer assez profondément des aiguilles dans les parties atteintes, sans provoquer de douleur. »

Obs. III. Épaississement de la peau de la main droite à la suite d'une névrose. — Page 25, on lit : « la sensibilité est détruite, quoique seulement à un faible degré, » et plus loin : « bien que dans ce cas la mutilation ne soit pas très prononcée, il existe cependant assez d'autres symptômes importants pour que nous rangions ce cas dans la lèpre mutilante ou anesthésique. » Mais nous n'avons pas remarqué de symptômes de ce genre dans la description que l'auteur en donne.

Steudener s'est purement et simplement laissé entraîner à une fausse interprétation des faits par la présence d'une infiltration celluleuse autour des faisceaux nerveux, et par la destruction de quelques fibres nerveuses (Pl. II, fig. 5).

Relativement à la diminution de la sensibilité, ce phénomène s'observe souvent dans la peau envahie par l'éléphantiasis des Arabes. Dans cette dernière maladie cependant, l'anesthésie est due pour une bonne part, à l'épaississement de l'épiderme; assez souvent aussi elle est le résultat de la dégénérescence des nerfs. Tout récemment encore, chez un malade atteint d'éléphantiasis des Arabes à la jambe droite à la suite d'une syphilis ulcéreuse, j'ai pu, sur différents points du jarret, introduire une aiguille jusqu'à 4 millim. de profondeur, sans que le malade en ait eu conscience le moins du monde. Cependant il n'avait pas la lèpre pour cela.

(2) L. c., pag. 530.

(3) Cependant Hansen (l. c.), croit que l'on doit regarder cette altération ganglionnaire comme caractéristique.

chroniques avec hyperplasie des tissus, comme le lupus, la syphilis, l'éléphantiasis des membres inférieurs.

Virchow (1), Oldekop (2), Hansen (3) et Köbner (4), ont observé des altérations du testicule et de l'épididyme, la tunique vaginale et la tunique albuginée étaient épaissies, et la substance même du testicule était le siége de dépôts de cellules rondes, réunies sous forme de foyers.

Quelques auteurs ont noté une atrophie ou un arrêt de développement du testicule chez des sujets qui avaient été atteints de la lèpre avant la puberté.

Parmi les organes internes, le foie, la rate et les reins ont souvent présenté des altérations morbides. Seulement, bien que Danielssen et Boeck aient eu fréquemment l'occasion de faire des autopsies, et malgré tout le soin qu'ils ont apporté dans leurs recherches, il faudrait encore de nouvelles études pour arriver à savoir d'une manière positive, jusqu'à quel point les altérations que l'on a observées dans ces organes appartiennent directement à la lèpre, ou si elles ne sont qu'accidentelles, ou enfin si ce sont des complications liées au marasme.

De même, les lésions que ces auteurs ont signalées du côté des poumons, de la plèvre, du mésentère, du péritoine, des ganglions mésentériques, etc., impliquent plutôt l'idée d'une affection tuberculeuse que d'une maladie lépreuse spécifique.

Mais il est un fait bien positif, c'est que l'on observe assez souvent, dans le cours de la lèpre, une affection spéciale des reins (5) (pyélite, néphrite).

On ne sait pas encore si les altérations que l'on a trouvées quelquefois dans le cerveau et la moëlle épinière, notamment des dépôts de pigment et un épaississement des parois vasculaires dans ce dernier organe, ont une connexion intime avec l'affection lépreuse (6).

(1) L. c., pag. 530.
(2) Virch. Arch., t. 37, p. 198. Oldekop dit même avoir vu des « ulcérations lupeuses, » non-seulement dans les testicules et les épididymes, mais encore dans l'urèthre, dans la fosse naviculaire et dans les canaux spermatiques ; il en aurait également observé dans les ovaires, dans les trompes de Fallope et sur la muqueuse de l'utérus.
(3) L. c., pag 196.
(4) L. c., pag. 63.
(5) Hansen (l. c., page 196), dit que l'altération lépreuse de la rate a son siége dans les enveloppes artérielles et dans les follicules, et que dans le foie on trouve un épaississement de la capsule de Glisson et une infiltration celluleuse diffuse, le long des petites ramifications de la veine porte.
(6) Voy. d'une part Danielssen et Boeck, et de l'autre Bergmann (l. c., pag. 80).

Diagnostic. Diagnostic différentiel. — Les symptômes de la lèpre présentent de très grandes variétés sous le rapport de la localisation, de la forme extérieure, du système de tissus ou de l'organe qui est atteint, suivant la période, la durée de la maladie, etc.... Aussi notre tâche ne peut-elle pas être, dans un abrégé schématique, d'esquisser une description générale de la lèpre qui puisse servir à établir le diagnostic d'une façon essentielle. Et cependant, c'est vers ce but que l'on doit toujours tendre en exposant la symptomatologie d'une maladie.

Il est extrêmement difficile de reconnaître la lèpre dans ses premières périodes, quand elle ne se traduit que par des symptômes généraux ou par ce que l'on appelle le pemphigus lépreux.

Sous ce rapport d'ailleurs, certaines conditions même indépendantes des malades, ont pour quelques observateurs une valeur qui, précisément pour ce motif, n'est généralement pas prise en considération pour la science.

Ainsi, les médecins qui vivent dans les régions où l'on observe la lèpre, peuvent soupçonner ou reconnaître la maladie d'après les seuls symptômes prodromiques. Quand, au contraire, un individu né et vivant dans d'autres régions présente les mêmes phénomènes, nous supposerons toujours, et nous chercherons une maladie générale, une maladie interne. Lorsque nous verrons une éruption de vésicules, nous diagnostiquerons un pemphigus, mais nous ne penserons pas à la lèpre, et cela se comprend bien.

De même, la forme anesthésique de la lèpre, qui commence sans symptômes prodromiques marquants, c'est-à-dire sans éruption de bulles et seulement avec une certaine insensibilité de la peau, qui ne présente d'ailleurs aucune autre altération, peut passer très longtemps inaperçue, et souvent même le malade ne se rend compte de son état que lorsque le médecin l'interroge à cet égard.

Au contraire, le diagnostic est ordinairement très facile quand les symptômes cutanés, les taches, les infiltrations, les nodosités, l'atrophie de la peau et des muscles, l'expression du visage que nous avons décrite et l'aspect général tout particulier de la maladie ont déjà pris un certain développement.

Cependant la maladie lépreuse peut quelquefois revêtir une forme telle qu'il est toujours possible de la confondre avec d'autres affections, comme, du reste, cela est arrivé. Ainsi :

1° Avec la *syphilis.* — Les formes initiales, dans lesquelles on voit survenir sur le tronc des taches larges comme l'ongle, d'un rose rouge, pâlissant sous la pression du doigt, ressemblent assez à la roséole syphilitique. L'erreur est encore bien plus facile quand du centre de chaque tache s'élève une nodosité rouge brun ; on croit voir alors une syphilide maculo-papuleuse.

Souvent, il est vrai, les points de la peau qui sont le siége de taches sont en même temps infiltrés. Mais l'infiltration manque aussi quelquefois dans la lèpre, ou bien elle est si peu marquée qu'on ne peut la constater avec certitude. En pareil cas, l'observation ultérieure ou la présence simultanée de symptômes incontestables de la lèpre, peut seule éclairer le diagnostic.

Ainsi, des taches plus ou moins étendues, larges comme la paume de la main, sont déjà un indice contre l'existence de la syphilis, parce que dans cette dernière maladie on n'observe pas de semblables lésions.

D'un autre côté, la modification de la couleur de la peau en blanc ou en brun foncé, l'aspect brillant de sa surface, appartiennent aux taches lépreuses.

Prises isolément, les nodosités ne peuvent pas être distinguées de celles de la syphilis. Mais on peut établir le diagnostic si l'on considère que généralement elles sont accompagnées d'infiltrats de la peau, plus ou moins larges, aplatis, que l'on ne rencontre jamais dans la syphilis. En outre, quand on étudie les nodosités lépreuses, on ne retrouve plus la succession des phénomènes qui caractérisent toujours le travail d'évolution typique des nodosités syphilitiques : dépression centrale de quelques-unes des nodosités les plus volumineuses, écailles et croûtes, ulcérations affectant une forme qui est particulière aux ulcérations syphilitiques.

Cependant c'est surtout la marche des accidents qui différencie les nodosités de la lèpre de celles de la syphilis. Ces dernières ont une durée extraordinairement longue, elles ne se ramollissent que très rarement, et alors elles se ramollissent toutes en même temps.

2° Avec le *lupus*. — On peut confondre avec le lupus cette variété de lèpre que nous avons vue dans un cas, que nous avons décrite plus haut (page 514) et dans laquelle il se forme de petites bosselures aplaties, grandes comme une lentille, paraissant réunies en groupes et même en cercles, de la dimension d'une pièce de cinquante centimes à celle d'une pièce de cinq francs, autour d'une place centrale, qui a l'aspect d'une cicatrice ou qui est le siége d'un infiltrat aplati.

L'infiltration qui envahit les lobules de l'oreille ressemble aussi beaucoup à celle que l'on observe dans le lupus. Dans ce cas cependant, la peau elle-même est épaissie d'une manière diffuse, elle est irrégulièrement bosselée ; sur certains points, elle est lisse, luisante, comme huilée, tandis que dans le lupus les petites nodosités semblent être enfoncées dans le chorion.

5° Une variété de *sarcoma mélanique*, que nous avons observée dans une série de cas sous une forme typique, a encore plus d'analogie avec la lèpre tubéreuse que le lupus lui-même et la syphilis (1).

4° Le *vitiligo* (leucopathie), pour peu qu'on y apporte une certaine attention, ne sera pas confondu avec la lèpre maculeuse (2). Dans le vitiligo on trouve seulement des taches blanches et brunes. Les taches blanches sont en forme de disques, elles sont toujours limitées par un bord convexe et net, même quand, par la réunion de plusieurs taches, elles atteignent une très grande étendue et prennent une forme irrégulière. Il est presque exceptionnel que les poils qui recouvrent la surface de ces taches blanches soient également blancs. La peau est du reste dans un état parfaitement normal, elle est lisse, souple, et jouit de toute sa sensibilité.

Les taches brunes limitent de tous côtés les taches blanches, aussi leurs bords sont-ils toujours concaves ; leur coloration la plus intense existe au voisinage des bords, d'où elle va en diminuant de dedans en dehors jusqu'à ce qu'elle disparaisse complètement ; au niveau de ces taches, la peau ne présente d'ailleurs aucune autre altération.

La marche du vitiligo montre que seules les taches blanches s'agrandissent, et que les taches brunes, au contraire, se rétrécissent dans la même proportion.

L'état général n'est pas le moins du monde influencé par la maladie.

Les taches de la lèpre présentent différentes nuances de coloration, elles sont le plus souvent mal délimitées, et elles sont aussi plus constantes. De plus, à ce même niveau, la peau offre également d'autres altérations pathologiques ; elle est infiltrée ou atrophiée, hyperesthésiée ou anesthésiée. Ces différentes lésions permettent encore de distinguer les taches (morphée (3)) solitaires et à bords tranchés, de celles du vitiligo.

(1) Voyez cette maladie dans la suite de cet ouvrage au chap. 4 des néoformations malignes.

(2) Voyez p. 169-177, t. II, de cet ouvrage. Cependant c'est justement dans les régions où l'on observe la lèpre même et par cela que la lèpre elle-même produit des anomalies pigmentaires analogues, qu'une erreur de ce genre peut être plus facilement commise que partout ailleurs. Ainsi, nous avons vu une malade qui avait été envoyée ici, venant des Indes occidentales, comme étant atteinte de la lèpre et qui avait simplement un vitiligo. Macnamara (loc. cit.) considère comme une première forme de la lèpre (au Bengale) la leucopathie, qui évidemment n'est pas la lèpre.

(3) V. p. 407.

Il est rare de voir blanchir les poils qui recouvrent la surface des taches lépreuses, et presque jamais ils ne deviennent uniformément blancs.

Enfin, il faut apporter le plus grand soin et un esprit exempt de toute prévention dans l'examen des divers symptômes et de la marche de la maladie, si l'on veut éviter, dans bien des circonstantes, de confondre avec la lèpre certains cas de paralysie hystérique, d'atrophie musculaire progressive [1], de diverses affections du cerveau et de la moëlle épinière, de sclérodermie, d'éléphantiasis des Arabes, de fibroma molluscum et même d'autres formes pathologiques.

Étiologie. — De tout temps un grand nombre de médecins distingués se sont dévoués à l'étude de cette horrible maladie. Les gouvernements, les savants et les corps scientifiques se sont réunis afin d'arriver à dissiper l'obscurité qui enveloppe l'origine de la lèpre. Les voyages que nous avons cités plus haut, de Hebra, de Virchow et d'autres médecins en Norvége, ainsi que l'appel adressé par Virchow aux médecins du monde entier, tendaient à ce même but.

Tous ces efforts ont amené de grands résultats sous le rapport de la nosologie de la lèpre; mais pour ce qui est de la question de l'étiologie, de la prophylaxie, de la guérison, et de l'extinction de cette maladie, elle attend encore une solution.

Dans l'état actuel de nos connaissances relativement à la lèpre et à son histoire, c'est un fait suffisamment constaté, que cette maladie affecte la forme endémique. Il y eut, du reste, une époque qui s'étend depuis le commencement des croisades jusqu'au xve siècle, où la lèpre sévit sous forme épidémique, uniformément sur presque toute la surface de l'Europe.

Mais depuis cette époque elle disparut rapidement et complétement des contrées de l'Europe centrale.

Par contre, on sait qu'elle existe encore aujourd'hui dans certaines régions de l'Europe, et que là, comme on a cru pouvoir le supposer, elle se transmet de génération en génération, mais toujours avec le caractère endémique.

Les travaux historiques et statistiques, qui étaient d'abord contradictoires entre eux, ont établi d'une façon assez satisfaisante la propagation géographique actuelle de la lèpre en Europe et dans les autres parties du monde, écartant en même temps certaines maladies qui jus-

____
[1] Bergmann, l. c., p. 68.

qu'à une époque encore récente, avaient été considérées comme des variétés de la lèpre endémique.

Distribution géographique de la lèpre. — La distribution géographique actuelle de la lèpre a été établie avec le plus grand soin par Hirsch [1]. Vinkhuizen l'a retracée graphiquement dans une carte qui est jointe à l'un de ses ouvrages [2], travail qui, pour le dire en passant, présente quelques inexactitudes.

La lèpre se retrouve encore aujourd'hui à l'état endémique en Egypte, en Abyssinie, en Nubie, au Soudan, tout le long des côtes Nord, Ouest et Est de l'Afrique ainsi qu'au Cap de bonne Espérance, à Madagascar, à l'île de France (Maurice), Bourbon, Ste Hélène, aux îles Canaries, aux Açores, en Arabie, en Perse, en Syrie, sur les côtes et dans beaucoup d'îles de la Méditerranée, en Palestine, en Asie-Mineure, dans le sud de la France, en Grèce, dans l'Archipel grec, dans les îles Ioniennes, le long des côtes des eaux Grecques et de la Mer noire (Constantinople), en Crimée, sur les côtes et dans les îles de l'Inde, de la Chine et du Japon, aux Indes Orientales, en Chine, au Japon, aux Moluques, aux Philippines, dans les grandes et les petites îles de la Sonde, à la Nouvelle Zélande, en Amérique, dans certaines parties des États du Sud de l'Amérique Septentrionale (Nouvelle-Orléans), à Panama, au Mexique, aux Antilles, à la Guyane (Cayenne et Surinam), sur les côtes du Brésil (Buenos-Ayres, Rio de Janeiro), en Islande, en Norvége (aux environs de Bergen [3], en Livonie.

Dans tous ces pays que nous nous bornons à énumérer pour indiquer d'une manière générale la distribution géographique actuelle de la lèpre, la maladie se trouve tantôt à l'état de cas isolés, mais fréquents, tantôt elle se présente sous la forme endémique.

Par contre, on trouve la lèpre dans certains cas *autochtone*, même dans des contrées qui sont d'ailleurs exemptes de cette affection. Toutefois on ignore s'il y a dans ces cas une forme [4] autre que celle de la lèpre en taches (lèpre maculeuse) et pourquoi elle ne présente pas

(1) Handbuch der historisch geographischen Pathologie, Erlangen, 1860, p. 311.

(2) De Melaatschheid, Gravenhage, 1868.

(3) Tabeller over de Spedalske i Norge i aaret 1869, og. 1870 in Norges officielle Statistik Heft v. J. 1870 et 1871. A la fin de 1869, le nombre constaté de lépreux en Norvège était de 2104 dont 785 dans les hôpitaux. A la fin de 1870, il était de 2055, dont 762 dans les hôpitaux (p. 13, Tab. XV et p. 10, Tab. XII). Rapport général du médecin en chef, T. J. Loberg, p. 14.

(4) Ainsi que nous l'avons démontré plus haut, les faits de Steudener, n'appartiennent pas à la lèpre.

les caractères graves de la maladie endémique. Nous rattachons à cet ordre de faits les 25 cas (20 femmes, 5 hommes) que Erasmus Wilson a décrits sous le nom de morphée, et deux cas semblables que nous avons observés (1).

Maintenant, cette circonstance que la lèpre existe, dans les pays que nous avons énumérés, depuis un temps plus ou moins long, et dans quelques-uns depuis des siècles, cette autre, qu'elle se maintient et se reproduit parmi la même population et dans les mêmes familles, ont appelé l'attention des observateurs sur diverses circonstances relatives à l'étiologie de cette maladie.

1° *Conditions climatériques, constitution physique du sol.*

Il est clair que, quand on considère le mode de distribution géographique actuelle de la lèpre, il est difficile de faire entrer les conditions du climat en ligne de compte relativement à l'étiologie de cette affection. En effet l'Islande et Bergen, l'Égypte et la ville du Cap, Rio et Java, etc. n'ont pas le même climat. Les longs hivers de l'Islande sont inconnus à Buenos-Ayres. L'atmosphère humide et nébuleuse des différents pays de côtes et d'îles ne se retrouve pas sur le Liban, et cependant la maladie existe à l'état endémique dans tous ces pays, et partout elle a le même caractère.

Et cependant certaines circonstances, qui ont même une importance considérable, permettent de supposer que les conditions climatériques et telluriques ne sont pas sans exercer une influence sur le développement de la maladie (2). D'un côté, on a observé des cas où des personnes, nées dans les pays exempts de lèpre, émigrants à un âge avancé dans des régions où la lèpre existe, ont été atteintes de la maladie après un séjour de plusieurs années dans ces derniers pays. Je connais quatre faits remarquables de ce genre (3). D'un autre côté l'ex-

---

(1) Sur un homme de la Pologne Russe, et sur un garçon de Vienne.

(2) Holmsen et Kierulf admettent l'existence d'un poison lépreux spécial dont la nature serait du genre de la Mal'aria, et qui proviendrait par conséquent des conditions telluriques et climatériques.

(3) *a.* Un homme âgé de 45 ans, né à Turin, partit pour le Caire à l'âge de 30 ans ; au bout de 10 ans de séjour, début de la maladie, qui, après 5 années, avait déterminé l'apparition d'une quantité considérable de nodosités au visage et sur les mains.

b. Sa femme, plus jeune de 10 ans, née également à Turin, partie avec lui pour le Caire, fut atteinte, après 2 années de séjour, de lèpre tuberculeuse, qui au bout de trois ans avait amené une anesthésie des mains.

c. Une femme âgée de 48 ans, née en Alsace, se rendit à la Nouvelle-Orléans à l'âge de 17 ans ; à 44 ans, elle fut atteinte de lèpre tuberculeuse, et le 27 juin 1870 elle vint à la clinique de Vienne se faire traiter de cette maladie.

d. Un homme âgé de 34 ans, né à Hambourg, s'établit à Rio de Janeiro à l'âge de 25 ans ; 7 ans après il fut atteint de lèpre tuberculeuse pour laquelle il vint se faire soigner à la clinique de Vienne.

périence journalière nous apprend que la maladie lépreuse fait des progrès plus lents, reste stationnaire et guérit même quand les individus atteints font un séjour prolongé dans un pays où la lèpre n'existe pas, et aussi que la lèpre autochtone est loin d'avoir le caractère de gravité que présente la lèpre endémique.

2° On a rangé parmi les causes de la lèpre les *règles diététiques* (nourriture, habitation). Parmi elles on comprend l'usage habituel de poisson corrompu, fumé ou salé, la nature de l'eau potable, la misère, les conditions générales dans lesquelles vivent les lépreux de certains pays.

Ce fait perd beaucoup de son importance quand on voit le nombre considérable de personnes appartenant aux classes les plus aisées, séjournant dans les grandes villes où l'on trouve toutes les ressources de la civilisation européenne, et qui sont cependant atteintes de lèpre de la pire espèce.

Presque tous les faits que nous avons été à même d'observer ici appartiennent à des malades de cette dernière catégorie.

3° *Contagion.* — Dans l'antiquité et au moyen-âge l'opinion générale était que la lèpre est contagieuse et se communique directement d'une personne à une autre : c'est à cette idée qu'était due la création des léproseries si nombreuses alors. Quand la syphilis eut envahi, dans la plus grande partie de l'Europe, les pays où existait la lèpre, et bien que dès cette époque personne ne doutât de la contagiosité de la syphilis, les syphilitiques se refusèrent à partager les mêmes lieux d'habitation que les lépreux, de peur d'être infectés par ces derniers (1).

Cette même idée règne encore aujourd'hui dans certaines régions (Palestine, Chine etc..). L'exclusion des lépreux (seulement des lépreux pauvres, il est vrai) du reste de la société humaine est généralement dans ces pays une règle hygiénique et le peuple fuit avec soin ces malheureux, comme cela avait lieu au moyen-âge (2).

A une époque plus récente, Landré a cherché à démontrer la contagiosité de la lèpre de Cayenne d'abord, puis de la lèpre en général (3). Mais il n'y a pas réussi (4).

______

(1) Astruc, De morb. vener. Parisiis, 1738. p. 30.
(2) Au moyen âge, dans certains pays, il était ordonné aux lépreux de ne sortir que le soir; ils devaient annoncer leur approche par une petite clochette, et ils ne pou_ vaient adresser la parole à personne à moins de s'arranger de telle façon que leur haleine ne pût atteindre leur interlocuteur (Hensler).
(3) l. c. p. 67.
(4) Landré se basait simplement sur des récits où il était dit que deux individus

La lèpre se développant souvent chez des personnes de la même famille, et même chez des personnes qui se sont établies dans des pays où règne cette maladie, il est incontestable que ces faits témoignent en faveur de la contagiosité. Il en est de même des cas comme celui que j'ai cité plus haut, dans lequel le mari étant devenu lépreux, sa femme fut atteinte de la même maladie deux ans après lui.

Mais dans ces cas les conditions physiques et géographiques auxquelles on peut attribuer la lèpre sont précisément les mêmes pour tous les individus qui vivent dans le même pays ou dans la même maison. Et d'un autre côté, il a été constaté dans bien des circonstances que des lépreux de l'un et l'autre sexe ont vécu pendant 25 ans et plus dans les rapports conjugaux les plus intimes avec leur conjoint, ont partagé le même lit pendant de longues années (1), sans que l'autre conjoint ait contracté la lèpre.

4° Au moyen-âge on considérait en général l'hérédité comme la source de la propagation de la lèpre (2), et cette idée règne encore aujourd'hui dans beaucoup de pays. Cette supposition est très plausible, parce qu'effectivement on a vu la maladie se transmettre en ligne directe dans beaucoup de familles. Danielssen et Boeck se sont montrés partisans zélés de l'hérédité de la lèpre. Et cela, aussi bien parce qu'ils tenaient compte des motifs fondamentaux qui plaident contre les autres causes supposées de la maladie, que parce que, dans un grand nombre de cas, ils ont pu suivre la maladie dans la ligne ascendante ou descendante de diverses familles. Les premières listes généalogiques dressées par ces auteurs (3), listes qui contenaient encore bien des lacunes, ont été depuis lors considérablement augmentées par eux; ils pensent même que l'on pourrait arriver à constituer des tableaux parfaitement exacts en appliquant les procédés statistiques perfectionnés auxquels on a recours depuis quelques années.

Déjà Hjort (4) et Holmsen (5), ont opposé des arguments sérieux à l'idée de l'hérédité soutenue par Danielssen et Boeck (6), par Conradi (7)

avaient été atteint de lèpre après avoir joué une fois avec un lépreux, et d'autres, après s'être trouvés momentanément en contact avec un individu affecté de cette maladie.

(1) Hebra, l. c. pag. 67.

(2) D'où les interdictions de mariage souvent édictées au moyen-âge contre les lépreux, usage qui existe encore aujourd'hui dans divers pays, où quelquefois même des demandes de divorce sont basées sur le motif de la lèpre.

(3) Traité de la Spedalsked, pag. 335.

(4) Jagttagelser, Cah. III, pag. 11 et 12.

(5) Norsk Magazin for Laegevidenskaben, 1857, Tom. XI. f. 450.

(6) Id.

(7) Id. f. 209.

et d'autres auteurs (Kessler (1)). Bidenkap (2) et van Someren (3) ont démontré qu'il est presque impossible de prouver l'hérédité de la lèpre, et qu'au contraire cette affection se manifeste chez beaucoup de personnes dans la famille desquelles on ne trouve que peu de cas de lèpre dans la ligne ascendante, tandis qu'on n'en a jamais vu aucun dans les lignes collatérales.

En outre, ce fait bien connu, et dont nous avons déjà parlé, que des personnes nées en Europe, dans des pays exempts de lèpre, et de parents sains, ont été atteintes de la maladie après leur établissement dans des contrées ou elle règne, ce fait, dis-je, ne saurait en aucune façon se concilier avec l'hypothèse qui considère l'hérédité comme la cause de la lèpre.

Dans aucun cas, l'hérédité à propos de la lèpre ne pourrait être comprise dans le sens qu'on y attache pour la syphilis qui, elle, est incontestablement héréditaire. Jamais, par exemple, on n'a observé la lèpre chez des enfants de parents lépreux, immédiatement ou peu de temps après leur naissance (4) ; et ce n'est que dans un très petit nombre de cas que l'on a observé la lèpre chez des enfants de trois ans (5).

On connait aussi, il est vrai, des faits dans lesquels des enfants issus de parents lépreux, ont été atteints de la lèpre après avoir été transportés dans des pays exempts de cette affection. Mais ces individus avaient passé les premières années de leur existence dans un pays où régnait la lèpre, et par conséquent ils pouvaient bien avoir déjà pris le germe de cette maladie avant de quitter leur pays natal.

En outre, Guyon (6), parle d'une famille dans laquelle depuis long-

(1) Virch. Arch. Tom. XXXII. pag. 258.
(2) l. c. Vol. XIV.
(3) A brief historical sketch of the Madras Leper Hospital.
(4) Danielssen et Boeck ont pensé que même le fœtus pouvait être atteint de la lèpre (Traité de la Spedalsked, p. 329), se rapportant en cela au récit des parents dont les enfants avaient présenté de bonne heure (de 5 à 8 ans) des symptômes complets de lèpre, récit d'après lequel ces enfants seraient venus au monde avec des taches, des nodosités ou des vésicules lépreuses. Dans Théodoricus (Hensler, p. 29) on trouve ce passage : Item potest generari ex coïtu leprosi cum pregnante, *quia inficitur fœtus*, licet non inficiatur mater. Du reste, une telle affirmation n'a pas une bien grande valeur, parce que toutes les conditions étiologiques possibles se trouvent accumulées là, et qu'après leur énumération, on lit : quoniam generatur (lepra) ex omnibus causis, ex quibus generantur omnes morbi.
(5) Nous avons vu, chez un enfant de 5 ans, une lèpre qui existait depuis 2 ans. Bidenkap (loc. cit. p. 813) rapporte un cas semblable.
(6) Compt. rend. de l'Acad. des Sciences. T. LIV, p. 892.

temps la lèpre sévissait d'une façon intense, mais ne s'était plus montrée depuis que cette famille avait quitté les Tropiques pour se fixer à Paris.

Si malgré toutes les preuves que nous offrent les tableaux généalogiques dressés par Danielssen et Boeck, par Conradi [1], Bidenkap [2], si malgré les enseignements qui ressortent des recherches d'autres auteurs, il est encore impossible de rejeter complétement l'idée de l'hérédité relativement à la lèpre, comme Hjort [3] a essayé de le faire, on ne peut cependant pas non plus admettre qu'il existe pour la lèpre une hérédité semblable à celle que l'on reconnait pour la syphilis, c'est-à-dire une transmission directe de la maladie même. L'hérédité ne peut s'entendre ici, comme l'a très bien signalé Virchow, que d'une disposition à la maladie lépreuse, dans le même sens que l'on admet généralement que la disposition à la tuberculose ou au cancer est héréditaire, disposition en vertu de laquelle ces maladies se développent par la suite dans certaines conditions extérieures, ou peuvent, au contraire, dans les cas favorables, ne pas se développer.

Bien que, après tout ce que nous venons de dire, la question de l'étiologie de la lèpre ne soit pas encore absolument tranchée, il semble cependant que l'on soit quelque peu autorisé à admettre que les conditions physiques et géographiques agissent dans le développement primaire de la lèpre comme élément étiologique, et que par contre, une fois que la maladie existe, l'hérédité de la disposition contribue au développement de la lèpre.

Pronostic. — En général, le pronostic de la lèpre est grave, en ce sens que souvent cette maladie peut à elle seule amener l'épuisement et la mort. Toutefois, dans certaines circonstances, elle affecte un caractère beaucoup moins sérieux.

C'est dans la lèpre tubéreuse que l'on a observé la mort la plus rapide. Elle arrive dans un délai moyen de 8 à 9 ans (Danielssen et Boeck). Mais quelquefois aussi elle peut prendre une marche aiguë et déterminer la mort dans l'espace de quelques mois. La forme anesthésique conduit toujours, il est vrai, à la mort, mais elle a une durée moyenne de 18 à 19 ans. Quand dans le cours de la lèpre tubéreuse, on voit survenir les symptômes de la forme anesthésique, et que ceux-ci

(1) Norsk Magazin for Laegevidenskaben, 1851, tom. V, f. 560; 1857, t. XI, f. 209.
(2) l. c., f. 811.
(3) 1857, Forhandlinger ved de Skandinaviske Naturforskeres, Christian. f. 401 et Norsk Magazin, tom. XI, f. 450.

semblent prédominer, la durée de la maladie en est prolongée (forme mixte), comme cela a lieu dans la lèpre purement anesthésique.

Ce qui donne un caractère fâcheux à la marche de la maladie dans toutes les variétés qui ont été observées tant dans la lèpre endémique que dans les cas où l'affection se développe chez des indigènes ou chez des émigrants, ce ne sont pas seulement les lésions locales plus ou moins importantes dont les malades sont atteints, mais surtout l'altération appréciable de tout leur organisme, le caractère de l'affection du système général.

En outre, le pronostic sera d'autant plus grave, que les malades continueront à habiter un pays infecté et ne recourront à aucun traitement thérapeutique ou hygiénique.

La marche de la lèpre sera au contraire, favorablement influencée, si les malades se retirent de bonne heure dans un pays exempt de cette affection, et y font un séjour suffisamment prolongé, dans des conditions convenables d'hygiène et de soins médicaux. La lèpre prend alors une marche plus lente, un caractère mitigé. Elle peut aussi arriver à un état stationnaire, ou même, ce qui est rare, guérir complétement.

On voit aussi la maladie perdre de sa gravité même chez les individus nés de parents lépreux et dans des régions où existe la lèpre, quand ils sont transportés dès leur enfance dans des pays exempts de cette affection, et si dans ces pays mêmes ils sont pour la première fois atteints de la lèpre.

Mais même dans les régions où la lèpre est endémique, il y a des circonstances où la maladie a un caractère atténué, d'autres où elle devient stationnaire, et d'autres enfin où elle guérit ; mais, en général, nous le répétons, cette marche favorable ne s'observe que dans les cas où les malades suivent un traitement thérapeutique et hygiénique convenable.

Quant aux faits de lèpre autochtone, qui ont été observés par Er. Wilson et par nous-mêmes, on s'explique leur gravité moindre en ce que la maladie, dans tous ces cas, se manifeste seulement par des phénomènes locaux et n'influence nullement l'état général.

Traitement. — Malheureusement tous les essais thérapeutiques qui ont été tentés jusqu'ici contre la lèpre sont demeurés sans résultat, en ce sens que nous ne possédons encore aucun remède spécifique contre cette affection. Le mercure, l'iode, l'arsenic, l'antimoine, les tisanes sudorifiques, ont été très souvent administrés sous différentes formes ; mais on a renoncé à tous ces moyens qui se sont montrés sans aucune action. Et de fait, tous les médecins compétents ont constaté l'inefficacité absolue de tout traitement quelconque de la lèpre, et, sauf les formes locales de la morphée, que nous avons signalées plus haut, et quelques cas exceptionnels de lèpre généralisée, ils considèrent tous la lèpre comme incurable (1).

C'est à ce triste résultat qu'ont abouti jusqu'ici les nombreuses tentatives thérapeutiques qui ont été faites, quoique de temps à autre, des médecins ou des observateurs, à la recherche d'un procédé de guérison, proclament la découverte d'un nouveau remède contre la lèpre.

On emploie, dans le traitement de la lèpre, notamment sur les côtes et dans les îles orientales et méridionales de l'Asie, des huiles, des extraits, des infusions, des décoctions etc. de plantes dont les unes sont connues, tandis que l'espèce des autres n'est pas déterminée d'une manière exacte; mais, comme on peut s'en convaincre par une étude sérieuse des récits qui en ont été faits, tous ces moyens n'ont donné aucun résultat : ce sont l'assacou (2), le madar, l'hydrocotyle asiatica, la chaoulmoogra, la vératrine, l'asclepias gigantea, l'hura du Brésil, l'hura crepitans, la sinugaga (3), des substances minérales de tout genre, le gypse, l'alun, la silice, le cinabre, l'acide oxalique, l'oxalate de potasse et de soude, l'antimoine, le bismuth, l'arsenic; et aussi une foule de substances les plus diverses, la cire, la résine, la cochenille, les os de sèche, etc.

Le résultat de ces essais peu encourageants a été de laisser naître et grandir progressivement cette opinion, que c'est peine inutile de chercher un spécifique contre la lèpre, et que l'on ne peut réussir à guérir cette maladie que par une méthode de traitement simple, rationnelle et symptomatique.

Il y aurait donc contradiction à vouloir passer par-dessus les principes généraux pour appliquer un seul et même traitement, une sorte

(1) Sous ce rapport, les travaux de Danielssen et Boeck ont été fort instructifs. Non-seulement ils ont employé tous les moyens que nous avons énumérés, et essayé tous les remèdes imaginables (Traité de la Spedalshed, 1848, p. 346 et suiv.), sans en excepter la méthode dérivative héroïque, mais encore, et cela n'est pardonnable qu'en raison du zèle scientifique qui les animait, ils n'ont pas craint d'inoculer artificiellement la syphilis à des lépreux, dans l'espoir de détruire ou du moins de modifier la cachexie lépreuse par le développement de la diathèse syphilitique. Mais cette tentative n'a eu d'autre effet que de voir la syphilis se développer en plus de la lèpre et à côté de celle-ci, disparaître par suite du traitement mercuriel et laisser la lèpre subsister sans aucune modification. (Syphilisationen anvendt mod Syphilis og Spedalskhed, ved Danielssen, Bergen, 1858).

(2) V. notamment le remède secret contre la lèpre à Java par Friedel, Vjrch. Archiv. Tom. 27, pag. 198.

(3) Er. Wilson, journal of cutaneous medecine, janvier, 1869, II, 8 pag. 443.

de panacée contre tous les cas de lèpre, ainsi qu'on a déjà voulu le faire bien souvent, et il faut le dire, sans obtenir aucun résultat (1).

Il nous suffira d'indiquer ici que l'on doit employer tous les agents susceptibles d'améliorer la nutrition générale, et ceux qui peuvent supprimer ou même seulement diminuer chaque symptôme local fâcheux.

1° *Traitement général.* — Avant tout, les malades doivent quitter le pays infecté et se fixer dans une localité exempte de lèpre et dans une contrée saine (montagnes). Une bonne habitation, une nourriture fortifiante, l'huile de foie de morue, les ferrugineux et les amers, quand la digestion est mauvaise, des bains, des bains de mer chauds ou froids (en été), les eaux thermales iodées, sodiques, sulfureuses, les bains de vapeur, les douches, l'hydrothérapie bien dirigée et modérée, l'exercice du corps, — tous ces moyens doivent être employés alternativement, d'une façon rationnelle et mesurée suivant les conditions individuelles, les saisons, etc., de manière à améliorer dans son ensemble la nutrition générale du corps.

En dehors de la médication interne qui a pour but de rectifier l'état de la digestion et de la nutrition (fer, huile de foie de morue, amers), ou de celle qui est prescrite en vue de quelque symptôme particulier (quinine, narcotiques, salins, etc.), nous ne conseillons aucun médicament interne (2).

2° Le *traitement local* a pour but d'obtenir la guérison des ulcérations existantes (3), la résorption des tubercules, des nodosités et des infil-

---

(1) Dr Greiner, Journ. ter Beverdering, d. geneeskundige Wetenschapen, niuwe serie. Bitragen to de Behandling der Lepra, 1860. Batavia.

(2) Récemment encore, à la Clinique de Vienne, nous avons donné à plusieurs malades l'oxalate de chaux (0.60 centigram. par jour) pendant plusieurs mois, sans résultat appréciable.

(3) Danielssen et Bœck ont, ainsi que nous l'avons indiqué plus haut, envisagé les relations entre l'éruption et l'ulcération d'une part, et de l'autre, la fièvre qui accompagne ces phénomènes, à un point de vue qu'il nous est impossible d'accepter. Bergmann, à notre grand étonnement, dit à l'égard de l'opinion émise par ces auteurs (loc. cit. p. 40) : « tant que les ulcérations, qui résultent de la » chute des tubercules, suppurent et restent humides, le malade se sent relative-» ment bien ; mais quand elles arrivent à se guérir, la fièvre s'établit, des douleurs » profondes et graves apparaissent, puis survient la consomption avec la fièvre hec-» tique et tous les dangers que cet état comporte.... etc. » et page 56 : « Le déve-» loppement des accidents que nous venons de signaler, à la suite de la disparition » des larges ulcérations dans les périodes ultérieures de la lèpre noueuse, est pré-» cisément un motif sérieux pour rejeter toute tentative de cure de ces mêmes » ulcérations. »

Or, cela nous amènerait à l'idée, non justifiée d'ailleurs, et que l'on a trats qui se sont formés, la diminution des douleurs locales, de l'érysipèle, etc. Nous suivons en cela les principes généralement admis en médecine,

Suivant les circonstances, on cautérise les ulcérations, on les panse d'après la méthode Lister, avec la potasse, l'emplâtre mercuriel, etc. Les phénomènes inflammatoires sont combattus à l'aide du froid. Les petites nodosités et les infiltrats de la muqueuse buccale, du larynx, les ulcérations douloureuses de la langue, sont rapidement améliorés par des cautérisations avec une solution de nitrate d'argent; on badigeonne avec la teinture d'iode les infiltrats lépreux, circonscrits et diffus de la peau ou des nerfs, ou bien on les couvre d'emplâtre mercuriel, ou même on les détruit par les caustiques.

Le mode de traitement local se rapproche donc, sous beaucoup de rapports, de celui du lupus (v. pag. 474 et suiv.)

Contre les hyperesthésies locales et générales, on emploie avec avantage les injections sous-cutanées de morphine (15 centigram. pour 8 gram. d'eau distillée) ou d'atropine (1 milligram. pour la même quantité d'eau).

Danielssen et Boeck ont obtenu quelques résultats de l'application de l'électricité prolongée pendant plusieurs mois contre l'anesthésie et la paralysie qui accompagnent la lèpre.

En employant ce mode de traitement, on peut voir la maladie s'améliorer un peu, s'amoindrir, marcher plus lentement, et même peut-être guérir, quand elle n'est encore qu'à ses premières périodes [1].

Mais pour cela, la condition essentielle est, que le malade habite constamment un pays exempt de lèpre.

depuis longtemps abandonnée, d'une répercussion de l'exanthème et des exsudats. Mais évidemment, en exprimant cette idée, Bergmann n'avait en vue qu'une métastase des produits lépreux, qui pourrait déterminer un accès de fièvre, menaçant pour la vie même du malade. Toutefois, si, à notre connaissance, il n'est pas possible de provoquer volontairement une métastase par résorption des produits morbides existants, cela peut se produire indépendamment de notre action. Aussi cherchons-nous à guérir les ulcérations lépreuses, comme celles du lupus et du carcinôme, précisément parce que les malades se sentent améliorés par le fait même de cette guérison, et que d'ailleurs il peut survenir une métastase accompagnée de fièvre ou une éruption nouvelle indépendamment de la guérison de ces ulcérations. La guérison en apparence spontanée des ulcérations, c'est-à-dire à proprement parler la suppression de la suppuration, doit être considérée, dans l'état actuel de la science, non pas comme la cause, mais au contraire comme la conséquence de l'apparition d'une maladie intercurrente, maladie toujours aiguë, grave, accompagnée de fièvre, exactement comme cela a lieu pour les plaies en général (par exemple lorsqu'il survient un érysipèle, une pneumonie, le typhus, etc...).

(1) Jagttagelser, cah. 3, p. 18.

Même chez les malades qui restent dans des pays où existe la lèpre, on peut encore voir la maladie suivre une marche plus favorable, lorsqu'ils se soumettent à un traitement convenable, et que les conditions hygiéniques dans lesquelles ils vivent sont améliorées.

En dehors du traitement de la lèpre chez les individus qui en sont atteints, il serait encore à désirer que l'on pût combattre le mal dans sa cause même.

Mais pour arriver à ce but, il faudrait d'abord découvrir cette cause de la maladie; nous avons déjà exposé et expliqué plus haut combien elle est peu connue.

Espérons que à l'aide du concours de tous les médecins, soutenu par les gouvernements, les sociétés scientifiques, par l'esprit public humanitaire de tous les pays, auquel nous avons eu déjà l'occasion d'adresser les éloges qu'il mérite, on finira quelque jour par découvrir l'origine de la lèpre.

Et alors on aura beaucoup moins de peine à trouver les moyens propres à faire disparaître cette maladie horrible qui affecte si tristement l'espèce humaine.

CARCINOME. — CANCER.

La notion clinique du cancer, si ancienne qu'elle soit, n'a pas encore reçu jusqu'à présent une définition scientifique suffisamment précise et acceptée de tous les médecins.

Depuis l'antiquité, on a considéré comme *cancer* des tumeurs qui, par le développement exubérant qu'elles prennent et par l'ulcération qu'elles produisent, détruisent les tissus, notamment la peau et les glandes, récidivent régulièrement après leur ablation et finalement amènent, soit par elles-mêmes, soit en se généralisant à toute l'économie, un état de marasme qui se termine par la mort.

Par conséquent, il est facile de comprendre que jadis le caractère cancéreux d'une tumeur ne pouvait être reconnu que lorsque l'évolution ultérieure de la maladie en avait démontré la malignité.

Et de fait, les chirurgiens de l'antiquité se sont guidés sur les différents symptômes de l'affection pour créer divers noms, qui prouvent clairement que c'est uniquement sur l'observation de l'évolution de la maladie qu'ils se basaient pour décider s'il s'agissait ou non d'un cancer. Comme Celse (1) faisait provenir le καρκίνωμα du κακόη-δες, et du premier l'*ulcus* et le *thymium*, et comme parmi toutes ces espèces il considérait le κακόηδες comme étant seul curable, tous les chirurgiens, jusqu'à une époque récente, envisageaient la maladie de la manière suivante : ils admettaient que c'est d'abord le squirrhe qui apparaît, et que plus tard il devient cancer occulte et finalement cancer ouvert.

C'est seulement depuis Bichat, Joh. Müller et Rokitansky, que les conditions histologiques des productions pathologiques des tissus ont été exposées avec une clarté dont on ne se doutait pas antérieurement. Les travaux de ces auteurs imprimèrent une nouvelle direction à l'étude des tumeurs pathologiques, et l'on commença alors à chercher dans ce sens des caractères propres à fixer l'étude clinique du cancer, caractères qui jusque-là avaient échappé à l'observation.

Quelques auteurs Lebert (2), Hannover (3), ont cru avoir trouvé ces caractères dans la forme des éléments de la tumeur même, éléments que l'on a désignés sous le nom de cellules cancéreuses. Mais une étude plus approfondie du sujet fit bientôt reconnaître que les éléments du cancer ne peuvent pas être distingués des productions physiolo-

(1) Voy. citat. pag. 325. Libr. V. C. XXVIII, 2.
(2) Physiologie pathologique, Paris, 1845. Tom. II, pag. 255.
(3) Müller's Arch. 1844 : Das Epithelioma. Leipzig, 1852, pag. 37.

giques équivoques (épithéliums) (1), ni par leurs propriétés morphologiques, ni par leur prolifération endogène, d'ailleurs remarquable; non plus que par le contenu pigmentaire qu'ils renferment de temps à autre (Virchow, 1. c. p. 107), et l'on dut alors abandonner l'idée de l'existence de cellules cancéreuses spécifiques, comme non démontrée ou comme impossible à prouver.

Rokitansky avait ouvert un point de vue tout-à-fait différent, en décrivant de la manière suivante la nature anatomique du carcinôme (2) :

« Les cancers sont en partie constitués par des noyaux et des cellules contenant des noyaux, présentant les formes les plus différentes ; ces éléments, qui n'existent pas toujours en même quantité, forment les éléments du suc cancéreux, et constituent avec une substance intercellulaire la masse cancéreuse proprement dite. C'est là, la partie constitutive essentielle, et suivant la persistance (ou la caducité) des éléments précités, suivant la plus ou moins grande production et accumulation de ces éléments, c'est là spécialement, en général, la partie constitutive hétéroplastique du carcinôme. L'autre partie constitutive moins essentielle, mais cependant très importante, consiste en une nouvelle production de tissu cellulaire sous forme de ce que l'on appelle la charpente (stroma). »

Mais en présence de ces connexions anatomiques d'une masse cellulaire (renfermant des sucs) et d'une charpente qui les contient, Rokitansky a cru qu'il ne pouvait méconnaître le caractère clinique, c'est-à-dire la malignité de cette néoformation : au contraire, il a précisément signalé ce fait comme un signe indispensable pour le diagnostic (3).

Suivant l'état du dépôt cellulaire ou du stroma, suivant que l'un ou l'autre de ces deux éléments constitutifs prédominait, on a distingué les différentes espèces de cancers entre elles : cancer fibreux, cancer colloïde, pigmentaire, villeux, épithélial, etc. (Rokitansky, Schuh, etc.).

Il en résulta d'abord, que la nombreuse série des diverses tumeurs qui jusque là, d'après l'idée ancienne, avaient été regardées comme des carcinômes, se trouva considérablement réduite; on ne rangea plus dès lors parmi les carcinômes que les tumeurs de mauvaise nature qui présentaient une structure alvéolaire et un contenu cellulaire manifestement épithélial (Virchow, Förster); on donna, au con-

---

(1) Virchow, zur Entwicklungsgeschichte des Krebses, ect. Virch. Archiv. Tom. 1 p. 104 et suiv., pl. ll, fig. 2 et 7.

(2) Pathol. Anat. (3e édit.) 1855, Tom. I, p. 248.

(3) l. c. p. 77.

traire, le nom de sarcômes aux tumeurs malignes, dont l'infiltration cellulaire n'avait pas le caractère épithélial, bien qu'elle eût encore une disposition aussi régulière, offrant ainsi une ressemblance organique, non pas avec les couches épithéliales physiologiques (de la peau, des glandes), mais bien avec les couches celluleuses (1).

De même pour les tumeurs mélaniques, qui, en outre de leur malignité (nature infectieuse) se distinguent par le dépôt d'un pigment foncé, diffus et granuleux dans et entre les cellules d'infiltration qu'elles contiennent, — tumeurs que depuis Laënnec on considérait comme des carcinômes, — on a, depuis la même époque, établi la distinction en sarcôme et en carcinôme mélanique, distinction basée sur la différence que nous avons signalée dans le caractère extérieur et l'arrangement des cellules déposées dans ces tumeurs.

Thiersch (2) a récemment rappelé et formulé de la façon la plus tranchée, la signification du caractère épithélial des cellules relativement à la nature essentielle du carcinôme.

Les déductions de Thiersch se rattachent à la théorie professée par Remak, en vertu de laquelle la reproduction de tous les tissus physiologiques ne peut se faire en dehors du cadre des trois feuillets embryonnaires (feuillet corné, feuillet moyen, feuillet muqueux); théorie d'après laquelle aussi, dans l'ordre pathologique, l'altération qui envahit les productions d'un système, ne peut envahir celles d'un autre système : c'est-à-dire, en deux mots, que l'épithélium ne peut être reproduit que par l'épithélium (3).

Thiersch cherche d'abord à adapter cette manière de voir au cancer épithélial (cancroïde); et à démontrer que les productions épithéliales du cancer ne peuvent provenir que de l'épithélium préexistant du réseau muqueux ou des glandes de la peau (glandes sudoripares). Quant aux objections qui pourraient lui être faites à propos de la production isolée du cancer (épithélial) dans des organes qui ne sont nullement en rapport avec la peau, comme les os (Virchow, Lücke ()4), ou des glandes (Paget, Langenbeck), Thiersch a très intelligemment cherché à les réduire à néant, d'une part, en attribuant le fait à des aberrations de certaines parties du feuillet corné (comme pour les follicules

---

(1) Virchow, Geschw. Tom. II, p. 177.

(2) Der Epithelialkrebs, namentlich der Haut. Leipzig, 1865, sammt Atlas von 11 Tafeln.

(3) Deutsche Klinik, 1854, p. 170. « Ein Beitrag zur Entwicklungsgeschichte der krebshaften Geschwülste. »

(4) Pitha-Billroth's Lehrb. de Chir, tem. II, 1re partie, cah. 2, pag. 207.

dentaires, Remak), aberrations qui remontent à la période du développement embryonnaire. D'un autre côté, il explique les cancers du tibia, des ganglions inguinaux etc., en disant que des végétations épithéliales, provenant des glandes sudoripares de la peau du voisinage, ont bien pu pénétrer jusque dans les os et les ganglions lymphatiques sous-jacents, sans avoir en même temps poussé des prolongements vers la surface cutanée.

D'après l'opinion antérieure de Virchow, la production originaire des éléments épithéliaux peut bien provenir d'un épithélium préexistant; mais plus tard le tissu cellulaire qui est le siége d'une prolifération (corpuscules de tissu conjonctif) devient le point de départ de cette prolifération épithéliale. Comparée à cette théorie, l'opinion émise par Thiersch avait l'avantage d'offrir une base plus solide relativement à la néoformation spéciale dont il s'agit.

Aussi la plupart des auteurs modernes se sont-ils rangés, sous ce rapport, à l'opinion de Thiersch.

Toutefois, cette théorie remarquable par sa conséquence logique ne pouvait pas être complétement satisfaisante.

On sut bientôt que le cancer épithélial seul est un carcinôme.

De plus, Thiersch, s'occupant exclusivement du développement des cellules (masse cancéreuse de Rokitansky), avait trop négligé le second facteur essentiel du cancer, le tissu qui reçoit et retient ce dépôt cellulaire (la charpente).

Aussi, pour lui, le cancer ressemblait-il beaucoup à d'autres productions qui consistent seulement en une prolifération de l'épithélium (épithelioma molluscum, Virchow, Arch., t. XXXIII, p. 147) ou des cellules parenchymateuses des glandes, et en une augmentation consécutive de volume de ces dernières (mamelles; ganglions lymphatiques), et que la pathologie moderne a rangées parmi les adénômes.

D'un autre côté, l'expérience ne permettait pas d'admettre, que le stratum conjonctif, — même ne fût-il pas prouvé qu'il participe à la production du cancer, en ce sens qu'il donnerait naissance à la prolifération des masses épithéliales (Virchow), — ne reste certainement pas indifférent, et que, contrairement à ce qui a lieu pour les adénômes purs, ce stratum conjonctif se présente dans la formation du cancer sous l'aspect de stroma, ou bien prend peut-être une part active, comme le pense Virchow, à la production du cancer.

Billroth est venu corroborer ces opinions, d'ailleurs bien justifiées, en soutenant que le tissu cellulaire infiltré (le stroma) joue un rôle aussi important que le dépôt de cellules épithéliales, et même que, suivant les circonstances, le tissu conjonctif peut-être considéré comme le point de départ d'une formation cancéreuse.

Aussi Billroth (1) ne regarde-t-il comme carcinomateuses que « les tumeurs destructives dans lesquelles la prolifération épithéliale et l'infiltration existent dans des proportions à peu près égales; » mais en outre de l'origine épithéliale de la plupart des cancers (carcinôme épithélial et glandulaire) il faut encore admettre l'existence d'un autre cancer qui est indépendant de l'épithélium, un cancer du tissu cellulaire (2).

De même O. Weber (3) et Klebs (4) ont, pour le carcinôme, attribué un rôle plus ou moins important au tissu cellulaire dans la production épithéliale pathologique.

A toutes ces différences il faut encore ajouter que le sarcôme, le carcinôme et l'adénôme peuvent être combinés entre eux de différentes manières, et de telle façon même qu'il soit impossible de les distinguer : lorsque par exemple le dépôt celluleux présente le caractère carcinomateux (épithélial et alvéolaire), tandis que le tissu du stroma paraît infiltré de cellules dont la nature ne peut être définie, ou qui, par rapport à leur volume et à leur arrangement, pourraient être regardées comme sarcomateuses. Il peut encore arriver que, au centre d'une tumeur, on trouve des tubes adénoïdes (des conduits glandulaires dilatés, ramifiés, remplis de cellules proliférantes), tandis que le tissu interstitiel a le caractère de l'infiltration cancéreuse (épithéliale); ou bien enfin une tumeur peut présenter, dans une partie l'infiltration, les petites cellules du sarcôme, et dans l'autre la disposition alvéolaire du carcinôme (5).

D'après tout ce qui précède, il est évident que nous sommes encore loin de pouvoir établir sur une base anatomique la définition du carcinôme (et du sarcôme), et que, par conséquent, la notion du cancer ne peut encore être que purement conventionnelle.

Nous entendons par cancer une néoformation qui a un caractère malin dans le sens clinique traditionnel et qui est constituée par une

(1) Vorles. über Geschwülste, Berlin 1868, p. 91.

(2) Ibid. p, 91 et du même auteur « Kritische und erläuternde Bemerkungen zu dem Werke von prof. Dr Thiersch in Erlangen (über Epithelialkrebs) in Arch. für klin. Chir., t. VII, p. 848 et 860 ; speciell. 871.

(3) Pitha-Billroth's Handb. d. chir., t. III, 2me part. livr. 1, p. 497.

(4) Virchow's Arch., t. XXXVIII, p. 212.

(5) Virchow, Geschw., l. c. Billroth, l. c., pl. XI, fig. 4 et 8. Rindfleisch, Lerhb. d. pathol. Gewebslehre, Leipzig, 1871. p. 159, das « sarcomatöse Carcinom. » Klebs : « Übergänge von Sarcom zu Carcinom, » in Klebs. Handb. der path. anat., livr. 1 p. 86. Berlin, 1868.

masse cellulaire épithéliale, proliférante, déposée dans un stroma alvéo-
laire, stalactiliforme, et comme canaliculé, lequel stroma est formé de
tissu cellulaire infiltré par suite d'un travail inflammatoire.

La malignité du tissu de la néoformation consiste en une prolifération considérable et progressive de ses éléments, l'infiltration du
tissu normal par ces éléments, un envahissement progressif des tissus
normaux par le produit morbide, la tendance de ce dernier à s'ulcérer
de bonne heure, l'extension multiple survenant soit spontanément,
soit sous forme de récidive, à la suite de l'extirpation, de l'invasion par
la voie lymphatique et glandulaire des organes de la région ou d'organes
plus ou moins éloignés, et enfin le marasme général particulier qui est le
résultat de la végétation même de la néoformation, et non pas de la
suppression de la fonction d'un organe déterminé (1).

Les symptômes de la malignité, pas plus que les signes anatomiques
que nous avons indiqués, ne se manifestent de la même manière
dans toutes les néoformations que l'on considère comme des carcinômes, ni à toutes les périodes de ces tumeurs.

Cela est vrai spécialement pour le cancer de la peau.

Dans la peau (de même que dans les parties avoisinantes des
muqueuses) le cancer se développe idiopathiquement ou consécutivement, par suite de l'envahissement de la maladie née dans les parties
sous-cutanées.

C'est dans le cancer idiopathique de la peau que l'on trouve, dans
leur plus grande pureté et de la façon la plus tranchée, les signes anatomiques que nous avons indiqués comme caractéristiques du carcinôme. Aussi est-ce là pour beaucoup d'auteurs le cancer, κατ'ἐξοχην.
Au contraire il n'est pas rare d'y voir manquer pendant un temps fort
long les principaux symptômes de la malignité, et l'on comprend aisément que beaucoup de chirurgiens aient hésité à voir là un cancer vrai
et se soient bornés par conséquent à le considérer comme une variété du
carcinôme, qu'ils ont désignée sous le nom de cancroïde (Lebert).

D'un autre côté, il y a des cancers de la peau dont la malignité se
manifeste de très bonne heure, c'est pourquoi les cliniciens les regardent comme étant immédiatement des tumeurs malignes, tandis que
les anatomistes trouvent des motifs pour ranger ces mêmes tumeurs,
tantôt dans la classe des sarcômes, tantôt dans celle des carcinômes.

C'est pour cette raison, et aussi parce que les indications pratiques

____

(1) Rokitansky, pathol. Anatom., l. c., p. 77.

(pronostic, traitement) présentent des différences nombreuses, qu'il est nécessaire de diviser le cancer de la peau en plusieurs espèces.

A. *Épithélioma* (Hannover), *Cancer épithélial: Carcinôme épithélial, Cancroïde* (Lebert); *Cancer des ramoneurs* (Pott).

Le cancer épithélial de la peau n'est connu comme entité morbide que depuis les trente dernières années de notre siècle. Jusque vers l'année 1840, on désignait sous les noms de *noli me tangere*, ulcère rongeant, phagédénique, serpigo, lupus, syphilis, frambœsia, cancer, fongus, etc..... toutes les maladies destructives et ulcéreuses du visage et de la peau en général; cette nomenclature était basée surtout sur les différences que présente l'aspect extérieur de ces tumeurs (1).

On s'était habitué à ne regarder comme cancéreuses que les tumeurs malignes des glandes, notamment celles de la glande mammaire.

Ce n'est qu'en se livrant à l'étude suivie et approfondie des productions pathologiques des tissus que l'on a reconnu la composition épithéliale de certaines tumeurs malignes (cancéreuses) de la peau ; ce résultat est dû à divers travaux (2) provenant spécialement de l'école de Vienne, qui a surtout contribué à la connaissance du cancer épithélial, vers l'année 1840 (3).

Déjà en 1842, Rokitansky, se basant sur les résultats de ses recherches histologiques, rangeait dans le cancer les nouvelles productions épithéliales (4).

Le fait, signalé également par Rokitansky, que le cancer épithélial peut exister pendant de longues années à l'état de mal local, sans tuméfaction des ganglions voisins, et qu'il peut être guéri et pour toujours par l'extirpation, d'où il résulte que le cancer épithélial a un caractère moins malin que les autres espèces de cancer, ce fait, dis-je, a amené certains auteurs à considérer cette espèce de tumeur comme

---

(1) Fuchs, dont l'ouvrage « sur les altérations morbides de la peau et de ses dépendances » a paru en 1840, divise encore les carcinômes (l. c., t. II, p. 839) en : 1° Squirrhe de la peau, avec les sous-genres : Schirroma commun, des ramoneurs, tuberculeux, éburné; 2° Encephaloma ; 3° Splenoma ; 4° carcinelcosis. Parmi ces tumeurs, le schirroma commun, le schir. des ramoneurs et le carcinelcosis simple (ulcère chancreux de Rayer, ulcus cancrosum vulgare), semblent appartenir à notre carcinôme épithélial.

(2) Mayor fils (Genève), Bullet. de la soc. anatomique, 1844, p. 218 à 224. (Thiersch, l. c., p. 11).

(3) Schuh, Pseudoplasmen.

(4) Pathol. Anat., 1846, t. I, p. 385 et 1855, 3e édit., t. 1. p. 273.

le cancer proprement dit. C'est ainsi que Lebert [1] lui donna d'abord le nom de pseudo-cancer, puis de cancroïde, et Hannover [2], celui d'épithélioma.

Cependant, comme on a observé que le cancer épithélial prend assez souvent le caractère et suit la marche du cancer malin, on en est venu à ne plus avoir le moindre doute sur la nature du cancer épithélial de Rokitansky.

Virchow a ouvert de nouveaux points de vue sur l'histogénèse des tissus pathologiques en général, et en particulier des productions épithéliales. Au lieu d'en attribuer le développement, comme on le faisait jadis, à la lymphe plastique ou à l'exsudat, il envisagea le tissu cellulaire [3] comme étant le fond sur lequel, dans le cancroïde notamment, la nouvelle production épithéliale prend naissance ; en même temps il reconnaissait aussi à l'épithélium du réseau muqueux et des glandes de la peau la possibilité de produire une prolifération de bonne nature. C'est ainsi que Virchow et Förster [4] ne voulurent considérer comme cancroïdes que les tumeurs épithéliales dont les éléments s'étaient développés indépendamment des épithéliums, des glandes et du réseau muqueux, et provenaient manifestement du tissu cellulaire. Au contraire, Lebert a désigné sous le nom de cancroïdes précisément les proliférations épithéliales ulcéreuses qui ont leur origine dans l'épithélium de la couche muqueuse [5] et des follicules [6], par conséquent celles-là même que Virchow et Förster avaient exclues du cancroïde. Pour tous ces motifs, et parce que le cancer de la peau évidemment débute très souvent d'une manière tellement superficielle que l'on ne peut pas y voir toujours une relation intime avec la couche celluleuse du chorion, les idées que les médecins avaient sur le cancer épithélial se trouvèrent fortement ébranlées.

En outre, le nom d'épithélioma fut aussi employé (par Virchow [7] et Billroth [8]) pour désigner des productions épithéliales reconnues de bonne nature, et qui certainement n'avaient rien à faire avec le cancer.

Une idée tout-à-fait opposée s'est produite dans ces dernières

(1) Traité pratique des maladies cancéreuses et des affections confondues avec le cancer, Paris, 1851, p. 611.

(2) l. c.

(3) Virchow, Ueber Perlgeschwülste, Arch. Virch. 1855 et Gaz. hebdom. févr n° 7, 1855.

(4) Handb. der path. Anat. 1855, 1re part., p. 273.

(5) Thiersch, l. c., p. 15.

(6) Gazette méd., 28 sept. 1850. Dans Thiersch, l. c., p. 20.

(7) Ueber molluscum contag. Archiv. t. XXXIII (epithelioma molluscum).

(8) Vorles. über Geschw., p. 74.

années relativement au cancer épithélial, idée basée exclusivement sur les faits avancés par Thiersch, d'après lesquels on admet que l'épithélium physiologique est le seul tissu qui donne naissance aux éléments du cancer épithélial, et que le tissu cellulaire n'est absolument pour rien dans cette production.

Même pour ces tumeurs désignées sous le nom de papilloma, on n'a pas pu découvrir un signe anatomique caractéristique. On sait que ces tumeurs peuvent être identiques au cancer épithélial; mais on sait aussi que les productions papillomateuses peuvent contenir des masses épithéliales mamelonnées, sphériques, des végétations analogues à des comédons, par conséquent, offrir tous les caractères anatomiques du cancer épithélial, et cependant avoir, au point de vue clinique, un caractère bénin.

Bien que nous soyons arrivés actuellement à mieux connaître les conditions anatomiques et peut-être aussi l'histogénèse du cancer épithélial, c'est encore aux caractères cliniques de cette production que l'on doit accorder la plus grande importance pour le diagnostic de cette affection (1).

Division. — D'après le siége qu'il occupe, le cancer épithélial peut être classé en cancer de la peau et cancer des muqueuses; d'après sa forme extérieure et son mode d'extension, on le divise en : 1ᵃ cancer aplati, 2° envahissant ou tubéreux, 3° papillomateux (2). Toutefois ces formes ne doivent être considérées que comme des variétés de conformation extérieure, parce que, essentiellement elles représentent toutes un seul et même élément pathologique, et que du reste elles peuvent également se transformer de l'une en l'autre, ou se combiner entre elles.

a. CANCER ÉPITHÉLIAL DU TÉGUMENT.

1. *Forme plate du cancer épithélial.* — Elle débute par la formation d'une ou de plusieurs petites granulations de la grosseur d'une tête

___

(1) Les expressions qu'emploie Thiersch en terminant ses remarquables études histologiques sur le cancer épithélial (loc. cit. p. 55), ont sous ce rapport une importance réelle : s'il n'est pas possible de baser le diagnostic sur la composition histologique de ces tumeurs, c'est donc à l'observation exacte de la marche de la maladie qu'il faut principalement s'adresser, et, de fait, c'est ce qui existe. La notion du cancer doit donc redevenir clinique, ce qu'elle avait été si longtemps.

(2) Schuh divise le cancer épithélial en : 1° aplati, 2° granuleux, 3° verruqueux ou villeux. Thiersch se contente de le diviser en : 1° cancer aplati, 2° cancer pénétrant.

d'épingle, brillantes à leur surface, d'un rouge pâle, ou d'un blanc jaunâtre, luisantes comme de la cire, modérément transparentes et très compactes. Quand il y en a plusieurs, elles sont disposées les unes à côté des autres, parfois sur une même ligne. Le plus souvent cependant elles se réunissent en un groupe irrégulier, arrondi, finement bosselé à sa surface et sur les bords.

Il est rare de trouver les granulations intactes quand elles affectent cette disposition.

Ordinairement la première granulation ou le premier petit groupe formé de la réunion de plusieurs granulations est déjà ulcéré de bonne heure à sa surface, et recouvert d'une croûte mince, brun jaunâtre, adhérente, formée par la dessication du liquide visqueux et collant, que la surface excoriée sécrète en petite quantité.

Il peut se passer ainsi trois années ou plus, avant que le foyer morbide ait atteint les dimensions d'une lentille. Habituellement, les malades qui se trouvent dans de telles conditions ne s'aperçoivent nullement de leur affection. Dans leur ignorance, ils regardent cette lésion à cette période comme une simple ulcération, ou bien, comme la partie ulcérée offre une proéminence que l'on ne saurait méconnaître, bien qu'elle soit faible, ils la prennent pour une verrue écorchée.

On se range d'autant mieux à cette idée, que, réellement, le cancer épithélial provient très fréquemment d'une verrue préexistante.

Après avoir duré ainsi pendant un temps qui varie de 5 à 10 ans, le foyer morbide s'agrandit beaucoup plus rapidement par ce fait que, autour du bord de la surface excoriée, il vient s'ajouter de nouvelles granulations, comme celles que nous avons déjà décrites, très fermes, brillantes, transparentes et grosses comme une tête d'épingle.

Ces granulations sont caractéristiques du cancer épithélial à toutes ses périodes.

On peut facilement, avec un instrument mousse, faire sortir le contenu de chacune de ces granulations.

Ce contenu présente la forme d'une petite boule blanche, brillante comme de la nacre, finement granulée, qui s'écrase facilement sous le doigt en petits globules ; au microscope, on voit qu'il est constitué par une accumulation de cellules épithéliales déposées en boules ou en tas autour d'une masse centrale ; nous reviendrons tout à l'heure sur la nature de ces cellules.

Les nouvelles granulations qui apparaissent, comme nous l'avons dit, à la périphérie du groupe central, s'excorient aussi à leur surface. Par l'addition de ces granulations excoriées, il se forme des ulcères plus ou moins étendus ; c'est ce que l'on appelle l'ulcère cancéreux aplati (ulcus cancrosum vulgare de Fuchs, ulcus rodens, ulcus phagedenicum de différents auteurs (1)).

C'est généralement quand il est arrivé à cet état d'ulcère aplati, état qui correspond à une période plus avancée de la maladie, que le cancer épithélial se présente à l'observation des médecins.

Il représente alors une ulcération arrondie, irrégulièrement polygonale, limitée par des bords cutanés aplatis, nettement tranchés, taillés à pic. La surface de la plaie est d'un rouge brun ou d'un jaune rougeâtre, inégale, mamelonnée, finement granulée, dure au toucher, saignant facilement ; elle sécrète une petite quantité d'un liquide visqueux qui se dessèche rapidement, et recouvre la surface de la plaie comme d'un vernis léger et transparent, lequel, au bout de quelques jours, devient une croûte mince, mais solide et sèche comme du parchemin.

Les bords de la peau, qui limitent l'ulcération, sont aplatis, et présentent une coloration normale ; mais ils sont déjà durs, adhérents, comme soudés partout au fond dur de l'ulcération ; ou bien ils présentent quelquefois des granulations fermes, arrondies, transparentes comme de petits grains vésiculeux, isolés ou rangés les uns à côté des autres, qui s'écrasent facilement à la pression, et laissent échapper leur contenu qui ressemble assez à du gravier.

Les progrès de la maladie suivent la marche que voici : d'un côté l'ulcération centrale s'agrandit par le fait de la chute des granulations qui se trouvent sur ses bords, et de l'autre côté, ce bord lui-même semble constamment s'élargir par le développement constant de nouvelles granulations.

De cette façon, l'affection peut arriver, dans un espace de cinq à dix ans, à occuper une surface de la peau large comme une pièce de cinq francs ou même comme la paume de la main.

Cependant, même dans les cas où la maladie a atteint une aussi large étendue, il ne se forme pas toujours de vastes ulcérations.

Par exemple, lorsque l'ulcération a pris un certain développement, qu'elle est grande comme une pièce d'un franc ou de cinq francs, la couche cancéreuse mince qui formait le fond de l'ulcère devient, vers la partie moyenne de celui-ci, le siège d'une suppuration plus ou moins abondante, elle disparaît rapidement et complétement sur ce point, où elle est bientôt remplacée par des bourgeons charnus qui donnent naissance à une cicatrice complète.

(1) Die Geschichte des Ulcus rodens bei Thiersch, l. c. pag. 30 et suiv.

Il en résulte une modification essentielle dans la physionomie de la maladie.

Il existe alors une cicatrice plate centrale, bordée circulairement par un ulcère superficiel, plat, sec, étroit, qui sécrète peu, et dont le bord interne, qui regarde la cicatrice, est en voie de restauration et par conséquent aplati, tandis que le bord externe, sur lequel se trouvent les granulations nacrées et brillantes dont nous avons parlé, semble par cela même épaissi, ou du moins paraît être coupé droit et à pic.

Le rapport entre la cicatrice centrale et l'ulcère cancéreux qui l'entoure de toutes parts est d'autant plus frappant, que cette cicatrice est déjà plus étendue. En effet, l'ulcération qui entoure cette cicatrice n'est souvent alors pas plus large qu'un sillon, et a l'aspect d'une écorchure plate et étroite.

Il est assez rare de noter la présence d'un pigment gris noirâtre, semblable à des grains de poudre à canon, dans les bords des vieux cancers aplatis de la peau, ou bien au niveau des nouvelles nodosités, ou enfin disséminé çà et là ; ce pigment ne disparaît pas dans les cicatrices qui se forment ultérieurement (cancer des ramoneurs, Pott, Cooper).

Nous n'avons pas remarqué que la présence de cette espèce de dépôt pigmentaire constituât une aggravation dans le caractère du carcinome, en ce sens que l'on pourrait y voir un cancer mélanique.

La configuration extérieure du foyer cancéreux est, d'après la marche que nous avons décrite jusqu'ici, plus ou moins arrondie. Dans les cas où il occupe une grande étendue, sa forme est plutôt irrégulière, soit parce que, à cette période de la maladie, la production de nouvelles granulations épithéliales ne se fait plus régulièrement sur tous les points des bords de la cicatrice, et que par conséquent il y a des endroits où la maladie s'étend davantage vers la périphérie, tandis que sur d'autres parties elle s'arrête ; soit parce que plusieurs foyers cancéreux voisins empiètent les uns sur les autres par leur circonférence et se confondent ensemble.

La manifestation locale de la maladie a ordinairement une durée limitée, c'est-à-dire que, quand le cancer s'est propagé sur une certaine étendue de la peau, il ne se développe plus au-delà. Il ne se forme plus de nouvelles granulations épithéliales sur le bord, et la cicatrisation qui avait débuté par le centre, finit par arriver jusqu'à la peau saine avoisinante.

La cicatrisation peut être déjà complète sur un petit foyer cancéreux, de la largeur d'un centime. Dans d'autres cas, elle commence seulement sur une partie de la circonférence, tandis que la maladie continue à progresser sur un autre point, où la cicatrisation ne se fait que plus tard, au bout d'un certain nombre d'années, alors que la maladie a détruit une surface plus ou moins considérable de la peau.

Toutefois la maladie ne disparaît peut-être jamais spontanément, c'est-à-dire que, pendant qu'un foyer cancéreux existe ou après qu'il est cicatrisé, il se forme dans le voisinage un second ou un troisième centre morbide qui suit la même marche que les autres.

Tant que la maladie n'atteint que les couches superficielles de la peau, avec les caractères que nous venons de décrire, l'organisme général n'en est pas le moins du monde influencé. Pendant les 15 ou 20 ans que dure cette affection, le malade jouit de la santé générale la plus parfaite.

De même, les ganglions lymphatiques qui correspondent au point envahi par le cancer, ne sont aucunement tuméfiés.

Mais le cancer épithélial aplati peut exercer une influence locale et générale fâcheuse ; au lieu de s'étendre en surface, ou bien en même temps qu'il se développe dans ce sens, le néoplasme gagne en profondeur. Alors les bords sont plus durs, boursoufflés, retroussés en dehors comme un jabot. L'ulcération centrale ne se cicatrise pas, on sent sa base épaisse, dure, compacte, qui pénètre dans la profondeur ; en un mot la forme envahissante du cancer épithélial succède à la forme aplatie.

Cela explique les différences que l'on peut observer dans la marche générale, ainsi que dans les conséquences plus ou moins graves du cancer épithélial.

2° *Forme envahissante du cancer épithélial.* — Elle succède à la forme aplatie, comme nous venons de l'indiquer, ou bien elle revêt dès le début le caractère qui lui est propre.

Dans cette variété aussi il se produit un foyer morbide unique qui est, pour toute la durée de la maladie, le centre d'où partira tout le travail pathologique ultérieur.

La maladie commence par des nodosités cutanées qui surviennent sans déterminer de symptômes notables ; elles sont grosses comme un grain de blé ou un pois, serrées les unes contre les autres ; elles traversent le tissu cellulaire dans sa totalité, pénètrent dans la profondeur des tissus, ne font que peu ou point de saillie du côté de la peau, et se réunissent en masses plus ou moins considérables.

Dans l'espace de quelques mois et de quelques années ces nodosités gagnent en largeur et en profondeur. Elles forment une tumeur qui, d'abord grosse comme un pois ou une fève, atteint plus tard la largeur d'un centime, d'une pièce de cinq francs et plus; cette tumeur, aplatie en forme de gâteau, a une surface lisse, brillante, rose, rouge ou violacée sur certains points, traversée par quelques vaisseaux capillaires dilatés, revêtue d'un épiderme mince, inégalement bosselée, dépassant de 2 à 6 millim. le niveau de la peau, ayant une forme aplatie ou ombiliquée à son centre ; elle est séparée du tégument sain adjacent par des bords taillés à pic.

La tumeur est très dure au toucher ; dans les premiers temps elle est encore un peu mobile sur la peau, et on peut la soulever de bas en haut en la prenant par ses bords, mais plus tard elle est fortement adhérente aux tissus sous-jacents, au périoste et aux aponévroses.

Le développement ultérieur de la maladie se fait en général, au moins dans les premiers temps, par un foyer central unique. Plus tard, il est vrai, il survient dans le voisinage du foyer originel de nouvelles nodosités qui se développent de la même manière que les premières, et qui finissent par se réunir avec celles-ci. La masse tubéreuse prend alors une forme irrégulière, moins schématique. Plus tard la maladie gagne aussi en extension, en ce sens que, au lieu d'envahir d'autres régions de la peau par la production de nouvelles nodosités, elle pénètre sous forme diffuse ou aplatie les couches profondes du chorion et d'autres couches cutanées (cancer infiltré). On sent alors que la peau, bien au-delà de la région occupée par les nodosités superficielles accessibles à la vue, est dure, raide, comme si elle était traversée par une masse solide, tandis que la surface correspondante paraît lisse, unie, et intacte.

Il peut se passer un grand nombre de mois, même plusieurs années, pendant lesquels cette infiltration tubéreuse gagne en largeur et en profondeur, sans qu'il se manifeste aucun changement essentiel dans sa consistance ou dans son aspect extérieur.

Un fait tout particulier, et que l'on peut regarder comme le résultat d'une sorte de travail de régression, c'est le ratatinement du cancer que l'on voit survenir avec le temps dans les parties les plus anciennes, et par conséquent dans les portions centrales de la tumeur. C'est pour ce motif que la nodosité cancéreuse, quand elle a déjà atteint une certaine extension, présente à sa partie moyenne un point rétracté, comme ombiliqué, analogue à une cicatrice fortement tirée en dedans, tandis que les parties périphériques paraissent soulevées, constituées qu'elles sont par les nodosités cancéreuses de formation récente, dont nous avons donné la description, ou sont encore, outre cela, couvertes de fines granulations épithéliomateuses qui ressemblent à de petites vésicules.

Finalement survient l'ulcération de la nodosité.

Cette métamorphose ulcéreuse commence parfois à une période relativement précoce, après quelques mois d'existence de la maladie; dans d'autres cas, elle ne survient qu'après un grand nombre d'années, alors que l'infiltration cancéreuse a déjà atteint une grande extension et que notamment elle a pénétré profondément dans les tissus sous-cutanés. Elle arrive, tantôt à la suite de la mortification de la surface de la tumeur, dans ce cas la couche épidermique qui recouvre la nodosité se desquame d'abord et met à nu une plaie excoriée, finement granulée, analogue au cancer épithélial plat ulcéré. Tantôt une partie de la tumeur se ramollit, c'est généralement la partie centrale; ou bien, quand les nodosités qui ont pris naissance sur des centres séparés les uns des autres ont fini par se réunir, l'ulcération se fait alors sur un point plus périphérique de la tumeur. Sur ce point ramolli, fluctuant, la peau devient d'un rouge violacé, elle s'amincit, puis elle s'ulcère. Il sort de là une quantité modérée de liquide ichoreux nauséabond, mélangé d'une matière caséeuse et de grumeaux semblables à des comédons. Toute la peau amincie tombe rapidement, alors le fond de l'abcès est à découvert et présente l'aspect caractéristique de l'ulcère cancéreux.

L'ulcération suit dans ses progrès en surface et en profondeur la marche que nous avons décrite pour l'infiltration cancéreuse. La perte de substance va grandissant toujours; elle ronge les muscles, les os, les cartilages. La sécrétion de la surface ulcéreuse est de temps à autre plus abondante sur un point que sur un autre, mais elle est toujours de mauvaise nature, ichoreuse. Il peut arriver aussi que sur certaines parties l'infiltration cancéreuse disparaisse complétement, et qu'il se produise là des bourgeons charnus qui donnent naissance à une cicatrice parfaite. Mais cela n'empêche nullement la maladie de continuer sa marche incessante et rapide. Localement il y a des douleurs lancinantes; les ganglions voisins s'engorgent et forment des tumeurs dures, qui quelquefois se ramollissent aussi, s'abcèdent et produisent des ulcères d'un aspect cancéreux; il y a des accès de fièvre le soir, un marasme général, et un état cachectique qui déterminent peu à peu la mort, quand celle-ci n'a pas été occasionnée plus tôt par une affection aiguë intercurrente.

3° *Épithélioma papillomateux.* — L'épithélioma se présente parfois sous la forme d'une excroissance papillomateuse, ou bien il se développe sur un épithélioma aplati ou plus souvent sur un épithélioma tubéreux ulcéré.

Il représente une néoformation large comme une pièce d'un centime, ou une pièce de cinq francs ou même comme le creux de la main, saillante de deux ou de plusieurs millimètres au-dessus du niveau de la peau, portée par une base large ou par un pédicule court, avec un étranglement superficiel, qui lui donne l'aspect de la tête d'un champignon. Cette néoformation est dure, sa surface est plate, avec des bords renversés de haut en bas; ou bien elle est sèche, recouverte d'un épiderme mince, parcheminé, brillant, présentant çà et là de légères excoriations et revêtue sur ces mêmes points de croûtes brunes, fortement adhérentes. Ou encore cette surface est le siége d'une ulcération plane, et représente une plaie finement granulée. Enfin l'épithélioma peut être profondément fendillé, divisé en lobes ou en feuillets, il présente une coloration d'un rouge vif, un aspect œdémateux, saigne facilement et sécrète un liquide ichoreux nauséabond, qui, abandonné à lui-même, se dessèche en croûtes d'un brun jaune, ou verdâtres, qui recouvrent et empâtent toute la tumeur. Dans les cas où l'épithélioma paraît fendillé ou ulcéré, il en sort souvent des grumeaux blancs, qui ressemblent à des comédons.

Le siége du papilloma est quelquefois superficiel, auquel cas on sent que sa base, qui est située dans les couches profondes, a la consistance de la peau normale. Ou bien il est implanté profondément et la masse dure du papilloma peut être sentie à une certaine profondeur, ou même encore la peau qui enveloppe sa base est dure, infiltrée dans toute la portion qui entoure le pédicule, et quelquefois aussi cette partie de peau présente une surface granuleuse due à la présence de nodosités cancéreuses.

Cette différence tient à la relation qui existe entre le papilloma et un épithélioma antérieurement développé ; c'est-à-dire que le papilloma se manifeste tantôt spontanément, sur une peau jusque là intacte, ou sur un épithélioma plat, tantôt au contraire sur un épithélioma tuberculeux.

La marche ultérieure de l'épithélioma papillomateux est la même que celle de l'épithélioma tuberculeux. Il arrive toujours, par suite des progrès ultérieurs de l'infiltration et de l'ulcération, à pénétrer dans la profondeur des tissus, et par conséquent à amener les symptômes consécutifs, les complications dont nous avons parlé, et enfin la mort.

D'après ce que nous avons dit, il est impossible de se méprendre sur la relation qui existe entre les trois variétés de l'épithélioma que nous venons de décrire. Le cancer épithélial peut également débuter sous l'une de ces trois formes. La forme aplatie peut rester telle pendant des années, cependant, lorsqu'elle est abandonnée à elle même, elle fait le plus souvent place à la seconde forme. Celle-ci peut apparaître comme telle dès le début, elle a une marche plus fâcheuse et plus rapide que la première. Enfin le papilloma peut survenir comme forme de développement de l'épithélioma, mais il apparaît plus souvent comme combinaison de l'une des deux premières variétés (1).

Localisation. — Le cancer épithélial se trouve le plus souvent à la figure, puis sur les parties génitales externes, surtout chez l'homme, et enfin, mais très rarement, sur diverses parties du tronc et des extrémités (2).

A la figure, il débute en général par la forme aplatie, à l'exception des lèvres où il revêt habituellement la forme tubéreuse; le cancer épithélial plat se trouve surtout sur la région temporale, sur le nez, sur les paupières et sur les joues. Avec les années il peut s'étendre sur une joue entière, le pavillon de l'oreille, le nez, les lèvres, le front et sur le cuir chevelu jusqu'à l'occiput; on voit alors le travail de cicatrisation centrale se produire, tandis qu'à la périphérie les nodosités épithéliomateuses continuent à naître et à tomber de la façon indiquée plus haut. Le travail de cicatrisation a pour conséquence une rétraction correspondante des néoformations des paupières (extropion, phymosis), du pavillon de l'oreille, etc., absolument comme cela a lieu dans tous les cas où il se produit des cicatrices à la suite d'ulcérations serpigineuses superficielles et étendues, de toute autre nature.

Le cancer n'envahit que rarement la conjonctive.

Dans sa marche ultérieure, et après plusieurs années d'existence, la dégénérescence cancéreuse, avec la destruction ulcéreuse qui l'accompagne, finit presque toujours par pénétrer dans la profondeur, alors même que le cancer a débuté par la forme aplatie, et cela arrive

(1) Nous avons vu une femme qui portait sur le dos du nez un épithélioma aplati, large comme une pièce de cinquante centimes, et en même temps sur la joue droite un papilloma isolé, grand comme une pièce de cinq francs, de 8 millim de haut, porté par un pédicule large et court; au microscope, cette tumeur présentait tous les caractères de l'épithélioma.

(2) D'après le tableau dressé par Thiersch (loc. cit. p. 504, pp. X), sur 102 cas de cancer épithélial, la maladie siégeait 78 fois sur le visage (48 sur les lèvres et 30 sur d'autres parties), 4 fois sur les extrémités et 10 fois sur la muqueuse de la bouche. Nous l'avons observé à l'état primitif, une fois sur le dos, entre les omoplates, et plusieurs fois localisé sur le nombril ou autour de l'ombilic.

d'autant plus tôt qu'il affectait la forme tubéreuse. La destruction des tissus est également alors beaucoup plus considérable. La paupière disparaît, et le globe de l'œil est entouré d'une cavité ulcéreuse qui pénètre profondément dans le creux de l'orbite. La conjonctive reste très longtemps intacte. Il est extrêmement rare que le globe de l'œil soit complétement détruit par un travail pathologique consécutif (ramollissement de la cornée, xérosis, kératomalacie, panophthalmie). Le pavillon de l'oreille peut être complétement détaché par suite de l'ulcération. Les ailes et la cloison du nez peuvent être entièrement détruites. De la peau de la joue, l'ulcération cancéreuse gagne la muqueuse de la joue; de la lèvre supérieure, du dos du nez, elle se propage aux os de la mâchoire et du nez; dans ce dernier cas, on voit survenir des perforations en forme de trous, qui semblent avoir été faites comme à l'emporte pièce, dont les bords durs, infiltrés, renversés, laissent pénétrer l'ulcération cancéreuse jusqu'à la muqueuse nasale.

L'apophyse malaire, la mâchoire supérieure, augmentent de volume, puis, s'ulcèrent, tombent par petits morceaux, les dents se détachent et l'antre d'Highmor est ouverte. On voit, à travers la joue, jusque dans la cavité du pharynx. Il survient également de graves lésions du côté du front et de la voûte crânienne. Les sinus frontaux sont ouverts, tantôt par le cancer qui y pénètre en venant de l'extérieur, tantôt par la tumeur qui, provenant des fosses nasales, passe à travers le sphénoïde, et vient faire saillie jusque dans le sinus frontal. Dans ce dernier cas, la paroi externe de cette cavité prend une forme bombée en avant, elle s'amincit et craque sous la pression du doigt. Enfin elle se rompt et l'on voit apparaître une masse papillaire, granuleuse, fendillée, sanieuse, semblable à des circonvolutions cérébrales; à tel point que l'on s'y trompe souvent, masse qui du reste ne tarde pas à se réunir à la tumeur cutanée.

Sur le crâne, on voit aussi avec le temps les os se dénuder, et tantôt tomber par la nécrose, tantôt être envahis eux-mêmes par la masse cancéreuse. Sur d'autres points il survient de la gangrène, et dans ce cas les tissus tombent plus rapidement. La dure-mère est à nu, et l'on voit distinctement les pulsations du cerveau. Au bout de quelques jours ces mêmes points se recouvrent de nouvelles végétations papillaires compactes.

Les lèvres, et le plus souvent c'est l'inférieure (1), sont très fréquem-

---

(1) Thiersch attribue à la lèvre supérieure une sorte d'immunité par rapport au cancer épithélial. J'ai guéri deux malades chez lesquels un cancer épithélial était survenu primitivement sur la lèvre supérieure.

ment envahies primitivement par le cancer épithélial sous forme de nodosités et d'infiltration, ou consécutivement par un épithélioma qui a pris naissance dans le voisinage. La lèvre est épaissie, dure, fendillée, ulcérée à sa surface, elle est pendante, fortement renversée en bas et en dehors, et laisse couler la salive hors de la bouche.

Assez souvent cependant l'épithélioma de la lèvre commence aussi sous forme aplatie, il semble qu'il y ait là une excoriation superficielle du bord rouge de la lèvre, ou encore il n'est pas rare de voir une espèce de verrue cornée, tuméfiée, sèche, haute de plusieurs millimètres, dont le début remonte à quelques mois seulement, qui poussé d'abord très superficiellement et n'arrive que plus tard à avoir une base solide, infiltrée, pénétrant profondément.

En général, il ne se passe pas longtemps avant que la muqueuse de la joue devienne à son tour granulée, épaissie, adhérente, immobile, ulcérée, et couverte par places d'une sorte de couenne épithéliale d'un blanc laiteux.

De la région de l'articulation temporo-maxillaire, le cancer passe dans la fosse ptérygo-maxillaire et sur la muqueuse buccale.

Quand la maladie atteint une aussi grande extension et une telle intensité, on peut se convaincre de l'identité des trois modes de conformation extérieure du carcinôme épithélial. Tandis que sur la voûte du crâne l'ulcération et l'infiltration ont pénétré jusqu'à la dure-mère, et que l'on trouve sur différents points de cette région des végétations papillomateuses dures ou médullaires, les lèvres ne sont encore qu'épaissies par la présence de nodosités, elles ne sont pas ulcérées; sur le nez et les joues, le cancer ne présente que le mode d'extension serpigineux, aplati, de la première variété.

Sur les parties génitales, le cancer épithélial se manifeste également sous des formes très variables.

Sur le scrotum et sur le tégument externe du pénis, il commence ordinairement par la forme aplatie, et il peut rester dans cet état pendant bon nombre de mois et même plusieurs années, et s'étendre sur la région inguinale et sur la face interne de la cuisse en cercles ulcéreux, larges et aplatis, tandis que les parties centrales arrivent à se cicatriser. Les testicules et les ganglions inguinaux ne présentent absolument aucune altération. C'est dans cette forme que l'on trouve très souvent le dépôt marginal de pigment que nous avons décrit précédemment (cancer des ramoneurs, Cooper, Pott). Cependant nous avons également observé ce dépôt pigmentaire dans le cancer aplati de la figure.

Sur le gland, le cancer épithélial débute sous forme d'infiltration tubéreuse, ou comme une excroissance papillomateuse de nature très consistante et à surface fendillée. Cependant, nous l'avons vu se produire sous la forme ulcéreuse aplatie, représentant un ulcère semblable à une érosion, tout-à-fait plat, d'une largeur de 2 millimètres environ, situé au pourtour de l'orifice de l'urèthre. Dans ce dernier cas, l'aspect rappelle complétement celui de certaines formes du chancre.

Mais à ce cancer tubéreux et papillomateux du gland et du sillon balano-préputial, on voit s'ajouter de bonne heure un épaississement du réseau lymphatique du dos de la verge, qui apparaît comme un cordon dur, noueux, épais comme le doigt, que l'on peut suivre le long de la face dorsale de la verge, jusque dans le tissu de la région pubienne, d'où il se rend de chaque côté aux ganglions inguinaux. Ces derniers, comme ceux de la région pubienne, sont tuméfiés et forment des masses dures, noueuses. Le corps caverneux de son côté est modérément épaissi, le prépuce est quelquefois œdémateux, et parfois il y a paraphymosis, parce que, au-dessus du prépuce, le gland lui-même a doublé de volume.

La peau est parsemée de plaques rouges le long du réseau lympathique du dos de la verge, et sur les ganglions de l'aîne et de la région pubienne. Il y a de la fluctuation. L'abcès s'ouvre, les bords de la plaie se renversent en dehors, deviennent durs et noueux, et l'on voit alors un ulcère en forme de cratère, dont la surface est sèche, granuleuse et la base dure.

Toutes ces altérations se produisent assez vite, c'est-à-dire dans l'espace de 6 mois à 2 ans pour le cancer tubéreux ou papillomateux de la verge; elles se montrent également, mais beaucoup plus tard, au bout de 3 à 5 ans, dans le cancer aplati du scrotum et du tégument externe de la verge, à une époque où la maladie a déjà gagné les parties profondes.

Dans les organes génitaux de la femme, c'est en général sur une grande lèvre que le cancer débute. Quelquefois on voit apparaître de bonne heure un papilloma saillant, à bords taillés à pic, mais dont le caractère n'est pas immédiatement reconnaissable, tant que sa surface n'est pas encore dénudée ou ne paraît que faiblement excoriée. Mais, dès que celle-ci, venant à se fendiller, donne naissance aux ulcères en rhagades, présentant l'aspect que nous avons décrit plus haut, il devient évident qu'il ne s'agit pas d'une végétation papillaire bénigne, ni d'une papule syphilitique.

Dans ces parties, le carcinôme épithélial se présente en général sous la forme d'un gonflement dur de la grande lèvre, qui est venu progressivement, et sur lequel la peau semble avoir à peu près sa couleur et ses autres propriétés normales, jusqu'au moment où elle s'épaissit et où il devient impossible de la plisser. Ordinairement, on trouve là, sur un espace large comme une lentille, comme un centime ou une pièce de cinq francs, espace dont les limites sont parfaitement nettes, on trouve, dis-je, une plaie aplatie, à surface granuleuse, dont le fond est dur, et qui sécrète un pus clair; ou bien un enfoncement cicatriciel, peu profond, et d'une étendue correspondante. On croit avoir devant les yeux une ulcération chancreuse ou une induration spécifique consécutive à un chancre guéri.

Mais l'attention d'un observateur soigneux est déjà le plus souvent éveillée par les douleurs vives et lancinantes dont les malades se plaignent. La marche ultérieure des accidents dissipe bientôt toute erreur possible. L'ulcération, qui existait déjà, pénètre dans la profondeur et revêt un caractère carcinomateux qu'il est impossible de ne pas reconnaître; il se développe sur un point circonscrit un papilloma rouge, villeux, sanieux; les ganglions de l'aine et de la symphyse pubienne se tuméfient et forment des tumeurs dures, et tous les symptômes suivent la même marche que dans le cancer des parties génitales chez l'homme.

Des grandes ou des petites lèvres, de la fosse naviculaire, la dégénérescence cancéreuse se propage facilement à la muqueuse vaginale, elle entoure l'orifice de l'urèthre de ses végétations, mais elle ne pénètre que très tard dans ce canal. Du vagin, l'infiltration et l'ulcération arrivent dans le rectum et dans l'urèthre. Le résultat final est la formation d'un cloaque sanieux et nauséabond.

Quant au traitement, ces derniers accidents rentrent pour la plus grande partie dans le domaine exclusif de la chirurgie, aussi nous contentons nous de les indiquer seulement ici.

En dehors de la figure et des parties génitales, le cancer épithélial ne se développe que rarement d'une façon idiopathique. Le plus souvent alors il n'est que le résultat de la propagation, comme le prolongement, d'un épithélioma aplati et serpigineux; par exemple de la joue ou du cou, il peut s'étendre à la région claviculaire ou sur la partie supérieure du thorax, à l'épaule et au bras; des parties génitales, il peut passer à la région pubienne, aux aînes, au bas-ventre et à la face interne des cuisses.

Sur les extrémités, le cancer épithélial idiopathique ne se manifeste que très rarement (1) ; c'est presque exclusivement sur la jambe qu'on le trouve, et encore est-il le résultat d'un travail chronique de granulation (ulcères variqueux, syphilis, lupus, etc.....).

Sur le tronc, le cancer épithélial idiopathique se développe assez souvent ; nous l'avons vu une fois, sous la forme tubéreuse, sur le dos, entre les omoplates ; plusieurs fois nous l'avons vu commencer par le nombril.

On voyait là, au début, une ulcération aplatie, ressemblant à une excoriation, qui partant du pourtour de la fosse ombilicale, s'enfonçait dans cette dernière, ou bien occupait la partie saillante de l'ombilic. La nature de la plaie, et les granulations épithéliales qui se trouvaient sur ses bords, permettaient de reconnaître de bonne heure les caractères de la maladie. Puis, au bout d'un temps plus ou moins long, le cancer offrait les caractères de la forme tubéreuse et infiltrée, c'est-à-dire que non-seulement la base et l'entourage immédiat du foyer cancéreux présentaient une induration considérable, en même temps que l'ulcération de l'ombilic devenait cratériforme et gagnait en profondeur et en largeur, mais encore la paroi abdominale était envahie dans une étendue assez considérable. La peau ne pouvait plus se plisser, elle était adhérente aux parties sous-jacentes, on sentait la paroi abdominale qui formait une masse uniformément infiltrée, rigide comme une planche.

b. CANCER ÉPITHÉLIAL DE LA MUQUEUSE.

Bien que le cancer épithélial de la muqueuse ne rentre pas à proprement parler dans le cadre de la dermatologie, nous devons cependant nous en occuper en raison de la relation évidente qui existe très fréquemment entre cette variété du cancer et le cancer de la peau.

Du tégument sur lequel il s'est primitivement développé, le cancer épithélial se propage aux parties avoisinantes des muqueuses, à la conjonctive, à la muqueuse du nez, des joues, de la cavité buccale, de la langue, du voile et de la voûte du palais, du pharynx, de l'épiglotte et du larynx ; de la peau des parties génitales, il passe à la muqueuse du vagin, du rectum et de l'urèthre.

Ce cancer se développe aussi idiopathiquement sur certaines parties de la muqueuse, sans que la peau soit atteinte, ou bien il

____

(1) Sur 102 cas de cancer épithélial, Thiersch (loc. cit., tableau VII) n'en a trouvé que 4, siégeant sur les extrémités.

existe simultanément un cancer du tégument, mais isolé de celui de la muqueuse par un certain intervalle de peau saine.

Le cancer idiopathique de la muqueuse du rectum et du vagin est extrêmement rare; dans cette région, il présente en général l'aspect d'une végétation en forme de chou-fleur.

D'une manière relative, c'est sur la langue que le cancer épithélial débute le plus souvent.

Il se présente alors sous la forme d'une excoriation aplatie, du volume d'une lentille à celui de la moitié d'une fève, ou d'une plaie rouge, à grosses granulations, située sur le bord de la langue, qui dans certains cas paraît dès le début fendillée profondément. On considère souvent cette plaie comme une blessure produite mécaniquement par la pointe aiguë d'une dent ou d'un chicot.

Au bout de quelque temps, la base de cette ulcération devient dure. Cette induration arrive à former un noyau gros comme une noisette ou une noix, situé dans l'épaisseur de la substance de la langue.

Dans certains cas, l'ulcération superficielle est précédée de la formation de nodosités dans la muqueuse ou dans la substance de la langue, et ce n'est que plus tard que la surface de ces nodosités se fend et s'ulcère ainsi que nous l'avons décrit plus haut.

Ce n'est qu'à l'époque où l'induration et l'ulcération n'ont encore que de petites dimensions, qu'elles présentent une très grande ressemblance avec les productions gommeuses d'origine syphilitique.

La cancer épithélial se développe aussi idiopathiquement sur la muqueuse de la gorge et du larynx. Le voile du palais s'indure, devient rigide et s'ulcère à sa surface; l'épiglotte s'épaissit, l'œsophage devient dur et se rétrécit par le fait de l'infiltration cancéreuse de la muqueuse, la conformation du larynx subit une altération analogue; enfin on voit survenir toute la succession des troubles locaux et des symptômes généraux graves que la pathologie chirurgicale nous fait connaître.

Anatomie du cancer épithélial. — Sur des coupes pratiquées perpendiculairement sur la face ulcérée et sur le bord d'un cancer épithélial aplati, et qui ont en même temps porté sur la peau saine avoisinante, on voit, au microscope, les papilles du réseau de Malpighi considérablement allongées, en comparaison des papilles normales de la peau saine adjacente, elles sont longues, minces, coniques et pénètrent dans l'épaisseur du tissu du chorion.

En allant du bord du carcinôme épithélial vers sa partie moyenne et ulcérée, ces cônes d'épithélium paraissent pénétrer plus profondément, en même temps ils sont plus larges, de sorte que les papilles qui sont situées entre ces cônes sont considérablement diminuées de volume, et que finalement elles sont réduites à l'état de cloisons fibreuses grêles, à peine reconnaissables au milieu des cônes d'épithélium. Le sommet de ces derniers est séparé en bas du tissu sous-jacent du chorion, par une couche plus homogène, qui marche parallèlement à la surface de la plaie.

Dans les carcinômes épithéliaux qui pénètrent un peu profondément, et particulièrement dans les tumeurs légèrement épaisses (tubéreuses, noueuses), on voit les cônes d'épithélium pourvus latéralement de prolongements simples se terminer en forme de massue, ou se ramifier eux-mêmes de nouveau, pour aller se réunir avec les ramifications et les prolongements analogues des cônes épithéliaux voisins ou bien se terminer également en forme de massue.

Sur les coupes, faites sur des foyers cancéreux (nodosités) plus uniformément durs et épais, on trouve également ces cônes que nous avons décrits, qui marchent parallèlement entre eux, de la surface jusqu'à leur extrémité inférieure, et se terminent en bas en forme de massue. Quant à ces cônes, si l'on pratique des coupes verticales ou obliques, ils présentent les aspects les plus variés, des disques ronds ou ovales, ils sont utriculés, ou analogues à des doigts de gants, etc., formes qui ressemblent beaucoup à celles que l'on voit sur la coupe des glandes sudoripares (1).

Ces productions sont connues sous le nom de cônes épithéliaux, cônes cancroïdaux.

Quand on a soin de diriger bien exactement l'instrument du bord vers le centre du cancer, on reconnaît, même à un faible grossissement, que ces cônes proviennent de l'épithélium, on voit que les cônes situés sur les bords représentent manifestement des prolongements des cellules normales du réseau de Malpighi, sur lesquels repose la couche cornée complétement intacte.

(1) On peut se demander si les productions désignées sous les noms d'ulcération des glandes sudoripares par Verneuil (Arch. générales, 1874) et Robin, d'adénôme des glandes sudoripares par Rindfleisch, Billroth (Tumeurs, p. 78), de tumeur des glandes sudoripares, par Lotzbeck (Virchow's Arch., t. XVI, p. 160), sont de simples homœoplasies, ou si elles ne constituent pas plutôt des carcinômes épithéliaux, ayant pris naissance dans les glandes sudoripares. Cette dernière hypothèse est d'autant plus admissible que Thiersch (loc. cit., pl. IX), raconte un fait de ce genre, et que même Köster, un adversaire de l'origine adénoïde du cancer épithélial, y voit une dégénérescence graisseuse des glandes conglomérées (sur le développement du carcinôme. Würzbourg, 1869, p. 55).

Avec un grossissement plus fort, on reconnaît aussi la même composition dans les ramifications profondes, qui sont terminées en massue. Ces ramifications sont formées de cellules fortement pressées les unes contre les autres, elles ont tout-à-fait le caractère des cellules épithéliales de la couche de Malpighi, et quelques-unes contiennent deux noyaux et plus. La couche la plus extérieure des cellules épithéliales qui remplissent les cônes est régulièrement rangée en forme de palissade, et est limitée, sans qu'il y ait là une membrane intermédiaire reconnaissable, à la couche celluleuse des parties adjacentes. Cet état concorde exactement avec celui que l'on sait exister pour les couches les plus inférieures du réseau de Malpighi par rapport au stroma celluleux des papilles.

Les cellules épithéliales remplissent totalement la cavité des cônes, de sorte que, en général, on ne trouve aucun espace vide dans l'intérieur de ces cônes. Quelquefois cependant on y voit des traces de lacunes, sous forme d'une fente irrégulière, vide, ou contenant quelques noyaux ou quelques cellules, ou encore un détritus graisseux ; cette fente n'est pas limitée par une membrane, mais seulement par les cellules épithéliales qui viennent faire une saillie irrégulière dans cette même fente.

Outre ces prolongements épithéliaux en forme de massue, on trouve, sur la coupe du carcinôme épithélial, des masses présentant une disposition alvéolaire ou sphéroïdale, qui contiennent à leur centre des noyaux, des cellules épithéliales rondes et plus petites (Rokitansky), ou bien une matière graisseuse amorphe, et qui sont constituées dans leurs couches externes par des cellules très volumineuses, lamelliformes, contenant un ou plusieurs noyaux, ou bien renfermant des éléments plus jeunes (à noyaux). Ces productions sont les « *cellules inflammatoires* » de Gluge, les « *capsules fibreuses* » de Jul. Vogel, les « *alvéoles* » de Rokitansky, les « *globes épidermiques* » de Lebert, les « *capsules laminées* » de Paget, les « *espaces formateurs* (Bruträume) *avec disposition en couches concentriques* » de Virchow, les « *perles cancroïdales*, » les « *tumeurs perlées*, » les « *perles épithéliales*, » les « *globes perlés*, » les « *globes épithéliaux* » de beaucoup d'auteurs.

Ces masses épithéliales, disposées en couches concentriques, se trouvent en quantité variable au milieu de la masse épithéliale des cônes cancroïdaux, le plus souvent dans les parties plus profondes, elles sont aussi quelquefois isolées.

Ces globes épithéliaux ne sont pas en eux-mêmes caractéristiques du cancer épithélial, puisqu'on les a rencontrés également dans d'autres circonstances, toutes les fois que la prolifération épithéliale a pu se faire pendant longtemps sur un point, sans être gênée en rien (1).

La partie celluleuse de la peau n'est pas notablement altérée dans la forme aplatie du cancer épithélial. Au contraire, dans le cancer pénétrant de la peau, les cônes épithéliaux sont entourés de tous côtés, comme d'un stroma, d'un tissu abondamment pourvu de sang et de sève, et entremêlé de nombreux éléments cellulaires.

Dans les formes papillomateuses du cancer épithélial, les excroissances papillaires sont en outre traversées par des vaisseaux d'un gros calibre, et recouvertes par un dépôt épais d'épithélium qui pénètre profondément dans les villosités et qui, de plus, traverse le stroma celluleux de chacune des saillies papillaires elles-mêmes. Quelquefois on peut simplement, à l'œil nu, reconnaître les cônes cancroïdaux; ils se présentent sous forme de stries jaunâtres, parallèles, qui, vues sur une coupe perpendiculaire du papilloma, offrent, depuis la surface jusqu'à la racine, une disposition en rayons situés à une distance régulière les uns des autres, et donnent ainsi à l'ensemble général de la coupe l'aspect d'un dessin en forme d'éventail.

Les glandes et les follicules de la peau ne sont pas toujours altérés de la même manière. Tantôt ils sont encore dans un bon état de conservation, même dans un épithélioma déjà assez avancé; tantôt ils présentent un contenu celluleux, graisseux ou colloïde (Köster, l. cit., p. 56); ou bien ils sont, déjà à une époque peu avancée de la maladie, augmentés de volume par le fait de l'hyperplasie de leurs éléments cellulaires. Cet état est considéré par certains auteurs comme une période active, une phase de développement du cancer épithélial, qui, dans ces cas, prend naissance dans une hyperplasie des cellules glandulaires (Rindfleisch, loc. cit., p. 147).

Le caractère destructif de la néoformation consiste en ceci, que les cônes épithéliaux, par suite de leur développement progressif, traversent peu à peu le chorion et les tissus sous-jacents dont ils occupent la place, et deviennent aussitôt le siége d'une métamorphose régressive. Les éléments normaux du tissu (le tissu cellulaire, les muscles, les cartilages, les os) s'atrophient et se détruisent par le fait de la pression que les végétations épithéliales exercent sur eux, ou bien ils sont détachés par places, et sur des surfaces assez larges, des parties sous-jacentes d'où ils tiraient leur nourriture, et alors ils tombent nécrosés et gangrénés.

(1) Virchow. Archiv., tom. 53, p. 152.

D'un autre côté, la masse épithéliale végétante elle-même n'a pas une organisation durable. Ses éléments deviennent graisseux et se résorbent, ou bien subissent la dégénérescence colloïde, se fendillent, s'émiettent et s'ulcèrent. La dégénérescence colloïde est la cause de l'aspect brillant particulier (comme de la cire ou une perle) et de l'état de sécheresse de la surface ulcéreuse provenant d'un carcinôme épithélial. On a également observé sur certains points une dégénérescence muqueuse des cellules et secondairement du stroma (1).

De cette manière aussi, le cancer épithélial peut se détacher d'une manière complète et guérir, et sur cette plaie, il se forme des granulations saines suivies d'une cicatrice, pendant que, à la périphérie, le travail destructif continue à faire des progrès.

De même, la dépression cicatricielle que l'on remarque quelquefois au centre d'un cancer épithélial avant qu'il y ait ulcération, n'est autre chose que le résultat d'un travail de résorption des éléments épithéliaux, amené par la transformation graisseuse, et du ratatinement consécutif du tissu cellulaire d'ancienne ou de nouvelle formation (2).

Tandis que tous les auteurs qui ont entrepris des recherches sur le carcinôme épithélial sont parfaitement d'accord sur l'état anatomique que présente cette maladie, il s'en faut de beaucoup que tous soient du même avis sur l'histogénèse du cancer épithélial.

Si nous faisons abstraction de l'idée qui avait cours jadis de la libre production des éléments formatifs pathologiques par les blastèmes, idée qui n'a retrouvé dans ces dernières années qu'un seul défenseur, J. Arnold (3), pour la production de l'épithélium, il reste à examiner trois théories.

1° D'après Virchow, l'épithélium physiologique peut bien proliférer, seulement pour le cancer épithélial — et c'est là ce qui le caractérise contrairement aux autres productions épithéliales de bonne

(1) Billroth, Ueber Cancroide mit Schleimcysten, Virchow's Arch., tom. XVIII, pag. 99. E. Wagner, Die Schleimmetamorphose des Krebses, Canstatt's Jahresb. 1860, IV. Förster, Atlas, XL, 1 et 2, Thiersch, l. c., p. 52. Koester, Cancroid mit hyaliner Degeneration (Cylindroma Billroth's), Virchow's Archiv., tom. XL, 1867, pag. 468, pl. X à XII. Virchow, über die Art der spontanen Rückbildung des Krebses, pag. 177 et suiv. Arch., tom. I.

(2) Différentes opinions ont été émises relativement à la signification histologique de la « cicatrice cancéreuse » spontanée. Elle a été regardée comme un ratatinement du stroma cancéreux (Virchow, Arch., t. I, p. 85), comme une accumulation locale plus dense du stroma cancéreux (Rokitansky, pathol. Anat., t. I, p. 255); enfin par d'autres comme une production du tissu cellulaire du stroma enflammé.

(3) Virchow's Arch., tom. XLVI, pag. 168, pl. VI et VII.

nature — c'est le tissu cellulaire qui fournit les matériaux pour la production de l'épithélium (1).

2° Thiersch (loc. cit.) a étendu la théorie de Remak à la production
pathologique des tissus, et, pour ce qui est du cancer épithélial, il ne
regarde la formation de l'épithélium comme possible que s'il provient
de l'épithélium préexistant du réseau de Malpighi ou des glandes de
la peau (2) (glandes sudoripares); cette opinion exposée d'une façon
claire et scientifique par son auteur, a trouvé beaucoup de partisans (3).

L'opinion de Thiersch, que nous avons déjà exposée plus haut dans
tous ses détails, est donc directement opposée à celle de Virchow.

3° Köster, dans un travail qui ne le cède en rien à celui de Thiersch
sous le rapport des qualités sérieuses (4), s'élève contre les conclusions
de Thiersch, mais en même temps il ne partage pas complétement les
idées de Virchow, qu'il adopte cependant d'une manière incidente.

Köster conteste que les cônes épithéliaux soient des prolongements
des papilles du réseau muqueux, et que les espaces qui ressemblent à
des tubes glandulaires, et qui sont remplis d'épithélium, soient des
végétations des glandes sudoripares. Il se base sur le résultat de ses
recherches, et en particulier sur ce fait, que les cônes épithéliaux
s'abouchent librement dans les vaisseaux lymphatiques, et qu'il a souvent trouvé un espace vide dans l'intérieur de beaucoup de cônes
épithéliaux, pour conclure que « les cordons cancéreux proviennent
des vaisseaux lymphatiques, et que les premières cellules cancéreuses
sont des cellules des vaisseaux lymphatiques altérées (5).

Köster ne peut pas démontrer rigoureusement dans quelles limites
le tissu cellulaire produit lui-même l'épithélium dans le cours ultérieur
du développement du cancer, seulement il se croit autorisé à rappeler
les faits qui ont été déjà signalés par Klebs (6), Pagenstecher (7), Biesiadecki (8), (cellules migratrices, conjugation, d'après Recklinghausen), et qui permettent de supposer que des cellules provenant du
tissu cellulaire, qui est incontestablement le siége d'une inflammation

(1) Voy. ci-dessus l' « historique. »
(2) L. c., pag. 157, pl. IX.
(3) Billroth, Aphorismen über Adenom und Epithelialkrebs, l. c., pag. 871. Klebs,
Handb. path. Anat., 1re livr., pag. 103. Waldeyer, Virchow's Archiv. tom. LI,
pag. 499. Rindfleisch, Lehrb. d. path. Gewebl., 1871, pag. 153.
(4) Die Entwicklung der Carcinome und Sarcome, 1re part. Würzb., 1869, 4 pl.
(5) L. c., pag. 57.
(6) Virchow's Archiv., tom. XXXVIII, pag. 212.
(7) Sitzungsb. d. k. Ak. d. W., tom. LVII, 2me partie, avril 1868.
(8) Ibid., 1867, tom LVI, 2me partie, juin.

et d'une prolifération, pénètrent dans la substance des papilles cancéreuses et contribuent ainsi à en augmenter le volume (1).

Nous ne pouvons accepter ni la manière de voir de Thiersch qui est trop exclusive, ni celle de Köster qui l'est presque autant. L'état anatomique des coupes pratiquées sur les bords du carcinôme épithélial démontre, que les premiers cônes cancroïdaux ne sont autre chose que les papilles épithéliales du réseau de Malpighi tuméfiées dans la profondeur. De même le revêtement épithélial des organes glandulaires (glandes sudoripares) peut être le point de départ d'une prolifération épithéliale; cela est démontré jusqu'à l'évidence par l'existence du cancer purement glandulaire. Mais aussi, d'après tout ce que l'histologie moderne nous a appris sur la participation des corpuscules fixes du tissu conjonctif dans les productions pathologiques, et d'après l'envahissement rapide des tissus par l'altération cancéreuse, nous devons regarder comme très vraisemblable que, peut-être déjà au début, mais certainement dans la marche ultérieure de la maladie, le tissu conjonctif qui participe à l'altération peut être mis en cause, non pas seulement dans le sens de la prolifération inflammatoire, mais encore de la prolifération épithéliale (2).

Étiologie. — Bien que l'on ne connaisse aucune condition étiologique que l'on puisse regarder comme ayant une influence directe sur la formation du cancer épithélial, nous pouvons cependant citer toute une série de faits que l'expérience du moins permet de considérer comme des causes occasionnelles prédisposantes, éloignées, de cette maladie.

L'âge constitue incontestablement une disposition réelle à l'apparition du carcinôme épithélial. En effet, la plupart des cas s'observent chez des individus au-dessus de 40 ans. Nous avons vu cependant des carcinômes épithéliaux de la face chez des sujets de 30 et de 20 ans et même chez une fille de 10 ans (3).

La maladie est incomparablement plus fréquente dans le sexe masculin que dans le sexe féminin (4).

L'influence de l'hérédité n'est pas démontrée.

Certaines conditions histologiques locales de la peau, congénitales ou acquises, sont sans nul doute l'occasion du développement du cancer épithélial.

(1) L. c., pag. 49.
(2) Voyez généralités sur les néoformations, page 266.
(3) p. 253.
(4) Sur 102 cas observés par Thiersch, 80 concernaient des hommes et 22 des femmes.

Et d'abord nous devons citer comme telles les verrues soit congénitales (nævus verrucosus et pigmentosus), soit acquises; l'expérience nous a, en effet, appris que le cancer épithélial prend très souvent naissance sur une tumeur de ce genre.

Tantôt c'est une verrue plus ou moins saillante (acrochordon, acrothymion) qui s'excorie à sa surface et peut rester dans cet état pendant plusieurs années, sans que l'on puisse lui supposer un caractère malin. Ce n'est qu'au bout d'un temps plus ou moins long que, l'épiderme s'exfoliant et se régénérant d'une manière plus abondante et la surface de la verrue se fendillant d'une façon plus manifeste, la partie excoriée prend un aspect caractéristique, et enfin la base de la verrue s'infiltre (1).

Tantôt le cancer épithélial a pour point de départ une verrue sébacée, comme on en voit si souvent chez les individus âgés, sur le front, les tempes, le nez, le dos, sous forme d'élevures aplaties, d'un jaune sale, du volume d'une lentille à celui d'une pièce de cinquante centimes. Ces élevures se laissent facilement arracher, et l'on voit alors une plaie rouge, granuleuse, saignante, dont le fond et les bords n'acquièrent qu'après un certain nombre d'années les caractères du cancer épithélial aplati. Cette transformation est très facile à reconnaître, surtout dans les cas où des verrues sébacées aplaties existent à une distance plus ou moins considérable d'un carcinôme épithélial déjà développé.

Quelques médecins ont exprimé l'idée que la blessure de ces verrues, comme cela arrive si souvent quand on rase la barbe, favorise le développement du cancer épithélial; nous ne rejettons pas complétement cette supposition, persuadés que nous sommes qu'une irritation locale, spontanée ou produite par une nutrition exagérée du corps papillaire et de l'épithélium, peut amener le développement du cancer épithélial. Cependant cette lésion aussi apparaît sans aucune cause extérieure de ce genre, puisqu'on la voit survenir chez des personnes qui ne se rasent pas, et qu'elle se montre également sur des verrues qui, par leur situation, ne sont jamais exposées à être coupées par le rasoir.

Une altération congénitale ou acquise du rapport nutritif intime qui existe entre le corps papillaire et le réseau muqueux et aussi la production du pigment — qui est intimement liée avec ces deux éléments de la peau — peut également donner lieu à un développement local excessif d'épithélium dans le sens du carcinôme épithélial.

---

(1) Même à la lèvre inférieure, qui est si souvent le siége du cancer épithélial, l'affection commence quelquefois sous forme d'une excroissance verruqueuse, qui est recouverte d'une couche cornée épaisse et dont la base ne s'indure qu'après un temps plus ou moins long.

Cela se voit dans les cas où l'affection se développe dans des verrues qui, présentent les conditions que nous venons d'indiquer. Nous avons vu que la même chose existe dans cet état morbide particulier que nous avons décrit sous le nom de sclérodermie (1) et qui, chez une fille de 10 ans, a été le point de départ de plaques multiples de cancer épithélial du visage.

On doit interpréter dans le même sens les cas où le cancer épithélial apparaît sur des plaies végétantes (ulcères de la jambe) ou prend naissance dans des végétations exubérantes (lupus).

Nous avons vu dans un cas, le carcinôme épithélial naître sur la langue, ou à la place du tissu même des croûtes épithéliales calleuses, grises, de nature syphilitique (plaques opalines, keratosis mucosœ oris (2)).

Une irritation locale d'une surface excoriée ou d'une plaie (granuleuse) par des moyens mécaniques ou chimiques (aux lèvres, par le jus de tabac, par la pression de la pipe; sur les plaies, par des emplâtres ou le frottement, etc.), est aussi regardée généralement comme une cause occasionnelle du carcinôme épithélial; il est bien possible, en effet, qu'il y ait là une action réelle quand l'irritation est prolongée, chronique, mais la chose est difficile à démontrer.

Enfin, il reste encore une grande partie des carcinômes épithéliaux dont l'étiologie nous échappe.

Diagnostic. — Pour établir le diagnostic des formes déjà si caractéristiques du cancer épithélial, il suffit de prendre en considération les symptômes cliniques que nous avons décrits dans tous leurs détails. Un examen attentif des phénomènes existants permettra toujours facilement de distinguer le cancer épithélial des autres productions morbides tubéreuses et ulcéreuses qui lui ressemblent, comme le lupus, la syphilis, le rhinosclérome, etc.

Il ne peut y avoir de doute qu'au début de l'affection, aussi bien pour les formes ulcéreuses qui, par exemple sur la verge et en général

(1) p. 253.

(2) V. ma monographie sur la « Syphilis des muqueuses » Erlangen. 1866, p. 93. Dans ce fait il n'y avait pas d'erreur possible, puisque le malade est resté pendant des années soumis tant à mon observation qu'à celle du prof. Hebra, et qu'il était atteint d'une récidive de psoriasis palmaire et de plaques sur la totalité de la langue et sur les joues, quand l'existence d'un carcinôme épithélial put être soupçonné pour la première fois. Il se développa alors rapidement et fut extirpé par le professeur Billroth. Plus tard, on observa encore sur différents points de la langue, dans le voisinage du lieu d'extirpation, des plaques opalines semblables aux premières.

sur les parties génitales, peuvent ressembler à des chancres avec ou
sans induration, que pour les formes papillomateuses qui peuvent être
prises pour des verrues, des condylômes ou des papillômes ordinaires.

Il est de fait que dans ces cas, il n'est pas toujours facile d'établir
une distinction précise. L'examen microscopique donnera alors parfois,
mais non pas toujours, quelques éclaircissements, ou bien ce n'est qu'en
prenant en considération tout un ensemble de circonstances (la localisation, la marche, l'engorgement des ganglions voisins, l'âge de l'individu), que l'on pourra porter un jugement sur la nature de la maladie.
C'est ainsi qu'une verrue, qui se sera développée en peu de temps
(quelques mois), sur la lèvre inférieure, sera plutôt regardée comme un
papilloma commençant, que comme une verrue bénigne; de même, la
tuméfaction rapide du corps caverneux de la verge et des ganglions
inguinaux ne laissera aucun doute sur le caractère d'une ulcération
aplatie du gland, même grosse seulement comme une lentille. Enfin,
en dehors de toutes les autres circonstances, c'est surtout dans la marche
ultérieure de la maladie que le caractère du cancer épithélial se montre
en toute évidence. Mais, dans cette forme du cancer, plus encore que
dans toute autre, il importe d'établir le diagnostic aussitôt que possible, parce que le traitement donne des résultats d'autant plus satisfaisants qu'on y a eu recours plutôt.

Pronostic. – De toutes les variétés du cancer qui peuvent se développer sur la peau, le cancer épithélial est celui dont le [pronostic est
relativement le plus favorable. Cela est vrai surtout pour le cancer aplati
de la peau, et aussi pour le cancer noueux ou tubéreux, tant que celui-
ci n'a pas encore pris une grande extension en surface et en profondeur.

Le cancer aplati de la peau peut suivre sa marche pendant de longues
années, 10 à 15 ans, sans qu'il se produise de lésions profondes, d'engorgement ganglionnaire, ni d'altération appréciable de l'état général.

Pour le cancer épithélial noueux ou tubéreux, le pronostic est moins
favorable, en ce que, comme la lésion a un siège plus profond, on doit
s'attendre à une destruction plus considérable des tissus, soit par le fait
même de la maladie, soit par le fait des moyens thérapeutiques que
cette forme réclame.

Le cancer épithélial a une marche plus rapide et une issue plus funeste,
quand il prend dans une de ses parties le caractère du cancer médullaire ou villeux.

Le cancer épithélial présente également, sous le rapport du résultat que peut donner un traitement bien dirigé, un pronostic plus favorable que les autres espèces de carcinôme. Il ne récidive pas après l'extirpation, ou bien, ce qui est plus fréquent, il se reproduit, mais seulement localement, et en masses d'un si petit volume qu'il est toujours facile de s'en rendre maître. Dans aucun cas, on ne le voit se généraliser, ni sur la peau, ni sur les organes internes. Dans les cas même où l'infiltration et l'ulcération ont gagné la profondeur des tissus, l'influence favorable du traitement local se fait encore sentir, en ce sens que, sur certains points, les progrès du cancer sont retardés ou empêchés, que l'état général qui était déjà altéré s'améliore, et que la terminaison fatale dont le malade était menacé, se trouve reculée de plusieurs mois ou de quelques années.

Traitement. — On a essayé de guérir le cancer de la peau (comme le cancer en général) au moyen de remèdes internes. En particulier, aussi longtemps et partout où l'on a considéré les maladies comme des entités morbides, aussi longtemps que l'on s'est représenté le cancer comme un mal rongeant, réel et essentiel, comme un être morbide qui consume le corps, on a employé des médicaments désignés sous le nom d'anti-cancéreux. On a vanté comme tels, d'une part des remèdes et des modes de traitement qui avaient pour but de faire maigrir, au point que ce parasite voyageur et gourmand fut dans l'impossibilité de trouver une nourriture suffisante, et d'autre part des médicaments dont le but était de tuer directement le cancer.

Aujourd'hui tous les anti-cancéreux, depuis l'« héroïque » arsenic, jusqu'au doux *souci des jardins* (calendula officinalis (1)) et à l'inoffensif charbon animal, sont abandonnés par tous les médecins instruits, et les prétendus spécifiques que l'industrie offre de temps à autre à la crédulité naïve du public — dans ces derniers temps le condurango (2) — ne rencontrent de tous côtés, dans le monde médical, que des doutes sur leur efficacité.

En fait de moyens internes et diététiques, nous n'employons que ceux que nous savons capables de relever la nutrition générale déprimée (amers, alimentation fortifiante).

De plus, nous ne négligeons pas de combattre certains symptômes morbides concomitants, généraux et locaux, particulièrement la douleur qui est intolérable, par les remèdes appropriés (parégoriques, narcotiques).

(1) Rust's Helkologie, Berlin, 1842.
(2) Ueber « Condurango », Vortrag des Dr Schroff, jun. gehalten im Wiener ärztl. Verein, 29 nov. 1871. Sep. Abdr. aus « med. chir Rundschau » 1871 et 1872.

Le traitement rationnel du cancer épithélial consiste uniquement dans l'extirpation du mal, soit par les caustiques, soit par l'excision.

Pour détruire le carcinôme épithélial à l'aide des caustiques, nous nous servons de tous les médicaments et nous employons toutes les méthodes auxquelles nous avons recours dans le traitement du lupus, et que nous avons indiquées plus haut (page 474) avec tous les détails nécessaires. Seulement, comme dans le cancer épithélial, le siége de la végétation est en général plus profond, on a souvent besoin de recourir à des caustiques plus énergiques : la pâte arsenicale, le chlorure de zinc sous forme de pâte ou de flèches, la pâte caustique de Vienne, la galvano-caustie, la potasse en crayon ou la pierre infernale. On emploie ces différentes substances mitigées contre les infiltrats aplatis récidivés et les ulcérations. En outre, on devra se conformer aux lois générales du traitement des ulcères et des plaies, et suivant les circonstances, on aura recours à des cautérisations légères, aux pansements désinfectants (créosote, méthode de Lister, potasse etc.), à des pommades narcotiques ou irritantes et à des eaux médicamenteuses.

Tandis que, pour ce qui est des caustiques et de leur mode d'emploi, nous renvoyons le lecteur à ce que nous avons dit à ce sujet dans la partie de cet ouvrage que nous avons consacrée au lupus, et que nous nous contentons de donner ici une simple indication de ces moyens, nous devons au contraire examiner d'une façon plus approfondie la valeur thérapeutique des cautérisations dans le cancer épithélial.

On a bien des fois discuté l'utilité de la cautérisation, comparée à l'extirpation par le bistouri, dans le traitement du cancer épithélial, et l'on a voulu donner la préférence tantôt à l'une tantôt à l'autre de ces deux méthodes. Les opérateurs ont reproché aux partisans des caustiques, leur préférence pour cette méthode, en disant qu'elle était motivée par la répugnance que ces médecins et les malades éprouvaient pour le bistouri ; et ils ont expliqué que pour eux, l'insuffisance des résultats obtenus par les cautérisations leur avait dicté le choix de l'opération par l'instrument tranchant.

Si l'extirpation devait rendre la récidive du cancer épithélial impossible, nous devrions évidemment donner la préférence, dans tous les cas, à cette méthode. Mais il n'en est pas ainsi ; au contraire, les récidives sont tout aussi fréquentes après l'extirpation qu'après la cautérisation, de sorte que les partisans de cette dernière méthode ne voient là aucun motif d'y renoncer. Toutefois les récidives surviennent également ment à la suite de la cautérisation.

C'est pourquoi nous ne voyons aucun motif pour donner d'une manière générale une préférence exclusive à l'une de ces méthodes, comparativement à l'autre ; loin de là, nous les regardons toutes deux comme également efficaces et indispensables dans le traitement du cancer épithélial. Suivant la forme qu'il présente, et le siége qu'il occupe, suivant son étendue en surface et en profondeur, suivant que la maladie est récente ou à l'état de récidive, il en résulte que tantôt la cautérisation, tantôt l'extirpation sera indiquée et devra être pratiquée, ou bien que l'on pourra recourir à l'une ou à l'autre méthode avec les mêmes facilités et le même résultat.

Pour chaque cas, une sage appréciation des circonstances particulières qu'il présente permettra toujours de choisir la méthode qu'il convient d'employer, et qui donnera alors un bon résultat, quelle que soit celle qui ait eu la préférence.

Le cancer épithélial aplati se prête mieux, à peu près dans tous les cas, à la cautérisation. Au début, quand il est peu étendu, on réussit souvent à détruire le mal au moyen d'une seule cautérisation, et à obtenir ainsi une cicatrice tellement mince que cette méthode offre, dans ce cas, un avantage évident sur l'extirpation. Par exemple, une cicatrice mince, mobile, d'une faible étendue, dans le voisinage d'une paupière ou sur la paupière même, sur le nez, ou sur la joue, est toujours préférable à celle que l'on obtient par l'extirpation, surtout en ce que celle-ci réclame souvent à sa suite une opération autoplastique. Les avantages de la cautérisation sont encore beaucoup plus marqués quand le cancer aplati occupe déjà une étendue considérable de la peau, qu'il présente à son centre une cicatrice large, et que la végétation cancéreuse n'existe plus que sur les bords (serpigineux), ou se présente sous forme de quelques petites nodosités disséminées sur le tissu cicatriciel lui-même.

On n'ira pas sans nécessité, si l'altération ne pénètre pas profondément dans le chorion, pratiquer l'extirpation de la peau sur la totalité d'une joue par exemple, quand on peut si facilement attaquer chaque nodosité isolément avec le crayon de nitrate d'argent, ou détruire avec la pâte arsenicale tous les noyaux cancéreux disséminés qui commencent à se développer, même ceux que leur très petit volume permet à peine de distinguer (1).

Mais on peut, par cette méthode, venir à bout même d'une masse encore assez volumineuse de cancer épithélial tubéreux. La masse

____

(1) La pâte arsenicale offre ici, comme dans le lupus, l'avantage de détruire seulement les places et les points malades, tout en respectant les tissus sains.

cancéreuse s'émiette avec une telle facilité sous le crayon de nitrate d'argent que l'on peut toujours pénétrer jusque dans le tissu sain et détruire sûrement tout le mal, et que d'un autre côté on n'a pas à craindre de perdre inutilement une partie quelconque de tissu sain ou cicatriciel. Ces avantages sont inappréciables, notamment dans les cas où le cancer épithélial occupe certaines régions du visage, par exemple, le voisinage du grand angle de l'œil, etc.

Il en est de même pour le crayon de chlorure de zinc.

On fait également tomber le cancer épithélial tubéreux avec la pâte arsenicale, tandis que toutes les parties saines adjacentes restent complétement intactes. Mais une seule application (de trois jours) ne réussit pas toujours, et souvent, après la chute de la première eschare, on est obligé de faire une seconde et même une troisième application, jusqu'à ce que la masse cancéreuse qui était logée dans ce point, pénétrât-elle jusqu'aux os, soit totalement détruite et tombe.

Tandis que le nitrate d'argent, le crayon de zinc et la pâte arsenicale sont toujours indiqués dans les cas où l'on doit s'efforcer de conserver le plus possible de tissus non envahis par le cancer, on devra en général employer les caustiques qui agissent plus profondément et qui détruisent en même temps les tissus sains, comme le crayon de potasse caustique, la pâte de Vienne, le chlorure de zinc etc., toutes les fois qu'il s'agira de détruire des masses un peu considérables (épithélioma papillomateux), et que l'on pourra, sans inconvénient grave, perdre une partie plus ou moins notable de tissu sain.

Les caustiques faibles, comme la solution de nitrate d'argent ou de chlorure de zinc, la créosote etc., sont avantageusement employés pour détruire des couches légères de cancer, par exemple, de petits îlots cancéreux minces qui sont restés au milieu d'une plaie granuleuse saine, ou l'altération épithéliale de la conjonctive, de la muqueuse nasale, etc.

Si l'on arrive, en se conformant aux règles que nous n'avons indiquées ici que par quelques exemples isolés, à choisir le caustique qu'il convient d'employer ; si, en connaissant bien le but que l'on se propose d'atteindre, on applique le caustique avec l'énergie suffisante et la persévérance nécessaire ; si, après cela, les bourgeons charnus et la cicatrice se produisent d'une façon normale, que l'on peut d'ailleurs surveiller et régulariser comme il convient, l'opportunité de la cautérisation se montrera jusqu'à l'évidence dans les bons résultats qu'elle procure.

Mais les caustiques sont d'ailleurs indispensables pour le traitement
des formes à récidives, et dans les cas où l'infiltration cancéreuse et
l'ulcération ont déjà fait de tels progres, que même l'extirpation ne peu
plus être entreprise.

Que le cancer épithélial ait été enlevé, soit par les caustiques, soit
par la cautérisation, la récidive a toujours lieu dans un intervalle de
temps plus ou moins long. Elle se présente le plus souvent sous forme
de ces petites nodosités que nous connaissons, transparentes comme des
vésicules, et quelquefois elles restent pendant un certain nombre d'années sans dépasser les couches supérieures de la peau. Chaque petite
nouvelle nodosité qui apparaît peut être détruite par une seule cautérisation. On finit par obtenir, à l'aide de ce moyen, une guérison durable,
ble, ou tout au moins on maintient le mal dans des limites extrêmement modérées. Au contraire, il serait impossible d'extirper avec
le bistouri chaque nouveau mamelon cancéreux à mesure qu'il se
produit.

Dans les cas où il ne peut être question d'une opération avec le bistouri, la cautérisation appliquée d'une manière rationnelle et persévé-
rante a toujours des résultats que l'on ne saurait méconnaître. Elle
peut quelquefois arrêter les progrès ultérieurs du mal, favoriser sur
certains points la cicatrisation, améliorer la nature de la sécrétion que
fournit l'ulcération, et, par cela même, faire que la fièvre hectique
qui avait déjà fait son apparition, que la perte de sommeil et d'appétit
et l'état douloureux disparaissent. Dans ces conditions, la nutrition
générale s'améliore, l'état du malade devient plus supportable; le
patient n'est plus un objet de dégoût pour lui-même et pour les personnes qui l'entourent, par suite de la mauvaise odeur que répand
la plaie et de l'aspect repoussant qu'offre cet ulcère béant; enfin la
cautérisation permet, en un mot, de prolonger la vie du malade de
plusieurs mois et même de plusieurs années.

Au contraire, il ne manque pas de cas où le cancer épithélial se
présente sous une forme et dans des conditions qui plaident uniquement
en faveur de l'opération par l'instrument tranchant. L'extirpation est particulièrement indiquée dans les circonstances où l'infiltration cancéreuse
traverse les couches profondes des tissus et a dépassé en étendue les
nodosités cancéreuses superficielles, — ce qui se voit souvent à la lèvre
inférieure, — ou dans les cas où le mal récidive, non pas sous forme
de petits mamelons superficiels, mais de nodosités situées profondément, qui atteignent rapidement le volume d'une noisette ou d'une
noix, et qui sont recouvertes par une peau normale ou par une cicatrice-

qui s'est produite, soit après une cautérisation antérieure, soit à la
suite de l'extirpation (1).

C'est alors à son expérience personnelle que le médecin devra faire
appel pour le choix de la meilleure méthode de traitement.

Cancer du tissu conjonctif. — En dehors du cancer épithélial, nous
devons encore citer trois variétés de cancer qui peuvent, en raison de
leur constitution anatomique, être considérées comme des cancers du
tissu cellulaire, et qui surviennent dans le tégument externe avec des
caractères cliniques très tranchés.

(a) *Carcinôme lenticulaire, cancer lenticulaire du tissu conjonctif.* —
Cette forme ne survient peut-être jamais primitivement dans le tissu de
la peau (2); elle ne s'y manifeste le plus souvent que d'une façon secondaire, comme un prolongement, ou comme une récidive d'une variété
du cancer du sein. Le nom qu'elle porte correspond à l'aspect que présentent les nodosités qui constituent la tumeur.

Le cancer de la glande mammaire, se manifeste en général sous l'aspect
d'une tumeur squirrheuse qui, dure au début, devient plus tard, lorsqu'elle arrive à pénétrer jusque dans le tégument externe, comme
rétractée à son centre par une espèce de cicatrice et est compacte en
ce point, tandis qu'à la phériphérie elle est noueuse, mamelonnée,

---

(1) Contrairement à l'opinion de M. le D\ Kaposi, nous pensons que l'instrument
tranchant doit être préféré, dans la plupart des cas, aux caustiques, du moins au
début du processus.

En premier lieu parce qu'on ne fait ainsi que ce que l'on veut et qu'on voit ce que
l'on fait.

En second lieu, parce que les caustiques, quels qu'ils soient, agissent sur les parties environnantes, regardées comme saines, en les irritant. Et à ce dernier point
de vue, on peut dire que tous les chirurgiens reconnaissent aujourd'hui que les
irritations de toute sorte donnent un coup de fouet au processus.

Nous pensons qu'il faut réserver la cautérisation pour les seuls cas où il existe,
soit primitivement, soit secondairement, des végétations exubérantes, fongueuses,
saignant facilement ou donnant lieu, par le fait de la décomposition des tissus
superficiels, à une odeur repoussante.

La cautérisation trouve encore ses indications dans le cas de tumeurs ulcérées
mal délimitées ou trop étendues et déterminant des douleurs excessivement vives,
qui n'auraient pas cédé aux moyens internes ou aux injections sous-cutanées.

A. D.

(2) Il m'est impossible de décider, d'après mon expérience personnelle, si les
tumeurs que Schuh (loc. cit., p. 511) a trouvées être du carcinôme fasciculé dans la
région des muscles masséters et de la région géniale, au voisinage du pavillon de
l'oreille, sur le dos, à la région interne du genou et de la cuisse, sous forme de
mamelons prenant naissance dans le pannicule adipeux, appartiennent également à
cette catégorie.

dure sur certains points et fluctuante en d'autres endroits. Sur cette
tumeur squirrheuse qui offre parfois une surface ulcérée sécrétante,
soulevée en forme de cratère ou de champignon, le tégument devient
le siége d'une infiltration diffuse; il est inégalement mamelonné,
dur comme une planche, luisant, coloré en rouge brun ou en
gris. A côté de nodosités à peine visibles, plus apparentes quand
on regarde obliquement, grosses comme une tête d'épingle ou un peu
plus, aplaties, brillantes et dures, on voit apparaître des mamelons
plus volumineux, gros comme une lentille ou même une fève, d'un
brun rouge, compactes, excoriés et humides sur certains points, qui
sont d'abord disséminés et plus tard se réunissent sous forme de
tumeurs noueuses et bosselées, pendant que dans leur voisinage immédiat il se développe de nouveaux mamelons cancéreux disséminés.
C'est le plus souvent sous cette forme que se présente la récidive du
cancer dur (squirrheux) de la glande mammaire, qui survient peu de
temps après l'extirpation. C'est dans cette forme que, comme Billroth
(Etudes sur les tumeurs, p. 121) le dit d'une manière si remarquable :
« l'infiltration pénètre de bonne heure dans la peau, où elle s'étend,
» accompagnée d'hyperémie et d'induration, je pourrais dire semblable
» à une lymphangite chronique de la peau, de sorte que le thorax
» paraît comme entouré d'une cuirasse (cancer en cuirasse de Vel-
» peau); » c'est cette variété que Schuh [1] désigne sous le nom de
cancer fibreux, Billroth, de cancer du tissu conjonctif; Rindfleisch, de
carcinôme dur.

Cette même forme est considérée comme un cancer, par tous les
auteurs qui ne sacrifient pas l'expérience clinique à un principe histologique, à cause de sa marche évidemment maligne. Car anatomiquement le cancer apparaît comme un stroma fibreux essentiellement
compacte (« cancer fibreux, Rokitansky, 1. c., p. 259) dans les petites
mailles duquel on trouve seulement une faible quantité d'éléments
cellulaires, de sorte qu'on pourrait être plutôt disposé à le ranger
parmi les néoformations de tissu conjonctif ou les productions de l'inflammation chronique [2].

Cliniquement au contraire sa malignité n'est pas douteuse. Tandis que
la possibilité d'éloigner complétement et d'une manière définitive le
squirrhe du sein existe toujours, il ne faut considérer l'apparition du
carcinôme lenticulaire disséminé de la peau sur la surface d'une lymphangite diffuse que comme le précurseur d'une terminaison fatale.

[1] L. c., pag. 316.
[2] Billroth, 1. c , p. 120. Rindfleisch, 1. c., p. 142.

L'extirpation ne réussit plus. En premier lieu, on voit survenir dans le creux de l'aisselle la tuméfaction des ganglions, les nodosités apparaissent aussi sur la peau du bas ventre. L'infiltration diffuse, très dure s'étend jusque dans le creux axillaire; le bras devient œdémateux, la dureté et l'éruption tubéreuse se propagent également sur le membre, à partir du creux axillaire, tout le long de la gouttière bicipitale interne. La sanie de certains ulcères, les douleurs lancinantes, l'insomnie, la fièvre, le marasme etc., hâtent le dénouement fatal.

(b) *Carcinôme tubéreux, cancer tubéreux du tissu conjonctif.* — Celui-ci survient chez les personnes âgées et se présente sous l'aspect de nodosités variant de la grosseur d'un pois, d'une noisette jusqu'à celle d'un œuf de poule; plates ou demi sphériques, s'élevant au-dessus du niveau de la peau, ces nodosités naissent rarement isolément ou restent limitées à un point de la peau, mais le plus souvent elles apparaissent en grand nombre et disséminées sur tout le corps. Elles sont surtout très nombreuses au visage et sur les mains, ces dernières présentent, par suite de cette éruption, un épaississement difforme et une tuméfaction tubéreuse.

La peau qui recouvre les nodosités est d'un rouge sombre, en quelques points elle est livide et il est impossible de la pincer; dans d'autres, par exemple, sur la surface dorsale des pieds et des malléoles, elle est à la fois épaissie d'une manière diffuse et recouverte [d'un épiderme couenneux épais, sec ou mamelonné et fendillé.

Quelques nodosités sont à leur surface dépourvues d'épiderme, leur bord est gris jaunâtre et très adhérent. Sur d'autres points, la peau a complétement disparu, et la portion libre de la nodosité est remplacée par une ulcération profonde, infondibuliforme, dont la base et les bords sont renversés, durs; les derniers sont en outre très tuméfiés.

Quelques nodosités sont aussi complétement détachées par l'ulcération, à leur place il se forme une cicatrice et le processus disparait localement.

En d'autres points la poussée de nouvelles nodosités indique la longue durée de la maladie, qui se termine par la mort après une période de trois à quatre ans, par suite de diarrhée colliquative et de marasme.

Dans un cas semblable observé à la clinique des maladies de peau, et dont on fit l'examen nécroscopique, on trouva des nodosités cancéreuses multiples qui atteignaient même la grosseur d'un œuf de poule;

dans les organes internes il n'y avait aucune trace d'affection carcinomateuse (1).

(c) *Carcinôme mélanique, cancer pigmentaire.* — Le cancer pigmentaire, le carcinôme mélanique ou pigmentaire commence sur un point
quelconque du corps d'une étendue limitée, d'après mon observation
sur la face dorsale du pied ou de la main, sur un doigt ou sur un orteil,
ou sur la grande lèvre chez la femme (2), par le développement de
nodosités de la grosseur d'un grain de blé, d'un pois ou d'une fève, de
la couleur du graphite ou d'un bleu noirâtre, à surface plate et brillante. Les nodosités ont une consistance inégale, quelques-unes
sont très dures, d'autres ont l'aspect d'une baie écrasée, facile à
déprimer. Elles restent quelque temps disséminées, pourtant elles se
réunissent plusieurs pour former une grosse nodosité irrégulièrement
bosselée ; ou bien elles se développent au point de constituer une tumeur
saillante, fongueuse, avec un pédicule court ; leur face supérieure est
plate ou déprimée au centre, avec des bords élevés et fendillés ; leur
teinte est rouge et présente des stries et des points d'un gris noirâtre.

Une tuméfaction modérée et une infiltration diffuse des parties molles
se manifeste de bonne heure dans la partie malade.

En règle générale, sa durée ne dépasse pas quelques mois jusqu'à ce
qu'une nodosité isolée, ou une plus volumineuse provenant de la
réunion de plusieurs autres grosses nodosités forme un ulcère irrégulier avec une surface nécrotique. La surface ulcérée paraît ramollie
au début, comme le contenu d'une baie, plus tard il se produit, sous
l'influence d'une sanie mêlée de sang, une désagrégation des tissus qui
s'étend très rapidement jusqu'aux os et aux articulations.

Le développement de ces mamelons plus ou moins rouges, bruns ou
noirs bleus, marche rapidement. D'abord ils apparaissent en quantité
assez considérable dans le voisinage immédiat de la production primitive ; ils représentent des granulations isolées, disséminées, analogues
à des grains de blé, ou bien ils ressemblent à des perles noires, grosses
comme un pois, enchâssées dans l'épaisseur ou au-dessous de la peau,
disposées le long d'un gros vaisseau lymphatique, ou sur le trajet
de la veine saphène, ou encore suivant d'autres directions, ils remontent le long de la jambe et de la cuisse. Plus tard ces mamelons sont
disséminés au-dessous du gonflement diffus qui a envahi le membre

____

(1) Jahresb. d. k. k. allg. Krankenh. Wien vom Jahre 1865, p. 90.
(2) Voy. mon atlas de la syphilis, cah. 1, pl. XII.

inférieur. Les ganglions des régions inguinale et crurale sont de bonne heure le siége d'un engorgement dur. Il survient également au-dessus de ces ganglions des mamelons cancéreux; la peau du bas-ventre et des fesses est, en quelques semaines, envahie par des mamelons gros et petits qui lui donnent un aspect analogue à celui qu'elle aurait si elle était criblée de gros grains de poudre à canon. Il ne se développe que très peu de mamelons sur la moitié supérieure du corps. L'amaigrissement et le marasme font des progrès rapides, et la maladie se termine par la mort dans un temps excessivement court, quelquefois dans le délai seulement d'une année à partir du développement de la première nodosité cancéreuse.

Dans les organes internes, les néoformations se présentent avec le même aspect, mais en général en quantité encore plus considérable.

L'expérience a démontré que l'extirpation de ces nodosités, même lorsqu'elle est pratiquée dès le début, ne peut aucunement arrêter la marche ultérieure de la maladie. C'est pourquoi l'opération est très rarement entreprise ; c'est pour cela aussi que les premiers symptômes du cancer pigmentaire sont considérés comme l'indice certain d'une marche rapidement mortelle de la maladie.

Examinés au microscope, ces mamelons cancéreux présentent dans leur masse principale un stroma alvéolaire sur certains points, à grandes mailles, très vasculaire, dans lequel sont déposées, en amas irréguliers ou bien en masses arrondies, de petites cellules rondes, ou des cellules plus volumineuses épithéliales, ou des cellules fusiformes, dont un grand nombre contiennent un ou plusieurs noyaux, et une à deux jeunes cellules d'évolution. Le pigment brun rouillé ou noirâtre se trouve tantôt à l'état disséminé, tantôt réuni en grains, soit à l'extérieur, soit à l'intérieur des cellules.

Nous partageons l'avis des auteurs qui ne considèrent pas l'abondante accumulation de pigment comme une espèce de prolifération et de métastase de cellules pigmentaires préexistantes (chorioïdea, nævus pigmentosus), ainsi que d'autres anatomistes l'ont prétendu, mais qui y voient principalement le résultat de la grande vascularité qui est propre à certains mamelons cancéreux et en particulier à ceux que l'on appelle médullaires. Dans les nodosités cancéreuses des organes internes, cette vascularité est habituellement si considérable que parfois on croit qu'il s'agit d'un caillot sanguin ou d'une tumeur caverneuse. Différentes circonstances tendent d'ailleurs à faire admettre cette hypothèse, que la présence du pigment doit être considérée comme un symptôme accessoire ; en effet, on voit parfois le cancer pigmentaire se développer primitivement dans certains points de la peau où il n'existait d'ailleurs aucun dépôt anormal de pigment. D'autre part, beaucoup de ces nodosités cancéreuses renfermant du pigment, il n'est pas rare d'en trouver quelques-unes qui n'en contiennent pas, et qui, sauf cette différence, présentent sous le rapport histologique une constitution absolument semblable à celle des précédentes. Enfin le microscope permet quelquefois de voir sur certains points de ces nodosités cancéreuses des foyers hémorrhagiques récents ou plus ou moins anciens.

SARCOME DE LA PEAU.

Köbner insiste avec raison, dans un mémoire qu'il a consacré à l'étude de cette maladie (1), sur ce fait que le sarcôme de la peau a été très rarement observé, et qu'il a plutôt fait l'objet de recherches anatomiques que d'observations cliniques. Dans ce travail, il rapporte deux cas de cette maladie; dans le premier, il y avait un grand nombre de sarcômes cutanés qui existaient là comme productions métastatiques, vraisemblablement des ganglions lymphatiques de la région inguinale; dans le second cas, la sarcomatose générale avait eu pour point de départ un nævus du doigt indicateur gauche, nævus qui existait depuis l'enfance, et qui s'était primitivement transformé en un sarcôme pigmentaire à cellules fusiformes. Ces deux cas se terminèrent par la mort dans l'espace de trois ans. L'autopsie ne fut pratiquée ni dans l'un, ni dans l'autre cas.

Nous sommes à même de distinguer, au point de vue des caractères cliniques, une forme de sarcôme pigmentaire de la peau différente de celles qui peuvent, d'après toutes les circonstances qui les accompagnent, être regardées comme des éruptions consécutives (métastatiques), susceptibles, par conséquent, de provenir des foyers primitifs les plus différents, et dont nous trouvons des exemples dans les faits cités par Köbner. Je désignerai donc cette forme que je vais décrire, en lui donnant le nom de sarcôme pigmentaire multiple idiopathique de la peau.

Pour établir cette forme morbide je me base sur cinq observations que j'ai pu recueillir. Je les rapporterais ici dans tous les détails, non-seulement parce qu'il est de la plus grande importance au point de vue clinique de décrire à nouveau la forme et la marche de la maladie, mais surtout parce que ces faits présentent dans leurs symptômes la série entière de la symptomatologie de la maladie, depuis le début jusqu'à sa terminaison fatale, beaucoup mieux que ne pourrait le faire un simple abrégé de ses caractères pathologiques.

Obs. I. — Köpf, Léonard, 68 ans, ancien maître forgeron, de Brodes, Basse-Autriche, entré à la clinique des maladies de la peau, le 25 juillet 1868.

(1) Zur Kenntniss der allgemeinen Sarcomatosis und der Hautsarcome im Besonderen in arch. : f. Dermatol und syphilis, 1869, cah. 3, p. 369.

Le malade raconte que pendant l'été de 1867, il avait déjà ressenti une certaine tension dans les mains. Cependant il a encore travaillé de son état de forgeron jusqu'au commencement de janvier 1868. Mais bientôt après il lui fut impossible de se tenir debout à cause du gonflement et de l'endolorissement des pieds; il dut pour ce motif renoncer au travail, et se trouva obligé de passer dans son lit la plus grande partie des derniers mois.

Etat actuel. — Les deux pieds sont gonflés à peu près autant l'un que l'autre, le dos des pieds est bombé en avant et la surface plantaire est tuméfiée, tendue; la peau est rénitente, rouge brun, brillante, très ferme au toucher, à peine dépressible, très douloureuse soit spontanément, soit surtout à la pression.

Sur le dos du pied droit qui est fortement bombé en avant, on trouve, sur une étendue large comme le creux de la main, une partie colorée par un pigment gris noir, ferme, d'apparence cicatricielle, aplatie et enfoncée, entourée d'un rebord circulaire, haut de 4 millimètres, formée par l'assemblage de mamelons d'une coloration en rouge brun ou livide; ce rebord est très dur au toucher, et sur certains points il il paraît comme entaillé par des sortes d'encoches perpendiculaires, colorées par un pigment foncé, et semblables à des cicatrices. Vers le côté interne du pied, et de là jusque sur la partie antérieure de la face supérieure des orteils, la peau est transformée en une masse solide, mamelonnée, irrégulièrement épaissie, d'un rouge brun ou bleuâtre, un peu douloureuse à la pression.

L'épiderme est conservé partout; par places et plus particulièrement sur les mamelons les plus saillants il se soulève en lamelles fines.

Depuis le jarret en arrière jusque sur le genou en avant, on trouve plusieurs nodosités isolées et irrégulièrement situées, du volume d'un pois à celui d'une fève, d'un rouge brun ou bleuâtre, de consistance très dure; la peau est brillante sur quelques unes de ces nodosités, écailleuse sur d'autres. Dans la plus grande partie de leur étendue, ces mamelons font saillie au-dessus du niveau de la peau; leur partie inférieure est implantée à plat dans la peau, où l'on peut facilement les saisir avec les doigts, ou bien ils pénètrent un peu plus profondément jusque dans le tissu cellulaire sous-cutané, mais là encore on peut les soulever avec la peau de manière à les isoler des aponévroses. Sur certaines parties de la jambe on voit plusieurs de ces nodosités que nous venons de décrire, réunies en plaques mamelonnées, bosselées, de la largeur d'une pièce de cinq francs et limitées par un bord extérieur irrégulier.

Le pied et la jambe gauches présentent des altérations analogues à celles que nous avons signalées au côté droit, et sont arrivées à peu près au même degré de développement.

Les deux mains sont épaissies, déformées ; les doigts sont écartés. Aux deux mains, sur la face dorsale ainsi que sur les doigts, et en dedans sur l'éminence thénar et jusque vers le milieu de la paume de la main, la peau est uniformément couverte de mamelons semblables à ceux que nous avons décrits ; de plus, dans les points où elle ne présente pas de ces mamelons, elle est gonflée, épaissie, ce qui fait que la main est considérablement grossie dans sa totalité, tuméfiée et comme matelassée sur sa face dorsale. Les doigts sont violacés, bosselés, à demi étendus et divergents à leurs extrémités, recouverts çà et là de nodosités isolées, d'un rouge vif, du volume d'un grain de blé à celui d'une fève ; la peau de la paume de la main est tendue, tuméfiée, lisse, brillante sur certains points, écailleuse sur d'autres, parsemée de petites granulations isolées ou de quelques nodosités grosses comme une fève. Le malade ne peut plus plier les doigts, ni fermer les mains.

Depuis le poignet jusqu'au milieu du bras on trouve des deux côtés quelques nodosités tantôt isolées, tantôt réunies en plaques assez grandes, un peu plus larges qu'une pièce de cinq francs, formant une saillie à surface plane ou sphérique. Sur le bord externe de ces plaques se trouvent les mamelons les plus volumineux, dont quelques-uns ont une consistance très ferme, tandis que d'autres, d'un aspect brun noirâtre ou rouge brun, luisant, se laissent déprimer comme une éponge, pour reprendre aussitôt leur volume primitif. Une de ces plaques présente un centre déprimé, d'un aspect cicatriciel atrophique, d'une coloration pigmentaire presque noire, tandis que l'on trouve encore dans le voisinage de petits mamelons plats, fermes et d'un brun rougeâtre.

Au menton, sur la joue et sur la lèvre supérieure on voit 8 mamelons du volume d'une fève à celui d'une pièce de cinq francs, formant une saillie plane ou globulaire, violacés, limités par des bords nets, fermes au toucher.

Les ganglions de l'aine et de l'aisselle ne sont que très modérément engorgés, et nullement douloureux.

Sauf les douleurs violentes que provoquaient la tension et la pression sur les mains et les pieds, et sauf la perte de sommeil, le malade se trouvait assez bien. Pas de fièvre, bon appétit.

Pendant les deux premiers mois qui suivirent son admission à la clinique (jusqu'au 22 septembre), les nodosités ne présentèrent aucun changement particulier, il ne s'en développa de nouvelles qu'en petit nombre et d'un petit volume sur la cuisse et sur le bras. Ces nouvelles nodosités naissaient sur une place rouge, ferme, de la largeur d'une lentille. Le malade quitta la clinique le 22 octobre, parce qu'il voulait « mourir chez lui. »

Pendant son séjour, j'avais excisé deux nodosités qui étaient évidemment d'un âge différent, et je reconnus avec le microscope que le tissu qui les composait était du sarcôme à petites cellules disposées en agglomérats et en foyers. En certains endroits, on voyait des traces de légères hémorrhagies dans le chorion ou dans les papilles ; en outre, il y avait une quantité considérable de pigment depuis le jaune brun jusqu'au noir, généralement à l'état libre, en dehors des cellules. Les cellules d'infiltration se trouvaient le plus souvent dans certains espaces isolés du chorion, dont le tissu était d'ailleurs sain, ainsi que les papilles du réseau muqueux. Sur d'autres points, les papilles étaient moins manifestement reconnaissables, et étaient parsemées de pigment, on y voyait aussi de petites cellules rondes et des corpuscules sanguins rouges, agglomérés (foyers hémorrhagiques).

Je constatai dès lors le caractère de la maladie ; quand à sa marche ultérieure, j'eus bientôt après l'occasion de l'apprendre, un second fait s'étant présenté à mon observation.

Obs. II. — B. Ch., 66 ans, brûleur d'eau-de-vie, de Cracovie, fut admis à la clinique le 5 avril 1869. La maladie dont il était atteint depuis 14 mois, offrait alors l'état suivant (1).

La peau sur la plante et sur le bord interne des pieds est parsemée d'infiltrats mamelonnés, nettement délimités, d'un rouge violacé, d'une consistance ferme et élastique, qui occupent des places grandes comme une pièce de cinq francs ou le creux de la main, et qui font saillie au-dessus du niveau de la peau. Sur les plus grandes plaques, ces nodosités siégent seulement sur les bords, tandis que leur centre est déprimé, aplati, et a un aspect cicatriciel. Çà et là, notamment sur la cuisse, on trouve des néoformations ressemblant aux nodosités que nous venons de décrire ; elles sont douloureuses à la pression, lisses, brillantes à leur surface, ou bien un peu rugueuses et légèrement écailleuses. Ces néoformations sont en général fermes et élastiques ; quelques-unes sont turgescentes et compressibles.

La main droite est très grosse, informe ; les doigts sont très épaissis, écartés les uns des autres. Les os du métacarpe sont également ment écartés et fortement repoussés. Sur la peau des doigts, il y a

(1) Jahresb. des k. k. allg. Krankenhauses, Wien, vom Jahre 1869, p. 234.

des nodosités soit isolées, soit confluentes. Sur le dos de la main on voit une surface ulcéreuse qui occupe depuis la première phalange des doigts jusqu'à l'articulation du poignet, sur toute la largeur de la main, couverte de fragments de tissus mortifiés, d'une odeur nauséabonde, limitée par des bords taillés à pic, durs en dehors, tandis que leur partie interne est elle-même en décomposition, ulcération dont la base atteint en certains endroits jusqu'au périoste.

Sur l'avant bras droit existent des nodosités semblables à celles que nous venons de décrire, du volume d'un pois, d'une fève ou d'une noisette, soit isolées, soit réunies en groupes de deux ou trois nodosités. Le membre supérieur gauche, notamment la main, est le siége d'une altération absolument semblable; c'est-à-dire que la main gauche est couverte, comme la droite, d'une quantité considérable de nodosités; elle présente la même infiltration, mais pas d'ulcération; sur le bras, il y a des nodosités, qui, pour la plupart, sont isolées.

A l'œil droit, sur les paupières supérieure et inférieure, on trouve une nodosité grosse comme une fève, qui fait saillie au-dessus du bord de la paupière; elle est d'un rouge foncé, dure, fendillée à sa surface. Des nodosités analogues, en voie de décomposition ou encore persistantes, existent sur les paupières de l'œil gauche. On voit sur l'aile droite du nez plusieurs nodosités dont quelques-unes atteignent le volume d'une noisette; le bord libre de l'aile gauche du nez est rouge, épaissi, dur, en partie déformé, présentant une ulcération aplatie.

Aucune des glandes sous-cutanées n'offre une augmentation de volume appréciable.

Après un séjour de cinq semaines à la clinique, pendant lesquelles un certain nombre de ces nodosités se modifièrent un peu, tandis que quelques nouvelles firent leur apparition, l'état du malade s'était un peu amélioré sous l'influence d'un traitement convenablement dirigé contre la mortification des tissus, quand le malade fut pris, le 12 mai, de dyssentérie et d'une fièvre continue; il succomba le 24 mai.

Autopsie. — Le corps, de grandeur moyenne, est maigre, pâle, les cheveux sont noirs, mêlés de cheveux blancs, les deux pupilles sont modérément dilatées, le cou est court, le thorax bombé, le ventre déprimé, enfoncé.

Aux deux yeux, sur les paupières supérieure et inférieure, se trouve une nodosité sphéroïdale, large, portée par un court pédicule, environ du volume d'une noisette, recouvert encore en quelques points par l'épiderme; à la coupe, cette nodosité paraît en général d'un rouge foncé ou même noir et remplie de sang; il ne s'en échappe qu'une très petite quantité d'un liquide clair. Des nodosités semblables, mais plus fermes, grosses seulement comme un pois et par cela même plus nombreuses, se trouvent sur les faces concave et convexe des pavillons des oreilles, notamment de l'oreille droite ; de même le bord des narines est envahi par une série de nodosités plates qui lui donnent un aspect bosselé, festonné. Des nodosités semblables, isolées, se trouvent encore sur les fesses, sur les bras, sur les cuisses et sur les jambes.

De nombreuses nodosités disposées en plaques, faisant une saillie de un à deux millimètres environ, du volume d'une fève à celui d'une prune, recouvertes par une peau très amincie, brillante, violette, existent aux pieds et aux mains sur le côté de l'extension. Sur la face dorsale de la main droite et sur les doigts qui sont très gonflés, une grande partie de la peau est convertie jusqu'aux tendons en une bouillie d'un gris verdâtre et d'une odeur nauséabonde ; les bords de la perte de substance sont fortement dentelés.

Les parois de la voûte du crâne sont minces et compactes, la dure-mère est légèrement tendue, les membranes internes sont humides, le cerveau est exsangue, modérément ferme, quelque peu friable, les circonvolutions sont un peu amincies ; dans les ventricules dont l'épendyme est épaissi, on trouve environ 15 grammes d'une sérosité claire. L'artère basilaire a un calibre réduit de moitié par une saillie de sa membrane interne.

Le corps thyroïde est petit et exsangue. La muqueuse du larynx et des voies aériennes est pâle, de même que celle du pharynx. Sur la paroi postérieure de ce dernier, un peu plus loin, sur la face inférieure de la moitié droite de l'épiglotte, et enfin au niveau des 5e, 4e et 9e anneaux cartilagineux de la trachée, la muqueuse et les tissus sous-jacents sont envahis par une nodosité large comme une pièce d'un franc, très vasculaire, modérément ferme, semblable à celles que nous avons décrites plus haut. Une autre nodosité, grosse comme un pois, se trouve immédiatement au-dessous de la corde vocale droite, et deux autres plus petites au niveau de la moitié antérieure du cartilage cricoïde.

Les deux poumons sont très gonflés, totalement exsangues ; il existe seulement dans le lobe inférieur du poumon gauche un point d'hépatisation rouge, gros comme une noisette ; il y en a également plusieurs dans ce même lobe, mais beaucoup plus petits. Les bronches, notamment la gauche, contiennent une quantité considérable de mucosités. Quelques branches de l'artère pulmonaire du même côté, grosses comme une paille, sont obturées par un caillot solide, violacé.

Le péricarde contient 8 grammes de sérosité claire, le cœur est modérément contracté, son tissu musculaire est ferme, rouge pâle; les cavités du cœur ne renferment qu'une petite quantité de sang fluide. La membrane interne de l'aorte présente plusieurs bosselures d'un jaune pâle, atteignant parfois la largeur d'une pièce d'un franc. Le foie est volumineux, médiocrement consistant, graisseux, d'un brun jaunâtre, exsangue, friable.

Sur les bords droit et gauche du foie se trouve une nodosité presque grosse comme une noisette, contenant du sang liquide, d'un rouge violet foncé uniforme sur la coupe, se gonflant comme une tumeur caverneuse, situé au-dessous de la capsule de Glisson.

La rate est rouge pâle, friable. L'estomac et l'intestin sont contractés.

La muqueuse de l'estomac est tuméfiée, pâle, recouverte de mucosités abondantes. Au niveau du pylore se trouve une tumeur en forme de champignon, large comme une pièce de cinq francs, haute de 2 millimétres environ, tenant la place de la muqueuse et du tissu cellulaire sous-muqueux, marbrée de blanc et de rouge, assez ferme, et contenant un liquide clair. Sur le reste de l'estomac jusqu'au cardia, on rencontre des tumeurs du même genre, isolées, à peine grandes comme une pièce d'un franc, dont deux présentent, vers la partie moyenne de leur surface, une dépression en forme d'étoile.

La muqueuse de l'intestin est légèrement injectée: elle est parsemée, surtout dans le gros intestin, de nombreuses nodosités, en général de la dimension d'un pois jusqu'à celle d'une pièce d'un franc, faisant dans le tube intestinal une saillie d'environ trois millimètres, çà et là recouvertes encore d'une couche muqueuse mince, comme efflorescente. Ces nodosités, de forme sphéroïdale, prennent leurs racines dans le tissu cellulaire sous-muqueux; elles sont en général d'un gris rougeâtre; cependant celles qui sont situées dans le voisinage de l'anus contiennent une plus grande quantité de pigment noir.

Sur un des replis de l'intestin grêle, une nodosité rouge noirâtre, grosse à peu près comme un pois, s'est développée du côté du péritoine qu'elle repousse en avant. Immédiatement auprès de cette nodosité, le péritoine présente deux kystes à parois minces, gros chacun comme une fève, figurant des graines de raisin, et remplis d'un liquide rose rouge.

Les ganglions mésentériques sont petits, pleins de sang; les glandes de la trachée et des bronches ont une coloration grise ardoisée intense.

Les deux reins sont granulés, fermes, exsangues, d'un rouge brun sale ; leur surface offre un certain nombre de petites excavations. Le bassinet du rein gauche contient une pierre de forme triangulaire, grosse environ comme une noisette, de couleur chamois, qui envoie plusieurs prolongements dans les calices du rein ; il y a en outre, dans ce bassinet, quelques concrétions de même nature, grosses comme des grains de millet, dont plusieurs se trouvent également dans la vessie avec quelques grammes d'urine trouble.

L'examen microscopique des nodosités de la peau a donné, chez ce malade, les mêmes résultats que dans l'observation précédente.

Obs. III. — Le 5 octobre 1869, se présenta à la Clinique, le nommé Alter Ebner, âgé de 45 ans, marié, venant de Czernowitz ; c'était un homme grand et fort, qui paraissait bien portant. Il disait que ses pieds étaient malades depuis 8 mois.

Sur la plante du pied gauche, il y avait quelques nodosités grosses comme un pois, profondément situées, paraissant violettes à travers l'épiderme épais. Au voisinage du bord interne du pied, il y avait une plaque confluente, déprimée au centre. Quelques nodosités isolées sur le dos du pied et sur le coude-pied.

Le pied gauche était tuméfié dans sa totalité, notamment la peau de la région plantaire qui était ferme et tendue.

Au pied droit, on ne voyait de petites nodosités que sur le dos des 2ᵉ et 3ᵉ orteils.

Les mains et le reste du corps étaient intacts.

Le malade venait consulter à cause de la douleur qu'il éprouvait dans les deux pieds.

Il prit d'abord des bains sulfureux, mais sans aucun résultat, et il s'en retourna chez lui au bout de quelques semaines.

Obs. IV. — Dans le courant de l'été 1870, je vis à ma consultation un monsieur de Vienne, âgé de 50 ans environ, appartenant aux meilleures classes de la société, qui portait sur la voûte de la plante du pied droit, 4 ou 5 nodosités profondément encastrées dans le tissu de la peau, placées les unes à côté des autres, à peine saillantes, fermes, très douloureuses à la pression et à la marche, violettes, recouvertes d'un durillon épidermique épais.

La couleur, la forme sphéroïdale, la douleur, le siége, l'homogénéité des nodosités, me permirent de reconnaître aussitôt dans cette affection, d'après mon expérience antérieure, la période de début de l'état pathologique que j'avais vu à un degré plus avancé dans l'observation III, et à l'état de généralisation dans les observations I et II.

Après avoir préalablement ramolli l'épiderme par la macération, je détruisis à plusieurs reprises, avec les caustiques, les nodosités situées profondément sous l'arcade plantaire, mais il s'en produisit un certain nombre de nouvelles, sur la plante et sur les bords du pied.

Obs. V. — Pendant l'été de 1871, je vis à la Clinique un homme âgé d'environ 40 ans, qui présentait sur la plante du pied gauche un nombre déjà assez considérable de nodosités, soit isolées, soit réunies en plaques, volumineuses, douloureuses, dont les caractères, par conséquent, étaient facilement reconnaissables. Cet homme n'est pas revenu.

(Je crois pouvoir rattacher à ces faits celui d'un petit garçon de Zurich, âgé de 8 à 10 ans, dont le professeur Billroth me parla à l'occasion de la présentation que je lui fis du malade de l'observation II et des pièces anatomiques de l'observation I. Chez ce garçon, quelques nodosités de même nature que celles que nous avons décrites, s'étaient développées sur la cuisse, et avaient atteint le volume d'un pois dans l'espace de peu de mois. Le professeur Billroth m'a montré un dessin de ces nodosités. D'après les renseignements qui lui sont parvenus plus tard, les nodosités prirent un développement considérable, et ce garçon est mort dans l'espace de quelques années).

Nous pouvons réunir les caractères de la maladie, tels qu'ils résultent des faits que nous avons exposés ici, de la manière suivante :

Il se développe dans la peau, sans cause générale ou locale appréciable, des nodosités grosses comme un grain de blé, un pois ou même une noisette, colorées en rouge brun ou violacées. Leur surface est lisse, leur consistance est ferme, élastique, quelquefois tumescente et compressible comme une éponge. Elles sont isolées et, quand elles ont atteint un certain volume, elles font une saillie sphéroïdale. Ou bien elles se réunissent en groupes et restent plutôt plates. Dans ce dernier cas, les nodosités qui occupent le centre de la plaque reviennent sur elles-mêmes, et donnent ainsi naissance à une dépression centrale cicatricielle, colorée par un pigment foncé. Ordinairement elles apparaissent tout d'abord à la plante et sur le dos du pied, puis bientôt après, sur les mains, alors elles se développent en très grand nombre, la peau devient le siége d'un épaississement diffus, et les mains et les pieds sont également déformés. Dans la marche ultérieure de la maladie, on voit aussi des nodosités isolées ou réunies en groupe, apparaître sur les bras et les jambes, à la figure et sur le tronc, mais elles sont toujours en plus petit nombre et ne sont plus disposées d'une manière régulière. Les nodosités peuvent être le siége d'un travail atrophique partiel. D'après ce que nous avons vu, elles ne s'ulcèrent que tardivement, ou plus exactement, la gangrène s'y établit. Les ganglions lymphatiques ne sont pas considérablement tuméfiés.

Enfin des nodosités de même nature se forment aussi sur la muqueuse du larynx, de la trachée, de l'estomac, de l'intestin, elles sont particulièrement nombreuses dans le gros intestin, puis on en voit également jusqu'à l'anus, et même dans le foie.

La maladie détermine la mort, et cela dans un court espace de temps, dans un délai de 2 à 5 ans.

Les cas observés ne concernaient que des hommes au-dessus de 40 ans (sauf le cas de Billroth).

Contrairement à ce que nous avons vu pour la marche du carcinôme pigmentaire, nous ferons remarquer que le sarcôme pigmentaire que nous avons décrit comme type, a débuté régulièrement par les pieds, sans jamais déterminer de retentissement sur les gros vaisseaux lymphatiques du voisinage ; que les glandes, en général, n'ont présenté, pour ainsi dire, aucune altération, et enfin, que l'hypothèse d'une propagation de la maladie par voie de métastase n'est pas soutenable, par cela même que d'abord les deux pieds à la fois et bientôt après les deux mains, sont envahis au même degré et sont de toutes les régions du corps, en général, celles où la maladie se montre avec la plus grande intensité.

Dans le carcinôme, la maladie peut rester longtemps locale, et la carcinomatose générale se développer seulement par voie de métastase, tandis qu'il faut bien admettre, pour le sarcôme pigmentaire, qu'il existe déjà dès le début, un état morbide général.

L'examen des nodosités dans les observations I et II, a donné le même résultat histologique : un dépôt sous forme de foyers, de petites cellules rondes dans le chorion, de petits foyers hémorrhagiques dans l'intérieur des nodosités et une grande quantité de pigment.

Quant à cette quantité considérable de pigment, il est encore plus facile, ici que pour le carcinôme, de démontrer qu'elle tient sinon totalement, au moins pour la plus grande partie à l'état de vascularité et aux foyers hémorrhagiques que nous avons signalés dans ces nodosités.

D'après les faits que nous avons exposés, la maladie doit être considérée dès le début, non-seulement comme incurable, mais encore comme mortelle. De plus, comme le mal commence presque en même temps aux deux mains et aux deux pieds, et comme pour cette raison même on doit admettre qu'il y a là dès l'origine un état morbide général, on ne peut pas espérer, par une extirpation prématurée —

facile d'ailleurs à pratiquer — des nodosités qui se sont montrées dès le début, arrêter la marche fatale de la maladie.

Le symptôme le plus constant et presque le seul symptôme fatigant qui réclame un traitement, est la sensation de tension et de douleur dans les mains et dans les pieds.

Les pommades émollientes, l'emplâtre mercuriel, les applications froides et les parégoriques généraux (injections sous-cutanées de morphine) peuvent de ce côté, procurer quelque soulagement aux malades.

En dehors de cette forme type de sarcomatose générale, on peut certainement observer des sarcômes de la peau à l'état isolé et idiopathique (1). Mais ils sont encore beaucoup plus rares que ceux qui peuvent être considérés comme des productions métastatiques, ou qui proviennent par voie de métaplasie d'un tissu morbide préexistant (verrue).

(1) Dans le courant de l'été de 1872, il se présenta à la Clinique un homme de 50 ans qui portait sur la face dorsale de la deuxième phalange du gros orteil droit une tumeur ferme, élastique, d'un bleu noir, large comme une pièce de cinq francs, ayant la forme d'un bouton plat supporté par un pédicule court. La peau était parfaitement intacte antérieurement, et ce bouton s'était formé en quelques mois. Cet homme avait un teint jaune pâle, mais il se portait bien d'ailleurs. La douleur que lui faisait éprouver la pression de sa chaussure, m'amena à extirper la petite tumeur. L'examen microscopique me montra que c'était un sarcôme à cellules fusiformes, abondamment pourvu de pigment.

Xᵉ CLASSE. — ULCÈRES CUTANÉS, *ULCERA CUTANEA*.

Par le professeur Kaposi, de Vienne.

Historique.—Les dénominations ἕλκος, ἕλκωσις, *ulcus*, *ulceratio*, ulcère, ulcération, sont à bien dire aussi anciennes que la littérature médicale générale. Toutefois l'idée qu'on y attachait dans les premiers temps est loin de répondre complétement à celle qui a cours aujourd'hui, et, si on la compare à l'idée moderne, on peut dire que la notion que s'en faisaient les anciens est beaucoup trop large. Ainsi on donnait le nom d'ulcères à des grosseurs et tumeurs inflammatoires et néoplasiques, susceptibles d'arriver à un ramollissement purulent et de s'ouvrir, et ce nom, on le leur donnait même avant qu'elles fussent ouvertes; on appliquait la même dénomination à des pertes de substance superficielles, n'intéressant que l'épiderme, et enfin aussi à l'affection appelée *ulcère* dans le sens moderne du mot.

Pour ne désigner que par trois étapes historiques, très-éloignées les unes des autres, la direction régulière dans laquelle s'est mue depuis des siècles la notion des ulcères, il suffira de citer Celse, le contemporain de César, Johann Dolæus à la fin du XVIIᵉ siècle et Benjamin Bell à la fin du XVIIIᵉ, qui tous trois généralisaient encore la notion de l'ulcère dans le sens que nous avons indiqué. Ainsi Celse, dans son XVIIIᵉ livre, sous le titre : *De interioribus ulceribus* (1), énumère les espèces suivantes de la maladie : *de carbunculo, de carcinomate, de theriomate, de sacro igne* (érysipèle), *de chronico ulcere* (ulcère de la jambe), *de ulceribus quæ ex frigore in pedibus et manibus oriuntur*, et ainsi de suite de treize autres espèces, parmi lesquelles la scrofule (*struma*) *Achrochordon, Clavus, Scabies, Impetigo, Papulæ, Vitiligo*. Il présente même le sycosis comme une espèce d'ulcère (2).

Johann Dolæus décrit le lupus de la face de la manière suivante (3) : « *Naribus est ulcus quoddam maxime corrosivum et serpens; aliis et dicitur* NOLI ME TANGERE, *nonnullis* TENTIGO PRAVA *vocatur, quibusdam etiam* LUPUS. »

Personne, ce me semble, n'a jamais remarqué que Lorry, vers l'année 1777, avait saisi la notion clinique de l'ulcère cutané d'une ma-

---

(1) *Celsus Medic. libri octo. Londini*, 1837, p. 186 et sq.

(2) *Loc. cit.*, p. 203.

(3) Dolæus, *Encyclopediæ chirurgicæ rationalis* lib. I, p. 132, qui forme une partie des *Opera omnia* (1ʳᵉ éd., 1684). Francfort-sur-le-Mein, 1703.

nière aussi claire et aussi précise qu'aucun de ses prédécesseurs, lorsque, en parlant des ulcères de la peau (*affectibus ulcerosis*), il dit que, contrairement à ces maladies qui n'intéressent que les couches uperficielles de la peau (*quæ descripsimus mala cutem tantummodo lambebant et ipsi quasi superimposita videbantur*), ces ulcères détruisent la substance même du chorion (*nunc quæ suscipimus tractanda depascuntur ipsius cutis substantiam*) (1). Enfin Benjamin Bell a, lui aussi, dans son *Traité des ulcères* (2), rangé, comme Celse, parmi les ulcères, à côté des pertes de substance qui affectent la peau, les dartres sous le nom de *herpes farinosus, herpes pustulosus, herpes miliaris* et *herpes excedens*, manière de voir qui s'est encore maintenue en partie jusque dans les temps modernes et que Fuchs (3) a exprimé par le mot *ulcera psorica*, psorelkosis.

Les nombreux auteurs qui, vers la fin du siècle dernier et dans les premières périodes décennales de ce siècle, ont écrit sur les ulcères, soit dans des ouvrages spéciaux et des monographies, soit dans des traités de chirurgie générale, ne sont pas sortis du cadre tracé par les anciens sous le rapport de la manière d'envisager les ulcères, au point de vue de la classification, de l'indication thérapeutique et de la signification pathologique, bien que cependant il n'y eût qu'à remonter jusqu'à Lorry pour trouver, dans la description qu'il en avait donnée, un terrain solide. Ainsi dans le traité de Rust (4), qui a longtemps passé pour un modèle, la gale, l'herpès, les croûtes laiteuses, la teigne, sont encore rangés parmi les ulcères. L'illustre chirurgien Chelius lui-même (5), en 1844, compte parmi les ulcères les herpès furfuracé, crustacé, squameux, pustuleux, phlycténoïde et érythémateux. Enfin, même Rex (6), dans son mémoire de concours (couronné) sur les ulcères, ouvrage qui cependant ne manque pas de mérite, regarde les ulcères de la jambe comme des organes de sécrétion métastatique ; il attribue au produit de sécrétion des ulcères une propriété très-âcre qui ronge la substance de la peau, idée tout à fait dans le même sens que celle des auteurs du siècle dernier (7).

(1) Lorry, *Tractatus de morbis cutaneis.* Paris, 1777, p. 266.
(2) Benj. Bell, *Abhandl. von den Geschwüren.*, trad. de l'angl. Leipzig, 1792.
(3) C. H. Fuchs, *Die krankhaft. Veränd. der Haut...* Götting., 1840, 2e partie, p. 628.
(4) Rust, *Helkologie.* Wien, 1811.
(5) Chelius, *Handb. der Chirurgie.* Heidelberg und Leipzig, 1844, p. 487.
(6) Dr Ignaz Rex, *Ueber die Geschwüre eine gekrönte Preisschrift.* Prag., 1854.
(7) Il est vrai que quelques auteurs des plus modernes, bien que se tenant à la hauteur des connaissances récentes en pathologie générale, ne sont pas toujours

Ce n'est guère que depuis une trentaine d'années que, les idées s'étant considérablement modifiées et éclairées sur les processus pathologiques généraux, on est arrivé à avoir une notion plus exacte des phénomènes qui accompagnent la formation des ulcères et sur la nature de ces maladies. On a pu ainsi mettre peu à peu de côté tout ce qui, sous le rapport de la classification, du diagnostic et du traitement des ulcères, était la conséquence de l'idée qu'on avait jadis de cette affection et s'était maintenu çà et là jusque dans les temps les plus récents. Par conséquent, la pathologie moderne est seule capable de donner une notion complète des ulcères cutanés, et nous pouvons donc, sans inconvénient, nous borner au court exposé historique que nous venons de tracer de cette maladie comme sous forme d'aphorismes. Nous aurons d'ailleurs, pour quelques points, à revenir ultérieurement sur les opinious émises par les auteurs anciens.

Définition. — Conformément à la caractéristique que nous en avons exposée dans la partie générale de cet ouvrage, nous désignons sous la dénomination d'*ulcères cutanés* les pertes de substances du chorion provenant d'un état morbide local antérieur (inflammation, néoformation), en communication directe ou indirecte avec l'air extérieur, et qui, donnant lieu à la sécrétion durable d'un liquide qui généralement s'éloigne de la constitution normale du pus de bonne nature, ne peuvent, par cette raison, arriver ou n'arrivent que lentement à la guérison, parce qu'il existe ou un juste équilibre entre la néoplasie inflammatoire et la désagrégation moléculaire de tissu, ou bien que, au contraire, cette dernière l'emporte.

Pour qui connaît les phénomènes pathologiques des tissus, il est clair, d'après la définition ci-dessus, que les caractères de l'ulcère sont très-complexes, et que pour ce motif, quand même on pourrait définir la maladie d'une manière plus courte que nous ne l'avons fait, ils réclament toujours une description plus détaillée.

Et d'abord l'ulcère n'est pas un objet positif, c'est une conception négative. C'est un vice de nutrition, une perte de substance, idée qui s'applique à la partie conjonctive de la peau (corps papillaire et chorion). Tant que sur un point de la peau l'épiderme seul est malade ou fait défaut, nous n'avons pas affaire à un ulcère, si étendue que

exempls de pareilles erreurs en pathologie spéciale. Ainsi O. Weber (*Pitha-Billroth's Chirurgie*, tom. I, p. 549) dit : « Parfois ces hémorrhagies (dans les ulcères) ont un caractère alternant (*vicaria*), comme dans les anomalies de la menstruation... (!) »

soit la perte de substance et si longtemps qu'elle persiste. Ainsi la chute de l'épiderme par le fait d'un pemphigus foliacé peut exister en même temps sur des régions étendues du corps, il peut se faire que sur ces points l'épiderme soit très-longtemps sans se reproduire ou même ne se reproduise pas du tout : cependant cette perte de substance ne représente jamais un ulcère.

De cette idée fondamentale, il résulte encore qu'un ulcère cutané ne peut guérir qu'au moyen de la formation d'une cicatrice, parce que l'on sait que les différentes couches de la peau, papilles et glandes, une fois qu'elles ont été détruites d'une manière quelconque, ne peuvent jamais être remplacées, et que la perte de substance ne peut être réparée que par un tissu cellulaire de nouvelle formation — cicatrice — qui demeure toujours identique et ne varie pas dans ses différentes couches.

Il faut que la perte de substance ainsi caractérisée soit en communication directe ou indirecte avec l'air extérieur, c'est-à-dire au moyen d'un conduit (ulcère fistuleux, creux) qui va s'ouvrir à la surface de la peau. C'est ce qui la différencie des destructions de tissus qui, par suite de phénomènes pathologiques analogues survenus à l'intérieur d'espaces clos, se trouvent dans le parenchyme même. Celles-ci portent le nom d'abcès.

Mais tout abcès peut devenir un ulcère, aussitôt qu'il s'est ouvert et que la perte de substance est en communication avec l'air extérieur, circonstance qui lui permet seulement alors de présenter tous les caractères ultérieurs de l'ulcère.

A cette dernière catégorie se rattachent d'une façon toute particulière, outre les pertes de substance que nous avons déjà mentionnées, les désagrégations de tissu de cause spéciale.

Quand, à la suite d'une inflammation locale intense, une partie plus ou moins étendue de tissu arrive à la fonte purulente ou à une nécrose partielle, comme dans l'abcès, le furoncle, la réparation de la perte de substance par formation de tissu nouveau, c'est-à-dire le processus de réparation, se fait de suite après le départ par masses plus ou moins considérables du tissu désagrégé ou de l'os nécrosé et transformé en séquestre, ou même il se fait simultanément. Mais ni l'abcès, ni la nécrose, ni la gangrène, ne donnent pour cela à la maladie le caractère de l'ulcère.

Dans celui-ci, il y a un phénomène, un processus essentiel, une nécrobiose constamment progressive sous forme moléculaire du tissu qui limite immédiatement la perte de substance. Cette exfoliation insensible, comme les anciens auteurs nommaient ce processus, forme le caractère fondamental du processus ulcératif, par opposition [à] l'exfoliation sensible, c'est-à-dire à la nécrose en masse des tissus, qui appartient à la gangrène.

En outre de cette désagrégation moléculaire constamment progressive des tissus, il y a aussi cette particularité que nous avons indiquée comme caractéristique de l'ulcère dans la définition qui est donnée plus haut, le défaut de tendance à la guérison, soit parce que la nécrose des tissus a été tellement intense que la réparation en général ne peut pas se faire, le terrain lui faisant défaut par avance, soit que les néoplasmes se mortifient au fur et à mesure de leur formation.

Serait-ce à dire que l'ulcère pourrait faire des progrès illimités, du moment qu'il est développé avec tous ses caractères?

De ce que l'expérience nous apprend qu'il n'en arrive pas ainsi, il n'en résulte nullement qu'il y ait contradiction entre les traits caractéristiques que nous avons esquissés de l'ulcère et la réalité des faits. Mais cela dépend, en dehors des conditions anatomo-topographiques, surtout des conditions étiologiques générales et locales de l'ulcère.

Étiologie générale. — La cause prochaine de tout ulcère réside dans le processus inflammatoire ou néoplasique qui se passe dans un tissu, processus qui porte en lui-même la loi de désagrégation constamment progressive, quelle que soit d'ailleurs la cause éloignée, locale ou générale, mais siégeant dans l'organisme, ou bien extérieurement. Le tissu normal ne s'ulcère jamais de lui-même et tant qu'il reste tel. Pour qu'il arrive à l'ulcération, il faut qu'il ait été préalablement le siége d'une infiltration inflammatoire ou néoplasique. Lorsque celle-ci amène la fonte du tissu qu'elle a frappé, alors survient la perte de substance qui peut cependant ne pas devenir un ulcère. Ce n'est que quand on voit apparaître ce processus, avec la désagrégation constamment progressive, c'est-à-dire lorsque les tissus voisins se détruisent et tombent d'une façon constante, c'est alors seulement que l'ulcère existe avec les caractères qui lui sont propres. Cette circonstance étiologique prochaine est une condition tellement essentielle de l'ulcère, tant pour son début que pour sa persistance, que, si elle vient à disparaître, le caractère nécessaire de l'ulcère cesse lui-même d'exister. Aussitôt que ce processus inflammatoire ou néoplasique spécial s'arrête sur un point, la désagrégation des tissus s'arrête également dans les mêmes limites. Alors, comme dans toute perte de substance résultant d'une cause quelconque autre que l'ulcération, on voit apparaître sur les bords de la perte de substance les productions qui servent à la réparation, c'est-à-dire qu'il se forme des granulations et la maladie marche vers la guérison.

Or ces conditions locales dans les tissus se présentent dans les circonstances les plus diverses, de telle sorte que, à ce seul point de vue déjà, les conditions étiologiques des ulcères cutanés sont extrêmement nombreuses et variées.

On peut citer comme telles, d'abord toutes les causes extérieures agissant mécaniquement ou chimiquement sur la peau et qui entraînent la désagrégation directe des tissus, ou qui, en se répétant, l'entretiennent d'une manière constante et progressive. Par exemple, le grattage avec les ongles, la pression, une contusion ou un coup, l'application d'un emplâtre ou d'une pommade irritante, etc..... Dans d'autres cas, c'est dans les tissus mêmes que se trouvent ces causes de désagrégation qui amènent directement ou indirectement un trouble dans la circulation, une stase sanguine, une hémorrhagie, une destruction du tissu, le dépôt d'exsudats, la suppuration, la nécrose moléculaire. A cette dernière catégorie se rattachent la dilatation variqueuse des veines, la transformation athéromateuse des artères, la dermatite chronique (eczéma chronique) ; cette dernière se retrouve toujours et cela d'autant plus qu'elle a amené une dilatation plus considérable des vaisseaux, une pléthore capillaire persistante, une infiltration chronique du tissu conjonctif par suite de l'œdème lymphatique, puis une hypertrophie des tissus, une dégénérescence cellulaire, graisseuse, amyloïde, l'épaississement des os et enfin l'adhérence des parties molles.

Certains néoplasmes, soit de bonne, soit de mauvaise nature, impliquent déjà par eux-mêmes l'ulcération, parce que celle-ci est un des caractères de leur marche clinique, et est liée à leur essence pathologique, comme le lupus, le carcinome, les gommes syphilitiques.

Plus ces diverses causes se combinent entre elles au point de vue de leur action réciproque, plus se réalise l'ulcération et plus celle-ci est durable.

On peut encore regarder comme étant des causes d'ulcères toutes les circonstances qui amènent directement ne fût-ce qu'un obstacle à la formation normale des granulations ; par conséquent, toutes les causes extérieures que nous avons énumérées plus haut et qui agissent d'une façon mécanique et chimique, de même que les circonstances mécaniques susceptibles de troubler la circulation qui résident, comme nous l'avons vu, localement dans les tissus : un callus osseux, la dila-

tation variqueuse, la callosité du tissu conjonctif, la carie ou la nécrose d'une portion d'os, etc... Mais ce n'est pas tout : supposons la
surface d'une plaie couverte de granulations, mais où la peau ne peut
arriver à se reproduire parce que la plaie est constamment baignée par
des produits de sécrétion ou d'excrétion physiologiques, le lait, la
salive, les liquides de l'estomac ou de l'intestin, l'urine, les matières
fécales, etc. ; dans ce cas, la cicatrisation étant empêchée par ces diverses circonstances, on peut dire de cette plaie que c'est un ulcère, et
voilà par conséquent un nouvel ordre de causes à ajouter à l'étiologie
de l'ulcération. D'un autre côté, la grandeur et la forme mêmes d'un
ulcère, un état défavorable des bords et du fond de la plaie (bords calleux, mal délimités) ou bien des tissus voisins, des cicatrices étendues
et rigides, enfin la formation de la cicatrice, toutes ces différentes circonstances peuvent quelquefois constituer un obstacle à la guérison et
par conséquent passer pour des causes de la persistance de l'ulcère.
On peut même dire que dans certains cas elles forment comme un
cercle vicieux, en ce qu'elles se lient mutuellement les unes aux autres,
s'exagèrent, s'entretiennent, se reproduisent à nouveau, de sorte que
le processus de nutrition anormale continue.

Comme causes éloignées de la formation des ulcères dans la peau,
nous avons à signaler toutes les circonstances qui sont capables de provoquer ou d'entretenir à nouveau ce que nous pouvons appeler les
trois facteurs locaux, l'inflammation (troubles circulatoires locaux), la
néoformation et la destruction mécanique des tissus. Dans cette catégorie, le premier rang appartient aux états dyscrasiques définis,
comme l'anémie, le marasme sénile, la syphilis et la scrofulose constitutionnelles, le scorbut; enfin on doit ranger, parmi les causes éloignées extérieures de l'ulcère, les effets nuisibles qu'entraînent certains
travaux professionnels.

Nous avons voulu nous borner ici à une indication générale des
conditions étiologiques de l'ulcération; mais, pour certaines formes
et certaines localisations spéciales de la maladie, qui par cela même
ont une importance clinique toute particulière, nous aurons à y
revenir plus tard pour en étudier l'étiologie avec tous les détails
nécessaires.

Symptomatologie. — La caractéristique clinique de l'ulcère de la
peau repose sur l'état de son fond et de ses bords, sur la nature du
liquide qu'il sécrète, sur sa forme et sa marche.

Aussi distingue-t-on d'abord le fond et les bords de l'ulcère.

Le fond est formé par le tissu même qui est compris dans la désagrégation. Il est déprimé vers le pourtour, plutôt plat, ou présentant des creux irréguliers, d'aspect gris jaunâtre, comme s'il était infiltré de pus (lardacé), et l'on n'y voit que de rares bourgeons charnus, petits, rouges ou même pas du tout.

Le bord proprement dit, c'est-à-dire le liséré qui limite exactement le pourtour de l'ulcère, présente le même aspect lardacé-purulent que le fond, puisqu'il est également formé par le tissu frappé de désagrégation. Il est d'ailleurs taillé d'une façon plus ou moins abrupte sur le fond, au-dessus duquel il est placé, dépassant même parfois le niveau du pourtour, uni ou déchiqueté ; tantôt il est coupé à pic sur le fond de l'ulcère, ou bien il présente une inclinaison douce ; enfin il est quelquefois mal délimité, excavé, et recouvre le fond en partie.

Dans les ulcères chroniques, le bord est quelquefois épaissi, dur (calleux), solidement soudé aux parties sous-jacentes, relevé, retourné en dehors, ou bien roulé en dedans.

D'après ce qui précède, le tissu qui environne le bord et le fond de l'ulcère est peu altéré, comme dans les ulcères simplement inflammatoires ou scrofuleux ; ou bien il présente manifestement l'aspect du processus qui amène la désagrégation ulcéreuse, comme le gonflement et l'infiltration inflammatoires dans les ulcères phlegmoneux, le chancre ; ou bien on y voit l'infiltration néoplasique, comme dans les ulcères qui surviennent dans les gommes, le lupus et le carcinome.

Les ulcères sécrètent un liquide plus ou moins abondant, qui s'éloigne généralement de la constitution de ce qu'on appelle un pus de bonne nature. Ce liquide est ou abondant, clair et fluide, ne contenant que peu de cellules, ressemblant assez à du petit-lait, ou bien il est d'un jaune vert foncé, répandant une mauvaise odeur ; ou enfin il est peu abondant et clair, visqueux et collant (1).

---

(1) Certains auteurs prétendent avoir trouvé dans le liquide sécrété par les ulcères un excès de sels et en particulier du phosphate de soude, et même, dans des ulcères qu'ils appellent arthritiques, de l'urate de soude (ce qui serait une confirmation de l'idée d'une diathèse urique dans la goutte et le rhumatisme). Différents observateurs ont fait mention de plaies et d'ulcères donnant une suppuration anormale, spéciale, de couleur bleue ; tels que Lücke (*Langenbeck's Arch.*, tom. II) et tout récemment encore Girard (*Central bl. für Chirurgie*, 1875, n° 50) ; ce dernier attribue cette coloration bleue, non pas à des vibrions présentant cette couleur, mais bien à des matières colorantes qu'il décrit, mais qui ont été originellement signalées par Fordoz, la pyocyanine et la pyoxanthose. Girard attribue une odeur spéciale à la suppuration bleue *.

* Cette question de la suppuration bleue a depuis longtemps préoccupé les chirurgiens français Sedillot, Delore, etc. Bien avant Lücke, on s'était assuré de la présence des champignons dans le

Lorsqu'il reste sur l'ulcère, il se sèche en croûtes plus ou moins épaisses, vert jaune, brunes ou même brun noir; ou, quand il est de consistance visqueuse, ces croûtes sont minces, comme vernissées, brillantes.

Sous le rapport de la forme, les ulcères au début sont généralement ronds, circulaires et gardent cette forme jusqu'à ce qu'ils atteignent certaines dimensions; alors ils prennent une forme ronde allongée, ou irrégulière. En même temps, ils gagnent en profondeur et ressemblent à des trous, à des cratères; ou bien ils s'étalent surtout en surface et ont alors une configuration festonnée ou réniforme. Ces différents aspects varient d'ailleurs suivant les régions envahies et suivant la marche spéciale des ulcères.

Phénomènes subjectifs. — Les ulcères de la peau sont habituellement le siége d'une sensation douloureuse, dont l'intensité correspond ordinairement à celle du processus inflammatoire qui accompagne les phénomènes d'ulcération. Cependant la douleur peut être excessivement exagérée, hors de proportion avec l'inflammation — ulcères avec éréthisme; ou bien la sensibilité peut être notablement émoussée — ulcères asthéniques. En outre, l'état de la sensibilité peut varier plusieurs fois dans le cours de la maladie.

Marche de la maladie. — La marche de l'ulcère est avant tout soumise à un type général, suivant qu'il s'agit d'un ulcère inflammatoire, qu'on appelle encore ulcère simple, ou d'un ulcère qui trahit d'une façon évidente l'action d'un poison spécifique, tel que l'ulcère chancreux.

D'après ce type, l'ulcère une fois existant s'agrandit, tout en conservant son caractère originel, par la désagrégation progressive du tissu précédemment enflammé, jusqu'à ce qu'il atteigne une étendue plus ou moins considérable. Tôt ou tard l'ulcère semble rester stationnaire. Cependant on peut quelquefois encore, à cette période même, voir se produire un retour de la désagrégation progressive. Cette période, à laquelle on donne le nom de période de destruction, ne dure ordinairement pas plus de quelques semaines; pourtant elle peut, sui-

liquide en question. M. L. Tripier a remarqué que, au bout d'un certain temps, le liquide ainsi recueilli se décolore; il a constaté aussi qu'il ne peut pas être greffé sur d'autres plaies suppurantes, d'où il a conclu que s'il s'agit d'un parasite, ce parasite doit se trouver dans des conditions spéciales non encore déterminées. Et il est plus probable, comme le dit Girard, qu'il s'agit d'une production particulière de matière colorante qui, dans tous les cas, doit être séparée de celle qui résulte de l'emploi de certaines pommades, etc., mais qui n'est peut-être pas sans relation avec certains médicaments pris à l'intérieur, tout en tenant compte de la prédisposition individuelle.   A. D.

vant les circonstances et les différentes conditions étiologiques, avoir une plus longue durée.

A dater de ce moment commence la période de réparation.

En même temps que l'on observe une diminution notable de l'inflammation et du gonflement des tissus, de la douleur et de la sécrétion du pus, on voit poindre sur les bords et sur le fond de l'ulcère de petits points rouge vif (granulations), qui présentent encore au début, dans les petits espaces creux qui les séparent, un tissu grisâtre comme infiltré de pus, mais qui peu à peu augmentent en nombre et en volume. Dès lors et par cela même les bords de l'ulcère offrent un aspect lisse et uniforme, aplati, le fond se relève, enfin l'ulcère, dans sa totalité, prend une coloration rouge vif et l'aspect d'une plaie granuleuse.

Dès que les bourgeons charnus qui proviennent du fond de la plaie ont atteint le niveau du pourtour, ou même quelquefois plus tôt, on voit partir, des couches épidermiques qui sont situées sur le bord de la plaie, un épiderme nouveau qui s'étend du bord vers le centre sur les granulations qu'il recouvre sous forme d'une pellicule d'abord d'un blanc bleuâtre, puis tout à fait blanche. Ces nouvelles couches d'épiderme marchant à la rencontre les unes des autres, des bords de la plaie vers le centre, celle-ci finit par en être complétement recouverte ; la cicatrisation est terminée.

Le tissu conjonctif nouveau, sans papilles, ni follicules, ni glandes, qui prend la place de la perte de substance, forme ce que l'on appelle la cicatrice.

Celle-ci, dans les premiers temps, a une coloration rose rouge, mais elle pâlit graduellement par suite de la disparition des vaisseaux qu'elle contient, et finalement elle conserve un aspect blanc, brillant, lisse.

Pour ce qui est du travail intime de la formation de la cicatrice, des troubles qui peuvent survenir dans le cours de sa production, ainsi que de la constitution histologique de la cicatrice elle-même, nous l'avons exposé déjà d'une manière complète à une autre place (voy. p. 295-308), nous n'avons donc qu'à y renvoyer le lecteur désireux d'en connaître tous les détails.

Dans chacune de ses périodes, l'ulcère peut présenter des caractères variables fort éloignés du type que nous avons décrit pour la marche de la maladie. Ainsi, pendant la période de destruction, on peut voir survenir tout à coup, avec une inflammation érysipélateuse des tissus avoisinants et avec une sécrétion abondante, une fonte purulente rapide de ces tissus — ulcère phlegmoneux, phagédénique; ou bien ces mêmes tissus sont frappés d'une désagrégation plus sèche, par le fait de laquelle la peau, le tissu conjonctif sous-cutané et tout le tissu sous-jacent sont pour ainsi dire momifiés en une masse qui tombe d'une manière instantanée — ulcère gangréneux ; ou bien le fond de l'ulcère, dont la sécrétion est considérablement diminuée, se recouvre d'une couche analogue à une membrane blanc jaunâtre, terne, fortement adhérente, qui ne se détache que lentement, pour être remplacée par une autre couche analogue — ulcère diphthéritique. Une particularité remarquable de la marche de la maladie s'observe dans les ulcères qui proviennent des nodosités ou tumeurs syphilitiques. Ronds au début, ces ulcères prennent bientôt un aspect réniforme ; la cicatrisation commence vers le hyle, tandis que de la plus grande périphérie partent de nouvelles infiltrations syphilitiques bientôt suivies de désagrégation ulcéreuse des tissus. La cicatrisation se faisant ainsi d'un côté, tandis que de l'autre de nouvelles infiltrations et de nouvelles ulcérations se produisent dans la même proportion, le processus ulcératif arrive, dans l'espace de plusieurs mois ou même de plusieurs années après le développement primitif de la maladie, à envahir des régions fort éloignées du siège qu'elle occupait au début ; c'est ainsi qu'il arrive à couvrir des étendues considérables de la peau.

Quand ce processus d'ulcération part simultanément de plusieurs nodosités qui, originellement, étaient situées à une certaine distance les unes des autres, les segments d'ulcères qui en résultent, marchant tous vers la plus grande périphérie du foyer de la maladie, finissent par empiéter les uns sur les autres et par se réunir sous forme d'ulcères serpigineux. Ceux-ci marchent alors en segments circulaires dont la limite convexe est formée par le bord de l'ulcère qui est taillé à pic du côté de la partie centrale, tandis que la limite interne est représentée par la cicatrice qui se perd insensiblement dans la surface couverte de granulations.

Dans la période de réparation, la marche typique de la maladie peut présenter diverses modifications ; ce sont en général des troubles ou des retards apportés au processus de cicatrisation. Ou bien l'ulcère, sans trop s'agrandir, ne montre cependant aucune tendance à la formation normale de granulations, c'est-à-dire qu'il ne sécrète qu'une petite quantité de pus clair et ténu, les bords sont flasques et flétris, le fond ne présente que de rares bourgeons charnus pâles, ou au contraire d'un rouge brun foncé et secs, on ne voit dans le pourtour de l'ulcère aucun gonflement réactionnel, enfin la sensibilité y est peu marquée — ulcère atonique. Ces divers troubles du processus de réparation s'observent le plus souvent dans les ulcères portés par des sujets atteints de marasme (sénile), ou encore chez des individus jeunes, mais anémiques. Ou bien le processus de réparation commence à se produire, mais la cicatrisation est, à plusieurs reprises, troublée par différentes circonstances dont les unes résident dans le tissu malade même ou dans l'organisme en général, et les autres sont extérieures (mécaniques ou chimiques). Ainsi les granulations qui poussent d'une façon exagérée (*caro luxurians*) sont une cause qui arrête la marche progressive des bords de la cicatrice. Ou bien ces bourgeons charnus sont infiltrés, ou encore ils sont de temps en temps le siége d'hémorrhagies, et chaque fois le tissu reproduit à nouveau se désagrège et tombe. Ou bien enfin il survient des circonstances locales et extérieures, mécaniques, chimiques, qui entravent la guérison, ainsi que nous l'avons exposé d'une façon détaillée dans l'*Étiologie générale de l'ulcère* (p. 622) (1).

Signification nosologique des ulcères de la peau. — D'après la description que nous avons donnée des caractères essentiels et des conditions étiologiques médiates et immédiates de l'ulcère cutané, celui-ci apparaît comme le produit direct d'un processus pathologique dans le tissu même : de l'infiltration inflammatoire, de la stase capillaire veineuse et de la destruction hémorrhagique des tissus, de l'infiltration syphilitique, carcinomateuse, etc. Il paraît donc *à priori* tout à fait superflu, dans l'état actuel de la science, d'insister à nouveau sur une réfutation de la notion ontologique des ulcères, qui avait très-généralement cours dans les temps anciens parmi les médecins et les profanes, au grand détriment du progrès scientifique et plus encore des malades.

Pour la plus grande partie des ulcères, l'antique manière de comprendre leur essence a été abandonnée. La *Tentigo prava*, le *Noli me tangere*, l'ulcère rongeant et autres dénominations également indéfinissables ont dû céder la place à des notions concrètes, à mesure que l'on y reconnaissait des altérations pathologiques de tissus et des phénomènes saisissables et formulés d'une manière typique, comme dans le carcinome, le lupus, la syphilis, le sarcome, etc... Même *le mal perforant du pied*, dont le nom s'est transmis d'une façon en quelque sorte traditionnelle dans la littérature médicale, a perdu, sous la critique anatomo-pathologique de ces dernières années, son caractère ontologique ; aujourd'hui, il comprend un ensemble de phénomènes

---

(1) Pour le détail du processus de la guérison des plaies, nous renvoyons le lecteur à la description que nous en avons donnée, p. 295 et suiv.

ulcératifs différents, mais qui ne sont nullement inconnus dans leurs rapports étiologiques (ulcères lépreux, syphilitiques, traumatiques, et synovite, gangrène névroparalytique, etc.).

Malheureusement cette manière de voir, qui est la seule juste, grâce à laquelle l'ulcère n'est plus que l'expression d'une nécrobiose moléculaire dépendant d'un vice de nutrition local, ne représente plus qu'une période dans l'ensemble de la marche d'un processus pathologique bien connu dans chaque cas ; — malheureusement, disons-nous, cette manière correcte de voir n'a pas encore prévalu partout relativement à toutes les formes d'ulcères. Ce sont précisément les plus vulgaires et les mieux connues peut-être, au point de vue de leur genèse, parmi les formes des ulcères du pied auxquelles on a encore jusqu'à ce jour attribué fréquemment une sorte d'individualité organique ; aussi les regarde-t-on généralement elles-mêmes comme des organes de sécrétions physiologiques, et le pus qu'elles produisent est regardé comme l'équivalent des sécrétions physiologiques. Ainsi ces ulcères seraient en relation d'alternance ou de métastase tantôt avec les reins et leur fonction, tantôt avec l'utérus et ses évacuations sanguines périodiques, ou bien avec les hémorrhoïdes ou une maladie du cœur, particulièrement dans ce sens que ces ulcères et la sécrétion purulente qu'ils fournissent représenteraient pour celle-ci une sorte de fonction alternante ou pour ceux-là un organe. Il suit de là que par la suite leur persistance serait une nécessité physiologique pour l'équilibre des phénomènes qui se passent dans l'organisme ; que leur suppression (c'est-à-dire leur guérison) pourrait entraîner un dérangement de cet équilibre et provoquer ainsi toutes sortes de conséquences nuisibles et même dangereuses pour la vie, comme l'hydropisie, l'œdème des poumons, etc. (1).

Contre cette manière de voir qui jadis était universellement répandue et qu'à présent on ne rencontre plus, il est vrai, que rarement, mais qui malheureusement est encore soutenue par quelques pathologistes éminents, voici ce que j'ai à dire :

Nous ne connaissons aucun ulcère cancéreux dont le principe ne soit pas une néoplasie cancéreuse locale, et pas un ulcère syphilitique dont la base ne soit pas une infiltration syphilitique facile à démontrer (gomme, papule). Nous ne connaissons pas davantage une ulcération

---

(1) Les recherches qui ont été faites dans ces dernières années par MM. Simon, Duplay et Morat d'une part, et de l'autre par M. L. Tripier, ont conduit ces auteurs à admettre également comme causes fréquentes de l'ulcère perforant du pied l'athérome artériel (alcoolisme, syphilis, etc...) et les altérations des nerfs périphériques, voire même des lésions des organes nerveux centraux.   A. D.

bien caractérisée de la peau du membre inférieur (ulcères du pied) qui existe dans une peau saine. Dans tous les cas, il doit avoir existé localement une altération pathologique antérieure du tissu, inflammation à la suite d'une lésion mécanique, par stase sanguine dans les vaisseaux comme dans les varices, par infiltration comme dans la dermatite chronique, les varices, l'eczéma chronique, ou une pression exercée par un calus à la suite de la fracture d'un os, etc..... En un mot, avec un peu d'attention et de bonne volonté, nous ne sommes jamais embarrassés au sujet de la genèse de l'ulcère.

De même, il n'y a rien de caché pour nous dans cette série de circonstances locales ou extérieures qui entretiennent l'ulcère une fois établi, c'est-à-dire qui en empêchent la guérison. Nous savons que ce sont tantôt certaines conditions dans lesquelles se trouvent les tissus, et que l'on ne peut faire disparaître, comme l'état variqueux des veines et par suite la stase du sang dans ces vaisseaux, ou bien une transformation graisseuse des vaisseaux sanguins ; dans d'autres cas et à une époque ultérieure de la maladie, c'est la grande étendue de l'ulcère qui est la seule cause de sa persistance, ou bien il est entretenu par la callosité des tissus environnants ou par des hémorrhagies réitérées des bourgeons charnus ; enfin, quelquefois, c'est une pression, un coup, une déchirure, une médication intempestive, une mauvaise hygiène, qui entretiennent et exagèrent le processus ulcératif. En un mot, pour l'intelligence des ulcères du pied, nous n'avons jamais besoin de remonter au-dessus de la région qui est elle-même atteinte par l'ulcère, ou tout au plus nous nous tenons aux régions qui sont en rapport anatomique direct avec la partie malade, par exemple la voie correspondante des vaisseaux lymphatiques et sanguins.

Bien que nous soyons toujours à même de trouver les conditions étiologiques des ulcères du pied dans l'état anatomo-pathologique local, nous ne devons pas négliger un rapprochement que l'on peut faire entre la maladie et certains organes, comme la matrice ou les reins, qui n'agissent pas seulement d'une façon mécanique, par exemple par pression sur les vaisseaux veineux, mais qui déterminent certaines conditions locales, une stase spéciale du sang dans tout le membre inférieur, circonstances dont nous avons dû, pour beaucoup d'ulcères, supposer l'existence locale comme cause de la maladie.

Mais, quant à voir une relation de métastase fonctionnelle entre l'ulcère du pied et des organes plus ou moins éloignés, nous nous y refusons d'une manière absolue. Dans les hémorrhagies qui se produisent

de temps à autre à la surface d'un mal perforant, nous ne pouvons voir
que l'action d'une stase mécanique du sang ou d'une blessure, mais
jamais une fonction qui remplace la menstruation. Nous ne pouvons pas
davantage comprendre de quelle manière la guérison brusque ou complète d'un ulcère chronique du pied peut devenir un danger pour l'organisme. De même, nous ne comprenons pas plus comment un fonticule
établi sur le bras peut conjurer un danger dont l'existence n'est pas
du tout démontrée, et agir comme le remplaçant fonctionnel de l'ulcère
du pied. Dans l'intérêt de la vérité scientifique et au point de vue pratique que nous nous proposons, nous devons mettre nos lecteurs en
garde contre de telles élucubrations, qui ne sont ni démontrées ni dé-
montrables, bien qu'elles soient sorties de la plume d'un pathologiste
d'ailleurs plein de mérite.

Dans tout ulcère du pied, nous ne voyons jamais que la conséquence directe d'un trouble local et facile à reconnaître, survenu directement ou indirectement dans la nutrition des tissus. Nous envisageons toujours l'ulcère comme un mal qui s'est développé sur le corps,
tout comme une fracture d'un os ou une lésion traumatique quelconque. Aussi cherchons-nous toujours à employer les moyens thérapeutiques que l'expérience nous a démontrés être les meilleurs, afin
d'obtenir la guérison du mal perforant le plus vite possible et d'une
manière durable, craignant aussi peu que cette guérison soit un danger pour l'organisme que s'il s'agissait de la guérison d'une fracture.

Comme les partisans de cette théorie que nous avons exposée plus
haut ne sont pas en état de nous prouver comment on peut guérir trop
rapidement un ulcère, ni en quoi consistent les précautions à prendre
pour éviter ce résultat ; comme, d'un autre côté, ils sont dans l'impossibilité de prouver par des faits ou par une démonstration théorique
et scientifique les inconvénients que peut entraîner la guérison d'un
ulcère ; comme enfin ils ne sont pas capables non plus de nous faire
comprendre d'une manière quelconque la relation qui peut exister
entre un cautère au bras et un ulcère au membre inférieur, il nous
semble que ce qu'il y a de mieux à faire, c'est de passer à l'ordre du
jour sur ces hypothèses insoutenables en pathologie.

Conséquences de l'ulcère. — D'après l'exposé que nous avons fait
plus haut de la signification nosologique de l'ulcère, il est évident que
celui-ci ne peut entraîner après lui d'autres conséquences locales et
générales que celles qui consistent dans le processus de destruction et
dans les phénomènes inflammatoires qui accompagnent nécessairement

ce processus, ou en tout cas encore, que celles qui résultent naturellement des causes spéciales qui ont donné naissance à l'ulcère. A la
première catégorie on peut rattacher, outre la destruction des tissus et
leur remplacement par une cicatrice, le danger de la lymphangite, de
l'érysipèle, de la phlébite, de la pyémie; à la seconde catégorie appartiennent les métastases spéciales comme dans les ulcères cancéreux et
sarcomateux. Les conséquences de la destruction sont d'autant plus
remarquables que les tissus frappés ont une plus grande importance
sous le rapport fonctionnel, comme la peau du visage, ou celle qui
recouvre les articulations, etc...

Les ulcères, quand ils n'ont pas de caractère spécifique, n'exercent
pas sur l'état général d'autre influence que celle qui résulte des divers
phénomènes d'exsudation ou de suppuration chroniques, à savoir le
plus souvent un simple affaiblissement et de l'amaigrissement général.
Il est à remarquer toutefois que, dans un très-grand nombre de cas,
bien qu'un ulcère inflammatoire dure depuis des années, l'organisme
ne paraît pas le moins du monde en être influencé d'une manière
fâcheuse.

Quant à ce qui est de la signification de la cicatrice comme néoformation de son processus intime, de sa valeur nosologique et diagnostique supposée, nous avons exposé tous ces points en détail dans
la deuxième partie de cet ouvrage, p. 295-308, et nous ne pouvons
qu'y renvoyer le lecteur.

Anatomie de l'ulcère. — La nature des relations anatomiques et
histologiques qui prédominent dans les ulcères est indiquée d'une façon très-caractéristique dans l'ulcère chancreux simple. Aussi pouvons-
nous jusqu'à un certain point le présenter ici comme servant de
type (1).

Quand on examine au microscope le chancre mou typique, on peut
y distinguer une partie ulcérée, et autour de celle-ci le tissu du bord et
de la base de l'ulcère, qui n'est pas ulcéré, mais qui est envahi par le
processus inflammatoire.

La partie ulcérée représente une surface inégale, plus ou ou moins
déprimée par rapport aux tissus environnants, et sécrétant une quantité considérable de pus. Le tissu qui fait le fond de l'ulcère paraît

____

(1) V. Kaposi, *la Syphilis de la peau et des muqueuses avoisinantes,* avec
76 chromolithographies, Wien, en 3 livraisons, 1873, 1874 et 1875, ouvrage auquel
sont empruntées les fig. 6. et 7.

lui-même, au moins dans les couches les plus supérieures, infiltré de pus. Les bords de l'ulcère présentent le même caractère.

L'examen microscopique d'une coupe verticale, qui comprend le bord et le voisinage enflammé avec une partie du fond de l'ulcère et de sa base nous apprend que la portion de peau envahie par l'ulcère se compose de deux parties présentant des altérations anatomiques différentes et facilement reconnaissables.

Fig. 6 (1).

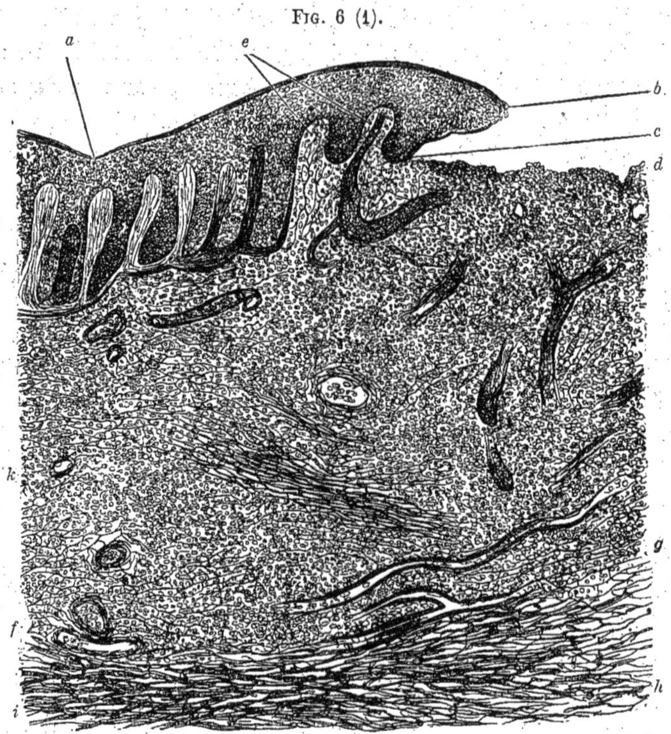

Fig. 6. — Coupe verticale du chancre mou, grossissement Hartnac, oc. 3, obj. 4 : *a b*, bord de l'ulcère faisant saillie en forme de rempart ; *c d*, fond de l'ulcère ; *b c*, épiderme représentant un bord mal délimité ; *c d, f g*, tissu infiltré de cellules (profondeur verticale du fond du chancre), traversé par de nombreux vaisseaux sanguins dilatés ; *f g, h i*, tissu à larges mailles (œdémateux) et libre d'infiltration celluleuse au-dessous du chancre ; *e*, papilles élargies, infiltrées de cellules, dont on voit à gauche une série de papilles allongées et en partie œdémateuses ; *k*, prolongement du tissu infiltré de cellules au-dessous des papilles non altérées du bord du chancre.

De la surface de l'ulcère (fig. 6, *c d*) part une infiltration celluleuse uniforme et extrêmement épaisse qui se prolonge jusqu'à une grande profondeur dans le chorion où elle se termine d'une façon

(1) Les figures 1-5 se trouvent aux pages 375, 376, 383 et 386 de ce volume. (L'ÉDITEUR.)

presque brusque (ligne *f g*). L'infiltration celluleuse se prolonge aussi latéralement au-dessous des papilles non altérées du bord de l'ulcère (*c l*), assez loin au delà des limites de la surface de l'ulcère (*k*). Le tissu qui limite la partie envahie par l'infiltration celluleuse semble formé de larges mailles, parsemé seulement de rares cellules isolées renfermant un gros noyau brillant qui se colore bien avec le carmin (tissu œdémateux)

A la formation du bord soulevé de l'ulcère (*a b*) concourt tout un groupe de papilles hypertrophiées confinant immédiatement à l'ulcère, dont deux, situées tout près de la superficie du chancre (*e*), sont aussi augmentées de volume et uniformément parsemées de nombreuses cellules. Au-dessus et entre ces papilles se trouve la couche des cellules de Malpighi, qui sont elles-mêmes élargies. Cette couche est saillante et vient recouvrir en partie la surface de l'ulcère (*b*).

La surface de l'ulcère (*c d*) est formée par le chorion infiltré de cellules et mis à découvert, les papilles manquant à cette place. Le chorion et les papilles, partout où ils sont infiltrés de cellules, présentent des vaisseaux nombreux et considérablement dilatés.

A l'aide d'un grossissement plus fort (fig. 7) on voit que la partie infiltrée de cellules (*a b, c d*) consiste en un réseau tantôt large, tantôt plus serré, de mailles réunies entre elles par des fibres larges, à contours délicats et pâles, dans lequel sont déposées en grande quantité, et distribuées uniformément, des cellules à noyaux tantôt très-grosses, analogues à des corpuscules lymphatiques, tantôt plus petites.

Les cellules qui se trouvent à la surface de l'ulcère et celles des couches immédiatement voisines sont presque toutes petites, de forme irrégulière, parsemées de granulations qui empêchent de reconnaître distinctement le noyau. A côté des cellules ainsi conformées, on trouve des noyaux et des granulations libres en grande quantité.

Un fait très-intéressant, c'est l'agrandissement (épaississement) exagéré de la paroi des vaisseaux (*b f*), qui se produit par une transformation des fibres parallèles de la membrane adventice en un réseau à larges mailles. Dans ce dernier, on voit quelques cellules avec un gros noyau.

Dans toute l'étendue de la partie infiltrée de cellules, aussi bien que de la partie œdémateuse contiguë, le calibre des vaisseaux paraît dilaté.

La désagrégation du tissu et des cellules infiltrées, qui constitue l'ulcère, ne se produit, ainsi que le démontre l'expérience, que dans la couche la plus superficielle et qui n'est superficielle que par rapport

à la profondeur de l'infiltration cellulaire. C'est cela aussi qui donne
le caractère clinique propre à l'ulcération. La constitution histologique
des parties avoisinant l'ulcère ne se distingue en rien de l'inflammation qui marche sans arriver à la suppuration.

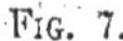

Fig. 7.

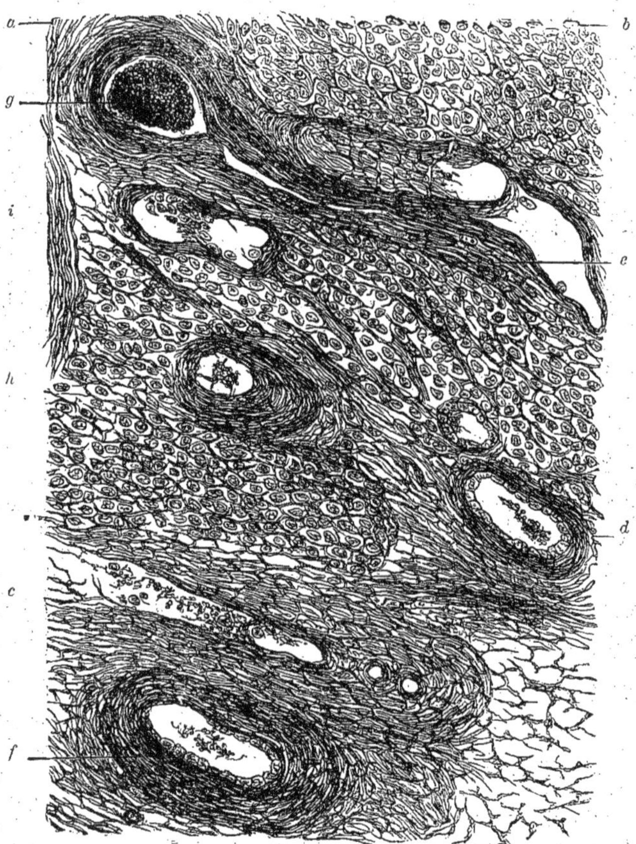

Fig. 7. — Coupe du chancre mou, grossissement Hartnac., oc. 3, obj. 7 : Une partie de l'objet représenté dans la fig. 6, de la région *f g*, comprenant la portion la plus profonde du tissu infiltré
de cellules qui forme la base du chancre et une partie du tissu œdémateux, non infiltré, placé
immédiatement au-dessous. *a b, c d*, partie la plus profonde de la base du chancre, infiltrée de
cellules ; elles présentent des mailles, les unes petites, les autres grandes, dans lesquelles on voit
partout un dépôt uniforme et épais de cellules ; en *g e*, un vaisseau sanguin dilaté ; dans celui-ci,
en *g*, un amas de corpuscules sanguins rouges ; *a*, *d*, *f*, *g*, paroi (adventice) des vaisseaux sanguins considérablement dilatés ; en *i* et *c*, probablement des vaisseaux lymphatiques.

A ce type du chancre correspondent aussi toutes les autres espèces
d'ulcères inflammatoires, comme ceux qui sont engendrés par l'état
variqueux des veines.

S'ils présentent des différences, celles-ci se rattachent à des particularités spéciales de l'ulcère, ou à des complications accidentelles.

C'est ainsi que, pour les ulcères qui proviennent du lupus ou du carcinome, on trouve dans l'épaisseur du tissu qui entoure la partie frappée de désagrégation les amas de cellules particuliers à ces deux maladies. Dans les ulcères inflammatoires chroniques, on rencontre, dans les parties contiguës à la zone de désagrégation, un tissu conjonctif plus compacte, pauvre en vaisseaux et en cellules, et ne contenant que très-peu de sérosité, analogue au tissu calleux ou cicatriciel.

Toutefois la partie superficielle qui constitue l'ulcère proprement dit se comporte en général d'une manière analogue dans toutes les formes d'ulcères.

Division des ulcères. — La classification des ulcères a grandement préoccupé les anciens auteurs. Ils ont employé beaucoup de perspicacité et non moins de contention d'esprit pour arriver à introduire dans une classification correcte et dans une nomenclature justifiée les divers symptômes que présentent les ulcères, de même que les notions théoriques basées sur ces mêmes symptômes. En présence de la multiplicité des premiers et de la grande subjectivité des dernières, les efforts tentés par ces auteurs dans ce sens devaient être extrêmement féconds. C'est ainsi que l'on a établi les nombreuses classes et sous-classes et toutes ces dénominations des formes d'ulcères qui nous paraissent si extravagantes dans l'état actuel de nos connaissances à ce sujet, comme : *ulcus arthriticum, rheumaticum, hæmorrhoïdale, abdominale, hepaticum, psoricum, urinosum, menstruale, pseudoleprosum, physconiatum, viscerale, specificum, scrophulosum, scorbuticum, varicosum, carcinoïdes*, d'après leur genèse présumée; — *ulcus erethicum, hypersthenicum, asthenicum, inflammatorium, atonicum, synochale, fungosum, spongiosum, gangrænosum, diphtheriticum, simplex, ichorosum, putridum, escharoticum, crustosum, serpiginosum, rodens, verrucosum, callosum, œdematosum*, etc., d'après le caractère clinique particulier, l'aspect, l'état passager, etc...

La description que nous avons donnée précédemment de la nature et de la marche des ulcères nous dispense de la nécessité de démontrer ici une fois de plus combien cette méthode de classification des ulcères est mal définie, inutile et insoutenable au point de vue tant clinique que pratique.

Il est bien évident aussi, d'après les développements dans lesquels nous sommes entrés ci-dessus, que toutes les formes d'ulcères ne proviennent que d'un processus pathologique préalablement établi dans les organes de la peau, processus inflammatoire ou néoplasique, et que l'ulcère n'arrive à présenter un caractère spécial qu'autant que celui-ci lui est communiqué par la spécificité des causes locales immédiates. Par conséquent, une classification rationnelle et systématique des ulcères ne peut être fondée que sur le principe des conditions locales qui les caractérisent, l'ulcère n'apparaissant toujours que comme une période d'involution ou de destruction du trouble de nutrition local qui existe toujours.

La meilleure classification, à mon avis, est donc celle qui divise les ulcères en :

I. Ulcères qui ont été précédés d'une inflammation circonscrite ou diffuse :

   a. Non contagieux : 1° idiopathiques; 2° symptomatiques.

   b. Contagieux.

II. Ulcères qui succèdent à des néoplasmes :

   a. Provenant du lupus ;

   b. De la lèpre ;

   c. Du carcinome ;

   d. De la syphilis.

Quoique nous ayons déjà exposé plus haut les circonstances étiologiques générales des ulcères, sur lesquelles nous sommes encore revenus à propos de la classification, et que par cela même nous ayons décrit la marche et l'ensemble des caractères de tout ulcère, qui doivent par conséquent être bien connus de toute personne versée dans l'étude de la pathologie de cette maladie, il ne doit pas cependant nous paraître superflu d'étudier d'une manière spéciale les formes d'ulcères classées d'après ce principe.

I. *Ulcères inflammatoires (ayant pris naissance sur des tissus enflammés).* — En général, l'inflammation aiguë, à proprement parler, n'engendre pas d'ulcères. Elle se termine soit par résorption des exsudats qui se sont formés, soit par suppuration, c'est-à-dire par nécrobiose en masse. Cette dernière commence ou dans la profondeur, où bientôt il s'est formé un abcès, ou bien la destruction a débuté par la surface, sous l'influence de causes traumatiques ou chimiques.

Dans les deux cas, la séparation des parties de tissu nécrosées a lieu suivant un mode qui lui est propre, après quoi les granulations qui accompagnent cette séparation continuent à marcher progressivement jusqu'à ce que la perte de substance soit comblée et que la cicatrisation, qui a commencé à se faire à partir des bords de la plaie, soit devenue complète.

Quand un ulcère succède à une inflammation, en premier lieu, cela ne peut arriver que sous l'influence de circonstances qui déterminent ou renouvellent la désagrégation moléculaire du tissu soit d'une manière continue, soit d'une manière réitérée à des intervalles divers. Dans le premier cas, la perte de substance prendra un aspect ulcéreux persistant. Dans le second cas, le caractère ulcéreux peut alterner avec l'état d'une plaie en voie de réparation. Dans les deux cas, on a affaire à un ulcère inflammatoire simple. D'après leur nature, ces ulcères ne sont pas contagieux.

Ou bien, en second lieu, l'inflammation conduit dès le principe à la formation d'ulcères, parce que la spécificité de l'agent qui détermine l'inflammation se manifeste de telle façon que le tissu frappé arrive d'une manière typique à la destruction moléculaire progressive ; il s'agit alors ici d'ulcères inflammatoires spécifiques. Ces ulcères sont, en vertu de leur nature spéciale, tout particulièrement contagieux.

a. Ulcères inflammatoires simples, non contagieux. — L'inflammation qui, dans les conditions que nous avons exposées plus haut, amène à l'ulcération, peut être survenue idiopathiquement, et par conséquent on peut aussi donner à ces ulcères le nom d'ulcères *idiopathiques*. A cette catégorie appartiennent tous les ulcères produits par un traumatisme, par le grattage, par des lésions mécaniques ou chimiques, ou enfin par un obstacle apporté localement à la circulation du sang, comme le font les varices.

Il faudrait y rattacher encore les ulcères fistuleux qui s'établissent au niveau d'une carie osseuse, et qui se font en général remarquer extérieurement par l'état fongueux de leurs bords et la rétraction de leur fond, ulcères que l'on nomme carieux (*cariösen Geschwüre*); enfin, les ulcères fistuleux que la cicatrice ne peut arriver à recouvrir parce que leur surface est constamment baignée par les produits de sécrétions et d'excrétions physiologiques (salive, liquides de l'estomac et de l'intestin, lait, urine).

Ou bien l'inflammation qui donne naissance à l'ulcère est elle-même le résultat direct d'un état général déterminé. Les ulcères qui s'établissent de cette manière sont donc un symptôme d'une dyscrasie spéciale. Ils portent aussi le plus souvent un cachet qui indique leur origine dyscrasique et peuvent être désignés sous le nom d'ulcères *symptomatiques*.

1° *Ulcères (inflammatoires) idiopathiques, non contagieux.* — Le type général de l'ulcère qui provient d'une inflammation simple est des plus nets. Ses symptômes concordent complétement avec ceux que nous avons exposés précédemment (page 623), et ils se manifestent de la façon la plus distincte et la plus tranchée dans les cas où les conditions favorables à l'ulcération se produisent le plus fréquemment et dans les combinaisons les plus variées.

Tel est le cas dans les inflammations qui surviennent sur les extrémités inférieures. Là se trouvent en effet le plus souvent, d'une manière accidentelle ou persistante, les conditions que nous avons indiquées dans le chapitre précédent et en particulier dans l'étiologie générale, conditions qui ne permettent pas à l'inflammation de se terminer d'une manière normale, ou qui empêchent la perte de substance produite par une cause mécanique ou chimique d'aboutir à la guérison : pression par le poids du corps, tiraillements dans la marche ou la station debout, frottement par les vêtements ou un bandage, tension de la peau produite par l'arête du tibia, insuffisance de la couche de tissu conjonctif sous-jacente, stase sanguine continue par le fait de veines variqueuses, hémorrhagies qui en sont la conséquence, etc., — toutes conditions qui déterminent, les unes une inflammation répétée, les autres une désagrégation directe, soit du tissu ancien, soit des granulations destinées à remplacer la perte de substance, c'est-à-dire toutes conditions qui occasionnent et entretiennent l'ulcération.

D'après ce qui précède, on comprend que, sous l'influence des circonstances que nous avons énumérées, on rencontre dans les ulcères de cette catégorie toutes les variétés possibles dans les symptômes et dans la marche, et toutes sortes de complications ayant une certaine importance, non-seulement pour la connaissance de la pathologie des ulcères, mais aussi pour leur traitement.

De plus, comme ces ulcères sont situés sur les extrémités inférieures, il circule encore actuellement une foule d'idées erronées sur leur nature, leur essence et le mode de traitement qui leur est applicable ; aussi, comme on les trouve très-fréquemment dans la pratique médicale, il n'est pas inutile d'exposer ici dans tous les détails qu'ils comportent les ulcères qu'on appelle ulcères du pied ou plus justement ulcères du membre inférieur, *ulcera cruris*.

Ulcères du membre inférieur, ulcères du pied (ulcera cruris). — Le nom collectif d'ulcère du pied, *ulcus cruris*, qui du langage populaire est passé dans la science, est loin de comprendre toutes les variétés d'ulcérations qui se produisent sur le membre inférieur, — plus souvent sur la jambe que sur le pied. On désigne plus spécialement sous ce nom les formes que nous avons décrites plus haut comme provenant de l'inflammation en général. Par conséquent cette manière de voir exclut par avance tous les ulcères que nous avons énumérés dans la seconde classe sous les indications *d, e, f, g, h,* et que nous décrirons encore plus en détail dans un chapitre ultérieur. Ces derniers, d'après le travail néoplasique spécial qui constitue le fond de la maladie, sont désignés sous le nom d'ulcères carcinomateux, lépreux, syphilitiques ou lupeux, quand même ils se trouvent accidentellement sur les extrémités inférieures.

Ainsi que nous l'avons déjà indiqué et exposé en plusieurs endroits d'une manière motivée, l'ensemble des symptômes que l'on rencontre dans les ulcères inflammatoires, et particulièrement de ceux qui se localisent sur le membre inférieur, est extrêmement variable. Nous pensons que l'on n'en aurait qu'une faible idée si nous donnions ici une simple énumération de toutes les relations possibles, de tous les groupements, successions, combinaisons ou associations de symptômes qui peuvent se présenter, et nous croyons qu'il vaut mieux, étant supposée une des circonstances étiologiques les plus fréquentes de l'ulcère, c'est-à-dire la dilatation variqueuse des veines de la jambe, étudier le développement et la marche, en un mot toute la série des symptômes possibles que l'on rencontre dans un ulcère déterminé par cette cause.

Développement et marche. — Un individu atteint, dès sa première jeunesse, de varicosité des veines, un individu qui, pour une cause appréciable, a un état variqueux des veines de l'un ou des deux membres inférieurs, un ouvrier boulanger, un menuisier, un ébéniste, un garçon de magasin ou de cave, qui doivent chaque jour passer plusieurs heures sur les jambes ou à aller et venir; une femme, chez qui la dilatation des veines s'est produite dans des circonstances analogues ou bien après la grossesse, et qui ensuite a été forcée de rester longtemps debout, comme une demoiselle de magasin, une blanchisseuse, une cuisinière, etc. ; — en un mot, un sujet atteint de varicosité ancienne des veines, finit, après plus ou moins d'années de persistance de cet état, par se plaindre de démangeaisons à la peau.

Si l'on examine les jambes, on voit alors, à côté des veines variqueuses, des excoriations de dimensions variables, de petits boutons disséminés, des pustules, des croûtes, çà et là des stries et des taches pigmentaires, en un mot tous les symptômes de l'eczéma artificiel modéré, *e pruritu cutaneo.*

La démangeaison est même le premier symptôme du côté de la peau auquel la varicosité des veines donne naissance. Les symptômes que nous avons signalés plus haut ne sont que les conséquences ultérieures de la démangeaison et les résultats directs du grattage (1).

En outre, on voit apparaître aussitôt des taches d'un bleu rouge, analogues à des piqûres de puces et un peu plus grandes, du volume d'une tête d'épingle jusqu'à celui d'une lentille, et qui ne disparaissent pas sous la pression du doigt, — des hémorrhagies.

Ces taches sont situées très-irrégulièrement, intéressant çà et là ou bien en plusieurs endroits les follicules pileux, ce qui fait que ceux-ci sont comme tuméfiés et font saillie sous forme de petits boutons entourés d'une aréole hémorrhagique — *Lichen lividus.*

Ces boutons eux-mêmes paraissent çà et là avoir été arrachés, ils sont transformés en pustules renfermant un liquide sanguino-purulent et entourées d'une aréole inflammatoire plus large.

Partout ailleurs, la peau, libre de petites hémorrhagies et d'efflorescences, est complétement normale comme aspect et comme consistance.

Ce groupe de phénomènes se maintient ainsi pendant des mois et même plusieurs années.

Plus les individus atteints de varices aux jambes peuvent se ménager, c'est-à-dire moins ils se tiennent debout, marchant, etc., toutes causes qui augmentent les obstacles apportés à la circulation veineuse, moins aussi les symptômes sont importants et durables. Les efflorescences disparaissent, les excoriations se guérissent, les hémorrhagies se résorbent.

Par contre, si les causes qui entretiennent et augmentent la stase veineuse persistent, plus aussi s'accentuent et s'aggravent les symp-

---

(1) Ainsi que Hebra l'a fait remarquer en différentes occasions, une irritation faible, mais souvent répétée, sur la peau, amène une titillation, puis une démangeaison (prurit). Il semble ici qu'une irritation de ce genre se produise par le fait de la marche lente, parfois même de la presque stagnation du sang dans les vaisseaux veineux les plus fins et dans les capillaires. Il est certain que chez les personnes atteintes de varices le premier symptôme de la série de phénomènes qui commence dès lors à apparaître est la démangeaison avec ses conséquences, c'est-à-dire les phénomènes résultant du grattage.

tômes que nous avons exposés, et il en est de même de leurs conséquences.

Tout d'abord on voit apparaître çà et là des excoriations plus profondes, des pustules plus volumineuses, une suppuration plus abondante,
puis les couches papillaires les plus superficielles se désagrègent, les
aréoles inflammatoires deviennent plus intenses et plus étendues. Plus
tard, les plaies ainsi formées guérissent plus lentement, ou bien la régénération du tissu et de l'épiderme est troublée surtout par les hémorrhagies qui se renouvellent de temps en temps. C'est de cette manière que s'établit en certains endroits une perte de substance dont la
durée est tout à fait disproportionnée par rapport à son étendue et à sa
profondeur, bien qu'elle soit encore complétement plate.

Si l'on garde le repos, cette perte de substance guérit très-rapidement. Mais, sous l'influence des conditions opposées, on voit tout aussi
vite l'épiderme délicat d'une cicatrice encore jeune se soulever et former une ampoule hémorrhagique qui s'ouvre ; les couches superficielles de la peau, envahies par des suffusions sanguines, par la suppuration, tombent dans un état de désagrégation moléculaire et se
détachent souvent en donnant lieu à des hémorrhagies. Puis la succession des phénomènes se renouvelle comme auparavant : formation de
croûtes, écoulement purulent, aréole inflammatoire, troubles plus fréquents dans la formation des granulations, etc., jusqu'à ce que, peut-
être, la plaie arrive à se couvrir entièrement d'une cicatrice.

Mais lorsque les causes qui amènent la désagrégation des tissus, la
stase sanguine, les excoriations, les hémorrhagies, vont se prolongeant
et se renouvelant, il se produit comme nous l'avons décrit, sur une ou
plusieurs places, une perte de substance persistante, qui va en augmentant et a une plus grande tendance à la désagrégation progressive
qu'à la cicatrisation : l'ulcère chronique du membre inférieur, l'ulcère
de la jambe, que l'on nomme aussi à tort ulcère variqueux, s'est établi
alors d'une manière durable.

Dans le cours d'un certain nombre d'années, le membre inférieur,
sous l'influence de ces phénomènes d'inflammation et de destruction
qui persistent et se succèdent, a pris un aspect tout à fait nouveau.
Les portions de peau qui entourent les foyers isolés et parsemés çà et là
d'inflammation et de suppuration ont été à plusieurs reprises le siége
d'une inflammation accompagnée de diverses complications, inflammation qui tantôt ne s'est manifestée que sous forme de taches et dans
le voisinage immédiat des ulcères, de pustules et de foyers hémorrhagiques, tantôt s'est étendue sur de plus grandes surfaces sous forme

d'une dermatite diffuse, ou enfin s'est traduite par des stries de lymphangite. Tous ces phénomènes inflammatoires concomitants déterminent, suivant les circonstances, une exagération locale de l'exsudation, de l'hypérémie, et deviennent eux-mêmes à leur tour une cause de désagrégation des tissus nouveaux à peine reproduits, notamment des granulations et des cicatrices récentes. Ils sont donc une nouvelle source d'ulcération, après avoir été eux-mêmes originellement les conséquences de cette même ulcération.

Enfin les inflammations de ce genre, après s'être reproduites à plusieurs reprises pendant des années et suivant la manière que nous avons exposée, laissent après elles une dilatation permanente des vaisseaux capillaires, un œdème persistant, états qui avec le temps donnent naissance à une hyperplasie et à une dégénérescence du tissu conjonctif, et plus tard aussi des muscles et des os; en un mot, à un épaississement éléphantiasique et à une dégénérescence du membre inférieur, comme nous l'avons indiqué en détail page 130.

La peau qui est le siége des altérations que nous venons d'énumérer est par cela même essentiellement prédisposée à de nouvelles inflammations qui surviennent sous l'influence des causes les plus légères. Et comme l'inflammation n'est propre qu'à entretenir et à exagérer l'ulcération, il en résulte un véritable cercle vicieux.

Après avoir débuté par des symptômes peu apparents, le processus morbide est arrivé, dans l'espace de dix à vingt ans, à constituer un ensemble de symptômes extrêmement compliqué, au milieu desquels l'ulcère de la jambe apparaît, non pas toujours comme le signe le plus important de la maladie, mais comme le plus tranché et le plus profondément enraciné.

A partir de l'épine du tibia, la jambe se montre épaissie, la peau qui la recouvre est tachetée, présentant des stries violettes ou d'un rouge brun, brillante, lisse, couverte sur certains points de petites squames minces, d'un blanc sale, et sur d'autres points de masses épidermiques et graisseuses épaisses, d'un beau noir, fendillées de différentes façons et en forme d'écussons. Çà et là on voit des cicatrices blanches ou bordées de pigment. Sur le reste de la jambe, la peau est très-mince en certains endroits; elle est tendue sur l'arête du tibia, où il est difficile de la saisir entre les doigts. Sur d'autres points, notamment au-dessus des malléoles, elle est épaissie, lisse, ou parsemée d'excroissances verruqueuses (éléphantiasis papillaire). Sur cette surface, on trouve un ou plusieurs ulcères, isolés ou confluents, inégalement creusés en profondeur, à bords sinueux, calleux, immobiles, dont le fond lisse ou parsemé de petites dépressions laisse voir des bourgeons charnus en voie de désagrégation, rouges ou saignants, et produit une sécrétion ténue, visqueuse, qui deviendra fétide si l'on n'a pas le soin de laver la plaie.

Les ulcères ont souvent une étendue considérable. Ils comprennent parfois, sous forme de ruban de la largeur de plusieurs centimètres, les deux tiers de la circonférence de la jambe. Ils siégent presque sans exception sur le tiers inférieur et sur la face antérieure de la jambe, ce qui tient certainement à la rareté du tissu conjonctif sous-cutané dans cette région et à la pression qu'exerce l'arête du tibia.

Du reste, les ulcères de la jambe ne sont généralement pas très-douloureux, et, dans tous les cas, ils ne le sont que sur certains points qui ont été précédemment irrités par une déchirure ou parce que l'on a brutalement arraché une pièce de pansement, etc.

Le seul trouble qu'apportent les ulcères est simplement local. Ils gênent suivant le degré de leur intensité le libre usage du membre, et ce n'est qu'occasionnellement qu'ils déterminent de la lymphangite, de l'adénite, de l'érysipèle et de la fièvre.

Ce n'est pas seulement dans un but d'instruction pratique que nous avons décrit avec tant de détails le développement et la marche des ulcères de la jambe comme un exemple concret, depuis les premiers symptômes prédisposants jusqu'à la maladie parvenue à sa plus haute expression. Nous avons eu aussi en vue de montrer au lecteur qu'il suffit d'une observation calme et sensée des phénomènes réels pour arriver à cette conviction, que la formation des ulcères de la jambe peut être suivie pas à pas d'après les altérations que détermine l'inflammation du tissu cutané, mais que cette inflammation elle-même est produite par des causes locales.

Cette démonstration réduit de suite à néant tous les jugements préconçus, toutes les idées fausses, non scientifiques et la plupart vraiment insensées que les gens du monde et les médecins eux-mêmes ont si souvent émis précisément à propos des ulcères des jambes. L'observation directe démontre, comme nous l'avons dit plus haut, que les ulcères dont il est question ne sont autre chose que des désagrégations de tissu déterminées et entretenues par des inflammations locales. Cette démonstration renverse une fois pour toutes ces opinions, qui du reste n'étaient basées sur rien, d'après lesquelles l'ulcère de la jambe serait une sorte d'organe de sécrétion métastatique, dont on ne peut arrêter la sécrétion sans provoquer dans les organes internes des états morbides dangereux ; d'après lesquelles la guérison de ces ulcères ne serait pas permise, où ne le serait en tous cas qu'au prix des plus grandes précautions ; d'après lesquelles enfin l'ouverture d'un fonticule au bras représenterait un canal de dérivation pour les humeurs qui étaient jadis évacuées par l'ulcère, etc.

Tout au contraire, nous considérons l'ulcère de la jambe comme une perte de substance résultant de la désagrégation inflammatoire des tissus, qui a pour nous la même signification et la même importance que toute autre destruction de tissu survenant d'une autre manière ou sur un autre point du corps, c'est-à-dire qu'il constitue pour l'économie un danger auquel il faut remédier le plus vite et le plus complétement possible.

La cessation d'une perte continuelle de liquide par la persistance de la suppuration et le retour au fonctionnement d'un membre longtemps estropié ne pourront jamais être considérés comme nuisibles ou dangereux.

Étiologie spéciale. — Nous avons déjà exposé les conditions étiologiques générales des ulcères (p. 624) : en outre, dans les pages précédentes, nous avons étudié en particulier une des causes les plus fréquentes des ulcères de la jambe ; aussi nous suffira-t-il de rappeler ici d'une manière générale que toutes les circonstances extérieures et locales, qui sont capables de déterminer d'une façon réitérée dans le membre inférieur un processus d'inflammation chronique, d'exsudation et d'hémorrhagie, peuvent être regardées comme des causes directes ou indirectes de l'ulcère de la jambe. C'est ainsi que tantôt c'est l'état variqueux des veines, tantôt un eczéma chronique, lequel peut-être avait été provoqué artificiellement, qui ont été le point de départ de la série de symptômes que nous avons exposés plus haut ; ou bien ce sont les excoriations à la suite d'épizoaires, une pression exercée par les vêtements ou la chaussure, une contusion de la peau sur le tibia, etc. A une époque plus avancée, les conditions étiologiques se multiplient et s'accroissent d'autant plus que les troubles circulatoires et l'inflammation peuvent eux-mêmes alors être plus facilement exagérés. Les emplâtres irritants résineux (*emplastrum oxycrocei, ad rupturas, e gummi ammoniaco, emplâtre de térébenthine*), un bandage trop serré, la marche ou la station debout prolongée, la rétention du pus sous des croûtes, etc., jouent alors le rôle de circonstances étiologiques déterminant de nouvelles hémorrhagies et de nouvelles désagrégations de tissus. La callosité des bords de l'ulcère, qui est le résultat de la forme chronique de la maladie, et qui s'oppose au rapprochement de la peau voisine

et par suite à la diminution de la perte de substance; la constriction
des vaisseaux afférents produite par le resserrement de la cicatrice; la
grande étendue ou la forme défavorable de l'ulcère; toutes ces différentes circonstances peuvent alors faire obstacle à la guérison et par
conséquent doivent être considérées comme des causes indirectes de
la persistance ou de l'aggravation de l'ulcération.

Comme un grand nombre des causes de l'ulcère de la jambe consistent en violences traumatiques, il est facile de comprendre aussi que
les conditions extérieures de la vie, de l'activité professionnelle, de la
position sociale et matérielle exercent une influence considérable sur
le développement de ces ulcères.

En effet, on les trouve dans la très-grande majorité des cas chez
les manouvriers et les journaliers, lesquels ont à rester longtemps debout chaque jour et ne peuvent ni se ménager ni se soigner quand ils
ont des excoriations. Chez les gens de cette classe, il se développe facilement des varices, ou bien, dans les blessures même légères, le
processus de guérison est souvent entravé. Chez les personnes qui sont
dans une meilleure position, l'ulcère des jambes est beaucoup plus rare,
quoique chez elles les varices soient encore assez fréquentes; mais
le repos et les soins neutralisent les inconvénients des troubles circulatoires. Mais parfois aussi une mauvaise hygiène, le défaut de soins
ou une médication inopportune deviennent une cause occasionnelle
concourant à l'établissement et à l'extension des ulcères de la jambe.

Diagnostic. — Si nous consacrons quelques mots au diagnostic des
ulcères de la jambe, ce n'est pas tant dans le but d'apporter ici quelques
nouveaux éléments qui permettent de reconnaître l'ulcère provenant
de l'inflammation chronique; les caractères que nous avons exposés
plus haut de ce genre d'ulcères suffisent à cet objectif. Ce que nous voulons surtout faire remarquer, c'est que, comme l'expérience nous l'apprend, la difficulté consiste le plus souvent à différencier les ulcères
inflammatoires tels que nous les avons décrits, et que l'on appelle encore ulcères simples, d'avec les ulcères syphilitiques, c'est-à-dire provenant de tumeurs gommeuses. Tantôt c'est la forme ronde, circulaire, tantôt c'est le bord infiltré par le fait de l'inflammation, ou soulevé, boursoufflé, dur, calleux, ou bien la couche lardacée, décolorée,
du fond de l'ulcération, qui donnent à l'ulcère simple un aspect qui
pourrait le faire confondre avec un ulcère syphilitique, ou qui, réciproquement, permettent de reconnaître l'existence réelle d'un ulcère
syphilitique. L'examen physique, une étude exacte des signes appar-

tenant à ces deux espèces différentes d'ulcères, empêchera de les confondre. Mais, pour éviter des répétitions, je dois me borner ici, d'une
part, à rappeler les caractères que nous avons indiqués plus haut pour
les ulcères inflammatoires, et, d'autre part, à renvoyer le lecteur aux
symptômes des ulcères syphilitiques que nous étudierons dans un des
chapitres suivants.

De même, pour le diagnostic différentiel des ulcères inflammatoires
de la jambe et des ulcères lupeux, nous nous contenterons ici de rappeler ce que nous avons dit au sujet de ces derniers à la page 462
de ce volume.

Traitement. — Dans l'état actuel des idées qui ont cours en pathologie, à peine est-il besoin de rappeler ici les divers changements d'o-
pinions que les anciens médecins ont professées au sujet du traitement
des ulcères de la jambe, idées qui ont été quelquefois combattues
et défendues par les écrits et par la parole avec une persévérance
et une énergie dignes d'un meilleur sujet. Une image assez vive
de la lutte soutenue à ce sujet, avec ses différentes alternatives,
se retrouve dans les écrits de controverse qui ont été échangés
dans les premières années de ce siècle par Kern d'un côté et Rust de
l'autre (1).

Nous qui voyons dans les ulcères des jambes et leurs résultats non
pas des maladies spécifiques, ni des substitutions nécessaires pour l'organisme, mais uniquement le produit de la nécrose déterminée et
entretenue par l'inflammation dans les tissus, avec un très-léger retentissement sur l'état général, nous ne suivons dans le traitement de
ces ulcères que les vues qui nous sont indiquées par l'examen
de ces troubles de nutrition locaux et aussi par l'étude de toutes
les causes. Nous nous épargnons ainsi par avance la peine de chercher un remède spécifique contre les ulcères de la jambe et le plaisir
de le trouver.

Tous nos remèdes, toutes les méthodes de traitement que nous
employons contre les ulcères des jambes, se bornent, sous le rapport du genre et du nombre, à ceux que la thérapeutique générale
nous fournit et qui sont propres : 1° à réprimer ou à modérer
l'inflammation et ses conséquences (hémorrhagie, nécrose des tissus,
suppuration) ; 2° à activer la séparation des tissus nécrosés, et 3° à
favoriser la production de granulations et la cicatrisation de la plaie,

____

(1). Rust, *Helkologie*, Wien, 1811 t. I, p. 68.

ainsi qu'à écarter toutes les causes qui peuvent empêcher ce résultat.

1° Il faudrait énumérer dans cette catégorie toutes les méthodes et tous les remèdes au moyen desquels on peut lutter contre l'établissement, l'extension, la persistance, l'intensité, la répétition de l'inflammation circonscrite et diffuse. Nous y trouvons tout d'abord, comme palliatifs, tous les médicaments qui, au moment de la formation des pustules et des furoncles disséminés, au début de l'eczéma et de l'inflammation, amènent aussi rapidement et aussi complétement que possible la guérison des symptômes déjà existants. Ils ont une action préventive d'autant plus considérable sur la formation des ulcères des jambes qu'ils sont employés plus tôt et d'une manière plus appropriée.

Sous ce rapport, ne négligeons pas la thérapeutique en quelque sorte négative, c'est-à-dire la suppression de tout emplâtre, de toute pommade irritante, de toute excitation de la peau, de quelque genre que ce soit.

Comme antiphlogistiques proprement dits, l'application du froid (glace, compresses) et la position horizontale du membre tiennent le premier rang dans toutes les circonstances, et cela aussi souvent que l'inflammation se représente avec une nouvelle intensité. Quant aux évacuations sanguines locales au moyen de sangsues et de ventouses, elles nous paraissent aussi peu justifiées au point de vue pratique ou théorique que la prétendue dérivation exercée sur une partie éloignée du corps au moyen de vésicatoires, de cautères, de sétons, etc.

Un des moyens les plus efficaces contre la principale et la plus fréquente cause de la production des ulcères de la jambe, c'est-à-dire contre l'état variqueux des veines (1) qui toujours et toujours détermine l'inflammation et l'hémorrhagie dans la peau encore saine ou dans les bourgeons charnus, etc., en un mot, qui amène les troubles circu-

---

(1) J'entends par là les moyens qui luttent contre le trouble circulatoire local produit par l'état variqueux des veines, c'est-à-dire qui favorisent le retour du sang. Les méthodes de traitement qui ont pour but la guérison et en particulier la destruction des veines variqueuses ne trouvent pas leur place dans cet ouvrage, mais dans ceux qui traitent de la chirurgie spéciale. Je veux cependant indiquer ici la très-remarquable méthode de traitement de Rigaud qui, dans un grand nombre de cas, a obtenu la destruction de toutes les veines variqueuses par le simple isolement et la dénudation des veines. (V. BERGERON, *Traitement curatif des varices superficielles des membres et de la cirsoïde, par le simple isolement des veines.—La France médicale,* 1875.) Il ne faut pas perdre de vue toutefois que la dénudation des veines est toujours une opération très-dangereuse, et que dans nombre de cas elle a déterminé la mort par phlébite, thrombose et embolie.

latoires, ce moyen, disons-nous, c'est l'application méthodique de bandes de flanelle ou de calicot.

Pour la jambe d'un adulte, on se sert pour cet usage d'une bande d'environ 8 mètres de long. Le premier tour est appliqué immédiatement derrière les orteils, et de là on fait passer la bande en huit de chiffre autour de l'articulation tibio-tarsienne ; puis on fait les tours suivants de la même façon, remontant insensiblement et par conséquent presque parallèles, se recouvrant mutuellement dans la largeur d'un doigt, sur toute la jambe jusqu'au-dessus du mollet. Le bout de la bande est passé et arrêté entre les derniers tours, ou bien on l'attache à ceux-ci au moyen d'une épingle de sûreté. Des bandelettes élastiques ou de toute autre sorte employées pour fixer la bande nuiraient, parce qu'elles étranglent le membre.

L'indication d'appliquer ce bandage compressif existe dans tous les cas, dès qu'il y a un état variqueux des veines (1), aussi bien à l'époque où il n'y a encore que du prurit, des excoriations, et où la marche et la station prolongées amènent de la douleur, que quand les ulcères qui existaient antérieurement sont guéris, ou même enfin que pendant la période d'état de l'ulcère et pendant la période de granulation.

Dans ce dernier cas, le bandage a encore pour résultat d'exercer une compression directe et favorable sur les vaisseaux délicats des jeunes granulations et par ce moyen prévient les hémorrhagies et les destructions répétées des bourgeons charnus. Enfin cette compression a pour effet de débarrasser de leur sérosité les bourgeons charnus œdémateux et par cela même impropres à la cicatrisation de la plaie. Elle les transforme en tissus solides, résistants et susceptibles d'une organisation durable.

Le bandage compressif général, simple ou amidonné, offre encore cet avantage que l'on ne saurait trop apprécier en raison de la longue durée du mal qu'il est appelé à combattre, que les malades peuvent, à l'aide de ce moyen, se livrer complétement à leurs occupations professionnelles, sauf pendant les périodes d'inflammation aiguë violente.

Tous les autres moyens susceptibles de faire disparaître l'eczéma

(1) Dans beaucoup de cas où les personnes se plaignaient de vives douleurs goutteuses, s'exagérant surtout le soir, dans la région de l'articulation tibio-tarsienne, de la plante du pied et du talon, et où l'examen permettait de reconnaître des varices, il m'est arrivé de supprimer l'état douloureux purement et simplement par l'application de ce bandage compressif.

chronique de la ambe agissent également comme palliatifs ou comme secondant le traitement direct des ulcères.

2° Les remèdes et les méthodes de traitement qui favorisent la séparation des parties nécrosées, qui arrêtent la désagrégation des tissus et qui peuvent amener la transformation de la surface ulcéreuse en une plaie granuleuse, sont extraordinairement nombreux et variés. A cette catégorie se rattachent aussi tous les moyens que nous avons énumérés dans le chapitre précédent : repos, antiphlogistiques, bandage compressif, qui éloignent ou suppriment les causes prochaines de l'ulcération, l'inflammation et l'hémorrhagie.

En outre, on peut encore employer bon nombre de moyens thérapeutiques parmi lesquels l'expérience nous apprend à choisir tantôt l'un, tantôt l'autre.

Les antiseptiques jouissent d'une grande popularité : charbon de bois de tilleul pulvérisé, plâtre bitumineux (la poudre de plâtre est pulvérisée dans un mortier, et l'on y ajoute peu à peu du *goudron de hêtre* jusqu'à ce que la poudre ait une couleur brun chocolat); le pansement à l'huile phéniquée (acide phénique 5 gr. pour huile d'olives 25 gr.) ; le pansement de Lister, celui-ci conjointement avec une pâte étendue sur du papier d'étain (acide phénique 25 gr., huile d'olives 150 gr., craie blanche pulvérisée quantité suffisante), dont on recouvre la plaie sur laquelle on a d'abord étalé de la charpie trempée dans l'huile phéniquée. Ces genres de pansements ont été, dans ces derniers temps, modifiés de diverses manières par les chirurgiens. Leur action a une valeur très-réelle; mais ils sont tout aussi peu infaillibles qu'une foule d'autres moyens.

Parmi ceux-ci, il faut citer spécialement et au premier rang, à cause de leur simplicité, de leur facilité d'application et du peu de dépense qu'elles entraînent, les fomentations continues faites avec de l'eau. A son époque, Kern a vivement protesté contre les méthodes compliquées de traitement que l'on opposait alors aux ulcères et insisté pour l'emploi des fomentations continues au moyen de compresses d'eau chaude. Cette méthode « simple », il est vrai, n'était pas nouvelle même alors. Mais Kern a si énergiquement insisté sur son application prolongée et persistante, qu'il s'est attiré une guerre très-vive.

Pour nous, à la distance où nous sommes de cette époque, Kern avait tout autant raison que ses antagonistes : en effet, l'application de l'eau seule suffit pour guérir certains ulcères, mais cette méthode ne réussit pas dans tous les cas.

Les malades peuvent faire usage des fomentations tout en conti-

nuant de vaquer à leurs occupations, en ayant soin de recouvrir les
linges mouillés avec une étoffe imperméable (papier de gutta-percha)
par-dessus laquelle on applique le bandage compressif.

C'est ici le lieu de faire remarquer que, particulièrement dans les
ulcères rebelles, étendus et liés à une nécrose profonde des tissus, le
bain continu préconisé par Hebra donne de meilleurs résultats que les
fomentations.

Employé primitivement par Hebra dans un but spécial, dans des
cas où, une perte de substance de l'épiderme s'étant produite sur une
grande étendue de la surface cutanée, et le corps papillaire de la peau
se trouvant ainsi mis à nu, il faut appliquer un enduit protecteur non
irritant, s'adaptant bien partout, comme à la suite des brûlures, dans
le pemphigus, etc., le bain continu a été, dans l'espace de quelques
années, employé d'abord d'une manière accidentelle, puis méthodiquement chez les malades de la clinique et de la section dermatologique de Vienne, pour lesquels la gangrène de grandes portions de
tissu cellulaire, ou plusieurs ulcères, et la mauvaise odeur résultant de
leur sécrétion, enfin la difficile exécution des soins de propreté nécessaires, etc., constituaient une grande incommodité ou un danger sérieux, surtout lorsqu'il y a encombrement de malades dans les salles.

Cette seconde série d'indications pour le traitement par le bain
d'eau continu a fourni, dans le cours des dernières années, au point de
vue expérimental, des résultats que l'on peut réellement regarder
comme considérables. Le très-grand bénéfice que le bain continu procure dans ces cas a aussitôt conquis en sa faveur les chefs des sections
chirurgicales et autres de l'Hôpital général. De toutes ces divisions,
les malades atteints de bubons gangréneux, d'ulcères gangréneux et
calleux survenus par suite du décubitus dorsal dans le cours d'une
fièvre typhoïde, ou consécutivement à l'établissement d'un anus contre
nature et autres états analogues, ces malades, dis-je, furent dirigés sur
la section des maladies de la peau pour y être traités par le bain continu. Il est vraiment remarquable de voir avec quelle rapidité les bons
résultats de ce bain se manifestent. Dans l'intervalle d'un à trois jours,
même dans l'espace de quelques heures, l'eau chaude fait tomber l'inflammation phlegmoneuse la plus intense, ainsi que la rougeur, la
tuméfaction et la sensibilité des portions de peau qui avoisinent les
parties gangrénées; la fièvre diminue, la sécheresse de la langue disparaît, le sommeil et l'appétit renaissent. En même temps, la séparation et la chute des tissus nécrosés commencent à se produire. Elles
sont bientôt suivies de la formation rapide et abondante, parfois même

exubérante, de granulations (1) qu'il faut réprimer par les cautérisations ordinaires, et finalement, le membre continuant à rester en contact avec l'eau, la plaie arrive bientôt à se cicatriser complétement.

Ce n'est pas tout; la méthode d'Hebra a encore les avantages suivants : les plaies en mauvais état et gangréneuses perdant leur odeur fétide, les salles des malades n'ont plus cette atmosphère pestilentielle, les plaies subissent un lavage continu dont l'action est considérable, toutes les peines, toutes les dépenses d'argent et de travail qu'entraînaient les méthodes de nettoyage défectueuses employées jadis, sont supprimées par le bain; celui-ci fait cesser aussitôt les douleurs violentes que les malades supportaient auparavant, ou du moins les rend en général très-tolérables : en présence de pareils résultats, cette extension de l'usage des bains continus ne saurait donc être trop vivement appréciée.

Dans les ulcères chroniques de la jambe, il ne s'agit pas ordinairement de la chute de masses considérables de tissus nécrosés, comme dans la gangrène, mais seulement de couches minces et superficielles. Les fomentations continues contribuent également bien à la séparation des tissus mortifiés, dans l'un et l'autre cas, et de plus elles amènent dans les ulcères un changement d'état des tissus, qui les dispose à la formation de granulations saines et vivaces. Cette désagrégation se manifeste d'une manière toute particulière sur les bords calleux et dans les granulations dures, sclérosées, des vieux ulcères torpides; sous

(1) Stricker admet (*Traité des tissus*, Leipzig, 1868, p. 17) que beaucoup de cellules amoboïdes (récentes) éclatent sous l'influence de l'eau, et par conséquent meurent; ce qui confirme l'opinion qu'il avait émise depuis plusieurs années déjà, l'influence léthifère de l'eau sur les jeunes éléments anatomiques. Mais cela ne se rapporte qu'aux cellules détachées de l'organisme et observées dans les conditions artificielles du champ du microscope. L'expérience pratique et clinique nous apprend au contraire que la formation des granulations sous l'influence du bain continu est très-abondante, souvent même assez exubérante pour gêner le processus de cicatrisation, et que même la couche épidermique se régénère complétement dans ces conditions.

A la 48e réunion des naturalistes et des médecins allemands à Graz, en 1875, le Dr Nitsche s'est prononcé d'une manière tout à fait tranchée contre les immersions continues, qui constitueraient, suivant lui, les meilleures conditions d'incubation pour la production des bactéries et la décomposition du pus. Notre opinion arrêtée, que nous avons exposée plus haut, sur l'influence vraiment remarquable des bains continus sur la guérison des plaies, des ulcères et des gangrènes (même dans les cas de brûlures avec eschares), nous dispense de l'obligation d'entrer dans de grands détails pour démontrer qu'il n'y a rien de fondé dans l'idée avancée par Nitsche. Cet auteur admet lui-même d'ailleurs que, en dehors de cela, les brûlés, même dès le début, alors que la suppuration ne peut pas encore avoir commencé, éprouvent un grand bien-être par le fait de l'usage du bain continu.

l'influence des bains continus, ces bords deviennent mous et mobiles, et se trouvent ainsi placés dans les conditions les plus favorables pour la diminution de la plaie (par rétraction) et sa cicatrisation régulière.

En outre des moyens mécaniques, antiseptiques et hygro-tépides, certaines substances exercent encore une action tout à fait favorable sur la marche des ulcères, soit en détergeant, soit en cautérisant et en excitant légèrement les plaies; ce sont des solutions, des pommades et des emplâtres, comme :

> Potasse caustique, 5 à 15 centigr., pour 50 gr. d'eau distillée;
> Sulfate de cuivre, 5 à 15 centigr., pour 50 gr. d'eau distillée;
> Précipité rouge, 15 à 35 centigr., pour 25 gr, d'onguent simple;
> Acétate de cuivre, 5 à 15 centigr., pour 10 gr. d'axonge.

Ou bien on a recours de temps à autre à une cautérisation plus profonde, à l'aide de laquelle on détruit d'un seul coup la couche en voie de désagrégation du fond et du bord de l'ulcère jusqu'aux limites du tissu normal, non induré, et qui n'est encore que faiblement envahi par les produits de l'inflammation. L'eschare qui succède à cette cautérisation tombe dans l'espace de peu de jours et l'on voit alors apparaître une plaie couverte de granulations normales et qui tend rapidement vers la guérison.

Dans ce but, on se sert principalement de la potasse caustique fondue, — potasse en cylindres, — ou de la pâte caustique de Vienne. (V. *Caustiques*, p. 474.)

3° Lorsqu'on est arrivé, par l'un des moyens indiqués plus haut, à transformer l'ulcère en une plaie granuleuse, le traitement le plus simple suffit généralement et la cicatrisation se termine sans aucun accident.

Assez souvent cependant la guérison, même à dater du moment de cette transformation, se fait attendre indéfiniment, et cela pour différents motifs.

D'autres fois, c'est à cause d'un état anormal, torpidité, hypéralgésie, hydropisie, fongosités, ou un état hémorrhagique des granulations, ou, par suite de callosités, de l'adhérence et de l'immobilisation des bords et de leur voisinage, etc. C'est dans de telles conditions que les moyens de pansement, excitants ou caustiques légers, que nous avons exposés en détail à propos de cette indication spéciale (page 309), trouvent leur application.

Parmi ces moyens, nous voulons signaler encore ici d'une manière particulière l'application d'un bandage compressif local au moyen de

bandelettes de taffetas adhésif (diachylon), méthode qui, primitivement indiquée par Thomas Baynton, a été perfectionnée par Theden
et enfin importée en Allemagne par le Dr Volzeke (1). Les bandelettes
de diachylon sont méthodiquement appliquées, en tours circulaires remontant de bas en haut, sur la totalité ou la majeure partie de la circonférence du membre, et placées directement sur l'ulcère. Suivant
la quantité et la nature du liquide sécrété, on les renouvelle tous les
jours ou tous les deux ou trois jours. En outre de l'action favorable,
que nous avons indiquée plus haut, que la compression générale faite
au moyen de la bande roulée exerce sur l'état de la circulation du
sang dans les veines, le bandage compressif local a encore pour effet
de rendre de la fermeté aux granulations œdémateuses, de réprimer
les bourgeons charnus exubérants, de ramollir les bords calleux, et,
en attirant mécaniquement les tissus voisins les uns vers les autres,
de rapprocher les bords de la plaie. Enfin ce mode de pansement a
encore, au point de vue de la société, cet immense avantage de permettre aux malades de vaquer à leurs affaires.

Bien que les médecins aient à leur disposition un nombre considérable de remèdes et de méthodes de traitement, souvent il arrive que
l'on n'obtient pas la guérison, notamment quand l'ulcère a une étendue considérable et quand le fond et les bords sont fortement calleux.

Dans ces circonstances, l'obstacle essentiel à la guérison ne consiste
pas seulement dans la production insuffisante de bourgeons charnus,
il réside principalement en ceci que, tandis que la formation de la cicatrice progresse des bords vers le centre de l'ulcère, le rapprochement
des bords de la plaie ne se fait que très-lentement ; alors le tissu de
cicatrice existant sur les bords se ratatine, se racornit et comprime
les vaisseaux afférents. Il résulte de ce processus ou bien que la cicatrice se mortifie à plusieurs reprises par places et tombe, ou bien qu'il
se produit des hémorrhagies dans la cicatrice et dans les granulations, accidents qui ont pour effet l'agrandissement constant de la
surface de la plaie.

Dans ce cas, on a tenté, alors que les moyens ci-dessus indiqués, et
en particulier le bandage compressif, n'avaient pas réussi, on a tenté,
dis-je, d'enlever avec les ciseaux ou le bistouri une bande circulaire
des bords calleux, en y comprenant une portion des tissus avoisinants,

(1) Weinhold, *l'Art de guérir sûrement et rapidement, d'après une nouvelle
méthode, les vieux ulcères, notamment ceux qui sont connus sous le nom d'ulcères
sanieux*, 2ᵉ édit. Dresde, 1870, page 52.

dans le but de donner une certaine mobilité à ces tissus et de les rapprocher (1).

Enfin, c'est dans ces cas que trouverait son utile application la méthode de Reverdin, de transplantation de lambeaux de peau, que nous avons décrite en détail page 311, et qui a été souvent appliquée avec succès par nous-même et par d'autres médecins.

2° *Ulcères inflammatoires symptomatiques non contagieux.* — De même que certains ulcères résultent des produits de l'inflammation idiopathique, de même il en est aussi qui peuvent provenir de ces formes inflammatoires qui sont l'expression ou la conséquence d'une dyscrasie déterminée, ou d'un certain état de la nutrition générale. Parmi ces derniers, il faut comprendre les ulcères cutanés qui s'établissent à la suite de l'anémie, du scorbut, de la scrofulose, éventuellement aussi une partie des ulcères dits lépreux, s'ils surviennent sur des points de la peau qui ne sont pas en même temps le siége d'une néoplasie lépreuse (infiltration de cellules en forme de nodosité, ou diffuse), mais qui sont atteintes d'une inflammation aiguë ou chronique, ou d'une simple stase capillaire déterminée par la dyscrasie ou par une anomalie de l'innervation.

Dans les ulcères de ce genre, on peut trouver, comme dans tous les autres ulcères provenant de l'inflammation, les différents symptômes que nous avons décrits antérieurement, sous le rapport de l'état physique du fond et des bords, des granulations comme de la marche. Il ne faut pas oublier toutefois qu'on peut y rencontrer aussi certains signes particuliers par lesquels se manifeste en quelque sorte leur relation intime avec l'état dyscrasique en question.

Comme nous avons déjà parlé en détail des ulcères scorbutiques et des ulcères lépreux, nous n'avons plus à nous occuper ici que des ulcères dits scrofuleux.

Ils s'établissent ordinairement sur des ganglions lymphatiques préalablement engorgés et tombant sous forme de matière caséeuse, comme sur les ganglions de la région cervico-maxillaire, ou sur des vaisseaux lymphatiques enflammés d'une façon chronique, épaissis, ou enfin dans le voisinage d'une périostite chronique, d'une ostéite ou

(1) Je n'ai pas à rechercher si cette vieille méthode, récemment présentée par Nussbaum comme étant nouvelle, agit en ce sens, comme il le croit, que les vaisseaux afférents étant retranchés par la circoncision des bords, et l'afflux du sang étant diminué par ce fait, une grande partie des causes qui déterminent l'inflammation et la désagrégation des tissus se trouvent ainsi être supprimées.

d'une carie. Ils se distinguent par l'obliquité et la mauvaise délimitation de leurs bords, par l'atonie des granulations, leur sécrétion ténue, crémeuse, et la lenteur de leur réparation. Ils sont trop connus de la chirurgie générale pour que nous ayons besoin de les décrire ici en détail.

Faisons seulement remarquer que les ulcères qui présentent ces caractères ne sont pas l'expression de la scrofulose (1) par cela même qu'ils peuvent, au milieu de toutes autres circonstances, se produire sur des ganglions lymphatiques atteints d'engorgement chronique et de suppuration. On trouve ces ganglions partout et dans tous les cas où il y a un processus inflammatoire chronique. Ainsi les glandes du cou se gonflent, subissent la transformation caséeuse et arrivent à suppuration même dans l'eczéma chronique de la tête résultant de la présence de poux (2), et même dans ces circonstances, on peut voir s'établir des ulcères dits scrofuleux.

Leur traitement rentre dans le cadre général de la thérapeutique des ulcères, que nous avons exposée plus haut avec tous ses détails à propos des ulcères variqueux. Seulement il est souvent nécessaire de faire une application plus énergique du bistouri et des cautérisations (le crayon de potasse est le meilleur caustique), ce qui d'ailleurs semble indiqué par avance par l'état sinueux et mal délimité des bords, ainsi que par la transformation caséeuse et la fonte des éléments infiltrés dans les glandes.

Si l'on commence de bonne heure le traitement des glandes atteintes d'inflammation chronique, à une époque où la peau, violacée, peu amincie, n'est encore adhérente qu'au centre de la tumeur, où la glande elle-même est encore solide ou peu élastique, on peut encore parfois arriver à obtenir, par des fomentations d'abord froides et plus tard tièdes, par des compresses d'huile de morue, par des applications de glycérine iodée et de teinture d'iode, d'emplâtre hydrargyrique pur ou mélangé d'emplâtre de savon ou de mélilot, la résorption de l'exsudat déposé dans le tissu glandulaire, et à prévenir l'ulcération.

b. Ulcères provenant d'inflammation spécifique. Ulcères inflammatoires contagieux. — Ainsi que nous l'avons montré plus haut (p. 637),

(1) Sur la scrofulose, v. p. 457.

(2) Je ne veux pas trancher ici la question de savoir jusqu'à quel point les glandes atteintes d'engorgement chronique ne peuvent pas, lorsque cet état persiste très-longtemps, ne pas conduire à la scrofulose par suite des modifications apportées dans les liquides de l'organisme.

il y a des formes d'inflammation qui conduisent par avance à l'ulcération, par cela même que la spécificité de l'agent occasionne une décomposition moléculaire progressive typique du tissu atteint. Auss peut-on donner aux ulcères ayant cette origine le nom d'ulcères spécifiques.

L'agent spécifique qui donne naissance à une inflammation de ce genre conduisant d'une façon aiguë à l'ulcération est connu sous le nom de *contagium syphilitique*. Les ulcères qui se développent aux lieu et place de l'inoculation peuvent être considérés comme ulcères syphilitiques idiopathiques; on doit les différencier de ceux qui reconnaissent également pour cause la contagion syphilitique, mais n'ont pas eu pour point de départ le transport direct du pus, mais simplement un symptôme de l'infection syphilitique ; ces derniers ulcères ne proviennent pas de l'inflammation, mais bien de néoformations locales. Ils trouveront leur place dans un des chapitres suivants, sous le nom d'ulcères syphilitiques symptomatiques.

Cette première catégorie d'ulcères spécifiques idiopathiques, qui proviennent immédiatement de l'inflammation, sont encore plus exactement connus sous le nom de *chancres*.

CHANCRES (1)

Jusqu'à présent nous ne sommes point parvenus, malgré la spécificité des ulcères vulgairement appelés *chancres*, à en donner une
définition complétement satisfaisante.

D'une manière générale néanmoins, il est absolument vrai de dire :

Le chancre est un ulcère de la peau ou de la muqueuse, qui s'est
développé à la suite et sur le lieu de l'application directe du virus
(contagium) spécifique, et qui produit une sécrétion dont l'inoculation
peut donner naissance à un ulcère ayant un caractère identique à
celui de la lésion originelle qui a servi à faire l'inoculation.

Aussi ne considérons-nous comme étant des chancres que des affections que l'on avait jadis rangées parmi les affections syphilitiques
primitives. Quant aux formes ulcéreuses qui se présentent comme l'expression d'une syphilis générale déjà existante, et que naguère aussi on
désignait indistinctement sous le nom, par exemple, de chancres
(chancre tonsillaire, chancre de la gorge), il ne faudrait donc plus leur
donner ce nom, même dût-on nous reprocher de pousser un peu trop
loin l'esprit de contradiction.

Mais sur ce seul point déjà il est évident que la définition que nous
avons donnée du chancre est insuffisante pour toute une série de cas.
En effet :

Le caractère ulcéreux manque très-souvent à une affection qui,
d'après la notion clinique généralement admise, notion solidement
établie, est cependant considérée comme un chancre. Ou bien ce caractère est tellement insignifiant par rapport à d'autres symptômes, que
l'on se sert de préférence de ces derniers pour caractériser le chancre.

C'est là ce qui explique comment, avec le temps, on est arrivé à
établir autant d'espèces de chancres que l'affection locale produite par
la contagion directe présentait chaque fois de caractères cliniques
extérieurs différents. C'est ainsi que l'on a parlé tout d'abord de chancres mous et durs, puis de chancres phagédéniques, diphthéritiques,
serpigineux, folliculaires, et de beaucoup d'autres sortes encore.

Le caractère de la contagiosité, même démontré ou facile à prouver
d'une manière indubitable pour la plupart des formes du chancre, a
également, suivant la modalité sous laquelle elle se présentait, donné
naissance à une caractéristique distinctive du chancre. On connaissait

(1) V. Kaposi, *Syphilis de la peau et des muqueuses avoisinantes.* 76 chromolithographies. Vienne, 1875, p. 27 et suiv.

des chancres qui étaient inoculables dans toutes les circonstances ou presque sans exceptions; on en connaissait d'autres dont la transmission ne pouvait se faire que dans certaines conditions et seulement sur certains individus, de façon que le caractère même de la contagiosité ne pouvait plus être converti purement et simplement et d'une manière générale, mais seulement avec certaines restrictions, en une caractéristique des chancres.

La complication du chancre avec certains symptômes qui, à cause de leur nature et de leur retour typique, devaient être regardés comme en relation étiologique prochaine avec celui-ci, a toujours été considéré, suivant son genre, comme le signe distinctif pour les chancres eux-mêmes (chancres avec bubons suppurés, chancres avec bubons indolents) (1).

Enfin la relation différente qui chaque fois existe entre le chancre et un état pathologique général spécifique qui est la conséquence de celui-ci a engagé à toutes les époques les esprits à rechercher sur cette base pour le chancre une description valable à la fois pour la science et pour la pratique. Par suite, les auteurs ont tantôt accordé aux chancres, pour tous les cas, la possibilité de cette relation (unitéistes), tantôt ils ne l'ont admise que pour une seule espèce de chancres, les chancres durs (dualistes français), tantôt enfin ils la leur ont contestée d'une manière absolue (dualistes allemands).

Il est donc complétement impossible de réunir des opinions aussi diverses en un tout concordant de manière à les faire rentrer dans le cadre étroit d'une définition pouvant convenir pour tous les cas.

Il faut toutefois reconnaître non-seulement la possibilité de comprendre les choses d'une manière opposée, mais encore que cela a eu lieu de tout temps. Mais les opinions, si divergentes qu'elles soient sous d'autres rapports, se rapprochent de nouveau dans une certaine direction et sur un certain point; ce point, d'où elles étaient toutes parties primitivement, c'est le terrain même des faits cliniques.

Symptomatologie. — Les chancres présentent dès l'origine dans leur développement, et plus encore par la suite et en passant par tous les degrés de leur existence et de leur marche, de très-grandes variétés de symptômes.

____

(1) A ce compte, il faudrait, ce nous semble, d'après l'observation, réserver une place pour une troisième catégorie de chancres, assurément la plus nombreuse, celle des chancres qui persistent indéfiniment sans aucun bubon (c'est-à-dire la chancrelle dans la plupart des cas).　　　　　　　　　　　　A. D.

. Toutefois l'observation clinique nous montre qu'il y a un certain nombre de ces symptômes qui reviennent avec une fréquence remarquable et une grande régularité. Aussi peut-on les regarder jusqu'à un certain point comme représentant les caractères typiques du chancre.

Développement. — Aussi souvent que, par le transport artificiel de la matière spécifique sous l'épiderme (inoculation au moyen de la lancette), il a été donné naissance à un nouveau chancre, on a l'occasion d'étudier les premiers symptômes de son développement.

Autour de la piqûre, il se forme déjà après quelques heures une aréole rouge d'injection au milieu de laquelle, dans l'espace de 1 à 3 jours, s'élève une vésicule renfermant un contenu trouble, c'est-à-dire une pustule.

On peut voir la même efflorescence initiale se produire lorsque le liquide sécrété par un chancre complétement développé, restant longtemps en contact avec les parties avoisinantes de la peau, s'inocule lui-même sur une place dont l'épiderme a été macéré, ou bien pénètre dans un follicule pileux (auto-inoculation).

Après 3 à 5 jours d'existence, la pustule, qui a atteint un développement variable, s'ouvre soit d'elle-même, soit par le fait d'une violence extérieure, et le chancre apparaît sous forme d'un ulcère ayant un aspect caractéristique.

Dans cette forme typique, le chancre représente une perte de substance plus ou moins profonde du chorion ou de la membrane muqueuse, de forme arrondie, comme un trou fait à l'emporte-pièce, avec des bords taillés à pic, mais finement dentelés, comme rongés et mal délimités, un peu bombés vers le pourtour. Ces bords, ainsi que le fond de l'ulcère, inégal et parsemé de petites dépressions, sont recouverts d'une couche fortement adhérente, gris jaunâtre, et saignant très-facilement quand on essaie d'enlever cette couche en frottant avec de la charpie.

La base et le pourtour immédiat de l'ulcère, constitués par une portion de tégument rouge et tuméfié, sont assez mous, comme le tissu cellulaire lorsqu'il est le siége d'une inflammation quelconque, ou bien ils sont légèrement indurés; ils sont douloureux à la pression.

Le fond et les bords de l'ulcère sécrètent une quantité considérable d'un liquide séro-purulent.

Ce liquide est extrêmement contagieux.

Introduit sous l'épiderme ou dans un follicule, ou placé en contact avec une plaie, le liquide sécrété par l'ulcère détermine, sur le por-

teur de cet ulcère aussi bien que sur un individu quelconque, atteint
ou non de syphilis, la formation d'un ulcère de nature analogue (1), et
dont le produit de sécrétion est contagieux tout comme celui de l'ulcère
primitif.

Dès ces symptômes qui appartiennent à la première période du développement, les chancres présentent souvent des différences notables
avec le type normal que nous avons rapidement esquissé.

La pustule initiale fait défaut quand le virus spécifique a été déposé
sur une plaie déjà existante, par exemple une plaie résultant de la circoncision, ou sur un follicule. Dans le premier cas, la plaie tout
entière prend sur-le-champ les caractères cliniques du chancre, c'est-
à-dire qu'elle paraît transformée en un chancre parfait; dans le second,
on voit tout d'abord se produire une tuméfaction inflammatoire du follicule sous forme d'un bouton d'acné, qui donne naissance à un ulcère
cratériforme présentant d'ailleurs tous les autres attributs du chancre. Ou bien le follicule se transforme tout de suite en un ulcère
borgne, dont les bords, les parois et le fond ont l'aspect chancreux
(chancre folliculaire).

Déjà à cette période les chancres diffèrent essentiellement entre eux
quant à la forme. De même que, comme nous l'avons signalé déjà,
ceux provenant d'un follicule se distinguent des ulcères du type
normal, qui sont plutôt aplatis, par leur aspect presque canaliforme et
par leur développement plus grand en profondeur qu'en largeur, de
même les chancres qui s'établissent sur des plaies, des rhagades et
des excoriations prennent par avance la forme et l'étendue de ces dernières, et sont par conséquent aplatis ou en gouttière.

Marche. — Toutefois, c'est seulement dans l'évolution ultérieure de
la maladie que se manifestent les différences les plus grandes et les plus
essentielles, non-seulement sous le rapport de l'aspect, de la sécrétion,
de la contagiosité et de la consistance, mais encore particulièrement
des suites locales et plus éloignées et des complications, et notamment sous le rapport d'un état pathologique sympathique éventuel de
l'organisme général.

Dans ce sens, et afin de distinguer les diverses manières dont les
chancres suivent leur marche, la classification des chancres en différentes formes est complétement justifiée au point de vue clinique

(1) Il importe de signaler ici la décroissance de largeur et de durée, fait que la
syphilisation regardait comme constant pour les chancres inoculés à plusieurs
reprises successives chez le même individu.   A. D.

et a même une grande importance au point de vue pratique.

Deux de ces variétés de chancres méritent d'être distinguées parmi toutes les autres parce qu'elles sont relativement les plus fréquentes et aussi à cause de leur type qui est nettement tranché. Suivant leur symptôme différentiel le plus marqué, suivant le degré de consistance du tissu ulcéré, on les distingue en chancres mous et chancres durs. Il en est d'autres dont la consistance ne permet de les rattacher d'une manière bien nette ni aux chancres mous ni aux chancres durs : ils se rangent, sous ce rapport, entre ces deux catégories; mais, à cause d'autres caractères particuliers, ils constituent, au point de vue clinique, des formes spéciales de chancres.

CHANCRE MOU

Chancre mou; chancre simple; ulcère vénérien contagieux.

On distingue sous le nom de chancre mou un ulcère chancreux qui présente comme symptômes essentiels les caractères généraux que l'on observe dans ces ulcères et que nous avons décrits plus haut, sous le rapport de l'aspect, de leur nature destructive et contagieuse à un haut degré, et, par-dessus tout, de la consistance (celle-ci est molle sur les bords et sur le fond de l'ulcère, où elle correspond seulement à la dureté inflammatoire). Après avoir conservé ces caractères pendant un temps plus ou moins long, le chancre mou se transforme en une plaie de bonne nature et se guérit par la production d'une cicatrice molle comme celles qui se forment à la suite des plaies simples.

Marche normale du chancre mou. — Le chancre mou qui s'est établi comme nous l'avons exposé ci-dessus, et avec la nature que nous avons décrite, manifeste essentiellement son caractère spécifique par l'existence d'une certaine période désignée sous le nom de période de destruction; celle-ci a une durée moyenne de 3 à 6 semaines.

Pendant cette période, le chancre s'agrandit aux dépens du tissu avoisinant, en général plus en surface qu'en profondeur. Cependant il devient rarement plus grand qu'une pièce de cinquante centimes. L'aspect et la consistance de ses bords et de son fond se maintiennent comme nous l'avons dit plus haut. Quant à la forme, elle change de bonne heure, dès que l'ulcère s'agrandit; de circulaire qu'elle était, elle devient simplement arrondie, irrégulière.

Pendant toute sa durée, le chancre mou sécrète un pus abondant.

Celui-ci conserve la propriété, qu'il avait originellement, d'être éminemment contagieux, pour le sujet qui est porteur du chancre aussi bien que pour tout autre individu.

Aussi voit-on s'établir, sur les parties excoriées de la peau avoisinant le chancre et qui sont fréquemment baignées par le pus, de nouveaux chancres qui se forment par auto-inoculation et qui représentent manifestement, comme siége et comme forme, la configuration, l'*empreinte* des anciens chancres (1).

(1) Ils ne naissent pas tous de la réinoculation. Quelques-uns apparaissant 24 ou 48 heures après la pustule initiale, avant qu'elle ne se soit ouverte, et à grande distance de cette pustule, on ne peut douter qu'ils ne soient le produit, après incubation un peu plus longue, du même acte contagionnant qui a engendré le premier chancre. A. D.

Par suite, le chancre mou se trouve généralement, dans les périodes ultérieures de la maladie, en nombre plus ou moins grand (chancre multiple).

Chacun des chancres de nouvelle inoculation suit une marche semblable à celle du chancre originel. Il peut devenir la source d'une génération de nouveaux chancres qui ressemblent, comme marche, au chancre qui leur a donné naissance, ou en différer essentiellement comme nous le dirons plus tard.

Dans l'espace de 3 à 6 semaines (1), rarement plus tôt, la nature et l'état du chancre se modifient; il perd le caractère ulcéreux et prend l'aspect d'une plaie normale, granuleuse. Il passe ainsi de la période de destruction à celle de réparation.

En même temps que l'on note une diminution considérable de l'inflammation et du gonflement du tissu, de la douleur et de la sécrétion purulente, on voit apparaître sur les bords et sur le fond de l'ulcère de petits points d'un rouge vif (granulations), au milieu desquels on reconnaît encore une infiltration purulente dans les petites dépressions chancreuses qui les séparent, mais qui augmentent rapidement en volume et en nombre. Aussitôt, et par ce fait même, les bords paraissent lisses et aplatis, le fond se relève; ils ont les uns et l'autre une coloration rouge vif, ils prennent l'aspect d'une plaie granuleuse.

La plaie arrivée à cet état sécrète encore du pus; mais celui-ci, à partir du moment où commence la période dite de réparation, n'est plus infectant (2).

En même temps qu'il a perdu son caractère clinique, le chancre a aussi perdu sa propriété fonctionnelle, il n'est plus contagieux.

Cette transformation du chancre en une plaie normale s'accomplit sans cause extérieure connue, sur toute sa surface, dans l'espace de quelques jours.

Quelquefois cependant le chancre conserve sur une partie limitée

(1) Il est bien rare que, au bout d'un mois, le travail réparateur ne se manifeste pas dans une *chancrelle*, pourvu qu'elle ne soit pas phagédénique et que son évolution n'ait pas été entravée par une hygiène perturbatrice ou des médications inopportunes.　　　　　　　　　　　　　　　　　　　　　　A. D.

(2) Ce n'est point à partir du moment où commence, mais bien et seulement à partir du moment *où est terminée* la période de réparation, que le pus cesse d'être contagieux. Que de malades, pour avoir cessé trop tôt l'application des caustiques, voient leur plaie se réinoculer, offrir de nouveau l'aspect chancrelleux qu'elle avait commencé à perdre, et ont, de ce fait, la durée de leur maladie prolongée parfois au double ! Le praticien, plus encore que le pathologiste, ne saurait trop se pénétrer de la justesse, de l'importance de cette remarque.　　　　　　　　　　　　　　　　　　　　　　A. D.

de sa périphérie l'état chancreux, tandis que la réparation se fait dans tout le reste de son étendue. De ce point ulcéreux, comme d'un centre ulcéreux indépendant, la destruction spécifique part et progresse encore pendant un espace de temps variable.

Comme cette partie de la plaie sécrète encore un pus contagieux, il en résulte que l'auto-inoculation, ou l'infection d'un autre individu par un chancre qui n'est que partiellement en voie de réparation, est une chose complétement possible.

Mais, quoi qu'il en soit, les points nouvellement atteints finissent eux-mêmes par se transformer en plaies de bonne nature.

Lorsque les bourgeons charnus ont uniformément rempli la perte de substance et atteint le niveau de la peau voisine saine, on voit partir du bord de l'ulcère une bande d'épiderme jeune, brillante, d'un blanc bleuâtre, qui, marchant progressivement vers le centre, finit par compléter la cicatrisation sur toute la plaie.

Le chancre mou guérit avec une cicatrice blanche et qui reste blanche, cicatrice qui couvre toute l'étendue de la perte de substance.

L'espace de temps pendant lequel le chancre mou parcourt l'évolution typique que nous avons décrite, et arrive à la cicatrisation, est en moyenne de 6 à 8 semaines.

Cet espace de temps est nécessaire pour l'évolution de chaque chancre isolément. Lors donc qu'il existe, de prime abord, comme cela arrive ordinairement, plusieurs chancres qui sont nés simultanément, la durée de la guérison pourra encore rester dans les limites de la moyenne que nous avons indiquée.

Quand au contraire, et cela est fréquent, de nouveaux chancres se forment par auto-inoculation, pendant les périodes ultérieures d'un chancre qui existait antérieurement, la guérison définitive peut alors se trouver retardée considérablement par ce fait que les derniers chancres réclament à leur tour, pour leur évolution complète, la durée moyenne que nous avons indiquée.

Toutefois cet inconvénient est corrigé jusqu'à un certain point par cette circonstance que les chancres qui surviennent tardivement ont en général une évolution un peu plus rapide que les premiers chancres (1).

Dans quelques cas assez rares, on voit se produire, dans la répara-

(1) Cette remarque est on ne peut plus juste, et l'on conçoit que ce fait empirique ait servi de base à la doctrine de la syphilisation à une époque où tous les ulcères primitifs étaient — ainsi qu'on a quelque tendance à le faire de nouveau aujourd'hui — considérés comme recélant l'infection constitutionnelle.

A. D.

tion et la cicatrisation du chancre mou, un retard d'un genre particulier, quoique habituellement il se passe assez vite.

Sur un, ou sur plusieurs, ou sur la totalité des chancres existants, les granulations qui doivent amener la transformation de l'ulcère chancreux en une plaie normale prolifèrent au-dessus du niveau de la peau voisine. Elles forment alors une plaie de même étendue que le chancre, rouge, papillaire, faisant une brusque saillie par rapport à la peau voisine normale, dont elle dépasse le niveau, et fournissant une suppuration abondante.

Souvent le pus de cette excroissance papillaire est contagieux encore pendant un temps fort long.

Il n'est donc pas toujours possible de voir dans cette forme la période vraie de réparation ; au contraire, on doit dans ces circonstances admettre que le chancre existe encore, bien qu'il ait alors une forme particulière ; dans ce cas, on lui donne un nom spécial : *ulcus elevatum.*

Cette prolifération, cette saillie de l'ulcère apporte pendant un temps variable un obstacle considérable à la production de la bande cicatricielle qui prend naissance sur les bords de l'ulcère. Enfin, dès que celui-ci s'aplatit, la cicatrice arrive sans difficultés à recouvrir la totalité de la plaie.

Marche anormale du chancre mou. — Les légères modifications que nous venons de décrire de la marche ordinaire du chancre mou sont loin d'avoir une importance aussi considérable que celles qui consistent en une exagération ou un changement qualitatif du processus de destruction qui est inhérent au chancre. Ces dernières n'amènent pas seulement diverses métamorphoses essentielles de la forme typique de la maladie, c'est-à-dire des variantes du chancre même, mais encore une série de symptômes concomitants et de complications qui manquent dans la forme vulgaire du chancre mou, ou qui n'y sont pas très-remarquables.

Dans certains cas, par exemple, au lieu de la désagrégation moléculaire des tissus particulière au chancre mou typique, il se fait dans la région du chancre une gangrène plus ou moins largement étendue des tissus. Ceux-ci sont transformés en masses généralement sèches, qui se rident, se décomposent comme si elles avaient été frappées par la foudre, d'une coloration noir verdâtre, fortement adhérentes aux couches sous-jacentes. Cette nécrose pénètre à des profondeurs variables. Les tissus voisins présentent les symptômes de l'inflammation la plus violente : gonflement très-douloureux, œdème, rougeur très-intense de la peau.

La gangrène humide marche ici de concert avec la gangrène sèche. Sur les bords et le fond des masses frappées de nécrose il se forme, par suite de la fonte des tissus voisins, un liquide ichoreux, ténu, d'un jaune gris sale.

Le type et le caractère du chancre primitif ont complétement disparu et font place aux symptômes de la gangrène qui envahit tous les tissus. L'ichor fourni par la gangrène n'est pas inoculable dans le sens du pus chancreux. Dans ce cas, la désagrégation des tissus ne diffère absolument en rien d'une gangrène provenant d'une autre cause quelconque.

C'est seulement parce que le foyer gangréneux a pris naissance dans un ulcère typique, que l'on parle dans ce cas d'un chancre gangréneux, *ulcus gangränosum*.

Par le fait, le caractère essentiel du chancre, la virulence du mal, a complétement disparu avec l'apparition de la gangrène.

Quelquefois cependant la partie de la peau fortement enflammée qui forme le bord souvent mal délimité du foyer gangréneux présente l'aspect déchiqueté, rongé, sinueux, et la sécrétion purulente significative de l'ulcère chancreux.

Après avoir accompli des destructions plus ou moins considérables, la gangrène finit par se limiter. Les phénomènes inflammatoires diminuent dans les parties avoisinantes jusqu'à ne plus présenter qu'un degré modéré, la nature du pus devient normale, l'eschare se détache; il se forme, à partir du sillon de démarcation, des granulations saines qui se développent rapidement; enfin la plaie se couvre complétement d'un tissu cicatriciel, sans que les caractères du chancre primitif reparaissent sur les parties qui ont été atteintes.

Une autre forme, qui a quelque analogie avec celle que nous venons de décrire, est celle que l'on désigne sous le nom de *chancre diphthéritique*. La marche destructive du chancre mou donne naissance à une plaie dont la surface est couverte d'un dépôt d'un blanc jaunâtre, fortement adhérent, visqueux, insensible au toucher, donnant seulement un peu d'ichor ténu ou presque sec, membraniforme.

Le pourtour ne présente que des symptômes modérés d'inflammation, ou même pas du tout. Le liquide ténu et peu abondant que l'ulcère sécrète n'est pas inoculable. On ne reconnaît pas dans cette perte de substance la filiation avec un chancre typique.

La perte de substance elle-même reste souvent pendant des semaines entières avec cette forme, sans gagner notablement en étendue et en profondeur.

Après un laps de temps variable, les phénomènes inflammatoires se réveillent du côté des bords et du fond de l'ulcère, soit spontanément, soit sous l'influence d'une énergique intervention thérapeutique. La tuméfaction, la sensibilité, la sécrétion purulente augmentent; cette dernière fait disparaître le dépôt diphthéritique. Les granulations se forment et la plaie se recouvre rapidement d'une cicatrice, comme dans une plaie normale.

Le chancre serpigineux — *ulcus serpiginosum* — est une des espèces rares de modification du chancre mou.

Tandis que le chancre, dans la période de temps que nous avons indiquée, se transforme sur la plus grande partie de son étendue en une plaie granuleuse en voie de cicatrisation, une partie limitée du bord conserve le caractère chancreux. A partir de ce point, la destruction marche vers la périphérie, tandis que du centre s'avance dans la même proportion le liséré cicatriciel, sans pouvoir atteindre le bord ulcéreux.

Il se produit de cette manière un ulcère chancreux linéaire, en forme de gouttière, qui, avec le temps, prend la figure d'un grand arc dont le bord convexe coupé à pic présente, ainsi que la surface avoisinante de la plaie, le caractère ulcéreux. Cette dernière se perd vers le côté concave, qui n'a pas de limite tranchée, c'est-à-dire que la plaie offre de moins en moins l'aspect ulcéreux et finit par avoir celui d'une plaie granuleuse dans laquelle vient se fondre le liséré cicatriciel qui se développe du centre vers la périphérie.

Plusieurs chancres qui existent simultanément donnant naissance aux chancres linéaires en forme d'arc que nous venons de décrire, il arrive un moment où ceux-ci, dans leur marche progressive vers la périphérie, se rencontrent et se rejoignent en lignes serpigineuses.

La marche du chancre serpigineux est extrêmement chronique, et dure, quand on n'y oppose pas un traitement énergique, des mois entiers, souvent même pendant deux à trois ans.

Le liquide sécrété par le chancre serpigineux conserve pendant très-longtemps son inoculabilité (1). C'est pourquoi l'on voit encore dans ses périodes ultérieures se développer par auto-inoculation de nouveaux chancres qui peuvent à leur tour devenir le point de départ d'un ulcère

---

(1) Ce n'est pas pendant très-longtemps, mais bien toujours, c'est-à-dire tant que l'ulcère conserve les caractères et par conséquent mérite le nom de chancre serpigineux.   A. D.

serpigineux. Après un certain nombre de mois ou d'années, le pus de ce chancre perd ses propriétés virulentes; à dater de ce moment, le chancre cesse spontanément de suivre sa marche envahissante; il arrive enfin à guérison.

Pendant cette marche, qui est d'une très-longue durée, le chancre serpigineux a parcouru de grandes régions de la peau; par exemple, partant d'un point du côté droit du tégument de la verge, après un certain nombre d'années, il décrit par sa périphérie chancreuse la plus extérieure une ligne qui atteint le côté opposé de la peau des bourses, de là, passant sur le raphé, descend sur la cuisse dont il occupe tout le tiers supérieur, puis remonte sur la peau du ventre et revient au-dessus de la symphyse rejoindre par un arc largement ouvert la peau de la verge, circonscrivant ainsi une immense étendue couverte de cicatrices.

Les variétés que nous avons décrites jusqu'ici du chancre mou sont le résultat d'une modification de la marche typique de cet ulcère. Mais il y a d'autres formes que l'on doit également rattacher au chancre mou, formes qui présentent dès le début un caractère s'éloignant du type du chancre mou régulier.

Chancre plat (ulcus læve?). — Il se trouve le plus souvent sur la peau de la verge ou des grandes lèvres, sous forme d'une perte de substance large comme une pièce de cinq francs, atteignant quelquefois même une étendue de plusieurs centimètres, arrondie ou de forme irrégulière, plate, peu profonde, qui ne comprend que les couches les plus superficielles du chorion. Ses bords sont nettement tranchés et perpendiculaires, parfois mal délimités; ils ne sont pas ou ne sont que peu infiltrés; le fond paraît finement granulé et rouge vif dans la période du début; il donne une abondante sécrétion d'un pus clair et ténu; plus tard, il est généralement rouge brun ou grisâtre, sécrétant du pus en quantité modérée, avec un éclat irisé.

Le chancre plat a une marche très-lente.

Tant que le fond et le bord de l'ulcère suppurent abondamment et présentent une coloration rouge vif, le pus auquel ils donnent naissance est facilement inoculable et l'ulcère continue à se développer, non pas il est vrai en profondeur, mais en surface. Après plusieurs semaines, le pus devient rare et clair; il n'est plus transmissible; la surface de l'ulcère prend un aspect plutôt sec, et le processus ulcératif paraît s'arrêter. Mais on n'y découvre pas non plus de tendance à la guérison. Cet état peut rester tel ou à peu près pendant des mois entiers. Finalement, on voit survenir, soit spontanément, soit par suite du traitement, une production plus rapide de granulations, le pus est de bonne nature et la cicatrice s'établit enfin.

Les caractères du chancre mou typique ne se retrouvent pas le moins du monde indiqués dans cette affection syphilitique idiopathique, qui, à cause de son aspect, mérite le nom de *ulcus ambustiforme*.

Celui-ci se trouve sur le gland, sur le prépuce ou sur la muqueuse de l'entrée du vagin, en un mot sur les parties délicates, muqueuses ou analogues, sous forme de plaies nettement circonscrites, rouges, lisses, humides, dépouillées d'épiderme, de grandeur et de forme variables, et en général placées d'une façon tellement superficielle que l'on croit seulement avoir affaire à une perte de l'épiderme, à une érosion analogue à une échauboulure, ou enfin à une perte de substance extrêmement superficielle, comme celles que l'on fait par râclage ou par abrasion.

Ces chancres érosifs, qui se distinguent déjà des excoriations ordinaires par la netteté de leur contour, ont néanmoins une persistance très-opiniâtre, guérissent en laissant après eux une cicatrice fine, mince, brillante, et peuvent donner naissance à des conséquences locales et générales tout à fait semblables à celles qu'entraînent les autres variétés de chancres que nous avons décrites.

Les chancres mous peuvent encore présenter, sous le rapport de leurs formes, d'autres nuances qui tiennent au siége spécial qu'ils occupent et à diverses complications locales.

Le chancre mou peut se localiser partout sur la peau et les muqueuses avoisinantes.

En raison de la cause qui lui donne le plus souvent naissance, le coït, on le trouve chez les individus des deux sexes, généralement sur les parties génitales et dans leur voisinage, mais quelquefois aussi sur des points très-éloignés de cette région.

Chancre mou sur les parties génitales de l'homme. — Le chancre mou se rencontre le plus souvent sur le prépuce et sur le gland : sur le bord du premier, sous forme d'ulcères représentant une éraillure ou un sillon ; sur le feuillet interne ou externe du prépuce, sous forme de plaies aplaties, rouges, à bords tranchés, suppurantes (*ulcus ambustiforme*), d'ulcères folliculaires ou superficiels, sécrétant du pus. Les premiers peuvent rester longtemps dans le même état. Les derniers gagnent quelquefois en profondeur et peuvent alors traverser de dedans en dehors le prépuce qui prend ainsi un aspect fenêtré.

Les chancres siégent souvent dans le sillon de la couronne du gland, et se multiplient aussi très-facilement par auto-inoculation, parce que le pus contagieux qu'ils sécrètent se trouve retenu en cet endroit (1). Les ulcères multiples du sillon du gland se réunissent en un ulcère continu, à contours inégalement sinueux, qui occupe le fond du sillon et de là se prolonge au-dessus de la couronne du gland et sur le feuillet interne du prépuce.

Le chancre situé immédiatement à côté du frein dans le sillon balano-préputial, dans une petite dépression qui s'enfonce au-dessous du frein, arrive par son développement ultérieur à traverser et à détruire le frein.

Quelquefois c'est d'avant en arrière que se fait cette perforation dans le canal de l'urèthre (2).

Les chancres qui s'établissent sur le gland arrivent au bout d'un certain temps à une profondeur remarquable; ils détruisent une portion plus ou moins considérable du gland qui finit par se ratatiner par la formation d'une cicatrice déprimée.

Il est plus rare de trouver les chancres mous (un ou plusieurs) en dehors du prépuce et du gland, sur la peau du membre viril; quand on en observe sur les bourses, sur la racine de la verge, ou sur le mont de Vénus, c'est le plus souvent à la suite de l'inoculation d'un chancre du pénis; parfois aussi il est né originellement sur cette région et il est unique. Sur ce point, les ulcères se distinguent par la profondeur à laquelle ils pénètrent dans les tissus en forme de cratère, et ils ressemblent beaucoup aux bubons par la destruction ulcé-

(1) C'est en effet ce qu'indique la théorie. Mais, comme l'a justement fait remarquer Baumès dès l'année 1840, malgré le contact prolongé du pus contagieux sur des tissus si éminemment contagionnables, ce n'est qu'accidentellement qu'on voit alors survenir de nouveaux chancres. Cette bizarrerie tient-elle à une sorte d'immunité locale, réalisée de par l'accoutumance, ou plus simplement ne serait-elle pas due à ce qu'il faut autre chose que le *seul contact* pour que ce pus produise ses effets?

Comme, au contraire, il est constant de voir une chancrelle de la marge de l'anus ou du limbe du prépuce se multiplier pour ainsi dire à l'infini, en passant d'une face à l'autre des plis dont ces orifices sont formés, nous nous rangeons entièrement à l'avis de M. Diday, qui a été depuis longtemps amené, par ce double fait d'observation, à établir comme loi :

Que la chancrelle se propage bien plutôt par contact de la surface chancrelleuse que par contact du pus chancrelleux; formule qui n'est un non-sens qu'en apparence.　　　　　　　　　　　　　　　　　　　　　　　　A. D.

(2) Voir, à ce sujet, la monographie si complète de M. Diday sur la chancrelle du filet.　　　　　　　　　　　　　　　　　　　　　　　　A. D.

reuse et le décollement purulent du tissu cellulaire qui est lâche dans cette région.

Le gonflement inflammatoire et œdémateux des tissus voisins, qui accompagne les chancres mous et atteint un développement d'autant plus considérable que le nombre des chancres est plus grand, que leur suppuration est plus abondante et leur caractère destructif (phagédénisme) plus marqué, ce gonflement, disons-nous, amène très-souvent, lorsque le chancre est localisé sur les places que nous avons indiquées plus haut, le prépuce et le gland, des accidents qui compliquent d'une manière toute particulière la marche entière de la maladie, c'est-à-dire le phimosis et le paraphimosis.

Chancre mou sur les parties génitales de la femme. — Dans les organes génitaux de la femme, le chancre mou siége le plus souvent sur les parties muqueuses ou analogues qui ont à subir, dans l'accomplissement du coït, le premier choc et le plus intense, et aussi la pression la plus prolongée du membre viril, c'est-à-dire les caroncules myrtiformes, la fosse naviculaire et la partie inférieure de la face interne des grandes lèvres.

Il n'est pas rare que les chancres qui se développent dans toutes ces régions deviennent gangréneux. Souvent on voit partir de la limite inférieure de la face interne de la grande lèvre un chancre phagédénique qui s'enfonce dans le tissu cellulaire lâche de cette dernière, mine les points d'attache de l'hymen ou de ses restes et pénètre derrière celui-ci jusque dans le vagin.

Les chancres se montrent rarement sur les autres parties des organes génitaux de la femme ; on peut cependant les rencontrer partout, sur ou à côté de l'orifice de l'urèthre. De là, ils peuvent s'étendre en arrière jusque sur la paroi antérieure du vagin, ou bien ils détruisent le bord même de l'urèthre et pénètrent dans ce canal à une petite profondeur.

Les chancres peuvent siéger sur le prépuce du clitoris, sur le clitoris lui-même, et sur tous les points des surfaces interne et externe des grandes et des petites lèvres. La disposition naturelle des nombreuses surfaces cutanées qui se trouvent en contact, la rétention du pus chancreux dans les anfractuosités et les plis nombreux que présentent les parties sexuelles de la femme, fournissent ici toutes les occasions favorables à la multiplication des ulcères par auto-inoculation. Aussi n'est-il pas rare de trouver chez une seule et même femme jusqu'à

20 chancres à la fois, répartis sur les différents points que nous avons énumérés (1).

La forme et la nature des chancres varient d'une manière extraordinaire sur ces diverses parties. On y trouve toutes les formes transitoires, depuis la rhagade ulcéreuse ou le canal borgne ulcéreux (chancre folliculaire) jusqu'au chancre en forme de cratère ou étendu en largeur et irrégulier.

Le plus souvent c'est sur la face externe, riche en follicules, de la grande lèvre, que commence le chancre sous l'aspect d'une petite pustule qui donne naissance à un chancre folliculaire ou bouton folliculaire analogue à un bouton d'acné, qui se transforme en un ulcère cratériforme.

Le chancre se trouve assez rarement sur la muqueuse du vagin et sur la partie vaginale de la matrice. Cela est d'autant plus surprenant que précisément les parties du membre viril qui pendant le coït se trouvent fortement en contact et en frottement avec les parties muqueuses sus-mentionnées des organes génitaux de la femme, le gland et le prépuce, sont très-souvent le siége de chancres.

Toutefois leur existence ne saurait être mise en doute, quoique les traités de gynécologie contestent leur existence. C'est pourquoi j'ai figuré, pl. IX, fig. 4, et pl. X, fig. 1 de mon ouvrage cité plus haut, des faits de ce genre que j'ai eu l'occasion d'observer (2).

Ces chancres n'occasionnent que très-peu de douleur, de sorte que les personnes qui en sont atteintes ne sont nullement averties de leur existence.

Les chancres mous situés sur la portion vaginale du col saignent très-facilement.

Sous tous les autres rapports, les chancres mous de la muqueuse du

(1) La multiplicité de la chancrelle est, en effet, beaucoup plus grande chez la femme que chez l'homme.

« Il n'est pas rare, dit M. Fournier (*Syphilis chez la femme*, page 75), de rencontrer des malades affectées d'une pléiade aussi confluente que possible de chancres simples, composée de 15, 20, 25 ulcérations indépendantes; quelquefois même nous en avons observé un nombre plus considérable encore, jusqu'à 30, 40, 45 et 74. » A. D.

(2) Le chancre utérin n'est pas une lésion aussi exceptionnelle que le prétendent la plupart des auteurs. En six années de séjour à Lourcine, M. Fournier en a observé 25 cas (Schwartz, *Élude sur les chancres du col utérin*). Les chancres vaginaux sont infiniment plus rares que les chancres utérins. — Ainsi, sur un total de 249 chancres génitaux (Fournier) on ne trouve mentionné qu'un seul cas de chancre vaginal (du vagin proprement dit). A. D.

vagin et du col de la matrice suivent à peu près la même marche que les autres chancres.

Chancre mou en dehors des parties génitales. — Dans les deux sexes, les chancres sont extrêmement fréquents sur les parties de peau qui avoisinent les organes génitaux; on les y observe d'autant plus souvent et en plus grand nombre qu'elles sont plus exposées au contact du pus sécrété par les chancres qui siégent sur les organes sexuels.

C'est, chez l'homme, sur la symphyse du pubis et sur le bas-ventre, là où la verge vient en contact par en haut, chez la femme, c'est plus souvent sur la face interne des cuisses, sur le raphé du périnée, dans le voisinage de l'anus, etc.

Sur et entre les plis de l'anus, il se développe, par le contact du pus chancreux qui s'écoule des organes génitaux de la femme, des chancres de forme semblable à celle du chancre originel, en rainure ou en sillon, qui souvent peuvent pénétrer le long de l'arête ou du fond des plis, jusque dans la profondeur de l'anus. Fréquemment on n'arrive à les découvrir qu'en écartant les plis de l'anus. Ces chancres sont très-douloureux.

A l'orifice de l'anus et plus profondément sur la muqueuse du rectum même, on trouve parfois des chancres autochthones, déterminés par un coït contre nature. On en observe également dans l'infundibulum de l'anus.

D'une manière générale, il est rare de rencontrer les chancres mous loin des parties génitales. Cependant l'expérience nous apprend qu'il y a encore certaines régions sur lesquelles ils s'observent avec une fréquence relative ; sur le tronc, c'est le mamelon; au visage, ce sont les lèvres, la langue; très-rarement la muqueuse des joues ou du palais, les joues, le menton : enfin, et cela par suite des occupations professionnelles, on les trouve assez souvent sur les doigts (médecins, sages-femmes, garde-malades).

Sur tous ces points que nous venons d'énumérer, les chancres prennent le plus souvent, dans leur marche ultérieure, le type que nous exposerons plus tard du chancre dur; aussi les décrirons-nous en même temps que ce dernier. C'est également en se basant sur ce fait que Ricord a jadis désigné les chancres qui se développent dans la région de la tête sous le nom de chancres céphaliques, expression qui pour lui est synonyme de chancres durs.

Quoi qu'il en soit, le développement de chancres mous typiques sur tous les points que nous avons énumérés est mis hors de doute, aussi bien par l'expérimentation que par l'observation clinique.

Diagnostic et diagnostic différentiel des chancres mous. — Si habitués que nous soyons à considérer le chancre comme une forme morbide tout à fait particulière, le diagnostic certain en est cependant très-difficile. Pour la plupart des cas même, un diagnostic absolu au point de vue objectif, qui serait basé sur la simple considération des caractères que l'affection offre au moment de l'examen, est complétement impossible.

Et pourtant, on ne saurait le nier, en présence des malades nous ne nous trompons que rarement sur le diagnostic du chancre.

Évidemment nous nous aidons, pour atteindre ce but, d'un ensemble de circonstances qui certainement n'appartiennent pas toutes au chancre lui-même.

Les caractères cliniques du chancre, comme nous les avons décrits plus haut, l'état particulier du fond et du bord de l'ulcère, etc., sont certainement, quand ils existent, le premier de tous les éléments du diagnostic.

Mais il en est tout autrement lorsque les caractères typiques du chancre viennent à manquer en totalité ou en partie, comme dans les chancres érosifs ou dans les chancres aplatis.

Dans ce cas, comme dans beaucoup d'autres, nous sommes conduits à appeler à notre aide diverses circonstances qui résident en partie en dehors de l'affection elle-même.

Il en est ainsi tout d'abord de la localisation; il est indubitable que souvent elle nous guide. Une affection qui par son aspect éveille l'idée du chancre, sans en présenter nettement les caractères, si elle est localisée sur les parties génitales et surtout sur les points que nous savons par expérience être le siége de prédilection du chancre, sera plus vite et avec plus de raison considérée comme un chancre, que si elle se présentait sur un autre point du corps, par exemple sur la joue.

Et, par contre, nous ne nous décidons que difficilement à donner le nom de chancre à un ulcère existant sur la joue, ulcère que nous n'hésiterions pas à qualifier ainsi, à cause de ses caractères, s'il existait sur les parties génitales.

Pour établir le diagnostic, nous pouvons même nous aider, suivant les cas, de toutes les circonstances que nous avons mentionnées et d'une foule d'autres encore, par exemple, des renseignements fournis

par les commémoratifs, pourvu toutefois que ces derniers soient absolument sûrs.

Une condition essentielle pour arriver à un diagnostic certain consiste aussi dans l'élimination des affections analogues, mais non syphilitiques; nous pouvons citer ici comme telles : l'herpès préputial, le
carcinôme épithélial, les pustules d'acné et de la gale. Pour ce qui a
trait au diagnostic différentiel entre le chancre et ces diverses affections, nous ne pouvons que renvoyer le lecteur aux chapitres de cet
ouvrage où nous les avons étudiées.

La virulence du pus chancreux est une circonstance d'une grande
importance pour le diagnostic du chancre mou. On sait que le pus de
celui-ci est inoculable avec un résultat positif sur le porteur du chancre
aussi bien que sur tout autre individu; on a donc le droit, quand on
voit un chancre nouveau, analogue à l'ulcère primitif, se développer
soit par auto-inoculation, soit à la suite d'une inoculation expérimentale, on a le droit, dis-je, de regarder l'existence du *chancre* comme
démontrée d'une manière positive.

Mais, abstraction faite des nombreux cas (dans la pratique privée)
où pour divers motifs on ne peut pas s'aider de ce moyen de diagnostic, il arrive souvent qu'il est impossible d'une manière générale
d'y avoir recours. Ainsi un chancre qui ne donne que très-peu de suppuration, un chancre qui ressemble à une érosion ou à une échauboulure, un chancre gangréneux, un chancre en voie de réparation, ou,
comme nous le démontrerons plus tard, un chancre frappé d'induration ne donne pas de résultat positif par l'inoculation, sans pour cela
être moins un chancre avec toutes les chances qu'il engendre pour
le présent et pour l'avenir du malade.

Les expériences bien connues de Boeck, Bidenkap, Köbner, Pick
et autres, ont fait voir que la virulence du pus chancreux diminue dans
la même proportion que la concentration de ce liquide, et que, au
contraire des affections qui ont été amenées par une irritation artificielle à une sécrétion purulente plus forte, ou simplement à sécréter du
pus, deviennent par cela même inoculables, tandis que le liquide clair
et peu abondant qu'elles fournissaient auparavant ne possédait aucune
virulence; ces expériences ont considérablement affaibli la valeur
diagnostique des inoculations expérimentales.

A plus forte raison en est-il ainsi des résultats fournis par la voie
expérimentale, à savoir que le pus de productions non syphilitiques, le
pus de pustules de la gale (Pick, Reder), de la blennhorrée (Morgan),

s'est montré inoculable à plusieurs générations sur des individus atteints de syphilis.

Mes propres-recherches m'ont appris en outre que du pus non spécifique, pris à des pustules d'acné ou de la gale sur des personnes non syphilitiques, même inoculé sur les individus qui l'ont fourni, aussi bien que sur d'autres personnes non atteintes de syphilis, donnait naissance à des pustules dont le pus était inoculable ; que de ces pustules résultent des pertes de substance qui guérissent par la formation d'une cicatrice ; et que la virulence du pus qu'elles sécrètent va en diminuant, au fur et à mesure des inoculations successives, jusqu'à ce qu'enfin elle devienne complétement nulle (1).

De tout cela il résulte que les inoculations expérimentales ne peuvent pas être regardées comme ayant une valeur absolue à titre d'élément du diagnostic des chancres.

Mais elles ont une importance relative et réellement considérable en ce que le pus du chancre mou typique, virulent, qui sécrète abondamment, s'est montré transmissible d'une manière presque immanquable.

Dans aucun cas cependant on ne peut poser comme axiome qu'une affection dont le pus ne s'est pas montré inoculable n'est pas un chancre, ou que du pus qui donne par inoculation un résultat positif ne peut provenir que d'un chancre.

D'après les explications dans lesquelles nous venons d'entrer, le diagnostic du chancre est le plus souvent rapide et facile ; quelquefois cependant on ne peut l'établir que par une appréciation exacte de toutes les conditions cliniques et histologiques qui se rapportent au chancre et aux affections qui lui ressemblent, et l'on n'y arrive définitivement que par l'étude des symptômes qu'il présente dans sa marche.

---

(1) Nous ne saurions admettre que le résultat de l'inoculation des matières irritantes ou septiques, qui ne donne lieu qu'à des lésions minimes, soit identique comme durée et comme faculté reproductrice aux véritables pustules d'inoculation de la chancrelle. Ce sont là en effet des assertions contre lesquelles protestent les faits cliniques et l'expérience de tous les syphiligraphes.

A. D.

CHANCRE DUR

Le chancre dur tire son nom de la consistance particulière, à peu près cartilagineuse, du tissu qu'il occupe.

Il provient en général du chancre mou typique, c'est-à-dire que ce dernier subit une transformation très-marquée de son caractère et de sa marche normale.

Celle-ci s'opère le plus souvent dans le cours de la troisième semaine, assez souvent aussi plus tôt, pendant la première ou la seconde semaine de l'existence du chancre mou, et elle s'accomplit dans l'espace de quelques jours.

Autour et au-dessous de l'ulcère chancreux, il se développe une masse tissulaire dure qui envahit l'ulcère tout à la fois par les bords et par le fond ; par suite de ce fait, le fond de l'ulcère remonte vers la surface, les bords s'aplatissent, la profondeur et les dimensions du chancre se trouvent diminués.

En même temps aussi la marche du chancre est modifiée.

On voit la sécrétion du pus diminuer très-rapidement, de jour en jour ; les phénomènes inflammatoires concomitants perdent aussi de leur intensité ; en même temps on voit changer l'aspect du chancre mou : son fond se relève presque jusqu'au niveau de la peau avoisinante ; les bords deviennent lisses et plats et se confondent insensiblement avec le fond de l'ulcère. Celui-ci présente alors la forme aplatie d'un coquillage ou d'une écaille, il semble fait avec un évidoir (*Hohlmeisel*). Ses dimensions paraissent être devenues plus petites par le fait du retour des bords sur eux-mêmes. La surface de la plaie, qui est lisse, a un aspect brillant, irisé, elle sécrète un peu de pus clair non auto-inoculable. Des bords de la plaie part un liséré cicatriciel qui se développe rapidement, de sorte que dans l'espace de quelques jours la surface de la plaie se trouve complétement recouverte par la cicatrice.

C'est ainsi qu'un ulcère chancreux dont la guérison, en raison de son étendue et de son aspect, devait se faire attendre pendant plusieurs semaines s'il avait suivi sa marche normale, arrive à peine à la cicatrisation dans l'espace d'un nombre aussi considérable de jours.

L'ulcère chancreux, entouré, comme il vient d'être dit, d'une induration spécifique de tissu, qui constitue ses bords et son fond, représente le chancre dur, chancre induré ou chancre huntérien. Après qu'il est complétement cicatrisé, il reste encore une induration par-

ticulière du tissu, que l'on désigne sous le nom d'induration spécifique, induration huntérienne, sclérose chancreuse ou sclérose tout
court.

Celle-ci, lorsqu'elle s'est développée de la façon typique que nous
avons indiquée, représente un renflement de forme variable, généralement arrondi, comme un bouton ou une intumescence aplatie qui
repousse et fait saillir la peau et parfois la surface de l'ulcère chancreux; ce bouton ou renflement a une consistance presque cartilagineuse, il ressemble à un corps étranger inséré dans ou sous la peau,
dont les bords et la face inférieure ne peuvent pas être saisis avec les
doigts, limité de tous côtés d'une façon presque nette, et lisse au toucher.

La sclérose est passagèrement plus volumineuse que ne l'était l'ulcère chancreux originel, c'est-à-dire que celui-ci est envahi de tous
côtés, aussi bien sur les bords qu'au niveau du fond, par la sclérose
dans laquelle il est comme enfoui ou enchâssé.

Au-dessus de la sclérose, la peau est le plus souvent lisse, brillante,
rouge bleuâtre; elle est d'un blanc luisant dans les parties où elle est
fortement soulevée par l'induration; on ne peut pas la plisser, parce
qu'elle adhère intimement à celle-ci; enfin sur le centre de la sclérose
la peau présente une légère dépression cicatricielle correspondant à
l'ulcère chancreux antérieur, mais très-petit et superficiel relativement aux dimensions de ce dernier.

L'extension, l'épaisseur et la forme de la sclérose sont très-variables. D'une manière générale, elle est, comme nous l'avons dit, toujours plus volumineuse que l'ulcère qui lui a donné naissance, puisqu'elle enveloppe celui-ci dès le début. Quant au reste, l'induration
se présente tantôt sous la forme d'un anneau qui entoure comme d'un
rempart le siége de l'ulcère ou de la cicatrice modérément déprimée
qui succède à celui-ci (*ulcus annulare*), ou bien sous la forme d'une lame
dure comme de l'os ou du caoutchouc, placée au-dessous de la base
de l'ulcère; enfin, dans certains cas, ces deux formes sont combinées
entre elles.

La sclérose qui a pour siége le fond de l'ulcère est tantôt épaisse :
sa face convexe, tournée en bas, est accessible seulement par les côtés,
et sa face supérieure est unie ou légèrement déprimée au centre; elle
a la forme d'une demi-châtaigne ou d'un haricot; ou bien elle est
mince et plate comme une feuille de papier, mais néanmoins dure et
élastique (*chancre parcheminé*).

Suivant sa grandeur et sa forme, la sclérose fait saillie en totaliét ou en partie, et se devine déjà au premier aspect par son épiderme tendu, brillant, blanc et luisant sur la partie la plus bombée. Ou bien elle est située plus profondément dans la peau et ne peut alors être reconnue que par le toucher.

Dans certains cas, le tissu sclérosé est nettement limité ou bien n'est pas notablement altéré ; dans d'autres circonstances, il forme une tumeur œdémateuse souvent très-considérable et pâteuse, au milieu de laquelle on peut découvrir par le toucher le noyau plus circonscrit et cartilagineux de la sclérose.

La sclérose est assez douloureuse à la pression.

Après la guérison complète de l'ulcère chancreux, la sclérose peut persister pendant des mois, même une année et au delà, et pendant ce temps subir encore différentes sortes de modifications. L'induration peut encore augmenter d'étendue, se transformer à sa surface, spontanément, par suite de la déchirure de l'épiderme et de la cicatrice, ou bien par le fait d'une excitation artificielle, et occasionner un ulcère plat et donnant une suppuration modérée, ou exceptionnellement aussi en un ulcère profond, par suite d'une désagrégation considérable du tissu, et amener ainsi la destruction d'une partie de la nodosité. Il peut même survenir une gangrène étendue dans laquelle la sclérose disparaît complétement.

Le pus provenant ainsi d'une sclérose ulcérée consécutivement peut, lorsqu'il est en quantité suffisante et suffisamment concentré, et aussi lorsque l'ulcère est placé dans des conditions spéciales, donner naissance à de nombreux chancres par auto-inoculation, exactement comme le produit de sécrétion du chancre mou ou du chancre induré (1).

Habituellement, la sclérose diminue spontanément ou sous l'in-

(1) Ce qu'il y a, selon nous, d'exact dans cette assertion, c'est qu'on voit parfois, dans ce cas — d'ailleurs rare — un ou plusieurs ulcères, pareils à celui résultant de la fonte de l'induration, apparaître au voisinage de l'ex-chancre et suivre la même marche que celle qu'il avait suivie ; mais ils naissent sous l'influence de l'état constitutionnel général et non par le fait d'une réinoculation. La preuve, c'est qu'on chercherait vainement à les faire développer en inoculant, à la lancette ou autrement, sur une autre région du même malade, la sécrétion du principal ulcère, de celui né de la nécrobiose scléreuse. Ils ne succéderaient pas davantage à l'inoculation autour de l'ulcère, si cette opération était pratiquée avant la quatrième semaine de l'existence du chancre. Ce sont là des faits d'expérimentation entièrement conformes, d'ailleurs, à ce que nous savons sur les conditions d'évolution du virus syphilitique, observé selon ses phases successives et dans les régions diverses, faits dont le *dualisme* est seul en mesure de donner l'explication.　　　　　　　　　　　　　　A. D.

fluence des moyens thérapeutiques (sauf, bien entendu, dans le cas possible d'ulcération), après avoir persisté pendant des semaines et des mois sans changement appréciable; c'est par atrophie interne que cette diminution de la sclérose s'opère. Elle se ramollit et se rapetisse de la périphérie vers le centre, la surface se ride et enfin, après des semaines ou des mois, la peau a recouvré, sur le point naguère occupé par la sclérose, sa consistance normale, de façon qu'elle peut alors se plisser entre les doigts qui la saisissent.

Siége du chancre dur. — On comprend que le chancre dur se développe partout où l'on trouve des chancres en général, puisque l'expérience nous apprend qu'il peut toujours provenir d'un chancre mou d'une espèce quelconque, à l'exception du chancre gangréneux et phagédénique.

Cependant il y a certaines régions où l'induration du chancre est relativement plus fréquente. A cet égard, l'hypothèse exprimée en son temps par Ricord, que la nature spéciale du terrain dans lequel le virus syphilitique a été déposé a une importance considérable sur l'induration ou la non-induration du chancre, paraît ne pas être sans fondement au point de vue pratique.

Cette opinion néanmoins n'est pas exacte d'une manière générale, puisque, comme nous l'avons vu, le chancre dur peut, comme le chancre mou, se développer partout.

Aux organes génitaux de l'homme, la sclérose se trouve le plus souvent sur le prépuce, sur le bord libre ou sur l'un des feuillets interne ou externe de celui-ci, sous forme d'un gros bouton dur, rond ou demi-rond, saillant, ou sous un aspect lamelleux.

L'épaississement et la dureté qui surviennent dans le prépuce avec la sclérose, et l'œdème qui accompagne celle-ci, provoquent et entretiennent même pendant des mois le phimosis et le paraphimosis.

On trouve encore assez souvent des chancres indurés sur le tégument externe de la verge, plus rarement sur le gland, et dans ce cas encore c'est le plus souvent à l'orifice de l'urèthre et à l'intérieur du canal.

Sur les organes génitaux de la femme, ce sont les grandes et petites lèvres et le prépuce du clitoris qui sont plus fréquemment le siége du chancre dur.

Comme le chancre dur ou la sclérose qui persiste après la guérison de cet ulcère est en général solitaire, il en résulte que le point qui en est le siége fait une saillie très-notable au-dessus des autres parties des organes génitaux restées, elles, à l'état normal.

La grande lèvre est dans sa totalité épaissie, augmentée de volume et saillante ; la peau s'y montre partout pâle, sauf sur un point limité, le plus saillant, où elle est d'un rouge vif au début et plus tard livide. A sa face interne aussi, ou également sur un autre endroit, se trouve soit un ulcère plat, soit une dépression cicatricielle peu profonde qui est le vestige de l'ulcère. La lèvre est entièrement dure ; toutefois elle ne présente une induration spécifique que sur une étendue limitée correspondante à la coloration livide de la surface, là où parfois aussi la sclérose peut être sentie comme une nodosité arrondie, située profondément dans la peau. Le reste de la tumeur offre l'empâtement de l'œdème chronique.

La petite lèvre, lorsqu'elle est le siége de l'induration, agrandie, épaissie, présentant un sillon profond et par cela même induré en totalité, se présente de manière à faire librement saillie entre les grandes lèvres.

Le chancre dur se trouve très-rarement sur la muqueuse vaginale ; on l'observe plus souvent à l'entrée du vagin.

Il est extrêmement rare de voir le chancre dur se développer dans le voisinage des parties sexuelles et de l'anus ; encore moins se montre-t-il sur le tronc, à l'exception de la région du bas-ventre, où l'inoculation de nouveaux chancres est en général très-rare (1).

D'un autre côté, on trouve souvent le chancre dur loin des organes génitaux, sur le mamelon chez les femmes (les nourrices), sur la face et sur les doigts.

Le mamelon (chez la femme) est alors épaissi, saillant, raide ; il présente à sa surface un ulcère grand comme une lentille ou même comme une pièce de cinq francs, nettement limité, plat ou peu enfoncé, ou une cicatrice légèrement déprimée. L'ulcère est rouge, finement granuleux ; il sécrète une quantité modérée d'un pus clair, ou bien il semble enduit de gomme, rouge brun, sec, fendillé ; ou enfin il est couvert d'un dépôt de pus brun jaunâtre, disséminé dans les couches superficielles.

Les chancres dans la région du visage s'indurent d'une manière si régulière que Ricord, se basant sur ce fait, a cru pouvoir employer l'expression « chancre céphalique » comme synonyme de chancre dur. Cependant on y rencontre aussi, quoique plus rarement, des chancres exclusivement mous.

(1) De même que certains sujets sont réfractaires à contracter *cliniquement* des chancres quelconques, de même en est-il de certains tissus, de certaines régions. Mais tous (hommes et tissus) redeviennent égaux devant la lancette.　　A. D.

Dans cette région, c'est le plus souvent sur les lèvres, la supérieure ou l'inférieure, que se trouve le chancre dur. La lèvre est considérablement épaissie et saillante sur une partie limitée, au milieu ou sur le côté ; si on la retourne en dehors avec le doigt, on voit au niveau de la partie saillante, à l'extérieur, la muqueuse de la lèvre entamée par un ulcère du diamètre d'une lentille jusqu'à celui d'une pièce de 50 centimes, nettement limité, aplati, rouge, finement granuleux, ou couvert d'un détritus jaunâtre, ou bien d'une croûte sèche, d'un rouge brun, fendillée. La partie qui fait saillie est ferme, élastique, et douloureuse à la pression.

Les chancres durs des joues, du menton, des doigts, se comportent d'une manière analogue ; outre leur surface ulcéreuse de forme variable, aplatie, ressemblant à une simple érosion ou bien pénétrant à une certaine profondeur et donnant une suppuration abondante, ou la cicatrice correspondante à cet ulcère, ils présentent une sclérose en forme de lame, de masse arrondie ou de saillie boutonneuse.

Les chancres durs de la langue offrent le plus souvent à leur surface l'aspect des chancres mous et ce n'est que par le toucher que l'on peut reconnaître la dureté de leur base qui pénètre en forme de nodosité dans les tissus de la langue.

Diagnostic du chancre dur. — Le diagnostic du chancre dur repose sur la constatation de l'induration spécifique. Cela est vrai aussi bien pour le diagnostic du chancre dur relativement aux affections non syphilitiques et qui ne lui ressemblent qu'extérieurement, que pour sa comparaison avec le chancre mou.

A ne l'envisager que comme représentant un ulcère, on arrive à établir le diagnostic du chancre dur en prenant en considération toutes les circonstances que nous avons énumérées dans la symptomatologie du chancre dur et qui ont aussi une importance réelle pour le diagnostic du chancre mou.

Les caractères cliniques de l'ulcère doivent certainement être mis en première ligne parmi les éléments du diagnostic. Mais ils ne suffisent pas, en raison de leur multiplicité, et quelquefois aussi parce qu'ils sont faiblement accusés : notre jugement a donc besoin de s'appuyer encore sur diverses autres circonstances.

Ici la localisation doit être prise en grande considération, tout comme pour le diagnostic du chancre mou. Un chancre dur est-il situé sur les parties génitales, ou à la bouche, sur les lèvres, le diagnostic en sera plus facile, en raison des données que nous fournit l'expérience sur l'étiologie de la maladie en général, que s'il s'agit d'un chancre siégeant sur la joue.

Quant à la virulence, à la contagiosité, elle nous est encore d'un bien plus faible secours pour le diagnostic du chancre dur que pour celui du chancre mou. Le chancre dur ne se montre inoculable, dans le sens de la production d'une ulcération semblable au chancre par inoculation du pus qu'il sécrète, que dans le cas où il fournit encore originairement une grande quantité de pus, — il représente alors un chancre mixte dans le sens des dualistes, — ou quand, par une irritation artificielle, il arrive à une plus forte sécrétion purulente.

Mais même le résultat d'une inoculation, positif dans ce sens, n'a encore qu'une valeur précaire, parce que, comme l'ont fait voir les recherches que nous avons signalées plus haut, le pus provenant d'efflorescences non syphilitiques, comme les pustules de la gale, etc., peut aussi déterminer sur des individus atteints ou non de syphilis la production de pustules inoculables successivement et d'ulcères.

Cependant on n'a jamais réussi jusqu'à présent à provoquer par l'inoculation artificielle sur un sujet porteur d'un chancre dur un nouveau chancre induré.

La sclérose spécifique, ulcérée ou déjà cicatrisée, est quelquefois difficile à distinguer de nodosités dures, analogues, non syphilitiques.

Sur les parties génitales, sur le mont de Vénus, sur les lèvres, il survient des productions boutonneuses de nature non syphilitique, qui peuvent avoir une très-grande analogie avec la sclérose du chancre dur. Parmi les plus fréquentes, on peut citer les furoncles, le carcinome, la chéloïde, les nodules des sillons de l'acare, dans la gale.

Le furoncle des grandes lèvres, du mont de Vénus, des lèvres amène, à côté de la tumeur plus circonscrite qui le constitue, un gonflement œdémateux du tissu environnant. Ici l'aspect et la sensation au toucher ressemblent beaucoup à ceux de la sclérose, dont la saillie ne peut être découverte qu'au milieu d'une tumeur œdémateuse. Les phénomènes inflammatoires concomitants que présente la peau et la très-grande sensibilité qui existe dans le furoncle écartent l'idée d'une sclérose. Dans les cas où ces symptômes sont peu distincts, la marche ultérieure de la maladie peut seule éclairer le diagnostic.

Cela est vrai particulièrement pour les abcès qui se développent lentement dans les grandes lèvres ou aussi dans les petites lèvres (abcès des glandes de Bartholin) et au niveau de la bouche, dans les lèvres; dans le cas de ces divers abcès, de ceux de la bouche surtout, il y a parfois une telle ressemblance dans la symptomatologie que même un médecin expérimenté ne peut absolument établir son diagnostic que d'après l'observation de la marche ultérieure de la maladie.

Le carcinome du prépuce, des grandes lèvres et des lèvres simule souvent une sclérose chancreuse, et cela, quelquefois pendant long-temps. Les cas où la maladie est très-développée et a son aspect carac-téristique ne donnent pas, il est vrai, facilement lieu à confusion. Mais un cancer qui dès l'origine se développe lentement et comme par infiltration amène dans les grandes lèvres aussi bien que dans les lèvres buccales une forme morbide que l'on ne peut distinguer de la sclérose ni par son aspect, ni par le toucher. Même la dépression cica-tricielle (épithélioma cicatrisant) qui dans tous les cas se forme pendant le cours de la maladie, sur un point, par exemple, de la grande lèvre, n'est pas encore un symptôme distinctif, parce que là sclérose qui cor-respond à l'ulcère antérieur offre elle-même cette dépression cicatri-cielle. La longueur de l'évolution est propre aux deux affections. J'ai observé pendant des mois entiers avec le professeur Hebra un cas de ce genre, dans lequel, bien que nous eussions pesé avec le plus grand soin les éléments du diagnostic différentiel, les symptômes du carci-nome n'ont pu être bien reconnus qu'après une année, alors que le gonflement et l'induration des ganglions voisins et les douleurs lanci-nantes nocturnes se furent manifestés.

Le cancer commençant du vagin peut à peine être distingué d'un chancre dur de cet organe.

Dans les cas où il est possible, l'examen microscopique permet d'établir de bonne heure la distinction.

Quand on a une expérience suffisante et quand on examine avec attention les autres symptômes actuels, il est facile de distinguer les nodosités d'acné ou de gale qui existent sur le prépuce des sclé-roses chancreuses.

L'exposé qui précède ne comprend pas encore toutes les difficultés possibles dans le diagnostic du chancre dur. Cependant il tient compte des circonstances les plus importantes et suffit pour démontrer que le diagnostic exact du chancre dur, s'il est souvent très-facile, ne peut dans beaucoup de cas être définitivement établi qu'à l'aide de toutes les circonstances qui concernent le chancre dur lui-même et les affec-tions qui lui ressemblent, et en particulier par l'observation de la marche de la maladie.

Mais c'est avec le chancre mou que la distinction est parfois encore plus difficile; souvent même elle est impossible à établir.

La sclérose se présente-t-elle, de la manière typique que nous avons décrite, sous forme d'une nodosité nettement délimitée, que les doigts peuvent saisir, et offrant la consistance connue, où d'une induration aplatie? D'après la notion pratique que l'on a actuellement de la maladie, on peut immédiatement la déclarer un chancre dur.

Mais il en est autrement quand l'induration ne présente pas d'une manière certaine dans son développement les caractères décrits plus haut. Il y a indubitablement des chancres qui n'offrent qu'une induration modérée, mais n'ayant pas le caractère typique, du bord et du fond, induration qui pourrait tout aussi bien passer pour une simple dureté inflammatoire; et cependant on y retrouve la même évolution et particulièrement les mêmes phénomènes successifs que dans le chancre dur typique. Ricord disait de cette sorte de chancres que l'on doit avoir l'induration spécifique au bout du doigt, en d'autres termes que dans ces circonstances l'appréciation de l'induration doit être purement subjective.

Je préfère dire que dans beaucoup de cas l'induration ne peut pas être diagnostiquée, ou qu'en général l'induration typique seule peut l'être.

La manière de faire particulière, et aimée de beaucoup d'auteurs, de diagnostiquer quand même l'induration, ou même de parler encore d'un chancre dur quand le toucher le plus exercé ne permet pas même de reconnaître la moindre induration, s'explique par un effort qu'ils tentent pour se conformer à la théorie de la dualité, suivant laquelle certains phénomènes consécutifs, particulièrement ceux de la syphilis générale, ne peuvent être rattachés qu'au chancre dur et nullement au chancre mou. Cette manière de porter son jugement répond à une vue théorique, mais ne représente pas un diagnostic pratique.

Cependant il serait à désirer, précisément pour des motifs éminemment pratiques, que l'on pût toujours sûrement diagnostiquer le chancre dur du chancre mou. Jusqu'à présent, et en raison des formes transitoires que l'on observe si souvent en clinique, il est très-fréquemment impossible de les différencier l'un de l'autre.

En outre, la valeur pratique de cette distinction, quand même elle serait possible, est considérablement amoindrie par ce fait que nous n'ignorons pas que la syphilis constitutionnelle peut se développer à la suite de chancres éminemment mous, multiples, liés à des bubons suppurants dans les deux aines (1); elle diminue encore si nous prenons en

____

(1) Si l'on voit parfois la syphilis constitutionnelle survenir à la suite de chancres éminemment mous, multiples, liés à des bubons suppurants dans l'aine, cela

considération ces formes de chancres que le degré de leur consistance
ne permet de classer ni parmi les chancres mous ni parmi les chancres
durs, mais que l'on considère comme des formes spéciales, en raison
d'autres caractères qu'ils présentent : chancre phagédénique, diphthéritique, aplati, érosif, serpigineux.

Pour ces sortes de chancres, la théorie du dualisme n'a pas encore
pu établir une formule précise, d'après laquelle on pourrait déterminer à l'avance si les phénomènes consécutifs que l'on redoute se déve-
lopperont plus tard ou feront défaut (1).

Mais ce sont les phénomènes consécutifs et non les symptômes actuels
qui donnent à la signification clinique du chancre une valeur aussi
considérable, et qui sont le point de départ de nouvelles conceptions
théoriques de cette affection.

Conséquences des chancres. — Il est rare que la signification des
chancres se traduise immédiatement par le développement des symptômes cliniques qui leur sont propres.

Très-souvent, au contraire, pendant leur durée ou à leur suite, il
survient des états morbides particuliers qui peuvent être distingués en
symptômes consécutifs prochains ou immédiats, et symptômes éloignés
ou médiats des chancres.

Les conséquences morbides immédiates des chancres consistent, en
outre des destructions de tissus produites par l'ulcération et des cicatrices, en une affection inflammatoire des vaisseaux et des ganglions
lymphatiques qui sont en rapport avec le siége anatomique de la lésion
syphilitique idiopathique actuelle.

En raison de leur origine spécifique, on parle, dans ces circonstances, d'une lymphangite et d'une adénite spéciales. On désigne aussi
cette dernière, par abréviation, sous le nom de *bubon* dans le sens
spécifique.

---

tient à des causes particulières qu'il importe de rappeler ici, — notamment à ce
que l'ulcéré qui a été le point de départ de la syphilis résultait du contact du
pus chancrelleux, sur un chancre primitivement dur, en un mot à ce que cet
ulcère était un chancre mixte.   A. D.

(1) Les caractères qui, outre l'induration, permettent de dire à l'avance le
développement ultérieur des accidents constitutionnels sont : 1º l'adénopathie uni
ou bi-inguinale, cette pléiade ganglionnaire que depuis Ricord tous les syphiligraphes considèrent comme un des signes les plus certains ; 2º la non-multipli-
cité du chancre primitif induré ; 3º son indolence relative ; 4º sa longue incubation ; et parfois enfin 5º la constatation par confrontation de son origine, c'est-à-
dire de la source d'où il provient.   A. D.

Les vaisseaux et les ganglions lymphatiques peuvent être enflammés simultanément, ou séparément, les uns ou les autres exclusivement.

Ces inflammations se développent, soit pendant la durée des chancres, soit souvent même un certain temps après leur cicatrisation complète (1).

Les symptômes consécutifs éloignés ou médiats comprennent toutes les formes morbides très-variables, qui persistent d'une façon tenace pendant des mois, des années, parfois même toute la vie, ou qui se reproduisent plusieurs fois, et que l'on connaît sous le nom de syphilis générale, syphilis constitutionnelle, *lues venerea*, formes morbides qui atteignent la peau, les muqueuses, les organes internes, les os, les glandes, la masse des humeurs ; en un mot, tous les systèmes organiques. Elles font l'objet spécial de la syphiligraphie ; aussi devons-nous ici nous borner à cette simple énumération. Pour ce qui est des symptômes de la syphilis générale qui se manifestent sur la peau, c'est-à-dire des affections cutanées connues sous le nom de *syphilides*, en ce qui concerne leur relation intime avec les chancres et avec la théorie de la syphilis en général, je renvoie le lecteur à mon ouvrage qui traite ces sujets : *la Syphilis de la peau et des muqueuses avoisinantes*, etc.

Je dois également renvoyer à cet ouvrage spécial relativement à la signification anatomique de la sclérose particulière au chancre dur, de l'induration que l'on appelle huntérienne.

Du reste, ainsi que nous l'avons fait connaître dans l'exposé des résultats histologiques afférents aux ulcères en général (pages 632 et 647), autant du moins que nous pouvons l'établir au moyen des méthodes d'examen que nous possédons actuellement, les conditions anatomiques des chancres mous, dans lesquels par conséquent il ne saurait être question d'induration, sont absolument les mêmes que celles des ulcères inflammatoires (2).

---

(1) Il importe de revenir encore une fois sur l'adénopathie et de rappeler que le bubon qui accompagne toujours le chancre induré, le chancre infectant, est constitué par un engorgement des ganglions correspondant à la région qu'il occupe. Ces ganglions sont durs, le plus souvent indolents, à moins qu'ils n'aient été irrités par des pansements excitants ou par des fatigues exagérées. Ces ganglions ne viennent jamais à suppuration ; ils ont une évolution très-lente et ne disparaissent qu'à la suite du traitement général. Toutefois la suppuration peut envahir ces ganglions, mais dans le cas seulement où le chancre qui lui a donné naissance est un chancre mixte ; alors leur pus est inoculable.   A. D.

(2) Si l'on voit quelquefois le chancre mou, la chancrelle, devenir après un certain temps un chancre dur, infectant, ou, pour parler plus exactement, si l'on voit un ulcère d'abord chancrelleux revêtir, outre les caractères de cette espèce

Traitement des chancres. — Le traitement des chancres en tant qu'ulcères doit être institué suivant les règles de la thérapeutique chirurgicale générale des ulcères. Quoique ceux-ci doivent leur naissance à un virus spécifique, nous ne sommes pas, quant à présent, vu notre ignorance complète sur la nature physique et chimique de ce poison, vu aussi le peu de progrès que tout l'empirisme nous a fait faire dans cette direction, en état d'indiquer un remède spécifique contre le chancre. C'est pourquoi l'on a recours à tous les moyens qui, dans les autres ulcères inflammatoires, sont capables de nettoyer les plaies et de les transformer en plaies granuleuses. Ce sont les mêmes que nous avons exposés en détail (pages 646 et suiv.) dans un exemple concret, l'ulcère de la jambe.

Un moyen qui n'est pas employé dans d'autres cas, mais qui certainement agit d'une façon très-avantageuse contre les chancres, très-maniable et par cela même très-pratique, c'est l'emplâtre mercuriel. Outre qu'il est d'une application commode, il offre, sur les pansements aqueux et sur les pommades, cet avantage qu'il tient solidement et qu'il empêche autant que possible le pus chancreux de se répandre et de s'écouler sur les parties voisines; qu'au-dessous de lui il ne se forme pas de croûtes qui, sans cela, seraient une cause de rétention du pus et d'exagération de l'inflammation; enfin que, ce qui est extrêmement important à cause des phénomènes consécutifs généraux, la sclérose du chancre disparaît de la façon la plus rapide et la plus complète sous l'emplâtre gris. En ce qui concerne le traitement abortif du chancre au moyen de la cautérisation et de l'excision, je renvoie le lecteur à mon livre sur la syphilis (1).

d'ulcère, ceux du chancre infectant, cela tient à l'incubation beaucoup plus longue de ce dernier. Au moment du coït, si un germe de véritable chancre se dépose sur une partie chancrellée, on verra la transformation scléreuse se produire seulement au bout d'un temps assez long, un mois en moyenne. A. D.

(1) Puisqu'il n'est évidemment pas entré dans le plan de l'auteur — nous ne savons pour quel motif — d'exposer le traitement des chancres, nous croyons, ne fût-ce qu'en raison du développement donné aux autres parties de ce chapitre, devoir résumer en quelques lignes les méthodes thérapeutiques auxquelles le praticien devra donner la préférence.

Et d'abord les indications seront différentes, seront essentiellement et fondamentalement différentes, selon qu'il s'agira d'une chancrelle ou d'un véritable chancre, d'un chancre induré syphilitique. Je sais bien qu'au début le chancre peut être pris pour une chancrelle ou ne présenter que plus tard les caractères spécifiques; dans cette hypothèse, il y a quelques réserves à faire et surtout quelques explications à donner au malade, comme l'a judicieusement fait observer M. Diday.

Si l'on est en présence d'une chancrelle, le praticien aura à choisir entre le traite-

3. *Ulcères provenant de néoplasmes.* — Il y a une foule de néoplasmes dans la marche desquels l'ulcération a l'habitude de se produire. Parmi ceux-ci, nous avons indiqué (p. 636) le lupus, la lèpre, le carcinome, le sarcome et la syphilis. Dans tous ces cas, c'est le néoplasme lui-même qui donne à l'ulcère en question son caractère clinique et histologique essentiel. Aussi une étude complète de ce dernier ne peut-elle être faite que dans une discussion approfondie sur le néoplasme qui lui a donné naissance.

C'est ce que nous avons fait du mieux qui nous a été possible, dans les parties de cet ouvrage où nous avons traité de ces maladies, et par conséquent, pour ce qui est relatif à la symptomatologie, à la marche, au diagnostic, à l'histologie et au traitement des ulcères consécutifs au

ment abortif ou le traitement par les topiques — traitement *morateur* de l'auteur précité. L'abortion de la chancrelle semblerait devoir mériter toujours la préférence en ce sens qu'elle remplace, et d'emblée, par une plaie simple un ulcère à sécrétion contagionnante, lequel peut devenir phagédénique et donner lieu à des bubons suppurés. Ces avantages militeraient donc hautement en faveur du traitement abortif. Il m'est impossible de discuter ici une question aussi importante et qui exigerait de longs développements ; je me bornerai à rappeler que la première condition sera d'être sûr de détruire le mal dans toute son étendue, sans lésion pour les parties voisines.

Cette abortion sera surtout utile chez les prostituées, afin d'éviter autant que possible la transmissibilité si fréquente du germe contagieux. Mais, d'autre part, l'abortion chancrelleuse favorisant — chez les sujets dartreux — l'apparition et surtout les récidives de l'herpès préputial, chez les sujets prédisposés, il en résulte une véritable contre-indication pour ce mode de traitement.

Pour la cautérisation abortive du chancre simple, on a conseillé divers caustiques. M. Diday a, le premier (dès 1849) employé la pâte de chlorure de zinc. Ce caustique doit être, suivant notre savant confrère, préféré à tous les autres. Il est d'une application facile et donne lieu à peu de douleurs.

On peut aussi avoir recours au nitrate d'argent, non par simple attouchement, mais à l'exemple de M. Rodet, en déposant un petit fragment de *pierre* sur la plaie. Mais on n'est pas sûr d'atteindre ainsi la surface virulente dans toute son étendue, comme on peut le faire avec la pâte de Canquoin qu'il est toujours facile de couper, d'adapter exactement.

On a encore employé dans ce but d'autres caustiques : l'acide nitrique monohydraté, la pâte carbo-sulfurique, etc.

Si l'on n'a pas eu recours à la méthode abortive, ou si sa période d'application est passée, il s'agira d'amener le chancre le plus rapidement possible à la cicatrisation. Dans ce but, on aura recours soit à des pansements avec une solution de nitrate d'argent (8 à 10 décigr. sur 25 à 30 gram. d'eau), soit à la poudre d'iodoforme, à l'onguent digestif, au vin aromatique, à l'alcool de guaco convenablement dilué, etc.

Ces moyens cathérétiques sont bien préférables aux corps gras, — notamment à l'emplâtre mercuriel préconisé par l'auteur. Dans la chancrelle, en effet, l'usage de l'emplâtre gris excoriant les parties voisines favoriserait à coup sûr des réinoculations accidentelles.

En cas de phagédénisme, nombreux sont les remèdes qui ont été proposés.

lupus, nous renvoyons à la page 433 et suiv.; pour les ulcères provenant de la lèpre, à la page 516 et suiv.; et pour les ulcères carcinomateux, à la page 569 et suiv., *loc. cit.*

Par contre, nous consacrerons ici une étude détaillée aux ulcères qui proviennent de néoplasmes syphilitiques, nodosités, gommes, etc., et qui doivent être considérés comme émanant de la syphilis constitutionnelle, c'est-à-dire aux ulcères syphilitiques symptomatiques.

Outre les agents que nous avons déjà indiqués; on pourra encore employer avec succès les poudres de charbon, de quinquina ou de camphre; la solution aqueuse de tartrate de fer et de potasse (Ricord); une solution aqueuse concentrée d'opium; un mélange de sous-acétate de plomb et de jus de citron dans une petite quantité d'eau (Rodet); le cautère actuel (Rollet).

Quant au chancre induré, comme ses deux caractères principaux sont d'être indolent et superficiel; que d'autre part, en règle générale, il guérit dans l'espace de trois ou quatre septénaires; enfin qu'il guérit surtout sous l'influence de l'agent curatif de l'affection générale, dont il n'est que la première manifestation, le traitement local ne consiste que dans l'application d'astringents ou de légers cathérétiques. On a remarqué que les mercuriaux dont l'emploi est populaire — même parmi les médecins — diminuent réellement l'induration, mais n'abrégent point la durée de l'ulcère primitif.

Dans les complications de travail ulcératif exagéré ou de phagédénisme, le nitrate d'argent reprendra sa juste prépondérance.   A. D.

ULCÈRES SYPHILITIQUES SYMPTOMATIQUES

Syphilide ulcéreuse. Syphilis cutanea ulcerosa.

Symptomatologie. — Le type de l'ulcère syphilitique est représenté dans sa plus grande simplicité par l'ulcère qui a pris naissance sur une nodosité de la peau unique, isolée.

Il est circulaire, il a des bords nettement coupés, finement dentelés et un peu décollés ; le bord et le fond sont couverts d'un dépôt jaune gris, désagrégés, infiltrés dans une certaine étendue, tant en surface qu'en profondeur. L'ulcère est extrêmement douloureux, soit spontanément, soit au toucher.

Lorsque l'infiltrat a fini de s'agrandir, la désagrégation se propage en surface et en profondeur jusqu'aux limites du tissu normal. De celui-ci part alors, comme chez un individu non syphilitique, une granulation normale suivie d'une cicatrice.

La forme, la grandeur, l'extension et la succession des nodosités qui se désagrègent, déterminent la forme, la profondeur, l'étendue et la succession des ulcères.

C'est là un fait tellement hors de contestation, que l'on peut à chaque instant éliminer un ulcère syphilitique en faisant disparaître à l'aide d'un caustique par exemple la tumeur gommeuse qui lui sert de base. On comprend que ce résultat ne s'obtient d'une manière certaine que dans les cas où l'on rencontre la condition nécessaire, c'est-à-dire une nodosité qui est complétement isolable, même du côté de la profondeur.

D'après ces explications, les différences dans la configuration et dans l'évolution des ulcères syphilitiques dépendent directement de la forme et de la marche des nodosités syphilitiques de la peau.

L'ulcère qui correspond à une nodosité isolée reste rond tant que celle-ci ne prend pas des dimensions supérieures à celles qu'elle avait au début, ou qu'il se développe de tous les côtés d'une façon uniforme. L'expérience nous apprend que ce développement uniforme ne va que jusqu'à une certaine limite au delà de laquelle la production d'un nouvel infiltrat spécifique qui dispose les tissus à la désagrégation ne se fait plus que dans une partie, environ les deux tiers de la périphérie. C'est là précisément ce qui donne aux grands ulcères syphilitiques l'aspect réniforme ; c'est-à-dire qu'il se produit des granulations et une cicatrice dans les points où la désagrégation s'est faite jusqu'au tissu sain, en même temps que l'ulcération progresse vers le côté opposé, là où le nouvel infiltrat s'est produit. L'ulcère a un bord interne concave, regardant vers le centre primitif, aplati, compris dans le processus de cicatrisation, et un bord externe convexe, présentant essentiellement le caractère ulcéreux, taillé à pic, qui se distingue extérieurement de la peau voisine normale par un liséré d'infiltration.

De cette manière un ulcère peut, avec le temps, arriver à occuper un lieu éloigné du point de départ originel et à détruire ainsi une étendue de peau tout à fait considérable qui est remplacée par un tissu de cicatrice.

Des ulcères réniformes, qui ont pris naissance sur des nodosités isolées placées primitivement en cercle à côté les unes des autres, se réunissent en ulcères serpigineux lorsque, par suite de leur marche progressive, ils arrivent à empiéter les uns sur les autres. La disposition des bords de l'ulcère par rapport aux centres cicatrisés reste toujours la même. Sur les segments isolés, c'est toujours le bord interne, concave, aplati, sur lequel la cicatrisation s'avance en suivant à partir du milieu une marche centrifuge ; le bord externe est toujours taillé à pic, envahi par l'ulcération, et se distingue de la peau voisine saine par un liséré d'infiltration qui a une direction convexe.

C'est dans de telles circonstances que l'on voit survenir des rupias simples ou combinés, c'est-à-dire groupés, circinés et serpigineux (Rupia syphilitique ulcéreux), lorsque, par suite de la dessication du pus, il se forme des croûtes épaisses sur des ulcères ou des infiltrats à marche lente et disposés en zones. Quand on enlève les croûtes de rupia, on trouve alors les ulcères et les infiltrats caractéristiques, profondément enfouis dans les tissus, bien différents des autres variétés du rupia qui se produisent dans tous les cas où il existe un processus chronique d'exsudation ou de suppuration progressant d'un centre vers la périphérie, par exemple dans le pemphigus circiné et serpigineux, dans certaines excoriations (ce que les auteurs appellent le Rupia non syphilitique).

Les ulcères qui proviennent de petites nodosités syphilitiques de la peau ou de grosses tumeurs gommeuses sous-cutanées diffèrent un peu des ulcères typiques que nous venons de décrire.

Les premiers ont plutôt l'aspect cratériforme et ne présentent extérieurement l'état ulcéreux que sur les bords de leur petite ouverture. Proportionnellement à leur étendue en largeur, ils pénètrent beaucoup plus profondément dans les tissus que les ulcères qui proviennent de nodosités cutanées plus volumineuses.

Les ulcères qui prennent naissance sur des gommes du tissu

cellulaire sous-cutané ne sont que rarement associés avec l'ulcère cutané typique. — L'ulcère dans ce cas représente une cavité dont les dimensions correspondent au volume de la tumeur gommeuse.

En même temps, comme les nodosités de ces deux genres que nous venons de nommer en dernier lieu, les petites nodosités cutanées et les gommes du tissu cellulaire ne se développent pas habituellement les unes à côté des autres d'une façon régulière, ainsi que le font les nodosités plus volumineuses de la peau. Au contraire, elles naissent d'une façon tout à fait irrégulière à côté et au-dessous les unes des autres, de manière à se confondre; les ulcères auxquels elles donnent naissance se combinent également entre eux d'une manière très-irrégulière, soit qu'ils commencent par les bords ulcéreux de la peau, soit qu'ils prennent naissance sous la peau, dans les différentes cavités ulcéreuses auxquelles ils se rattachent.

On comprend qu'il en est de même pour les ulcères cutanés provenant de gommes syphilitiques qui, nées dans les couches profondes, comme le périoste, les os, ou les muscles, ont fini par envahir la peau et sont arrivées à la destruction.

Suites et complications des ulcères syphilitiques. — La conséquence directe de l'ulcère syphilitique est la destruction du tissu atteint, destruction qui va ordinairement jusqu'aux limites de la nodosité. En effet, l'expérience nous apprend que, le processus de destruction ulcéreuse une fois commencé, il est très-rare (cela n'a lieu que quand on applique le traitement d'une manière convenable) que la nodosité disparaisse même partiellement par résorption. L'étendue de cette destruction est donc variable, suivant que l'infiltration et la désagrégation se sont propagées plus ou moins en surface et en profondeur. Elle sera surtout très-considérable dans les cas où le ramollissement a commencé par la profondeur, et par conséquent tout spécialement dans les tumeurs gommeuses sous-cutanées. La petite ouverture qui se produit, lorsque la gomme ramollie arrive à s'ulcérer, est souvent en disproportion évidente avec l'énorme cavité qui s'étend sous la peau.

Le degré du trouble fonctionnel et l'importance clinique propres aux destructions causées par les ulcères syphilitiques, et aux cicatrices qui les suivent, dépendent, en dehors des circonstances générales que nous avons énumérées plus haut, de l'importance physiologique de la partie du corps qui est affectée. Suivant ces différentes localisations, il se manifeste, en outre, diverses modifications dans l'en-

semble des symptômes typiques, des complications et des conséquences
variables, circonstances tout à fait spéciales au point de vue du diagnostic et de la signification nosologique de l'affection, de sorte que
dans ce sens même la syphilide ulcéreuse mérite encore un examen
plus approfondi.

Voulant nous borner ici uniquement au côté pratique, nous examinerons la localisation de la syphilide ulcéreuse sur le cuir chevelu, au
visage, sur le tronc et sur les extrémités.

Localisation sur le cuir chevelu. — Les productions syphilitiques
qui se développent sur le cuir chevelu montrent dans toutes les circonstances une grande tendance à la fonte purulente. Ainsi, à l'époque de
la première éruption de la syphilis, alors que sur le reste du corps
il n'y a que des macules ou des papules, on trouve déjà là des
nodosités plus ou moins grosses, qui se transforment en pustules (impétigo syphilitique) et laissent à leur suite des cicatrices de même
grandeur.

Les formes ulcéreuses proprement dites qui proviennent de gommes soit cutanées, soit sous-cutanées (périostiques), ont une importance plus considérable.

Les premières se développent isolément, ou bien elles se prononcent
de bonne heure ou à une époque ultérieure en groupes et en lignes
circulaires. Elles se présentent donc au début comme des ulcères
isolés, de forme circulaire ou plus tard réniforme ; et à une époque plus
reculée de leur développement elles apparaissent sous forme d'ulcères
confluents, serpigineux, peu profonds, avec un fond aplati ou inégal,
lardacé ou saignant facilement, et des bords épais, tuméfiés, plus ou
moins irrégulièrement décollés. Il arrive souvent que ces excavations
mettent plusieurs ulcères en communication sous-cutanée les uns avec
les autres. Ils sécrètent un liquide clair, visco-purulent, qui se répand
sur les parties voisines et, se mélangeant au produit des follicules sébacés, se dessèche en croûtes de couleur terne, peu épaisses, exhalant une
odeur rance, qui collent les cheveux entre eux, flottent sur l'ulcère
même et se laissent facilement détacher. Ils occupent seulement une
région isolée de la tête, ou bien ils se développent simultanément ou
en peu de temps sur différentes places, les uns après les autres. Dans
ce dernier cas, poursuivant leur marche progressive du centre vers la
périphérie, ils arrivent à se confondre et peuvent finalement transformer le cuir chevelu dans toute son étendue en une surface ulcéreuse
unique qui paraît limitée tout le long de la circonférence du crâne par

des bords continus, relevés, sinueux, à convexité tournée en dehors, et décollés sur certains points dans une assez grande étendue, et qui n'est interrompue que çà et là, sur des parties correspondantes aux centres primitifs des différents ulcères, par des cicatrices anciennes et blanches, ou récentes et encore hyperémiées, ou enfin en voie de destruction.

Au-dessus des bords sinueux que nous avons décrits, la peau est décollée sur de grandes étendues, détachée des parties sous-jacentes en forme de poches ou de culs-de-sac, par suite de l'infiltration du pus ; cette dernière circonstance s'observe fréquemment et d'une manière spéciale sur le front et les tempes, de sorte que, par exemple, partant du bord ulcéreux qui se trouve sur la limite du cuir chevelu une fusée purulente arrive jusque sous la paupière supérieure, et celle-ci paraît gonflée et projetée en avant en forme de sac.

Sur le fond ulcéreux, il s'élève parfois des bourgeons charnus serrés les uns contre les autres, rouges, exubérants, qui font quelquefois une saillie de plusieurs millimètres, granuleux, saignant facilement, sécrétant un liquide de mauvaise odeur, sanieux, qui se dessèche en croûtes ternes, tandis que sur le bord l'infiltration saillante qui donne naissance à l'ulcération continue à marcher soit circulairement, soit seulement sur une partie de la périphérie.

Ces excroissances papillaires s'observent dans toutes les granulations à marche lente qui surviennent sur les parties velues du corps, dans le sycosis, l'eczéma, le pemphigus, le lupus, etc., et n'ont rien de spécial à la syphilis.

Il se passe toujours plusieurs années jusqu'à ce que le processus d'ulcération qui part d'un ou de plusieurs centres arrive à envahir une pareille étendue. Il se produit ainsi divers changements dans la forme et l'aspect des parties malades, et une foule de complications qui peuvent avoir une certaine influence sur la marche, les conséquences et la terminaison de la maladie.

Sous le rapport du pronostic, il est à remarquer tout d'abord que, d'après les résultats fournis par l'expérience, même lorsque les ulcères cutanés ont atteint, comme nous l'avons indiqué, une étendue très-considérable et existent depuis fort longtemps, la maladie n'attaque pas les os du crâne. Nulle part on ne trouve un os rugueux. Comme, d'un autre côté, il est toujours possible d'obtenir dans un temps extrêmement court par un traitement convenable une cicatrisation complète, il s'ensuit que l'on peut, en général, considérer comme peu inquiétants même des ulcères s'étendant à la totalité du cuir chevelu.

Mais lors même que la sonde permet de reconnaître çà et là des surfaces osseuses rugueuses (nécrosées), ou qu'un os est dénudé sur une grande étendue, par exemple quand un pariétal tout entier a sa surface nécrosée, gris noir, poreuse, rongée, en même temps que les parties molles qui entourent cet os dans un cercle étendu présentent l'aspect ulcéreux et sont largement décollées, même dans ces cas on peut encore obtenir la cicatrisation. Seulement, en de telles conditions, il est impossible de prévoir même approximativement quelle sera la durée de la maladie.

Ce qui est sous la dépendance de l'influence du traitement, c'est avant tout et uniquement le processus spécifique d'ulcération de la peau même. On peut en être promptement maître.

Mais les surfaces osseuses nécrosées mettent à se détacher un temps indéterminé. Souvent aussi, il est vrai, des parcelles osseuses tombent avec une rapidité surprenante, c'est-à-dire que généralement la nécrose n'occupe que les lamelles externes des os du crâne, et qu'au-dessous de celles-ci il se forme des granulations qui font tomber les parties nécrosées. Mais ce travail très-lent qui s'accomplit là donne naissance à des fusées purulentes dans les régions voisines, particulièrement vers les paupières, dans la fosse ptérygo-palatine, à des érysipèles, etc..., complications qui ouvrent la porte à toutes sortes de dangers, et qui peuvent même se terminer d'une manière fatale. Heureusement les cas de ce genre sont extrêmement rares ; au contraire, une issue favorable est la règle.

On comprend bien que sur toutes ces places qui ont été le siége d'ulcères il reste finalement des cicatrices et avec elles la calvitie. Les cicatrices conservent longtemps un aspect brillant, rouge, comme parcheminé, et s'excorient très-facilement. Avec les progrès de l'âge, elles prennent une couleur d'un blanc brillant et deviennent résistantes.

Pour le diagnostic des ulcères cutanés syphilitiques du cuir chevelu, il ne peut pas y avoir pour ainsi dire de difficultés sérieuses, si seulement on a égard aux caractères que présentent en général les ulcères syphilitiques et si l'on tient compte des particularités que nous avons décrites plus haut comme appartenant spécialement à cette région.

Pour ce qui est de leur combinaison avec les excroissances papillaires, il ne faut pas oublier que ces dernières, ainsi que nous l'avons fait remarquer, peuvent se développer à la suite de toutes sortes de processus inflammatoire et granuleux chronique (sycosis, eczéma, pemphigus, etc.), et que par conséquent il est impossible de les confondre avec la syphilis ; en outre, que, comme je l'ai démontré (1) et décrit, des végétations de ce genre peuvent se développer sur le cuir chevelu d'une manière idiopathique et comme une affection *sui generis ;* que par conséquent aussi, en présence de telles végétations, la constatation des symptômes qui sont connus comme appartenant en général aux nodosités et aux ulcères syphilitiques peut seule autoriser à considérer la maladie comme étant la syphilis.

Localisation dans la région du visage. — Sur tous les points du visage, y compris les paupières, le pavillon de l'oreille et le conduit auditif externe, il peut s'établir des ulcères syphilitiques provenant de nodosités isolées ou de nodosités qui se présentent dès le début ou plus tard en lignes circinées ou circulaires.

Ils se trouvent le plus souvent sur le front et sur la peau du nez, ensuite sur la lèvre supérieure et dans le voisinage immédiat des orifices du nez et de la bouche ; autour de ces derniers, ils s'étendent en forme d'un arc toujours croissant, en suivant une marche continue ou par la succession de récidives fréquentes, détruisent de cette manière toutes les parties molles jusqu'aux os qu'ils attaquent parfois aussi, et enfin donnent lieu à des rétrécissements cicatriciels souvent considérables. Nous avons ainsi trouvé une fois, chez une fille de 13 ans, toute la partie moyenne de la figure envahie par une surface ulcéreuse unique, dont le bord relevé, sinueux, lardacé, ulcéré, partant de la racine du nez vers l'angle interne de l'œil d'un côté, passait sur la région zygomatique et descendait jusqu'à l'angle du menton ; de là il remontait au-dessus de la lèvre inférieure, qui était profondément ulcérée, lâche et pendante, passait sur la joue du côté opposé et revenait en avant près de la racine du nez vers l'angle interne de l'œil droit. Dans toute cette région ainsi circonscrite, les parties molles, la peau du nez, la lèvre supérieure, manquaient presque complétement, de sorte que les prolongements alvéolaires de la mâchoire supérieure étaient dénudés.

Nous avons vu souvent les paupières détruites, racornies, rétrécies par suite d'ulcères syphilitiques. Mais nous n'avons jamais observé de cas où l'affection syphilitique ait envahi la conjonctive du globe de l'œil et la cornée, tandis que, au contraire, cela a été observé pour le lupus (2).

(1) Voy. p. 445.
(2) *Arch. für Dermatol. und Syphilis.* 1869, fasc. 3.

C'est sur le nez que sont le plus souvent localisées les nodosités syphilitiques et les ulcères qui leur succèdent; cela est incontestable et ce fait a une très-grande importance au point de vue pratique.

Il se forme des nodosités, rouge brun, grosses comme un pois ou un peu plus volumineuses, sur différents points, le plus souvent sur les parties latérales du nez et des ailes du nez. Elles restent isolées, ou bien elles se réunissent en formant des infiltrats plus étendus, compactes, inégaux, rugueux, douloureux à la pression. Sur chacune de ces rugosités, il se développe des pustules qui s'ouvrent et laissent après elles de petits ulcères cratériformes. Déjà à cette époque, dès que la pustule s'est ouverte, la destruction peut avoir pénétré profondément jusqu'au cartilage, ou même à travers celui-ci jusqu'à la muqueuse, c'est-à-dire que le ramollissement avait commencé ici au milieu même de la petite nodosité et que la pustule ne représentait qu'un symptôme de la marche vers l'extérieur de cette désagrégation centrale.

Au niveau de la petite nodosité dont il a été question, la muqueuse de la narine se couvre de croûtes. Souvent ces croûtes ne recouvrent absolument que la perforation qui s'est produite aussi de ce côté du nez ou qui ne tarde pas à se développer au fond de la petite cavité ulcéreuse. Il se forme ainsi dans la paroi du nez une ouverture ponctiforme qui s'agrandit rapidement par suite du progrès de l'ulcération en superficie.

Cependant il n'est pas nécessaire qu'un tel processus s'accomplisse pour que, dans un temps relativement court, il se produise une destruction très-considérable.

Les cavités ulcéreuses provenant des différentes petites nodosités situées les unes près des autres se réunissent entre elles sous la peau, avant que celle-ci ne paraisse rougie ou amincie d'une manière notable au niveau de ces trajets sous-cutanés. Lorsqu'ensuite différents points isolés viennent à s'ouvrir, on est encore volontiers disposé à regarder l'affection comme peu grave. Cependant, si l'on introduit un crayon de nitrate d'argent, on remarque, à la grande frayeur du malade, — mais le médecin expérimenté n'en est aucunement surpris, — que la destruction s'étend loin sous la peau, c'est-à-dire que le tissu se dissout en bouillie sous le crayon qui pénètre facilement, et que souvent le crayon introduit par la surface peut se voir dans la narine.

La partie membraneuse du nez peut de cette manière se trouver, dans un espace de temps très-court, séparée en partie ou en totalité de la partie osseuse; il peut même arriver qu'elle se détache et tombe avant d'être à proprement dire détruite. Il suffit pour cela de la fâcheuse disposition de quelques ulcères qui traversent la substance du nez.

Dans d'autres cas, la destruction s'avance progressivement des bords des ailes du nez ou de la lèvre supérieure, en suivant une marche irrégulière, et laisse à sa suite un aspect tronqué, plus irrégulier que dans le cas précédent.

Les ulcères qui atteignent le nez présentent, eu égard au type que nous avons décrit, des différences très-variables sous le rapport de la forme, de la marche et des conséquences, lorsqu'ils sont le résultat de la propagation et de la désagrégation des nodosités syphilitiques des muqueuses, ou qu'ils sont combinés avec la nécrose et la perte de la charpente osseuse du nez, du vomer, etc.

Les ulcères syphilitiques du nez se recouvrent généralement de croûtes épaisses, de mauvaise apparence, qui l'enveloppent comme dans une capsule raide, bouchent l'entrée du nez et donnent à celui-ci, par leur accumulation, l'aspect d'une augmentation anormale de volume. Ce n'est que quand on a détaché les croûtes que l'on découvre qu'au contraire il est considérablement défectueux et que peut-être on n'en pourra plus conserver que de très-petits débris, car ceux-ci tantôt sont couverts d'ulcères lardacés, tantôt sont infiltrés d'une telle quantité de nodosités syphilitiques que c'est à peine si leur conservation est encore possible.

Dans certains cas, même après l'enlèvement des croûtes, le nez semble être augmenté de volume, en ce sens que des excroissances papillaires volumineuses, de plusieurs millimètres de hauteur, granuleuses, se sont établies sur la couche sous-jacente ulcéreuse, comme cela s'observe quelquefois dans le lupus ulcéreux.

Ces végétations exubérantes, qui saignent facilement et sécrètent un pus de mauvaise nature, ne masquent parfois que très-incomplètement les perforations existantes et sont elles-mêmes sujettes à une désagrégation irrégulière, mais constante.

Diagnostic. — Les formes noueuses et ulcéreuses de la syphilis du visage offrent, d'après la description que nous en avons faite d'une façon d'ailleurs très-succincte, un nombre extraordinaire de variétés dans leur aspect extérieur. Et cependant il est toujours et facilement possible d'établir leur diagnostic, en tant que les altérations sont visibles, en se basant sur les symptômes spécifiques qui se sont développés d'une manière nette et distincte.

Les difficultés ne surgissent que dans les cas où les phénomènes spécifiques sont masqués par des symptômes qui les compliquent, et tout spécialement dans le cas de localisation de la maladie sur le nez.

Les nodosités syphilitiques qui restent isolées peuvent facilement être prises pour de l'acné vulgaire; la méprise est plus facile encore quand ces nodosités deviennent le siége de pustules. Le siége profond, la base large, le peu d'intensité des phénomènes phlegmasiques, l'absence de rougeur inflammatoire, la douleur à la pression, la consistance ferme des nodosités, cette circonstance que la dureté persiste même après l'ouverture de la pustule, et principalement la production de l'ulcération caractéristique qui se montre sur les bords de l'ouverture, tout cela pourra déjà de bonne heure faire exclure l'idée de l'acné. Une fois que la propagation de la destruction ulcéreuse, tant en profondeur qu'en surface, est bien évidente, il ne peut plus dès lors exister le moindre doute sur le caractère de la maladie.

Les nodosités syphilitiques qui se réunissent pour former des infiltrats volumineux, étendus, inégaux, compactes, qui envahissent le dos du nez et les parties voisines des joues, ont une grande analogie avec l'*acne rosacea* et le *lupus tumidus*.

Il est certain que dans les deux cas le doute ou l'erreur est possible pendant quelque temps, d'autant plus que dans l'*acne rosacea* et le *lupus tumidus* il peut se produire des pustules avec la coloration brune, et que dans le cas de nodosités syphilitiques on peut voir des téléangiectasies, des squames et la coloration rougeâtre; enfin, que les autres symptômes de la maladie manquent très-souvent à l'époque où apparaissent ces productions syphilitiques.

La confusion avec l'*acne rosacea* n'est plus possible dès que l'ulcération arrive, ou quand on trouve seulement les symptômes de cette atrophie régulière et de régression qui sont propres aux nodosités syphilitiques en général.

Les conditions sont tout autres pour ce qui est du lupus. Celui-ci présente en effet, dans toutes les formes possibles de développement, dans la localisation, la tendance destructive, la production d'ulcères et de végétations, le racornissement et la disparition des tissus, la plus grande analogie avec la syphilide noueuse (tuberculeuse) et ulcéreuse.

Par le fait, les difficultés pour distinguer ces deux affections sont très-grandes, quelquefois même elles sont — mais cela ne dure jamais longtemps — insurmontables. C'est en s'autorisant de l'obscurité que jette sur le diagnostic différentiel la grande analogie de leurs symptômes cliniques et anatomiques, qu'aujourd'hui encore certains pathologistes considèrent les cas de ce genre comme une forme clinique mixte, qu'ils désignent sous le nom de lupus syphilitique.

J'ai déjà exposé à une autre place (p. 459), avec les motifs sur lesquels elle s'appuie, mon opinion qu'il est impossible de soutenir l'hypothèse d'un lupus syphilitique, et que, dans chaque cas de la maladie en question, il ne se peut agir que de syphilis ou de lupus seulement, et jamais des deux affections à la fois.

Pour ce qui est tout d'abord des cas où la syphilis se manifeste sous forme de nodosités non encore ulcérées, elles se distinguent des nodosités du lupus par le volume notablement plus considérable, la consistance, la densité, la sensibilité douloureuse de chacune des nodosités, souvent aussi par la couleur, mais spécialement par un mode particulier d'évolution des symptômes.

Les nodosités lupeuses ont une consistance plutôt molle que ferme, elles sont moins denses, pas douloureuses, et ne montrent pas dans leur développement une marche aussi typique que les nodosités syphilitiques ; on trouve aussi presque régulièrement, sur le bord ou dans le voisinage, des nodosités confluentes ou des ulcères de lupus, des nodosités récentes et jeunes, qui, par leur petitesse et le siége profond qu'elles occupent, — elles sont disséminées, comme enchâssées dans le tissu de la peau, — peuvent facilement être reconnues comme des productions différentes des nodosités syphilitiques.

De même, les ulcères provenant du lupus diffèrent essentiellement de ceux qui ont une origine syphilitique. Ils sont bien, il est vrai, souvent de forme ronde comme les ulcères syphilitiques, mais ils ne pénètrent jamais profondément, en particulier ils n'offrent jamais l'aspect de pertes de substance enlevées à l'emporte-pièce, leur bord et leur fond ne sont que peu infiltrés, ils ne sont pas lardacés, ils saignent facilement, il semble qu'ils aient été débarrassés d'une couche de pus, ils sont d'un rouge vif, granuleux et végétant ; ils sont beaucoup moins douloureux que les ulcères syphilitiques, leurs bords ne sont pas infiltrés, ils ne sont pas creux ou relevés, mais lisses, unis, entourés d'une peau rouge, brillante, mince.

En outre, il est rare qu'il n'y ait pas encore d'autres circonstances pour aider la détermination du diagnostic. Ainsi l'on trouve presque régulièrement dans le voisinage des ulcères lupeux de petites nodosités récentes, qui appartiennent incontestablement au lupus. Nous n'avons encore jamais rencontré dans le lupus de nécrose et de perte de substance des parties osseuses du nez ou du vomer, et par conséquent nous n'avons jamais vu dans le lupus cette cassure du nez si connue qui au contraire est presque pathognomonique de la syphilis.

Quand on n'a pas pu, dans le premier examen, constater tous les symptômes différentiels que nous avons indiqués, on arrivera certainement, en prolongeant pendant quelque temps l'observation, et aussi en tenant compte des résultats positifs ou négatifs du traitement spécifique, à ranger les différents cas les uns dans le lupus, les autres dans la syphilis, et jamais on n'aura besoin, pour le diagnostic de ces affections, de recourir à la dénomination hybride de lupus syphilitique. Une observation un peu prolongée permettra également de reconnaître que l'évolution entière des anciennes nodosités et le développement des nodosités nouvelles sont très-différents, suivant qu'il s'agit du lupus ou de la syphilis. Les phénomènes qui dans la syphilis demandent des semaines et des mois pour se produire, comme développement, ulcération et destruction, ne s'accomplissent dans le lupus qu'en un espace d'autant de mois et d'années. Dans le lupus, les tissus disparaissent bien plus par voie de ratatinement que par ulcération, tandis que dans la syphilis c'est le contraire qui a lieu. De là l'aspect mince, amaigri, rajeuni, *usé*, des portions du nez qui subsistent à la suite du lupus, tandis que dans la syphilis les débris du nez en forme de moignons paraissent épais ou présentent un aspect normal.

Parmi les circonstances indépendantes des altérations locales, il en est une qui mérite toute notre attention ; c'est que le lupus ne survient peut-être jamais primitivement dans l'âge mûr, mais il représente à cet âge la propagation ou la récidive d'un lupus qui avait commencé à se produire dans la jeunesse ; et par conséquent les nodosités et le processus ulcératif qui apparaissent à un âge déjà un peu avancé peuvent par cela même être rattachés bien plus probablement à la syphilis qu'au lupus.

Pour ce qui est du diagnostic différentiel de l'ulcère syphilitique avec le carcinome de ces parties, nous nous contenterons de renvoyer le lecteur aux pages 658 et suiv.

Les syphilides qui surviennent sur les parties du visage qui sont pourvues de poils, sur le menton, les joues, la lèvre supérieure, sous forme de nodosités isolées ou groupées, en voie d'exfoliation ou d'ulcération, offrent une grande analogie avec le sycosis aussi bien quand elles sont couvertes de croûtes qu'en raison de leur surface papillaire granuleuse, qui se trouve exposée au jour après l'enlèvement des croûtes. On sait d'après l'historique de cette maladie qu'originellement elle passait pour être contagieuse et que dans le sycosis ou ficosis des Romains on a vu non sans raison une affection syphilitique. Cependant la maladie que l'on désigne aujourd'hui sous le nom de sycosis est une folliculite noueuse non syphilitique, qui tout au plus, en raison de la production occasionnelle d'excroissances granuleuses, ressemble aux végétations correspondantes qui se forment sur des ulcères syphilitiques.

L'état particulier des bords dans les nodosités syphilitiques, leur état d'infiltration, d'ulcération, leur aspect relevé, leur sensibilité douloureuse, toutce la empêchera de confondre ces nodosités avec le sycosis.

Localisation sur le tronc. — Sur le tronc, c'est principalement sur le dos et le siége que se montrent les nodosités ulcéreuses de nature syphilitique. On les trouve rarement sur la poitrine et le bas-ventre. Ce sont en général des nodosités cutanées ulcéreuses qui, partant d'un ou de plusieurs centres, s'étendent vers la périphérie, ou qui dès le début se développent à côté les unes des autres en lignes circulaires. Dans ce dernier cas, de grandes étendues de la peau, le dos tout entier, ou le siége, sont tout de suite envahies par la syphilide et transformées en cicatrice.

Sur ces régions, comme sur la poitrine, les nodosités gommeuses, qui ont une situation profonde, se trouvent parfois en assez grand nombre, sous forme de tumeurs sphériques ou représentant une surface aplatie, atteignant quelquefois le volume d'une noix de galle ou d'un citron. La peau qui les recouvre, après s'être décollée et amincie, s'ouvre, et ces nodosités donnent naissance à de vastes cavités ulcéreuses. Par suite de leur développement progressif au-dessus des côtes, il n'est pas rare de les voir amener la carie et la nécrose de l'os, à moins que la tumeur gommeuse n'eût pris naissance dans l'os lui-même et que par conséquent la carie et la nécrose n'existassent avant l'ouverture de la tumeur.

Sur le siége, où il existe un tissu cellulaire graisseux et lâche qui favorise particulièrement leur extension, les gommes peuvent donner naissance à des cavités ulcéreuses sinueuses, assez larges pour recevoir le poing, à des fusées purulentes, à des complications d'inflammations ganglionnaires, à la rétention d'urine, à l'érysipèle et par conséquent à des phénomènes qui mettent la vie en danger.

Au point de vue du diagnostic, la localisation des syphilides sur le tronc n'apporte aucune difficulté spéciale. Des gommes cutanées isolées ou réunies en une nodosité volumineuse peuvent être facilement confondues avec le lupus ou le carcinome épithélial. Les formes serpigineuses ressemblent beaucoup au lupus serpigineux. Dans ce dernier, les nodosités isolées sont plus aplaties, moins fermes, on les saisit plus difficilement, elles ne sont pas aussi uniformes comme volume, et ne présentent pas dans leur évolution des symptômes aussi réguliers que les nodosités de la syphilis cutanée ulcéreuse serpigineuse. En même temps, on trouve presque toujours dans le lupus de petites nodosités de formation récente, dont les caractères sont facilement reconnaissables.

Quant aux formes ulcéreuses complétement développées, il est bien difficile d'errer sur leur diagnostic.

Localisation sur les extrémités. — Les extrémités supérieures et inférieures sont fréquemment le siége de la syphilide tubéro-ulcéreuse. En général, on la trouve plus souvent sur le membre inférieur que sur le bras, à l'avant-bras plus souvent qu'au bras, et plus fréquemment à la jambe qu'à la cuisse, et d'une manière générale c'est à la jambe qu'on la trouve le plus habituellement. En outre, le côté de l'extension du coude et du genou est très-souvent atteint de cette syphilide. Cependant elle se présente aussi sur la peau, dans le tissu cellulaire sous-cutané, du côté de la flexion des articulations, au jarret, au pli de l'aine, etc... La paume de la main et la plante du pied sont beaucoup plus rarement atteintes de la syphilide ulcéreuse que du lupus ulcéreux et végétant. Au contraire, il n'est pas rare de trouver des gommes syphilitiques ulcérées sur le dos de la main et du pied.

Les nodosités gommeuses cutanées occupent le plus souvent le côté de l'extension des articulations du genou et du coude, en groupes et en lignes circulaires, et persistent souvent sur ces régions pendant des années, le cercle d'éruption s'élargissant par progression périphérique et s'étendant suivant la région sur le bras et l'avant-bras, ou sur la cuisse et la jambe.

Les nodosités serpigineuses syphilitiques qui se trouvent au-dessus des articulations que nous avons énumérées ne gagnent presque jamais en profondeur. En général, elles ne déterminent qu'une ulcération superficielle et des cicatrices minces, de sorte que même après une durée de plusieurs années la peau n'est que légèrement ratatinée et l'articulation conserve son extensibilité.

Ce sont particulièrement ces formes qu'à une certaine époque les médecins norwégiens ont présentées, sous le nom de *Radesyge*, comme une maladie d'une espèce particulière.

Les ulcérations que les nodosités gommeuses profondes et surtout les nodosités sous-cutanées engendrent dans le plein des membres sont d'une intensité variable. Ces nodosités s'observent le plus souvent sur le tiers moyen de la jambe; on les trouve cependant assez fréquemment aussi sur la cuisse, notamment du côté de la flexion, au pli de l'aine, et aussi du côté de l'extension et de la flexion de l'avant-bras. Les premières, les nodosités cutanées donnent ordinairement naissance, lorsqu'elles arrivent à s'ulcérer, à des plaies réniformes et à des ulcères à marche serpigineuse.

Les nodosités gommeuses profondes produisent des ulcères et des cavités ulcéreuses qui sont irrégulièrement situés et qui se combinent de diverses manières, soit à la surface, soit au-dessous de la peau. Lorsque l'affection une fois établie persiste pendant de longues années sur la même région, il se forme de nouvelles nodosités et de nouveaux ulcères, superficiels sur certains points, profonds sur d'autres. Autour de l'infiltration en voie de se ramollir, il se produit une inflammation plus ou moins considérable et plus ou moins étendue du tissu environnant; ces inflammations ou ces décollements ulcéreux se répétant et se combinant avec les complications les plus diverses, comme la lymphangite, l'érysipèle, etc., entraînent la désagrégation des cicatrices provenant des ulcères antérieurs; ou bien l'état calleux de ces cicatrices amène des troubles dans la circulation, l'inflammation et la nécrose des tissus. Enfin ces mêmes inflammations peuvent encore être déterminées à plusieurs reprises et cela dans une étendue plus ou moins considérable (érysipèle) par la rétention du pus sous les croûtes, par les tiraillements que produit la marche, ou par des irritations mécaniques ou chimiques (médicamenteuses) de tout genre : — toutes ces circonstances et beaucoup d'autres encore, qui se présentent à plusieurs reprises, dans des combinaisons et aux degrés les plus variables dans l'espace d'un certain nombre d'années, amènent dans le membre malade des altérations beaucoup plus considérables que cela ne s'observe dans d'autres parties du corps à la suite du même processus d'ulcération des tumeurs gommeuses.

Cette altération consiste essentiellement dans un développement progressif de l'éléphantiasis des Arabes, comme cela a lieu aussi dans une affection analogue, la formation de néoplasmes à la suite du lupus (1).

Le membre qu'elle atteint le plus souvent et le plus tôt est la jambe, qui s'épaissit dans son tiers moyen, se couvre çà et là de nodosités récentes et qui se ramollissent, superficielles et profondes, d'ulcères isolés et confluents, puis de cicatrices; enfin, sur les points jadis occupés par les ulcères, la peau est enflammée, rougie, tuméfiée.

Avec le temps, l'épaississement du membre augmente en volume et en étendue. Il envahit aussi immédiatement et d'une façon tout à

______

(1) Voy. page 141.

fait manifeste l'os lui-même, que l'on sent épaissi d'une manière uniforme ou inégale, et en même temps sclérosé. On peut quelquefois constater dès le début que l'os participe à la maladie, en ce qu'il se forme des tophi sur le bord antérieur ou sur la face interne du tibia. Dans ce cas, les altérations propres à l'éléphantiasis se développent d'autant plus rapidement.

Après des années, la jambe a pris une forme cylindrique, comme une jambe de bois; le dos du pied, qui était tuméfié au début, comme matelassé et élargi, est maintenant raccourci; sa partie antérieure seule reste saillante, avec des orteils élargis, souvent confondus les uns avec les autres, tandis que sa partie postérieure se continue presque sans transition avec la jambe tuméfiée, comme nous l'avons dit. La peau est épaisse, dure, œdémateuse par places; on ne peut pas la plisser; elle est couverte d'un épiderme d'un brun sale, segmenté, lisse ou rugueux, qui s'est transformé dans certains points (dans le sillon au-dessus de l'articulation tibio-tarsienne) en une bouillie fétide, graisseuse, dans les endroits où elle ne présente pas d'ulcères ronds, réniformes, sinueux, avec des bords épais, tuméfiés, indurés ou gangréneux, ou bien des pertes de substance rouges, granuleuses, ou dont le fond et les bords sont ecchymotiques ou le siége de cicatrices.

Des excroissances verruqueuses, granuleuses, couvertes de croûtes ou sécrétant un liquide visqueux, saignant facilement, fendillées, ou au contraire dures, couvertes d'un épiderme épais et comme corné, se trouvent çà et là réunies en plaques plus ou moins volumineuses, siégeant sur une partie cicatricielle, sclérosée (*éléphantiasis papillaire ou verruqueux*), ou bien au milieu d'une surface ulcéreuse.

Dans cet intervalle, certains os s'altèrent consécutivement, ou par le fait même de la formation de tumeurs gommeuses, sont atteints de carie et de nécrose, ce qui a lieu particulièrement pour quelques os du tarse et pour les phalanges, ou bien il se forme des exsudats ou de la suppuration dans les gaînes des tendons. La maladie est alors beaucoup plus compliquée : certains os se nécrosent et se détachent, les orteils sont mutilés, les articulations se contractent ou se relâchent, enfin le membre est estropié quelquefois de la façon la plus étrange.

Nous avons dit dans une autre partie de cet ouvrage que ces faits ne sont pas rares à la suite de la lèpre mutilante.

Dans des circonstances analogues, le membre supérieur prend un aspect tout à fait particulier.

L'épaississement éléphantiasique, qui consiste dans l'hypertrophie et l'éburnation des os, l'hypertrophie scléreuse et l'œdème des parties molles, frappe principalement la région du coude, et de là, en descendant, envahit l'avant-bras et la main. Le bras est informe, fléchi au coude, la main élargie, tuméfiée, comme matelassée sur la face dorsale, les doigts sont écartés les uns des autres, divergents comme ceux d'une patte d'animal ; çà et là quelques phalanges pendent, les antérieures renversées sur les postérieures qui sont rétractées du côté de la face dorsale ou sur les côtés, ou bien elles sont fléchies, recourbées. Sur la partie atteinte d'éléphantiasis, la peau est rouge, brillante, tendue, ou d'un blanc livide et transparente comme de la cire, présentant çà et là des pertes de substance profondes, sinueuses, isolées ou serpigineuses, rondes, réniformes, limitées par un tissu œdémateux ou en voie de gangrène, ou ecchymotique, ou bien des ulcères dont les bords font saillie ; sur le métacarpe, sur les doigts, çà et là on voit un abcès donnant lieu à une proéminence fluctuante et dont la peau est rouge ; ou bien un abcès ouvert suppurant et qui conduit sur une portion d'os carié ou nécrosé.

Le bras, dans sa moitié supérieure, immédiatement au-dessus du coude épaissi, est extrêmement amaigri, atrophié, et semble ne plus être formé à peine que de la peau et d'un os grêle. Les malades, en proie à une fièvre continue rémittente, sont amaigris et livides. L'albuminurie, l'anasarque et les troubles qui en sont la conséquence les emportent alors le plus souvent.

Diagnostic. — Pour distinguer les nodosités cutanées syphilitiques, de forme isolée et serpigineuse, qui surviennent aux membres, ainsi que les ulcérations qui en proviennent, d'avec les productions analogues qui appartiennent au lupus, les caractères généralement connus suffisent parfaitement.

Il est particulièrement à remarquer que dans le lupus, de quelque forme qu'il soit, même dans le lupus végétant, on peut toujours trouver sur quelques places, notamment en dedans de l'espace circonscrit par les nodosités qui offrent une disposition serpigineuse, ou sur d'autres parties du corps, de petites nodosités de lupus récentes ou en général facilement reconnaissables. Les nodosités gommeuses sous-cutanées qui ne sont pas encore ouvertes offrent sur ces points les mêmes difficultés, sous le rapport du diagnostic, que partout ailleurs.

Quand une fois la transformation éléphantiasique d'une partie ou de la totalité du membre existe, le diagnostic devient beaucoup plus difficile.

Les ulcères, situés au milieu d'un tissu calleux, cicatriciel, œdémateux et comme gélatineux, ne présentent pas toujours les caractères syphilitiques d'une façon tellement évidente qu'on ne puisse les confondre avec des ulcères non syphilitiques, comme ceux que l'on voit survenir dans l'éléphantiasis provenant d'une autre cause, à la suite d'ulcères variqueux, de l'eczéma chronique, ou même du lupus. En fait, il arrive souvent que ces ulcères sont, pendant des années entières, envisagés, ainsi que nous venons de le dire, comme des ulcères non syphilitiques; on les regarde et on les traite comme des ulcères variqueux.

Dans l'éléphantiasis consécutif au lupus, les ulcères ne deviennent jamais aussi profonds que dans la syphilis.

L'épaississement éléphantiasique limité aux parties antérieure et interne du segment moyen de la jambe, accompagné de nodosités et d'ulcères, dans lesquels la peau qui limite immédiatement l'ulcère au-dessus et au-dessous est complétement lisse, mobile et normale, représente toujours une affection syphilitique.

La forme de mutilation produite par la carie et la nécrose gommeuse ou consécutive (liée à la transformation éléphantiasique) de quelques nodosités a souvent été cause que, dans des régions exemptes de lèpre tout aussi bien que dans d'autres où la lèpre existe, on a pris ces cas pour la lèpre mutilante (1). Une manière de voir aussi erronée est surtout possible, quand la production des gommes syphilitiques et l'ulcération de celles-ci sont complétement terminées, que l'état éléphantiasique reste seul comme mal indépendant, dont la genèse ne peut que difficilement être établie (2), et enfin que sur les parties ainsi altérées la sensibilité de la peau est parfois émoussée à un haut degré.

Pour ce qui est de la relation intime de la syphilide ulcéreuse avec la syphilis constitutionnelle, et de beaucoup d'autres circonstances importantes qui ont également trait à cette question, je dois renvoyer à mon ouvrage avec planches : *la Syphilis de la peau*, etc. (p. 138-166 et pl. L-LXVIII.)

Au point de vue de la thérapie des ulcères syphilitiques de la peau,

(1) V. p. 556.
(2) Chez une malade de la Clinique des maladies de la peau, qui était atteinte d'éléphantiasis du bras gauche à la suite d'une syphilis gommeuse, et qui est morte avec les symptômes de l'albuminurie, j'ai trouvé, à l'autopsie, une tumeur gommeuse dans le cerveau.

on suit les règles de la chirurgie générale. Seulement, aux moyens locaux et aux méthodes de traitement dont l'emploi est généralement connu, on doit ajouter l'usage méthodique des médicaments spécifiques qui sont propres à agir contre la cause primordiale de la maladie, c'est-à-dire contre la diathèse syphilitique.

XIe CLASSE. — AFFECTIONS NERVEUSES DE LA PEAU.

Névroses cutanées.

Nous rangeons dans cette classe tous les états pathologiques de la peau qui se présentent comme l'expression de l'innervation anormale ou troublée de celle-ci, sans que l'on trouve dans le tissu cutané même, en y comprenant ses nerfs, une altération accessible aux méthodes actuelles d'examen et que l'on puisse démontrer.

D'après la définition ci-dessus, nous avons étroitement limité l'idée des névroses à l'organe de la peau, ainsi que cela se fait d'ailleurs, et au point de vue de la pathologie générale, pour d'autres organes.

On est volontiers disposé, et cela d'autant plus que l'on se conforme davantage à ce dernier point de vue, à considérer comme névroses des affections qui se produisent dans certains organes ou systèmes et qui se manifestent par des altérations palpables, du moment où l'on voit, ou lorsqu'il semble seulement plausible que ces affections se sont développées à la suite d'une altération de la fonction nerveuse. Seulement, c'est une illusion que l'on se fait quand on se figure avoir ainsi déterminé de plus près l'état pathologique des nerfs en question, ou, réciproquement, avoir, par l'admission d'une telle névrose, dépeint d'une manière objective les phénomènes pathologiques qui se passent dans les tissus et les systèmes dont nous parlons. Parler d'inflammation, de gangrène, d'exsudation nerveuses, etc., ce n'est pas autre chose que renvoyer à la condition étiologique constatée ou présumée, et cela n'a rien qui ressemble à la pathologie spéciale des tissus. Par ce renvoi plus ou moins justifié à l'altération supposée ou réelle de l'influx nerveux, la pathologie spéciale n'est en aucune façon affranchie du problème qui consiste à déterminer le caractère des anomalies de fonction et de nutrition qui se manifestent dans les tissus et les systèmes.

Nous devons toujours avoir en vue ce problème, quand nous avons à examiner la pathologie spéciale de la peau. Pour le même motif également, nous devons exclure de la classe des névroses cutanées toute une série de phénomènes qui indiquent d'une manière indubitable une relation avec certains états nerveux, mais qui se manifestent réellement par des altérations pathologiques palpables du tissu de la peau.

Ainsi, pour ne citer que quelques exemples, l'herpès zoster (zona) présente cette relation, que j'ai déjà signalée dans la partie de cet ouvrage où j'ai étudié le zona, et avec plus de détails encore dans un autre ouvrage (1). Mais je ne puis comprendre ce que la pathologie clinique de l'herpès zoster aurait à gagner en intelligibilité pratique si on le retirait de la classe des phénomènes exsudatifs pour le placer dans celle des névroses. Certaines taches pigmentaires et verruqueuses congénitales offrent une relation topographique incontestable avec le trajet des nerfs cutanés. Il en est de même des verrues et des épines que l'on trouve dans l'*ichthyosis hystrix* que pour ce motif je n'hésiterais pas à retirer de la classe de l'ichthyose et à désigner sous le nom de nœvus papillaire nerveux ou de papilloma nerveux (V. pag. 57 et *Atlas des maladies de la peau*, par Hebra et Kaposi, X[e] livraison.) Hebra, Langer et Voigt ont à diverses reprises et avec insistance fait ressortir ce fait que la localisation et le mode d'irradiation des formes exanthémateuses aiguës et chroniques, des efflorescences de la variole, du psoriasis et de la syphilis n'obéissent pas seulement à des conditions qui leur sont dictées par la direction dichotomique, la tension (Langer (2), et la distribution des nerfs de la peau, par la disposition des follicules (cheveux en épis, Voigt (3), ainsi que par la contexture générale de la peau (Tomsa (4), O. Simon (5), mais qu'elles suivent encore une direction qui leur est spécialement imposée par l'irradiation nerveuse. Mais le caractère de ces affections n'est en aucune façon déterminé par la tension partielle de l'influx nerveux, ou altéré lorsque celui-ci fait défaut. Leur classement dans la pathologie spéciale doit par conséquent être fixé sans avoir égard à la relation qu'ils peuvent avoir avec les nerfs.

Dans toute une série d'états pathologiques de la peau sous le rapport de la nutrition ou des fonctions, l'influx nerveux est beaucoup plus énergique qu'à l'ordinaire, en ce sens que ce n'est pas seulement un phénomène partiel, par exemple la localisation et l'irradiation des

(1) Kaposi : *De l'étiologie de l'herpès zoster, med. Jahrb. der k. k. Ges. der Aerzte in Wien.* 1876, fasc. 1, pag. 55 et pl. 2. Communication faite à la Société de Méd. de Vienne le 15 octobre 1875 ; et *Un Cas spécial de zoster,* communication faite à la Société de méd. de Vienne. 1875, 5 nov. ; publ. *in Wiener Med. Wochenschr.* 1876, n°s 1 et 2.

(2) Langer, *Zur Anatomie und Physiologie der Haut. 1. Ueber die Spaltbarkeit der Cutis mit 3 Taf. sitzungsb. d. k. ak. d. W. 1861. XLIV B. und II die Spannung der Cutis. ibid VL VB.* 1867.

(3) Voigt, *Ueber ein System neu endeckter Linien an der Oberfläche des menschlichen Körpers, etc. sitzungsber. d. k. ak. d. w* 1856. *XXII b. ferneres : Beiträge zur Dermatoneurologie, etc. ibid.* 1862 *und : Richtung der Haare, ibid XIII b.* 1857.

(4) Tomsa, *Beiträge zur Anatomie und Physiologie der menschlichen Haut. Arch. f. Dermat. und Syph* 1873. 1 *heft.*

(5) O. Simon, *Die Localisation der Hautkrankheiten.* Berlin, 1873.

efflorescences, mais que c'est tout l'ensemble des symptômes qui paraît être déterminé par une altération de l'innervation, ou que l'état pathologique lui-même semble ne pas être du tout possible si cette altération n'existe pas.

En vue de l'analyse des symptômes qui existent dans chaque cas en particulier, il faut avant tout tenir compte de la triple nature des nerfs qui s'irradient dans la peau, nerfs sensitifs, nerfs moteurs et nerfs vaso-moteurs (sympathiques). Pour les fibres motrices, la peau ne leur fournit qu'un bien faible point d'attache, les muscles redresseurs des poils. Quant aux deux autres ordres de fibres nerveuses, la peau dans toute son étendue est sous leur influence au point de vue des fonctions. Une altération de l'un ou de l'autre de ces ordres de fibres ou de tous les trois simultanément entraîne, dans la région de leur irradiation périphérique, un trouble correspondant, trouble de la motilité, de la sensibilité, ou un trouble vaso-moteur, ou enfin une combinaison de ces trois ordres de troubles.

Ces divers troubles peuvent être déterminés par une lésion (inflammation, hémorrhagie, tumeur, dégénérescence, etc.) qui a frappé soit l'organe central, le cerveau, la moelle épinière, soit les racines ganglionnaires du sympathique, soit enfin un tronc nerveux dans son trajet vers la périphérie. Dans toutes ces circonstances, l'action de ce trouble pourra se manifester sur la peau dans le sens correspondant à la lésion.

La pathologie de ces anomalies est jusqu'à présent si obscure que, spécialement à notre point de vue qui est celui de la dermatologie et non de la pathologie nerveuse, nous devons nous borner à quelques explications à ce sujet.

Dans ce cadre rentrent, comme troubles de la sensibilité, les anesthésies et les algésies que l'on observe dans les lésions cérébrales, dans l'hémiplégie et la paraplégie, dans la névrite, dans les névromes situés sur le trajet des troncs nerveux, dans l'irritation traumatique, la contusion, l'écrasement ou la déchirure complète de troncs et de rameaux nerveux, dans la lèpre, la morphée (voy. pag. 541), en tant que dans ces affections les infiltrations cellulaires bien connues des nerfs peuvent être démontrées. Il faudrait encore y rattacher, comme troubles vaso-moteurs ou trophiques, cette grande série de troubles de nutrition très-variables qui dans les mêmes circonstances, c'est-à-dire sous l'influence d'une lésion et d'une irritation des troncs nerveux en question, surviennent habituellement, dans la partie de peau qui est atteinte, sous forme de stase chronique du sang dans les capillaires, d'érythème, de cyanose, d'état luisant de la peau (*glossy skin* des Anglais et des Américains (1), de sécheresse ou au contraire de perspiration abondante (sueur froide), enfin d'inflammation, de production de vésicules ou de bulles, même de gangrène et de mortification de la partie de peau frappée de paralysie ou de parésie (2).

On comprend parfaitement *à priori* que, sous l'influence d'une névrite ou d'une affection de quelque genre que ce soit des centres ou des troncs nerveux, la partie de peau en question doive aussi présenter des troubles sous le rapport de la sensibilité et de la nutrition. Cependant il n'est pas encore possible jusqu'à présent d'établir la relation réciproque qui existe entre ces faits. Il est seulement certain que le trouble domine tantôt dans l'une, tantôt dans l'autre sphère, ou bien qu'il existe exclusivement dans l'une d'elles, ou que des troubles de toute sorte peuvent se trouver combinés. Ainsi dans le zoster, dont on doit certainement chercher la cause sur le trajet des nerfs, on a l'occasion d'observer, à côté des phénomènes purement inflammatoires et exsudatifs, tantôt l'absence, tantôt la présence évidente à la peau de troubles qui ont un caractère simplement nerveux. Par exemple, assez souvent, ce sont de violentes névralgies qui précèdent l'éruption, qui l'accompagnent, ou qui persistent après elle pendant des mois ou des années; ou encore c'est une diminution de la sensibilité de la peau dans la région occupée par l'éruption du zoster (3); ou enfin des troubles trophiques (chute des dents ou des cheveux, nécrose des os), qui surviennent à la suite de l'éruption (4).

Quand, à la suite de la migraine, c'est-à-dire d'une névralgie dans la région du trijumeau, on voit sur une partie qui correspond à l'irradiation de la branche nerveuse malade, par exemple la première branche spéciale du nerf frontal, la peau être rouge, chaude et couverte de sueur froide en gouttes transparentes, tandis que l'autre

(1) Mitchel, Morehouse *and* Keen. *On gunshot wounds and other injuries of the nerves.* Philadelphia, 1864.

(2) Charcot, *Klinische Vorträge über Krankheiten des Nervensystems*, Deutsch von D. B. Fetzer. Stuttgart, 1874. — Mougeot, *Recherches sur quelques troubles de nutrition consécutifs aux affections des nerfs*, thèse de Paris, 1867. — Fischer, *Berl. klin. Wochenschrift*, 1871, n° 13. — *Ueber trophische Störungen nach Nervenverletzungen an den Extremitäten.* — Schieferdecker, *ibid.*, n° 14. *Trophische Störungen nach peripheren Verletzungen.* — Chwostek, *Weitere Beiträge zu den vasomotorischen und trophischen Neurosen (Blasenbildung) an der Haut. (Wiener med. Wochenschr.*, 1875, n°s 32 et sequ. u. a.)

(3) Schmidt, *Ber. klin. Wochenschr.* 1864, n° 11, u. a.

(4) Singer, *Wien med. Wochenschrift.* 1855, n°s 56 et 59

moitié du front reste normale, nous ne pouvons pas expliquer ces phénomènes en disant que c'est une névrose idiopathique de la peau. Ces phénomènes ne sont en eux-mêmes qu'un effet partiel de la maladie, à côté duquel l'injection des vaisseaux ciliaires, le resserrement ou la dilatation de la pupille, le vomissement, etc., jouent un rôle également important.

De la même manière, les altérations de la peau que nous avons signalées plus haut ne représentent que des phénomènes partiels ou consécutifs à des troubles nerveux qui, suivant leur nature et leur siége, peuvent entraîner après elles, en outre des conséquences que nous avons énumérées, des symptômes d'un autre ordre encore, comme la paralysie musculaire, l'aphasie, etc... C'est pourquoi je ne crois ni opportun ni correct, au point de vue clinique, de détacher de l'ensemble complexe des symptômes le phénomène isolé, localisé sur la peau, de ce mal fondamental, la névrite, l'apoplexie cérébrale, etc., pour en faire une névrose cutanée.

Il y a une autre série d'affections de la peau qui paraissent se développer exclusivement sous l'influence directe ou réfléchie des nerfs vaso-moteurs des capillaires et des plus petits vaisseaux de la peau. Il en est ainsi de l'urticaire. Elle survient soit par la voie réflexe des nerfs du goût, probablement aussi des nerfs splanchniques, sous l'influence de la digestion, ou des nerfs de l'utérus, dans les troubles des fonctions génitales, ou enfin du cerveau, dans les affections mentales. Ou bien les plaques saillantes de l'urticaire surgissent immédiatement par le contact de certains corps, par exemple d'une puce, ou par le grattage (1). Dans ce cas évidemment, l'effet immédiat est que les petits vaisseaux les plus fins se contractent d'abord, puis se dilatent et restent paralysés pendant un temps plus ou moins long. L'action directe du froid produit une action analogue; elle détermine d'abord la contraction, puis une paralysie persistante des capillaires avec hyperémie, une coloration violacée, une exsudation séreuse, l'extravasation de la matière colorante du sang (*perniones*).

Si maintenant quelque auteur trouve convenable de rattacher ces faits aux névroses, ou, comme l'ont fait Eulenburg et Landois, de les envisager comme des angio-névroses (2) ou des tropho-névroses, cela n'indique rien de plus et rien de moins, si ce n'est que les nerfs qui

(1) Je ne parle pas ici de l'ortie, parce que la plante irrite peut-être encore chimiquement les nerfs de la peau par son suc.

(2) EULENBURG *und* LANDOIS, *Die vasomotorischen Neurosen.* (*Wien. med. Wochenschr.*, 1867, n°s 64 et sequ.)

fournissent les parois des vaisseaux capillaires fonctionnent d'une façon anormale quelconque. La pathologie du trouble de nutrition qui domine précisément comme maladie, l'hyperémie, l'exsudation, la marche de ces phénomènes qui se manifestent tantôt sous forme d'urticaire, tantôt sous celle de pernion, etc., par conséquent les symptômes extérieurs qui intéressent le clinicien, ne sont touchés absolument en rien par cette désignation qui indique seulement leur cause présumée et non une cause réelle, démontrée.

Ainsi l'on n'a pas encore prouvé jusqu'à quel point le trouble de l'influx des nerfs vasculaires dans les états d'exsudation et d'inflammation représente l'élément primordial dans la série des symptômes, et si, du moins dans beaucoup de cas, il ne se développe pas plutôt d'une manière consécutive.

Un fait qui est hors de doute, c'est que dans toutes les circonstances les nerfs vaso-moteurs doivent être considérés comme les régulateurs des phénomènes de nutrition locale. Mais il est non moins incontestable que toute altération pathologique se développe sous l'influence d'un trouble vaso-moteur, et que, si l'on ne tenait compte que de celui-ci, la pathologie spéciale n'irait pas plus loin. Il n'y aurait alors qu'à réunir tous les phénomènes pathologiques de nutrition sous ce seul titre commun, les troubles vaso-moteurs. Avec une telle manière de voir, il faudrait par exemple ranger même les varices parmi les névroses, parce que certainement ce qui domine dans cette affection, c'est un état de parésie des parois vasculaires.

Nous n'avons assurément l'intention d'élever aucune objection contre ce fait que, sous le rapport de la névro-pathologie ou même de la pathologie générale, on comprend un certain nombre de phénomènes pathologiques très-hétérogènes dans un sens trop large sous le nom de névroses, et dans un sens trop étroit sous le nom d'angio-névroses ou de tropho-névroses ; mais cependant, en nous plaçant au point de vue de la pathologie spéciale et en particulier de la dermato-pathologie, nous ne pouvons pas nous associer à cette manière de voir.

Ainsi que nous l'avons déjà fait remarquer plus haut, nous envisageons, pour notre but spécial, la notion des névroses cutanées de la façon la plus étroite possible. Nous ne considérons comme névroses que ces états pathologiques de la peau qui, autant qu'on puisse actuellement les apprécier, se manifestent comme des troubles idiopathiques de l'innervation de la peau, c'est-à-dire de l'expression fonctionnelle des portions les plus périphériques des nerfs qui s'irradient dans la peau.

Et nous excluons de la classe des névroses toutes ces altérations pathologiques de tissus, et aussi celles des nerfs (névrome, névrite) qui peuvent être rangées dans le cadre connu des troubles de nutrition, même quand ces altérations sont indubitablement en relation étiologique ou occasionnelle avec une affection du système nerveux central ou périphérique.

Mais nous n'avons nullement l'intention de dire que ce point de vue soit infaillible et définitif. Il ressort bien plutôt, de l'exposé que nous avons fait jusqu'ici, que pour beaucoup d'affections la ligne de démarcation entre la part qui revient à l'altération nerveuse et celle qui appartient aux tissus eux-mêmes dans la maladie ne peut guère être établie, ou peut être très-facilement renversée suivant les variations, les progrès de la névrologie. Si, par exemple, chez une personne il se produit de temps à autre une sécrétion de sueur sur la moitié gauche du cou, tandis que la peau de la moitié droite paraît normale, l'affection doit être considérée au point de vue pathologique comme une hyperhydrose locale ou unilatérale. Si maintenant l'on démontre que dans un cas de ce genre les ganglions sympathiques cervicaux de cette même moitié du corps étaient hyperémiés (1), le névro-pathologiste devra regarder l'affection de la peau comme la conséquence d'une névropathie. Il est préférable pour le dermato-pathologiste d'avoir, avant tout, uniquement et expressément en vue les phénomènes morbides mêmes qui se manifestent sur la peau, et de les considérer comme l'objet de la pathologie spéciale.

Avec la restriction que nous avons indiquée et motivée dans les paragraphes précédents de la notion de la névrose cutanée, le nombre des affections de la peau, que nous aurons à décrire et à traiter comme telles dans les pages qui vont suivre, se trouvera réduit à assez peu de chose. Nous citerons tout d'abord ce phénomène qui est connu sous le nom de chair de poule (*cutis anserina*), qui pourrait être mis en avant comme le représentant des névroses de la motilité de la peau et qui en effet a été donné comme tel par certains auteurs.

L'état désigné sous le nom de chair de poule (*cutis anserina*) consiste dans des saillies des follicules pileux sous forme de petites élevures fermes, sur le tronc et les extrémités, par suite desquelles les parties de la peau qui en sont atteintes ont l'aspect et donnent la sensation d'une peau d'oie plumée. La cause prochaine de cet état est une contraction des muscles redresseurs des poils, qui, composés de

1) W. Ebstein, *in Virchow's Archiv*, 1875, t. LXII, p. 435, pl. IV, fig. 4.

fibres musculaires organiques, s'attachent à la base des follicules, tandis que l'autre extrémité qui les termine se perd dans les couches les plus superficielles du chorion, où probablement elles trouvent leur point fixe sur les papilles, tout en envoyant aussi un faisceau musculaire à la glande sébacée qui appartient à chaque follicule. Par la contraction de ces faisceaux musculaires, le fond des follicules pileux est relevé et alors ceux-ci viennent faire saillie à l'extérieur conjointement avec les papilles voisines, l'épiderme qui les recouvre et l'orifice du follicule. L'effet produit est l'apparition à la surface de la peau de petites élevures dont le centre paraît traversé par un poil fin, ou est formé par une petite nodosité épidermique.

Il faut distinguer de la chair de poule, bien qu'elles lui ressemblent beaucoup sous le rapport de l'aspect, ces petites saillies que l'on observe à l'état permanent le plus souvent du côté de l'extension des membres supérieurs et inférieurs, et aussi, mais en moins grand nombre, du côté de la flexion, chez des individus jeunes, à l'âge de la puberté, alors précisément que la croissance des poils sur le tronc et les membres prend un développement plus rapide. Ces petites saillies représentent l'affection connue sous le nom de *lichen pilaris*.

Chez d'autres individus, le *lichen pilaris* se trouve à l'état permanent et dès la première jeunesse, comme constituant ou accompagnant le degré le plus léger de l'ichthyose.

Dans la chair de poule, ces petites élevures n'ont qu'une durée passagère et elles comprennent la totalité ou la plus grande partie des follicules de la peau. La chair de poule, qui est l'effet de la contraction des muscles redresseurs des poils, est déterminée par une excitation des nerfs de la peau, et cela aussi bien par une irritation directe qu'indirecte.

A la première catégorie se rattachent spécialement les changements de température, par conséquent une brusque variation entre la chaleur et le froid, un courant d'air froid en sortant d'une pièce chaude, une douche froide, l'entrée dans un bain froid, la sortie d'un bain chaud dans le milieu relativement plus froid de l'air de la chambre, ou réciproquement l'entrée dans un bain trop chaud. La chair de poule se développe subitement par le fait d'une excitation directe, mais sur une partie seulement de la peau, sous l'influence de la contraction simultanée même de groupes musculaires d'une autre région du corps (ébranlement du tronc, inspiration profonde ou courte), sous l'influence de la sensation de chatouillement sur le corps, spécialement le long du dos. Lorsque ces causes d'excitation persistent un certain temps, la chair de poule disparaît cependant très-rapidement, c'est-à-dire que même les autres muscles (à striations transversales) se relâchent (sensation générale de relâchement).

La chair de poule se développe aussi par des excitations indirectes provenant de l'organe nerveux central, particulièrement du cerveau. C'est ainsi que des émotions, comme la frayeur, des conceptions illusoires ou réelles de l'imagination qui surviennent brusquement, la lecture, le récit d'un événement qui excite l'idée de frayeur, la vue d'une chose effrayante font naître la chair de poule.

De la même manière, des impressions sensorielles subites, particulièrement de la vue, de l'ouïe, plus rarement du goût, développent la chair de poule par voie réflexe, par conséquent indirectement par l'organe nerveux central; comme par exemple la vue d'un incendie, d'un éclair, d'un danger menaçant, le bruit du tonnerre, la dégustation d'un liquide amer, d'une médecine.

En tant que la sensation de chaleur et de froid représente dans tous les cas une perception sensorielle (au moyen du sens du toucher), toutes les excitations directes que nous avons citées plus haut devraient sans doute appartenir aussi à cette même catégorie. Mais ici les conditions sont tout autres, en ce sens que dans ce genre d'excitations les nerfs de la peau sont aussi directement atteints et par cela même la chair de poule produite par ces causes reste assez souvent locale.

La chair de poule qui accompagne le frisson dans la fièvre doit aussi être regardée comme produite par l'organe nerveux central.

Ainsi qu'on peut le voir d'après tous les détails dans lesquels nous sommes entrés, la chair de poule, en tant que résultat de la contraction des muscles redresseurs des poils, est un état physiologique et ne peut pas par conséquent être regardée comme une névrose de la motilité, c'est-à-dire comme un état pathologique de la peau.

Les états pathologiques persistants qui ressemblent à la chair de poule, que nous avons mentionnés plus haut sous le nom de *lichen pilaris* ou comme symptôme de l'*ichthyose simplex*, ne peuvent en aucune façon passer pour l'effet de la contraction des muscles redresseurs des poils, parce qu'il est impossible de songer à une contraction persistante et constante pendant des années, à un tétanos de ces muscles.

Les dermatologistes anglais sont aussi d'avis que les plaques saillantes de l'urticaire sont produites par la contraction spasmodique des muscles de la peau. (Voyez ERASM. WILSON, *loc. cit.*, p. 269. Dr GULL,

Guy's *Hospital Reports*, vol. V, p. 88, 1859, et *Handbook of skin diseases*, by Th. HILLIER, London, 1865, p. 49.)

Nous sommes amenés de la même manière à exclure des névroses cutanées proprement dites, pour les motifs que nous avons déjà exposés, les altérations de la peau qui au point de vue de la névropathie se présentent comme des tropho-névroses et que nous avons appréciées plus haut, parmi lesquelles se trouvent aussi les angio-névroses d'Eulenburg et Landois que nous avons également mentionnées.

Il ne nous reste donc plus à examiner qu'un groupe restreint de phénomènes pathologiques qui tous se rattachent à la fonction de sensibilité des nerfs de la peau. Nous les décrirons ici sous le nom de :

Névroses de la sensibilité de la peau. — Les névroses de la sensibilité de la peau se présentent sous forme d'une sensibilité excessivement exagérée — hyperesthésie, ou au contraire d'une diminution, voire même d'une suppression de la sensibilité — anesthésie. En outre, ces deux névroses peuvent exister seulement comme altérations qualitatives; dans le premier cas, c'est de l'hyperalgésie, ou augmentation de la sensation de la douleur sous l'influence de certaines impressions ; dans le second cas, c'est l'analgésie, ou diminution de la sensibilité à de certaines influences, par exemple, à la pression, ou bien c'est la sensation de la température, etc., qui est diminuée, ou encore la sensation de la localisation, etc.

Il est inutile de faire ici une description approfondie de ces névroses, parce que dans les conditions où elles se développent sous forme de névroses vraies, pures, elles apparaissent ordinairement sans suivre une règle ou une localisation déterminée, et présentent de nombreuses variations.

A ce point de vue, l'hystérie peut être envisagée comme une cause presque exclusive (1).

Voici ce qu'en dit Hasse (2) : « Ici encore on a observé tantôt l'analgésie, tantôt une diminution ou une suppression totale des sensations des différences de température... C'est le plus souvent durant les attaques d'hystérie qu'on la trouve, mais on l'observe aussi en dehors de

______

(1) Nous n'avons pas plus à nous occuper ici des névroses qui appartiennent à la lèpre que de celles qui accompagnent les affections connues du cerveau, de la moelle épinière et des nerfs, parce qu'elles apparaissent toujours comme un phénomène partiel d'un ensemble de symptômes plus considérable, et non pas comme des névroses cutanées pures et simples.

(2) *Spec. Pathol. und Ther. redigirt v. Virchow,* tome IV, 1re partie, p. 199.

celles-ci ; elle est tantôt passagère et tout à fait partielle (sur le dos des pieds et des mains surtout), tantôt persistante et étendue, quelquefois unilatérale; elle apparaît et disparaît sans cause notable; il semble plutôt qu'elle soit causée par l'influence d'impressions psychiques. »

Hasse dit encore, en parlant de l'anesthésie cutanée dans l'hystérie : « Il est quant à présent impossible de décider quelle est la nature de cette anesthésie. Est-elle fondée sur une altération de la faculté de perception des extrémités périphériques des nerfs, ou de l'organe nerveux central? La conductibilité des fibres nerveuses est-elle atteinte par des troubles de nutrition? Cette dernière hypothèse n'est guère vraisemblable, parce que pendant la prolongation régulière de toute la maladie les symptômes varient souvent. »

L'anesthésie peut être absolue et s'étendre aux parties sous-jacentes. Tel est le cas de ces hystériques qui se laissaient brûler, pincer, enfoncer profondément des aiguilles sous les ongles, sans réagir, — cas qui ont quelquefois servi de prétextes à la superstition et au culte sacré.

Une circonstance qui rend ces anesthésies encore plus énigmatiques, c'est que, de même qu'elles apparaissent brusquement, elles disparaissent en un instant, et qu'elles changent de place sans correspondre nullement à la distribution des nerfs, d'après leur siége.

Parmi les altérations de la sensibilité de la peau, il en est une qui doit de préférence intéresser particulièrement les dermatologistes. C'est la démangeaison de la peau, le prurit.

La sensation de la démangeaison en elle-même n'est pas une manifestation pathologique, mais vraiment physiologique des nerfs sensitifs de la peau, qui doit se manifester sous l'influence de certaines excitations, exactement comme la sensation de brûlure se développe au contact d'un corps chaud. Elle est si entièrement physiologique, que nous devrions sûrement et avec raison considérer la peau comme malade, anesthésiée, ou émoussée dans sa sensibilité, si elle ne répondait pas par la sensation de démangeaison à l'action de certaines excitations, par exemple de l'acarus de la gale, ou de l'eczéma (1).

(1) *Remarque.* — Nous ne comprenons rien quant à présent à ce phénomène intime qui, sous l'influence de certaines actions sur les nerfs de la peau, parmi toutes les manifestations possibles de la sensibilité cutanée (brûlure, douleur, sensation de froid, de chaud, de contact, etc.), détermine justement la démangeaison. Hebra nous paraît être dans le vrai quand il pense que des attouchements courts, légers et souvent répétés occasionnent la démangeaison. Cela est incontestable pour le chatouillement. Hebra explique d'une façon analogue la démangeaison qui se développe sur les jambes atteintes de varices des veines, par l'excitation légère

Il y a certains états qui déterminent cette démangeaison, en dehors
des contacts mécaniques d'une espèce particulière (chatouillement
avec le doigt, vêtements de laine, etc.), pression par des bandes (jarretières), une ceinture, un bandage, etc. ; ce sont certaines maladies
de la peau dont nous avons déjà parlé dans ce sens dans les premières parties de cet ouvrage, en particulier l'urticaire, l'eczéma, le prurigo et la gale. Il n'y a qu'une peau anesthésiée qui pourrait dans de
telles circonstances ne pas ressentir la démangeaison.

Il y a cependant un prurit de la peau qui survient sans cause de
ce genre, qui constitue par lui-même une maladie et que nous
examinerons par conséquent comme une vraie névrose de la peau, sous
le nom de prurit cutané.

et souvent répétée qui est produite sur les nerfs des papilles par le sang qui coule
tantôt lentement, tantôt plus vite dans les plus petits vaisseaux. Pour la démangeaison qui existe dans l'eczéma et le prurigo, nous n'avons aucune explication
plausible, parce que certains états analogues sous le rapport anatomique,
comme le lichen des scrofuleux, le pemphigus, etc., où l'infiltration cellulaire du
chorion et des papilles, comme dans la syphilis, le lupus, etc., se développent
sans démangeaison.

PRURIT CUTANÉ

Historique. — Déjà nous avons traité de cette forme de maladie que nous avons dénommée le prurigo et que nous avons distinguée et caractérisée typiquement d'une manière rigoureuse. Nous avons fait connaître les données historiques desquelles il résulte que, jusqu'à l'époque où nous (Hebra) avons établi ce qu'il fallait entendre par prurigo et prurit, ces deux appellations étaient employées à peu près indifféremment par la plus grande partie des auteurs, ou du moins n'étaient pas convenablement distinguées l'une de l'autre.

De cet exposé historique, relevons seulement ce fait que, bien que la plupart des auteurs employassent indistinctement les mots prurigo et prurit pour désigner toutes les affections de la peau liées ou non à des altérations pathologiques visibles, mais toujours accompagnées de démangeaison, il y a eu cependant des écrivains qui ont réservé le nom de prurit exclusivement pour une affection de la peau qui consiste seulement dans une anomalie de la sensibilité que l'on appelle la démangeaison, sans que l'on puisse reconnaître dans le tégument des altérations pathologiques visibles, comme des pustules, de petits boutons ou des plaques saillantes, qui pourraient être la cause de la démangeaison. C'est ainsi que Galien définissait déjà le prurit comme une sensation de démangeaison à la peau, qui est produite par l'expulsion de matières excrémentitielles. Mercurialis, qui d'ailleurs n'est pas un auteur très-remarquable sous le rapport de la dermato-pathologie, s'exprime d'une façon encore plus distincte : « *Præterea in aliis affectibus, qui junctum habent pruritum, a cute semper emanat aliqua sanies, in pruritu nihil emanat.* » De son côté, Hafenreffer, dont le nom est souvent cité dans les descriptions de la gale, donne une définition vraiment classique pour son époque et encore admissible pour la nôtre: *Pruritus est tristis sensatio desiderium scalpendi excitans, sine cutis asperitate vel exulceratione.* » Malgré cette définition qui se rapporte complétement à notre manière de voir, la description ultérieure de ces auteurs nous apprend que sous le nom de prurit ils ont compris toutes sortes de maladies cutanées unies à la démangeaison, exactement comme le fait encore Willan lui-même, bien que dans une certaine limite. Seulement Willan avait remplacé la désignation de prurit par la classe du prurigo.

Sous le nom de prurigo, qu'il divise en *prurigo mitis, formicans, senilis* et *localis,* Willan comprenait aussi bien une affection qui peut

correspondre à notre prurigo (*mitis* et *formicans*, prurigo avec papules),
que celle qui répond en partie à notre notion du prurit (*senilis* et *localis*, prurigo sans papules). Mais même il n'y a là qu'une concordance
partielle, puisque Willan cite la démangeaison produite par des parasites (*pediculi vestimentorum*) sous le nom de *prurigo senilis*, — manière
de voir à laquelle certains auteurs plus rapprochés de nous se sont
conformés en établissant une espèce de *prurigo pedicularis* (!) (psoride
papuleuse pédiculaire, Alibert).

Les auteurs anglais anciens (Green, Plumbe, Hillier, Wilson) et les
auteurs français (Devergie, Rochard, Gibert, Chausit, Cazenave, etc.)
se basent sur ce fait qu'il y a une démangeaison de la peau qui constitue une affection essentielle, pour opposer, comme Willan, au prurigo
avec papules un prurigo sans papules ; mais cependant ils confondent
ces affections les unes avec les autres, en ce que par exemple, ils rapportent le *prurigo podicis* tantôt au prurigo avec papules, tantôt au
prurigo sans papules, sans parler du *prurigo pedicularis*, que l'on retrouve dans chacun de ces auteurs, bien qu'il n'appartienne ni au prurigo ni au prurit (1).

Définition. — Sous le nom de prurit (prurit cutané), nous désignons
une maladie chronique de la peau qui se manifeste uniquement par
de la démangeaison, qui persiste pendant des mois et des années,
tandis que sur la peau qui en est le siége on ne trouve aucune espèce
d'efflorescence ou d'autres altérations, ni rien enfin qui rappelle les
phénomènes consécutifs au grattage, auxquels la démangeaison donne
toujours lieu.

Les symptômes, l'étiologie et la signification du prurit sont variables
suivant la localisation du mal ; aussi devons-nous sous ce rapport
distinguer : 1° un prurit généralisé, et 2° un prurit local.

1° *Prurit généralisé.*

Il représente la démangeaison de la peau étendue à toute la surface
du corps.

Le mal se développe peu à peu sans que ses débuts aient été appréciables, et sans cause notable. L'individu même qui en est atteint n'en

____

(1) Voy. tome I ; et HEBRA, *Sur l'affection dite pédiculaire,* Wiener, med.
Presse, 1865.

a conscience que quand la démangeaison et un ensemble de symptômes pour la plupart subjectifs qui est lié à celle-ci durent déjà depuis plusieurs jours ou plusieurs semaines, ou ont atteint un certain degré d'intensité.

Le seul symptôme caractéristique est l'apparition subjective de la démangeaison. Elle tourmente les malades plusieurs fois par jour et pendant un temps variable chaque fois. Pendant les intervalles plus ou moins longs, les malades sont à peu près ou complétement exempts de démangeaisons.

L'attaque la plus régulière et la plus forte a lieu le soir ou la nuit. Pendant que le malade se déshabille pour se mettre au lit, la démangeaison commence à se montrer çà et là sur le tronc, sur les membres, particulièrement sur les points qui étaient comprimés par une ceinture, par les jarretières, par les bretelles, etc.; d'abord légère, elle augmente de force peu à peu et finit par être violente. Le malade cherche d'abord à ignorer ce léger avertissement, puis il commence à se gratter en frottant doucement avec le bout des doigts, mais bientôt il arrive à gratter énergiquement avec les ongles. A mesure que l'on gratte, la démangeaison augmente et s'étend proportionnellement. Elle parcourt tout le corps comme un courant électrique, elle se présente tantôt ici, tantôt là, isolément ou sur plusieurs points en même temps. Bientôt le malheureux n'a plus assez de mains, ni de doigts pour gratter toutes les places qui le sollicitent violemment. Il en arrive à faire sur la peau de larges traînées, avec toute sa force, sans autre but que de frotter énergiquement l'endroit de la peau qui le tourmente, et il n'est satisfait que quand il a enfoncé profondément ses ongles dans les points qui sont le siége de la démangeaison. Lorsqu'il est arrivé à s'écorcher de manière à faire saigner ou à peu près, quand il éprouve la sensation de brûlure, alors seulement disparaît la démangeaison qui était incomparablement plus pénible.

Ce tourment irritant peut avoir duré une demi-heure. Alors la démangeaison s'apaise. La brûlure, là douleur que les ongles ont produites çà et là, la sensation de feu, de chaleur exagérée sur toute la surface cutanée, sont vraiment douces comparativement aux orages de la démangeaison, à l'excitation nerveuse générale qui l'accompagne, et à la fureur à laquelle s'abandonne le malheureux patient.

Le malade se couche. Bientôt il s'endort. Mais malheureusement c'est pour peu de temps. La démangeaison revient vite sous l'influence de la chaleur du lit. Chez beaucoup d'individus, c'est tout de suite l'attaque violente qui se produit, et qui peut durer plusieurs heures.

Les malades, sans repos, se retournent constamment sur leur couche. Souvent, comme piqués par la tarentule, bien que faisant appel à toute leur force morale, incapables de se retenir plus longtemps, ils s'élancent hors du lit et se mettent à se gratter la peau avec rage, cherchant, lorsqu'ils ne peuvent atteindre un point avec leurs ongles ou qu'ils n'y arrivent pas assez vite, à rafraîchir la peau par le contact d'un corps froid, le mur ou le carrelage de la chambre, etc., jusqu'à ce qu'enfin ils puissent regagner leur lit et y goûter un certain temps de repos.

Endormis, ils ne sont pas affranchis de leur supplice, qui les poursuit dans leurs rêves sous les formes les plus diverses et les plus bizarres. Tantôt le malheureux rêve qu'il caresse son chien bien-aimé, et, comme cela plaît au chien, il le caresse sans interruption, d'abord doucement, puis plus énergiquement, et il continue toujours avec les ongles; il est hors d'haleine à force de gratter, il ne peut plus s'arrêter : — alors il s'éveille brusquement, le chien bien-aimé, c'était sa propre peau, et ce qui lui prouve que c'était sa peau qu'il grattait ainsi en rêve, ce sont les nombreuses écorchures dont il ressent alors les douleurs et la sensation de brûlure.

Ou bien une autre fois il rêvera qu'il a à frotter ou à racler le parquet, ou à gratter les murs de la chambre : — les rêves se meuvent toujours dans des formes analogues, et le fond en est toujours la peau malade.

Ce n'est que vers les premières heures du matin que la sensibilité se calme et qu'arrive un sommeil tranquille, — trop court pour apporter au malheureux si durement éprouvé le repos physique et moral si ardemment désiré. Les meilleures heures sont celles du matin. Dans le cours de la journée, il survient des accès plus ou moins irréguliers, de durée variable, soit spontanément, soit par le fait de causes occasionnelles. Par exemple, une surexcitation physique ou morale, des émotions brusques et désagréables, comme la colère, l'impatience, l'obligation absolue de persister dans une occupation déterminée, de rester dans un endroit quelconque, dans un théâtre, dans une réunion, le sentiment de la contrainte, la peur même d'un accès, la simple pensée qu'on pourrait avoir un accès et les inconvénients que cet accès pourrait amener pour le malade dans un entourage étranger, — on voit donc qu'il peut y avoir là aussi des causes morales, — toutes ces circonstances suffisent pour faire apparaître de suite une démangeaison d'abord légère, puis plus violente, et enfin un accès de prurit.

Le besoin de se gratter est irrésistible. Même le plus grand effort moral ne permet pas d'y résister. Plus on a attendu longtemps, plus il se fait sentir avec violence, à tel point que les malades mettent de côté toutes considérations du milieu où ils se trouvent et des obligations sociales. Au milieu d'une conversation, au théâtre, au beau milieu d'une scène, l'individu qui est pris de prurit est obligé de se lever, de tout quitter, sans s'inquiéter de ce que l'on pourra dire de lui, pour chercher un petit coin isolé où il puisse promener avec rage ses ongles sur l'endroit où la démangeaison existe.

Ce supplice irritant, la conscience qu'il a constamment de ne pas posséder cette égalité d'humeur et cet empire sur soi-même qu'il est si nécessaire d'avoir pour les relations du monde et des affaires, enlèvent souvent au pauvre malade tout maintien moral ainsi que la force de supporter cette double torture physique et morale. Au milieu de l'exaltation d'un accès, ou en proie à la mélancolie ou à la misanthropie dans laquelle ils tombent peu à peu, ne trouvant plus leur place dans la société, certains individus atteints de prurit se laissent aller à un mouvement de désespoir et cherchent à en finir violemment avec une existence qui leur paraît insupportable.

En fait de phénomènes objectifs, on ne trouve dans le prurit généralisé que les résultats irrégulièrement disséminés du grattage de la peau, des croûtes récentes et anciennes représentant des raies plus ou moins longues, et combinées de toutes sortes de façons les plus irrégulières, des taches présentant un pigment d'un rouge brun, d'un brun foncé allant jusqu'au brun noir. Outre cela, la peau est terne, mollasse, elle transpire peu ; le tissu cellulaire sous-jacent ne contient que fort peu de graisse. Çà et là on voit de légers commencements d'un eczéma squameux ou pustuleux.

Lorsque le mal dure plus longtemps, son influence, et en particulier celle de l'insomnie, se manifeste aussi du côté de la nutrition générale, d'une façon fâcheuse : ou bien c'est le mal même dont le prurit est le résultat qui fait des progrès et amène des troubles dans la nutrition. Les malades maigrissent, tombent dans le marasme et finissent par succomber avec les complications les plus différentes.

Étiologie. — Une partie des causes qui déterminent le prurit généralisé nous sont connues, bien que le lien proprement dit qui existe entre ces causes et l'excitation particulière des nerfs papillaires échappe complétement à notre intelligence.

La cause la plus connue et que d'après son genre même nous devons regarder comme typique, c'est le marasme sénile. La démangeaison de la peau qui surgit dans cet état est connue depuis longtemps déjà et depuis Willan elle est mentionnée par les auteurs sous le nom de prurit sénile.

Dans ses symptômes, le prurit sénile ne se distingue aucunement du prurit généralisé, qui provient d'autres causes. C'est exclusivement la concordance du prurit avec les phénomènes généraux du marasme sénile, voire même dans certains cas uniquement avec le grand âge de l'individu, sans que celui-ci présente d'une façon particulièrement remarquable les signes du marasme, qui donne à l'affection le cachet du prurit sénile. Quelquefois l'état de flaccidité et de sécheresse de la peau n'est que médiocrement accusé. Qu'un individu, âgé de 60 à 70 ans, sous l'influence des tourments que lui procure un prurit généralisé, subisse, dans un temps relativement court, une diminution considérable de la nutrition, on peut *à priori* s'y attendre. Cependant la vie peut se prolonger pendant de longues années ; le prurit sénile l'accompagne alors jusqu'à sa fin. Le mal est incurable.

La cause intime du prurit sénile pourrait être attribuée aux altérations qui se produisent dans le tissu de la peau comme dans les tissus de la plupart des autres organes, et dont les particularités ont déjà été exposées par O. Weber d'une manière complète. Cependant nous ignorons complétement jusqu'à cette heure de quelle manière les extrémités les plus périphériques des nerfs sont altérées par le fait de l'atrophie sénile et particulièrement comment il se fait qu'elles sont disposées à la sensation anormale de la démangeaison.

En dehors de l'atrophie sénile, nous connaissons en partie, en partie aussi nous soupçonnons comme cause du prurit généralisé, chez les personnes d'un âge moyen : d'abord et principalement chez les hommes entre 40 et 50 ans, le gastricisme chronique avec les symptômes de pression dans la région de l'estomac et du foie, de gonflement et de sensibilité du foie (ce que l'on appelle l'obstruction du foie), de constipation, de pyrosis, de manque d'appétit, de faiblesse générale, de lassitude, de tristesse.

Chez les femmes également d'un âge moyen, le prurit généralisé paraît devoir être le plus souvent rapporté à des troubles fonctionnels du système génito-utérin, dont les uns appartiennent encore au domaine physiologique, tandis que les autres sont réellement des phénomènes pathologiques. C'est ainsi que nous avons observé chez quelques femmes, à chacune de leurs grossesses, l'existence du prurit, qui cessait avec l'accouchement et ne se reproduisait que pendant la grossesse suivante (1).

Chez le plus grand nombre des femmes atteintes de prurit, ce sont des troubles des fonctions sexuelles d'un caractère pathologique, mais néanmoins sans gravité notable, qui semblent donner naissance au prurit, lequel disparaît temporairement ou pour toujours lorsque ces mêmes troubles cessent d'exister. Tels sont la dysménorrhée, l'aménorrhée, l'engorgement chronique de la matrice, la stérilité, et spécialement les altérations qui signalent dans la sphère des organes génitaux l'avénement de l'âge critique.

Dans les deux sexes, l'albuminurie, la maladie chronique de Bright, le diabète sucré, la tuberculose, le cancer du foie, de l'utérus, de l'estomac, et d'autres néoplasmes, peuvent donner naissance au prurit de la peau. Ces circonstances étiologiques sont, parmi toutes celles qui ont été mentionnées, les plus positives; et il arrive même assez souvent que du prurit on déduit par supposition l'existence de l'albuminurie ou du diabète, diagnostic qui se trouve parfaitement confirmé par l'analyse de l'urine à une époque où le malade n'offrait encore aucun autre changement pathologique dans la fonction rénale.

Jusqu'à quel point le prurit dans l'albuminurie confirmée, ou dans la glycosurie, est-il le résultat d'un dépôt de matières excrémentitielles dans la peau, ou de produits de décomposition de ces matières? c'est ce que la science actuelle ne peut pas plus déterminer qu'elle n'est capable d'expliquer pourquoi dans certains cas d'ictère modéré le prurit le plus violent existe, tandis qu'il manque quelquefois complétement dans l'ictère intense, ou qu'il se développe à une époque où la matière colorante de la bile a été en grande partie résorbée.

Il me semble probable que les émotions déprimantes de longue durée peuvent donner naissance au prurit de la peau, comme à l'urticaire chronique.

____

(1) Il me semble que l'on doit voir une analogie de cette corrélation dans les cas de pemphigus qui ont été observés à diverses reprises chez certaines femmes à chacune de leurs grossesses (HEBRA, *Wiener med. Wochenschr.*, 1872, n° 48), de même que d'une manière générale il semble y avoir une grande ressemblance entre le prurit de la peau et le pemphigus, et cela non pas seulement sous le rapport des causes prédisposantes. Dans le pemphigus prurigineux, cette ressemblance me paraît démontrée d'une façon assez claire, même au point de vue pathologique.

Pronostic. — Ce n'est que pour le prurit sénile seul que le pronostic est absolument défavorable. Il est incurable et accompagne le malade jusqu'à la fin de sa vie. Les formes de prurit qui appartiennent à un âge moins avancé, et qui sont produites par les causes que nous avons signalées, sont guérissables dans la mesure où l'on peut supprimer ces mêmes causes, ou s'améliorent sans même qu'elles aient pu être complétement écartées. Cela est vrai pour le prurit dont l'étiologie ne peut pas être découverte dans l'individu. Cependant la durée de la maladie est dans tous les cas d'une longueur indéterminée.

Cette dernière circonstance nous oblige à une grande circonspection dans le pronostic ; mais, en outre, il ne faut pas perdre de vue les enseignements que nous fournit l'expérience, à savoir que certains cas de prurit appartenant à des sujets d'un âge moyen se sont montrés extraordinairement rebelles ou même tout à fait incurables ; ou bien il se présente comme le précurseur d'un cancer de l'estomac, du foie ou de la matrice, qui ne se développe que quelques années plus tard.

Diagnostic. — En présence du peu de gravité des symptômes objectifs qui existent dans le prurit généralisé, et considérant que ces symptômes ont seulement le caractère de ceux que l'on observe en général à la suite de la démangeaison, c'est-à-dire des excoriations et de leurs conséquences (taches et stries pigmentaires), nous sommes amenés, bien plus encore pour le diagnostic du prurit de la peau que pour celui de toute autre affection cutanée, à accorder une importance décisive au symptôme subjectif qui est ici la démangeaison, au genre et au mode suivant lesquels elle se manifeste, à sa durée, à son intensité, etc., enfin aux données fournies par les commémoratifs. Cependant il est impossible de baser un diagnostic exclusivement sur ce dernier genre de renseignements. Au contraire, bien qu'un malade nous affirmât très nettement que depuis des semaines et des mois il est pris plusieurs fois par jour d'une démangeaison intense et persistante, son dire n'éveillerait et ne devrait pas éveiller en nous la plus légère croyance, si nous ne trouvions pas, dans le nombre et l'intensité des excoriations anciennes ou récentes et de leurs traces, des stries et des taches pigmentaires, une confirmation réelle de sa déclaration. Et réciproquement, quand on constate d'une manière positive l'existence de ces signes objectifs, on n'a pas besoin que le malade confirme le fait par ses déclarations, car, sans autre témoignage, nous pouvons sûrement conclure, de la présence de nombreuses excoriations disséminées et de la pigmentation qui en est la conséquence, à l'existence ancienne de la démangeaison de la peau.

Mais le diagnostic de la démangeaison de la peau ne constitue pas encore celui de la névrose *prurit cutané*. Il faut avant tout, par une appréciation exacte et convenable des symptômes, en présence desquels on se trouve, établir ce fait, que la démangeaison de la peau, dans un cas donné, n'est pas un simple phénomène d'une affection cutanée accompagnée de démangeaison, mais qu'elle représente un mal qui existe par lui-même, indépendant, idiopathique.

Il s'en faut pourtant que ce problème puisse être toujours résolu facilement et rapidement.

On n'aura pas beaucoup de peine à exclure les maladies de peau qui s'accompagnent de démangeaison, le prurigo et la gale. Souvent il est plus difficile de ne pas confondre le prurit cutané avec l'urticaire chronique, dans laquelle généralement le tronc est le siége de démangeaisons et par conséquent aussi d'excoriations, et dans laquelle les mêmes circonstances étiologiques peuvent se présenter que dans le prurit cutané. Il en est de même pour le *pemphigus prurigineux*, parce que souvent dans celui-ci le médecin reste fort longtemps sans voir une seule bulle, et que les excoriations seules existent. Les malades se grattent particulièrement sur les places qui rougissent ou qui sont le siége d'une plaque saillante, laquelle sert de base à la bulle qui survient ensuite, et celle-ci peut, lorsque la couche épidermique a déjà été détruite antérieurement, ne pas se former. L'apparition temporaire de plaques saillantes n'est elle-même décisive ni pour l'urticaire chronique et le pemphigus chronique, ni contre le prurit cutané, parce que dans toutes ces circonstances, quand on se gratte violemment (comme dans la gale, le prurigo, etc.), il se produit toujours de ces plaques, isolément et accidentellement.

Il est peut-être plus exact de dire que dans le plus grand nombre des cas ce n'est qu'après une observation assez longue que l'on est en état d'établir sûrement le diagnostic de la maladie et de la différencier des deux affections que nous avons indiquées, et que ce n'est que dans un petit nombre de cas, au contraire, que ce diagnostic peut être fixé de suite.

Il ne faut pas oublier non plus, et cela est nécessaire pour compléter les éléments du diagnostic ainsi que pour instituer le traitement convenable, de rechercher si chez le malade il n'existe pas l'un ou l'autre des états morbides que nous avons signalés plus haut comme pouvant donner naissance au prurit, la maladie de Bright, le gastricisme chronique, etc.

Il sera moins difficile d'éviter la confusion du prurit cutané avec la démangeaison qui succède à l'urticaire aiguë, à l'urticaire et aux excoriations provenant des punaises et des poux des vêtements.

2° *Prurit local.*

Le prurit local, en tant que névrose, occupe presque exclusivement les parties génitales et la région de l'anus ainsi que la muqueuse avoisinante. On l'observe aussi, mais rarement, sur d'autres régions du corps, particulièrement à la paume des mains et à la plante des pieds. On le rencontre plus rarement encore, mais il n'en est pas moins bien constaté pour cela, sur d'autres muqueuses que celles que nous avons déjà indiquées, spécialement sur la langue et dans l'urèthre. Les localisations du prurit sur les organes génitaux et sur la région de l'anus offrent un intérêt tout à fait prépondérant au point de vue de la pratique ; c'est pourquoi nous allons leur consacrer, dans les pages suivantes, une étude approfondie.

Prurit des organes génitaux de la femme. Prurit de la vulve et du vagin.

Pendant longtemps, l'affection ne se manifeste par aucune espèce de symptômes objectifs ; elle se caractérise uniquement par la démangeaison que les malades accusent.

Ici aussi la démangeaison survient par accès, plusieurs fois par jour, mais principalement la nuit. Elle reste localisée sur les parties sexuelles, particulièrement sur la face interne des grandes lèvres, sur la muqueuse vulvaire et le clitoris. Combien cet état est pénible pour les malades, elles seules pourraient le dire. Le besoin impérieux de se gratter oblige les malades à recourir aux moyens les plus violents pour combattre cette démangeaison des parties génitales ; elles se grattent, se frottent, pressent, etc. Malgré tout cela, l'accès de prurit persiste souvent d'une demi-heure à plusieurs heures, puis disparaît insensiblement. Une violente brûlure sur les points qui ont été le siége de ces manipulations, une sensation de chaleur dans les parties sexuelles, la rougeur de la muqueuse, une augmentation de la sécrétion muqueuse, telles sont les suites de l'accès.

On comprend facilement que les malades, en raison des attouchements auxquels elles se livrent sur cette région spéciale, puissent faire
croire à l'onanisme ou à la nymphomanie. Les femmes vraiment
chastes éprouvent de violents remords sous le poids de ces préoccupa-
tions fautives. Que parfois réellement l'une ou l'autre de ces femmes,
au lieu de se frotter avec des objets inanimés, désire vivement se livrer
au coït ou paraisse le désirer, cela se comprend d'autant mieux que
l'excitation produite par un prurit léger des organes génitaux peut bien
rallumer l'excitation sexuelle spécifique et que les malades, en satisfaisant cette dernière, espèrent aussi adoucir la sensation de prurit qui
les tourmente. Cependant cette manifestation n'est en aucune façon
l'expression de la nymphomanie ou, en termes plus généraux, d'une
augmentation du penchant sexuel. En effet, le coït accompli et assouvi
ne met nullement fin à l'accès de prurit.

De même que le prurit généralisé, le prurit local des parties
sexuelles de la femme est de longue durée ; il persiste pendant des
mois et des années. Avec le temps, on voit aussi apparaître dans cette
région les lésions consécutives à des grattages violents et répétés.
Les grandes lèvres s'épaississent ; leur épiderme, toujours hypertrophié et présentant une couleur pigmentaire foncée, est sec et dur ; enfin
on y trouve des excoriations et des symptômes eczémateux plus ou
moins intenses.

De son côté, la muqueuse vaginale arrive graduellement à un état
d'hyperémie persistante ; elle est d'un rouge foncé, chaude au toucher,
elle sécrète un muco-pus abondant, et quelquefois même il se développe
une vaginite intense.

Enfin la maladie locale a sur l'état général une influence fâcheuse.
L'insomnie, la surexcitation énorme et constante des nerfs abaissent la
nutrition générale. Le défaut d'appétit, le chagrin, la dépression de
l'esprit et des sentiments se joignent à la souffrance physique opiniâtre et destructive pour éloigner les malades de la société et de la
famille, et même pour les dégoûter de la vie.

Tous ces résultats se présentent encore plus, lorsque, comme chez
certaines malades, pendant les divers paroxysmes du prurit, ou même
dans les intervalles, il survient des phénomènes hystériques, des accès
convulsifs de rires et de larmes, des contractions musculaires, etc.

Étiologie. — Nous ne connaissons que très-peu de chose sur les causes
du prurit des organes génitaux de la femme. Dans certains cas, elles se
rattachent, comme pour le prurit généralisé, aux fonctions sexuelles,

comme la dysménorrhée, l'apparition des phénomènes de l'âge critique, la stérilité, l'ovarite chronique, la présence de néoplasmes dans les parties génitales internes ; chez les jeunes filles, c'est souvent la présence de vers. Dans plusieurs cas de notre pratique, le prurit des organes génitaux s'était manifesté pendant plusieurs années comme le symptôme précurseur d'un carcinome utérin qui s'est développé plus tard. Il doit en avoir existé d'autres cas. Cependant il arrive assez souvent que l'étiologie du prurit génital chez la femme est complétement inconnue, comme aussi en général le lien intime entre l'affection et les causes qu'on lui suppose ne s'explique pas au point de vue physiologique.

Diagnostic. — Le diagnostic de la maladie que nous venons de décrire ne peut être établi que d'après les commémoratifs et après une observation prolongée, parce que les symptômes objectifs spécifiques font absolument défaut. Cette absence de symptômes objectifs doit nous faire éviter une faute, celle de diagnostiquer le prurit dans des cas où la démangeaison n'est que le symptôme d'un eczéma chronique des grandes lèvres ou de l'eczéma *marginatum*. Il serait très-facile de commettre une pareille erreur, parce que, quand le prurit dure depuis longtemps, l'eczéma envahit les grandes lèvres. Ce sont les résultats du traitement qui permettent d'établir le diagnostic réel. En effet, dans l'eczéma, sous l'influence du traitement et après que les grandes lèvres ont repris leur état normal, la démangeaison disparaît complétement ; tandis que dans le prurit la démangeaison ne diminue pas notablement, même quand les grandes lèvres sont revenues à leur état normal.

Prurit des organes génitaux chez l'homme.

Le prurit des organes génitaux chez l'homme est une affection rare. La démangeaison occupe de préférence la peau des bourses et la région périnéale.

Quelquefois elle existe aussi à l'orifice de l'urèthre ou le long de la muqueuse uréthrale tout entière. Nous avons si souvent trouvé que la démangeaison accusée par les malades était simplement l'expression d'un eczéma du *scrotum*, que certainement un grand nombre de cas de soi-disant prurits se rapportent à l'eczéma, et, de fait aussi, la démangeaison disparaît par la guérison de l'eczéma. Cependant on trouve encore çà et là quelques cas de prurit vrai chez l'homme ; mais jamais alors il ne présente la même intensité ni les mêmes conséquences ; enfin il n'est jamais aussi pénible que les formes de prurit que nous avons décrites précédemment (1).

Prurit anal.

Le prurit se montre plus souvent à l'anus sous forme de névrose. Il occupe la peau de la région anale et la muqueuse avoisinante du *rectum*. De là il peut rayonner le long du périnée et se combiner avec le prurit de la peau des bourses et de la muqueuse de l'urèthre. La démangeaison est extrêmement pénible ; elle pousse ceux qui en sont atteints à se gratter très-énergiquement; elle se présente toujours sous forme de paroxysmes, particulièrement avant et après la défécation, ou quand les malades sont obligés de rester longtemps assis et tranquilles.

Abstraction faite des cas où chez les jeunes individus le prurit anal est dû à la présence de lombrics, ou (même chez les adultes) à l'existence d'oxyures dans le rectum, on ne trouve cette affection que chez des individus âgés et du sexe masculin. Dans ce cas, lorsqu'il dure longtemps, il est toujours lié à un eczéma plus ou moins intense du périnée. Cela rend le diagnostic difficile, parce que dans un cas donné il est presque impossible de décider si l'eczéma ne représente pas la maladie, dont la démangeaison ne serait par conséquent qu'un symptôme. Ce n'est que grâce à une observation prolongée et aux résultats fournis par un traitement approprié, que le diagnostic peut être fixé.

Il est incontestable que le prurit anal dépend très-souvent de l'état variqueux des veines rectales, exactement comme les varices des jambes donnent naissance à la démangeaison. Si nous nous sommes vus souvent obligés de repousser cette idée que la présence des hémorrhoïdes est une cause morbide qui engendre toutes sortes d'exan-

---

(1) Dans le cas de calcul vésical, on sait qu'un des signes habituels est la démangeaison que les malades accusent à l'orifice de l'urèthre, mais plus spécialement en arrière de la couronne du gland. Ces phénomènes paraissent être exclusivement en rapport avec l'irritation résultant du contact de la pierre avec le col vésical, attendu que la plupart du temps on ne trouve ni éruption herpétique ou autre pouvant expliquer ces démangeaisons. Et ce siège est tellement important que, même en l'absence des hématuries, de la sensation de poids, etc., qui caractérisent la présence d'un calcul vésical, il est au moins prudent de faire une exploration. Évidemment il ne peut être question ici que d'une action réflexe.

A. D.

thèmes chroniques, tel n'est pas le cas du prurit anal, pour lequel au contraire nous admettons une relation avec les hémorrhoïdes et le gonflement folliculaire de la muqueuse rectale, ainsi qu'avec l'hyper-sécrétion catarrhale de cette dernière.

On voit par là que le caractère purement nerveux du prurit anal n'est pas complétement démontré, ou au moins ne l'est pas dans tous les cas.

Par le fait, le pronostic du prurit anal est relativement favorable, parce que le plus souvent on arrive à supprimer ou à modérer les états que nous avons signalés et par là même à guérir ou à res-treindre la démangeaison.

Prurit de la paume des mains et de la plante des pieds.

Le prurit de la paume des mains et celui de la plante des pieds sont plus rares. On les trouve combinés ou séparés, mais toujours des deux côtés en même temps, et, dans les différents cas, accompagnés ou non d'une sécrétion locale exagérée de sueur (hyperhydrose de la paume de la main ou de la plante du pied). Les cas que nous avons eu l'occa-sion de voir n'étaient pas très-violents, et me paraissent avoir été presque tous d'une nature passagère, mais durant toujours plusieurs mois. Cependant il doit y avoir aussi des cas où la maladie ac-quiert une grande intensité et devient un véritable supplice pour les malades, comme Alibert en rapporte un exemple qu'il a observé lui-même.

Le prurit se rencontre sur certaines parties muqueuses spéciales, comme la langue, beaucoup plus rarement encore que le prurit de la paume des mains et de la plante des pieds ; nous ne parlons pas, bien entendu, de la muqueuse des organes génitaux et du rectum qui, au contraire, ainsi que nous l'avons vu plus haut, est très-souvent le siége du prurit.

Duhring (1) a décrit sous le nom de *pruritus hiemalis* une déman-geaison cutanée que l'on doit également considérer comme une névrose, et qui revient tous les ans en hiver chez les individus qui y sont pré-disposés. La démangeaison est quelquefois très-modérée; dans d'autres cas, elle est assez intense ; elle se manifeste sur les membres inférieurs, spécialement du côté de la flexion et sur les parties peu pourvues de poils ; elle revient régulièrement le soir quand on se désha-

---

(1) *Pruritus hiemalis, an undescribed form of pruritus,* by Louis A. Duhring. *Philadelphia, med. Times Separatabdruck,* 1874.

bille et persiste pendant quelques heures. Pendant le jour, elle est faible ou même complétement nulle. Au début, on n'aperçoit d'altérations d'aucun genre sur les parties de peau qui en sont atteintes. La peau est lisse, mince, souple, quelquefois un peu sèche. Plus tard on y trouve, comme résultats du grattage, toutes les formes d'excoriations, des raies pigmentées, des follicules tuméfiés, des squames, etc. Avec l'arrivée de la saison chaude de l'année, la maladie disparaît pour se reproduire l'automne suivant.

Au fond, je suis d'accord avec la description de Duhring. Nous avons aussi observé sous notre climat que beaucoup de personnes étaient atteintes de démangeaisons pendant la saison froide et offraient consécutivement, à force de se gratter, des excoriations et des symptômes d'eczéma. Seulement nous ne sommes pas à même de pouvoir assigner à ce prurit cutané une localisation aussi déterminée. Nous avons constaté que cette démangeaison est assez uniformément étendue sur le corps, mais qu'elle prend en général son point de départ sur les places qui sont pressées par un bandage, comme les hanches, ou la région sur laquelle les jarretières portent. De plus, nous avons vu très-souvent les symptômes eczémateux survenir en même temps que le prurit ou bientôt après celui-ci, ordinairement sous forme d'eczéma *papulosum*, d'eczéma *sudamen*.

Comme Duhring, je suis disposé à considérer, mais seulement en seconde ligne, le froid comme cause de ce prurit et de l'eczéma qui est éventuellement combiné avec celui-ci. Chez beaucoup d'individus, la peau, sous l'influence d'une atmosphère froide et sèche, devient parcheminée et rugueuse. Je crois que ce dernier état de la peau doit être regardé dans ce cas comme la cause proprement dite — parce qu'il en est la cause prochaine — du prurit, du grattage, et que le froid n'en serait que la cause éloignée.

La démangeaison et un état complétement analogue de la peau peuvent aussi s'établir, lorsque l'épiderme par le fait d'autres circonstances cesse d'être onctueux, devient sec et cassant, ce qui arrive par exemple sous l'influence de l'usage journalier de lavages et de lotions à l'eau froide.

Pour ce motif, je rattacherais aussi, d'après sa nature, l'affection désignée par Duhring sous le nom de *pruritus hiemalis*, affection qui certainement s'observe également chez nous, à ces autres états qui, déterminés par des causes connues, débutent toujours par la démangeaison, mais amènent bientôt l'eczéma. C'est ainsi que le prurit survient à la suite des varices, de la sueur, d'une pression mécanique, du grattage même, de l'eau, des lotions, etc., toutes circonstances qui amènent d'abord la démangeaison et bientôt après l'eczéma.

Je me vois donc obligé de ranger aussi le *pruritus hiemalis* de Duhring dans la même catégorie que les affections que je viens d'énumérer, sans vouloir cependant diminuer en rien le mérite du travail de cet auteur.

Traitement. — Une maladie comme celle que nous venons de décrire, qui, soit comme prurit généralisé, soit comme prurit local, tourmente les malheureux qui en sont atteints, par la sensation atroce et horriblement surexcitante de la démangeaison, et qui avec cela dure généralement pendant des années entières, parfois même aussi longtemps que la vie, une telle maladie, dis-je, réclame d'une façon urgente les efforts toujours renouvelés de la thérapeutique. Celle-ci dans beaucoup de cas donne de bons résultats ; dans d'autres elle est plus ou moins efficace, souvent enfin elle est complétement impuissante.

En premier lieu, l'attention doit être dirigéesur la constatation de la cause du prurit. Quand on réussit à la découvrir et qu'on peut la faire disparaître par un traitement approprié, on doit par cela même, s'attendre à un résultat d'autant plus favorable au point de vue du prurit lui-même.

Nous avons, dans les chapitres précédents, mentionné comme causes du prurit cutané l'hypertrophie chronique du foie avec les symptômes d'indigestion, de constipation, d'oppression à l'épigastre, de nausées, etc. Dans ces cas, l'emploi de la cure minérale à Karlsbad, Marienbad ou l'usage des eaux transportées (Sprudel, Mühlbrunn) ont bien souvent donné les résultats les plus favorables. Quelquefois il faut répéter ce traitement une ou deux fois pendant les années suivantes, jusqu'à ce que l'on obtienne une guérison durable. Dans une foule de cas cependant la cure thermo-minérale suivie une seule fois pendant six à huit semaines suffit pour produire une amélioration notable. Après avoir accompli cette cure de boisson thermale ou, dans les cas où l'on ne peut pas la faire, l'usage méthodique et proportionné aux conditions individuelles du sulfate de soude, de la magnésie, de la rhubarbe et des amers, est nécessaire, ainsi qu'une réglementation soigneuse du régime et elle est d'ailleurs toujours avantageuse.

Nous avons à lutter contre des données moins précises lorsqu'il s'agit de combattre les autres conditions étiologiques, que nous avons énumérées plus haut, du prurit cutané tant généralisé que local, comme le diabète, la maladie de Bright, les affections que l'on peut rapporter à l'utérus ou aux ovaires. Dans tous les cas de ce genre, ce sont les résultats fournis par un examen attentif et approfondi qui nous fourniront seuls les voies et les moyens pour instituer un traitement basé sur l'étiologie réelle de la maladie.

Outre cela, dans tous les cas il faut — que la cause de l'affection soit facile à constater, ou au contraire inconnue — combattre le symptôme vraiment pénible de la démangeaison, pour procurer aux malades un soulagement momentané et en particulier du repos pendant la nuit et du sommeil.

Sous ce rapport, malheureusement, nous ne disposons pas de remèdes très-efficaces. Toutefois il ne faut pas négliger d'y recourir, parce que, malgré tout, tantôt l'un, tantôt l'autre réussissent jusqu'à un certain point ou pour un certain temps et que d'ailleurs les malades sont toujours désireux de faire de nouveaux essais.

Avant tout, nous devons faire remarquer que le remède calmant par excellence de la démangeaison, celui qui exerce une action si parfaite dans les dermatoses dites prurigineuses, dans l'eczéma et le prurigo, c'est-à-dire le goudron, est à peu près sans action contre la démangeaison dans le prurit cutané.

En général, les seuls moyens qui, dans cette maladie, aient un peu d'action, bien qu'elle ne soit que momentanée, sont ceux qui soutirent rapidement la chaleur de la peau et modifient occasionnellement les nerfs cutanés par la sensation du froid, ou qui exercent en même temps une anesthésie ou une action narcotique locale relative.

Les moyens qui répondent à la première indication sont : l'application de linges humides froids faite d'après la méthode hydrothérapique, les douches froides données une ou plusieurs fois par jour; les badigeonnages et les lavages de la peau répétés souvent dans la journée, et de préférence au début de l'accès de démangeaison, avec le vinaigre, l'eau vinaigrée, l'alcool, l'éther, combinés *ad libitum*, avec ou sans addition d'acide phénique, d'acide salicylique, de créosote et autres substances analogues, à peu près suivant les formules : Rp. Acide phénique, 1 gr. 50, esprit de vin gallique, 300 gr., glycérine, 5 gr. ; ou éther pétroléique, 5 gr., esprit de vin gallique, 300 gr., glycérine, 5 gr. ; ou encore éther acétique 5 gr. pour 300 gr. d'alcool, etc. Les parties de la peau qui ont été ainsi lotionnées avec les liquides que nous venons d'indiquer ou avec d'autres analogues sont recouvertes de poudre pendant qu'elles sont encore humides, afin de retarder un peu l'évaporation de ces liquides et par conséquent de prolonger le plus possible leur action rafraîchissante qui diminue le prurit.

Dans certains cas, les bains de baignoire chauds procurent dans les différents accès un soulagement remarquable, et même, convenablement employés, ils amènent presque toujours une amélioration de la maladie dans son ensemble. Dans d'autres cas, au contraire, le bain chaud exagère la démangeaison au point de la rendre insupportable, de manière que les malades se sauvent du bain dans un état de surexcitation extrême.

Quelquefois on se trouve bien d'ajouter au bain des substances médicamenteuses, comme le bi-carbonate de soude, 250 à 500 gr., ou le sublimé, 5 à 10 gr. Dans ce dernier cas il faut veiller à ce que les bains ne déterminent pas la salivation.

Les médications et les applications que nous avons indiquées ne peuvent pas être employées, ou elles ne le peuvent être indistinctement dans les différentes formes du prurit local que quand on les modifie suivant la région occupée par la maladie.

Dans le prurit de la vulve et du vagin, on peut user avec avantage des bains de siége froids ou chauds avec ou sans douches, avec ou sans additions médicamenteuses (bi-carbonate de soude, sublimé, alun). Il faut en outre essayer les injections vaginales avec l'eau ordinaire, tiède ou froide, avec ou sans zinc, alun, tannin. Il ne faut pas négliger non plus la méthode qui consiste à rafraîchir continuellement la paroi du vagin au moyen d'injections continues ou d'un appareil appelé *Scheidenkühlers*. C'est un tube de caoutchouc long de plusieurs mètres, qui est partagé en deux moitiés inégales par un cylindre métallique, intercalé, en forme d'ampoule et terminé en cul-de-sac, long de 10 à 11 centimètres, conique. Pour s'en servir, on introduit le cylindre métallique dans le vagin, la malade gardant une position à demi couchée. La partie la plus courte du tube est plongée dans un vase rempli de 5 à 10 litres d'eau froide et placé dans ce but à une certaine hauteur. Le long bout du tube, qui est muni d'un robinet fermant, pend dans un vase vide placé sur le parquet. Avant de s'en servir, on fait le vide dans le long bout avec la bouche, et l'eau qui est dans le vase supérieur y vient aussitôt. De là elle passe dans l'ampoule métallique et arrive dans le tube inférieur. On ferme alors le robinet. Puis on introduit l'ampoule métallique dans le vagin et l'on ouvre le robinet. L'eau coule alors d'une façon continue, et, passant à travers le cylindre de métal, elle rafraîchit la paroi du vagin et agit ainsi en diminuant la démangeaison.

On comprend facilement que, outre cela, on aura souvent occasion, pour atténuer et abréger les différents accès ou pour lutter contre la maladie elle-même, d'employer temporairement ou d'une manière méthodique (journellement, le soir) des médicaments narcotiques, soit localement, soit par la voie générale ; dans le premier cas, sous forme de suppositoires que l'on introduit dans le vagin ou dans le rectum : Rp. beurre de cacao, 1 ^{gr}, 50, laudanum pur, 2 à 4 centigrammes, ou extrait de belladone, 2 à 3 centigr., ou morphine, 1 à 2 centigr.; dans le second cas, on fait des injections sous-cutanées de morphine, de laudanum, d'hydrate de chloral, ou bien des inhalations de chloroforme, d'éther, etc.

Le traitement du prurit de l'anus présente beaucoup d'analogie avec celui que nous venons de décrire. Seulement ici, outre les suppositoires calmants, ou contenant de la créosote, du camphre, etc., on emploie souvent et de préférence des lavements d'eau froide ou d'eau mélangée de vinaigre, d'acide phénique, d'acide salicylique, etc.

On comprend que, dans le prurit anal aussi bien que dans le prurit vulvaire, l'eczéma qui existe éventuellement sur la peau des parties voisines, de la région anale, des grandes lèvres, du périnée, devra être traité en même temps par les moyens ordinaires.

Comme traitement interne, agissant directement contre le prurit généralisé ou local, c'est-à-dire sans être dirigé à proprement parler contre la cause du prurit, et capable de donner des résultats remarquables ou seulement appréciables, nous n'avons pas à citer un seul médicament. L'arsenic spécialement se montre sans action aucune. Par contre, dans quelques cas même de prurit sénile, nous avons obtenu par l'usage interne de l'acide phénique (50 à 80 centigr. en pilules de 10 centigr.) une diminution non contestable de la démangeaison. Et encore dans ce petit nombre de cas le résultat n'a-t-il été que passager.

XIIe CLASSE. — MALADIES CUTANÉES PARASITAIRES.

Dermatoses parasitaires.

Généralités sur les maladies cutanées parasitaires. — Une série considérable d'affections de la peau tiennent à la présence de parasites. Nous réunissons ces affections en une classe naturelle sous le nom de dermatoses parasitaires.

Si l'on se place exclusivement au point de vue des modifications pathologiques nutritives et tissulaires de la peau, ces affections ne se distinguent en rien de celles qui ont été décrites dans les classes précédentes. En effet, on y rencontre aussi les symptômes de l'hyperémie, de l'exsudation, de l'inflammation, etc. Seulement, ce qui distingue ce groupe d'affections de la peau, c'est cette particularité que la condition étiologique spéciale de leur existence occupe ici le premier plan, c'est-à-dire qu'elle apparaît de suite dans l'ensemble des symptômes de la maladie même comme partie constitutive essentielle, et que même quelquefois elle y joue, quantitativement, le rôle le plus important (1).

C'est avec ce double caractère, comme cause de maladie et comme partie constitutive essentielle de l'ensemble des symptômes pathologiques auxquels ils donnent naissance, qu'il faut apprécier les parasites en question.

Ces parasites ne représentent pas, comme les phénomènes de l'hyperémie, de l'exsudation, en un mot, comme les phénomènes pathologiques connus que l'on observe dans les tissus, un produit du fonctionnement de l'organisme humain : ce sont des parties qui en sont indépendantes, qui se tiennent en dehors de lui, et de véritables sujets d'histoire naturelle ayant une existence propre. Il faut donc tout d'abord connaître leurs caractères au point de vue de l'histoire naturelle, si nous voulons arriver à comprendre les phénomènes pathologiques auxquels ils donnent naissance.

Les organismes parasitaires que nous devons étudier comme en-

(1) Ainsi disparaît pour la plus grande partie la contradiction apparente dans le système de Hebra, à savoir que pour les onze premières classes l'altération anatomo-pathologique sert seule de base de classification, et que pour la douzième ce seraient les circonstances étiologiques. Dans cette dernière, la condition étiologique même représente une partie essentielle de l'ensemble des symptômes ; par conséquent, elle n'est pas seulement la cause de la maladie, mais encore elle est essentiellement un symptôme de celle-ci ; par exemple, le favus (champignon) est un phénomène de la maladie dite favus, qui n'est réellement le favus qu'autant que le favus-champignon existe en même temps.

gendrant des maladies de peau chez l'homme sont les uns de nature
végétale, les autres de nature animale ; d'où il résulte que nous avons
à décrire : 1° *les parasites végétaux;* 2° *les parasites animaux.*

I. — *Les parasites végétaux de la peau humaine.*

Généralités sur les parasites végétaux. — Jusqu'à il y a dix ans environ, il pouvait paraître assez facile d'exposer d'une·manière com-
préhensible le caractère scientifique naturel des parasites végétaux
que l'on observe sur la peau humaine, et de délimiter leur place dans
la nature. Jusque-là les idées que l'on avait de leur existence étaient
assez simples. Elles se bornaient pour la plus grande partie à leur
morphologie actuelle, aux propriétés physiques que ces parasites
offraient à l'observateur dans] les points qu'ils occupaient dans l'épiderme humain.

Dans les dernières années, les choses ont considérablement changé.
Le sujet en question, qui jusque-là était bien insignifiant et d'un contrôle facile, et qu'un examen sévère réduisait à fort peu de chose,
s'est accru depuis lors dans une proportion surprenante et a acquis
une importance qu'on ne peut plus négliger. En cherchant à connaître
les causes des différentes maladies, la science moderne est arrivée
graduellement, à force de recherches, à mettre au jour de nouveaux
organismes qui ont dû être considérés comme engendrant des maladies
et qui par conséquent réclament, au point de vue de la science naturelle, un examen méthodique.

Bien que ces nouveaux résultats des recherches concernassent tout
d'abord et finalement la pathologie médicale, celle-ci ne pouvait cependant pas s'emparer exclusivement des matériaux qui lui étaient apportés. Elle dut les adresser à la science compétente que cela regardait, à
la botanique, et celle-ci ne pouvait éviter, quoique cela ne lui fût pas
toujours agréable, de se charger du problème consistant à déterminer
la valeur, au point de vue de l'histoire naturelle, de ces végétaux nouvellement découverts ainsi que de ceux déjà connus comme engendrant
des maladies.

Si nous ajoutons à cela que la question se reportait alors vers les
caractères physiologiques des parasites végétaux, question dont la
solution devait expliquer à elle seule leur action sur la production des
maladies, et que cette solution on l'attendait naturellement de la chimie, on pourra déjà d'après ces courtes indications se faire une idée

de l'étendue et de la difficulté du problème qui, d'après cette nouvelle manière de voir, est incombé à la pathologie spéciale.

A notre point de vue, ces difficultés nous semblent, comme importance, à peu près insurmontables; aussi devons-nous renoncer complétement à en triompher d'une façon définitive, surtout quand nous voyons par l'expérience que sur toutes les questions que nous avons énumérées et dont la solution dépend de la botanique et de la chimie, les réponses satisfaisantes font jusqu'à présent défaut ; que la pathologie spéciale se trouve vis-à-vis de ces organismes à peu près comme devant une chose inconnue, non prouvée, hypothétique ou au moins inexpliquée.

Il ne paraît pas, il est vrai, en être ainsi pour tous. Il y a dans la science quelques écrivains qui ont bien trouvé la réponse aux questions qu'ils s'étaient proposées. Toutefois leur mérite se trouve considérablement amoindri par ce fait qu'une grande partie des naturalistes leur refusent toute autorité, soutiennent que ces assertions n'ont fait que représenter sous une autre forme notre ignorance, et s'expliquent d'une façon très-catégorique sur ce point, comme de Bary qui, il y a seulement quelques années, pouvait écrire les lignes suivantes : « Quant aux champignons que l'on trouve sur les corps vivants et au développement desquels sont liées des maladies et pouvant entraîner la mort des animaux, nous en connaissons de nombreuses formes et beaucoup d'espèces, mais nous ne savons que très-peu de chose sur l'histoire et de leur développement et de leur manière de vivre. Spécialement, la question n'est encore tranchée pour aucun d'eux d'une manière complétement certaine, à savoir comment, d'où, et dans quelles conditions ce champignon fait son apparition sur l'individu qui en est porteur, question qui doit être résolue d'une façon claire et complète avant que l'on arrive à se former une opinion sur les relations étiologiques qui existent entre le champignon et la maladie (1). »

Mais comme au contraire nous ne connaissons ni le nombre et le genre des maladies cutanées engendrées par les parasites, ni le nombre et les espèces des organismes parasitaires, ni leur rapport avec les productions végétales qui se développent librement dans la nature, ni la manière dont ils agissent sur les organes et les tissus, non plus que les questions se rattachant au parasitisme, il n'y a donc qu'un petit nombre de faits bien établis, mais isolés, dont l'exposé puisse être énoncé sous tous les rapports ; par conséquent il ne nous reste pas autre

____

(1) *Botanische Zeitung*, rédig. par Hugo von Mohl et A. de Bary. 1867, n° 1.

chose à faire que de suivre la marche historique des événements et de
constater les résultats et les idées qui paraissent avoir une importance
plus considérable pour arriver à la conclusion désirée.

Historique. — Ainsi qu'une fois déjà dans l'histoire de la médecine
(à l'occasion de la gale), la pathologie humaine avait fait à la médecine
vétérinaire un emprunt fructueux, de même, lorsque Bassi et Balsamo
eurent découvert en 1835 que la cause, si activement cherchée depuis
Sauvages, de la maladie contagieuse des vers à soie nommée la *Muscardine* consistait en un champignon que Balsamo nomma *Botrytis
paradoxa* et plus tard *Botrytis Bassiana Balsamo* (1), il devint prouvé
qu'un champignon peut être cause et agent de propagation d'un genre
de maladie animale, et l'on dut dès lors s'attendre à trouver une
filiation analogue dans d'autres affections contagieuses.

L'attention se dirigea donc tout d'abord sur la teigne qui depuis
l'antiquité était regardée comme contagieuse (*favus, porrigo lupinosa*).
Schönlein y reconnut de suite que les éléments qui constituent le *favus*
sont de la nature du champignon (2) (1839); il en donna une description et un dessin exact peu de temps après que Remack en 1837 en
eut signalé les particularités (3).

La découverte du champignon du favus à qui Remak, en l'honneur
de Schönlein, donna le nom de *Achorion Schönleinii*, fut bientôt suivie
de découvertes analogues pour une série d'autres affections de la peau.
C'est ainsi que Gruby (1843) et Malmsten découvrirent un champignon
dans le *porrigo scutulata* de Willan, que Cazenave a désigné sous le
nom d'herpès tonsurant, qui n'est que la teigne tondante de Mahon
(*ringworm* des Anglais); un autre fut trouvé par Günsburg (1843) dans
la plique; dans le sycosis par Gruby (1842); sur les ulcères des jambes par Lebert (1845); dans le *pityriasis versicolor* par Eichstedt
(1846); dans la *tinea decalvans* (*alopécie areata*) par Gruby (1843), etc.

Tous les travaux relatifs à ce sujet se bornaient à la constatation
du fait même que, dans les formes morbides en question, il survient
une production végétale, et à la description précise des résultats
obtenus. La question immédiatement urgente, c'est-à-dire de savoir

(1) BALSAMO, *Gazette de Milan*, 1835, cit. par ROBIN, *Histoire naturelle des végétaux parasites qui croissent sur l'homme et sur les animaux vivants,* avec un atlas
de 15 planches. Paris, 1853, p. 594.
(2) SCHÖNLEIN, *Zur Pathogenie der Impetigines, Müller's Archiv.* 1839, p. 82,
pl. 3, fig. 5.
(3) *De morbo scrophuloso, dissert. inaugur.* Xaverus Hube. Berólini, 1837, p. 19.

jusqu'à quel point cette production doit être considérée comme
la condition essentielle, soit comme la cause de chacune de ces maladies, ou seulement comme un phénomène accidentel; cette question,
dis-je, fut immédiatement tranchée dans le premier sens, après que
l'on eut montré par le fait de l'existence d'un champignon (*Botrytis Bassiana Balsamo*) dans la Muscardine un précédent bien établi, et
quand, de plus, Remak eut indiqué par des expériences directes que
l'on peut au moyen du champignon du favus transporter la maladie
même d'un individu sur un autre (1), — faits dont la force démonstrative devait rester complétement impuissante contre les doutes ob-
stinés de certains cliniciens (Cazenave) sur l'existence et la valeur
étiologique de ces organismes végétaux.

Quant à la question certainement tout aussi sérieuse et même
qui domine la première comme valeur, celle qui a trait à l'histoire
naturelle de cette production, elle ne fut pas discutée à proprement
parler, c'est-à-dire dans le sens de la spécificité. De même que les
différentes formes de ces maladies cutanées représentaient des genres
séparés au point de vue pathologique, de même aussi les formes de
champignons que l'on trouva dans chacune d'elles furent considérées
comme appartenant d'une manière pathognomonique à chaque maladie, et par conséquent présentées, au point de vue de l'histoire natu-
turelle, comme des espèces spéciales de champignons. Ainsi l'on eut à
regarder comme des variétés particulières : l'*Achorion Schönleinii*
(Remak), *Oïdium Schönleinii* (Lebert), mycoderme de la teigne
(Gruby) — le champignon du favus ; le *Trichophyton tonsurans* ou
Trichomyces tonsurans (Malmsten) — le champignon de l'herpès
tonsurant; le *Trichophyton sporuloïdes* (Ch. Robin) (2) — le champignon de la plique polonaise; le *Trichophyton ulcerum* (Ch. Robin) (3)
— le champignon des ulcères chroniques de la jambe que Lebert (4)
avait découvert ; le *Microsporon Audouini* (Gruby) (5) ou *Trichomyces decalvans* (Malmsten) (6) — le champignon du *porrigo decalvans* ; le *Microsporon mentagraphytes* (Charles Robin) (7) — le

(1) Remak, *Diagnostische und pathogenetische Untersuchungen in der Klinik des
Geheimrathes, Dr Schönlein*. Berlin, 1845, p. 208 et suiv.

(2) Robin, *l. c.*, p. 424.

(3) Robin, *l. c.*, p. 425.

(4) Lebert, *Physiologie pathologique*. Paris, 1845, tom. II, p. 484, et atlas, pl.
XXII, fig. 7.

(5) Gruby, *Comptes rendus des séances de l'Acad. des sciences de Paris*, 1843,
tom. XVII, p. 301.

(6) Malmsten, *Müller's Arch.*, 1848, p. 7.

(7) *L. c.*, p. 430.

champignon indiqué par Gruby (1) dans le sycosis; le *Microsporon furfur*, nom donné par Ch. Robin (2) au champignon trouvé par Eichstedt (3) dans le *pityriasis versicolor*, et enfin un champignon découvert par Ardsten (4) à côté de l'Achorion dans le favus, — la *Puccinia favi*.

Les choses restèrent en cet état jusque vers l'année 1850. Les résultats des nombreuses recherches entreprises se bornaient à constater simplement la présence de champignons, leur propagation dans l'épiderme et dans les poils, et à comparer les uns avec les autres les résultats que l'on avait obtenus; certaines opinions émises sur la production de champignons furent démontrées comme étant erronées, — ainsi que nous l'examinerons encore en détail dans la partie spéciale de cet ouvrage. Cependant, afin d'être plus clair, je veux faire remarquer ici que, parmi tous ces champignons que nous avons énumérés, il en est un certain nombre, ceux de l'*alopécie areata*, des ulcères chroniques des jambes et de la plique (cette dernière même n'existe pas comme maladie), dont l'existence n'a pas été confirmée par la suite; que le fait du développement de champignons dans le sycosis ne peut être maintenu que dans un sens restreint; et qu'enfin la *puccinia favi* ne représente qu'un mélange accidentel du champignon du favus.

Que les éléments en question dussent être considérés comme des champignons, cela ne pouvait être mis en doute un seul instant. Ces éléments se distinguaient, en effet, comme les champignons, par l'absence de chlorophylle, et étaient entièrement constitués par des éléments cellulaires isolés ou rangés les uns à côté des autres en chaînes simples ou ramifiées et par des productions filamenteuses simples et ramifiées, que l'on sait être propres aux champignons déjà connus, que l'on rencontre en dehors du corps humain et qui végètent à l'état de liberté dans la nature.

Bien que ces derniers offrent certains signes morphologiques très-essentiels que l'on ne retrouvait pas dans les productions parasitaires ci-dessus énumérées, cependant leur classification ne présenta aucune espèce de difficulté pour les botanistes. Dans l'ouvrage publié en 1853

(1) Gruby, *Comptes rendus*, etc., 1842, tom. XV, p. 512.
(2) Robin, *l. c.*, p. 456.
(3) Eichstedt, *Neue Notizen der Naturkunde von Froriep*, 1846.
(4) *D'une nouvelle espèce de végétal dans le favus* (Gaz. des hôpitaux). Paris, 1851, p. 477 à 478 (Robin, *l. c.*, p. 613.)

par Robin, ouvrage dont la partie descriptive a encore aujourd'hui une
très-grande valeur, ces productions apparaissent sous les dénominations que nous avons indiquées plus haut ; en raison de leur siége pathologique, elles sont rangées comme des espèces particulières parmi
les fungi ou champignons, tandis que les végétaux dont la présence
a été jusqu'ici constatée sur les membranes muqueuses et dans lesquels on pouvait reconnaître des productions à une ou plusieurs cellules (psorospermies, sarcines), ou filamenteuses simples (*Leptothrix
buccalis*), ont été placés parmi les algues.

Les pathologistes, on le comprend, ont suivi les botanistes pour la
partie botanique, de même que ces derniers ont simplement enregistré
les opinions émises par les médecins en ce qui est relatif à la question
pathologique.

Nous pouvons signaler comme un document important le traité de
Küchenmeister (1), ouvrage très-accrédité en ce sujet, qui cependant
pour la partie botanique peut être regardé — sauf quelques résultats
tirés de ses propres observations — comme une simple traduction de
l'ouvrage de Robin.

On n'a pas pu s'en tenir longtemps à ce point de vue limité, d'après
lequel on distinguait entre eux les divers parasites comme autant
d'espèces particulières, non d'après des signes botaniques distinctifs,
mais simplement suivant le siége pathologique différent qu'ils occupent.

Après que Lowe, en 1850, eut démontré que le champignon de
l'herpès tonsurant n'est autre chose qu'une forme de champignon du
favus qui produit des spores (2), et que tous deux proviennent de l'Aspergillus — une moisissure commune, — Hebra est le premier qui,
dans une publication faite en 1854 (3), exprima sous forme d'hypothèse cette opinion qu'il existe un lien intime entre le champignon
du favus et celui de l'herpès tonsurant d'une part, et de l'autre les
champignons de moisissure qui se développent à l'état de liberté dans
la nature. Ce qui amena Hebra à émettre cette hypothèse, c'est qu'il
avait maintes fois observé que, à la suite d'une application prolongée de compresses moisies sur un point de la peau, il s'y formait des
cercles analogues à l'herpès tonsurant et dans ceux-ci des *scutula* de
favus.

(1) *Die in und an dem Körper des lebenden Menschen vorkommenden Parasiten.*
Leipzig, 1855.
(2) *Botanical Transact.* Edinb. 1850.
(3) *Med. Jahrb der k. k. ges. d. Aerzte* 10 *Jahrg.* 1854, tom. II, pag. 14 et suiv.

Ces idées, il est vrai, n'étaient pas allées au delà d'une simple hypothèse. Mais même sous cette forme discrète elles ne pouvaient encore être émises qu'en s'appuyant sur la théorie généralement acceptée alors à l'égard des champignons. C'est donc avec celle-ci que nous devons d'abord faire connaissance.

Avant tout, les champignons (*fungi*) furent étroitement séparés et classés comme différant radicalement des algues (*algæ*).

Les champignons se distinguent des algues par l'absence de chlorophylle. En raison de cette particularité, ils sont incapables d'emprunter à des matières inorganiques les parties constitutives nécessaires à leur végétation, c'est-à-dire d'assimiler; ils ne peuvent le faire que pour une substance organique préparée d'avance. Ce qui indique par conséquent qu'ils ne peuvent vivre que sur d'autres substances organiques.

Un groupe de ces champignons s'observe principalement sur des substances organiques mortes, en voie de décomposition; on leur donne le nom de *Fäulnissbewohner*, *Saprophytes*.

Un second groupe trouve sa nourriture sur des organismes vivants, animaux ou végétaux, — ce sont les *parasites*, *Schmarotzer*.

Au point de vue morphologique, les champignons sont formés de filaments celluleux exempts de chlorophylle, de filaments de mycélium (hyphes) qui, simples ou ramifiés, souvent plusieurs fois entre-croisés ou confondus les uns avec les autres, forment la masse principale de ce que l'on appelle la partie végétative du champignon, le *thallus* ou le *mycélium*.

A côté de cette partie végétative, il faut distinguer dans les champignons la partie fructifiante, qui se présente sous une forme très-variable et qui constitue le signe distinctif le plus essentiel entre les différentes espèces de champignons.

Comme les parasites de la peau humaine ont déjà, ainsi que nous l'avons indiqué plus haut, dès le début de l'année 1850, été mis en parallèle avec les champignons de moisissure, comme de plus ils ont encore pris par la suite, et dans un autre sens, une importance considérable dans la mycologie, nous devons procéder ici à l'examen des conditions morphologiques, par exemple, du champignon commun de moisissure, du *Penicillium crustaceum fries*. (V. fig. 8.)

De la couche horizontale, composée de tubes de mycélium plusieurs fois entre-croisés, s'élève perpendiculairement une branche qui devient le rameau fructifiant. Celui-ci se divise, en *c*, en deux branches dont chacune forme en *d* deux basides. Sur celles-ci se développent trois stérigmates coniques (ou gonidies) (e) d'où se détachent des cellules arrondies disposées en chapelet, que l'on nomme des spores (f).

FIG. 8.

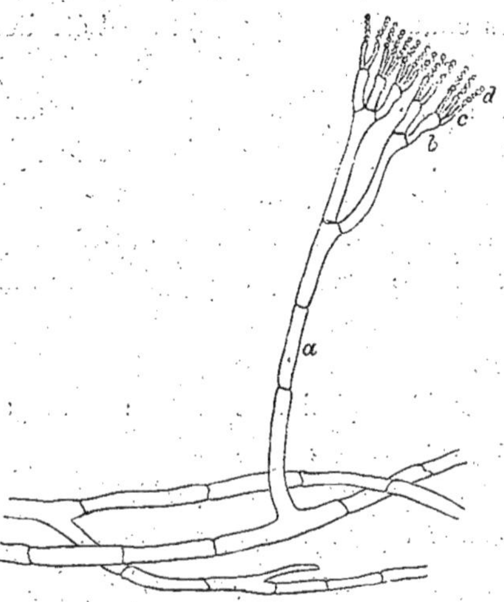

Fig. 8. — *Penicillium crustaceum fries* : *a*, branche fructifiante s'élevant perpendiculairement de la couche du mycélium; *b*, basides; *c*, stérigmates; *d*, gonidies fructifiées en voie de division ou spores.

Toute la production que nous venons de décrire, les basides, les stérigmates et les chaînes de spores sont, d'après l'idée acceptée aujourd'hui, considérés comme l'organe de fructification; les cellules ou spores isolées sont certainement le fruit ou la semence. En effet, les cellules qui sont les spores se détachent et chacune en se développant sur le point où elle tombe donne naissance à un nouvel amas de mycélium qui peut à son tour produire de nouveaux éléments semblables à ceux que nous avons décrits. La production totale présentant alors la plus grande analogie avec un pinceau, on a donné au champignon qui fructifie dans cette forme le nom générique de *Penicillium glaucum, Link* (*Penicillium crustaceum fries*).

Mais bientôt on sut aussi que la production fructifère que nous venons de décrire n'est pas la seule forme sous laquelle les champignons naissent, se développent, se multiplient et se propagent. On apprit que les filaments de mycélium du thallus peuvent pousser eux-mêmes un certain nombre et même un grand nombre de rejetons globuleux qui se détachent et tombent sous forme de cellules arrondies, lesquelles se développent à leur tour en filaments, etc. Toutefois ce mode de propagation par ce qu'on nomma les gonidies fut regardé comme un mode transitoire, intermédiaire, résultant seulement des conditions défavorables du terrain nutritif, de la température, du degré d'humidité, du milieu, etc. Dès que les conditions de végétation devenaient plus favorables, les organes de fructification en forme de pinceau devaient se former. Ces organes seuls représentaient pour cette espèce de champignons l'expression de la végétation complète et conforme à la classification, et en même temps leur critérium caractéristique.

Il en était à peu près de même pour les autres champignons de moisissure, l'*Aspergillus*, le *Mucor*, etc.

Quant à la classification des parasites du favus, de l'herpès tonsurant, etc., elle n'était basée que sur ce fait incertain, à savoir que l'on n'y reconnaissait jamais une production que l'on pût regarder comme une forme de fructification. On n'y voyait jamais qu'une multiplication par rejetons, par formation de gonidies.

Ce n'est que lorsque Hebra eut émis l'hypothèse de l'identité du favus et de l'herpès tonsurant, et de leurs rapports avec les champignons de moisissure, qu'une nouvelle voie se trouva ouverte pour l'étude des maladies cutanées parasitaires. On se mit de suite à étudier la nature intime des champignons de moisissure, qui se développent à l'état de liberté dans la nature, ainsi que leur influence directe sur la peau humaine ; et, réciproquement, on chercha à éclaircir les rapports qui existent au point de vue de l'histoire naturelle entre les champignons que l'on rencontre dans les affections de la peau et les champignons de moisissure déjà connus, — ou tout au moins on chercha à découvrir le rapport que l'on supposait exister entre ces différentes variétés de champignons.

Il ne saurait être qu'avantageux, pour l'intelligence de cette question si souvent compliquée, que je pusse entrer ici dans tous les détails des études et des expériences qui ont été entreprises depuis lors pour arriver à la solution de ce problème ; ou que je pusse encore comparer entre elles toutes les circonstances cliniques que l'on a fait valoir pour ou contre l'identité supposée du favus et de l'herpès tonsurant.

Il s'agit simplement ici d'apprécier les efforts qui ont été faits pour désigner la place que doivent occuper en botanique les dermatophytes.

Mais sous ce rapport l'exposé que nous allons faire montrera que la question, qui originellement était si étroite, s'est, par suite du développement progressif des faits scientifiques, tellement élargie que l'on ne peut plus répondre au premier point de vue qu'en étudiant le second.

Pour cela il suffira de résumer simplement ici les principaux résultats des études relatives à ce sujet.

Comme je me propose de faire connaître tous les détails de ces études dans la partie spéciale, je veux de suite donner au lecteur l'occasion d'en tirer lui-même les conclusions, que celles-ci doivent ou non concorder avec les miennes.

Il y a quelque temps, il semblait que les efforts que l'on faisait pour résoudre le problème devaient être couronnés de succès. A côté d'une foule de résultats négatifs (Köbner (1), il y avait aussi à noter quelques faits positifs ; ainsi l'on était arrivé, en semant des champignons de moisissure (*Penicillium*) sur la peau, à y produire des cercles analogues à l'herpès tonsurant (Pick (2); à déterminer l'herpès tonsurant en semant des champignons de favus (Pick, Köbner, *loc. cit.*, Peyritsch (3) ; puis, en inoculant l'herpès tonsurant on avait produit « des scutula microscopiques » (Pick) ; enfin on annonça que l'on avait réussi à propager le champignon commun de la moisissure en semant le champignon du favus.

L'observation clinique et les résultats de l'expérimentation concordaient en apparence d'une façon si exacte que la pensée fondamentale exprimée d'abord par Hebra et érigée plus tard en axiome par Lowe (4) put paraître très-plausible en elle-même. D'après cette manière de voir, les parasites du favus et de l'herpès tonsurant — qui parfois même sont identiques entre eux — ne représenteraient que des formes différentes sous le rapport de la végétation et du développement d'un seul et même champignon ; de plus, le favus et l'herpès tonsurant ne seraient qu'une maladie identique qui, suivant le degré de développement qu'elle a atteint, apparaîtrait tantôt sous la forme du favus, tantôt sous celle de l'herpès tonsurant, ou enfin comme une combinaison de ces deux affections ; enfin le champignon de cette maladie cutanée serait le rejeton d'un champignon vulgaire de moisissure, probablement du Penicillium ou de l'Aspergillus.

(1) Köbner, *klinische und experimentelle Mittheilungen aus der Dermatologie und Syphilodologie.* Erlangen, 1864.

(2) Pick, *Untersuchungen über die pflanzlichen Hautparasiten, in den Schriften der k. k. bot. Gesellschaft.* Wien, 1865.

(3) Peyritsch, *Beitrag zur Kenntnis des Favus.* Wiener med. Jahrb., 1869. 2. H.

(4) *On the identity of Achorion Schœnleinii and other vegetable parasites with Aspergillus glaucus. Annals and Magazine of nat. history.*

Mais si l'on étudie de près les résultats ci-dessus énumérés, ainsi que les voies et moyens par lesquels ils avaient été obtenus, il n'est plus possible de leur accorder une grande autorité.

Les cercles d'herpès ainsi produits n'ont pas été reconnus d'emblée par tout le monde comme identiques à l'herpès tonsurant, mais ils ont été interprétés de diverses autres manières. Les *scutula microscopiques* obtenus par l'inoculation de l'herpès tonsurant (Pick) ne peuvent pas plus être pris pour des champignons de favus que la teigne (que l'on ne peut pas distinguer du favus) que Zürn (1) dit avoir provoquée sur un lapin par l'inoculation du Penicillium.

Mais pour ce qui est relatif au rapport de genèse entre le champignon du favus et les champignons de moisissure, il se produisit ceci de très-fâcheux, savoir : que l'un (Pick) avait vu l'inoculation du champignon du favus produire le Penicillium (et incidemment aussi l'Aspergillus); qu'un autre (Lowe) en semant l'Achorion n'avait obtenu que l'Aspergillus ; qu'un troisième (Hoffmann) avait produit le Mucor (2) avec le Penicillium et l'Aspergillus ; qu'un quatrième enfin (Neumann (3) avait obtenu une dizaine de formes de champignons différentes entre elles ; de telle sorte que les auteurs s'accusaient réciproquement d'embrouiller la question. Comme alors les organes de fructification dont nous avons parlé étaient considérés comme appartenant à des espèces de champignons fondamentalement différentes, on donna d'autant plus un libre cours aux réflexions, aux doutes qu'éveillaient les divers résultats fournis par l'inoculation et aussi la grande différence que l'on y constatait. — On dut donc, avant tout, admettre comme possible que l'apparition du Penicillium, ou de l'Aspergillus, ou du Mucor, etc., alors que l'on avait inoculé des champignons de favus, provenait simplement de ce que l'on avait transplanté *à priori* un mélange de ces divers champignons.

Mais la recherche des organes de fructification du champignon du favus, de l'herpès tonsurant, etc., ne doit pas être pour cela abandonnée. Elle équivalait en effet à un essai de classification systématique des champignons.

L'avortement incontestable de toutes les tentatives faites jusqu'alors et même jusqu'à une époque très-rapprochée pour démon-

<hr>

(1) HALLIER, *in Virchow's Archiv.* 1868. XLIII, pag. 289.

(2) HOFFMANN, *Bot. Zeitung. Jahrg.* 1867, nº 31, *und in dess.* « *Mycol. Ber.* ». Giessen, 1872, pag. 130.

(3) NEUMANN, *Zur Entwicklungsgeschichte des Achorion. Arch. für Dermat. und Syph.* II. 1 et 2.

trer, par des expériences ou par la culture, l'identité du champignon du favus avec celui de l'herpès tonsurant et leur identité avec les champignons de moisissure, n'ébranle nullement l'opinion émise par Hebra. Au contraire, après avoir pris naissance sur le terrain clinique, elle avait trouvé dans les faits des appuis nouveaux et très-sérieux, qui s'étaient produits entre temps dans le domaine botanique avec une force suffisante pour réformer les idées. Or, c'é-taient ces faits mêmes qui avaient servi de base essentielle aux tra-vaux que nous avons énumérés et qui faisaient encore sentir leur in-fluence d'une manière durable sur l'interprétation de ces phénomènes pathologiques parasitaires. Je veux parler de la découverte de ce qu'on a appelé la « pléomorphie » des champignons.

Jusqu'au commencement de l'année 1850, on considéra comme un fait certain et confirmé que chaque espèce de champignon ne déve-loppait qu'une forme déterminée d'organes de fructification, et qu'une espèce de champignon ne peut avoir qu'une seule forme de spores, tout comme une plante phanérogame n'a qu'une seule espèce de semence (1).

Mais en 1851 Tulasne promulgua cette découverte, qu'une espèce de champignon peut non-seulement dans chaque cas en particulier donner plusieurs formes de spores, mais encore que dans une grande famille de champignons (les *pyrenomycètes*) il se développe d'une façon constante et dans une succession déterminée plusieurs sortes d'organes de fructification. Il démontra ainsi qu'une série de classes, qui jusque-là avaient été déterminées d'après la forme que les spores présentaient dans chaque cas différent, ne sont que des groupes de formes appartenant à une seule et même espèce, les formes génériques, comme les appelle de Bary.

Cette pléomorphie, indiquée par Tulasne, des organes de repro-duction fut bientôt démontrée, confirmée et développée par lui-même et par d'autres auteurs (Kühn, de Bary, etc.), relativement à plusieurs espèces de champignons. C'est-à-dire qu'il s'établit un certain ordre de succession légitime de cette pléomorphie des organes de fructifica-tion pour différents champignons; de telle sorte que parmi les organes les uns présentaient un certain degré préalable nécessaire pour la formation des organes qui les suivaient immédiatement et que la marche du développement aboutissait toujours à une forme détermi-

(1) DE BARY, *Morphologie und Physiologie der Pilze, Flechten und Myxomyceten.* Leipzig, 1866 (*im Handb. der physiolog. Botanik, herausgegeben von* W. HOF-MEISTER, 2 B., pag. 173.

née pour recommencer de là avec la même succession de développement, — en un mot, une sorte de génération alternante.

Un des exemples les plus connus que nous puissions citer de la régularité de la pléomorphie est celle de la *Puccinia graminis* que de Bary a fait connaître. Il se forme d'abord des spores d'été qui servent à la multiplication rapide de la plante. Vers l'automne, il se développe sur le même mycélium des spores d'hiver (*Teleutospores*). Mais celles-ci ne peuvent pas à leur tour germer sur les graminées, elles ne le peuvent que sur l'épine-vinette. Là elles forment le champignon connu depuis longtemps sous le nom d'*Aecidium* de l'épine-vinette. C'est alors seulement que les spores de ce dernier reviennent de nouveau sur les graminées pour y germer et donner naissance à la *Puccinia*.

La constatation de la pléomorphie, pour un grand nombre de champignons, eut pour résultat d'ébranler toute l'ancienne classification des champignons. Pour chaque forme qui, jusque-là, avait isolément passé pour une espèce bien caractérisée, on dut un jour arriver à reconnaître que cette forme n'était qu'un degré intermédiaire de développement d'un champignon plus élevé et ne représentait nullement un individu appartenant à une classe indépendante.

Pour les pathologistes, aussitôt qu'ils commencèrent à prendre connaissance des découvertes faites par les botanistes dans la vie intime de ces champignons, les constatations annoncées avaient une importance suffisante pour que l'on pût finalement arriver à démontrer que les champignons existants dans les mycoses de la peau ne sont que des formes transitoires d'un champignon de moisissure quelconque d'un degré plus élevé ; d'autant plus que l'on avait déjà vu les formes cliniques du favus et de l'herpès tonsurant se transformer réciproquement de l'une à l'autre, ou du moins se montrer, dans les mêmes circonstances extérieures, combinées ensemble, et que, comme nous l'avons indiqué, certains auteurs prétendaient avoir constaté le développement plus élevé du champignon du favus sous forme de champignons fructifiants.

Mais pour les botanistes il n'y avait plus qu'à tracer le domaine et les limites des découvertes éventuelles dans la direction de la pléomorphie. Quelques expérimentateurs sont arrivés à leur donner une extension presque indéfinie.

Ce résultat est dû tout d'abord à ce qu'une grande quantité des plus petits organismes microscopiques qui jadis, lorsqu'ils avaient attiré l'attention, avaient été rangés en dehors des champignons, furent rattachés d'une manière générale à la pathologie et en particulier à la mycologie.

Nous voulons parler ici des plus petites formations microscopiques, dont les types les plus remarquables sont figurés dans la planche 9 et que l'on désigne en médecine sous les noms particuliers de *Micrococcus*, *Bacterium termo*, *Monas crepusculum*, *Spirillum*, etc., et que l'on décrit d'une manière générale sous le nom de *Schizomycetes* (Nägeli (1); parce qu'ils se multiplient par segmentation ou scission (σχίζειν, se fendre).

Fig. 9.

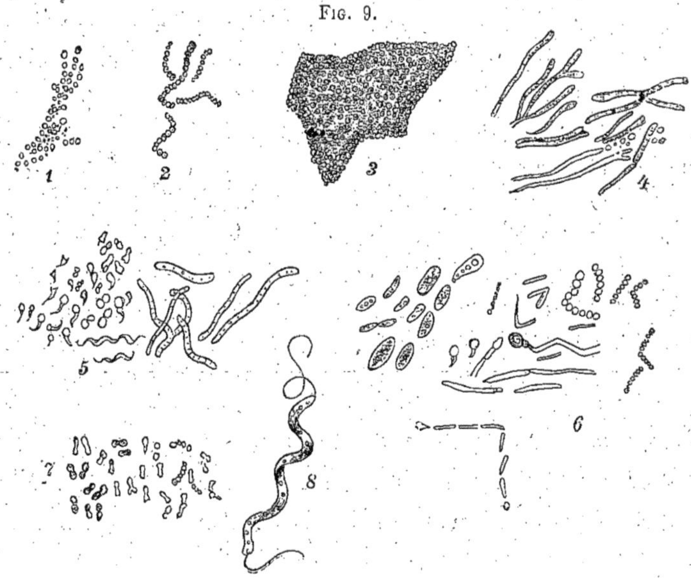

Fig. 9. — 1. Micrococcus; 2. Mycothrix; 3. Zooglea; 4. Leptothrix; 5. Vibrio; 6. Bacterium; 7. Bacteridium; 8. Spirillum. (D'après Zürn, *les Parasites*, etc. 2ᵉ part. Weimar, 1874, pl. 1.)

En second lieu, il s'agit des productions cellulaires particulières que présentent les levûres, auxquelles la plupart des botanistes attribuent encore aujourd'hui une place tout à fait isolée et à part des champignons, tandis que certains expérimentateurs croient pouvoir toujours définir leur nature et les ranger parmi les champignons.

Ces très-petits organismes sont arrivés à avoir un grande importance pour notre thèse spéciale, parce que bien des fois ils ont été mis en comparaison, sous le rapport de l'histoire de leur développement, d'un côté avec les champignons supérieurs et de l'autre avec les

(1) NAGELI, *über Schizomyceten, Verhandlungen der Naturforscherversammlung zu Bonn*, 1875.

champignons que l'on trouve dans les maladies de la peau.

Mais en même temps l'étude de ces productions et de leur signification devient extrêmement difficile, parce qu'une infinité de faits nouveaux importants ou proclamés tels s'étant produits dans la science, il en résulta qu'un grand nombre, on peut presque dire à peu près tous les phénomènes pathologiques, voire même physiologiques de l'organisme humain, comme la digestion, furent englobés dans le domaine des maladies parasitaires et proclamés comme étant une fonction de ces mêmes organismes, à peu près dans le même sens que la fermentation alcoolique est représentée comme l'effet des champignons de fermentation.

On a démontré dans le choléra, la variole, la vaccine, l'érysipèle, la scarlatine, la rougeole, le typhus, la diphthérite, la néphrite, la dyssenterie, la rage humaine, l'embolie, la pyémie, la splénite et beaucoup d'autres affections, l'existence de très-petits organismes de ce genre, que l'on a considérés comme étant le virus ou les porteurs du *contagium* pour ces maladies, et ces dernières ont été par cela même regardées comme contagieuses et parasitaires dans le sens le plus large du mot, bien que l'examen de leurs caractères cliniques ne permît en aucune façon de soutenir une telle opinion.

Que sont ces corpuscules, quelle place doivent-ils occuper dans l'histoire naturelle et quelle est leur influence sur l'organisme (animal et humain)? Ces questions occupent actuellement la science depuis une dizaine d'années, et les botanistes ainsi que les chimistes participent à la solution de ces questions presque dans la même mesure que les pathologistes. Il y a été répondu, en tout ou en partie, de différentes façons et de la manière la plus contradictoire.

Incontestablement, la solution la plus acceptable sous le rapport de la forme est celle qui a été fournie par Hallier (1). Ses opinions, qu'il a émises avec une assurance presque dogmatique, ont été pendant des années adoptées par une grande partie des cliniciens et des médecins.

Bien que la science exacte leur dénie absolument une valeur quelconque, nous devons cependant les exposer ici dans leurs traits fondamentaux, parce qu'elles ont compté beaucoup de partisans parmi les pathologistes et qu'elles en comptent encore un certain nombre (2).

(1) Hallier, *Die pflanzlichen Parasiten*. Leipzig, 1866. *Gährungserscheinungen*, Leipzig, 1867. *Parasitologische Untersuchungen*. Leipzig, 1868, *und Zeitschrift für Parasitenkunde dess. Autors, Jena*, 1869-1873 et 1875.

(2) Un exposé détaillé de ces faits se trouve dans mon mémoire *Sur l'état actuel de la science relativement aux rapports des petits organismes (Micrococcus) avec les maladies infectieuses*. Vienne, Braumüller, 1874.

Hallier, se basant sur l'histoire du développement qu'il a étudiée, a démontré que les organismes que l'on trouve dans les affections morbides, et qui ont été désignés jusqu'ici sous le nom de *Monas crepusculum*, *Bacterium termo*, *Vibrio*, *Bacterium*, *Bacteridium*, *Spirillum*, *Torula*, *Leptothrix*, *Microzymes*, etc.; de plus, que les différentes formes de levûres, comme l'*Oïdium*, les *Saccharomyces*, l'*Hormyscium*; et enfin les moisissures connues du *Penicillium* vulgaire, de l'*Aspergillus*, etc., ne représentent pas des espèces particulières de végétaux, mais seulement des formes de végétation d'un champignon déterminé, les plus inférieures pouvant de nouveau engendrer la variété fructifiante.

Ainsi, d'après la description de Hallier, les champignons donnent naissance, dans de certaines conditions, à des formes de végétation tout à fait déterminées et différentes entre elles, suivant qu'ils végètent à l'air libre — *Aérophytes;* ou que, à demi immergés dans un liquide, ils sont en partie privés d'air — *Hémi-anaérophytes;* ou enfin qu'ils sont complétement immergés — *Anaérophytes.*

Si l'on plonge une cellule, une spore, une gonidie d'un champignon, par exemple du *Penicillium*, dans un liquide qui n'est pas nuisible pour son existence, de telle sorte qu'elle est privée d'air et devient ainsi un anaérophyte, elle ne se développe pas de la même manière qu'elle a l'habitude de le faire lorsqu'elle vit à l'air libre, mais la cellule se gonfle, son *protoplasma*, son noyau se partage un grand nombre de fois, il se forme une quantité de petits corpuscules ronds. La spore éclate finalement et laisse sortir le contenu nucléolaire. Hallier donne à ces nucléoles le nom de *Micrococcus*, cellules à noyau des levûres.

Ces cellules *Micrococcus* errent pendant quelque temps, puis elles s'arrêtent, se développent et se multiplient par segmentation successive — *Schizomycètes;* elles s'arrangent en forme de biscuit ou de chaînes — *Leptothrix;* ou bien elles s'entourent d'une masse sécrétée par ces cellules — *Zooglea*, Cohn; ou enfin les différents *Micrococcus* se développent et donnent naissance à des productions en forme de bâtonnets — *Bactéries.*

Ces formes peuvent, quand elles se trouvent dans un liquide fermentescible, se transformer en une levûre vraie (*Unterhefe*), c'est-à-dire en une forme de champignon unicellulaire, ou en une levûre à noyau — *Micrococcus*, ou en une levûre à bourgeons — *Cryptococcus*, ou en une levûre à articulations — *Arthrococcus.*

Lorsque ces champignons sont portés à la surface, comme cela arrive, par les gaz qui se développent, dans les cas de fermentation rapide, de manière qu'ils sont en partie exposés à l'air, levûre supérieure (*Oberhefe*) — *Hémi-anaérophytes*, ils se rattachent aux formes de l'*Oïdium*, *Torula*, *Hormiscium*, ils forment des amas de cellules arborescentes et prennent alors le nom de moisissures articulées.

Ainsi que le *Micrococcus*, chacune des espèces de levûres que nous avons indiquées se transforme, quand elle est tombée sur un terrain sec et qu'elle est exposée à l'air, en une forme de champignon aérophytique vrai; — elle prend la forme arborescente.

Ce *Micrococcus* et ses formes anaérophytiques, *Leptothrix, Bacterium, Spirillum*, etc., sont les champignons qui donnent naissance à toutes les maladies miasmatiques, contagieuses et infectieuses, c'est-à-dire qu'ils agissent sur les tissus et les liquides de l'organisme humain, y amenant la fermentation, les décomposant, les rendant malades, dans le même sens où les cellules de levûre agissent sur des substances organiques d'un autre genre.

D'après ces faits que nous venons d'exposer, on comprendrait, suivant Hallier, pourquoi dans le corps, dans le sang, dans les parenchymes (ainsi qu'on l'a admis pour beaucoup de maladies), etc., il n'y a que les formes du *Micrococcus* et ses levûres qui se développent; car les formes anaérophytiques du champignon en question peuvent seules arriver à ce résultat; on comprendrait également pourquoi sur l'épiderme humain, dans le *favus*, l'*herpès tonsurant*, le *pityriasis versicolor*, etc., on ne rencontre que les formes de l'Oïdium, parce qu'ici même il n'y a que les formes hémi-anaérophytiques qui puissent se développer.

En partant de ce principe, et comme il prétendait pouvoir l'appliquer au *Micrococcus*, duquel il fait provenir le champignon de moisissure, comme en particulier il soutenait avoir obtenu la forme arborescente en semant le *Micrococcus*, Hallier détermina pour un grand nombre de maladies contagieuses ou que l'on considère éventuellement comme telles, le champignon dont les levûres du *Micrococcus* devaient engendrer précisément cette maladie.

Ainsi il indique que le *favus* vient du *Penicillium*; l'herpès tonsurant, de l'*Ustilago carbo* (qui d'après Hallier est une forme de l'*Aspergillus*); le *pityriasis versicolor* provient également de l'*Aspergillus* (série de l'*Achorion*); la clavelée, de la *Pleospora herbarum*; la variole, du *Sporidesmium-stemphylium*, etc.; le typhus, le choléra, la syphilis, la gonorrhée, etc., procéderaient de différentes espèces de champignons, les unes déjà connues, les autres signalées par lui pour la première fois.

Cette description de Hallier fit en général une impression extrêmement profonde sur les médecins. En effet, pour chaque maladie le champignon correspondant y était montré avec la plus grande précision et dans une forme bien caractérisée, comme étant la cause saisissable de la maladie.

La conséquence immédiate de la théorie de Hallier fut qu'un grand nombre de médecins s'engagèrent dans la voie des recherches qu'il indiquait. Mais cela se fit avec une telle légèreté au point de vue de la méthode et l'on publia de telles énormités que ces travaux — dont le plus grand nombre parurent sous l'égide de Hallier — durent déjà éveiller la plus grande méfiance quant aux résultats qu'ils annonçaient.

En effet, il n'y eut bientôt plus une seule maladie, à commencer par les verrues, l'eczéma, le psoriasis, le prurigo, le prurit cutané, jusqu'à l'inflammation, l'érysipèle, etc., qui ne fût le résultat d'un champignon.

J'ai exposé en détail, dans un autre ouvrage (1), les réflexions qui militent aussi bien contre la méthode de Hallier que contre son mode entier d'exposition. Il suffira de faire remarquer brièvement ici que même la propre description de Hallier ne répond pas à l'attente des médecins ; que spécialement d'après sa déclaration même, des formes morbides complétement distinctes au point de vue clinique ne tirent pas leur origine d'espèces de champignons également séparées d'une manière absolue au point de vue botanique ; par exemple : le *Penicillium* engendrant une maladie, l'*Aspergillus* en produisant une seconde, l'*Ustilago carbo* une troisième, etc. Hallier nous apprend, au contraire, que les champignons parasites que l'on peut distinguer sur l'homme appartiennent seulement à quatre espèces de champignons de moisissure. De ces quatre espèces, il y en a deux (*Diplosporium fuscum* et *Stemphylium polymorphum*) qui sont signalées pour la première fois par Hallier comme des espèces nouvelles (2), mais que les botanistes ne reconnaissent pas ; quant aux deux autres, le *Penicillium* et l'*Aspergillus*, d'après son opinion, — mais cela n'est pas regardé comme certain par la plupart des botanistes, — elles se transforment occasionnellement l'une dans l'autre (3). Il resterait donc uniquement le champignon de moisissure, qui est tout à fait commun, mais qu'il est impos-

(1) Dans mon rapport cité ci-dessus sur le Micrococcus.
(2) HALLIER, *Die pflanzl. Parasiten*, etc., pag. 82 et pag. 86.
(3) HALLIER, *Die pflanzl. Parasiten*, etc., pag. 75.

sible de définir d'une manière exacte au point de vue botanique, dont les transformations donneraient naissance à toutes les maladies contagieuses et infectieuses les plus hétérogènes.

Mais même ce champignon de moisissure ne représente pas un individu d'une espèce rigoureusement précisée, puisque, dans un autre endroit, Hallier ne reconnaît au *Penicillium* ainsi qu'à l'*Aspergillus* d'autre signification que celle d'une transformation appartenant à une grande série de développements qui, par exemple pour le *Penicillium*, serait : *Penicillium* (forme d'*Acrospores*), *Mucor racemosus* Fres., *Tilletia caries* (génération *anaérophytique*), *Achlya* (génération *sexuée*), espèces auxquelles viendraient encore s'ajouter comme cinquième transformation les *Arthrospores* et une forme de *Schizosporanges*, le *Cladosporium* (1).

Mais quant à ce qui est de la question, très-importante non-seulement pour la dermatologie, mais principalement aussi pour la théorie des mycoses, de savoir si, au point de vue mycologique, le champignon du favus est identique avec celui de l'herpès tonsurant, puisque sous le rapport clinique ces deux affections présentent une grande affinité, les résultats que Hallier a signalés sont tout à fait surprenants, — mais non dans le sens que l'on attendait. Ainsi, après avoir encore en 1866 (2) fait provenir le favus et l'herpès tonsurant d'un seul et même champignon, le *Penicillium*, savoir, le favus de la transformation Achorion, et l'herpès tonsurant de la levûre à Acrospores, Hallier dès 1867 fait venir le champignon de l'herpès tonsurant de l'*Aspergillus*, auquel il rattache également l'origine du champignon du *pityriasis versicolor*, et cela de telle sorte que le Microsporon serait la levûre des spores de l'Oïdium (*spores de l'Ustilago*), et au contraire le Trichophyton serait l'Oïdium même de la série de transformations : *Aspergillus-Eurotium-Ustilago* (3).

La clinique attend encore une preuve que le favus et l'herpès tonsurant sont occasionnés par un même champignon. On pourrait encore supposer que même le *pityriasis versicolor* n'est qu'une variété du premier. Mais que le favus n'ait rien de commun avec l'herpès tonsurant, et qu'au contraire ce dernier ait une origine commune avec le *pityriasis versicolor*, ce que Hallier prétend devoir être admis, en se basant sur les phénomènes botaniques, c'est là une hypothèse contre laquelle l'expérience clinique doit s'élever dans tous les cas.

(1) *Parasital. Untersuchungen*, pag. 19.
(2) *Die pflanzl. Parasiten*, pag. 72.
(3) *Gährungserscheinungen*, pag. 79.

Si donc, même au point de vue médical, la théorie de Hallier n'a qu'une valeur scientifique extrêmement précaire, les médecins doivent encore plus se tenir en garde contre les assertions de cet auteur, quand ils voient que les botanistes et les mycologistes les plus distingués sous le rapport de la méthode et du savoir, comme de Bary, Hoffmann, Bonorden, et même ceux qui sont d'accord avec Hallier sur certains points, qui par exemple font provenir les levûres des champignons (Bail, Hoffmann, Berkeley) (1), quand ils voient, disons-nous, que tout le monde élève contre la méthode et les travaux de Hallier une critique qui les réduit presque à néant et conteste à sa théorie toute base réelle, toute valeur scientifique. Ce qu'il ne faut pas oublier, c'est qu'un botaniste comme de Bary n'a jamais pu tirer des champignons de moisissure aucune forme de levûre capable d'amener la fermentation (2); qu'un mycologiste eomme Hoffmann n'a jamais pu découvrir dans la scarlatine, la diphthérite, la vaccine, etc., aucun organisme présentant même une apparence extérieure qui permît d'y soupçonner l'existence de champignons; qu'aucun de ces expérimentateurs n'a jamais réussi à voir le *Micrococcus* engendré par des spores de champignon — bien loin que celles-ci puissent donner naissance à des champignons d'un ordre plus élevé, — tandis que les élèves de Hallier se vantent, ce qui est extraordinaire au point de vue scientifique, de démontrer le fait dans l'espace de quelques heures, et même macroscopiquement !

Il n'est pas de notre ressort, ce n'est même pas ici le lieu d'exposer en détail les points faibles des opinions émises par Hallier. Ce que nous en avons montré suffira pour justifier le doute dans lequel les pathologistes doivent tenir cette théorie.

Cela ne veut pas dire que, pour notre part, nous considérions comme tout à fait impossible qu'une partie de ses idées, et précisément peut-être celle qui nous intéresse particulièrement, ne puisse avec le temps recevoir dans une forme quelconque une démonstration légitime. Car il reste ce fait clinique parfaitement certain, que, sous l'influence apparente de champignons de moisissure, le favus et des disques d'herpès tonsurant se développent, et que ces deux affections

____

(1) *Ibid.*, pag. 82.

(2) Même de Bary soutient au contraire que les champignons les plus élevés ne peuvent produire que des spores analogues aux levûres, mais qui ne déterminent pas la fermentation. Ces dernières proviendraient d'un champignon de moisissure très-répandu, auquel il donne le nom de *Dematium pullulans.* (DE BARY, *l. c.*, p. 182.

peuvent survenir à l'état de combinaison. L'explication de ce fait nous échappe encore.

Et cependant, comme nous le verrons plus tard, les études botaniques récentes ont réussi, du moins en partie, à démontrer la transformation des algues en champignons.

La plupart des botanistes firent une opposition unanime et très-énergique aux opinions émises par Hallier relativement aux rapports qui existent entre les schizomycètes et les parasites déjà connus de la peau, et les champignons de moisissure ; cependant les déclarations des autres expérimentateurs au sujet de ces productions ne sont pas non plus elles-mêmes exemptes de défauts.

La plupart des pathologistes et des botanistes qui ont écrit vers l'année 1860 séparent complétement les schizomycètes des champignons et nient positivement que ceux-ci puissent donner naissance aux organismes inférieurs en question.

Nous devons tout d'abord citer spécialement Ferdinand Cohn comme faisant dans ce sens une opposition considérable. Ses travaux sur les bactéries, qui, commençant par une publication de l'année 1853 (1), ont trouvé une sorte de conclusion dans les études récentes qu'il a publiées en 1872 et en 1875 (2), jouissent dans le monde savant d'une grande et juste considération, comme étant le résultat d'une observation exacte.

Tout en reconnaissant le mérite de Hallier qui « le premier a soulevé la question des rapports des ferments et des virus avec les bactéries » et a entraîné une foule d'expérimentateurs sur ce terrain, Ferdinand Cohn explique que « tous les matériaux d'observations réunis par Hallier lui-même ne peuvent être utilisés, parce que l'on sait que sa méthode d'observation est défectueuse, » et que la théorie qu'il a émise sur le *Micrococcus* est, comme déjà Hoffmann et de Bary l'ont démontré, tellement entremêlée d'assertions inexactes et d'hypothèses injustifiables, qu'il est précisément impossible de reconnaître ses observations pour réelles.

D'après Ferd. Cohn, les bactéries sont des cellules sans chlorophylle, de forme globulaire, oblongue ou cylindrique, quelquefois contournée ou recourbée, qui se multiplient exclusivement

____

(1) *Ueber die Entwicklungsgeschichte mikroskopischer Algen und Pilze, Nova Acta Acad. Carol. Leop. nat. cur.* XXIV. 1. 1853.

(2) *Untersuchungen über Bacterien in dess. Autors : Beiträge zur Biologie der Pflanzen.* Breslau, 1872. 2 Heft., pag. 127, et *ibid.*, 1875. 3 Heft., pag. 141.

par scission transversale, et végètent isolément ou en amas de cellules.

Elles forment, d'après cet observateur, un groupe pour lequel il propose le nom de schizophytes. Elles n'ont d'une manière bien évidente aucun rapport de genèse ni avec les champignons des levûres ni avec les champignons de moisissure. Un examen microscopique exact ainsi que les résultats décisifs de l'expérimentation démontrent que jamais les bactéries ne donnent lieu à un développement de champignons de mycélium. Malgré les nombreuses difficultés qu'il a rencontrées dans cette recherche, Ferd. Cohn a fini par réussir à démontrer que les bactéries qui présentent une si grande variété de formes peuvent se coordonner en espèces tout aussi nettes et distinctes que d'autres plantes et animaux inférieurs. Par suite, il les divise en quatre tribus (Sphérobactéries, Microbactéries, Desmobactéries et Spirobactéries). Les formes de bactéries rangées dans ces quatre tribus sont déterminées et décrites en genres et espèces rigoureusement séparés.

Parmi les bactéries, celles qui sont importantes au point de vue des accidents pathologiques sont les bactéries zymogènes, c'est-à-dire qui engendrent les ferments, et les bactéries pathogènes, c'est-à-dire les bactéries sphériques qui surviennent dans diverses maladies. Ces deux espèces sont considérées comme étant les causes des phénomènes susdits, la première amenant la fermentation et la seconde servant de *contagium* des phénomènes morbides.

Toutefois une expérience impartiale nous apprend que cette distinction n'est pas basée sur des caractères différentiels végétatifs ou morphologiques des organismes en question, mais plutôt sur une différence qu'on suppose entre eux sous le rapport de ce qu'on peut appeler leur fonction physiologique. Parce que l'on a trouvé les uns dans la diphthérite, les autres dans la variole, on devra les considérer pour cela comme étant le virus, ceux-là de la diphthérite, ceux-ci de la variole, et comme étant des virus différents entre eux, parce que la diphthérite et la variole sont aussi des affections distinctes l'une de l'autre.

Ferd. Cohn avoue assez franchement qu'il a été essentiellement conduit, par la différence des siéges pathologiques qu'occupent ces productions, à les spécifier en conséquence. Il s'exprime ainsi : « Les bactéries qui surviennent dans les divers liquides contagieux se rapportent complétement dans leur forme tantôt à celles de la fermentation de l'urine ou butyrique, tantôt à celles des pigments (c'est-à-dire bactéries pigmentaires) ; » et plus loin il ajoute qu'il n'est pas encore à même de trancher la question de savoir si un même germe de bactérie ne peut pas, suivant le différent substratum où il se rencontre, déterminer tantôt la fermentation acide, tantôt la fermentation alcoolique ou putride, le charbon ou la diphthérie, bien que, jusqu'à nouvel ordre, Cohn lui-même ne croie pas ce fait vraisemblable.

Si nous ajoutons encore à cela que, d'une manière générale, la relation des levûres avec la fermentation et la putréfaction n'est pas jusqu'ici complétement éclaircie; que d'après les plus récentes recherches la prolifération des cellules de levûre et des schizomycètes peut avoir lieu presque indépendamment de la putréfaction et de la fermentation; et d'un autre côté que les phénomènes qui se produisent dans les maladies zymotiques ne présentent qu'une certaine analogie avec la putréfaction et la fermentation; enfin que la constatation de micro-organismes dans les maladies zymotiques, quelque exacte qu'elle soit (1), ne prouve point que ces organismes représentent réellement la contagion; en présence de ces sujets de doute, nous sommes bien obligés d'admettre, d'après la théorie de la sphéricité émise par Ferd. Cohn : 1° que la participation des schizophytes en question aux maladies contagieuses n'est pas encore prouvée, et 2° qu'il est tout aussi peu démontré que ces productions soient liées sous le rapport de leur genèse avec les champignons supérieurs ou qu'elles représentent une ou différentes espèces végétales séparées.

Mais on comprendra encore bien mieux combien ces relations sont indécises si l'on se rappelle qu'un grand nombre d'expérimentateurs séparent complétement ces productions des champignons plus élevés, tout en admettant entre eux la possibilité d'une transformation réciproque (Klebs, Billroth); que d'autres rangent à part, comme étant de très-petits animalcules, une partie de ces mêmes productions (Rindfleisch); enfin que d'autres encore (comme Karsten) les regardent comme des cellules animales provenant du tissu même du corps humain.

Comme résultat des considérations dans lesquelles nous sommes entrés jusqu'à présent, nous n'avons donc réalisé que deux points ayant trait à notre but principal : d'après Hallier, les champignons parasitaires dérivent des champignons de moisissure et se rattachent aussi aux levûres et aux schizomycètes. Mais les botanistes qui passent pour des

(1) Des botanistes très-distingués ne peuvent s'empêcher de concevoir des doutes à cet égard, se fondant sur ce que plusieurs fois des erreurs ont été commises dans ce sens par des pathologistes ; dans quelques circonstances même, on a donné pour des bactéries des produits de désagrégation des corps organiques et même des précipités cristallins de nature inorganique (SACHS, *Lerb. der Botanik.* Leipzig, 1874, pag. 253. Anm. 3.)

observateurs précis considèrent cette théorie comme complétement inexacte, et, même dans sa forme actuelle, elle ne répond pas aux exigences de la pathologie. D'après Ferd. Cohn et un groupe d'autres expérimentateurs, les schizomycètes sont en partie des causes de maladies, et ne se rattachent ni aux levûres, ni aux champignons de moisissure, ni par conséquent aux dermatophytes déjà connus. A chaque forme de maladie correspond un microphyte spécial. Mais, sauf l'exactitude des différents faits, il y a encore tant de lacunes et tant d'hypothèses que, même avec l'exposé de Ferd. Cohn, les questions relatives aux parasites ne sont encore tranchées ni sous le rapport botanique, ni sous le rapport pathologique.

Tout récemment, il paraît s'être fait dans la mycologie un mouvement considérable vers une direction que l'on soupçonnait à peine et vers un but que l'on ne voit pas encore distinctement,—mouvement que, le premier, Sachs suit déjà complétement dans son traité de botanique. Et je ne sais pas jusqu'à quel point la théorie émise par Hallier d'une pléomorphie très-accusée des champignons n'y trouvera pas un nouvel appui dans un certain sens et sous une forme plus exacte.

On sait que les tallophytes se multiplient par des cellules embryonnaires ou gonidies. Celles-ci naissent des filaments de mycélium par simple étranglement ou bien de filaments spécialement formés par les hyphes (basides, stérigmates, comme dans le *Penicillium*).

En outre, dans la plupart des tallophytes, il se fait une reproduction sexuée ; par opposition à celle-ci, le mode de propagation que nous venons d'exposer plus haut doit être désigné sous le nom de reproduction non sexuée.

Le processus fondamental dans la reproduction sexuée consiste en ceci, que deux cellules essentiellement différentes, une cellule femelle (Oogonium, Oosphère, Carpogonium), et une cellule mâle (Antheridium, Pollinodium), se réunissent l'une à l'autre et forment un organe fructifère, comme cela a lieu dans les plantes phanérogames. C'est de celui-ci que proviennent les spores proprement dites, les cellules à fruit.

Les cellules à propagation du premier genre, qui se forment par voie non sexuée, seraient par conséquent non pas des spores, mais des gonidies.

A ce sujet, Sachs s'exprime de la manière suivante :

« Dans beaucoup de cas, particulièrement dans beaucoup de champignons, la régénération se fait presque exclusivement par ces cellules embryonnaires (gonidies), tandis que le développement normal définitif par reproduction sexuée et la production réelle de fruits ne s'accomplissent que dans des circonstances tout particulièrement favorables; d'où il suit que pour beaucoup de tallophytes les organes sexuels sont encore complétement inconnus, tandis que leurs cellules embryonnaires se rencontrent partout. Aussi est-ce toujours une chose trèshasardée, dans l'état actuel de la science, de dire d'un tallophyte qu'il ne présente pas d'organes sexuels en général, parce que même dans les champignons de moisissure les plus communs et dans beaucoup d'algues, dont les cellules embryonnaires sont connues depuis longtemps, on n'a découvert que tout récemment les organes sexuels et le nouveau mode de génération qui en découle. »

Ces dernières paroles se rapportent particulièrement au champignon commun de moisissure, au *Penicillium*. Comme nous l'avons mentionné déjà plus haut, ce champignon de moisissure a précisément été maintes fois, tantôt au point de vue de l'observation clinique, tantôt à celui des résultats présumés des expérimentations, rattaché, quant à sa genèse, aux champignons que l'on trouve dans le favus, l'herpès tonsurant, etc.; aussi est-il particulièrement important pour nous d'apprendre que la forme en pinceau du *Penicillium*, que jusqu'ici l'on avait regardée comme l'organe fructifère caractéristique de ce champignon, n'est justement pas un organe de fructification dans le sens absolu du mot.

Ainsi que Brefeld en particulier l'a démontré, la forme en pinceau représente seulement la première [période de développement dans la vie de ce champignon. Du mycélium partent des branches spéciales, verticales (hyphes), sur lesquelles naissent des basides et des stérigmates d'où partent des gonidies disposées en forme de pinceau. Mais si le développement excessif de ces cellules embryonnaires est empêché par la privation d'air, on voit apparaître des organes sexuels sur le mycélium qui végète d'une façon exubérante. Ceux-ci ne concordent pas essentiellement avec ceux dont de Bary a démontré l'existence dans l'*Eurotium;* ils se composent d'un *Aseogon* femelle, hélicoïde, et d'un pollinodium mâle. De l'*Ascogon* fructifié naît un corps particulier, un petit tubercule. C'est donc cette génération sexuée qui doit être considérée comme la fin typique du développement pour le champignon commun de moisissure.

D'après ce qui précède, lorsque dans certaines circonstances, par exemple par suite de la culture, on voit survenir des productions présentant des gonidies arrangées en forme de pinceau, cela peut provenir de ce qu'on avait employé une semence mélangée de *Penicillium*, ou bien de ce qu'on s'est servi d'une semence sans mélange. Ces productions peuvent encore appartenir à d'autres champignons que le *Penicillium*. On sait, en effet, que des champignons différents peuvent, suivant les circonstances, produire des gonidies arrangées en forme de pinceau, sans que cela caractérise en rien l'espèce, de même que la simple production de gonidies, provenant immédiatement des filaments de mycélium, n'a rien non plus de caractéristique pour une espèce quelconque. C'est seulement la fructification sexuelle qui détermine l'espèce.

D'après l'exposé de Sachs, on peut aujourd'hui distinguer seulement deux classes parmi les tallophytes, les algues et les champignons. Jusqu'à présent, on a désigné tous les tallophytes qui contiennent de la chlorophylle sous le nom d'algues, et tous ceux qui n'en contiennent pas sous le nom de champignons.

Mais aujourd'hui cette distinction ne peut plus être maintenue, depuis que la morphologie et l'histoire de leur développement ont appris que les champignons provenaient de différents types d'algues sous forme de ramifications.

Le débat ne porte donc plus maintenant que sur la question de savoir si, d'une manière générale, les organes sexuels sont formés et « comment l'acte sexuel intervient dans l'ensemble de la marche du développement » ; et par conséquent ce sont actuellement les conformations qui se rattachent à la sexualité que l'on doit regarder comme les signes qui déterminent la classification des thallophytes. Car il devient de plus en plus probable que chaque espèce de champignon, dans la propagation au moyen des gonidies, ne représente qu'une forme intercalaire de son développement, mais trouve toujours la fin typique de ce développement dans la fructification sexuée.

Pour ce qui regarde la classification exacte des champignons qui donnent naissance aux maladies de la peau, il est constant, d'après les résultats positifs des recherches les plus récentes et en présence des défauts des anciennes méthodes de description, que cette classification restera toujours incertaine tant que l'on n'aura pas acquis une connaissance exacte de leur développement et spécialement de leur fructification, éventuellement de leurs organes de reproduction sexuée.

D'ici là, le seul parti à prendre est de s'en tenir aux faits bruts sur lesquels de Bary se basait en 1866, lorsqu'il s'exprimait au sujet des parasites de la peau dans un langage qui a encore aujourd'hui sa valeur :

« Une question qui doit être discutée ici est, au contraire, de savoir si lesdits champignons (du favus, de l'herpès tonsurant, etc.)

appartiennent ou non à des espèces particulières à proprement parler parasitaires. Ce que l'on sait jusqu'à présent des organes de ces champignons, c'est que ce sont seulement des filaments de mycélium dont les branches se séparent en séries ou en chaînes de spores susceptibles de germer, à peu près comme les branches du mycélium du *Mucor mucedo*, sur lesquelles se développent les cellules embryonnaires reliées entre elles en forme de chaînes. Les organes de fructification proprement dits, qui caractérisent les espèces, ne sont pas connus.

« Vu la fréquence des maladies en question et des organismes qui les accompagnent, il importe donc beaucoup de chercher la fructification complète de ces derniers ailleurs, et, à bien dire, dans les formes déjà connues de champignons.

« Si l'on cultive dans l'eau, dans une solution de sucre, etc., un parasite pris sur un corps animal, on observera la germination de ses spores, et après un temps assez court on verra apparaître dans la culture des moisissures que l'on rencontre partout, comme le *Penicillium glaucum*, l'*Aspergillus glaucus*, ou des cellules de levûre ; ces dernières et les filaments de mycélium du *Penicillium* ressemblent plus ou moins aux spores et au mycélium des parasites en question ; ils sont en contact immédiat avec ceux-ci, de sorte qu'ils semblent s'y être développés, sans qu'il y ait eu de changement de milieu.

« De là vient l'opinion qui est généralement adoptée en Angleterre et que Tilbury Fox a poussée jusqu'à l'exagération, à savoir que l'Achorion, le Trichophyton, etc., ne sont rien autre que des tubes de mycélium engendrant de jeunes cellules, de la moisissure ordinaire et du champignon de ferment, principalement du *Penicillium*, de l'*Hormiscium cerevisiæ*, développé sur le corps prédisposé à de semblables formations. Suivant la prédisposition, cette même moisissure se développera soit sous forme d'Achorion, soit sous celle de Trichophyton, etc.

« Si l'on songe avec quelle extrême fréquence le *Penicillium* et l'*Hormiscium cerevisiæ* surviennent dans les cultures de champignons les plus différentes et tenues avec le plus de soin, et que très-probablement ils proviennent de leurs propres germes répandus partout ; si l'on réfléchit qu'il est de toute impossibilité de tenir ces germes à distance des objets en culture dont il est question, et que même un mycologiste exercé peut facilement confondre le mycélium du *Penicillium* avec celui d'autres champignons, des cellules de levûre avec des spores, l'opinion que nous venons de citer sera, sous cette forme, extrêmement douteuse, comme si elle était exprimée par des individus notoirement étrangers à la mycologie.

« Il n'est pas douteux que l'*Aspergillus*, le *Penicillium glaucum* et l'*Hormiscium cerevisiæ* eux-mêmes ne sont très-certainement pas à proprement parler des organes de fructification d'espèces de champignons. Toutefois la manière de voir ci-dessus exprimée devra être considérée comme non démontrée (et par suite la question des champignons envisagés comme parasites spécifiques), tant que l'on n'aura pas vérifié expérimentalement que le favus, l'herpès tonsurant, etc., prennent naissance sur les surfaces de peau appropriées par transformation du *Penicillium*, de la *Torula*, etc., avec les champignons caractéristiques, ou encore qu'il se fait une transformation de l'un de ces derniers en d'autres champignons de la peau.

D'après l'état de la mycologie actuelle que je viens de caractériser à grands traits, mais, je le crois, dans ses circonstances les plus essentielles, malgré les nombreux résultats sérieux fournis par les expériences de culture, nous sommes encore loin de pouvoir assigner la place que les champignons qui surviennent dans les affections cutanées dont le caractère parasitaire est bien constaté doivent prendre d'une manière générale les uns par rapport aux autres, par rapport aux champignons de moisissure et enfin dans la classe très-nombreuse des thallophytes.

Si donc certains pathologistes ont érigé en certitude l'hypothèse exprimée par Hebra de l'identité de l'herpès tonsurant avec le favus, ou même l'ont encore étendue au *pityriasis versicolor*, il est important de constater que dans cette manière de voir ils ne sont pas jusqu'à présent soutenus par la mycologie scientifique.

Mais comme, pour l'observation clinique objective, la concordance partielle des phénomènes cliniques ne suffit certainement pas à elle seule pour identifier ces phénomènes entre eux, parce que — ainsi que nous le montrerons avec plus de détails dans la partie spéciale — il y a au contraire des différences cliniques très-considérables entre ces phénomènes, que tous les pathologistes ont en effet regardés comme différents les uns des autres au point de vue clinique, il ressort des considérations précédentes qu'on doit envisager les champignons des dermatomycoses comme des organismes spéciaux ; qu'ils appartiennent rigoureusement à des formes également individuelles d'affections cutanées — et cela tant que leur parenté avec d'autres formes n'aura pas été démontrée jusqu'à l'évidence.

Enfin il suit de là que nous regardons comme très-exact, au point de vue de la pathologie, d'envisager et de traiter les champignons en question, non pas comme quelque chose d'accessoire, ou même comme une condition étiologique du favus, de l'herpès tonsurant, etc., mais, en l'état où ils se trouvent sur la peau, comme un symptôme essentiel de la forme pathologique actuelle, appartenant aux caractères de cette dernière aussi nécessairement que la rougeur de la peau, la desquamation, etc., et qui est uni d'une manière inséparable aux altérations de nutrition de tissu pour former un ensemble constituant l'affection de la peau.

C'est dans ce sens même que nous allons étudier au point de vue clinique, dans les chapitres qui vont suivre, les diverses dermatomycoses.

MALADIES CUTANÉES PARASITAIRES

Dermatomycoses (1).

Symptomatologie générale des dermatomycoses. — Les affections de la peau qui sont occasionnées par des parasites végétaux — les *dermatomycoses* — apparaissent sous des formes cliniques et macroscopiques très-caractérisées. Ces formes résultent de la présence des champignons facilement appréciables à l'œil nu, grâce à leur accumulation plus ou moins considérable, bien que leurs éléments isolés n'aient qu'une grosseur microscopique, comme dans le favus ; ou bien, dans les points où le champignon n'est pas visible à l'œil nu, ce sont seulement les altérations de nutrition et leurs conséquences, phénomènes occasionnés dans les tissus cutanés par la présence et la germination du parasite végétal.

Ces altérations pathologiques apparaissent sous la forme de ramollissements et de desquamations ou de décolorations de l'épiderme, généralement délimités en foyers, circonscrits, de taches, de disques ou de cercles ; elles se présentent encore sous l'aspect de phénomènes inflammatoires ou exsudatifs parfaitement tranchés, comme une rougeur circonscrite, en forme de taches ou d'anneaux, de vésicules ou même de pustules. Comme conséquences ultérieures de ces affections, on trouve la dégénérescence et la chute des poils, des ongles, l'atrophie des follicules et celle de la peau avec un tissu cicatriciel consécutif.

En fait de complications, il n'y en a pas d'autres que celles qui surviennent en général dans les inflammations et les exsudations locales, comme l'inflammation et la suppuration des ganglions lymphatiques et du tissu sous-cutané, rarement la périostite et la nécrose osseuse.

Pour ce qui est de la répercussion des maladies cutanées parasitaires sur les organes internes, dont il était question jadis, ou de l'hypothèse, dont Bazin lui-même parle (2) avec conviction (de la terminaison mortelle d'une dermatomycose, spécialement du favus), cela rentre moins

(1) Nous acceptons volontiers la proposition faite par Virchow (*Arch. de Virchow*, t. IX, p. 558, 1856) de désigner les maladies causées par des parasites végétaux sous le nom de *Mycosis*, avec les appellations correspondantes, comme *Dermatomycosis, Onychomycosis*, etc.

(2) Bazin, *les Affections parasitaires de la peau*, 1864.

dans le domaine de l'histoire, comme cet auteur paraît le croire, que dans celui de la fable. Ces assertions sont fausses ou bien elles résultent d'une appréciation inexacte des faits qui se sont produits.

Siége anatomique des parasites végétaux et leur influence sur la peau. — Les parasites végétaux en question ne se trouvent que dans le tissu épidermique, c'est-à-dire entre les couches de l'épiderme, des poils, et celles des ongles qui, on le sait, appartiennent également aux productions épidermiques. C'est pour cela même que certains auteurs (Bazin) distinguent les végétaux dermatophytiques et épidermophytiques, trichophytiques et onychophytiques. Cette distinction n'a aucune signification sous le rapport de la botanique mycologique, parce qu'elle ne laisse pas supposer qu'il peut y avoir là différentes espèces végétales; elle n'a non plus aucune valeur au point de vue du diagnostic différentiel, parce que dans une seule et même affection toutes les parties épidermiques que nous avons citées peuvent être en même temps le siége du parasite, c'est-à-dire d'un seul et même parasite.

Un fait important et essentiel, c'est que dans les dermatomycoses non douteuses, c'est-à-dire dans ces affections cutanées dont la nature parasitaire est reconnue de tout le monde, même lorsque l'affection dure depuis des années, alors même qu'il existe une inflammation intense, avec production de pustules et de cicatrices, on n'a jamais encore vu ou cru voir les éléments de champignons pénétrer au delà des couches de l'épiderme, dans les couches papillaires, dans le chorion, ni dans les vaisseaux lymphatiques ou sanguins (1), — circonstances que l'on ne peut pas assez invoquer contre les embolies et métastases mycosiques dont il a été si souvent fait mention dans ces dernières années.

Le seul effet que produisent les champignons parasitaires est un effet local et mécanique. Leurs éléments, particulièrement les tubes de mycélium, écartent les cellules et les couches de l'épiderme à mesure qu'ils progressent dans leur végétation. C'est ainsi que quelques cellules se trouvent de bonne heure arrachées du fond sur lequel elles prenaient

______

(1) Une pénétration de ce genre serait une chose surprenante seulement dans ces maladies cutanées; mais Weigert et Luginbühl, par exemple, prétendent l'avoir observée pour la variole. Or dans ces cas, pour ce qui est de cette affirmation même, tout est encore à prouver : les éléments qu'on y a trouvés sont-ils des champignons? Les prétendus champignons avaient-ils pénétré dans les tissus de la peau? Enfin ces éléments étaient-ils la cause de la maladie, et celle-ci était-elle parasitaire?

leur nourriture, c'est-à-dire de la couche papillaire, et que, par là altérées dans leur nutrition, elles se dessèchent avant d'avoir atteint leur âge physiologique, elles deviennent cassantes et quelquefois meurent complétement. Ces éléments servent certainement à la nutrition et à la propagation des champignons qui se trouvent sur ces points, mais jusqu'à présent on ne sait pas exactement quelles sont les substances que les champignons parasitaires empruntent aux tissus vivants (1).

Je ne saurais dire non plus d'une manière précise si les éléments du champignon pénètrent dans les diverses cellules de l'épiderme. Cela arrive probablement quelquefois, comme on peut le voir à différentes places de la figure 11, dans le favus. Pourtant, d'ordinaire, on remarque que les filaments et les spores des champignons se glissent seulement entre les cellules de l'épiderme. Il en est exactement de même pour les champignons qui végètent sur les plantes, où l'on voit habituellement aussi les filaments rechercher les fentes qui se trouvent entre les cellules (2), quoique dans certaines circonstances et pour certains parasites déterminés les utricules germinatives pénètrent même dans les cellules végétales.

Les altérations que la végétation des champignons détermine immédiatement dans les couches épidermiques, dissociation, aspect trouble, etc., sont donc exactement limitées à l'étendue qu'occupent les masses de champignons, et par conséquent paraissent nettement circonscrites, limitées, en foyers plus ou moins grands.

Mais, dans la suite, le dermatophyte peut déterminer aussi des phénomènes de réaction dans la peau sous-jacente, de l'hyperémie (rougeur), de l'exsudation (vésicules) et de la suppuration (pustules), voire même une inflammation plus profonde et des abcès. Toutefois il ne donne lieu à ces accidents que comme le ferait un corps étranger d'un autre genre ayant pénétré dans la peau, tel qu'un animalcule parasitaire, l'acare de la gale, ou un corps inanimé, une esquille par exemple.

Les dermatophytes n'exercent aucune influence notable de quelque genre que ce soit, ni sur l'ensemble de l'organisme, ni sur la constitution, la nutrition générale et les fonctions du corps. Et tout ce que l'on a pu dire de l'influence dyscrasigène des dermatophytes ne repose que sur une interprétation inexacte ou arbitraire des faits.

(1) De Bary, *l. cit.*, p. 215.
(2) D Bary, *l c.*, pag. 215.

Dans les considérations générales sur les dermatomycoses, il y a peu de chose à dire concernant la marche de ces affections, parce que sous ce rapport les formes spéciales offrent des particularités que nous'étudierons en détail à propos de chacune d'elles. Seulement, ce que l'on sait pour toutes, c'est que leur évolution est habituellement chronique et que seulement dans une forme (*herpes tonsurans maculosus*), et dans toutes sur certains points de la peau, cette évolution peut être aiguë ou de courte durée. Dans tous les cas, la marche dépend localement du développement du champignon. Dans les points où celui-ci est entravé dans sa végétation, ou bien lorsqu'il ne trouve pas à se nourrir suffisamment, l'affection doit elle-même s'arrêter.

Le pronostic est en général favorable, parce que nous sommes toujours à même d'enlever les couches d'épiderme dans lesquelles le champignon s'est fixé, et par cela même la maladie est supprimée. On n'éprouvera de difficultés sérieuses pour arriver à ce résultat que dans les cas où le champignon a pénétré dans les couches épidermiques des follicules et dans les poils eux-mêmes.

En raison de l'uniformité des causes, ainsi que de la concordance approximative, quoique non absolue, des symptômes de la maladie dans toutes les formes que nous aurons à décrire, le traitement des dermatomycoses est toujours à peu près le même. Il repose toujours également sur le même principe, le principe étiologique, et il est dirigé de façon à faire disparaître le parasite d'une manière utile et le moins nuisible qu'il soit possible pour l'organe malade, et, éventuellement aussi, à détruire le pouvoir germinatif du champignon, parce que, quand on a obtenu ces deux premiers résultats, les autres symptômes de la maladie ne tardent pas à rétrocéder d'eux-mêmes.

Étiologie générale. — Il ne peut pas être ici question de revenir une fois de plus sur la condition étiologique prochaine reconnue des dermatomycoses, les parasites végétaux. Nous nous sommes déjà occupés de cette question lorsque nous avons esquissé les différentes formes de ces maladies (1).

Nous avons plutôt à étudier ici les circonstances générales et

(1) Nous pouvons glisser ici sur la manière de voir de certains auteurs qui, dans les champignons que nous offrent ces affections cutanées, ne veulent voir que le simple fait de leur présence, mais refusent de les considérer comme étant les causes de ces maladies, ainsi que le font Cazenave, Devergie et spécialement Érasmus Wilson, qui soutient encore cette opinion dans un mémoire publié en 1864 : *On the phytopathology of the skin, and nosophytodermata.*

spéciales qui se montrent comme les causes occasionnelles plus ou moins éloignées des dermatomycoses, ou signalées comme telles.

Sous ce dernier rapport, nous devons avant tout faire remarquer que les circonstances qui sont favorables au développement et à l'accroissement des champignons de moisissure sur tous les objets possibles, comme les fruits, le linge, etc., par conséquent, l'humidité et la chaleur, l'air non renouvelé, la saleté, en général l'immobilité des objets, ces circonstances, dis-je, fournissent l'occasion certainement la plus propice à l'apparition de certaines dermatomycoses. C'est pour cela que nous voyons très-souvent l'herpès tonsurant survenir chez des personnes qui habitent des maisons humides, obscures, mal aérées, dans lesquelles les ustensiles, les vêtements, le linge, etc., sont couverts de moisissure et en ont l'odeur. Après avoir fait un traitement hydrothérapique, après un séjour dans des villes de bains, où les malades habitent ou restent longtemps dans des chambres humides, se servent de linge de corps, de manteaux de bains humides et moisis, beaucoup d'individus en rapportent l'herpès tonsurant. En appliquant d'une façon continue des compresses humides et chaudes sur des plaies, etc., on peut souvent observer l'apparition de cercles rouges, squameux, ressemblant à l'herpès tonsurant, voire même du favus, comme cela a déjà été signalé par Hebra en 1854 et par moi en 1871 (1).

Ce concours de circonstances n'est pas précisément démonstratif, mais il apporte un appui très-sérieux à l'opinion que nous avons signalée plus haut, émise par Hebra et par d'autres auteurs, que les champignons vulgaires de la moisissure donnent eux-mêmes naissance aux affections cutanées en question. Mais certainement nous devons en tirer la conclusion que les mêmes circonstances, qui sont particulièrement favorables à la végétation et à la propagation des champignons ordinaires de moisissure, favorisent aussi le développement des champignons qui déterminent les maladies de la peau, et par conséquent l'apparition des dermatomycoses.

Une seconde condition étiologique éloignée pour le développement et la propagation des dermatomycoses, c'est leur contagiosité. A *priori*, toutes les affections cutanées parasitaires sont contagieuses, par conséquent aussi les dermatomycoses. Pour le favus et l'herpès tonsurant, la contagion est un fait complétement démontré par l'expérimentation et par la clinique. Pour le pityriasis versicolor, la contagion

____

(1) *Arch. für Dermatol. und Syph.*, 1871. 3. H.

n'est pas prouvée d'une manière aussi frappante; cependant Köbner
a rapporté un cas de contagion du champignon du pityriasis qui a eu
lieu sur lui-même (et sur un lapin). Mais même pour cette mycose la
contagion est également admissible (1).

La contagion de ces formes morbides s'opère d'une manière mécanique, par le transport direct du champignon propre à chacune
d'elles, d'un point de la peau sur un autre point, d'un individu sur un
autre individu, de certains animaux, comme les souris, les chats, les
chiens, les bœufs, les chevaux, les poules, qui peuvent être atteints des
mêmes mycoses, sur l'homme, et *vice versa.*

En raison de leur contagiosité, il n'est pas rare de voir les
mycoses se produire sur un assez grand nombre de personnes ayant
des rapports entre elles, ou qui habitent ensemble, comme dans les
familles, les établissements d'instruction, etc.

Nous devons encore mentionner ici une troisième circonstance qui
a été signalée comme une cause éloignée des dermatomycoses : c'est
la disposition individuelle, que l'on a invoquée souvent et dans un sens
différent, tantôt relativement à la peau seulement, tantôt relativement
à la constitution.

Pour ce qui regarde la peau, les expériences d'inoculation du
favus et de l'herpès tonsurant ont montré qu'il ne s'agit pas ici d'une
réceptivité spéciale de la peau soumise à l'expérimentation ; mais le
résultat de l'inoculation dépend principalement de la méthode que
l'on a employée et de l'habileté technique avec laquelle on a agi.

Mais pour la production des mycoses en dehors des expérimentations,
et, en particulier, pour que ces mycoses arrivent à un développement
complet, il y a tel individu, par exemple, dont la peau présentera un
terrain de nutrition meilleur que la peau d'un second et d'un troisième
individu vivant dans les mêmes conditions. Non-seulement la même
mycose ne se développe pas chez toutes les personnes soumises aux
mêmes causes nuisibles et ayant des rapports les unes avec les autres,
mais cette mycose n'arrive pas chez toutes ces personnes à avoir
la même extension et la même durée. Il y en a chez qui la contagion se reproduit infiniment plus souvent que chez d'autres.

Cela a lieu en particulier pour le *pityriasis versicolor*, qui, à ce qu'il
paraît, n'atteint un certain degré de développement que sur une peau
qui y est prédisposée, et se reproduit volontiers alors même qu'on l'a
fait complétement disparaître.

(1) *Experiment. Mittheilungen*, pag. 24.

Par contre, je ne saurais indiquer aucune espèce de constitution générale ou de dyscrasie qui entraîne avec soi une plus grande disposition aux maladies produites par les dermatophytes. Lorsque Bazin prétend que la scrofulose est plutôt une disposition au favus et la syphilis une disposition à l'herpès tonsurant et à la pelade, ce sont là des assertions dont il ne peut donner aucune preuve, si ce n'est toutefois, que la pelade n'appartient pas aux maladies parasitaires.

Si le favus se développe infiniment plus souvent chez des individus vivant dans des conditions misérables, atteints de symptômes graves de la scrofule, de suppurations ganglionnaires, de caries osseuses, de marasme, que chez des personnes aisées et bien nourries, cela ne tient pas aux états de l'organisme dont nous avons parlé, mais bien aux conditions extérieures dans lesquelles ils vivent, au défaut de soins de propreté de toutes sortes, toutes circonstances qui permettent aux phénomènes de germination de s'accomplir sans obstacles.

Dans toutes les circonstances, en effet, aussi bien quand les dermatophytes sont transmis par voie expérimentale que d'une manière accidentelle, pour qu'ils s'attachent et se propagent, il est nécessaire que les germes transportés restent en repos pendant un certain temps. Tout ce qui peut troubler ce repos, le lavage, le frottement, le grattage, en un mot toutes les manipulations qui se rapportent à la propreté, nuisent à leur développement, que favorisent au contraire le séjour prolongé au lit pendant une maladie, l'interruption des soins de propreté, etc.

Diagnostic général des dermatomycoses. — Dans les affections de la peau produites par des champignons, de même que dans toutes les autres affections cutanées, le diagnostic doit être basé directement sur l'examen des symptômes cliniques. Ces symptômes sont même en général si tranchés que leur seule appréciation suffit pour établir le diagnostic.

Cependant il y a des cas et certaines périodes de ces maladies dans lesquels la constatation de la présence du champignon parasitaire permet de fixer d'emblée, avec une certitude qui va jusqu'à l'évidence, le caractère de l'affection.

En se basant sur ce principe, et pour satisfaire aux exigences de l'exactitude scientifique, dans certains cas spéciaux comme d'une manière générale, il est nécessaire, pour la démonstration ou pour l'instruction personnelle, de mettre sous les yeux de l'élève le végétal parasite en question.

Il n'y a guère que le scutulum favique — affection qu'il est d'ailleurs facile de reconnaître à l'œil nu — où les dermatophytes soient accumulés en masses assez considérables, dont on peut prendre des particules que l'on place sans autre préparation sous le microscope et qu'il est ainsi facile de reconnaître immédiatement. Les champignons que l'on trouve dans les poils et dans les couches d'épiderme ne sont reconnaissables au microscope qu'après que les poils ou l'épiderme ont été préalablement dissous, ramollis et rendus transparents au moyen d'une solution modérément forte de potasse (1 gramme pour 50 grammes d'eau) ou d'acétate de soude, etc. Sous l'influence de ces agents chimiques, les éléments des champignons se gonflent notablement, se séparent les uns des autres et par cela même deviennent visibles d'une façon très-distincte, sans être autrement altérés.

Il est toujours nécessaire d'avoir un peu de pratique pour arriver à bien voir les choses et pour éviter les illusions et les erreurs.

Classification des dermatomycoses. — Pour classer les dermatomycoses, c'est-à-dire pour fixer leur nombre et leurs sous-genres, ce qui doit nous déterminer avant tout, c'est l'opinion que nous nous faisons actuellement de la signification, au point de vue de l'histoire naturelle, des divers champignons et de la valeur scientifique des différents cas où l'on croit en découvrir.

De l'exposé historique et critique que nous avons fait dans les *Considérations générales* (pages 743 à 772), il résulte, d'abord, qu'avant tout nous n'avons pas à tenir compte des opinions isolées qui admettent que, dans un certain nombre de maladies qui jusqu'ici ne sont pas envisagées d'une manière tranchée comme étant des affections parasitaires, le prurigo, le psoriasis, l'eczéma, les verrues, etc., on doit rencontrer des champignons, et que par conséquent nous ne rangeons pas ces formes pathologiques parmi les maladies parasitaires.

Il en résulte également que, même relativement au nombre limité des affections cutanées qui sont regardées habituellement comme parasitaires, les opinions diffèrent encore beaucoup sur certains points essentiels.

Ces divergences d'opinions portent en premier lieu sur la question de savoir si, même parmi le petit nombre d'affections que l'on regarde généralement comme des mycoses de la peau, il n'y en aurait pas encore quelques-unes que l'on ne doit pas considérer comme parasitaires ;

Puis, si à peu près toutes ces affections ou quelques-unes d'entre elles ne doivent pas leur origine à un seul et même champignon, et si l'on ne devrait pas, par conséquent, les réunir en une espèce unique ou en plusieurs groupes, tandis que l'autre opinion soutient la spécificité de chacune des différentes formes historiques.

Cette divergence dans les idées fondamentales, ainsi que dans une foule de détails, les uns importants, les autres moins essentiels, se retrouve encore, avec une expression plus ou moins marquée, dans les différents ouvrages spéciaux récents sur les maladies parasitaires.

Ainsi Bazin, dans son ouvrage : *Sur les affections parasitaires de la peau*, qui a été traduit en allemand par Kleinhans et auquel les Anglais ont fait un accueil très-favorable (1), Bazin divise immédiatement les champignons parasitaires de la peau, sans se préoccuper de la place qu'ils occupent dans l'histoire naturelle, mais seulement par rapport à leur siége, en trois groupes : végétaux trichophytiques ou onychophytiques, épidermophytiques et épithéliophytiques ; et par suite il divise également les dermatomycoses en trois classes correspondantes.

La première classe de ces affections, celles qui sont produites par les végétaux trichophytiques ou onychophytiques, il la réunit sous le nom de teignes : 1° teigne faveuse (*favus*); 2° teigne tonsurante (*herpes tonsurans*) : dans ces deux espèces rentrent l'*onychomycosis* et le *sycosis parasitaire*; et 3° teigne pelade (*ophiasis* et *alopécie areata*), avec les variétés *pelade achromateuse* et *pelade décalvante*.

A la seconde classe, qui correspond aux champignons épidermophytiques, Bazin donne le nom de taches parasitaires; il y range le *pityriasis versicolor* et de plus encore le *chloasma* ou *macula gravidarum!* et les éphélides! affections qui, on le sait, n'ont toutes les deux rien à faire avec les champignons, mais qui consistent en une hyperplasie pigmentaire du réseau de Malpighi.

(La troisième classe comprend les affections parasitaires des muqueuses.)

Tandis que Bazin, du reste, sauf les erreurs que nous avons déjà signalées ici et plusieurs autres non moins considérables, fait preuve, dans l'exposé clinique essentiel, d'une grande expérience et d'un bon esprit d'observation; d'autre part, comprenant qu'il n'a, relativement à l'histoire naturelle des dermatophytes, que des idées vagues à exprimer, il ne le fait qu'avec la plus grande précaution. De son

(1) BAZIN, *Die parasitären Hautaffectionen, deutsch von Kleinhans.* Erlangen, 1864.

côté, Tilbury Fox fait de cette dernière partie l'objet le plus important de sa description, tandis qu'il traite la partie clinique d'une manière très-restreinte.

Tilbury Fox réunit toutes les dermatomycoses sous la désignation de *Tinea* (1), *T. favosa, T. tonsurans, T. circinata, T. sycosis, T. decalvans, T. versicolor*. Il y ajoute encore la *Tinea polonica* (la plique polonaise)! et la *Tinea tarsi* (la blépharadénite)! comme affections parasitaires, erreur sur laquelle il est inutile d'insister.

Les considérations qui remplissent la plus grande partie de son ouvrage sur l'histoire naturelle des dermatophytes et leurs métamorphoses entre eux et avec les champignons de moisissure ne sont point appuyées sur cette critique intelligente des faits observés, qui est nécessaire pour s'orienter dans un sujet aussi embrouillé.

En effet, elles suggèrent à l'auteur lui-même des exagérations mycologiques (voy. dans Fox, *loc. cit.*, p. 176, la curieuse théorie des combinaisons des champignons : — le *Mucor*, le *Penicillium* et l'*Aspergillus* sont des formes différentes d'un seul et même champignon! p. 174), exagérations que de Bary qualifie d'un nom plus expressif. D'un autre côté, elles l'amènent à ce résultat clinique que toutes les dermatomycoses, depuis le *favus* jusqu'au *pityriasis versicolor*, peuvent provenir les unes des autres et se transformer réciproquement les unes dans les autres; de même que leurs champignons tous ensemble, l'*Aspergillus*, le *Mucor*, le *Penicillium*, l'*Oïdium*, le *Chionyphe*, la *Sarcine*, la *Puccinie*, proviennent tous de la *Torula*, comme d'une forme fondamentale commune, à laquelle ils reviennent par droit de naissance.

Les deux ouvrages spéciaux que nous avons cités nous montrent comment Bazin, bien qu'il n'ait pas connu les processus qui appartiennent au domaine de la mycologie, a pu cependant réussir à traiter d'une manière relativement bonne les dermatomycoses, parce qu'il s'en tenait toujours aux faits cliniques, tandis que Tilbury Fox, attribuant à ces derniers une moindre importance qu'aux résultats mal interprétés par lui de ses expériences et de ses recherches en fait de mycologie, n'a réussi qu'à introduire la confusion dans la doctrine des dermatomycoses.

Contrairement à ceux-ci, l'ouvrage d'Anderson sur les maladies parasitaires de la peau (2) ne peut être cité qu'avec des éloges. Cet auteur ne signale comme affections parasitaires de la peau que le favus,

---

(1) *Skin diseases of parasitic origin*. London, 1853.
(2) *On the parasitic affections of the skin*. London, 1868.

l'herpès tonsurans et le pityriasis versicolor; il n'y ajoute l'alopécie areata que par convenance, et il donne de ces formes morbides une description clinique excellente sous tous les rapports. En même temps, il déclare de la façon la plus complète que toutes ces formes représentent des affections morbides distinctes et proviennent chacune d'un parasite particulier, conviction qu'il s'est formée par l'appréciation critique des faits au point de vue clinique, expérimental et botanique de la mycologie.

J'ai exposé d'une manière générale dans la partie historique les motifs en raison desquels on peut considérer comme un fait acquis que les dermatomycoses qui se présentent comme des affections spéciales au point de vue clinique doivent aussi être considérées aujourd'hui comme des formes morbides distinctes et que par suite les champignons qui appartiennent à ces maladies doivent également être regardés comme des moyens particuliers de contagion.

Comme dans la partie spéciale j'exposerai ces motifs avec plus de détails encore, en même temps que j'exclus les formes morbides que 'on a qualifiées d'affections parasitaires, mais que l'on n'a pas prouvé être telles (*alopécie areata*), de même que les maladies dans lesquelles on n'a trouvé que rarement des filaments de champignons, comme l'impétigo contagieux de la face, l'érythème et l'herpès iris (1), je n'ai à citer ici et à décrire *ex professo*, comme affections cutanées phyto-parasitaires, que :

1° Le favus, teigne faveuse, avec le champignon Achorion, Schönlein;

2° L'herpès tonsurant, avec le champignon Trichophyton tonsurans, Malmsten;

3° Le pityriasis versicolor, avec le champignon Microsporon furfur, Eichstedt.

Relativement à la signification parasitaire des champignons qui surviennent dans le *Sycosis parasitaire* et l'*Eczéma marginatum*, nous nous sommes déjà expliqués à propos du sycosis et de l'eczéma, dans le premier volume de cet ouvrage; nous y reviendrons encore dans les pages qui vont suivre.

Quant à l'alopécie areata, que nous considérons également aujourd'hui comme une affection non parasitaire, nous nous en sommes occupés pages 200 et suivantes.

(1) Voy. mes communications sur l'*Impetigo faciei*, etc., W^r *med. Presse*, 1871, et *Zur Aetiologie des Erythema multiforme*, etc. *Arch. f. Dermat. und syph.* 1871. N° 3.

ÉTUDE SPÉCIALE SUR LES DERMATOMYCOSES

Favus, der Erbgrind, Teigne faveuse.

Historique (1). — Déjà dans Celse et ses successeurs on trouve l'expression de *favus*, non pas toutefois dans le sens où elle est employée aujourd'hui, mais pour désigner des exsudations melliformes sur la peau, qui étaient indiquées par d'autres auteurs plus anciens (Galien, Oribase, Paul d'Égine, Aétius, etc.), sous les noms de κηρία, *ceriones, meliceris*, et que ces mêmes auteurs distinguaient de l'achor et du favus.

Les Arabes (*Rhazès*) désignaient des croûtes melliformes sous le nom de favus, tandis qu'ils semblent avoir compris la maladie à laquelle on donne actuellement ce nom sous celui de *Sahafati sicca*, d'après Avicenne, ou de *alvathim*, d'après Haly-Abbas.

Stéphan Antiochus, qui a traduit en 1127 le livre de Haly-Abbas, fait provenir de *alvathim*, par abréviation *thym, tima* et *tinea*, l'expression de *tinea* en usage jusqu'à l'époque actuelle. L'hypothèse émise par Mercurialis (2) paraît plus probable : « *Appellata vero sunt tinea ad similitudinem illius animalis quòd vestimenta corrodit et tinea nuncupatur.* »

Les livres de médecine du moyen âge, comme ceux de Guy de Chauliac (3), de Gordon (4), Roger de Parme (5), Arnold de Villeneuve (6), Camper (7), Libaut (8), etc., montrent d'une manière suffisante que l'on connaissait le favus à cette époque, mais qu'on l'avait réuni, sous le nom commun de *tinea*, avec d'autres maladies du cuir chevelu, comme le porrigo, l'achor, le psydrazia, l'alopecia, etc. De même, chez les médecins des xvi° et xvii° siècles, comme J. Manardus (9), Ambroise Paré (10), Hafenreffer (11), Guyon (12), Sennert (13) et Mercurialis (14),

(1) Voy. HEBRA, *Atlas der Hautkrankheiten.* Text. pag. 7.
(2) *De morb. cutancis.* Venetiis, 1601, pag. 52.
(3) *Chirurg. tract.*, VII, cap. I, Venetiis, 1490.
(4) *Lilium medicinæ.* Venet., 1494.
(5) *De chirurg. liber.* 1546.
(6) *Opera omnia.* Basil., 1585.
(7) *Practica nova.* Venet., 1522.
(8) *De l'embellissement et ornement du corps humain.* Paris, 1582.
(9) *Epistol. medic.* Lutet., 1528.
(10) *Opera lat. per J. Guillemeau.* Parisiis, 1582.
(11) Πανδοχεῖον αἱοδεσμὸν. Tubing., 1630.
(12) *Cours de médecine.* Lyon, 1664.
(13) *Opera medica.* Lugd. Batav., 1676.
(14) *L. c.*, pag. 43.

nous cherchons en vain une caractéristique exacte du favus. Dans l'ouvrage de ce dernier, il y a un passage remarquable, où il dit : « *In hoc tamen conveniunt omnes, quod humor qui emanat e favis est similis melli consistentia unde modo meliceris, modo cerium jure appellatum est;* » — d'où il résulte qu'à cette époque, relativement à la signification du favus, on s'en tenait encore à la science des Grecs et des Romains.

Les chirurgiens célèbres du siècle suivant, comme J. Lanzoni (1), Heister (2), Turner (3), Rosen v. Rosenstein (4), etc., n'ont guère plus cherché à comprendre cette maladie, mais ils se contentaient de distinguer la teigne en une vraie et une fausse, une de bonne nature et une de mauvaise nature. Lorry (5) dit à ce sujet : « *Morbus vero quem hoc nomine cum Arabico-Latinis auctoribus designamus a Græcis cum favis, achoribus, lactumine, etc., confundebatur.* Il fut le premier qui n'admettait qu'une seule teigne, qui correspond évidemment à notre favus.

Plenk (6) parle d'une *scabies capitis favosa;* mais la description qu'il en donne prouve qu'il a employé cette dénomination dans le sens des Grecs, tandis que, sous le nom de *scabies capitis lupina* et à un autre endroit sous le titre de *tinea vera seu crustosa*, il esquisse des maladies du cuir chevelu l'on peut regarder comme de courtes descriptions du favus.

Bateman (7) définit le favus comme une pustule jaune paille et distingue un *porrigo favosa* du cuir chevelu d'un autre du visage; mais ces deux affections correspondent, non pas au favus comme nous le comprenons, mais à l'eczéma impétigineux. En général, c'est en vain que l'on cherche dans l'ouvrage avec planches de Willan-Bateman (8) un dessin du favus. Car le *porrigo scutulata*, dans lequel certains auteurs veulent reconnaître le favus, ne correspond pas à cette maladie, mais bien à l'herpès tonsurant; mais cet auteur n'a donné aucun dessin du *porrigo lupinosa*, appellation qui, pour lui, correspond réellement au favus.

(1) JOH. LANZONI *Opera*. Lausannæ, 1738, III.

(2) *Institutiones chirurgiæ*. Amstelodami, 1739.

(3) *Abhandlungen v. den Krankheiten der Haut, aus dem Engl.* Altenburg, 1766.

(4) *Anweisung zur Kenntniss der Kinderkrankheiten, aus dem Schwedischen.* 1788.

(5) *Tractat. de morb. cutaneis.* Parisiis, 1777, pag. 462.

(6) *Doctrina de morbis cutaneis.* Viennæ, 1783, pag. 75 et 81.

(7) *Praktische Darstellung der Hautkrankheiten, nach Willan's Systeme bearbeitet Von Th. Bateman, aus dem Engl. übersetzt Von Abr. Hahnemann.* Halle, 1815, pag. 262.

(8) *Delineations of cutaneous diseases, etc., by the late Willan, compl. by Th. Bateman.* London, 1817, pl. 41 et 42.

Alibert (1) est le premier qui en ait publié un dans son atlas, planche I, sous le nom de teigne faveuse. Cependant il partageait encore avec ses prédécesseurs et ses contemporains Rayer (2), Biett (3), l'opinion que les godets du favus et les croûtes faveuses provenaient de la dessiccation de pustules.

Dans l'ouvrage de Mahon (4) apparaît pour la première fois l'idée juste que le favus ne se montre pas avec des pustules (5), et, plus loin, que la maladie est contagieuse.

Pour le reste, Mahon partageait l'idée déjà soutenue par Sauvages et Murray que l'on doit chercher le siége du favus dans les follicules sébacés; tandis que Baudelocque (6) le place dans le follicule pileux et Letenneur (7) dans le canal d'excrétion de ce follicule.

Ainsi que nous l'avons exposé déjà dans les généralités de cette partie de l'ouvrage, la découverte faite par Schönlein et publiée en 1839 (8), que les masses particulières au favus sont de la nature des champignons, jeta une lumière complète sur le sujet en discussion, alors que depuis deux ans déjà Remak (9) avait démontré que ces masses sont composées de productions essentiellement différentes de celles que l'on trouve dans les pustules et les produits de leur dessiccation.

Bientôt, et particulièrement après que Gruby en 1841 eut publié une description très-exacte des caractères microscopiques du champignon du favus (10), un grand nombre de pathologistes s'occupèrent, de 1840 à 1850, de la constatation et de l'étude exacte du champignon du favus nouvellement découvert et auquel Remak avait donné le nom d'Achorion de Schönlein (11); ces pathologistes sont Langenbeck

(1) *Description des maladies de la peau*, etc., par J.-L. Alibert. Paris, 1814, pag. 2.

(2) *Traité théorique et pratique des maladies de la peau*, par Rayer. Paris, 1826, I, pag. 497.

(3) *Abrégé pratique des maladies de la peau.*

(4) *Recherches sur le siége et la nature des teignes*, par Mahon jeune. Paris, 1829.

(5) *L. c.*, pag. 6.

(6) *Recherches anatomiques et médicales sur la teigne faveuse. Revue médicale*, 1851.

(7) *Quelques recherches sur le favus.* Paris, 1839.

(8) *Zur Pathogenie der Impetigines, Muller's Archiv.*, 1839, pag. 82, pl. III, fig. 5.

(9) Hube, *De morbe scrophuloso. Diss. inaug. Berol.*, 1837, *et später, Remak, med. Vereinszeitung*, 1840, n° 16.

(10) Gruby, *Comptes-rendus des séances de l'Acad. des sciences de Paris*, 1841, 72, et *ibid.*, 1842, t. XV, pag. 513.

(11) Remak, *Diagnost. und patholog. Untersuchungen.* Berlin, 1845, pag. 193, fig. pag. 5 et 6.

et Fuchs (1), Müller et Retzius (2), Bennet (3), Wilson (4), Lebert (5),
Robin (6), Vogel (7), Hannover (8), Wedl (9), Ardsten (10),
G. Simon (11), Bazin (12), Küchenmeister (13), etc.

Bien que les travaux de ces auteurs soient loin d'avoir tous la
même valeur pour l'étude du développement et de la marche du favus
et pour l'interprétation du champignon qui constitue cette maladie,
pourtant dans leur ensemble ils ont amené la connaissance du favus à
un certain degré de précision.

Les travaux ultérieurs de Hebra (14), Bärensprung (15), Bazin (16),
Köbner (17), Gudden (18), Pick (19), Neumann (20), Th. Simon (21),
Tilbury Fox (22), Anderson (23) et spécialement ceux de plusieurs
botanistes distingués comme Hallier (24), Hoffmann (25), Zürn (26) et
autres ont eu pour principal but d'examiner et de résoudre la question
générale de la relation du favus avec les autres mycoses; par suite,
le traitement de la maladie a été établi sur une base rationnelle.

(1) *Holscher's Annalen*, 1840, n° 1, et Fuchs, *Die krankhaften Veränderungen der
Haut*. Göttingen, 1842, 2. B.

(2) *Muller's Archiv.*, 1842.

(3) *London and Edinb. medical Journal*. Juin 1842.

(4) *On Ringworm*, etc. London, 1847.

(5) *Physiologie pathologique*, t. II, *Mémoire sur la teigne*. Paris, 1845, p. 477.

(6) *Des végétaux parasites*, etc. Paris, 1845. — Voy. en outre ce qui concerne le
favus, jusqu'à l'année 1853, dans l'*Histoire naturelle des végétaux parasites* de cet
auteur, 1853, pag. 475 et suiv.

(7) *Patholog. Anatomie*, 1845, pag. 399.

(8) *Muller's Archiv.*, 1842, pl. XV, fig. 7, 8 et 9.

(9) *Grundzüge der pathologischen Histologie*. Wien, 1854.

(10) Ad. Ardsten, *D'une nouvelle espèce de végétaux dans le favus. Gaz. des
hôpitaux*. Paris, 1851, 14 octobre, pag. 477-478.

(11) *Hautkrankheiten*, etc. Berlin, 1851.

(12) *Recherches sur la nature et le traitement des teignes, l. c.*

(13) Kuchenmeister, *Die in und an dem Körper des lebenden Menschen vorkommenden Parasiten*. Leipzig, 1855.

(14) Hebra, *Med. Jahrb.*, 1854, *l. c.*, et *Atlas der Hautkrankheiten, l. c.*

(15) Barensprung, *Annalen der Charité*, 1855 et 1862, *u. m. O.*

(16) Bazin, *l. c.*

(17) Köbner, *l. c.*

(18) Gudden, *Beiträge zur Lehre von den durch die Parasiten bedingten Hautkrankheiten*. Stuttgart, 1855.

(19) Pick, *l. c.*

(20) Neumann, *l. c.*

(21) Th. Simon, *Arch. f. Dermat. und Syph.*, 1872 et 1873.

(22) Tilbury Fox, *l. c.*

(23) Anderson, *l. c.*

(24) Hallier, *l. c.*

(25) Hoffmann, *l. c.*

(26) Zürn, *l. c.*

Un petit nombre d'auteurs seulement, comme Fuchs (1) et Gibert (2) vers 1840, ont soutenu plus tard, et quelques-uns jusqu'à présent, comme Cazenave (3) et Chausit (4), l'ancienne doctrine, ou bien, tout en reconnaissant l'existence de l'Achorion, ils ne lui ont attribué, comme Devergie (5) et Er. Wilson (6), qu'un rôle tout à fait accessoire relativement au favus.

Définition. — Sous le nom de favus (*Erbgrind, tinea vera, t. favosa, t. lupinosa, porrigo lupinosa, p. favosa,* teigne faveuse, *honycomb ringworm*), nous désignerons une maladie contagieuse déterminée par un champignon microscopique, l'Achorion de Schönlein, maladie qui se localise en général sur le cuir chevelu, plus rarement sur des parties du corps non recouvertes de poils ou dans la substance des ongles; lorsqu'elle survient dans la peau des régions pourvues de poils, cette affection est caractérisée par la production de godets jaune de soufre, du volume d'une lentille à celui d'un centime, en forme de disques, déprimés au centre, traversés par un poil, déposés entre les couches de l'épiderme, composés d'éléments parasitaires, — auxquels on donne le nom de masses faveuses, godets du favus; enfin cette affection a pour conséquence l'atrophie des poils et de la peau dans les parties qu'elle a atteintes.

Symptomatologie. — Les symptômes du favus diffèrent sous beaucoup de rapports, suivant que la maladie s'est fixée sur le cuir chevelu, sur des parties du corps qui sont dépourvues de poils, ou dans les ongles. Nous allons donc décrire les symptômes du favus dans ces trois localisations.

Favus du cuir chevelu.

Développement. — On peut toujours bien étudier le développement du favus sur le cuir chevelu dans les cas déjà avancés de cette maladie, après que l'on a enlevé les masses accumulées de favus par l'appli-

---

(1) Fuchs, *Die krankhaften Veränderungen der Haut.* Göttingen, 1840.
(2) Gibert, *Traité pratique des maladies spéciales de la peau,* 1845.
(3) Cazenave, *Leçons sur les maladies de la peau.* Paris, 1845-1856. — Cazenave t Schedel, *Abrégé pratique.* Paris, 1859, p. 154.
(4) Chausit, *Traité élémentaire,* etc., d'après, etc., Cazenave. Paris, 1843.
(5) Devergie, *Traité pratique des mal. de la peau.* Paris, 1857.
(6) Wilson, *On the Phytopathologie of the skin,* London, 1864.

cation de substances émollientes (cataplasmes, embrocations d'huile, macération sous le bonnet de caoutchouc, etc.), et par un lavage avec du savon.

Le cuir chevelu paraît alors propre et net.

Mais après quelques jours on voit surgir dans la région des parties malades de petites pellicules blanches, disséminées sans ordre. L'aspect est celui du pityriasis de la tête, tel qu'on l'observe habituellement après avoir enlevé les squames de psoriasis ou dans la première période de 'eczéma du cuir chevelu.

Dans le cours de la troisième semaine, on remarque çà et là, traversé par un poil, un petit disque jaune de soufre, gros comme un grain de millet; — c'est le scutulum favique qui se développe.

Celui-ci est situé au dessous de l'épiderme qui environne le poil à sa sortie de la peau; on le voit par transparence au travers de l'épiderme.

Les jours suivants, la masse jaune s'étend et forme un disque aplati, plus volumineux, qui peut atteindre les dimensions d'une petite lentille. A ce moment, à la partie périphérique de cette masse, l'épiderme fait une légère saillie, tandis que la partie centrale qui entoure immédiatement le poil ne change pas, ou même est un peu déprimée. Le scutulum présente ainsi l'aspect d'un petit godet, — *favus urcéolaire.*

Avec un instrument mousse, un stylet par exemple, on peut, sans employer une grande force, pénétrer dans le bord du scutulum. On ne transperce ainsi qu'une couche modérément épaisse d'épiderme. On peut alors, sans rencontrer la moindre résistance, faire passer la sonde au-dessous du corps faveux. En faisant basculer celui-ci, de façon à ce que sa face inférieure soit tournée en haut, on reconnaît que ce godet a une surface inférieure convexe, lisse, humide, qui est insérée dans une cavité correspondante du réseau de Malpighi.

Mais si l'on veut enlever complétement le favus, il faut déchirer l'épiderme à la périphérie, puis le tirer tout le long du poil qui le traverse dans son centre.

Lorsque cela est fait, on a devant soi le godet favique sous forme d'une production hémisphérique, traversée à son centre par un canal. Sa surface inférieure convexe est lisse, un peu grasse au toucher. La masse entière est composée d'éléments parasitaires, ainsi que l'on peut s'en assurer en l'examinant au microscope; — elle est facilement friable sous le doigt. La surface supérieure est tout à la fois plane et concave, formée d'épiderme blanc, desséché, qui est intimement collé avec la masse faveuse. Le scutulum est en même temps entouré d'un bord épidermique frangé qui, avant l'arrachement de la masse, se confondait immédiatement avec l'épiderme environnant.

Lorsqu'on a enlevé le favus, il reste une dépression correspondante, dont la surface paraît recouverte d'un liquide séreux et visqueux ou sanguinolent. On dirait un ulcère, une plaie avec perte de substance.

Par un examen un peu attentif, on peut facilement se convaincre que la surface de la petite dépression cutanée est encore revêtue de cellules épithéliales et par conséquent n'est pas ulcérée. Au bout de quelques minutes, le fond de la dépression se relève déjà, c'est-à-dire que les cellules du réseau de Malpighi, qui avaient été antérieurement comprimées par le favus qui était inséré dans les couches de l'épiderme, se relèvent dès que la pression cesse et arrivent à reprendre le niveau des parties voisines en même temps que leur surface se dessèche.

La marche ultérieure du favus se rattache au développement consécutif du champignon en surface et en profondeur.

Abandonné à lui-même et lorsque rien ne le gêne dans son accroissement, le scutulum favique grandit d'abord visiblement en surface, jusqu'à offrir le diamètre d'un centime et même plus. La partie moyenne, la plus ancienne, prend pendant ce temps-là une coloration plus blanche, qui lui donne l'aspect de l'épiderme ; les parties périphériques, plus récentes, paraissent plus jaunes et saillantes, quoique, quand le disque de favus a atteint un volume assez considérable, la partie centrale semble moins enfoncée. En même temps, sa surface présente des sillons en anneaux concentriques et la production tout entière prend, d'après son volume et en raison des différents signes que nous avons indiqués, un aspect qui l'a fait comparer à un œil d'écrevisse, à un rayon de miel (d'où *favus honey-comb-ringworm* des Anglais), ou à un godet (godet de favus en français, *favus urcéolaire*, favus en forme de godet), ou à un petit bouclier (*favus scutiforme*).

Le scutulum favique isolé n'a pas un développement ni une durée illimités. Arrivé à une certaine dimension et après une durée de plusieurs mois, il change sa coloration jaunâtre exagérée pour prendre un aspect blanc sale, jaune paille, sec et desséché ; il se relève sur les bords et dépasse le niveau des parties voisines, se sépare des couches d'épiderme qui le recouvrent, de l'épiderme avoisinant, et tombe enfin soit spontanément, soit par le fait d'une cause mécanique, frottement ou grattage. Sur ce point il reste plus tard, et d'une façon persistante, une dépression plate de la peau qui est atrophiée, trans-

formée en tissu cicatriciel, dépourvue de poils, recouverte d'un épiderme mince, brillant et comme parcheminé.

Il arrive quelquefois que la masse de favus, après un certain temps,
ne s'étend plus en surface, mais continue à végéter en liberté vers
l'extérieur après la rupture de l'enveloppe épidermique qui la recouvre.
C'est ainsi que l'on voit de place en place des dépôts volumineux et
irréguliers de favus.

Ainsi que nous le montrerons plus tard d'une façon encore plus approfondie, la production faveuse ne reste pas limitée à cet espace compris circulairement entre les couches supérieures et moyennes de l'épiderme autour du poil qui émerge à son centre. Il arrive souvent,
ainsi que cela a été prouvé par les premiers observateurs, spécialement par Wedl, que le champignon ne végète pas extérieurement en
une masse agglomérée, mais bien sous forme de nombreux prolongements entre les couches de cellules des gaînes de la racine du poil, et
probablement des cellules lâches du bulbe pileux (v. fig. 11) dans les
couches de l'enveloppe du poil.

Les conséquences de cette pénétration du champignon se manifestent au point de vue clinique par les phénomènes suivants. Avec le
temps, le poil ainsi atteint perd son brillant, il a extérieurement un
aspect pulvérulent, n'adhère plus par suite de la dissociation des cellules de la gaîne du bulbe, de sorte que la moindre traction suffit pour
l'arracher de la gaîne folliculaire et entraîner une partie de celle-ci ;
enfin le poil lui-même tombe spontanément et le follicule meurt atrophié, probablement par suite de la pression subie par la papille du poil
résultant du développement du champignon, et en ce point il ne se
produit plus jamais aucun poil.

L'aspect clinique assez compliqué et très-variable d'une éruption
faveuse ancienne ou arrivée à un haut degré de développement sur le
cuir chevelu présente groupés les phénomènes propres à des favi
isolés et leurs conséquences locales, et, de plus, la combinaison de ces
divers éléments.

On trouve les favi représentés d'une façon typique sur des points
isolés du cuir chevelu. Par la suite, plusieurs d'entre eux se réunissent
en une masse dont la périphérie présente des lignes courbes correspondantes à la circonférence de chacun des favi. Sur d'autres
points où d'abord elles s'étaient réunies, les masses des différents
favi vont en diminuant, puis elles tombent et l'on voit alors un
centre atrophique, cicatriciel, dépourvu de poils, tandis que les favi
situés tout à fait à la périphérie continuent à se développer sans ob-

stacle et envahissent de nouveaux follicules. Ou bien il arrive que les masses agrégées au centre ne diminuent pas, et qu'au contraire elles végètent et s'élèvent de plusieurs millimètres en dépôts irréguliers, d'un blanc jaunâtre, secs, durs comme du plâtre ou du mortier, ou même présentant encore les caractères distincts des différents favi en forme de monnaies ou d'écussons qui composent ces dépôts.

Suivant la physionomie que prend le favus par suite des divers symptômes qu'il présente, et en général de toutes les combinaisons possibles, altérations de forme, de consistance, de couleur, etc., on a cru jadis devoir distinguer le favus en différentes espèces, sous les noms de *favus urceolaris, vulgaris, scutiformis, scutulatus, disseminatus, sparsus, squarrosus, suberinus, turriformis, achatinus, squamosus, granulatus, lupinosus, nummularis, figuratus;* en cercles, en groupes, en anneaux, indépendant, isolé, à petits écus, etc. Il est clair d'après ce que nous avons dit que ces désignations ne se rapportent qu'à l'état actuel particulier et à la période du favus, et non pas à un mode spécial du *processus.*

La forme morbide que représentent les masses de favus est encore complétée par les phénomènes qui surviennent du côté des poils ou du cuir chevelu comme conséquences médiates ou immédiates de la végétation des champignons.

Dans les parties de peau envahies par le favus, les cheveux sont mats, ternes, comme poudreux, secs, et s'arrachent facilement. Au milieu d'une certaine zone de cheveux ainsi modifiés, on trouve souvent des mèches de cheveux parfaitement normaux, leurs follicules ayant échappé aux atteintes du favus. De même, les cheveux situés en dehors des îlots faviques sont complétement sains.

Outre cela, on observe çà et là dans le favus ancien des portions de peau exemptes de favus, dépourvues de cheveux, atrophiées, transformées en tissu cicatriciel, couvertes d'un épiderme parcheminé, fortement tendues sur les os, présentant encore parfois quelques cheveux ou quelques mèches complétement à l'état normal. Ce sont des portions de peau qui ont été modifiées antérieurement par le favus.

Cette atrophie, l'absence de cheveux et la dégénérescence cicatricielle de la peau sont le résultat de la pression mécanique que les masses de favus insérées entre les couches épidermiques ont exercée pendant une durée de plusieurs années sur les papilles sous-jacentes. Jamais cependant on n'a démontré que des champignons eussent pénétré dans les couches mêmes de la peau. Quant à ce que l'on a avancé relativement à une pareille immigration des champignons du favus, par exemple dans l'ongle, cela rentre dans la catégorie des soi-disant faits d'embolies, de métastase et de pénétration des champignons, faits auxquels la doctrine si souvent mal interprétée du Micrococcus a amené tant d'observateurs pendant ces dernières années.

En fait de symptômes objectifs dans le favus du cuir chevelu, nous n'avons à signaler qu'une démangeaison extrêmement modérée et une sensation de tension. Le favus ne détermine pas d'autres symptômes, soit locaux, soit généraux, que ceux que nous avons décrits.

Quant aux autres phénomènes que l'on peut encore trouver dans le favus du cuir chevelu, ils ne représentent jamais qu'une complication accidentelle de cette maladie. Telles sont les éruptions eczémateuses et pustuleuses qu'amène le grattage, provoqué soit par le favus même, mais surtout par les poux qui se fixent assez souvent sur des têtes envahies depuis des années par le favus et qui pour ce motif même ne sont, pendant longtemps aussi, ni peignées ni nettoyées.

Nous en dirons autant du gonflement et de la suppuration des ganglions cervicaux et sous-maxillaires, que l'on ne doit considérer actuellement que comme les conséquences de l'inflammation et de la suppuration déterminées par la présence des poux ou par le grattage, et non pas comme une suite nécessaire du favus.

Pour ce qui est spécialement du favus ulcéreux dont parlent encore certains auteurs, même modernes, nous ne le connaissons pas plus que la carie et la nécrose des os du crâne résultant directement du favus. Cependant nous voulons bien admettre la possibilité de ces derniers accidents comme conséquence d'une complication inflammatoire.

Th. Simon rapporte le cas d'un homme chez qui il serait resté, par suite de la pression du favus, une atrophie (superficielle) sur certains points des os du crâne.

La marche du favus sur le cuir chevelu est toujours essentiellement chronique. Elle dure un grand nombre d'années. Commençant pendant l'enfance d'un individu, la maladie, lorsqu'elle est abandonnée à elle-même, c'est-à-dire quand elle n'est pas troublée dans son développement et son extension par des soins médicaux ou de propreté, peut durer jusqu'à 30 ou 40 ans ; et dans sa marche, se fixant progressivement sur des points de plus en plus nombreux, elle peut arriver à parcourir le cuir chevelu dans toute son étendue et à détruire les follicules pileux partout où il s'en trouve.

Puis la maladie cesse après que le cuir chevelu tout entier est devenu chauve et atrophié, parce qu'alors il n'y a plus de follicules pileux sur lesquels le champignon puisse s'implanter.

Mais il n'est pas rare que la maladie s'arrête beaucoup plus tôt ; bien que les sujets n'aient pas été traités ou ne l'aient pas été méthodiquement, le favus disparaît spontanément et laisse après lui une ou plusieurs places chauves en forme d'îlots.

Pendant le cours de certaines maladies fébriles intenses, comme le typhus, la variole, la pneumonie, le mal paraît rester stationnaire, ou être arrêté dans sa végétation. Des masses de favus anciennes tombent alors. Cependant avec la convalescence on voit habituellement le parasite prendre de nouveau un développement exubérant.

Favus sur des parties du corps dépourvues de poils. — Le favus se montre également sur des parties du corps dépourvues de poils dans le sens vulgaire de ce mot, c'est-à-dire qui ne présentent que de petits poils follets ; on le voit même aussi sur des parties réellement dépourvues de poils, mais cependant garnies de follicules, et il n'y a pas une seule région de la peau, sans en excepter le gland, la paume de la main et la plante du pied, sur laquelle il n'ait été observé. On trouve dans ces cas une ou plusieurs plaques isolées ; souvent il n'y a qu'un scutulum solitaire, ou bien le favus occupe une étendue considérable sur le tronc, spécialement sur le dos et les extrémités, particulièrement du côté de l'extension. Dans ces cas, les scutula présentent le même aspect que ceux du cuir chevelu, ainsi que leurs différentes dispositions, mais seulement pas en aussi grandes masses.

Un phénomène particulier coexiste très-souvent avec les symptômes typiques des scutula du favus (1). Ce sont des taches rouges, écailleuses, en forme de disques, et, à la suite de celles-ci, des cercles pâles, écailleux au centre, et dont le bord est formé par un liséré rouge, large d'un demi-millimètre, relevé, lisse ou couvert de vésicules, qui se joignent de différentes manières aux scutula du favus, soit isolément, soit en se réunissant un certain nombre ensemble d'une manière concentrique. Lorsqu'il se produit par exemple au centre d'une de ces taches un scutulum de favus, le bord de la tache rouge s'avance vers la périphérie, tandis que les parties centrales de cette même tache pâlissent en produisant des squames ; ainsi se forme le cercle rouge qui atteint jusqu'aux dimensions d'un centime ou d'une pièce de cinq francs et s'arrête ensuite. Ou bien il survient sur la ligne du liséré rouge lui-même un ou plusieurs scutula. D'autres fois plusieurs segments de cercle, qui se sont réunis en lignes sinueuses, entourent un groupe

_____

(1) *Archiv für Dermatologie und Syph.*, Tom. II, pag. 344.

central de favus. Ou enfin il existe plusieurs et même de nombreux cercles semblables, dans et sur lesquels il ne se forme absolument aucun scutulum, et qui, arrivés à une certaine grandeur, pâlissent de nouveau en produisant des écailles et finissent par disparaître.

Ce sont même ces formes éruptives qui, à cause de leur concordance extérieure complète avec les symptômes connus, et que nous décrirons plus tard, de l'herpès tonsurant, en raison aussi de la coexistence d'autres circonstances importantes, ont amené Hebra, il y a plusieurs années déjà, à supposer que le favus et l'herpès tonsurant ne sont que des degrés différents de développement d'une seule et même entité morbide produite par une seule et même cause.

Le favus des parties du corps non pourvues de poils, par conséquent du tronc et des membres spécialement, est en général accompagné du favus du cuir chevelu. Certainement dans le plus grand nombre des cas ce dernier existe le premier, et, de là, la maladie se propage assez souvent, combinée avec des cercles d'herpès, sur la peau du cou et du visage et peut occasionnellement envahir des régions plus éloignées.

Cependant il est incontestable que le favus peut exister aussi isolément et d'une façon indépendante sur ces régions du corps, alors que le cuir chevelu ne présente ou n'a jamais présenté un seul favus.

Le développement et la marche du favus, sur les parties du corps qui sont dépourvues de poils, se distinguent essentiellement de ceux du favus du cuir chevelu par leur acuïté relative. Nous avons vu à différentes reprises, soit dans le cours d'un favus ancien du cuir chevelu, soit chez des personnes qui n'avaient jamais eu de favus, se développer d'une façon aiguë, sur le dos ou disséminées sur tout le corps, des taches et des cercles rouges dans l'intérieur desquels il se produisait en dix à quinze jours, sous les formes que nous avons décrites plus haut, des scutula faviques atteignant jusqu'au volume d'une lentille.

Dans ces mêmes cas, la marche de la maladie était aiguë et abortive, c'est-à-dire que, sans aucun traitement, les scutula tombaient promptement, dans l'espace de quatre à six semaines, en même temps que les cercles d'herpès disparaissaient. Cela vient, ainsi que nous l'apprend l'examen microscopique que nous exposerons plus tard, de ce que les poils follets n'ayant pas une base solide, ils ne fournissent pas un point d'appui suffisant au champignon du favus.

Néanmoins le favus du tronc et des membres peut aussi dans certains cas persister pendant plusieurs mois et plusieurs années, constituant la totalité de l'affection, soit sous forme de scutula isolés, et même, ainsi que nous l'avons signalé plus haut, arriver à un développement considérable. Le plus souvent il en est ainsi, dans les cas où le favus existe en même temps sur la tête, d'où il peut se faire constamment de nouvelles inoculations du champignon sur d'autres régions du corps. Michel rapporte en détail un fait dans lequel le favus du tronc et des membres — il n'y en avait pas sur le cuir chevelu — existait vraisemblablement depuis plus de vingt ans (1).

Lorsque les scutula ont duré un certain temps, ils laissent après leur chute, même sur la peau du tronc, etc., des dépressions plates, blanches, analogues à des cicatrices, qui cependant s'aplatissent encore davantage avec le temps et deviennent méconnaissables.

Favus des ongles. Onychomycosis favosa. — Le favus s'observe assez rarement dans la substance onguéale. Je ne l'ai vu que sur quelques ongles des mains ou sur un seul, mais jamais sur les ongles des orteils. — Il se présentait sous deux formes différentes.

Dans l'une, — et c'est la forme caractéristique, — il apparaît comme une sorte de reproduction des scutula, sous l'aspect d'une accumulation nettement limitée des éléments parasitaires, qui occupe en général les couches de cellules inférieures et plus humides de l'ongle, et apparaît comme un corps jaune de soufre pâle, d'un volume variable, à travers les couches lisses de cellules du dos de l'ongle qui le recouvrent. Le favus ainsi constitué, et que l'on peut reconnaître de suite à cause de sa couleur caractéristique, n'occupe habituellement qu'une partie limitée de l'ongle soit latéralement, depuis la rainure de l'ongle jusque vers sa partie moyenne, soit en allant de la partie antérieure vers la partie postérieure sur une petite étendue, ou même directement sur la lunule.

Dans d'autres cas, le favus des ongles se manifeste sous une forme qu'il est impossible de distinguer extérieurement, des dégénérescences non parasitaires de l'ongle. Les ongles sont secs, décolorés, opaques, striés, fendillés, soulevés à leur extrémité antérieure, exfoliés, exactement comme dans l'onychiasis que l'on rencontre dans l'eczéma chronique, le psoriasis, le lichen ruber, etc.

Ce n'est que par l'examen microscopique que l'on découvre les filaments et les spores de champignons du même genre et avec la même disposition qu'entre les cellules de la gaîne des follicules pileux. Le favus des ongles ne se développe jamais que par le transport direct — par le grattage — du favus de la tête ou d'autres parties du

(1) *Berl. klin. Wochenschrift.* 1866, n° 42.

corps; il est très-rare de le voir survenir d'emblée. Il se trouve
aussi le plus souvent avec un favus encore actuellement existant
de l'une des régions du corps que nous avons indiquées plus haut;
cependant il n'est pas rare de le voir survivre au favus de ces
mêmes régions. Ce sont les traces ineffaçables du favus sur la tête, les
places chauves et revêtues de cicatrices qui dans ce cas même indique-
ront le point de départ de l'onychomycosis.

Anatomie du favus. — Déjà par le seul examen à l'œil nu il est
facile de constater que le scutulum favique est placé entre les couches superficielles et la couche plus profonde de l'épiderme de l'orifice
du poil, comme dans une capsule. Le feuillet supérieur de l'épiderme
est intimement uni avec la masse faveuse et fait corps à la périphérie avec l'épiderme voisin. La couche inférieure concave de la
capsule est formée par la couche épidermique inférieure, comprimée,
et correspond à la face inférieure convexe du favus, ainsi que nous l'a-
vons déjà décrit à la page 787.

Veut-on enlever un godet favique en entier, il suffit de déchirer
avec un instrument mousse, une sonde cannelée, l'épiderme sur l'un des
bords du scutulum. On arrive de suite, par ce moyen, au-dessous de la
face inférieure convexe du favus, qui repose librement dans la dépression de l'épiderme. On peut alors enlever par en haut le godet favique
entier comme une soupape. En même temps le rebord de l'épiderme se
déchire circulairement. Le poil qui traverse le scutulum à son centre
existe-t-il encore? il faut tirer celui-ci tout le long du poil (1). Le poil
était-il au contraire déjà tombé ou cassé près de son point d'émergence? le scutulum peut être immédiatement enlevé.

Il se présente sous la forme d'un corps hémisphérique. Alors on voit
exactement que la face supérieure est intimement liée à la couche épidermique. La masse jaunâtre, lisse sur sa face convexe, se compose
presque uniquement d'éléments parasitaires, ainsi que l'on peut s'en
convaincre par l'examen microscopique.

L'espace en forme d'entonnoir qui se trouve autour du poil à son
émergence, dont la base est limitée par la couche épidermique la plus
supérieure se dirigeant horizontalement vers le poil, et dont les parois latérales sont circonscrites par les couches épidermiques avoisinant
le follicule, cet espace, dis-je, forme toujours le foyer dans lequel

(1) Il arrive souvent que le scutulum est traversé par deux poils provenant
d'un seul et même follicule. Avec les favi volumineux, on enlève généralement
plusieurs poils, mais qui appartiennent à plusieurs follicules voisins.

viennent s'accumuler en quantité plus ou moins considérable les matières étrangères qui arrivent dans le follicule. C'est ainsi que dans les vésicules de l'eczéma, dans les efflorescences de la variole, dans les pustules qui correspondent aux follicules, par exemple dans le lichen des scrofuleux (1), les syphilides à petites pustules (2), on trouve toujours dans cet espace une accumulation considérable d'exsudat, de pus.

Ce même espace offre aussi pour la matière faveuse le foyer le plus favorable à son accumulation, et il est certain que dans la plupart des cas d'inoculation par transport du favus, c'est précisément dans cet espace infundibuliforme que le champignon se trouve. Là il rencontre toute la place nécessaire pour se développer et végéter, protégé qu'il est par la couche épidermique de la base de l'entonnoir.

Dans les cas d'inoculation artificielle, on peut se convaincre de l'exactitude de cette manière de voir. Le docteur Peyritsch, qui a fait sous nos yeux avec le plus grand soin des expériences d'inoculation du favus sur sa peau (3), pouvait baser les résultats favorables de ses recherches sur ces conditions. Jamais le succès n'était aussi certain que quand il piquait l'épiderme avec une aiguille dans le point le plus rapproché de l'émergence du poil, et qu'il appliquait immédiatement sur cette piqûre une goutte d'eau imprégnée de champignons de favus, liquide qu'il y laissait ultérieurement s'évaporer.

D'après les conditions locales que nous avons exposées, il est facile de comprendre quelle est la forme du favus. Tout d'abord le champignon s'accroît circulairement autour de la portion libre du poil et se laisse voir par transparence à travers l'épiderme sous forme d'un petit disque jaune. A mesure que les éléments parasitaires augmentent de volume, les couches épidermiques, qui limitent l'espace en entonnoir préexistant, se compriment réciproquement.

L'épiderme qui avoisine immédiatement le poil et qui est adhérent à la cuticule de ce dernier ne peut pas ou ne peut que très-modérément se soulever et faire saillie, parce qu'il est fixé aux parties sous-jacentes. C'est pourquoi la partie centrale du scutulum favique reste au niveau de la peau. Plus il s'éloigne du poil, plus l'épiderme fait facilement saillie vers l'extérieur par le fait de l'accroissement du favus en surface et en épaisseur. C'est là ce qui détermine l'aspect

(1) Kaposi, *Ueber Lichen scrophulosorum. Sitzungsb. d. k. Akad. d. W.*, 1868, *math. nat. Klasse. Octoberth.*, fig. 2.

(2) Kaposi, *Die Syphilis der Haut*, etc., *mit 76 chrom. Tafeln. Braumüller*, 1874. 2 *Lief.*, pag. 151, fig. 10.

(3) *Beitrag zur Kenntniss des Favus. Wr. med. Jahrb.*, 1869, 2 *Heft.*, pag. 64.

en godet des grands scutula du favus, avec une dépression centrale
et une partie marginale périphérique saillante et taillée à pic extérieurement.

Les cellules plus profondes de l'épiderme, qui sont plus molles et
succulentes, ne sont pas seulement arrachées de la couche superficielle de l'épiderme et de la portion libre du poil par le favus; elles
sont encore comprimées latéralement et de haut en bas. C'est ainsi
que se forme la cavité dans laquelle vient se loger, comme dans un
nid, la face convexe du favus. Aussitôt que ce dernier est enlevé,
on voit en effet les cellules aplaties et comprimées se relever dans
l'espace de quelques minutes, et la dépression disparaît complétement
en un temps très-court.

Examen microscopique du favus. — Depuis les recherches minutieuses de Schönlein, Gruby, Remak et Lebert, que nous avons exposées plus haut, un grand nombre d'auteurs ont publié les résultats des
études qu'ils avaient entreprises sur les caractères microscopiques des
éléments parasitaires qui constituent le favus.

Si l'on examine attentivement les résultats des expériences dont
certains auteurs ont rendu compte avec la plus grande exactitude,
comme par exemple Wedl, Robin, Gudden, Hoffmann, Pick, Hallier,
Peyritsch, etc., on y découvre des différences très-essentielles dans
plus d'un point. Cependant il ne faudrait pas tirer de cette remarque
la conclusion que ces recherches soient défectueuses ou inexactes.

On ne trouve dans le champignon du favus même, ainsi que nous
l'avons déjà fait observer dans la partie de cet ouvrage consacrée
aux généralités sur les dermatophytes, aucun autre élément morphologique que des éléments analogues aux spores et que l'on appelle
ici des gonidies, et des tubes de mycélium. Si certains observateurs
ont cru avoir trouvé et représenté une fois pour toutes la physionomie typique du champignon du favus par l'exposé exact des
formes mycologiques qu'ils ont observées dans cette maladie, et avoir en
particulier établi d'une manière tout à fait incontestable la distinction
entre le favus et l'herpès tonsurant, ils ont commis par cela même une
double erreur. D'abord le champignon présente chez un seul et même
malade les différences les plus variables dans la forme, la grandeur et
la combinaison intime des gonidies et des tubes de mycélium, de sorte
que la description donnée par un auteur peut être très-différente de
celle d'un autre, bien que toutes deux soient parfaitement exactes pour
le cas que chacun d'eux avait sous les yeux. Mais il n'y a pas une seule

de ces descriptions ni un seul de ces dessins qui donne une idée complète de toutes les variétés que peut présenter le champignon du favus.

En second lieu, nous ferons remarquer que, contrairement à l'opinion dominante, la description des éléments faviques ne nous permet pas encore, avec les ressources actuelles de la science, de discerner d'une manière absolue le champignon du favus des autres dermatophytes, et en particulier de le distinguer du champignon de l'herpès tonsurant, parce qu'il n'y a que des gonidies et des tubes de mycélium, et que ces éléments (sans organes de fructification), ne constituent pas un caractère différentiel suffisant entre deux champignons qui se ressemblent sous tous les autres rapports.

Si l'on regarde les dessins faits d'après nature et avec le plus grand soin (1) de mes préparations de champignons faviques pris sur un favus, sur la gaîne de la racine d'un cheveu et sur ce cheveu lui-même (fig. 10, 11 et 12), ainsi que les dessins, faits avec tout autant de soin et de fidélité des champignons de l'herpès tonsurant, on se convaincra que, contrairement à ceux qui se trouvent dans les ouvrages publiés jusqu'à ce jour et qui ont l'air de figures schématiques, mes dessins sont très-complets. De plus ils montrent aussi que les mêmes formes peuvent se présenter dans toutes ces maladies et que les hypothèses, en vertu desquelles on admettait que certaines formes ou un mode déterminé d'arrangement des divers éléments de champignons n'appartenaient d'une manière caractéristique qu'au favus seul ou à l'herpès tonsurant seul, ne se vérifient pas aussi complétement qu'on le pensait.

Je crois donc qu'il est même inutile de discuter davantage certaines assertions, celles, par exemple, de Gudden (2) ou de Wedl (3), qui disent avoir inutilement cherché, dans le favus, des champignons dans le bulbe des poils : j'en ai exprès fait dessiner un dans la figure 12. Il en est de même de l'assertion de Küchenmeister qui prétend avoir vainement cherché dans l'herpès tonsurant des filaments de champignons entre les cellules de l'épiderme (4); ou encore de l'opinion émise par la plupart des auteurs qu'on ne trouve dans le favus que des spores en chapelet et dans l'herpès tonsurant que de courts filaments dans la

(1) Le D⁷ Jul. Heitzmann a exécuté les dessins d'après mes préparations, avec le plus grand soin et très-exactement.
(2) *L. c.*, pag. 23.
(3) *L. c.*, pag. 743.
(4) KÜCHENMEISTER, *l, c.*, 2ᵉ part., pag. 31.

substance des cheveux; enfin de l'opinion si expressément formulée par Bärensprung et beaucoup d'autres auteurs, que le champignon du favus ne présente pas une disposition en chapelet, mais seulement des tubes creux de mycélium à bords lisses, et qu'au contraire les filaments du champignon de l'herpès tonsurant sont constitués par des anneaux disposés à côté les uns des autres en forme de grains de chapelet, tandis que les filaments du pityriasis versicolor ne seraient pas articulés ni divisés, et que ces signes différencient d'une manière suffisamment nette ces trois espèces de champignons les unes des autres (1). En effet, il y a des autorités complétement opposées à celles que nous venons de citer, mais qui elles-mêmes sont tout aussi peu décisives, parce que précisément, comme on peut le voir dans les figures 11, 12 et 13, dans le favus et dans l'herpès tonsurant, voire même dans le pityriasis versicolor, on trouve toutes les formes possibles de champignons que nous avons décrites.

Il ne faut pas oublier toutefois qu'il y a, dans l'ensemble des caractères, une certaine physionomie morphologique particulière aux trois champignons qui se rencontrent dans les dermatomycoses (*Achorion Schönleinii*, *Trichophyton tonsurans Malmsten* et *Microsporon furfur*). Elle se manifeste, pour l'Achorion, par la prédominance des gonidies et par la très-grande variété de leurs dimensions et de leur configuration, par la brièveté relative et l'aspect le plus souvent articulé de ses mycéliums dont un petit nombre seulement présentent des bords lisses, enfin par la facilité avec laquelle les tubes de mycélium se désagrégent en cellules isolées. Pour le Trichophyton, c'est par la solidité plus grande et l'aspect allongé des mycéliums diversement ramifiés et qui ont généralement des bords lisses, tandis que les gonidies y sont clair-semées, uniformes et relativement petites; enfin, pour le Microsporon furfur, cette physionomie particulière se manifeste par la disposition spéciale, sous forme d'amas ou de grappes, des gonidies qui sont uniformément grosses.

Il y a donc beaucoup de vrai, mais rien d'absolument positif, dans l'assertion d'Anderson (2), qu'un observateur même très-exercé ne peut que d'après les caractères microscopiques du champignon qu'il a sous les yeux, distinguer l'une de l'autre les formes morbides en question et en établir le diagnostic. En général, je le répète, la différence morphologique n'est nullement démontrable dans les détails.

(1) Bærensprung, *Annalen des Charité-Krankenhauses*, 6 *Jahrg.* 2 *Heft*, 1855, pag. 125 et suiv.

(2) *L. c.*, pag. 170.

Dans ces conditions, on comprend aisément que cette différence est encore plus difficile à établir, quand on voit que les divers observateurs attribuent aux gonidies et aux tubes de mycélium des dimensions de 1/10,000ᵉ à 1/100,000ᵉ de millimètre et que leurs opinions relativement à ces éléments sont encore très-différentes les unes des autres; quand on voit de plus que divers auteurs n'ont pas interprété d'une manière tout à fait correcte, au point de vue de la botanique, certains phénomènes que présentent les éléments de champignons, comme par exemple les noyaux, les doubles contours, etc., ou enfin ont commis d'autres erreurs de détail.

J'ai cru devoir présenter ici ces remarques afin qu'on ne se méprenne pas sur la valeur des résultats auxquels je suis arrivé par l'examen microscopique, dans les détails qui vont suivre sur les diverses formes de champignons que j'ai découvertes, relativement à leur signification pour telle ou telle forme morbide.

Il est rare que l'on réussisse à obtenir des coupes aussi complètes qu'on le

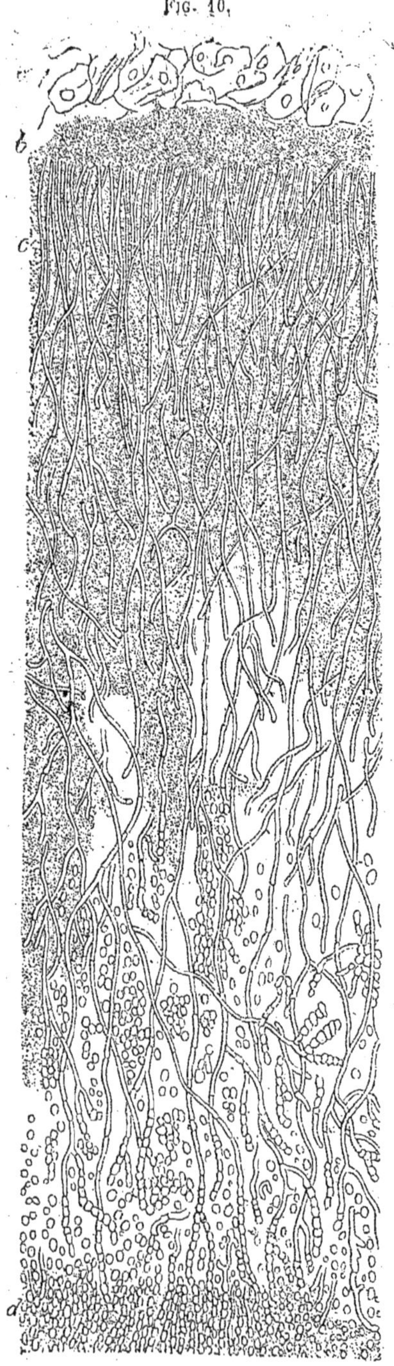

Coupe d'un scutulum de favus allant de la couche supérieure de l'épiderme jusque vers le milieu du scutulum. Grossissement de 300 diamètres, d'après Bennett.

désirerait et comprenant la totalité d'un scutulum de favus pour
l'examiner sous le microscope, parce que la matière qui constitue
le favus est très-friable. J'en ai donné ici (fig. 10) un dessin emprunté
à Bennett, dessin d'après lequel on peut très-bien reconnaître la constitution du scutulum. On y voit dans la couche la plus supérieure *a* l'épiderme, et au-dessous de celui-ci, en *b*, une matière (glutineuse) finement granulée, qui se prolonge dans l'intérieur du favus, entre les
filaments du champignon ; *c*, tubes de mycélium simples, fortement
pressés les uns contre les autres, qui, à mesure qu'ils pénètrent davantage dans l'intérieur du favus, se ramifient de plus en plus, chacun de
leurs rameaux se terminant dans l'intérieur du favus par des gonidies,
ou bien ils sont complétement formés par des amas de cellules rondes,
de sorte que dans le milieu du scutulum du favus les gonidies sont
prépondérantes.

Les parties constituantes plus fines du scutulum du favus peuvent
être examinées au microscope sans autre préparation, mais toutefois
en y ajoutant une petite goutte d'eau. On trouve (fig. 11), outre le détritus organique et des granulations de diverses formes et de différentes

FIG. 11.

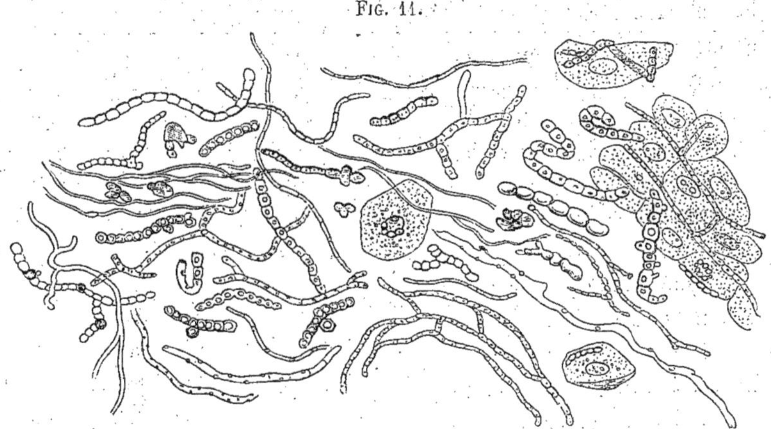

Éléments de champignons provenant de la partie inférieure d'un scutulum de favus.
Grossᵗ avec l'ocᵣᵉ 3, obj. 9 de Hartnack (environ 700 diamètres).

grosseurs (1), des tubes de mycélium variés, courts, articulés, un petit
nombre seulement à bords lisses, le plus souvent présentant des étran-
glements simples et ramifiés, d'une largeur très-variable, qui paraissent
tantôt avec une cassure brusque, tantôt arrondis en forme de massue,

(1) Hoffmann, *Bot. Zeitung*, 1867, nº 34.

tantôt enfin se terminant par un prolongement allongé, unicellulaire, lequel finit par un cône. Les mycéliums à bords lisses sont dans tout leur parcours et leurs ramifications non segmentés et sans noyaux ou bien ils sont segmentés, et présentent des corps en forme de noyaux, qui sont placés au centre et arrangés très-régulièrement ou disposés sur les côtés de la paroi et sujets à de nombreuses variations. Ils sont d'un calibre relativement très-fin. Quelques-uns d'entre eux présentent des sinuosités et des renflements tout à fait irréguliers.

Les tubes de mycélium articulés ont une structure plus grossière. Les cellules qui les constituent sont arrondies, ovales, quadrangulaires, polyédriques, régulièrement sexagonales, sans noyau ou contenant un corpuscule central ressemblant à un noyau (goutte de graisse?) qui dans beaucoup de ces cellules arrive très-près de la paroi de celles-ci, ce qui leur donne l'aspect de cellules à double contour.

Sur quelques-uns de ces filaments articulés, on voit un filament allongé, lisse, qui part latéralement d'une cellule.

Cependant la masse est principalement composée de gonidies rondes, arrondies, oblongues, polyédriques ou en forme de biscuit, isolées ou réunies plusieurs ensemble de manière à représenter un trèfle, une chaîne, une branche, homogènes, ou bien offrant des cellules de grandeur très-variable et contenant un ou deux noyaux. Quelques-unes ont des dimensions tout à fait surprenantes ; un certain nombre d'entre elles présentent une cloison ; d'autres offrent un ou même deux et trois prolongements sous forme de bourgeons, ou ont poussé un long filament articulé.

La matière glutineuse finement granulée qui réunit entre eux les éléments du champignon est le produit de désagrégation des cellules épidermiques par la sécrétion des glandes et n'a rien en soi d'énigmatique, ainsi qu'on l'avait dit lors des premières études sur l'Achorion.

Dans les endroits où, comme sur la partie supérieure du bord du scutulum favique, il se trouve des couches épidermiques continues, on voit les tubes de mycélium suivre les fentes intercellulaires, ou bien enroulés autour de quelques cellules de l'épiderme. Les cellules du favus semblent même pouvoir parfois pénétrer dans l'intérieur de quelques cellules épidermiques.

Examen microscopique du poil dans le favus. — Si l'on arrache dans la région occupée par le foyer du favus les poils qui cèdent à une traction légère, ils viennent presque toujours accompagnés de la gaîne de leur bulbe, hyaline, transparente, tuméfiée.

Dans les deux, c'est-à-dire dans la gaîne du bulbe et dans la couche fibreuse du poil, se trouve un entrelacement abondant de tubes de mycélium, de gonidies et de chaînes de gonidies, comme on le voit dans la figure 12. Les tubes de mycélium et les chaînes de gonidies suivent pour la plus grande partie la direction de l'axe longitudinal du poil ; cependant il y a aussi un certain nombre de rameaux qui ont une direction transversale, en ondulations ou en spirales (1). Toutefois on ne découvre pas tout de suite ces diverses formes ; il faut pour cela avoir traité pendant un temps assez long le poil et la gaîne du bulbe par une solution de potasse caustique ou de soude (1 : 20).

Contrairement à l'opinion émise par certains auteurs, que les tubes de mycélium ne pénètrent pas profondément dans le bulbe pileux, ou ne se rencontrent pas dans la racine du poil, ma préparation représentée dans la figure 12 montre justement le bulbe du poil traversé par un riche entrelacement de filaments de champignons.

D'après cela, il est probable que dans la plupart des cas la prolifération du champignon, partant de cet endroit où les cellules sont succulentes, moins cohérentes, entre dans la substance du poil après avoir pénétré de haut en bas jusque-là entre les cellules de la gaîne du bulbe. Mais je ne saurais mettre en doute, comme le fait Hoffmann, que le champignon ne puisse pas, des parois de la racine, pénétrer entre les cellules de la cuticule et arriver jusque dans le poil. Souvent, en effet, j'ai vu dans la partie supérieure du poil de nombreux filaments de champignons, tandis que la partie inférieure ainsi que la racine semblaient en être complétement exemptes.

En tout cas, la cuticule offre une résistance considérable à la pénétration des champignons dans la substance du poil. Car j'ai vu par exemple la gaîne de la racine du poil être abondamment pourvue de champignons et quelques filaments exister sur une étendue assez considérable entre la gaîne du bulbe et le poil, parallèlement à celui-ci, pendant que ce dernier était encore complétement exempt de champignons.

Jusqu'où le champignon, une fois entré dans la substance du poil, peut-il le pénétrer ? C'est là un point difficile à préciser. Certains au-

---

(1) Des observateurs peu exercés peuvent facilement prendre des plis transversaux de la cuticule du poil pour des tubes de mycélium, ainsi que cela est indubitablement arrivé à Erlach en examinant des cheveux provenant d'un cas d'alopécie areata. (Voy. son traité : *Ueber eine neue Fructificationsform der Epiphyten bei Porrigo decalvans*, etc. *Schweiz. Zeitschr. f. Heilk.* B. II, *die Fig.*, pag. 268.)

teurs pensent qu'il peut s'y propager assez haut au-dessus des limites
des gaînes de la racine.

Fig. 12.

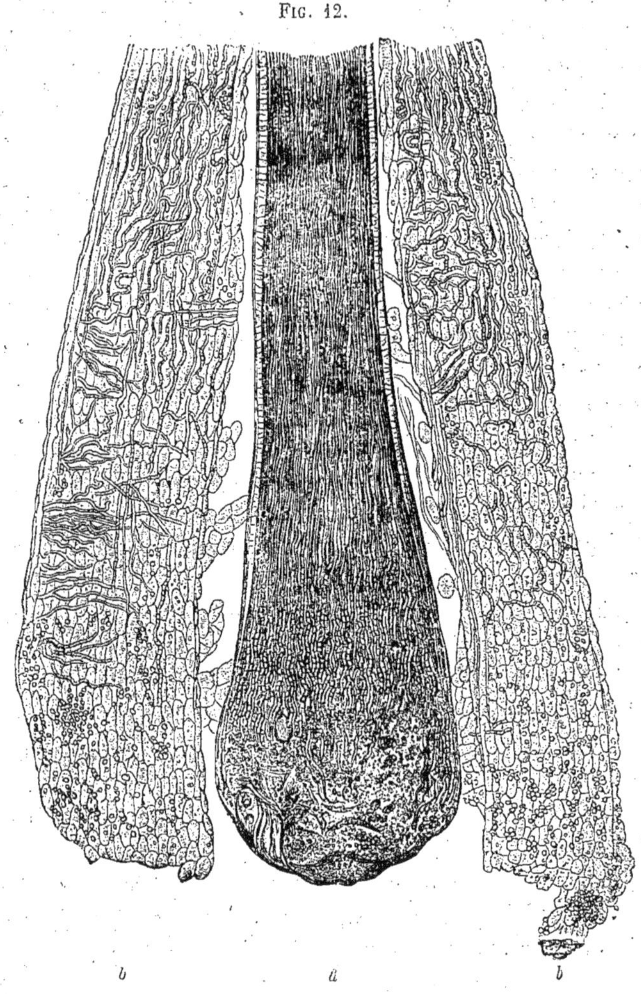

b   a   b

Poil et bulbe pileux dans le favus. Gross.Hartnack : oc. 3, obj. 9 (environ 700 diamètres). *a*. Bulbe
du poil. *b*. *b*. La gaîne de la racine du poil, tous deux abondamment pourvus de champignons.

Il me semble que cette prolifération faveuse dans le poil ne peut pas
s'élever très-haut, bien que la partie folliculaire du poil puisse certainement être envahie en totalité. On expliquerait facilement ainsi ce
phénomène particulier, que les cheveux dans le favus perdent vite
leur brillant, qu'ils s'arrachent facilement et finissent par tomber,
qu'en un mot ils sont profondément atteints dans leur nutrition, mais

que cependant ils ne se cassent pas aussi souvent et avec une facilité aussi grande que cela a lieu dans l'herpès tonsurant.

Dans l'ouvrage cité plus haut de Hoffmann sur le favus se trouve le dessin d'un cheveu (1) dans lequel, d'après l'auteur, le champignon avait proliféré dans toutes les directions, à partir du bulbe jusqu'à une certaine hauteur. C'est pour cela qu'Hoffmann n'a jamais vu la cuticule traversée par des filaments de champignons, que toujours, selon lui, ils partent du bulbe pour envahir le cheveu.

Les mêmes éléments parasitaires que l'on rencontre dans les scutula, dans l'intérieur des cheveux et dans la gaîne de leurs bulbes se trouvent aussi dans les cellules épidermiques des cercles d'herpès que nous avons décrits plus haut et qui sont très-souvent associés au favus, — fait que j'ai déjà admis en 1871 (2) et qui a été également signalé par Peyritsch (3) (4), de même qu'entre les cellules de l'ongle dans l'*onychomycosis favosa*.

Outre les éléments fondamentaux que nous avons décrits et qui appartiennent à l'Achorion de Schönlein, Ardsten et après lui divers autres auteurs ont trouvé une *Puccinia* comme partie constituante du favus. D'après l'opinion de la plupart des auteurs, cette *Puccinia* représente seulement un mélange accidentel.

Dans la partie de cet ouvrage consacrée aux généralités, nous avons signalé en ce qu'ils ont de plus essentiel les différents jugements qui ont été émis au point de vue botanique (mycologique) sur le champignon du favus depuis sa découverte par Schönlein. Désigné par Remak sous le nom d'*Achorion Schönleinii*, ce champignon fut rangé en 1842, par Müller et Retzius, dans la classe des Oïdiums de Link, à laquelle il a été encore rattaché, par exemple par Robin, jusque vers l'année 1850.

Les modifications, qui ont commencé les années suivantes et qui ont continué jusques à ces derniers temps à se faire jour dans les opinions relativement à la classification scientifique des cham-

______

(1) *Bot. Zeitung*, 1867, pl. 6, fig. 3.

(2) Kaposi, *Zur Ætiologie des Erythema multiforme*, etc. *Arch. f. Derm. und Syph.*, 1871, 3 H., pag. 394.

(3) Peyritsch, *l. c.*, pag. 79.

(4) J'insiste expressément sur ce point, parce que Köbner (*Exper. Mittheilungen*) ne s'explique nullement sur la présence ou l'absence des éléments parasitaires dans l'épiderme des cercles d'herpès ; d'où il pourrait sembler résulter que, aux arguments d'après lesquels Köbner s'efforce de différencier la période herpétique qui précède le favus de l'herpès tonsurant, qui lui ressemble extérieurement, il faudrait encore ajouter tacitement l'absence d'éléments de champignons.

pignons, variations que nous avons fait connaître plus haut dans leurs principaux traits, ont aussi exercé une certaine influence, mais non décisive jusqu'à présent, sur la détermination de la place que l'Achorion Schönleinii doit occuper dans cette classification.

Nous répéterons seulement ici en peu de mots que l'on a vainement cherché par deux voies différentes, directement et indirectement, à déterminer la place de l'Achorion en histoire naturelle. On a essayé d'obtenir le champignon par la culture, c'est-à-dire que l'on s'est efforcé d'amener au moyen de soins appropriés (appareils isolateurs, appareils de culture de diverses espèces) le champignon à continuer à végéter sur différentes substances nutritives (eau, solution sucrée, blanc d'œuf), dans l'espoir que, placé dans de telles conditions, il pousserait un organe de fructification caractérisant son espèce.

Parmi ceux qui publient comme positifs les résultats qu'ils ont obtenus de leur culture, Lowe prétend avoir vu l'Aspergillus provenir du favus, Hallier et Baumgarten (de même que Pick dans le favus non inoculé de la souris) disent avoir obtenu le Penicillium, et Hoffmann le Mucor. J'ai déjà démontré plus haut que ces résultats et d'autres analogues fournis par la culture n'ont absolument rien de décisif au point de vue de la place que l'Achorion doit occuper en botanique, d'abord parce que le plus grand nombre de ces auteurs ont vu se développer à côté du champignon dont il était d'abord question d'autres champignons encore, et que par conséquent ces divers résultats doivent dans leur ensemble être considérés comme le produit d'une altération de la semence, et ensuite parce qu'on observe dans ces formes une évolution régulière.

On a poursuivi indirectement ce but pour le champignon du favus simultanément avec celui de l'herpès tonsurant, c'est-à-dire que l'on a d'abord transporté (inoculé) artificiellement le favus; en second lieu, on a espéré, par l'application de champignons de moisissure ou de croûtes d'herpès tonsurant sur la peau, donner naissance au favus.

Remak est le premier qui, en 1842 (1), entreprit d'inoculer directement le favus. Il fixa de la matière faveuse avec de l'emplâtre diachylon sur la face dorsale de son avant-bras gauche. Elle tomba au bout de 3 à 4 jours sans laisser aucune trace. Après 14 jours, il survint en ce point, en même temps que de la démangeaison, une tache rouge dont l'épiderme s'exfolia. Au centre de cette tache, il se forma

(1) *Med. Vereinszeitung*, 1842, n° 31.

une pustule qui donna lieu à une croûte, laquelle, après dessiccation, présentait l'aspect d'un scutulum de favus, que l'on reconnut être entièrement formé d'éléments parasitaires.

Depuis Remak, des inoculations de favus furent tentées par Bennett, Vogel, Deffis et Bazin, Fuchs, Gudden, Hebra, Köbner, Pick, Peyritsch, etc.; mais toutes n'ont pas réussi. Celles qui ont été faites par Köbner (1), Pick (2) et Peyritsch (3), avec des résultats positifs, sont également celles qui sont le mieux décrites, de même que ce sont aussi ces expérimentateurs qui ont indiqué les méthodes les mieux appropriées à l'inoculation (macération de l'épiderme, ou piqûre de l'épiderme au voisinage de l'orifice des follicules. — Gudden avait enlevé d'abord l'épiderme au moyen d'un vésicatoire et avait ainsi obtenu un résultat positif.)

On a également tenté des inoculations du favus sur les animaux, comme l'ont fait Köbner et Peyritsch sur des lapins et Saint-Cyr sur des chats.

Dans ces inoculations artificielles, il se produit ordinairement, au bout de quelques jours, de petits points et de petits boutons rouges, qui, en se développant progressivement, donnent lieu à des cercles rougeâtres squameux, ou à des anneaux vésiculeux, et imitent les formes de l'herpès tonsurant. Au centre de ces cercles, ou sur les points périphériques des disques ou des cercles rouges, il se développe çà et là un favus, dans l'espace de 2 à 3 semaines, mais quelquefois aussi après 5 à 6 semaines, alors que les taches et les cercles rouges peuvent avoir disparu déjà, tandis que la plupart des taches et des cercles pâlissent et disparaissent au bout de quelques jours ou de quelques semaines.

Ces formes d'herpès, ainsi que nous l'avons signalé plus haut, ont même été observées souvent par Hebra, par moi-même et par d'autres dans le favus en dehors de toute expérimentation, et en outre nous les avons également constatées dans les inoculations de Peyritsch. Dans la région où elles siègent, l'épiderme contient toujours des champignons, comme je l'ai déjà indiqué en 1871.

Ces formes ont été confondues par certains auteurs, Hebra, Pick, etc., avec les formes cliniques de l'herpès tonsurant. Köbner les désigne sous le nom de période herpétique initiale du favus et croit pouvoir démontrer qu'elles diffèrent de l'herpès tonsurant.

(1) *Exp. Mittheilungen, l. c.*
(2) *Unters. über die pflanzlichen Hautparasiten, l. c.*
(3) *Beitrag zur Kenntnis des Favus, l. c.*

La seconde méthode propre à déterminer indirectement la nature du favus, et qui consistait à étudier l'action artificielle des champignons de moisissure sur la peau, n'a conduit à aucun résultat. Tandis que toutes les tentatives faites dans ce but par différents expérimentateurs étaient restées complétement sans effet, Pick a obtenu par l'application du Penicillium des cercles analogues à l'herpès tonsurant, qu'il regarde comme l'équivalent de la « période abortive » du favus, bien qu'il n'ait trouvé aucun scutulum favique, mais seulement des éléments parasitaires microscopiques « réunis en petits amas » dans le voisinage du point d'émergence d'un poil follet (1).

Nous avons déjà mentionné que Zürn (2), lui aussi, en inoculant le Penicillium sur des lapins, a obtenu une teigne qui ne diffère guère du favus.

Mais ni l'une ni l'autre de ces deux affections n'est un favus incontestable.

Apparition du favus. — Le favus s'observe presque uniquement chez des individus jeunes, depuis les premières années de l'enfance jusqu'à la période de 20 à 30 ans. Dans ces derniers cas, cependant, la maladie existait généralement déjà depuis la première jeunesse. Nous avons rencontré le favus principalement chez des individus du sexe masculin.

Ces conditions de l'apparition de la maladie se rapportent, à ce qu'il semble du moins, au favus acquis par transplantation directe.

Cependant ces cas plus rares, il est vrai, de favus, que nous avons vus se développer sous l'influence de l'application de compresses recouvertes de moisissures ou dans des circonstances qu'il est impossible de définir exactement, d'une manière aiguë et toujours à l'état de combinaison avec les formes de l'herpès tonsurant, ces cas ne se trouvaient pas seulement sur des individus jeunes, mais aussi chez des personnes avancées en âge.

D'une manière générale, le favus s'observe assez rarement en Autriche et encore est-il le plus ordinairement de provenance étrangère. C'est là un fait d'autant plus digne d'attention que d'après les rapports tant anciens (Mahon) que modernes (Bazin) la France paraît avoir une énorme quantité de faveux (3).

(1) Pick, *l. c.*, pag. 14.
(2) Hallier, *Virch. Arch.*, 1868.
(3) Dans l'ouvrage présenté par Bergeron à l'Académie de médecine de Paris, le 19 janvier 1864, nous lisons que pas un seul département de la France n'est com-

A la Clinique et dans la Division spéciale de l'Hôpital général de Vienne, nous avons compté dans une période de dix années, de 1865 à 1874, sur 25,935 cas d'affections de la peau, 48 hommes et 8 femmes, en tout 56 cas de favus, soit environ 2 pour 1,000 des autres maladies cutanées ; le maximum de ces cas est de 12 pour l'année 1866, et le minimum, de 1 cas pour 1871 et 0 cas pour 1872.

La très-grande majorité des faveux reçus à l'hôpital est fournie ici par des Polonais-Autrichiens et des Russes.

Étiologie. — Quoiqu'il soit établi d'une manière irrécusable, depuis qu'on a observé que les éléments constitutifs du favus sont de nature parasitaire, — et cela d'après les cas nombreux et bien prouvés de transplantation soit accidentelle, soit expérimentale du favus d'un individu sur un autre, ou d'un animal à l'homme et réciproquement, — que le favus ne peut être produit (et n'est en effet produit dans chaque cas) que par le champignon qui lui est spécial, il nous est cependant impossible de rien affirmer encore de positif sur l'origine proprement dite de ce champignon, ni sous le rapport de sa classification mycologique, ni dans le sens vulgaire du mot. Il serait cependant très-important, au point de vue pratique, d'avoir des renseignements sur son étiologie, parce que probablement nous serions alors en état de prévenir cette maladie.

Une seule chose nous paraît tout d'abord admissible, c'est que le champignon du favus, soit qu'avec le temps on arrive à démontrer qu'il est une espèce mycologique indépendante ou bien simplement une forme végétative d'un champignon commun de moisissure, se fixe sur la peau humaine et s'y développe dans les mêmes circonstances que les champignons de moisissure en général. Aussi le favus se rencontre-t-il surtout chez des individus n'ayant aucun soin de propreté soit corporelle, soit dans les conditions usuelles de la vie, chez des enfants pauvres, dans des familles mal logées et qui vivent misérablement. Nous ne nous rappelons pas avoir jamais vu dans les classes aisées de la société un seul cas de favus idiopathique.

Le plus souvent, il est vrai, le favus se développe par le transport d'un individu sur un autre. Dans beaucoup de cas, on peut prouver cette transmission ; mais dans beaucoup d'autres aussi, et particulièrement dans les cas anciens, cela n'est plus possible.

plétement exempt de teigne, et que la teigne faveuse est de beaucoup plus fréquente que la teigne tonsurante. Dans le sud de l'Hérault, il y a environ 20 cas de teigne sur 1,000 individus.

Il ne faut pas oublier que le transport du favus peut aussi avoir lieu d'un animal à l'homme. On a constaté l'existence du favus sur des souris, des lapins, des chiens, sur la poule, sur le chat; on l'a vu se transmettre de ces animaux à l'homme, et on a pu l'inoculer directement de celui-ci à ceux-là (1).

Les animaux sont, dit-on, beaucoup plus malades du favus que l'homme. Ainsi chez les souris (Bazin) il surviendrait des ulcères profonds, les cartilages et les os (Simon) pourraient être détruits ; d'une manière absolue, on a dit que les animaux sont gravement atteints dans leur état général par cette affection et qu'ils en meurent (Anderson). Saint-Cyr prétend au contraire, lui qui a fait de très-nombreuses inoculations de favus sur les animaux, que cette affection ne leur enlève rien de leur bonne santé.

Outre le développement du favus par l'inoculation, de l'homme aux animaux ou réciproquement, nous devons admettre l'apparition spontanée de la maladie, en ce sens que le champignon transporté par l'air, ou s'attachant à un ustensile ou à un objet quelconque, arrive dans des circonstances particulièrement favorables, jusqu'à l'épiderme où le favus se développe et fructifie. C'est ainsi que nous devons interpréter les cas où nous avons vu, par le fait de l'application de compresses humides, le favus survenir chez des personnes et dans des conditions où le transport du champignon par un individu atteint de favus était tout à fait inadmissible ; ou bien, comme nous l'avons observé récemment chez un homme de 40 ans vivant dans des conditions régulières, chez qui il s'était développé d'une manière tout à fait aiguë, en 10 à 12 jours, des formes d'herpès tonsurant accompagnées de scutula de favus, sans qu'il y eût eu application de compresses, ou d'autres causes de germination parasitaire.

En général, cependant, l'inoculabilité du favus ne paraît pas à beaucoup près être aussi grande que celle de certaines autres affections contagieuses, notamment de l'herpès tonsurant que nous décrirons dans le chapitre suivant. Ce qui le prouve au point de vue tout au moins de notre pays (l'Autriche), c'est la rareté de la maladie et son

(1) *Favus chez des souris :* voy. Bennet, *Monthly Journ. of medical science,* 1850, vol. XI, p. 48 ; Friedreich, *Virch. Arch.,* tom. XIII, p. 287 ; Zander, *ibid.,* tom. XIV, p. 569 ; Schrader, *ibid.,* tom. XV, p. 382 ; Pick (Frauenfeld), *l. c.* ; Th. Simon, *Arch. f. Dermat. u. Syph.,* 1870, p. 544, u. *ibid.,* 1872, p. 404 ; Bazin, *l. c.,* 1858, p. 119 ; Anderson, *l. c.,* p. 165. *Favus chez les chats :* Bazin, *l. c.* ; Anderson, *l. c.* ; Saint-Cyr, *Annales de dermat. et de syphil.,* 1869, 4. *Favus chez le chien :* Anderson, *l. c.,* p. 165 ; Saint-Cyr, *l. c. Favus chez des poules de Cochinchine :* Muller u. Gerlach bei Köbner, *l. c.,* p. 119. *Favus chez le lapin :* Köbner, *l. c.*

apparition habituellement isolée. Dans notre pays, on n'a jamais vu le favus atteindre simultanément un certain nombre d'individus dans une famille, dans les instituts, les hôpitaux, les casernes, au milieu de personnes vivant ensemble à l'étroit ou ayant entre elles des relations intimes constantes, bien qu'un cas de favus s'y fût glissé ou que, par exemple, un membre d'une famille en fût affecté depuis des années ; tout au plus n'a-t-on jamais observé chez nous que des cas isolés de transplantation du favus. Cela est d'autant plus étonnant que les champignons faviques se trouvent en quantité considérable sur la tête ou sur le corps des individus atteints de cette maladie, et qu'une grande partie de ces champignons sont complétement libres à la surface du corps, et par conséquent pourraient facilement et par toutes les voies possibles être transportés sur d'autres individus.

Aussi pourrait-on être tenté de supposer, comme cela a été réellement admis par certains auteurs, qu'il existe une disposition spéciale, soit individuelle, soit simplement cutanée, comme condition nécessaire au développement de la maladie. C'est ainsi que l'on a envisagé la scrofulose et ses conséquences (carie, engorgement ganglionnaire) ou la syphilis (Bazin) comme constituant une disposition de ce genre.

Nous avons déjà fait remarquer antérieurement que ces dernières circonstances ne doivent être regardées que comme des causes occasionnelles favorisant le développement du favus, de même que le défaut général de propreté, et le séjour prolongé des germes de champignons une fois arrivés sur la peau, sont une condition nécessaire pour leur développement.

Quant à l'existence d'une prédisposition particulière proprement dite au favus, il ne peut, je crois, en être question, depuis que les inoculations expérimentales du favus ont appris que ce champignon ne se développe sur la peau où on l'a inoculée que lorsqu'on a procédé d'une manière convenable.

La cause qui fait que le transport accidentel du favus est rare me paraît résider dans les conditions spéciales qui sont nécessaires à la germination de ce champignon, ou, si l'on veut le nommer ainsi, de cette forme de champignon, conditions qui semblent être plus difficiles à rencontrer pour le développement de l'Achorion que, par exemple, pour celui du champignon de l'herpès tonsurant. Comme l'ont montré les inoculations expérimentales, les gonidies de l'Achorion prennent le plus sûrement, quand elles arrivent dans l'espace infundibuliforme, *entonnoir* du follicule pileux, dans cet espace où elles réussissent le plus abondamment dans les transplantations accidentelles et où, par leur

développement, elles arrivent à former l'agglomération du scutulum.
Il semble donc que, pour la développer, l'Achorion réclame d'abord
un certain espace, et en second lieu il est nécessaire qu'il soit à
l'abri de toute cause d'irritation, c'est-à-dire qu'il tombe dans
un point abrité, et cela parce que son développement se fait lentement
dans les inoculations expérimentales; — il ne s'effectue qu'en trois ou
six-semaines. Mais ces conditions compliquées se rencontrent rarement
dans les circonstances accidentelles de la vie humaine, parce que le
frottement des vêtements, le passage du peigne, etc., peuvent bien
détruire ou disperser les germes qui sont survenus fortuitement sur
le corps.

C'est peut-être aussi pour cela que le favus se propage d'ordinaire
si difficilement et si lentement d'un point à un autre sur la peau de
l'individu déjà atteint, et qu'il reste pendant des mois et des années
limité sur un rayon très-étroit, par exemple de la tête, toutes circonstances se présentant bien différemment dans l'herpès tonsurant
qui par son aspect est si rapproché du favus.

Diagnostic. — Un favus du cuir chevelu avec plusieurs scutula disséminés, ou même avec un scutulum unique, est tellement caractéristique qu'il est tout à fait impossible de le méconnaître. Même
lorsque les masses faveuses sont réunies en amas confluents, couleur
jaune soufre, saillants, et qu'il n'y a pas de scutula isolés, à peine
peut-on se tromper dans le diagnostic.

Au contraire, les dépôts anciens et abondants de favus, qui ont en
général perdu leur couleur jaune soufre et ont pris un aspect blanc
gris sale, comme du mortier, offrent une grande analogie avec les
dépôts épidermiques provenant d'un psoriasis ancien. De plus, dans
ce dernier, il existe souvent aussi une perte notable des cheveux, ou
bien une grande quantité de cheveux s'arrachent facilement d'où une
ressemblance encore plus grande avec le *favus suberinus.* Par contre,
dans cette dernière maladie, les cheveux qui tiennent encore solidement dans les régions atteintes ne présentent jamais l'aspect mat et
terne qu'ils ont dans le favus.

Du reste, l'examen microscopique des matières constituant le dépôt
permet de reconnaître immédiatement leur nature parasitaire.

Si cependant on a affaire à un cas dans lequel les masses faveuses
aient été enlevées quelques jours auparavant, ou dans lequel,
comme un favus ancien, elles sont tombées spontanément, le diagnos-

tic n'est pas toujours facile. Dans ces circonstances, il est même quelquefois tout à fait impossible de le porter sur le moment sans le secours de l'examen microscopique.

Dans ce cas, le cuir chevelu apparaît modérément rouge dans toute son étendue ou sur quelques foyers isolés, couvert de petites écailles blanches, d'un blanc sale, minces, sèches, mates ou lamelleuses, ressemblant à de l'amiante, luisantes et brillantes. Suivant les circonstances, l'aspect de la maladie ressemble à l'eczéma squameux, à la séborrhée du cuir chevelu, ou encore au psoriasis, toutes affections non mycosiques, ou bien à une mycose, à l'herpès tonsurant.

La délimitation circinée du foyer morbide tel que nous venons de le décrire, délimitation particulièrement marquée au voisinage de la limite du cuir chevelu, sera déjà un indice contre l'existence de l'eczéma ou de la séborrhée, parce que dans ces deux dernières formes pathologiques la rougeur et la desquamation sont ordinairement étendues à tout le cuir chevelu. Dans le psoriasis, au contraire, on observe la même forme circinée que dans le favus.

Mais ce qui permet de le distinguer du psoriasis, c'est l'état particulier, constant, des cheveux qui se trouvent dans la région malade, c'est la calvitie en forme d'îlots que l'on y observe souvent avec l'aspect cicatriciel de ces points de la peau.

Ces derniers symptômes aident aussi à distinguer le favus, à cette période, de l'herpès tonsurant, parce que dans celui-ci on peut, il est vrai, trouver la calvitie en îlots, mais l'état cicatriciel de la peau manque.

L'examen microscopique des petites squames épidermiques que nous avons décrites et notamment des cheveux sera, on le comprend, le point qui, dans un cas donné, aidera le plus à établir le diagnostic. Un résultat négatif, c'est-à-dire l'absence de tout champignon, ne permet pas d'emblée d'exclure l'idée d'une mycose. Pour cela, il faut que l'examen soit fait souvent sur beaucoup de points et avec une grande habitude dans le choix des cheveux et des squames que l'on doit soumettre à l'examen.

Au contraire, la constatation réelle du mycélium suffit pour exclure l'idée d'une affection non mycosique. Mais la présence d'éléments parasitaires peut-elle indiquer l'existence du favus ou de l'herpès tonsurant? Actuellement, il est difficile de se prononcer au point de vue mycologique, parce que les champignons de ces deux affections ont de nombreuses ressemblances.

Il faut alors, pour établir le diagnostic, tenir compte des symptômes

cliniques que nous avons mentionnés plus haut, de l'aspect particulier
des cheveux et de l'état cicatriciel de la peau sur les places chauves.
Mais si ces derniers symptômes venaient à manquer, il est certain
qu'alors il faudrait attendre pour arriver à un diagnostic précis. A-t-on
affaire à un favus? On verra, si l'on ne fait aucun traitement, c'est-à-
dire si on laisse aller les choses, se développer çà et là dans l'espace de
deux à trois semaines un scutulum non douteux de favus dans la partie qui était couverte d'écailles. S'agit-il, au contraire, d'un herpès
tonsurant? La desquamation persiste, il se forme de nouveaux cercles
et de nouveaux disques rouges, écailleux, en dedans desquels les cheveux se cassent près de leur point d'émergence ; mais il ne se produit pas de scutulum.

Ces mêmes signes aideront encore au diagnostic, dans les cas où
l'on aurait affaire à un favus combiné avec l'herpès tonsurant.

Pronostic. — D'après ce que nous avons dit précédemment dans la
partie générale de cet ouvrage sur la nature des dermatomycoses, il
est inutile d'insister ici sur ce point que, avec les opinions qui rè-
gnent actuellement sur l'interprétation du favus, on ne peut, en
aucune façon, craindre de le voir entraîner d'autres conséquences que
celles purement locales et superficielles que nous avons décrites. Ni les
tissus situés plus profondément ni la santé générale ne sont en rien modifiés, alors même que le favus dure depuis un grand nombre d'années.

Mais, quoi qu'il en soit, le pronostic du favus est toujours relativement défavorable, en ce que sur le cuir chevelu il ne disparaît de lui-
même que très-difficilement, le plus souvent au bout de plusieurs
années, et après avoir dévasté le tégument sur une grande étendue. Que le favus s'arrête là où les cheveux ont été totalement détruits,
on le comprend, parce qu'en effet il ne se développe bien que dans
la gaîne épidermique du bulbe pileux, et par la destruction de celui-ci
il perd le terrain favorable à sa nutrition. Mais comment et pourquoi
le favus arrive à périr et en dernier lieu, à disparaître complétement
sans avoir envahi le cuir chevelu tout entier, c'est là un fait impossible à déterminer et qui s'expliquerait à peine par la difficulté avec
laquelle l'Achorion en général se transplante sur de nouvelles régions.

Sous le rapport du traitement du favus, le pronostic n'est également pas très-favorable, en ce qu'il réclame toujours bon nombre de
mois et que le critérium pour la guérison complète de la maladie est
très-obscur. Cependant tout favus est guérissable, quelles que soient les
circonstances.

Le favus des parties du corps non pourvues de poils se termine en général très-favorablement ; d'ordinaire il tombe spontanément après une courte durée. Il est extrêmement rare qu'il persiste pendant des mois et des années. Mais même dans ces cas on peut le faire disparaître en très-peu de temps.

Traitement. — Longtemps avant que l'on eût acquis une connaissance exacte de la nature du favus, quelques médecins et d'autres personnes avaient réussi à trouver le vrai moyen de combattre ce mal opiniâtre. Ce moyen fut découvert aussitôt que l'on eut reconnu que pour obtenir la guérison il ne suffisait pas de faire simplement disparaître les masses faveuses déposées dans la peau, mais qu'il fallait encore enlever en même temps les cheveux, c'est-à-dire les extraire.

On était arrivé à la notion de ce fait, soit parce que l'on avait vu que le favus ne se développait plus sur les points de la peau où les cheveux avaient été complétement détruits par la maladie elle-même, soit parce que l'on avait observé que régulièrement le favus survenait de nouveau tout autour du point d'émergence des cheveux. Il est certain que la méthode de l'arrachement des cheveux ou de l'épilation était déjà employée dans la teigne depuis une époque très-reculée et que jusqu'aujourd'hui, où nous sommes mieux éclairés sur le motif de cette nécessité, cette méthode est toujours usitée dans le traitement du favus, mais d'une manière plus rationnelle, plus utile, et en même temps plus modérée.

Jusqu'à une époque qui remonte seulement à quelques dizaines d'années, on avait partout recours, pour pratiquer l'épilation dans le favus, à ce que l'on appelait « la calotte ». On faisait avec de la poix, du vinaigre et de la farine de froment une masse très-adhérente que l'on étalait sur une calotte de plomb ou de toile, et l'on appliquait cette calotte sur la tête atteinte de favus. Alors un infirmier, exercé à cette manœuvre, saisissait à deux mains la calotte de poix par son bord frontal, pendant que le malade se penchait en avant, et la renversait fortement en l'arrachant d'avant en arrière. Les cheveux collés à l'emplâtre de poix étaient ainsi violemment arrachés avec leurs racines. On appliquait alors sur le cuir chevelu toutes sortes de lotions, de savons ou de pommades, après quoi l'on mettait la calotte une seconde et même une troisième fois, jusqu'à ce que la plus grande partie ou la totalité des cheveux fussent arrachés.

C'était là, on le comprend bien, un procédé extrêmement dur, barbare et horriblement douloureux pour le patient. En effet, les cheveux étaient tirés en grande partie dans une direction qui n'était pas celle de leur axe, et, en outre, les cheveux sains étaient arrachés indistinctement avec les cheveux malades ; et pourtant le but que l'on se proposait, l'épilation totale, n'était pas obtenu.

Aussi ne peut-on assez reconnaître le mérite des frères Mahon qui, à une époque où l'on ne savait pas encore, où l'on ignorait même complétement que le favus est constitué par un champignon, et quelle relation existe entre ce producteur de la maladie d'une part, et, de l'autre, les cheveux et la gaîne de leurs bulbes, mirent fin à cette cruelle méthode de la calotte. Les frères Mahon avaient obtenu le privilége de traiter tous les teigneux des hôpitaux de Paris, Lyon, Rouen, Dieppe, Elbeuf et Louviers, et avaient ainsi trouvé l'occasion de s'instruire, aussi bien que possible pour l'époque où ils pratiquaient, sur la nature et la marche du favus, ainsi que sur l'utilité des divers modes de traitement qu'on lui opposait. Après avoir traité pendant un quart de siècle un nombre considérable de teigneux, ils ont consigné, dans un ouvrage publié en 1829 (1), le résultat de leurs recherches sur la teigne et spécialement sur le favus et son traitement. Le privilége qu'ils avaient obtenu et les avantages matériels qui en résultaient pour les possesseurs éveillèrent contre eux une foule d'envieux, et cela était d'autant plus naturel qu'ils avaient su dissimuler sous un déluge de phrases leur méthode de traitement, qu'ils gardaient comme un impénétrable secret de famille (2).

L'amélioration résultant de leur méthode consistait, comme nous l'avons indiqué, en ce qu'ils n'employaient plus le procédé barbare de la calotte. Leurs pommades et leurs poudres secrètes n'amenaient pas à elles seules la guérison et ils devaient réellement faire usage, de même que tous les médecins éclairés qui les ont suivis, de l'épilation contre laquelle ils s'insurgeaient. Seulement ils ne l'appliquaient en apparence que d'une façon accidentelle, la pratiquant avec les doigts ou avec la pince, comme Plumbe l'avait déjà recommandé.

Lorsque l'on sut d'une manière certaine que l'Achorion de Schönlein était la vraie cause du favus, lorsque par la connaissance exacte du

(1) *Recherches sur le siége et la nature des teignes*, par M. Mahon jeune. Paris, 1829.

(2) Mahon, *l. c.*, page 371, croit pouvoir jusqu'à un certain point atténuer leur mutisme par ces espèces de sophismes : « Mais le silence est pour nous une obligation dont nous ne pouvons nous délier seul ; des stipulations inviolables, des devoirs sacrés de famille, nous opposent un obstacle invincible et renferment toute notre excuse. »

mode de propagation du champignon à l'intérieur du follicule on eut acquis une notion complète des conditions topographiques de la maladie, on posséda une base rationnelle pour le traitement. Dès ce moment, la condition essentielle et unique de guérison était d'empêcher la propagation du champignon, de le tuer et de l'extraire de l'intérieur du bulbe pileux. Il devenait également évident que l'effet favorable des méthodes d'épilation employées jusque-là devait être simplement attribué à l'extirpation mécanique, pratiquée inconsciemment à l'aide de ces divers procédés, des champignons qui envahissent les cheveux et les couches de la gaîne du bulbe pileux.

On a cherché de différentes manières à satisfaire à ces deux indications, la destruction du champignon et son extirpation mécanique.

Avant tout, il s'agit des masses faveuses déposées à la surface de la peau, soit que, comme dans les scutula récents, elles paraissent encore recouvertes partout et comme enveloppées par l'épiderme, soit que, comme dans les anciens favi, elles soient découvertes.

De toutes les méthodes spéciales conseillées pour arriver à ramollir et à enlever mécaniquement les masses faveuses, comme des applications de pulpe de pommes de terre, des cataplasmes de choux ou composés de différentes bouillies, aucune ne nous paraît être nécessaire. Nous obtenons ce résultat à l'aide des mêmes moyens simples et en aussi peu de temps que pour le ramollissement et la disparition des amas de squames et de croûtes que l'on trouve sur le cuir chevelu dans l'eczéma ou dans le psoriasis, en ayant recours à des applications répétées et prolongées d'huile, suivies de lavages avec l'eau de savon.

Nous employons l'huile d'olive simple ou l'huile de foie de morue pure ou additionnée de baume du Pérou ou d'acide phénique, mais sans attribuer une supériorité quelconque à l'un ou à l'autre de ces moyens. La seule chose essentielle, c'est d'employer une graisse liquide, de l'appliquer en quantité suffisante et de frotter assez énergiquement pour que les masses faveuses deviennent en peu d'heures molles et friables. On répand donc l'huile dont on a fait choix, avec une brosse ou un gros pinceau de crin, sur les masses faveuses; on verse constamment de l'huile qui s'imbibe rapidement, et l'on recouvre la tête d'un bonnet de flanelle. On renouvelle cette application d'huile toutes les trois heures. Dans l'espace de 12 à 24 heures, les masses les plus épaisses de favus sont ramollies. On les enlève alors facilement soit avec la main, soit avec une spatule. Puis on lave bien la tête avec du savon ou de l'esprit de savon mou de potasse et de l'eau; on enlève ainsi les débris de favus qui restaient encore et la tête se trouve alors complétement propre.

Nous obtenons constamment ce résultat dans l'espace d'une journée, bien que — ce qui n'est pas indifférent pour les personnes du sexe féminin — nous ne coupions jamais les cheveux.

Ce nettoyage préliminaire de la tête n'est que la première partie, et la moins importante, du traitement du favus. Maintenant commence la seconde partie, la plus difficile et la plus longue.

Il s'agit d'enlever les masses faveuses conjointement avec les organes qu'elles ont envahis — les cheveux et la gaîne du bulbe pileux — hors du follicule. Il reste bien encore, il est vrai, dans le follicule dépouillé de son cheveu quelques éléments parasitaires, parce que l'on ne peut jamais arracher la gaîne du bulbe dans sa totalité avec le cheveu, et ces éléments arriveraient à se propager de nouveau. Mais c'est précisément pour cette cause que l'épilation est indispensable ; elle constitue le seul moyen qui permette d'appliquer ultérieurement jusque dans la cavité du follicule les substances servant à détruire les éléments parasitaires qui ont pu y rester encore.

Enfin c'est en débarrassant en temps utile le follicule pileux de son contenu parasitaire que l'on supprime la pression que ce dernier exerçait sur la papille du cheveu, et qu'il devient ainsi possible de voir repousser un nouveau cheveu après la destruction complète des germes faviques.

Lorsque, comme nous l'avons indiqué plus haut, le procédé de la calotte de poix eut été à peu près généralement abandonné (1), la plupart des médecins reconnaissant cependant la nécessité de l'extirpation des cheveux malades, quelques-uns proposèrent de faire cette extirpation d'une manière indirecte. On pensait, à l'aide de frictions sur le cuir chevelu avec des substances irritantes, comme l'huile de croton, l'huile de térébenthine (Gudden), la créosote, ou diverses huiles éthérées, déterminer sur le cuir chevelu une inflammation aiguë et de la suppuration. On espérait que l'exsudation qui surviendrait en même temps dans le follicule détacherait la gaîne du bulbe pileux et le cheveu lui-même et faciliterait leur sortie. — Ces méthodes n'atteignent pas du tout le but que l'on se proposait. L'inflammation et la suppuration qu'elles provoquent sont toujours extrêmement irrégulières ; elles atteignent beaucoup de follicules sains et épargnent bon

(1) Elle a été employée jusqu'à ce jour dans beaucoup de contrées pauvres de la Pologne — quelquefois comme remède secret — par le peuple et surtout par des femmes qui font un commerce du traitement de la teigne.

nombre de follicules malades ; elles n'amènent pas, comme on le désirait, la chute des cheveux, elles sont très-douloureuses et ont parfois des conséquences dangereuses pour la vie du malade, comme de la fièvre, un érysipèle, etc. D'ailleurs elles ne suppriment pas la partie supplémentaire du traitement, elles n'abrègent pas non plus la durée de la maladie, enfin elles n'offrent pas, comme résultat, plus de certitude que les autres méthodes simples.

L'épilation directe seule est admissible et garantit le succès.

Certains médecins la pratiquent au moyen de la pince. Bazin attribue à la méthode d'épilation une grande importance. Sur ses malades, l'épilation est faite par un infirmier qu'il a dressé dans ce but, avec la pince inventée par Deffis (cette pince a des branches larges, longues, terminées par des crochets mousses, n'arrachant autant que possible que peu de cheveux à la fois) ; l'épilation est pratiquée en plusieurs séances consécutives sur toute l'étendue des parties malades, c'est-à-dire que l'on enlève tous les cheveux.

La méthode est certainement rationnelle. Seulement elle est inutilement douloureuse. En effet, on arrache indistinctement aussi les cheveux sains ; de plus, pour pratiquer l'épilation chez les femmes avec la pince, il est nécessaire de faire d'abord couper les cheveux court, ce qui est fort désagréable pour les malades ; enfin il faut souvent revenir à l'épilation après 3 et 6 semaines. On fait alors intercurremment usage de substances parasiticides, sauf à y revenir suivant le résultat obtenu. Enfin la durée de ce traitement n'est pas plus courte et la guérison est soumise aux mêmes incertitudes, relativement à l'époque où elle se produit et à sa persistance définitive, que dans notre méthode qui est beaucoup plus simple et nullement douloureuse.

Voici comment nous pratiquons l'épilation dans le favus : nous saisissons les cheveux indistinctement et par petites mèches entre un instrument à bord mousse, par exemple une spatule, et le pouce, et nous tirons. Les cheveux malades et qui par cela même sont peu adhérents cèdent à cette légère traction que les petits enfants mêmes supportent très-facilement, tandis que les cheveux sains restent fixés dans leurs follicules. Il est facile de comprendre que de cette manière on ne peut pas enlever en peu de jours tous les cheveux malades. Mais aucune méthode ne permet d'atteindre ce résultat, parce que beaucoup de cheveux deviennent de nouveau malades pendant le traitement même, leurs follicules contenant encore des champignons. Seulement cette épilation progressive n'offre aucun inconvénient sous le rapport de la durée et des résultats du traitement ; d'autre part, elle présente de très-grands avantages : elle n'est pas douloureuse, elle épargne les cheveux sains ; quand on l'emploie, il est tout à fait superflu de raser ou même de couper les cheveux, enfin elle peut être en partie pratiquée convenablement par les infirmiers, et le médecin n'intervient que de temps en temps.

Outre les moyens purement mécaniques que nous venons d'énumérer, il est nécessaire de faire avec persévérance des badigeonnages avec des substances parasiticides à l'aide desquelles on détruit les germes parasitaires restants, et en particulier ceux qui sont cachés dans les follicules. Comme telles, nous recommandons : l'huile de goudron, le goudron dissous dans l'alcool et l'éther (*tinctura rusci*, Hebra), l'alcool seul ou additionné d'acide phénique, d'acide salicylique, de benzine, de créosote ; ou ces dernières substances mélangées d'huile : le baume du Pérou, le pétrole, l'éther pétroléique, le chloroforme, le lait sulfureux avec addition d'esprit de savon, une solution de sublimé dans l'alcool ou dans l'eau (0,5 p. 0/0), les huiles éthérées, comme l'huile de caryophyllées, de macis, de menthe, etc., mêlées à très-petites doses avec l'huile ou l'alcool, et enfin un grand nombre de substances analogues et qui sont connues comme possédant des propriétés parasiticides.

Nous n'avons aucun motif pour préconiser l'une quelconque de ces substances plutôt qu'une autre. On peut avec chacune d'elles obtenir le résultat désiré, car le succès dépend surtout de l'application méthodique et opportune qui en est faite.

Notre méthode de traitement du favus peut se résumer de la manière suivante :

On ramollit la masse faveuse par une énergique application d'huile, puis on l'enlève (au bout de 12 à 24 heures), et l'on nettoie la tête au moyen de lavages avec du savon. Ensuite on tire doucement les cheveux entre le pouce et une spatule, et l'on entraîne ainsi une grande quantité de cheveux malades. Lorsque l'épilation est terminée, on applique avec un pinceau l'un des liquides que nous avons énumérés plus haut.

Alors on revient journellement à l'un de ces trois moyens : lavage de la tête avec l'esprit de savon, épilation, application d'un liquide parasiticide.

On choisit ce dernier suivant l'état local du cuir chevelu. Est-il sec, rouge, squameux, friable ? On donnera la préférence à un médicament huileux ou à une pommade avec la créosote, le précipité blanc, etc.; quand il y a des démangeaisons, on se sert de goudron ; enfin on varie les médicaments suivant les indications.

Dans un favus étendu de la tête, on continue ce traitement pendant 2 ou 3 mois sans interruption. Lorsqu'on a constaté que depuis 3 à 4 semaines la peau qui était rouge précédemment est devenue complétement pâle, l'épiderme lisse, ne présentant qu'un petit nombre d'écailles, et en particulier que l'épilation n'amène plus que peu ou même pas du tout de cheveux, tandis que ceux qui restent tiennent tous solidement et ont un aspect normal, alors on suspend le traitement, mais sans pour cela considérer le malade comme définitivement guéri.

Il y a toujours alors une période d'expectation de 4 à 6 semaines à traverser. Si le favus est encore resté dans un ou plusieurs follicules, on verra, dans le cours de cette période, apparaître çà et là un scutulum. Ces points sur lesquels la maladie récidive n'ont qu'une étendue limitée ; on leur applique de suite le traitement d'une façon énergique, c'est-à-dire que sur toute leur surface on arrache les cheveux avec la pince, puis on les frictionne énergiquement deux ou trois fois par jour avec les liquides parasiticides.

Lorsque, pensant avoir obtenu la guérison, on a complétement suspendu le traitement — même le simple lavage de la tête — et qu'après un intervalle de 6 à 8 semaines il ne s'est pas reproduit de nouveaux scutula, s'il n'y a pas eu de nouvelle production abondante de squames, s'il n'y a pas eu enfin d'altération ni de chute des cheveux, alors seulement le malade peut être regardé comme entièrement guéri.

La période d'observation de deux mois qui est nécessaire dans toutes les circonstances, la possibilité d'une ou même de deux petites récidives, enfin la durée du premier traitement principal, tout cela réuni forme en moyenne une période de 5 à 6 mois, laps de temps que réclame toujours le traitement d'un favus étendu du cuir chevelu, et que l'on doit par conséquent faire connaître par avance aux malades ou à leurs parents.

On comprend aisément que s'il s'agit d'un favus limité à une petite plaque on pourra obtenir la guérison dans un temps beaucoup plus court, parce qu'alors on peut exactement soigner jour par jour pour ainsi dire chaque cheveu et chaque follicule dans la région occupée par la maladie.

Le favus du tronc est très-rapidement curable, parce qu'il ne s'agit ici que de ramollir et de faire disparaître mécaniquement les masses faveuses déposées à la surface de la peau. Une onction ou deux au moyen de savon mou ou d'huile de morue sert à ramollir les couches épidermiques qui recouvrent le favus ou ce dernier lui-même. Pour guérir le favus sur des parties dépourvues de poils, il suffit d'employer le bain chaud ou des lavages énergiques avec du savon.

Lorsque les follicules des poils follets sont très-superficiels, ils sont facilement atteints par les substances parasiticides; aussi l'épilation n'est-elle pas du tout nécessaire. Il suffit que le malade empêche une nouvelle production de favus par l'application régulière des liquides et des pommades parasiticides que nous avons énumérés ci-dessus, de l'huile phéniquée, de la pommade phéniquée, etc., par des lavages fréquents et des frictions avec le savon.

Pour guérir rapidement le favus unguéal, il est indispensable de pratiquer l'extirpation de la partie de l'ongle envahie par le champignon. Le limage de l'ongle, suivi de l'application d'une solution de sublimé, d'acide phénique ou de substances analogues, ne donne qu'un résultat précaire.

Quelquefois le favus de l'ongle disparaît spontanément et l'ongle malade est peu à peu repoussé par le développement d'un ongle nouveau. On peut alors user l'ongle malade autant qu'il est chassé d'arrière en avant ou le couper au fur et à mesure.

HERPÈS TONSURANT

Die scheerende Flęchte; Ringworm des Anglais.

Historique. — L'histoire de la maladie que l'on appelle herpès tonsurant et qui est toujours produite par un parasite végétal, le Trichophyton tonsurant de Malmsten, est encore beaucoup plus confuse que celle du favus et sous certains rapports surtout elle n'est pas encore définitive. Cela tient principalement à la grande variabilité des formes que revêt cette affection. D'où il a pu arriver facilement que ses diverses variétés ont été prises pour des espèces morbides particulières et par conséquent désignées sous des noms spéciaux et qu'il en est finalement résulté des confusions avec d'autres maladies. De là vient aussi que nous rencontrons dans l'histoire de l'herpès tonsurant tant de dénominations diverses pour une seule et même affection, comme on en voit à peine pour d'autres maladies : porrigo scutulata de Willan ; herpes tonsurans, herpès squamosus, Cazenave; herpes circinatus, Bateman ; porrigo tonsoria, dartre furfuracée arrondie, Alibert; tinea tondens, squarus tondens, Mahon ; teigne tondante de beaucoup d'auteurs français.; teigne annulaire, Rayer ; lichen herpétiforme, Devergie ; lichen circumscriptus, gyratus, herpetiformis, impetigo figurata, etc., de divers auteurs ; ringworm, common ringworm des Anglais ; phytoalopecia, Malmsten ; rhizophytoalopecia, trichophytie, Gruby ; mycosis, dermatomycosis tonsurans, Köbner ; tinea trichophytina et tinea circinata, Anderson, etc.

Il serait tout à fait inutile, pour l'intelligence de la maladie dont il est actuellement question, de revenir sur les idées que les auteurs anciens attachaient aux dénominations d'herpès, de serpigo et de leurs variétés.

La première description exacte, bien qu'elle ne s'applique qu'à une seule forme de cette maladie, se trouve dans Willan, qui la donne dans la planche XXIX de son ouvrage (1) sous le nom de porrigo scutulata. Willan la désigne comme difficilement curable et très-contagieuse. Le dessin dont nous parlons, représente un cas caractéristique d'herpès tonsurant du cuir chevelu, disséminé, présentant des cheveux courts (cassés) et des places couvertes d'écailles, avec un cercle rouge sur le front.

(1) *Delineations of cutaneous diseases,* etc., etc. London, 1817.

Plumbe (1) nous fournit des notions infiniment plus complètes sur la marche et les grandes différences de forme de cette affection, en faisant ressortir ce fait, que, sur le cuir chevelu, elle a un aspect essentiellement différent de celui qu'elle présente sur les parties du corps non pourvues de poils, où en particulier elle ressemble complétement à l'herpès circiné de Bateman; et, d'un autre côté, que, en inoculant des croûtes de porrigo scutulata provenant du cuir chevelu sur d'autres points de la peau, on détermine sur ces mêmes points l'apparition de la forme annulaire de l'herpès tonsurant (*ringworm*), et réciproquement on peut, par l'inoculation de cette dernière variété, voir se développer le porrigo scutulata sur le cuir chevelu.

En 1829, Mahon appela de nouveau l'attention sur cette maladie, dont il donna, dans la fig. 1 de la planche III de son ouvrage, un dessin conforme à celui du porrigo scutulata de Willan, et qu'il décrivit d'une façon exacte sous le nom de teigne tondante (2).

Malgré cela, on n'était pas mieux renseigné sur la nature de cette affection. On la confondit souvent avec d'autres maladies du cuir chevelu, comme l'alopécie areata (porrigo decalvans de Willan), le favus, la séborrhée, l'eczéma, l'herpès en général, et avec d'autres éruptions, comme cela ressort des ouvrages contemporains ou même postérieurs d'Alibert, Biett, J. Green, Gibert, Riecke, Fuchs, Er. Wilson, etc.

Cazenave fit faire un pas important à la pathologie de la maladie que nous étudions, lorsqu'en 1840 il observa sur 16 garçons d'une maison d'éducation une affection du cuir chevelu, évidemment produite par la contagion d'individu à individu et s'accompagnant de la chute des cheveux. Dans ce cas, il s'était produit sur différents points du cuir chevelu des vésicules qui se desséchaient promptement et laissaient après elles des pellicules, tandis que de nouvelles vésicules apparaissaient à la périphérie et que cette espèce de foyer morbide s'agrandissait d'une manière centrifuge. Dans toute l'étendue de la plaque malade, les cheveux étaient cassés court. Pour ce motif et à cause du caractère vésiculeux des éruptions observées, Cazenave désigna cette affection sous le nom d'herpès tonsurant (3).

En agissant ainsi, non-seulement Cazenave allait plus loin que

____

(1) PLUMBE, *A Practical Essay on ringworm of the scalp*. London, 1821, et *A Practical on the diseases of the skin.* 4ᵉ édit., London, 1837.

(2) MAHON, *l. c.*, pag. 134.

(3) CAZENAVE, *Leçons sur les maladies de la peau*, Paris, 1845, pag. 46; *Annales des maladies de la peau et de la syphilis*, 1 vol., pag. 42, et *Traité des maladies du cuir chevelu*, Paris, 1850.

la dénomination assez généralement adoptée alors de teigne tondante
indiquée par Mahon, mais encore il signalait l'éruption vésiculeuse
comme étant le caractère fondamental de la maladie, tandis que
l'appellation de *porrigo scutulata* de Willan, aussi bien que celle de
teigne tondante de Mahon, ne se rapportait qu'à une variété squameuse
de la teigne et à sa localisation sur le cuir chevelu.

D'après la manière de voir de Cazenave, l'herpès tonsurant représentait une nouvelle forme d'herpès qui devait souvent être associée à
l'herpès circiné et qui même devait provenir de ce dernier, dès que
l'herpès circiné se localisait sur le cuir chevelu. Mais au fond cette
opinion était loin d'être originale. En effet, Plumbe avait déjà iden-
tifié l'herpès circiné de Bateman avec le porrigo scutulata.

On n'est arrivé à une notion exacte de la nature propre de ce processus
qu'à la suite de la découverte faite presque simultanément par Gruby (1)
à Paris et par Malmsten à Stockholm, que cette maladie est constituée
par un champignon qui se trouve dans les cheveux, lesquels deviennent
cassants, spécialement au niveau de leur racine. Ce champignon a
été désigné par Malmsten (2) sous le nom de Trichophyton tonsurans.
A la maladie qu'il engendre, Malmsten donna le nom de trichomyces
tonsurans, tandis que Gruby lui appliqua celui de rhizophyto-alopecia.

D'après Malmsten, la végétation du champignon dans l'intérieur
de la substance des cheveux constituait le fait primordial et essentie
de la maladie, et l'on ne devait trouver « aucune trace de moisissure
entre les cellules de l'épiderme ». Cette même opinion erronée se
retrouve encore, dix ans environ plus tard, chez Küchenmeister (3).

On reconnut généralement l'importance du champignon nouvellement découvert relativement au porrigo scutulata ou à l'herpès tonsurant, d'autant plus que l'on avait dans le rapport de l'Achorion avec
le favus une démonstration analogue. Ceux-là seulement qui avaient
cru devoir révoquer en doute pour le favus et les mycoses en général la
valeur étiologique des champignons qui appartiennent à ces maladies,
comme Er. Wilson (4), Cazenave (5), Fuchs (6) et quelques autres,

(1) *Recherches sur les cryptogames qui constituent la maladie contagieuse du cuir
chevelu décrite sous le nom de teigne tondante* (MAHON), *herpès tonsurant* (CAZENAVE).
— *Comptes-rendus des séances de l'Acad. royale des sciences de Paris*, 1844, tom. XVIII,
pag. 583.

(2) *Trichophyton tonsurans, Harskärande Mögel, Bidrag till utredande af de
sjukdomar, som vallahartes affall.* Stockholm, 1845.

(3) *L. c.*, 2° part., pag. 31.

(4) ER. WILSON, *On Ringworm, its causes, pathology and treatment.* London, 1847.

(5) CAZENAVE, *Traité des maladies du cuir chevelu.* Paris, 1850.

(6) FUCHS, *l. c.*

maintinrent également leurs doutes relativement à la teigne tondante et au Trichophyton.

Depuis lors un nombre très-considérable d'auteurs se sont occupés de l'herpès tonsurant et se sont efforcés de faire progresser les connaissances relatives à cette maladie tant au point de vue pathologique que mycologique, comme Hebra (1), Robin (2), Lebert (3), Baerensprung (4), Wedl (5), Küchenmeister, Fox, Anderson, Köbner, Strube, Kaposi, Pick, Hallier, etc. La nature même de la maladie fait que la littérature médicale relative à l'herpès tonsurant se confond en grande partie avec celle qui a trait au favus, et dont nous avons indiqué d'une manière spéciale les matériaux dans les chapitres précédents. C'est pourquoi un examen général des études relatives à cette maladie nous semblerait peu opportun ici, parce que les dermatologistes ne sont que fort peu d'accord sur les phénomènes essentiels de l'herpès tonsurant. Cependant les circonstances sur lesquelles les divergences d'opinions portent surtout encore aujourd'hui sont de nature si différente qu'on ne peut les apprécier que dans une étude spéciale de la maladie en question. En effet elles se rattachent soit à la place que doit occuper le Trichophyton en mycologie, soit au rapport de celui-ci avec l'Achorion et de l'herpès tonsurant avec le favus, soit enfin à la place tant de fois discutée de l'herpès circiné, de l'eczema marginatum, du sycosis parasitaire, voire même de l'alopécie areata par rapport à l'herpès tonsurant.

En ce qui regarde spécialement la symptomatologie de cette maladie, Hebra a déjà en 1854 désigné d'une manière caractéristique les différentes formes sous lesquelles elle peut se montrer, suivant qu'elle se localise sur le cuir chevelu ou sur des parties du corps non pourvues de poils. D'après la description d'Hebra, l'herpès tonsurant localisé sur le cuir chevelu correspond complétement à la physionomie déjà décrite par les auteurs précédents de la teigne tondante ou du *porrigo scutulata*. Pour les parties du corps non pourvues de poils, Hebra décrit la maladie sous deux formes : la forme vésiculeuse et la forme en taches (maculeuse).

La forme vésiculeuse répond évidemment à celle que Cazenave et beaucoup d'autres auteurs désignent sous le nom d'herpès circiné.

(1) HEBRA, *Zeitschr. der k. k. Ges. d. Aerzte in Wien*, 10e année, 1854.
(2) ROBIN, *l. c.*, pag. 408.
(3) LEBERT, *bei Robin, l. c.*
(4) BÆRENSPRUNG, *Annalen der Charité*, 1855, 6e année, 1854.
(5) WEDL, *l. c.*, pag. 746.

Mais Hebra et son école, ainsi que tout le monde le sait, considérant l'herpès circiné comme une forme de développement de l'herpès iris, éventuellement de l'érythème iris et circiné, — laquelle forme n'a absolument rien de commun ni avec l'herpès tonsurant ni avec les mycoses en général, et d'ailleurs se distingue par une localisation déterminée (surface dorsale des pieds et des mains), par un type annuel et par une marche aiguë, — l'herpès circiné se présente donc maintenant avec une double signification, l'une comme forme vésiculeuse de l'herpès tonsurant, l'autre (Hebra et son école) comme une affection non mycosique.

Cette regrettable confusion est d'autant plus difficile à dissiper que l'étiologie de l'herpès circiné est jusqu'à présent complétement inexpliquée ; que les cercles vésiculeux de l'herpès tonsurant — si l'on n'envisage pas la maladie dans son ensemble — ne peuvent être distingués de ceux de l'herpès circiné ; et qu'enfin, en présence de l'ignorance complète où nous sommes jusqu'ici des causes de l'herpès circiné, il est impossible de décider si, dans certains cas d'herpès circiné topique, il n'existe pas aussi un champignon parasitaire qui joue le rôle étiologique. En effet, dans un cas d'herpès circiné (sur le dos de la main et du pied), j'ai trouvé à l'examen microscopique un amas de spores dans les croûtes résultant des vésicules. Au point de vue clinique, j'ai observé la transformation des vésicules en disques caractéristiques de l'herpès tonsurant *maculosus*, et dans les couches d'épiderme de ces disques j'ai trouvé de nombreux tubes de mycélium ; enfin, dans un cas d'érythème papuleux, j'ai également observé un entrelacement abondant de tubes de mycélium, et cela sur différents points de l'épiderme et pendant plusieurs jours de suite (1).

En dehors de l'herpès circiné, il y a encore plusieurs dermatoses que beaucoup d'auteurs ont confondues avec l'herpès tonsurant, soit simplement en raison de leur ressemblance extérieure avec celui-ci, soit parce qu'on y a réellement trouvé d'une manière régulière des champignons analogues au Trichophyton, soit enfin parce que l'on a constaté leur coïncidence avec l'herpès tonsurant (eczéma *marginatum*, sycosis parasitaire).

Il résulte de ces circonstances que, bien que depuis 1854, d'après la description de Hebra, dont il a été question plus haut, le caractère

---

(1) Voyez mon travail sur l'étiologie de l'érythème multiforme et de l'herpès iris. *Arch. de Dermat. et Syph.*, 1871, 3ᵉ livr., p. 384. Je possède les dessins des deux cas cliniques ainsi que les résultats de l'examen microscopique.

clinique de l'herpès tonsurant semblât nettement délimité et assez simple, il est cependant, même de nos jours, présenté de bien des manières
différentes et en particulier comme ayant des limites mal accusées,
de sorte qu'on l'a rattaché à l'herpès circiné, au sycosis, à l'eczéma
marginatum, voire même à l'*alopecia areata* et au *vitiligo*. D'où il
résulte que ces affections sont tantôt considérées comme de simples
variétés de l'herpès tonsurant sous le rapport de la forme ou du
développement, tantôt comme des processus à part ayant une certaine affinité sous le rapport étiologique, mais cependant en restant
indépendants comme évolution.

Baerensprung par exemple, dans son travail sur l'*herpès — serpigo
— ringworm* (1), cite comme des variétés de l'herpès tonsurant : l'*herpes
vesiculosus ; — herpes circinatus; herpes papulosus; herpes capillitii; —
herpes tonsurans ; porrigo asbestina ; herpes pustulosus; — impetigo
figurata ; — porrigo scutulata ; herpes furfuraceus* ou *pityriasis rubra;
herpes inguium* et enfin *herpes unguium*. Dans cette nomenclature, il
reste encore pour Baerensprung (2) à classer un *erythrasma*, affection
des régions inguinale et axillaire, déterminée par un champignon
particulier (*Microsporon minutissimum*), caractérisée par des taches
nettement limitées, rouges, couvertes de squames, affection qu'autrefois il avait évidemment confondue avec l'herpès tonsurant (3).

Cette classification, donnée par Baerensprung, de l'herpès tonsurant en sept variétés de forme, classification qui est basée en partie sur
des modifications insignifiantes, en partie aussi sur la différence de
localisation, paraît très-confuse aux commençants. Au contraire,
pour les personnes déjà versées dans l'étude des maladies de la peau,
il est clair que Baerensprung a réellement observé les différentes
formes sous lesquelles se présente l'herpès tonsurant. Il est de fait que
c'était un mérite, pour son époque, d'avoir reconnu déjà l'affection
décrite par Hebra sous le nom d'eczéma *marginatum*, et — comme
le fit plus tard Köbner — de l'avoir rattachée à l'herpès tonsurant à
cause des champignons qu'on y rencontre.

Dans l'ouvrage de Bazin, nous trouvons encore une nouvelle manière de décrire l'herpès tonsurant. D'après lui, la maladie a trois
stades ou phases de développement que l'on doit observer avec une
régularité pour ainsi dire mathématique dans le cours de l'herpès ton-

----

(1) *Annalen der Charité*, 1855, *l. c.*, pag. 133.
(2) *Ibid.*, 1862, tom. X, fasc. 1, pag. 140.
(3) *Ibid.*, 1855, 6° année, fasc. 2, pag. 151.

surant, et à chacun desquels doit correspondre un aspect particulier caractéristique : la première période se manifeste par des disques, des cercles ou des anneaux vésiculeux rouges, plus tard squameux, et correspond à l'*erythema marginatum* et à l'*erythema circinatum* de Rayer, à l'eczéma *squamosum*, herpès squameux (Cazenave), et dans la forme vésiculeuse à l'herpès tonsurant des auteurs. Cependant Bazin soutient aussi que l'herpès iris et circiné représente une éruption différente de l'herpès tonsurant, mais qui peut se combiner avec lui. Si les taches, les boutons, les vésicules ou les pustules constituent la première forme d'éruption, le progrès constant et uniforme de la maladie sur toute la périphérie est toujours ce qui caractérise la teigne tonsurante. En même temps que ces symptômes de développement se manifestent, les cheveux se cassent dans la région occupée par la maladie, ce qui indique que dès le début ils sont déjà envahis par le champignon.

Ce que Bazin désigne comme la seconde période de la maladie, c'est l'apparition du champignon (Trichophyton) à la surface de la peau, sous la forme d'un « disque amiantacé d'un blanc mat » qui entoure le tronçon des cheveux et se reconnaît sur la surface de l'épiderme sous l'aspect d'une « matière floconneuse ou lamellée » d'un blanc brillant.

Dans la troisième période, par suite de la pénétration du champignon vers la profondeur des follicules, il survient des phénomènes inflammatoires sous forme de pustules, de boutons, d'abcès sous-cutanés ; c'est à dire la période du « sycosis parasitaire ». A cette époque, le parasite a disparu de la surface de la peau et l'on ne voit plus nulle part « ni gaînes ni lamelles argentées ». Bien plus, le champignon même est détruit à l'intérieur des follicules, et cela précisément par le processus suppuratif.

La description de Bazin que nous venons d'esquisser contient tout à la fois beaucoup de vrai et quelques erreurs. En particulier, nous devons signaler comme absolument inexacte cette assertion que dans l'herpès tonsurant, à une époque quelconque de la maladie, le champignon se réunisse à la surface de la peau en masses reconnaissables à l'œil nu, de manière à former des gaînes autour des cheveux et des flocons sur l'épiderme.

Relativement à la symptomatologie de l'herpès tonsurant, les auteurs les plus modernes adoptent complétement ou au moins dans les parties essentielles la description primitivement donnée par Hebra,

comme Neumann (1), Wite (2) et autres, ou bien ils copient presque
mot pour mot les publications de Bazin, comme le font particulièrement les auteurs anglais, Anderson, Fox et Wilson.

Symptomatologie. — Sous le nom d'herpès tonsurant, nous comprenons une affection de la peau déterminée par un champignon parasitaire et qui se manifeste par la production de disques et de cercles, ou
de groupes et de cercles de vésicules, rouges, squameux, ainsi que
par la cassure et la chute des cheveux situés dans la région envahie
par la maladie.

Bien que dans toutes les circonstances les altérations que nous
venons d'énumérer soient uniquement le résultat obligé de la maladie,
cependant il se produit des différences essentielles dans l'aspect extérieur et la marche de l'affection, et aussi sous le rapport des résultats
thérapeutiques, suivant qu'elle est localisée sur le cuir chevelu ou sur
des régions pourvues de poils longs et épais, comme le visage, la
région pubienne, le creux de l'aisselle, ou qu'elle occupe des parties
du corps qui sont lisses, c'est-à-dire non pourvues de poils ou garnies
seulement de poils follets.

Herpès tonsurant du cuir chevelu. — Sur le cuir chevelu, l'herpès
tonsurant se présente habituellement sous forme de disques disséminés en îlots, irrégulièrement situés, de la dimension d'une lentille,
d'un centime ou d'une pièce de 5 francs, arrondis, disques dans l'étendue desquels la peau paraît comme « plumée » (*gerupft*), ou sur
lesquels il semble qu'un coiffeur maladroit ait coupé les cheveux d'une
façon irrégulière. La pousse des cheveux dans ce même point est extrêmement misérable, si on la compare avec les parties voisines. C'est
pour cela que les endroits malades se voient immédiatement. Les
cheveux sont minces, inégalement longs, en partie cassés court; ils
sont habituellement comme poudreux, décolorés ; ils viennent par
mèches quand on les tire avec les doigts, ou bien ils se cassent facilement. Il en résulte l'aspect d'une tonsure mal faite.

Le cuir chevelu lui-même, dans l'étendue du foyer morbide, est
couvert d'une couche plus ou moins épaisse et assez fortement adhérente de pellicules blanches, sèches, lamelliformes. Çà et là, notam-

(1) *Lehrb der Hautkrankheiten*, 4° édit. Wien, 1876.
(2) *Vegetable Parasites, Third Annual Report of the state Board of Health.* Boston,
1872.

ment sur les bords, on trouve de petites croûtes d'un brun jaune allant
jusqu'au brun noir.

Lorsqu'on fait disparaître les croûtes à l'aide d'embrocations huileuses ou de lavages à l'eau de savon ou par de simples moyens
mécaniques, sur le point malade, la peau apparaît d'ordinaire modérément rouge, un peu tuméfiée et faisant une légère saillie au-dessus du
niveau des parties voisines ; à la pression, elle est sensible, œdémateuse,
d'ailleurs lisse à sa surface, revêtue d'un épiderme brillant, ou présentant, particulièrement sur la partie périphérique, des vésicules transparentes grosses comme des grains de millet ou plus petites, ou bien, correspondant à ces vésicules, de petits points et de petites dépressions
rouges, humides.

Dans les parties où la maladie s'est d'abord fixée, on voit un petit
groupe de vésicules microscopiques sur un fond rouge ; sur d'autres,
ce sont de petites croûtes jaune brun, qui correspondent à ces très-
petites vésicules desséchées.

Il est rare que l'on trouve, et encore ce n'est en général qu'au début
de l'affection, un seul point malade sur le cuir chevelu. Habituellement, il faut très-peu de temps pour que la lésion envahisse plusieurs
places de la région. Aussi peut-on, dans ces cas, suivre parfaitement
le développement et la marche de l'affection, parce qu'elle se trouve
simultanément à différents degrés d'évolution.

Si l'on observe attentivement, il est facile de voir que l'herpès tonsurant commence d'abord par un groupe de vésicules ou une vésicule
isolée autour de laquelle il s'en forme rapidement d'autres. Les vésicules se dessèchent promptement en croûtes jaune brun, tandis que de
nouvelles vésicules surviennent à la périphérie. C'est ainsi que le foyer
morbide s'agrandit en forme de disque. Au bout de quelques jours, les
croûtes centrales tombent. La peau, sur ces mêmes points, apparaît
rouge et squameuse. Plus le foyer a été étendu, plus la surface couverte de squames est grande elle-même, tandis que le bord périphérique offre seul des vésicules et des croûtes. Des disques de la grandeur d'une pièce de 50 centimes ou d'une pièce de 5 francs semblent
être couverts de squames dans toute leur étendue, parce qu'il ne se
forme des vésicules et des croûtes qu'à la périphérie, là où la maladie
continue à progresser. Il arrive très-facilement que l'on ne voit pas les
vésicules soit à cause de leur petitesse, soit à cause de leur durée très-
courte, même au commencement de la maladie.

Les plaques un peu étendues, qui par cela même sont plus anciennes,
ne se montrent généralement que sous l'aspect de surfaces squameuses.

Ce n'est qu'après avoir enlevé les squames que l'on aperçoit des vésicules ou de petites dépressions humides.

On voit de bonne heure les cheveux tomber, se casser et prendre un aspect mat, de telle sorte que des plaques d'herpès tonsurant de la grandeur d'une lentille attirent déjà les regards par la ténuité et l'aspect poudreux des cheveux qui se trouvent dans ce petit espace.

La maladie ne progresse pas uniformément, de tous les points atteints, vers la périphérie. Certaines plaques ne dépassent pas la largeur d'un centime, d'autres ont les dimensions d'une pièce de 5 francs, d'autres encore s'agrandissent tellement qu'elles deviennent larges comme la paume de la main et même davantage. La réunion de ces plaques progressant constamment et situées dans le voisinage les unes des autres finit par former de grandes lignes de délimitation, irrégulières, circinées, surtout en dehors, vers la limite des cheveux, dont les bords présentent des traînées arrondies, rougeâtres, lisses ou pourvues de vésicules, tandis que la partie intérieure qu'elles circonscrivent est uniformément recouverte de couches épaisses et blanches de squames, et ne présente que des tronçons de cheveux inégalement longs, ou même est complétement chauve en certains endroits. Le cuir chevelu tout entier peut ainsi ne plus présenter qu'une surface uniformément rouge, couverte d'écailles blanches, comme dans la *seborrhoea capillitii*, le *psoriasis* ou l'eczéma *squamosum*, avec cette différence que dans l'herpès tonsurant les altérations des cheveux que nous avons déjà décrites se font remarquer simultanément.

En fait de symptômes subjectifs, il n'existe qu'une démangeaison modérée. Le grattage détermine des excoriations qui, par la formation de pustules et de croûtes, peuvent altérer jusqu'à un certain point l'aspect typique de la maladie.

Une complication plus rare est l'éruption aiguë d'un eczéma vésiculeux et impétigineux du cuir chevelu, qui envahit aussi bien les parties atteintes d'herpès tonsurant que les portions du cuir chevelu exemptes de mycose. Le liquide visqueux, qui est alors sécrété en grande quantité, se dessèche en croûtes épaisses, jaunes comme du miel. Dans ces circonstances, le caractère de l'herpès disparaît quelquefois complétement.

Ordinairement une semblable éruption d'eczéma n'a qu'une durée éphémère. Après 3 à 6 semaines, l'eczéma disparaît en grande partie, et, bien que sur certains points, particulièrement dans la région de l'oreille et sur l'oreille même, il reste encore de la rougeur, de la desquamation, de la suppuration et des croûtes, il survient encore cependant, après la disparition des phénomènes inflammatoires aigus, quelques nouveaux disques d'herpès tonsurant avec leurs caractères particuliers.

Herpès tonsurant des diverses parties du corps, *principalement de celles pourvues de poils*. — De même que sur le cuir chevelu, l'herpès tonsurant peut aussi se présenter sur les parties du visage recouvertes de poils, et dans les régions pubienne et axillaire. Dans toutes ces localisations assez rares d'ailleurs, l'herpès tonsurant forme des disque s et des anneaux tout à fait analogues, rouges, couverts de petites croûtes, et plus tard de pellicules, espaces dans lesquels les cheveux se cassent et tombent. La plupart du temps on trouve aussi, sur le bord et dans le voisinage de ces régions velues, par conséquent sur les portions voisines glabres de la peau, la variété que nous décrirons plus tard de l'herpès tonsurant maculeux et vésiculeux.

De même que dans l'eczéma ordinaire, par exemple celui tenant à la présence de poux sur le cuir chevelu, comme à la suite de l'eczéma sur d'autres régions pourvues de poils, par exemple le visage, ou le mont de Vénus, il peut se manifester une inflammation intense sous forme de boutons, de pustules et de granulations papillaires rouges, symptômes qui sont ceux d'un sycosis complétement développé; il peut aussi en être de même dans l'eczéma consécutif à l'herpès tonsurant.

Ces productions boutonneuses et les engorgements ganglionnaires qui en résultent représentent dans ce cas un véritable sycosis, tout comme celui qui peut survenir à la suite d'un eczéma quelconque. C'est ce sycosis que Bazin (1), Köbner (2), Anderson (3) et autres, ont désigné sous le nom de sycosis parasitaire, parce qu'il est produit par un herpès tonsurant.

Tandis que dans les premiers temps de la maladie les disques et les cercles caractérisques de l'herpès tonsurant sont en général associés au sycosis en question, de telle sorte que le caractère de l'affection se révèle alors au premier coup d'œil, on constate que, habituellement à une époque ultérieure, ces symptômes ont déjà disparu. En conséquence, la nature parasitaire du sycosis ne peut être établie que par la

(1) Bazin, *l. c.*

(2) Köbner, *Virch. Arch.*, tom. XXII, 1861, et *Exper. Mittheil.*, et en collabor. avec Michelson dans *Arch. f. Dermat. und Syph.*, 1869, n° 1.

(3) *On the Pathology of the so called Eczema marginatum and Sycosis.* Edinburg, 1868.

constatation, à l'aide du microscope, de champignons dans les poils et dans la gaîne de leur racine. Mais il semble que le sycosis peut encore continuer ultérieurement à exister comme maladie particulière, après que le champignon parasitaire a été détruit et éliminé sous l'influence d'un processus persistant d'inflammation et de suppuration.

La marche de l'herpès tonsurant sur le cuir chevelu et en général sur les parties velues de la peau est essentiellement chronique, et dure depuis plusieurs mois jusqu'à plusieurs années. Cette longue durée provient d'une part de ce que les diverses plaques peuvent persister pendant bien des mois avant que la maladie s'y éteigne, et d'autre part de ce que tantôt sur un point, tantôt sur un autre, il survient de nouveaux foyers morbides, déterminés par la contagion résultant des anciens.

La maladie se termine toujours par la guérison. Sans cause connue, elle cesse de faire des progrès et les phénomènes morbides diminuent aussi bien dans les différentes plaques que, après que la maladie a persisté pendant des mois ou des années, dans tous les points qu'elle avait envahis. Les squames deviennent moins abondantes, la peau reparaît pâle et normale, les poils sont moins cassants et tombent moins, de nouveaux poils repoussent en grand nombre; d'abord ténus, semblables à des poils follets et peu colorés, ils tombent encore en partie, mais plus tard ils reprennent leur aspect normal, grandissent et persistent; en un mot, il se produit une guérison complète et un retour à l'état sain, de sorte que l'on ne peut même plus reconnaître les parties où la maladie a existé antérieurement.

Mais il s'en faut de beaucoup que dans tous les cas et sur tous les points qui ont été atteints il se produise une guérison aussi complète. Habituellement, lorsque l'herpès tonsurant a duré très-longtemps sur une seule et même place, quelques follicules ou dans un espace restreint tous les follicules sont entièrement détruits, de façon qu'il reste de petites places chauves. La peau a d'ailleurs sur ces points un aspect tout à fait normal, ou bien elle est parsemée de petites plaques et de petites taches blanches, semblables à des cicatrices correspondant aux follicules détruits; mais jamais elle ne présente ces cicatrices diffuses, caractéristiques, que l'on rencontre à la suite du favus.

Herpès tonsurant des parties du corps non pourvues de poils. — Sur les régions du corps qui ne sont pas pourvues de poils, ou qui à proprement parler ne sont couvertes que de poils follets, sur le tronc, sur les membres, au visage, l'herpès tonsurant se développe avec les mêmes caractères que sur le cuir chevelu. Toutefois, en raison des modifications résultant des conditions locales, l'aspect de la maladie offre sous certains rapports des différences notables avec l'herpès tonsurant du cuir chevelu.

Tantôt l'affection se manifeste par des vésicules apparentes, translucides, du volume d'un grain de millet ou d'une tête d'épingle, — *herpes tonsurans vesiculosus*; tantôt par des disques et des cercles rouges squameux, — *herpes tonsurans maculosus*. Ces deux formes ne sont pas assez différentes l'une de l'autre pour qu'elles puissent représenter deux espèces particulières de l'herpès tonsurant. Cette distinction désigne seulement la prédominance de l'un ou de l'autre élément, et elle est utile en raison des différences partielles que présentent leur évolution et leur aspect clinique, circonstances qui doivent en même temps fournir des signes particuliers pour le diagnostic de chacune d'elles et pour le diagnostic différentiel. Du reste, les deux variétés peuvent être combinées entre elles, et l'on trouve dans la forme en taches (maculeuse) un soulèvement de l'épiderme qui marche d'une manière centrifuge vers la périphérie, tout comme dans la forme vésiculeuse. Seulement ici la quantité de liquide qui donne lieu à de petits boutons ou à des écailles épidermiques est si peu abondante que l'aspect vésiculeux est très-peu évident.

Herpès tonsurant vésiculeux. — Il se développe des vésicules soit disséminées, soit groupées dès leur apparition, miliaires, grosses comme un grain de millet ou une tête d'épingle, translucides, situées très-superficiellement, par conséquent recouvertes d'une couche épidermique très-mince, qui n'ont qu'une durée éphémère. Déjà, au bout de peu d'heures, beaucoup d'entre elles s'affaissent par suite de l'évaporation ou de la résorption de leur contenu, après quoi leur enveloppe se transforme en petites squames. D'autres, les plus grosses, se rompent et laissent leur contenu s'écouler et former des croûtes jaunes ; ou bien elles se dessèchent sans s'ouvrir et se transforment en croûtes recouvertes de leur enveloppe épidermique. En même temps, la petite tache hyperémique qui correspond à la vésicule primitive s'étend vers la périphérie et forme d'abord un liséré rouge aplati ou un peu soulevé et sur celui-ci apparaît alors comme une couronne de vésicules entourant les petites croûtes ou les squames qui existent au centre. Dans un très-court espace de temps, en peu de jours, le cercle, s'étendant d'une manière constante vers la périphérie, atteint les

dimensions d'un centime, d'une pièce de 50 centimes et même davantage, les anciennes vésicules subissant les phénomènes régressifs que
nous venons d'indiquer, tandis qu'un nouveau cercle de vésicules vient
s'ajouter immédiatement aux vésicules les plus récentes et les plus
excentriques. Quelquefois même d'un de ces cercles vésiculeux se détache vers l'extérieur un second anneau concentrique.

Plus le cercle qui s'est formé était grand, plus l'espace central
déjà guéri est grand lui-même. On voit alors, au centre, la peau complétement pâle. A partir de là, en allant vers la périphérie, elle présente un aspect sombre tenant à la pigmentation ; plus en dehors encore,
des pellicules blanches sur un fond pâle qui devient rouge extérieurement à mesure qu'il s'avance vers la périphérie rouge, un peu soulevée,
parsemée de vésicules.

Toutes les vésicules primitives ne sont pas le point de départ d'un
semblable développement. Beaucoup avortent. Un certain nombre
d'entre elles s'étendent jusqu'à former de petits cercles, ensuite le
travail s'arrête, c'est-à-dire que les vésicules les plus récentes se dessèchent, les croûtes qui en résultent tombent, et la place paraît d'abord
pigmentée et brune, plus tard complétement pâle et normale.

Certains cercles cependant peuvent présenter des dimensions considérables, un diamètre de plusieurs centimètres, soit qu'ils proviennent d'un centre unique, soit que les lignes périphériques de plusieurs cercles se réunissent pour former une ligne serpigineuse. Lorsque
les cercles atteignent de telles dimensions, la partie centrale, en
général, offre déjà un aspect complétement normal et l'on voit une ligne
circulaire large de 1 à 3 millimètres, rouge, surélevée, complète ou
interrompue, pourvue de vésicules ou de croûtes, ou d'une couche
pelliculaire qui occupe la partie intérieure du cercle.

Au niveau de ce bord et sur la partie qui l'avoisine en dedans du
cercle, la peau est parfois considérablement infiltrée, ce qui fait que
sur ce point elle paraît compacte et présente une certaine rénitence.

Les vésicules de l'herpès tonsurant vésiculeux sont quelquefois
d'une grosseur extraordinaire, du volume d'une tête d'épingle ou
davantage, en même temps qu'elles se sont développées en grande
quantité. Dans ce cas, en raison de l'exsudation considérable qui a
eu lieu, la rougeur et la tuméfaction de la peau sont assez intenses.
La plus grande partie du liquide sécrété dans ces circonstances
se dessèche en croûtes épaisses, jaunes, comme gommeuses, de manière que l'affection offre l'aspect d'un eczéma aigu à sécrétion considérable. Cette éruption s'accompagne de fièvre, surtout lorsqu'elle

occupe une grande partie du tronc. Mais en examinant attentivement les phénomènes que l'on a sous les yeux on peut reconnaître très-distinctement que le processus exsudatif aigu a son point de départ de chaque centre vers la périphérie et progresse par la production périphérique de vésicules, caractère que l'on constate plus sûrement encore si l'on observe la marche de la maladie pendant un ou deux jours. Mais le diagnostic est des plus difficiles lorsqu'il existe des foyers morbides étendus, provenant de plaques isolées ou confluentes, occupant par exemple tout le tour du thorax. Dans ces cas, en effet, un des éléments du diagnostic, la présence de vésicules à la périphérie, manque très-souvent, et toute la surface apparaît uniformément rouge ; la peau est tuméfiée, couverte de croûtes épaisses et de squames qui existent toujours dans la partie centrale. L'aspect de la surface malade ressemble beaucoup à celui de l'eczéma squameux ou d'un psoriasis diffus ou annulaire, et, en raison des lignes arciformes qui limitent les plaques et de l'infiltration intense qu'on y observe, beaucoup aussi à la syphilide ulcéro-serpigineuse ou à l'herpès zoster.

Cependant, si l'on fait attention que le foyer se propage rapidement, dans un espace de temps de 12 à 24 heures, par les progrès de la rougeur et de l'exfoliation épidermique ; si de plus on trouve en dehors des grands foyers, dans leur voisinage ou à une certaine distance même, de petits groupes ou des cercles de vésicules ; si l'on voit enfin que l'extension de la maladie ne suit pas le trajet des nerfs cutanés, on devra considérer l'affection comme étant un herpès tonsurant.

La marche de l'herpès tonsurant vésiculeux a une durée très-variable. Elle est en général d'autant plus aiguë que les phénomènes inflammatoires qui accompagnent la production des vésicules, c'est-à-dire l'hyperémie et la tuméfaction de la peau, sont eux-mêmes plus intenses, intensité qui se traduit par le volume des vésicules. Dans les formes qui s'accompagnent d'une vive inflammation, la durée de la maladie est de six semaines à trois mois. Tout d'abord le centre des grandes plaques, qui a été le premier siége du mal, revient à l'état normal, tandis que l'affection fait encore des progrès vers la périphérie et que sur des places voisines ou éloignées du visage, du tronc, des extrémités ou du cou, il se forme de nouveaux centres d'herpès. Enfin le progrès des grands foyers s'arrête et il ne se forme plus de nouvelles plaques. Le processus marche vers la résolution sur tous les points. La peau pâlit, les croûtes tombent, la desquamation persiste encore un certain temps ; mais elle finit par cesser complétement, c'est-à-dire que pendant ce temps les places de la peau qui avaient été malades sont devenues complétement blanches (parfois encore un peu pigmentées), lisses et pâles, en un mot tout à fait normales.

Quelquefois un ou plusieurs points de la peau, qui ont été le siége de l'herpès tonsurant, conservent longtemps encore un aspect anormal; la peau est rouge, écailleuse, ou bien il s'y produit de nouveau des vésicules et une certaine suppuration. Cependant le caractère de cette affection consécutive ou complémentaire n'est plus celui de l'herpès tonsurant, mais plutôt celui de l'eczéma squameux ou rouge ordinaire, comme il peut toujours survenir sur une partie de la peau qui a été le siége d'un processus inflammatoire, dans ce cas, de l'herpès tonsurant.

Tandis que, la plupart du temps, un herpès tonsurant vésiculeux aussi étendu et aussi fortement inflammatoire rétrocède complétement dans l'intervalle, comme nous l'avons indiqué, de 2 à 3 mois, et disparaît sans laisser de traces, dans certains cas l'affection persiste sur l'un ou l'autre point de la peau sous forme d'un cercle plus ou moins étendu dont le centre est recouvert de squames et limité par un rebord rouge, compacte au toucher.

Quelquefois un ou plusieurs cercles semblables sont le seul représentant de l'herpès tonsurant vésiculeux, c'est-à-dire que, en général, l'éruption considérable dont il a été question plus haut ne se produit pas, et il ne se forme qu'un seul cercle ou un petit nombre de cercles isolés.

Qu'il soit la fin d'une éruption générale, ou qu'il se présente dès le début sous l'aspect d'un cercle isolé, l'herpès tonsurant vésiculeux a toujours dans ce cas une marche peu aigüe. Il progresse lentement, reste pendant des semaines, des mois, voire même des années au même point de développement, sans changement notable, sauf tout au plus que de temps à autre la rougeur et la desquamation de son bord, ainsi que la démangeaison dont il est le siége, sont tantôt plus vives, tantôt plus faibles, ou que le cercle se trouve interrompu sur certains points par le fait d'une rétrocession des symptômes et d'une guérison spontanée. Enfin les cercles d'herpès tonsurant disparaissent d'eux-mêmes. Plus leur durée a été longue, plus longtemps aussi la peau reste colorée, pigmentée après la guérison de la maladie. C'est ainsi que marchent les formes annulaires de l'herpès tonsurant qui se trouvent à la limite des cheveux sur la nuque, sur le front, sur le visage avec ou sans herpès tonsurant du cuir chevelu ou de la barbe, sur le tronc et sur les membres.

Au contraire, le cercle d'herpès tonsurant s'est-il établi sur un point de la peau en contact continu avec une surface cutanée qui lui est opposée et par conséquent sujet à être baigné par la sueur, c'est-à-dire se trouvant constamment dans des conditions particulièrement favorables à la production des champignons et au développement des mycoses, — comme par exemple à la face interne de la cuisse, au niveau du scrotum ou sur les surfaces cutanées du thorax et des seins, qui se recouvrent mutuellement, dans le creux de l'aisselle, dans le sillon interfessier, — alors l'herpès tonsurant peut persister sans interruption pendant 10 à 20 ans et même davantage, s'il n'est pas traité et détruit par un traitement convenable.

Herpès tonsurant maculeux. — La forme de l'herpès tonsurant qui est connue sous la dénomination d'herpès tonsurant maculeux s'observe bien plus fréquemment sur le tronc et les membres que la forme vésiculeuse que nous venons de décrire.

L'herpès tonsurant maculeux se manifeste habituellement comme une éruption aiguë et généralisée.

La peau du tronc et des membres apparaît subitement comme parsemée de taches et de petits boutons, du volume d'une tête d'épingle à celui d'une petite lentille, d'un rouge pâle, légèrement saillants au-dessus du niveau de la peau, lisses, pâlissant sous la pression du doigt. Quelquefois la peau est dans sa totalité hyperémiée et plus chaude, les malades ont un peu d'excitation fébrile, la langue sale, pas d'appétit.

Au bout de quelques heures, on remarque déjà que la plupart des plus petites efflorescences présentent à leur centre des squames minces, blanches, qui se forment par le soulèvement et la rupture de l'épiderme. La partie périphérique de ces efflorescences est encore à cette époque rouge et lisse. Alors les petits boutons et les taches isolés s'étendent rapidement. La partie périphérique, celle qui est le plus récemment malade, est rouge, lisse et brillante. L'épiderme se fendille en allant du centre vers la périphérie sous forme de rayons. Lorsque les différentes taches ont atteint la grandeur de près d'un centimètre de diamètre, généralement elles ne paraissent plus circulaires, mais ovales. L'aspect de la maladie, peu caractéristique dans les premières heures de son apparition, et qui ressemble beaucoup alors à différentes autres éruptions aiguës de psoriasis, d'eczéma papuleux, de roséole syphilitique, arrive, par le développement ultérieur que nous avons décrit, à offrir des caractères très-tranchés. Ordi-

nairement, au troisième ou quatrième jour de la maladie, on voit sur
la face interne de l'avant-bras de nombreux petits boutons et des
taches rouges, au centre desquels à peine reconnaît-on sur quelques-uns des pellicules, tandis que sur le tronc on trouve déjà un
très-grand nombre de taches recouvertes d'un épiderme qui se fendille à partir du centre, limitées à leur périphérie par un bord
large, taches rouges, du volume d'une lentille à celui d'une pièce de
50 centimes et au delà, en forme de disques ou ovales, et entre ces
taches on voit un grand nombre de petits boutons et d'autres taches
rouges, non squameuses et à marche aiguë.

Dans l'espace des 8 à 15 jours suivants, un grand nombre de disques
se développent jusqu'à atteindre le diamètre d'une pièce de 5 francs et
même davantage. Ces taches plus étendues perdent pendant ce temps
les pellicules qui existaient à leur centre, où la peau paraît alors pâle
ou légèrement pigmentée et en même temps lisse, tandis que l'on ne
trouve de pellicules que sur leur bord périphérique rouge. Enfin le
bord rouge lui-même pâlit et s'aplatit, la production de pellicules n'a
plus lieu qu'à la périphérie la plus extérieure des disques, les pellicules tombent, la tache entière perd bientôt elle-même son pigment et
finit par redevenir blanche, normale.

Ces grands disques se confondent quelquefois avec les disques
voisins. Il se forme ainsi des cercles rouges circonscrivant des espaces
couverts de squames, et enfin de grandes taches squameuses qui se
colorent plus tard d'un pigment brun et finissent aussi à leur tour par
devenir tout à fait normales.

Mais il s'en faut que toutes les taches isolées prennent un pareil
développement. Au contraire, la plupart d'entre elles avortent, ou
atteignent tout au plus les dimensions d'une lentille ou d'un centime,
après quoi elles disparaissent. De même que c'est sur le tronc que les
efflorescences sont le plus nombreuses, c'est là encore que l'on
trouve le plus souvent les disques les plus grands et les plus confluents.

Bien que les formes initiales de l'éruption se développent très-
rapidement avec leur phénomène caractéristique de la rougeur marchant du centre vers la périphérie et promptement suivie de pellicules minces, la maladie cependant dure habituellement de 2 à
6 mois. Cette longue durée provient en partie de ce que les différentes
taches qui, par suite de leur extension, forment de plus grands
disques mettent plusieurs semaines à accomplir leur évolution, et en
partie de ce que, dans les 4 à 6 premières semaines, il surgit toujours

de nouvelles taches qui suivent la même marche que les anciennes. Après ce temps, il ne se produit généralement plus aucune efflorescence nouvelle.

Habituellement, la maladie disparaît complétement après la rétrocession des différents disques, et, lorsqu'il n'y a pas de nouvelles poussées, elle est terminée au bout de 3 à 6 mois et sans laisser aucune trace.

Parfois cependant, sur un ou plusieurs points du corps, particulièrement sur les endroits qui sont, comme nous l'avons indiqué, le siége de prédilection de l'herpès tonsurant (région inguinale, creux du jarret, etc.), il reste un cercle qui peut alors persister pendant des mois ou même des années.

Quelquefois il survient sur une plaque ancienne et étendue d'herpès tonsurant maculeux une éruption d'eczéma vésiculeux et pustuleux, qui peut ensuite persister comme maladie indépendante et même avoir pour conséquence une éruption eczémateuse sur d'autres points de la peau. Cette complication se présente habituellement à une période avancée de la maladie et elle en change tellement l'aspect typique que dans ces conditions il n'y a qu'un praticien exercé qui puisse reconnaître le caractère du mal.

Les éruptions d'eczéma sont certainement dues en partie à la démangeaison qui accompagne l'herpès tonsurant, surtout dans sa période avancée. Dans beaucoup de cas, la démangeaison est déterminée par une médication intempestive.

Il faut ici apporter un grand soin dans le choix et dans l'emploi des moyens de traitement, ainsi que nous le montrerons en détail dans la suite.

Herpès tonsurant des ongles.

Onychomycosis trichophytina. — Les ongles des doigts, peut-être même ceux des orteils, deviennent également malades sous l'influence des mêmes causes qui donnent lieu à l'herpès tonsurant, c'est-à-dire du Trichophyton tonsurant. Déjà Mahon avait appelé l'attention sur la coïncidence de l'affection unguéale avec la teigne tondante. Pourtant ce n'est que longtemps après la découverte du champignon de l'herpès tonsurant que l'on a reconnu que ce champignon se développe aussi dans la substance de l'ongle.

Les ongles s'atrophient (1). Ils sont secs, ternes, décolorés, traversés de stries plus ou moins foncées, bosselés, ratatinés, épaissis sur leur bord antérieur, lamelleux, cassants. Dans le petit nombre de cas authentiques de lésion unguéale due au champignon de l'herpès tonsurant que l'on a eu l'occasion d'examiner avec soin, l'affection était limitée à quelques ongles. Puisque cette maladie ne diffère nullement, au point de vue clinique, des altérations unguéales analogues qui surviennent comme conséquence de l'eczéma, du psoriasis, du lichen ruber, de la gale croûteuse, etc., on ne peut en général reconnaître la nature parasitaire de la dégénérescence de l'ongle que par la coïncidence de cette altération avec l'herpès tonsurant du cuir chevelu ou de la peau, et la démonstration n'est possible que par la constatation du champignon à l'aide du microscope. Le parasite est donc quelquefois notre seul point de repère, parce que la mycose de l'ongle ne disparaît pas habituellement d'une manière spontanée comme celle de la peau, mais elle persiste plus longtemps que cette dernière, sans qu'il soit possible de fixer sa durée.

Outre les maladies des ongles dépendant du favus et de l'herpès tonsurant, on a encore cité d'autres variétés d'onychomycosis. Toutefois on n'a pas découvert jusqu'ici si les cas en question ont été réellement produits par un autre parasite que par l'Achorion ou le Trichophyton. D'abord Baum et Meissner ont dit avoir trouvé en 1853 (*Arch. f. phys. Heilk*, tom. XII, p. 193) un champignon dans les ongles gryphosiques d'un homme de 80 ans.

Peu de temps après, Virchow (*Würzb. Verh.*, 1854, t. V, pag. 102) et Förster (*Spec. path. Anat.*, 1854, pag. 878. Atlas, pl. XIII, fig. 7) ont fait une communication semblable.

Enfin Virchow en 1856 (*Virch. Arch.*, t. IX, p. 580) a soutenu que l'onychomycosis s'observait beaucoup plus souvent que les autres espèces de mycoses de l'homme et a reproduit (pl. IV, fig. 5) le champignon de l'ongle qui ressemble surtout au Trichophyton de Malmsten et diffère au contraire du champignon de Meissner. Mais Virchow pense qu'il existe en outre plusieurs espèces de champignon dans l'onychomycosis et dans le même ongle. Köbner qui rapporte deux cas d'onychomycosis tonsurant (*Virch. Arch.*, t. XXII) considère le champignon décrit par Virchow comme identique à celui de l'herpès tonsurant. Bærensprung (*Charité-Ann.*, *l. c.*, pag. 100) croit, au contraire, que le champignon de Meissner est semblable à celui de l'herpès tonsurant

____

(1) Voy. pag. 247 de ce volume.

Kleinhans (dans sa traduction de l'ouvrage de Bazin, pag. 111 et suiv.) relate aussi, d'après sa propre observation, quatre cas qui s'y rapportent.

Outre l'onychomycosis que l'on trouve dans le favus et l'herpès tonsurant, on doit considérer toutes les autres variétés comme étant encore indéterminées. Dans aucun cas, on ne saurait admettre, comme Virchow l'a cru autrefois, que plusieurs espèces de champignons coexistent dans un seul et même ongle. Je pense néanmoins que, dans des ongles gryphosiques qui consistent en grande partie en tissu dissocié et désagrégé, on peut encore rencontrer des éléments parasitaires de toute espèce ; mais ceux-ci ne sont pas la cause de l'onychogryphosis, et alors elle ne présente pas de mycose.

Examen microscopique de l'herpès tonsurant. — En quel point et sous quelle forme se présente constamment l'herpès tonsurant? La présence et la végétation du Trichophyton tonsurant découvert par Malmsten et Gruby et nommé par le premier de ces auteurs Trichophyton tonsurant constituent toujours le caractère anatomique essentiel du processus. L'herpès tonsurant a été décrit et représenté plus ou moins exactement par tous les auteurs qui jusqu'à présent se sont occupés de cette affection.

J'ai déjà fait remarquer, en décrivant le champignon du favus, les circonstances qui ont donné lieu aux grandes divergences dans les détails morphologiques publiés par les différents auteurs qui ont écrit sur les dermatophytes, et j'ai insisté également sur la multiplicité de ces formes ainsi que sur ce fait : que, dans l'état actuel de la mycologie, ces détails d'une part sont insuffisants et de l'autre ne peuvent avoir qu'une valeur relative.

J'ai par conséquent préféré, au lieu de décrire minutieusement les formes isolées et d'indiquer les rapports de grandeur des éléments à 0,0001 de millimètre près, faire dessiner très-exactement mes préparations et les reproduire ici de nouveau. Elles se distinguent déjà au premier coup d'œil d'une manière saisissante des dessins qui ont été publiés jusqu'ici. Du reste, la plupart de ces derniers sont évidemment schématiques (1).

Le Trichophyton se trouve aussi bien dans les cheveux et les gaînes

(1) Si dans beaucoup de livres on examine les dessins des cheveux contenant des champignons, les éléments parasitaires paraissent en disproportion évidente avec la dimension du cheveu, et en même temps présentent une identité de formes qui, comme le montrent mes dessins, ne correspond évidemment pas à la réalité.

de leur racine que dans les couches épidermiques, qu'entre et dans les
cellules de l'ongle mycosique, comme nous l'avons vu pour les formes
vésiculeuse et squameuse de l'herpès tonsurant.

Dans l'herpès tonsurant du cuir chevelu ou de la barbe, on rencontre le plus sûrement le champignon dans les poils qui cèdent
facilement à une légère traction et qui par conséquent entraînent
avec eux une partie de la gaîne de la racine, ainsi que dans les fragments de cheveux cassés. Il m'a toujours paru que dans l'herpès tonsurant il était plus facile que dans le favus de trouver un cheveu contenant
des champignons, en effet, dans cette dernière affection, les champignons s'observent presque exclusivement dans les gaînes de la racine.
Quelques auteurs prétendent que les cheveux deviennent d'abord secs,
cassants, dissociés, puisqu'ils présentent en certains points des renflements et qu'ensuite le champignon pénètre dans la substance du cheveu
par l'épiderme environnant et la gaîne de la racine. C'est là un fait qu'il
m'est impossible de prouver. J'ai trouvé des cheveux abondamment
pourvus de champignons qui extérieurement ne présentaient aucune
cassure ; il me semble donc que l'aspect fendillé, la dissociation et la
cassure sont dus uniquement à la présence du champignon qui prolifère
dans l'intérieur du cheveu.

L'aspect sous lequel se présente le champignon dans la gaîne de la
racine du cheveu et dans le cheveu lui-même est extrêmement varié,
comme on peut s'en convaincre sur deux cheveux dans les fig. 13 et 14
que j'ai recueillis chez un garçon sur une même plaque d'herpès tonsurant du cuir chevelu, et que j'ai rendus transparents au moyen d'une
solution de potasse ; j'ai fait dessiner ces cheveux sous le microscope.
On peut en même temps observer combien la prolifération du champignon est abondante dans le cheveu.

On aperçoit d'abord dans l'un des cheveux (fig. 13) des filaments
extrêmement ténus, à bords unis, sans ramifications, ou ne se rami-
fiant que rarement, droits ou légèrement ondulés, dans l'intérieur desquels, à de grands intervalles, est placé un petit corpuscule semblable à
un noyau. Ils paraissent composés d'un certain nombre de cellules
très-allongées, présentant des corpuscules. D'autres filaments sont
articulés et de différentes grosseurs comme les premiers. Les articles
sont très-rapprochés les uns des autres ou semblent tout à fait séparés,
quelquefois même placés les uns à la suite des autres à de grands intervalles. En même temps, les filaments articulés sont simples ou ramifiés,
les articles, même ceux d'un seul et même tube de mycélium, sont d'inégale grosseur, ovales ou plus cylindriques, transparents ou foncés et

fortement réfringents. Le plus grand nombre des filaments est parallèle à l'axe du cheveu ; un petit nombre de ces filaments sont placés transversalement ou obliquement par rapport au grand axe.

FIG. 13.

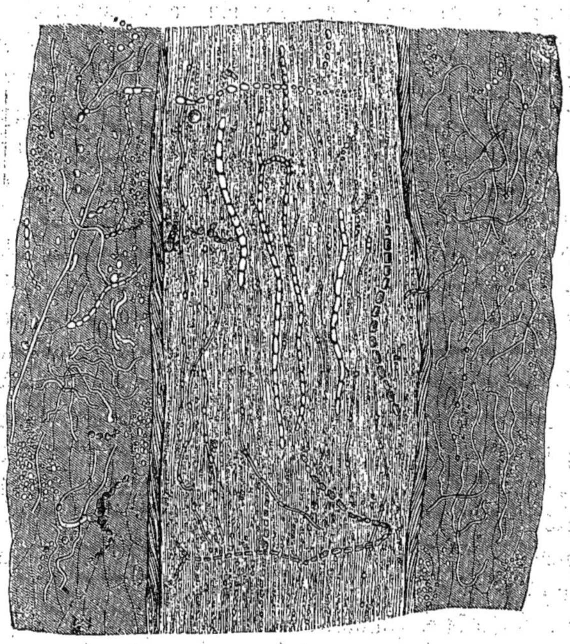

a   b   a   n

Cheveu et gaine de la racine du cheveu d'un herpès tonsurant du cuir chevelu. Gross. Hartnack, oc. 3, obj. 9, à immersion (gross. 700 d.). *a a*, la gaine de la racine ; *b*, cheveu. Tous les deux abondamment pourvus de mycélium, de gonidies polymorphes et de chaînes de gonidies.

Quelques-uns offrent des ramifications récurrentes. Dans un point, on aperçoit une grosse gonidie à laquelle sont adossées plusieurs cellules dont la grosseur va en décroissant (peut-être se divisant), disposition que l'on rencontre plus souvent dans le favus. On trouve, en outre, des éléments arrondis plus ou moins gros, isolés ou associés.

Entre les cellules de la gaine de la racine du cheveu, on observe les mêmes éléments parasitaires que dans le cheveu. Ces éléments sont droits ou non ramifiés et d'autres ramifiés ; on y trouve aussi des tubes de mycélium à bords lisses provenant d'un noyau central ou d'une gonidie, se terminant en forme d'éventail ; des filaments articulés, des gonidies plus ou moins grosses et même de très-petites, arrondies et polygonales, isolées ou disposées en grains de chapelet, claires ou foncées, ainsi que des séries de cellules qui paraissent provenir d'une cellule centrale plus grosse.

Dans un cheveu (fig. 14) du même garçon auquel on a pris le cheveu de la fig. 13, ce qui frappe avant tout, c'est l'énorme quantité des filaments parasitaires qui marchent dans toutes les directions et leur grande ressemblance. On ne voit presque partout que les filaments les plus fins. En même temps, on comprend la présence des noyaux placés çà et là dans les filaments fins et à bords unis. On aperçoit ici très-clairement que ces filaments sont composés de cellules allongées en forme de biscuit et qu'entre deux de ces cellules est placé un petit corps arrondi qui est lié dans certains de ses filaments par des cellules allongées; dans d'autres, on les trouve complétement libres ou bien ils forment une chaîne interrompue d'éléments par suite de cette alternance.

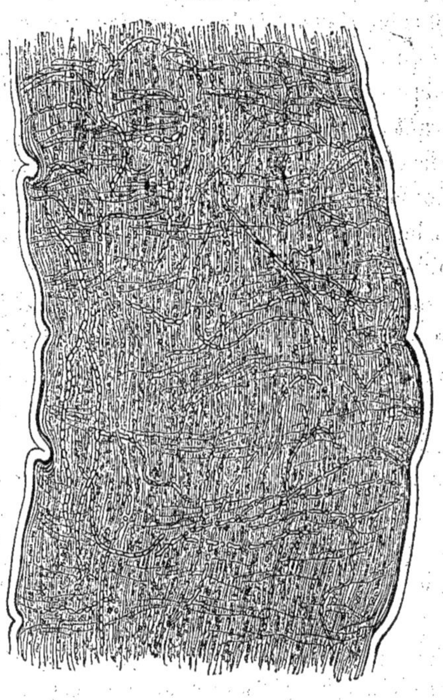

FIG. 14.

Cheveu sans gaîne de la racine d'un herpès tonsurant du cuir chevelu. Gross. Hartnack, oc. 3, à immersion (gross. d'env. 700). *a*, cheveu ; *b b*, cuticule du cheveu. Les tubes de mycélium qui existent dans le cheveu sont beaucoup plus fins et plus uniformes que dans la fig. 13.

Les tubes de mycélium que je viens de décrire, et les éléments parasitaires en forme de cellules, se trouvent surtout dans la partie du cheveu qui est comprise dans la gaîne de la racine ; mais dans beaucoup de cheveux ils remontent encore très-loin dans la portion libre

du cheveu ; en bas, on les rencontre dans la racine du cheveu qui est
très-souvent dissociée en forme de pinceau, mais qui, malgré cette
disposition, offre l'aspect d'un renflement lisse.

Dans les couches épidermiques de la partie superficielle de la peau,
on observe des éléments parasitaires analogues à ceux qu'on rencontre
dans le cuir chevelu, au niveau des taches, des disques, des cercles
de l'herpès vésiculeux et maculeux des régions de la peau occupées par
des poils follets. Ce sont toujours des filaments et des gonidies à côté
d'éléments très-fins sous forme de petits noyaux, comme dans l'intérieur des gaînes de la racine et du cheveu lui-même.

On trouve surtout les tubes de mycélium bien développés sur
les disques et les cercles déjà anciens, et principalement dans les parties situées à la périphérie. Leur siége habituel est la région limitrophe
des parties les plus inférieures de la couche cornée et des couches les
plus supérieures du réseau muqueux. (V. fig. 15, *ab*.) Dans les couches
plus profondes des cellules de Malpighi, on ne trouve plus de parasites.
L'herpès tonsurant a donc, en général, un siége plus superficiel que
celui qu'on observe dans l'eczéma marginatum que beaucoup d'auteurs
confondent au double point de vue mycologique et clinique avec l'herpès
tonsurant, dans lequel les champignons pénètrent profondément les
couches de l'épiderme.

On râcle au moyen d'un scalpel, dans les points que je viens de nommer, l'épiderme soulevé jusqu'à la profondeur indiquée, on place cet
épiderme sur une lame de verre et on l'examine après addition d'une
faible solution de potasse, d'acide acétique, de glycérine ou d'autres
liquides appropriés.

Dans l'épiderme du bord extérieur tuméfié, non encore recouvert
de squames, de croûtes, mais seulement rouge, du cercle herpétique,
il est difficile d'obtenir les éléments parasitaires, et il est tout à fait
impossible de les trouver dans les parties presque complétement
guéries.

Le plus difficile est de démontrer la présence des parasites dans
les points où les phénomènes inflammatoires et exsudatifs sont intenses,
où se sont développées les plus grosses bulles. Dans ces dernières, ce
sont les couches profondes de la partie supérieure de l'enveloppe bulleuse et non celles qui constituent le fond de ces mêmes bulles qui contiennent principalement le champignon.

Mais pourtant on ne les rencontre pas toujours là facilement, parce
que les cellules épidermiques sont infiltrées par un liquide séreux et
séparées les unes des autres, et parce que les filaments parasitaires

sont placés en plus grande quantité dans quelques points, tandis que
d'autres en sont exempts. Ce qu'il y a de mieux, c'est, dans ce cas, de
déchirer et d'examiner les enveloppes des vésicules déjà desséchées, et
non celles de ces vésicules qui sont de date relativement récente.

Dans les points où l'herpès tonsurant commence à se développer,
il est aussi difficile de trouver le champignon que dans les points où le
processus a évolué très-rapidement ou dans ceux à extension rapide.
Par conséquent, il est presque impossible dans les premiers jours de
l'apparition de l'herpès tonsurant maculeux, ou disséminé sur tout le
corps, alors qu'il n'existe que des nodosités et des taches de la grosseur
d'une tête d'épingle ou seulement de petits disques rouges squameux au centre, de trouver des tubes de mycélium complétement développés.

Fig. 15.

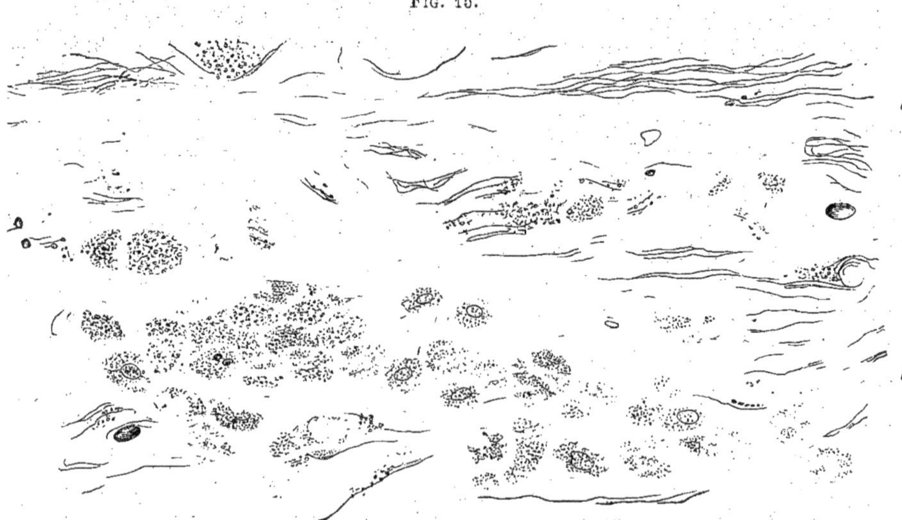

Squames épidermiques de l'herpès tonsurant vésiculeux du sillon cervico-maxillaire chez un garçon.
Gross. Hartnack, oc. 3, obj. 9. a, couches profondes des cellules épidermiques plates ; b, couche
supérieure du réseau cellulaire contenant des noyaux.

On voit seulement des éléments peu caractérisés, analogues à des
corpuscules et à des noyaux, très-semblables au contenu des cellules
épidermiques. Vers la fin de la première semaine et dans le [cours de
la seconde où l'on aperçoit déjà des taches grandes comme des pièces
de 50 centimes et même plus grandes, avec desquamation considérable
au centre, il est facile de constater un abondant dépôt de mycélium. J'ai donné dans la fig. 15 le dessin d'une préparation d'herpès

tonsurant vésiculeux, justement parce qu'il n'est pas toujours facile
de faire la démonstration des champignons dans cette forme ainsi que
dans d'autres variétés de l'herpès tonsurant qui suivent une marche
aiguë.

On voit des tubes de mycélium de calibre à peu près égal, à bords
lisses et articulés ou régulièrement interrrompus, en général allongés,
simples ou ramifiés, en quelques points ramifiés en forme d'éventail.
Quelques-uns des filaments non interrompus sont d'une finesse extraordinaire. En outre, on voit des amas de corpuscules et des cellules gonidiennes, isolées, extraordinairement grosses, ovoïdes, fortement
réfringentes, et d'autres plus petites, arrondies et polyédriques,
disposées en forme de chapelet.

Quant à la place que doit occuper en botanique le champignon,
décrit en premier lieu par Malmsten et Gruby comme spécial à l'herpès tonsurant, on est aussi peu avancé actuellement que pour l'Achorion et l'on ne l'est pas davantage quant aux rapports de ce dernier
avec l'autre, comme cela ressort de la description que nous avons
donnée dans les chapitres précédents.

Robin a rangé le Trichophyton dans les Torulacées, et Küchenmeister a simplement répété les données morphologiques et systématiques
de Robin. Wedl se borne à dire que les champignons de l'herpès tonsurant et du favus sont identiques. Nous avons démontré dans la
partie générale que la ressemblance des tubes de mycélium et des
spores est, en l'état actuel de la mycologie, insuffisante pour désigner l'espèce de champignon; de plus, que ni la botanique ni la
pathologie n'ont pu déterminer dans ces dernières années la place
que doit occuper le Trichophyton. -

Après Robin, le seul botaniste qui se soit occupé de ces questions,
c'est Hallier. Mais il a fait primitivement dériver le Trichophyton du
Penicillium, plus tard de l'Aspergillus, de cette même moisissure dont
il fait provenir le parasite du pityriasis versicolor, opinion qui est
tellement en contradiction avec les données cliniques que les pathologistes doivent la rejeter sans autre examen.

Étiologie. — Quelle que soit la forme sous laquelle apparaît l'herpès tonsurant, les symptômes morbides sont toujours occasionnés par
la présence et la germination du parasite végétal que je viens de décrire.
Ceci résulte aussi bien de la démonstration qu'il est toujours possible
de faire du champignon que des nombreux cas de transmission positive, accidentelle ou artificielle de la maladie. Les phénomènes mor-

bides ainsi que les conditions de leur disparition soit spontanée, soit à l'aide de la thérapeutique, s'expliquent complétement par la présence et le mode de développement du champignon.

Lorsqu'on peut suivre par un examen microscopique attentif le progrès de la végétation du champignon dans l'herpès tonsurant développé accidentellement ou artificiellement, il est facile de saisir d'une manière positive et dans tous leurs détails le rapport existant entre la végétation du champignon et les phénomènes morbides.

En premier lieu, le champignon se tient dans les couches les plus superficielles de l'épiderme, après que celles qui sont encore plus superficielles ont été enlevées par macération ou mécaniquement. Les éléments parasitaires agissent ici comme un corps étranger irritant les papilles sur lesquelles il est placé. Des papilles deviennent hyperémiées. La partie correspondante paraît comme une tache rouge (H. tonsurant maculeux). Si la peau ou la portion de peau est le siége d'une irritation plus considérable, alors l'hyperémie augmente au point qu'il se produit une exsudation séreuse, sous l'influence de laquelle, même lorsqu'elle est modérée, l'épiderme se détache, et après l'évaporation du sérum il se forme une squame (H. tonsurant squameux), ou, si elle est abondante, l'épiderme se soulève sous forme de vésicules (H. tonsurant vésiculeux). Par la chute de l'épiderme le champignon est entraîné, puisqu'il ne prolifère jamais profondément et ne s'enfonce pas en général dans le chorion. Ainsi il arrive que, à la place primitivement malade, le champignon est éliminé par le processus exsudatif qu'il a occasionné et cette place guérit spontanément. Dans d'autres cas, le parasite prolifère à la périphérie de la plaque primitive dans les couches de l'épiderme environnant, où il provoque les mêmes phénomènes. Dans ces conditions, l'extension périphérique des phénomènes morbides et l'évolution consécutive du processus se comprennent facilement.

Dans les points pourvus de follicules pileux profonds et de cheveux épais, principalement au cuir chevelu, aux parties de la face recouvertes de barbe, etc., le processus devient plus stable, parce que le champignon s'est établi dans des parties qui ne peuvent pas tomber aussi rapidement et aussi complétement que les *strata* épidermiques de la surface superficielle de la peau, c'est-à-dire dans les couches de la gaîne de la racine du cheveu et dans le cheveu lui-même. Lorsque le champignon traverse le cheveu selon toutes les directions et fouille la gaîne de la racine, le cheveu est modifié dans sa nutrition, il devient sec, terne et cassant, il se fendille en plusieurs endroits et enfin se casse juste au niveau de l'orifice du follicule pileux et se détache alors tout à fait. Je ne crois pas que les cheveux deviennent malades et se cassent avant qu'ils aient été pénétrés par le champignon (Bærensprung), car j'ai vu beaucoup de cheveux paraissant sains extérieurement qui étaient déjà abondamment pourvus de mycélium. Il est certain que la dégénérescence et l'émiettement des cheveux sont en grande partie dus à la présence du champignon. Comme dans les cas de prolifération dans les couches superficielles de la peau, le champignon peut aussi occasionner de l'inflammation, des nodosités et des pustules, en raison de son accumulation dans les couches épidermiques du follicule pileux, il en résulte les symptômes du sycosis parasitaire (des auteurs) ou de l'herpès tonsurant pustuleux (Bærensprung).

Aussi, après l'élimination spontanée ou artificielle du cheveu contenant des champignons, il peut encore se trouver des parasites avec des débris de la gaîne de la racine, ce qui devient une cause de l'inoculation aux parties voisines ou au cheveu qui repousse dans le même follicule.

Enfin, à la suite d'un trouble persistant de la nutrition, l'un ou l'autre des follicules peut être complétement détruit.

A côté de la cause directe de l'herpès tonsurant, représentée par le Trichophyton, il faut signaler comme causes plus éloignées ou plus médiates de l'origine et de l'extension de la maladie toutes les conditions qui favorisent en général l'adhérence et le développement du champignon sur la peau, ainsi que la transmission d'un individu à un autre, ou des animaux à l'homme, ou d'une partie de la peau sur une autre.

Quant au premier point, on sait que dans toutes les circonstances qui sont favorables à la végétation des moisissures on observe fréquemment l'herpès tonsurant. Ainsi il se développe très-souvent des disques d'herpès tonsurant sur des régions de la peau qui sont recouvertes de cataplasmes ou de compresses humides tièdes. C'est pendant la cure d'eau froide ou en général dans des établissements de bains dans lesquels on fait souvent usage de linge de corps qui n'est pas bien séché, dans les cabinets de bain, dans les chambres où il y a beaucoup de moisissures, que bon nombre de malades contractent l'herpès tonsurant, et on se trompe rarement chez un individu qui présente de nombreuses formes d'herpès tonsurant disséminées sur tout le corps, en les attribuant à l'abus des lavages quotidiens avec l'eau froide ou à la cure hydrothérapique. Puisque dans des conditions analogues on voit survenir de l'eczéma, ces affections présentent très-souvent la forme combinée de l'eczéma et de l'herpès tonsurant, ou de l'eczéma marginatum caractéristique, qui par la continuité de l'influence nocive ou même après la cessation de ces causes peuvent persister pendant des mois et des années, longtemps 'après que la notion de la cause a déjà disparu des souvenirs du malade.

La macération de l'épiderme par le liquide sudoral de la peau est également une circonstance favorable au développement et à la durée de l'herpès tonsurant, ainsi que la macération par les cataplasmss, les bains, etc. Par conséquent, les disques d'herpès ayant une longue durée se trouvent habituellement à la face interne des cuisses et sur les surfaces correspondantes du scrotum, à la face inférieure du sein et à la partie correspondante du thorax, au creux de l'aisselle, etc., dans tous les points en un mot où deux surfaces de la peau sont en contact prolongé l'une avec l'autre.

On ne saurait nier aussi que certaines conditions météorologiques, principalement un mauvais temps prolongé, favorisent également la production de l'herpès tonsurant, ainsi, d'ailleurs, que des champignons ordinaires, soit que le Trichophyton prospère dans ces conditions ou pour d'autres raisons encore inconnues. Il est certain que souvent plusieurs semaines et plusieurs mois se passent sans que l'on observe un seul cas d'herpès tonsurant. Aussi il y a des époques, notamment au printemps et à l'automne, où l'herpès tonsurant se présente en grand nombre. Je n'ai jamais trouvé réunis à Vienne, en un temps aussi court, autant d'herpès tonsurants de toutes les formes, du cuir chevelu, de l'herpès tonsurant maculeux généralisé ou de l'herpès circiné simple, etc., que dans la première moitié d'avril de cette année (1876). Il y en avait trente, ce qui représente un nombre assez considérable pour Vienne et pour les conditions dans lesquelles s'exerçait ma pratique.

On peut conclure des considérations précédentes que les conditions favorables au développement idiopathique de l'herpès tonsurant sont très-nombreuses.

De plus, la contagiosité de l'herpès tonsurant joue un rôle important dans l'étiologie de la maladie. L'herpès tonsurant est contagieux à un haut degré. L'adhérence a lieu très-rapidement et paraît se produire assez facilement sur le tégument. De là résulte la rapide extension de la maladie d'une partie de la peau du même individu sur une autre partie et de l'homme à l'homme. Rarement l'affection reste limitée pendant longtemps à une seule personne d'une même famille. En peu de temps tous les enfants d'une famille, d'un lycée, ainsi que les adultes, sont atteints par la maladie. Et cependant nous savons que l'affection ne consiste nullement en un contagium mobile ; aussi est-il impossible de nier le transport par l'air des spores du champignon.

Une cause assez fréquente de l'herpès tonsurant chez l'homme provient de l'existence de la même affection chez certains animaux, chez les chevaux, les bêtes à cornes, les chats, les chiens, les lapins. Depuis les indications relatives à l'herpès tonsurant des anciens auteurs (Alibert) et les données ultérieures plus exactes de Letenneur (1), Bazin (2), Gerlach (3), Bærensprung (4), Fox (5), Tockwell (6), Köbner (7), Michelson (8) et de beaucoup d'autres, on a souvent constaté par des faits positifs que l'herpès tonsurant a été transmis accidentellement ou par inoculation des animaux en question (9) à l'homme et réciproquement ; ce résultat a été si souvent démontré qu'actuellement il est superflu de mentionner d'autres observations que nous avons eu également l'occasion de faire à plusieurs reprises.

Apparition. — L'herpès tonsurant est une affection infiniment plus fréquente que le favus. Le peu d'apparence de la lésion, sa terminaison non spontanée dans les régions non recouvertes de poils, sa localisation habituelle au cuir chevelu où sa présence n'est ni douloureuse ni d'un aspect désagréable ; sa prédilection pour les enfants et pour plusieurs enfants de la même famille simultanément atteints ; enfin la longue durée du traitement et la possibilité de le faire facilement sans l'intervention d'un médecin sont tout autant de circonstances qui expliquent comment on voit seulement un très-petit nombre de malades entrer dans les hôpitaux. Il en résulte que les chiffres portés dans

---

(1) Letenneur, *Réflexion sur l'herpès tonsurant*, Nantes, 1852.

(2) *Recherches sur la nature et le traitement des teignes*, Paris, 1853.

(3) Gerlach, *Die Flechte des Rindes*, Berlin, 1857.

(4) Bærensprung, *Annal der Charité*, 1857, 8e année, fasc. 1, et *ibid.*, 1862, tome X, fasc. 1.

(5) *Clinical Soc. Rep.*, vol. XIV.

(6) Tockwell, *Saint-Barth. Hosp. Rep.*, 1871, vol. 7.

(7) Köbner, *Klin. et Exp. Mitth. K.*, a communiqué l'herpès tonsurant à des lapins.

(8) Michelson, *Berl. kl. Wochenschr.*, 1874, nos 11 et 33.

(9) Vincens (*Herpès tons. chez les animaux*, Paris, 1874), et Horand (*Lyon médical*, 1874), ont trouvé, par leurs recherches sur la transmission de l'herpès tonsurant aux animaux, que les rats n'étaient pas susceptibles de prendre cette mycose, mais au contraire le favus.

les rapports hospitaliers ne donnent aucune idée du chiffre réel de ces malades en général.

Tandis que le favus survient principalement chez les individus jeunes appartenant aux classes pauvres et vivant dans des situations misérables, l'herpès tonsurant se rencontre chez des personnes de toute profession et chez les individus des conditions les plus prospères, en même nombre que dans les familles moins heureuses.

En général, l'herpès tonsurant apparaît plus fréquemment chez des enfants et des jeunes gens que chez des adultes, et cela sous toutes les formes possibles. Mais l'herpès tonsurant du cuir chevelu survient presque exclusivement sur les sujets jeunes. Chez les adultes, on trouve très-rarement la dernière forme. Toutefois les éruptions générales de l'herpès tonsurant maculeux et les formes chroniques de l'herpès tonsurant limitées à la région génito-crurale et aux plis des articulations sont plus communes chez les adultes. Bien que l'on observe des cas d'herpès tonsurant à toutes les époques de l'année, habituellement les malades se présentent dans l'espace de quelques semaines d'une manière vraiment surprenante. Ce fait coïncide en général avec un temps humide persistant. Il va sans dire qu'en outre cette affection peut se développer aussi dans d'autres circonstances, notamment s'il existe des conditions particulièrement favorables à l'extension de la maladie par contagion (maisons d'éducation, casernes, écoles, etc.).

Diagnostic. — Le Trichophyton étant un caractère essentiel et absolu de l'herpès tonsurant, il est nécessaire, pour établir le diagnostic scientifique de cette affection, de démontrer à l'aide du microscope la présence du champignon. Mais dans la pratique il [n'est pas toujours aisé de réaliser ce *desideratum.* Il n'est pas très-facile à l'hôpital et encore moins dans la pratique particulière de remettre son jugement sur un cas morbide soumis à votre observation jusqu'à ce que l'on ait fait l'examen microscopique. Cette étude microscopique exige quelquefois beaucoup de temps et une certaine expérience que n'ont pas tous les praticiens. De plus, des erreurs sont encore possibles par rapport à d'autres mycoses, sans préjudice des méprises réelles dans lesquelles peuvent tomber très-facilement ceux qui sont peu familiers avec les recherches mycologiques.

Il importe par conséquent au plus haut point que le diagnostic de l'herpès tonsurant, comme celui des autres affections de la peau, repose sur une base clinique précise. En réalité, ceci est très-possible. Il suffit pour établir le diagnostic de se rappeler les symptômes cliniques dont il a été question ci-dessus, et, dans les cas douteux seulement, la démonstration microscopique du champignon sera nécessaire pour arriver à la précision scientifique.

Dans l'appréciation des symptômes cliniques, il faut en même temps se rappeler tous les autres processus morbides avec lesquels les premiers peuvent avoir de grandes analogies et par conséquent avec lesquels on pourrait les confondre. Par suite de la grande variété de formes sous lesquelles se présente l'herpès tonsurant, les éléments et les conditions sur lesquels repose le diagnostic différentiel sont aussi très-variables et très-multiples.

Le diagnostic de l'herpès tonsurant du cuir chevelu est le plus facile, toutes les fois qu'il existe plusieurs plaques disséminées, semblables à des tonsures, pourvues de débris de cheveux cassés, parce que cet état représente un type tout à fait caractéristique. On est encore plus certain de reconnaître cette affection, si en même temps on trouve des disques squameux, rouges, sur les parties voisines de la peau, sur le front, à la nuque, car ces symptômes se complètent mutuellement. Toutefois il ne faut pas oublier qu'il existe aussi dans l'eczéma des plaques rouges squameuses, et qu'il en est également de même dans le psoriasis et le lupus erythémateux, et dans ces derniers des plaques annulaires ; dans le lupus erythémateux, on observe des des plaques semblables à des tonsures, rouges avec un rebord élevé ; dans tous ces processus, les cheveux cèdent facilement à la traction, ou bien ils sont déjà tombés.

Dans l'herpès tonsurant qui a envahi tout le cuir chevelu, dont toute la surface est recouverte de squames minces, blanches, parcheminées, une erreur de diagnostic peut avoir lieu non-seulement avec les deux processus que je viens de nommer, mais aussi avec la séborrhée et même avec une autre mycose, le favus. Je dois me borner ici à la seule mention des affections avec lesquelles une erreur est possible, puisque j'appelle l'attention, dans les chapitres qui s'y rapportent, sur les symptômes indiqués et les conditions du diagnostic différentiel de l'eczéma, du psoriasis, de la séborrhée (voir tome I), du lupus erythémateux (voir tome II) et, relativement aux lésions syphilitiques semblables, je renvoie à la description que j'en ai donnée dans mon ouvrage avec planches sur la syphilis.

En ce qui concerne le favus, il faut encore répéter la remarque que j'ai déjà faite auparavant, que, même avec l'examen microscopique, il est impossible de se prononcer entre l'un ou l'autre processus

puisqu'on peut à peine distinguer mycologiquement l'un de l'autre
l'Achorion et le Trichophyton, et l'herpès tonsurant de tout le cuir chevelu forme un tableau de la maladie tout à fait analogue à celui qu'on
peut observer quelques jours après la disparition du scutulum favique.
Abstraction faite des cicatrices atrophiques qui pourraient faire croire
au favus, il suffirait d'une observation de 3 à 4 semaines pour trancher la question, parce que dans cet intervalle le scutulum favique se
développerait de nouveau d'une manière évidente, tandis que dans
l'herpès tonsurant la maladie conserverait son caractère primitif.

Les variétés d'herpès tonsurant qui surviennent sur le tronc et les
extrémités offrent plus d'une difficulté pour le diagnostic différentiel
comparativement à d'autres processus que j'ai déjà en partie mentionnés. Avant tout, il y a l'éruption aiguë généralisée de l'herpès tonsurant maculeux, très-semblable à une syphilide maculo-papuleuse au
début ou à une éruption généralisée aiguë de psoriasis.

En ce qui concerne la roséole syphilitique, j'ai vu assez souvent
confondre cette affection avec l'herpès tonsurant. L'erreur est très-facile
à éviter avec quelque attention et quelque connaissance du sujet. Les
taches de la roséole syphilitique ne donnent jamais lieu à de la desquamation ; tandis que les macules et les petites nodosités de l'herpès tonsurant présentent déjà après quelques heures, et d'une manière caractéristique, la desquamation centrale. Et quand au bout de plusieurs jours,
il est une fois survenu des disques squameux au centre, grands, ovoïdes
et arrondis, on trouve alors toute la série de développement de l'herpès,
depuis les taches primaires et les nodules jusqu'à ces symptômes-types
à l'aide desquels il est facile de reconnaître la nature de la maladie.

Le même caractère suffit pour le psoriasis, dans lequel aussi, — en
supposant une éruption généralisée, aiguë, — des plaques déjà plus
grosses se sont formées dans l'espace de 6 à 8 jours, plaques qu'à leur
rougeur uniforme, à leurs squames régulières et épaisses, il est facile
de distinguer des disques herpétiques avec desquamation et rougeur
périphérique moins marquée au centre.

L'herpès tonsurant vésiculeux a, comme je l'ai déjà dit, été confondu
par quelques auteurs avec l'herpès circiné.

Il faut par conséquent indiquer ici encore une fois la caractéristique
de l'herpès circiné, qui a été développée par Hebra (Voy., tom. I.),
et qui est reproduite dans ses parties essentielles p. 828 de ce volume.
A côté du développement régulier d'un herpès iris à marche aiguë
typique, il faut faire ressortir la résistance particulière (situation profonde et par conséquent enveloppe épidermique épaisse) et la gros-

seur des vésicules de l'herpès circiné par rapport aux petites vésicules très-superficielles et formées par une lamelle épidermique excessivement mince de l'herpès tonsurant, ainsi que la localisation spéciale de l'herpès circiné sur la face dorsale de la main et du pied.

Toutefois on ne peut nier que, dans certains cas, il est très-difficile de différencier l'herpès tonsurant vésiculeux de l'herpès circiné, d'autant que les vésicules de ce dernier sont plus volumineuses et sa localisation particulière, et que même il est très-difficile de le distinguer du pemphigus circiné. Mais dès que, dans l'évolution ultérieure de la maladie, les groupes de vésicules forment des cercles et des disques plus étendus, squameux, le caractère du processus devient évident.

Le diagnostic est facile lorsqu'il s'agit de cercles présentant un liséré rouge, squameux au centre, à évolution chronique — lésions les plus fréquentes de toutes les variétés de l'herpès tonsurant, — que l'on observe si souvent dans les régions inguinales et fémoro-scrotales, au scrotum, aux grandes lèvres et sur les parties voisines, dans le creux axillaire, à la face inférieure des seins et sur la région thoracique correspondante, ainsi que sur d'autres parties de la peau, à la nuque, aux extrémités, etc. Toutefois on observe aussi des cas dans lesquels l'affection, en raison de sa coloration brun foncé, de la dureté, de l'absence de saillie (desquamation légère) du liséré formant le cercle, peut en imposer pour la syphilis annulaire (1); ou *vice versa* on peut confondre cette dernière affection avec l'herpès tonsurant.

Si la portion de peau comprise dans l'intérieur du cercle présente une atrophie cicatricielle, légèrement déprimée, on a alors affaire à la syphilis. Car c'est dans ce cas seulement qu'un infiltrat de la peau a pour point de départ le processus dont la disparition est suivie d'une atrophie cutanée.

Le diagnostic des cercles de cette forme de l'herpès tonsurant d'avec le psoriasis annulaire est quelquefois plus difficile, puisque les deux processus se passent dans l'épiderme. La présence de plaques de psoriasis vulgaire aux coudes, aux genoux, etc., n'a qu'une importance relative dans ce cas, car les deux processus ne s'excluent pas mutuellement.

Dans ces circonstances comme dans toutes celles où l'observation clinique ne suffit pas pour poser le diagnostic, c'est l'examen microscopique qui seul peut trancher la question.

Le diagnostic différentiel de l'eczéma marginatum et de l'herpès

____

(1) V. mon ouvrage *Sur la syphilis de la peau*, etc., pl. XXXI et XXXII.

tonsurant est très-important dans la pratique, abstraction faite de toute opinion scientifique, soit que l'on considère l'eczéma marginatum comme une simple forme de développement ou comme une variété bâtarde de l'herpès tonsurant, soit qu'à l'exemple d'Hebra on le regarde comme une espèce particulière d'eczéma due à la présence d'un champignon ou du moins contenant toujours un élément parasitaire (1).

L'eczéma marginatum est caractérisé par des disques et des lignes discoïdes qui ne présentent pas une surface aussi unie ni des lignes aussi -régulières que celles de l'herpès tonsurant, mais sont interrompues en différents points par de nombreuses petites nodosités, des vésicules et des croûtelles. La démangeaison qui l'accompagne est extrêmement vive, et on a par conséquent toujours les lésions occasionnées par le grattage. Sa marche est extrêmement chronique. Cet eczéma persiste souvent sur une seule et même région pendant 10 à 20 ans. Il est très-rebelle au traitement, parce que le champignon qui lui est particulier prolifère jusque dans les couches profondes de l'épiderme, et ses récidives fréquentes dans les points primitivement affectés tiennent sans doute aussi à cette dernière raison.

Il n'est jamais aussi facilement transmissible ni aussi contagieux que l'herpès tonsurant, quoique Köbner et Pick aient démontré expérimentalement sa contagiosité.

Par tous ces motifs, il est très-désirable de séparer, au point de vue clinique, ces deux processus. Mycologiquement, leur différence n'est pas à démontrer. Leurs champignons ressemblent morphologiquement l'un à l'autre.

Nous avons signalé leurs différences cliniques dans la première partie de cet ouvrage ; aussi y renvoyons-nous le lecteur pour plus amples renseignements.

Traitement. — Les conditions concernant la maladie et la guérison de l'herpès tonsurant sont exactement les mêmes que pour le favus. Dans les deux cas, le parasite est la cause essentielle de l'affection ; aussi la disparition de celui-ci est-elle la condition absolue de la guérison. Et dans les deux affections on rencontre les mêmes difficultés, du moins dans les cas de localisation au cuir chevelu et sur les parties recouvertes de poils, notamment pour faire disparaître et même, si la chose est possible, pour détruire dans ces points le champignon dont le siége est caché dans les couches de la gaîne de la racine du cheveu et du cheveu lui-même.

(1) V. tome I.

Par conséquent, la méthode de traitement de l'herpès tonsurant du cuir chevelu, ainsi que des parties du visage recouvertes de barbe et des autres régions de la peau pourvues de poils longs, est exactement la même que celle que nous avons indiquée pour le favus localisé dans les mêmes points. Ici aussi il faut avant tout enlever les masses épidermiques à l'aide d'onctions huileuses et de lavages avec du savon ; après quoi on épile les cheveux dans la région malade et on fait ensuite des frictions avec des substances parasiticides, pommades, huiles, liquides alcooliques ou éthérés, et on continue ce traitement pendant plusieurs semaines et — si cela est nécessaire — pendant plusieurs mois. Comme nous n'avons pas d'autres recommandations à faire que celles que nous avons déjà indiquées à propos du favus, nous nous bornons à renvoyer aux conseils que nous avons donnés pages 621 et suivantes. Toutefois, relativement à l'épilation, il importe qu'elle soit faite avec plus de soin encore dans l'herpès tonsurant que dans le favus, et en se servant de la pince à cils. L'emploi de cette pince est nécessaire parce que la plupart des cheveux malades sont cassés court et que par conséquent il est très-difficile de les saisir avec les doigts. L'épilation doit être plus soigneuse parce que, dans l'herpès tonsurant, beaucoup plus de cheveux sont atteints, et ceux-ci sont plus considérablement envahis par le champignon que dans le favus (1).

En général, il est impossible de fixer la durée du traitement. La guérison sera d'autant plus rapide que les plaques seront peu nombreuses et qu'on fera le traitement avec soin chaque jour. En moyenne, trois à six mois sont nécessaires pour la cure d'un herpès tonsurant très-étendu du cuir chevelu. Des plaques isolées et circonscrites sont guéries dans l'espace de trois à quatre semaines, lorsqu'on peut tous les jours surveiller chaque follicule en particulier. Comme critérium extérieur de la guérison, on voit alors disparaître la rougeur, la tuméfaction et les squames sur les parties malades, et en même temps les limites du foyer morbide s'effacent, les cheveux repoussent de nouveau et cèdent difficilement à la traction. En tout cas, il faut ici, comme dans le favus, examiner encore attentivement le cuir chevelu pendant plusieurs semaines après la guérison apparente, pour voir s'il n'est pas survenu sur un point quelconque un nouveau foyer morbide. On ne doit considérer l'affection comme guérie que si, après une

---

(1) Henri recommande (*American Journal of syphilis and Dermat.*, IV, 1) pour l'herpès tonsurant, une pince à épilation qui est exactement la même que celle proposée par Deffis pour le favus. Selon nous, la pince à cils ordinaire est tout à fait suffisante.

observation prolongée, on ne trouve nulle part des taches rouges squameuses, des vésicules ou des cheveux cassés, et si, d'un autre côté, les cheveux poussent partout d'une manière régulière.

Il résulte des considérations précédentes qu'il est assez difficile d'apprécier le moment où il ne reste plus un seul point ni un seul cheveu malades ; aussi serait-il très à désirer de voir se confirmer l'assertion de Duckworth (1).

D'après cet auteur, le chloroforme employé en frictions permettrait de reconnaître les cheveux contenant encore des champignons de ceux qui sont indemnes et sains ; suivant Duckworth, le chloroforme donnerait une coloration opaline très-marquée aux premiers, tandis que les cheveux sains ne seraient nullement modifiés. Je n'ai pas été à même de contrôler ce renseignement, mais j'ai seulement vu que tous les cheveux, même ceux des parties saines, paraissent inégaux et comme recouverts d'une poudre blanche, ce qui tient évidemment à ce que la couche superficielle de l'épiderme perd très-rapidement et complétement ses éléments graisseux sous l'influence des applications de chloroforme.

L'herpès tonsurant du tronc et des extrémités exige beaucoup de soins dans le choix et dans le mode d'emploi des moyens de traitement ; il en est de même des parties de la peau qui sont recouvertes de poils follets. Une méthode aussi simple que celle que nous avons indiquée pour le favus ne saurait suffire. Dans l'herpès tonsurant, la prolifération parasitaire ne se limite pas aux orifices superficiels des follicules pileux, mais elle se répand sur des espaces considérables et nombreux des couches épidermiques.

Le principe du traitement est cependant le même dans les deux cas : élimination et mortification du champignon, c'est-à-dire des couches épidermiques qui le cachent. Mais on atteindra ce but plus ou moins rapidement et complétement, suivant les circonstances et selon les traitements que l'on aura employés.

Avant tout, il importe de débarrasser l'épiderme sur une certaine profondeur et dans un laps de temps suffisamment court pour que les champignons laissés comme germes ne trouvent pas l'occasion de se développer dans les couches épidermiques sous-jacentes de nouvelle formation. On a plusieurs moyens pour atteindre ce résultat, notamment le savon mou, une solution de potasse caustique, le goudron, le soufre, la teinture d'iode, la glycérine iodée,

____

(1) *On a new method of determining the presence of, and recovery from true ringworm. Brit. med. Journal,* 1 nov. 1873.

l'acide acétique, etc. Mais il ne suffit pas de porter les remèdes sur les parties envahies par le parasite, il faut encore atteindre les points sains de la peau avec les médicaments appropriés. Enfin on doit encore prendre en considération que, dans l'herpès tonsurant généralisé, on ne produira pas la mortification de l'épiderme sans que la peau ou l'organisme lui-même ne deviennent le siége d'une réaction correspondante, soit immédiatement, soit après la chute de la couche épidermique. Seulement, en ayant égard à ces conditions et en choisissant des moyens et des méthodes appropriés, on obtiendra aussi avec certitude la guérison de l'herpès tonsurant. Si, par ignorance ou par légèreté, on ne prend pas les précautions nécessaires, non-seulement on guérira difficilement l'affection dont nous parlons, mais encore on provoquera chez les malades une deuxième affection peut-être encore plus incommode, et certainement plus difficile à combattre, c'est-à-dire un eczéma artificiel.

Indiquons donc à présent les remèdes et les méthodes de traitement de l'herpès tonsurant :

Dans la période aiguë de l'herpès tonsurant vésiculeux, tant que l'éruption vésiculeuse fait des progrès très-rapides et que les parties atteintes présentent une vive inflammation, de la rougeur, de la tuméfaction, et notamment si ces symptômes occupent de grandes surfaces, un traitement anodin — la poudre d'amidon — est, comme dans l'eczéma aigu, le traitement le plus rationnel. Une thérapeutique active, notamment au moyen de caustiques, augmenterait inutilement l'inflammation et la douleur et n'abrégerait nullement la durée de la maladie.

Au bout de 3 à 6 semaines, les phénomènes inflammatoires disparaissent habituellement et quelquefois avec eux l'herpès tonsurant lui-même ; ou bien il s'est développé un herpès tonsurant orbiculaire et squameux. Dans le dernier cas, il faudrait alors employer un traitement direct, comme on le fait d'emblée dans l'herpès tonsurant maculeux.

Donc, abstraction faite de la forme inflammatoire aiguë, l'herpès tonsurant peut être traité d'après les principes indiqués ci-dessus dans tous les cas où il existe seulement sur quelques points du corps, ou bien s'il occupe toute la surface cutanée.

On obtient ce résultat de la façon la plus rationnelle par une méthode qui dans un court intervalle de temps, 10 à 14 jours environ, enlève toute la couche épidermique cachant le champignon. Cette méthode réunit à la brièveté du traitement l'avantage d'une action régulière et d'un résultat tout à fait certain.

Si, par exemple, on a affaire à un herpès tonsurant maculeux géné-

ralisé, on fait une série de frictions avec du savon mou. On frotte avec
le savon, comme avec une pommade, sur tout le corps, à l'exception
de la face et du cuir chevelu, où l'on ne trouve que rarement des
taches ; si toutefois il en existait, on peut les enlever avec des lavages
de savon. En même temps on plonge de temps en temps le creux de
la main dans de l'eau tiède, on peut ainsi étendre le savon mou en couches plus minces et plus régulières. Le savon reste déposé sur la peau.
On fait coucher le malade dans un lit entre deux couvertures de laine
ou bien on lui met une jaquette et un pantalon de laine. Ce vête-
tement est moins approprié, parce que le malade ainsi habillé peut se
promener, et par conséquent le savon est enlevé de la peau. Pourtant
on peut faire cette concession pour la plus grande facilité de ceux qui
sont dans une situation aisée et pour lesquels une prolongation de quelques jours de la cure est sans importance.

Matin et soir on renouvelle ces frictions de savon mou, sans faire
laver la peau dans l'intervalle. Une série de douze frictions, c'est-à-dire de
six jours, suffit en moyenne. Dès le troisième jour, l'épiderme se détache
sous forme de grandes lamelles d'un brun jaunâtre, sèches, parcheminées,
ridées, bientôt crevassées, dans les régions où la peau est délicate, au
scrotum, au pli des articulations. Dans ces points, on saupoudre avec
de l'amidon pulvérisé et on cesse les frictions, afin de ne pas irriter le
tégument. Il faut en outre, par l'application de charpie saupoudrée d'a-
midon, protéger le scrotum du contact avec la cuisse et de la macération
ultérieure produite par le savon et la sueur.

Sur les autres parties de la peau, on continue les frictions pendant
six jours consécutifs. Vers le quatrième ou le sixième jour, l'épiderme
se ratatine partout, notamment sur les plaques d'herpès tonsurant, parce
que dans ces points l'épiderme était déjà soulevé par le champignon.
Il est donc très-aisé dans ces conditions de reconnaître les surfaces
malades, ce qui facilite beaucoup le contrôle du traitement.

Après la série complète, on saupoudre à plusieurs reprises la peau
avec de la poudre d'amidon, mais on ne la baigne jamais. Vers le dixième
jour, l'épiderme mortifié est complétement tombé partout. Il se forme
alors un épiderme jeune, blanc et exempt de plaques d'herpès tonsurant.
La desquamation est en grande partie terminée du dixième au quator-
zième jour. On fait alors prendre un bain simple au malade. La cure est
achevée, la peau est nette.

Toutefois il est ensuite nécessaire d'éloigner de la peau toutes
les causes d'irritation ou susceptibles de produire de la démangeaison,
des grattages et de l'eczéma, notamment la sueur et l'eau. Les malades

doivent s'abstenir de bains pendant au moins quinze jours ; on saupoudre la peau avec soin pour absorber la sueur, et dans le cas où il surviendrait de l'eczéma papuleux, s'il ne cédait pas à l'emploi de la poudre d'amidon ou aux applications d'alcool ou d'alcool phéniqué, on obtiendrait sa guérison à l'aide de badigeonnages avec la teinture de fragon.

Dans ces cas, la principale préoccupation du médecin traitant doit être de s'opposer à l'eczéma consécutif, comme on le voit en général survenir facilement dans des circonstances analogues, après la chute de l'épiderme sur de grandes surfaces cutanées, par exemple à la suite du traitement de la gale.

Chez les sujets à peau très-délicate, particulièrement chez les jeunes gens et chez les femmes, il n'est pas toujours indispensable de faire une série de douze frictions. Chez ces individus, après la sixième ou la huitième friction, il se manifeste déjà une rougeur générale et une tuméfaction œdémateuse de la peau qui s'accompagnent d'une sensation de brûlure et d'une légère excitation fébrile. Dans ce cas, la cure est terminée avec l'apparition de ces symptômes. Car l'infiltration séreuse détermine plus sûrement et plus rapidement une desquamation abondante et générale, et par suite l'élimination des couches contenant des champignons que l'on doit dès lors attendre avec patience, en se bornant à des applications fréquentes de poudre.

Au lieu de savon mou, on peut employer, avec la série déjà indiquée de douze frictions et avec un résultat analogue, la pommade de Wilkinson modifiée par Hebra, consistant en soufre, goudron, savon mou et axonge. On doit même préférer au savon mou cette pommade, malgré l'inconvénient résultant de son odeur désagréable et de sa couleur, dans les cas où en même temps que l'herpès tonsurant maculeux il existe de l'eczéma et un violent prurit ; car ces derniers phénomènes disparaissent sous l'influence du goudron.

Un remède composé de plantes pulvérisées, considéré comme un remède secret — poudre de Goa —, a été fréquemment recommandé par les médecins de l'Inde contre les affections parasitaires de la peau (1), ainsi que contre les formes chroniques de l'herpès tonsurant et de l'*eczéma marginatum*.

Après la sixième ou la vingtième friction faite avec une pommade composée de poudre de Goa et d'axonge, la mycose disparaît. Cette méthode ne présente donc aucun avantage particulier sur la nôtre ; car avec les moyens que nous avons indiqués et dont les résultats sont éprouvés,

____

(1) *The Practitioner* 1875. July, p. 14.

on obtient la guérison en peu de temps et d'une manière tout à fait certaine.

La poudre de Bahia et celle d'Araroba employées au Brésil paraissent être analogues à la poudre de Goa.

Dans tous les cas où il n'est pas absolument nécessaire de terminer le traitement dans l'espace de dix à quinze jours, on peut épargner aux malades une partie des désagréments attachés aux remèdes ci-dessus, en appliquant deux fois par jour sur tout le corps, à l'aide d'une brosse, le mélange de soufre et de savon indiqué ci-après, jusqu'à ce que l'épiderme prenne une teinte brune, se ratatine et se détache.

> R. Teinture alcoolique de savon de potasse. 150 grammes.
> Lait de soufre . . . . 10 —
> Baume du Pérou. . . . . 5 —

Toutefois une modification de cette pommade, ou toute autre semblable, exclut la possibilité d'assurer avec précision la durée du traitement ainsi que la certitude du résultat. On aura recours aux mêmes remèdes et aux mêmes méthodes — *mutatis mutandis* — s'il s'agit de guérir dans un court intervalle de temps et avec la plus grande certitude quelques disques d'herpès tonsurant, comme ceux qui surviennent habituellement *in regione inguinali* ou sur d'autres régions du corps. Ces méthodes sont exactement semblables à celle que nous avons déjà décrite en détail pour l'*eczéma marginatum*. (Voyez t. I.)

Pour ces plaques isolées, il est aussi possible d'arriver au même résultat dans l'espace de peu de jours à l'aide d'autres moyens, la mortification et la chute des couches épidermiques contenant des champignons. Il faut seulement appliquer ces remèdes d'après la même méthode d'une manière énergique et régulière dans une série de dix à douze séances : tels sont, par exemple, un badigeonnage fréquent d'huile de fragon, de teinture d'iode ou de glycérine iodée :

> Iode pur. . . . . 5 grammes.
> Hydriodate de potasse. . . . . 5 —
> Glycérine. . . . . 10 —

Appliqué deux fois par jour à l'aide d'un pinceau, en ayant la précaution de recouvrir la partie d'une feuille de gutta-percha, — c'est un remède douloureux. On peut encore avoir recours à une pâte sulfureuse composée de :

> Lait de soufre . . . . 10 gr.
> Alcoolat de lavande. . . . . 50 gr.
> Glycérine . . . . 2 gr. 50 cent.

On peut appliquer tous ces remèdes comme la teinture d'iode et la glycérine iodée sur de vastes régions de la peau, sans déterminer ni une vive inflammation ni des douleurs.

Bien que l'on puisse recommander pour tous les cas les méthodes de traitement que j'ai décrites jusqu'ici, en raison du peu de temps qu'elles exigent et de la certitude de leurs résultats, elles ne sauraient cependant convenir chez tous les malades. Beaucoup d'entre eux sont forcés par des circonstances extérieures (camarades de chambre, professions) de renoncer aux avantages qu'offrent ces diverses méthodes en raison des inconvénients qui en sont inséparables.

Ils doivent se contenter de guérir par d'autres remèdes, ayant une odeur moins désagréable et dont l'emploi ne les dérange pas dans leur état, bien que le traitement puisse exiger un temps plus long.

Tous les médicaments et toutes les méthodes de traitement que l'on peut employer dans ces cas ont l'inconvénient d'agir beaucoup plus lentement et d'une manière d'autant plus irrégulière et incertaine qu'ils sont employés par des mains peu expérimentées.

On doit alors se borner à faire frictionner le malade chaque jour, dans le bain, quand il s'agit d'un herpès tonsurant généralisé (sans bain, quand l'affection est limitée) à faire frictionner, dis-je, avec du savon mou ou bien avec de l'alcool de savon, à l'aide d'un morceau de flanelle ou de gants à frictions. De cette manière, une partie de l'épiderme malade se détache mécaniquement et chimiquement. Une fois le lavage terminé, on applique des substances parasiticides : acide phénique, créosote, benzine dissoute dans de l'alcool ou sous forme de pommade, un mélange faible de soufre et d'alcool, solution de sublimé (1 sur 100 d'alcool) et autres médicaments semblables, comme ceux que j'ai indiqués en plus grand nombre et dans diverses combinaisons contre le favus.

Dans tous les cas, le traitement dans ces conditions dure plusieurs semaines, parce que ni les parties malades isolées ne sont atteintes assez énergiquement, ni toutes également par les agents thérapeutiques. Il survient aussi un eczéma léger par suite de l'irritation quotidienne de la peau. Enfin une récidive peut facilement avoir lieu en employant ces méthodes de traitement, parce que on n'est pas sûr, avec elles, de détruire partout le champignon.

SUPPLÉMENT

De la maladie désignée sous le nom de Sycosis parasitaire.

Pendant l'impression de ce fascicule, j'ai eu l'occasion d'observer un cas de sycosis parasitaire très-prononcé, tel que, du moins d'après ce que je sais, on n'en a jamais rencontré un semblable ici à Vienne.

Comme Hebra, dans la première partie de cet ouvrage, a admis seulement d'une manière conditionnelle l'existence d'un sycosis parasitaire, il m'a paru convenable de rapporter ici l'observation que nous avons recueillie et qui confirme l'existence de cette variété de sycosis.

Il s'agit d'un paysan de 42 ans, originaire de la Hongrie, qui fut admis dans la clinique chirurgicale de Billroth pour une tumeur de la face, et que ce professeur eut l'obligeance de nous présenter.

La lésion peut remonter environ à quatre semaines. Il existe, à partir de la commissure labiale droite, en dehors et en bas, s'étendant au milieu d'une portion de peau recouverte d'une barbe coupée court, une tumeur cutanée dure, dont l'étendue dépasse celle de deux pièces de cinq francs, nettement délimitée, à bords élevés, fendillée à la surface, présentant une série de petites dépressions et de mamelons, de fragments de poils, et sécrétant un liquide séro-purulent et de mauvaise odeur. Au niveau du larynx, il y avait dans les derniers jours, au-dessous d'une surface excoriée de la grandeur d'une pièce de cinquante centimes, une tumeur de la grosseur d'une noix, dure, inégale, doulou-reuse à la pression et non fluctuante.

Ce cas avait l'aspect clinique du sycosis ordinaire qui a été esquissé (V. tome Ier) : « Il se forme quelquefois dans le sycosis des nodosités semblables à des plaques muqueuses ou des saillies que l'on pourrait prendre pour des furoncules ou pour des produits inflammatoires ana-logues.

« Dans d'autres cas, il survient des abcès s'ouvrant par de nombreux petits orifices provenant en partie des nodosités que j'ai indiquées ci-dessus, en partie semblables dès le début à un anthrax, qui sont le résultat de la confluence de nombreuses pustules situées dans les couches plus profondes. Dans d'autres cas, il survient sur la surface cutanée des proliférations en forme de bourgeons charnus. »

Dans un autre endroit, j'ai fait remarquer, d'accord avec les auteurs que j'ai cités, que cette forme de sycosis, ainsi que celle dessinée par Köbner et Michelson (*Arch. für Derm. u. syphilis* 1869), peut être aussi produite par le champignon de l'herpès tonsurant. Souvent il existe en même temps des cercles d'herpès tonsurant. Dans le cas que j'ai rapporté ci-dessus, il n'y avait pas d'herpès tonsurant et rien, au point de vue anamnestique, qui s'y rapportât, notamment rien concernant la transmission par une vache.

Mais les assistants du professeur Billroth et moi-même avons trouvé les poils situés sur la tumeur envahis par des champignons, de sorte que la nature parasitaire de ce sycosis ne peut pas être mise en doute. J'ai dans la figure 16 représenté un de ces poils.

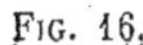

Fig. 16.

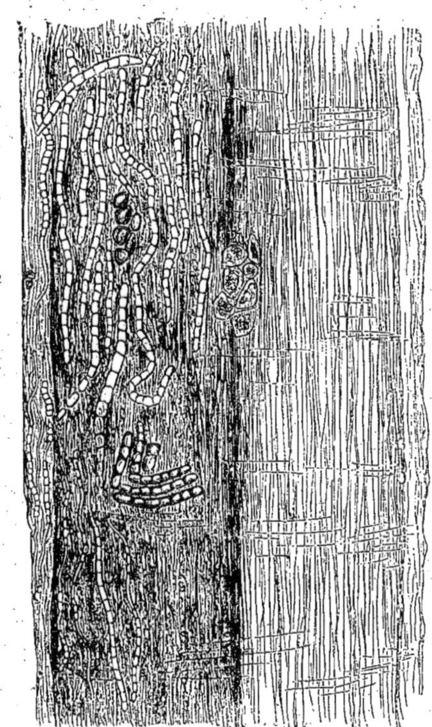

Fig. 16. — Un poil de barbe de sycosis parasitaire : *a*, partie envahie par des champignons;
b, partie du poil exempte de champignons. (Gross. Hartnack, oc. 3, obj. 9.)

On voit une portion limitée du bord du cheveu traversée par un entrelacement abondant de grosses gonidies en forme de chapelet qui se continuent çà et là avec des tubes de mycélium à parois lisses et non ramifiés.

Il est toutefois curieux que, dans ce cas, il se soit produit des nodosités et des proliférations inflammatoires et papillaires d'une manière aussi aigüe et aussi remarquable, alors qu'elles affectent presque toujours une marche chronique.

PITYRIASIS VERSICOLOR

Historique. — C'est Willan qui a introduit dans la littérature médicale le nom de pityriasis versicolor. Mais l'affection qu'il a ainsi désignée était connue depuis l'antiquité, non-seulement par les médecins,
mais encore par les gens du monde. Il est seulement curieux que
quoique cette affection de la peau eut déjà été décrite d'une manière
précise et évidente par Sennert près de deux cents ans avant Willan, et
rigoureusement séparée des taches pigmentaires comme le chloasma,
le lentigo, le nævus pigmentaire, et quoique, en outre, depuis la découverte du champignon propre au pityriasis versicolor par Eichstedt
en 1846 la nature de cette affection soit devenue très-claire, pourtant
jusqu'à ce jour, comme avant Willan, même des médecins spécialistes
aient confondu l'affection connue sous le nom de pityriasis versicolor
avec les taches pigmentaires.

Willan a représenté dans la pl. XVII, fig. 2, de son ouvrage (1)
des taches d'un brun jaunâtre sur la nuque d'une femme et les a décrites sous la dénomination de pityriasis versicolor. Il les considère
expressément comme les mêmes que celles qui étaient connues depuis
longtemps par le peuple comme « taches hépatiques », décrites par Sennert depuis le commencement du XVIIe siècle sous le nom de *maculæ hepaticæ*, et qui ont été distinguées formellement des taches pigmentaires.
Il s'appuie sur le passage suivant de Sennert (2) : *Maculæ hepaticæ, vulgo
notus est affectus, quem Germani* (taches hépatiques) *nominant, procul du-
bio, quod ex hepate ortum habere credunt ; maculæ scilicet fuscæ, vel ex
flavo nigricantes, latæ palmæ magnitudine, inguina imprimis et pectus
et dorsum occupantes, imo totum pectus interdum obtegentes, cum cutis
quadam levi asperitate, quæ squammas ut furfures quasi emittit, quæ
tamen non uno loco hærent, sed hinc inde disseminantur, et modo eva-
nescunt, modo rursus emergunt. Ipsæ quidem maculæ per se nihil péri-
culi conjunctum habent, neque aliquam molestiam pariunt, cum non in
facie aut manibus — ut lentigines — sed in locis vestibus tectis aborian-
tur. »*

A propos de ce passage, Willan explique expressément plus loin
dans le même paragraphe que les taches foncées qui surviennent

(1) *Die Hautkrankheiten und ihre Behandlung von Robert Willan, aus dem Engl.
von Friese.* Breslau, 1799.
(2) SENNERTUS, *Med. practic.*, liv. V, 3, 1, 6.

habituellement chez les femmes enceintes, ainsi que les éphélides, n'appartiennent pas à cette classe de maladies.

Sur l'état anatomique des taches brunes qu'il considère comme du pityriasis versicolor, Willan n'avait assurément aucune notion juste, puisqu'il dit à tort de ces taches : « Le pityriasis versicolor n'est pas à proprement parler une affection de l'épiderme, car si on enlève le pityriasis sur une tache quelconque, la coloration anormale reste comme auparavant dans la peau ou dans le tissu muqueux (*rete muco-sum*). » Mais il résulte incontestablement des explications ci-dessus que, comme autrefois Sennert, il a compris qu'il fallait séparer cliniquement d'une manière tout à fait précise les taches hépatiques des taches pigmentaires de toute sorte.

Pourtant ses contemporains et ses successeurs immédiats ont, sans autre explication, considéré le processus que je viens de nommer comme analogue avec les anomalies pigmentaires, et ils l'ont décrit sous les mêmes dénominations. C'est ainsi que Sauvages (1) a désigné les taches hépatiques comme quatrième espèce du vitiligo, comme *vitiligo hepatica*, synonyme des macules hépatiques de Sennert, *ephelis* de Celse, *chaleur de foye* des Français, *taches hépatiques* de Solenandri. La confusion des idées se traduit dans Alibert (2) par la désignation *ephelis hepatica*, qu'il a mise au bas du dessin de la pl. XXVI, et son absence de clarté sur la signification des taches hépatiques se montre quand il dit que celles-ci se trouvent quelquefois en connexion avec des affections du foie, et sont par conséquent très-dangereuses. Jos. Frank décrit les taches hépatiques seulement d'après les idées qui avaient cours avant lui, mais il les considère comme tout à fait semblables aux anomalies pigmentaires connues sous le nom de chloasma, puisqu'il pense qu'elles sont occasionnées par la grossesse. Fuchs range également ment les taches hépatiques parmi les taches pigmentaires, comme un chloasma vulgaire.

En 1846, Eichstedt (3) a, comme je l'ai déjà dit, démontré que les altérations cutanées connues sous le nom de taches hépatiques sont occasionnées par un champignon proliférant dans l'épiderme. On devrait supposer que la question est devenue complétement claire pour les médecins et spécialement pour ceux qui ont écrit sur cette question, et qui devraient être tous d'accord sur la désignation et la signification du processus. Quoique le fait puisse paraître incroyable, il faut ce-

<hr>

(1) SAUVAGES, *Nosol. method.* Amstelodami, 1768, tom. I.
(2) ALIBERT, *Description des mal. de la peau.* Paris, 1814.
(3) *Froriep's Notizen,* 1846, tome XXXIX.

pendant constater que jusque dans ces derniers temps l'ancienne erreur de nom et de notion a encore persisté complétement, bien qu'un grand nombre d'auteurs, comme Sluyter (1), G. Simon (2), Gudden (3), Küchenmeister (4), Bærensprung (5), Hebra (6), etc., soient en réalité presque entièrement d'accord sur cette question.

Cette erreur repose en partie sur ce que beaucoup d'auteurs ne se sont pas tenus à la définition donnée par Willan du pityriasis |versicolor, ni à celle de Sennert de macules hépatiques, bien que justement ces deux auteurs aient séparé cette affection des taches pigmentaires et l'aient par conséquent désignée d'une manière distincte. Cette erreur tient encore à ce que ces auteurs employaient des dénominations qui n'appartiennent qu'aux taches pigmentaires, pour indiquer la maladie occasionnée par le champignon. Ainsi Simon, par exemple, considère encore le pityriasis versicolor et le chloasma comme des termes analogues pour désigner cette affection, bien qu'il la connaisse exactement d'après ses caractères propres. Au contraire, Bærensprung insiste pour le terme de « chloasma hépatique » au lieu de pityriasis versicolor (7). Le nom allemand n'est pas mieux approprié. On trouve, dans les traités de gynécologie les plus récents, le *chloasma uterinum*, une lésion pigmentaire, désigné comme tache hépatique (*Leberflecke*), et la tentative d'Hebra de distinguer (8) le pityriasis versicolor comme lésion pigmentaire (*Pigmenflechte*) des taches pigmentaires (*Pigment-flecken, chloasma*) n'a pas mieux réussi, car le pityriasis n'a rien de commun avec le pigment.

Il n'y a donc pas lieu d'être surpris que par suite de l'erreur persistante des noms et du sens qui s'y rattache il s'opère toujours une confusion dans l'esprit de ceux qui ne sont pas au courant des données scientifiques. Mais on peut toutefois s'étonner de voir quelques spécialistes modernes confondre encore les désignations que je viens de rappeler. C'est ainsi que Wilson range encore le chloasma, dans le sens de pityriasis versicolor, au nombre des altérations pigmentaires (9)

(1) *Dissertatio de vegetalibus organismi animalis parasitis ac de novo Epiphyto in pityriasi versicolori.* Berolini, 1847.

(2) G. Simon, *l. c.*, p. 336.

(3) Gudden, *l. c.*, p. 43.

(4) Küchenmeister, *l. c.*, 48.

(5) Bærensprung, *Deutsche Klinik*, 1855, n° 6

(6) Hebra, *Atlas der Hautkrankheiten.* Text. p. 15.

(7) Bærensprung, *Annalen der Charite*, 1855, 6ᵉ année, 2ᵉ fasc., p. 124, remarque.

(8) *Atlas, l. c,*

(9) Er. Wilson, *On skin diseases*, 1863, pag. 600.

à propos duquel il met en doute — comme pour les autres mycoses —
l'existence du dermatophyte qui lui est propre, sans pouvoir cependant
expliquer d'une autre manière cette affection. Cependant plus tard des
doutes légers se sont élevés chez cet auteur sur la justesse de sa conception, sans que pourtant il puisse éclaircir (1) les différences essentielles qui existent entre les taches de rousseur et le pityriasis versicolor.
Bazin, qui au contraire reconnaît le Microsporon du pityriasis versicolor,
se flatte même d'avoir découvert un grand fait scientifique, puisqu'il
considère cette affection comme tout à fait identique avec le chloasma
ou le masque des femmes enceintes et les éphélides, et attribue à ces
dernières maladies le même champignon (2). Mais ces processus ne sont,
comme on le sait, que des anomalies pigmentaires et n'ont absolument
rien à faire avec un champignon.

Je proposerais que les dénominations populaires comme *Leberflecke*
(allemand), *liver spots* (anglais), *chaleur de foye* (français), *maculæ hepaticæ*, *chloasma hepaticum*, *Pigmentflechte*, *Leberflechte*, en un mot
que toutes les désignations non motivées qui ont été jusqu'ici la cause
de tant d'erreurs soient abandonnées une fois pour toutes, et que l'on
n'employât pour l'affection dont il s'agit ici, et qui est occasionnée par
un parasite, que le nom très-significatif, dont s'est servi Willan, de pityriasis versicolor. Ainsi on devrait réserver expressément les dénominations de chloasma, lentigo, éphélides, pour les taches pigmentaires
que j'ai décrites pages 5 et suivantes, tome II de cet ouvrage.

Définition. — Nous désignons par conséquent sous le nom de pityriasis versicolor des taches le plus souvent assez nettement délimitées,
d'une couleur brun clair allant jusqu'au brun foncé, unies ou avec desquamation légère, ne s'élevant pas ou ne s'élevant que très-peu au-dessus du niveau de la peau, de la grandeur d'une tête d'épingle, d'une
lentille, de la paume de la main et même davantage, qui surviennent
au tronc et aux plis des articulations des membres supérieurs, plus rarement des membres inférieurs, jamais aux mains, aux pieds et à la face,
et dont on peut enlever avec la plus grande facilité par le grattage l'é-
piderme qui les recouvre, taches qui sont occasionnées par la prolifération d'un champignon dans l'épiderme (*Microsporon furfur*).

Symptomatologie. — Les taches du pityriasis versicolor sont d'un

____

(1) Wilson, *On the Phytopathology*, etc., 1864, pag. 22.
(2) Bazin, *l. c.*, trad. par Kleinhans, pag. 142.

jaune pâle, d'un brun café au lait jusqu'au brun chocolat (pityriasis nigra des auteurs), leur couleur se confond quelquefois si exactement avec celle de la peau qu'on ne peut les distinguer qu'à un éclairage très-favorable. Leur dimension est très-variable. On les trouve sous forme de plaques occupant de grandes surfaces de la peau, depuis la grosseur d'une tête d'épingle, d'une lentille, jusqu'à la largeur de la paume de la main et d'une étendue encore plus considérable. Leur surface est unie, d'un brillant mat, ou recouverte de fines squames.

On les rencontre principalement au tronc, le plus souvent sur le sternum et entre les deux épaules, à la face interne des bras, plus rarement à celle des avant-bras, au cou et à la nuque jusqu'à la racine des cheveux et au rebord du maxillaire inférieur, dans le creux de l'aisselle, sous les seins chez les femmes et très-souvent à la face interne des cuisses, plus rarement et d'une manière moins régulière dans la région inguinale chez les femmes, et enfin au creux du jarret. La face, les mains et les pieds ne sont jamais le siége du pityriasis versicolor; on ne l'observe non plus que rarement aux jambes (1).

Le nombre et les formes des taches sont extrêmement variés. On voit des cas dans lesquels toutes les parties que j'ai énumérées sont plus ou moins envahies par le pityriasis versicolor, d'autres dans lesquels on ne trouve que quelques plaques isolées. Les petites taches sont rondes, ovales. Les plus grandes sont délimitées d'une manière tout à fait irrégulière, mais pourtant elles ont habituellement des limites distinctes.

Quand elles occupent une grande étendue, elles se présentent seulement comme des taches disséminées punctiformes ou de la dimension d'une lentille, ou bien très-larges, par exemple recouvrant d'une manière régulière toute la partie antérieure du thorax, ou formant de petites plaques un peu plus colorées sur le bord. Sur beaucoup de points, elles présentent toutes les dimensions et formes possibles, serrées les unes contre les autres de manière à constituer des groupes irréguliers.

Les parties de la peau qui se trouvent entre les plaques de pityriasis versicolor présentent absolument l'aspect normal. Si l'on gratte avec l'ongle sur cette plaque foncée, l'épiderme se détache sous forme de

___

(1) Des auteurs anciens (SENNERT) et des auteurs modernes (GUDDEN) ont déjà fait remarquer que les taches du pityriasis versicolor n'apparaissent que sur les régions du corps qui sont en général recouvertes. Gudden a vu une fois, dans un pityriasis versicolor généralisé, la peau de la poitrine être indemne, parce que l'individu qui en était affecté avait justement la poitrine découverte. Jusqu'à quel point l'influence de la lumière peut-elle s'opposer à la prolifération du Microsporon? Il m'est impossible de le déterminer.

petites squames fines; et si l'on gratte plus énergiquement, alors l'épiderme peut se soulever en lamelles minces, grandes, adhérentes entre elles. La surface au-dessous est un peu rouge, ou saigne aussi
légèrement quand on a gratté un peu fortement. Au bout de quelque
temps, la partie pâlit et sa coloration brune disparaît, enlevée avec
les lamelles épidermiques, dans lesquelles se trouve justement la matière d'un brun brillant.

Les phénomènes objectifs manquent souvent complétement. Beaucoup de malades ne se doutent nullement qu'ils sont atteints de pityriasis
versicolor, notamment lorsqu'il n'est pas localisé dans un endroit visible
pour eux. D'autres éprouvent de temps à autre un prurit léger, surtout
sous l'influence de la transpiration. Si quelques auteurs prétendent que
les individus atteints de pityriasis versicolor ressentent des sensations
intenses de brûlure, de picotement et de démangeaison, ces symptômes
ne se rapportent certainement pas aux seules parties de la peau envahies par le pityriasis versicolor, mais aussi aux autres régions, et ces
sensations générales ne sont pas occasionnées par cette mycose (1).

Le plus souvent ce sont les modifications apportées par l'aspect bigarré de la peau ou par la desquamation qui engagent les malades à rechercher les conseils d'un médecin, souvent aussi la pensée que cette
affection est en rapport avec une maladie du foie.

Examen microscopique. — Eichstedt a le premier étudié au microscope le champignon du pityriasis versicolor; il l'a désigné sous le nom
de *Microsporon furfur* (fig. 17).

Si l'on compare la figure 17 qui reproduit exactement ma préparation
avec les dessins que l'on trouve dans les publications faites jusqu'à ce
jour par les autres auteurs, on voit que le Microsporon furfur ne contient
pas d'éléments uniques et absolument identiques, notamment pas de
tubes de mycélium simples et non ramifiés, comme on l'a représenté
jusqu'à présent. Les formes, au contraire, sont presque aussi variées que
dans l'Achorion. On voit principalement des tubes de mycélium à bords
lisses et seulement très-peu de tubes de mycélium articulés.

(1) Au point de vue anatomique, l'auteur peut avoir raison, en ce sens qu'on ne
trouve pas de taches, par conséquent pas de champignons dans les parties en
question. Mais au point de vue physiologique, qu'est-ce qui démontre que, pour les
démangeaisons qu'éprouvent les malades dans les parties où la peau est complétement normale anatomiquement, le champignon ne doive pas être mis en cause?
Les sensations en question ne peuvent être rapportées qu'à une irritation, soit sur
le point où le malade ressent les démangeaisons, soit à une irritation qui a son
point de départ ailleurs, et que l'on doit alors considérer nécessairement comme
d'ordre réflexe.   A. D.

Les tubes de mycélium à bords lisses sont très-minces, avec des noyaux placés à des intervalles réguliers et à contour simple, ou bien leur calibre est plus considérable et présente un double contour dans toute leur étendue ou seulement par places. Beaucoup de filaments offrent en différents points de leur longueur les plus grandes variations au point de vue de la forme et du contour. Un filament mince sur une grande étendue s'élargit ensuite en un point pour constituer un corps qui offre des dimensions inégales, et présente par places des prolongements comme des bourgeons, ainsi qu'on l'observe aussi dans l'Achorion. Un tube de mycélium dont les parois étaient simples apparaît à un certain moment avec un double contour.

FIG. 17.

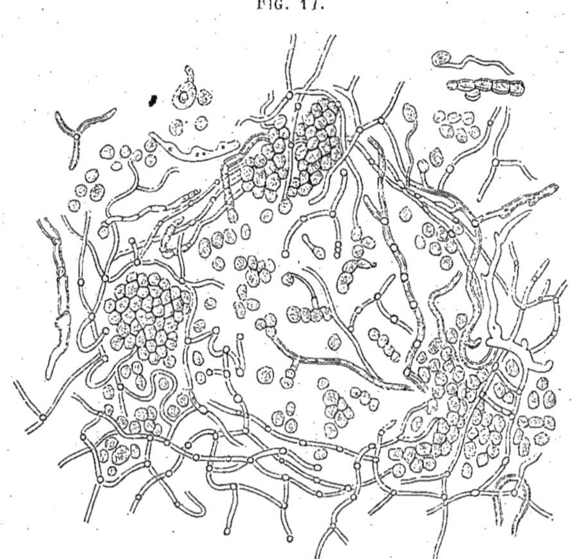

Fig. 17. — Champignon du pityriasis versicolor (*Microsporon furfur*). Grossiss. Hartnack, oc. 3, obj. 9 à immersion (environ 700).

Les gonidies sont en général plus grosses que dans le Trichophyton et de dimension sensiblement égale. La plupart sont irrégulièrement arrondies. Elles apparaissent d'ordinaire sous forme d'amas au nombre de trente et même davantage. Ces amas de gonidies sont placés les uns à côté des autres à égale distance et reliés entre eux par des entrelacements de mycélium dont les filaments sont traversés par des groupes de gonidies ou réunis aux cellules gonidiennes elles-mêmes. Ce groupement particulier des gonidies et des tubes de mycélium donne au champignon du pityriasis versicolor un aspect tout à fait caractéristique, particulier, et qui le distingue de celui du favus et de l'herpès ton-surant. Quelques-uns de ces amas paraissent être directement placés à l'extrémité d'un tube de mycélium comme sur la tige d'une fleur. Il est telle figure de l'examen de laquelle on pourrait conclure que les amas de gonidies proviennent de filaments isolés, comme il est facile de le voir au centre de la figure 17. Là trois gonidies sont placées à l'extré-mité d'un tube de mycélium, tandis que sur un rameau latéral du même tube deux gonidies se détachent. En outre, on voit quelques gonidies et principalement les plus grosses, comme celles qui contiennent des noyaux et qui se trouvent à la partie supérieure de la figure 17, qui en-voient de jeunes bourgeons ou de jeunes filaments.

Le Microsporon furfur a son siége dans les couches les plus superfi-cielles de l'épiderme et existe en abondance dans les plaques du pity-riasis versicolor. Il suffit d'éclaircir pendant peu de temps une lamelle épidermique au moyen de la glycérine ou en la traitant avec de l'acide acétique, une solution de potasse ou même simplement avec de l'eau, et aussitôt on voit les agglomérations arrondies, caractéristiques, fortement réfringentes des gonidies. La coloration foncée des taches du pityriasis versicolor paraît dépendre exclusivement des entrelacements de cham-pignons et des amas de gonidies. Un fait qui vient à l'appui de cette manière de voir, c'est que la tache brune disparaît dès que l'on enlève d'une manière mécanique l'épiderme soulevé, comme l'indique l'absence complète de pigment dans les lamelles épidermiques de la couche supé-rieure. Le pigment brun jaune qui forme des taches pigmentaires (*chloas-ma, nævus*) est déposé en amas granuleux dans les cellules des couches les plus profondes du *rete*.

Gudden (*l. c.*) dit qu'il a vu aussi les éléments du Microsporon à l'in-térieur du prolongement infundibuliforme que l'épiderme envoie dans les follicules pileux et qui se continue avec la gaine de la racine du poil. Ce que nous venons de dire permet d'expliquer les récidives qui sur-viennent après l'enlèvement trop superficiel de la couche épidermique et pourquoi les récidives se présentent toujours autour du point d'émer-gence des poils.

Développement, marche, apparition. — Il y a peu de chose de précis à dire sur le développement et la marche du pityriasis versicolor. Il semble que le processus commence toujours par de petites taches et points qui entourent l'orifice des follicules pileux et qui augmentent soit en progressant par la périphérie, soit en se réunissant. La marche est très-lente. On peut à peine constater sur quelques taches de pityriasis versicolor, parfois même après plusieurs mois, un changement appréciable de forme et de contour. Ceci est surtout vrai pour les grandes plaques du tronc et notamment pour les disques de pityriasis de la face interne des cuisses, d'un brun jaune parfois un peu verdâtre, à bord convexe inférieur, nettement délimités, qui, dans quelques cas, restent presque sans changement pendant dix et même vingt ans. — Il est complétement inexact de prétendre, comme l'ont fait quelques auteurs, que le pityriasis versicolor peut devenir aigu et disparaître sous l'influence de causes extérieures ou morales, telles que d'user d'aliments chauds, salés, acides, de boire de l'eau froide lorsque le corps est en sueur, et autres causes semblables.

Pourtant j'admets que le pityriasis versicolor peut disparaître spontanément. Seulement cette disparition ne se fait que très-lentement et dans des conditions analogues à celles dans lesquelles il s'est développé. Un individu présente quelquefois de nombreuses taches, puis un moins grand nombre après un intervalle de plusieurs mois ; l'intensité et l'extension du processus se sont donc modifiées avec le temps. De ce qu'on n'observe pas le pityriasis versicolor chez les personnes âgées, il est permis d'en conclure, comme Hebra l'a déjà fait remarquer, qu'une évolution complète de cette affection peut avoir lieu.

Le pityriasis versicolor ne s'observe que chez des personnes d'un âge moyen, de la puberté jusqu'à l'âge mûr. On ne rencontre cette affection ni chez les enfants ni chez les vieillards, tandis que l'on trouve l'herpès tonsurant chez des individus de tout âge. On l'observe aussi beaucoup plus fréquemment chez les hommes que chez les femmes.

Étiologie. — L'étiologie du pityriasis versicolor est principalement dans le champignon qui lui est propre. C'est également ce champignon qui lui donne la coloration brune et amène le soulèvement et la chute de l'épiderme dans les points qu'il occupe, et quelquefois aussi une légère hyperémie (rougeur) des couches papillaires correspondant aux points sur lesquels il s'est développé.

Il est difficile d'indiquer quelles sont les causes occasionnelles qui exercent une influence spéciale sur le développement de cette affection.

On doit s'attendre, il est vrai, *a priori*, à ce que l'affection comme mycose soit contagieuse et par conséquent à ce que le plus souvent elle se produise par contagion, par exemple comme l'herpès tonsurant ; mais c'est là un point difficile à prouver par les faits. Quelques auteurs (ANDERSON, *l. c.*) ont, il est vrai, rapporté des cas desquels il résulte que des gens mariés et des membres de la même famille qui habitaient ensemble se sont transmis le pityriasis versicolor. Mais dans le développement si lent et si peu visible de cette maladie, comme je l'ai déjà cité ci-dessus, on peut à peine constater ces transmissions, et ces communications reposant sur des circonstances accidentelles n'ont aucune valeur démonstrative. La remarque d'Hutchinson que, dans un cas, le pityriasis versicolor provenait d'un herpès tonsurant existant chez un autre individu mérite peu de confiance (1).

L'opinion de Köbner est beaucoup plus probante ; il a inoculé sur lui-même expérimentalement du pityriasis versicolor. Mais ce fait positif apprend seulement que le Microsporon est inoculable, non que le pityriasis versicolor soit contagieux en dehors de l'expérimentation directe.

Il est au contraire à remarquer, d'après une observation aussi exacte que possible, que cette mycose se transmet difficilement à d'autres individus, puisque très-souvent l'un des conjoints, dans un ménage, est atteint pendant longtemps sans que l'autre contracte la maladie.

Je serais plutôt disposé à admettre comme cause occasionnelle de cette affection une disposition particulière de la peau pour cette espèce de champignon, sans vouloir cependant dire qu'une peau, quelle que soit sa nature, ne puisse pas être atteinte de pityriasis. Mais il me paraît certain qu'un individu dont le tégument est sec, peu souple, affecté d'une sécrétion graisseuse (séborrhée sèche), présente plus fréquemment le pityriasis et que l'affection disparaît habituellement par une meilleure nutrition et par une plus grande succulence de la peau.

Les conditions indiquées par quelques auteurs anciens et modernes (Fuchs, Er. Wilson, etc.), comme les écarts de régime, les émotions morales, etc., ne peuvent pas être considérées comme des causes du pityriasis versicolor : il est facile de le comprendre d'après ce que nous savons sur la cause de cette affection.

Diagnostic. — Les caractères du pityriasis versicolor que je viens de décrire ci-dessus sont si clairs et si simples qu'il semble à peine possible de confondre, avec quelque attention, cette maladie avec une autre forme d'affection de la peau. Puisque, par suite des erreurs bibliographiques ainsi que par la ressemblance de la couleur, des taches pigmentaires de toute espèce sont (suivant l'opinion des médecins) faciles à confondre avec le pityriasis versicolor, il suffit d'appeler ici encore une fois l'attention sur ce point, que le pityriasis versicolor ne survient jamais à la figure, tandis que les taches pigmentaires (lentigo, éphélides, chloasma) s'y

____

(1) HUTCHINSON, *Med. Times and Gazette*, 1859.

observent fréquemment ; que les taches pityriasiques donnent lieu à des squames et que le grattage peut facilement les faire disparaître, caractères qui se trouvent rarement réunis dans les taches pigmentaires. Il est quelquefois difficile de différencier de l'herpès tonsurant le pityriasis versicolor localisé dans la région fémoro-inguinale, dans le sillon pectoro-mammaire, dans le creux de l'aisselle. Dans l'herpès tonsurant, le bord est en général plus marqué, la desquamation beaucoup plus nette et sous forme de lamelles. Dans le pityriasis versicolor, toute la surface malade est colorée d'une manière régulière ; tout au plus le bord est-il un peu rouge ; la desquamation manque, ou quand elle existe elle est très-légère.

J'ai vu aussi à plusieurs reprises que des cas de pityriasis qui se traduisaient par de nombreuses taches d'un brun pâle ou d'un jaune rouge, de la dimension d'une lentille jusqu'à celle de l'ongle, étaient confondus avec la roséole syphilitique. Un simple examen avec l'ongle préserverait d'une semblable erreur, puisqu'on réussit à enlever par le grattage l'épiderme sur les plaques de pityriasis, ce qui n'est pas possible pour la roséole.

Il n'est pas nécessaire de rappeler que l'examen histologique est une preuve de plus pour la confirmation du diagnostic.

Traitement. — Les malades se décident le plus souvent par des motifs de coquetterie à se faire traiter du pityriasis versicolor, n'aimant pas à se laisser voir dans les bains publics ou à se marier avec une peau « tachetée ».

Les conditions nécessaires pour la guérison sont tout à fait les mêmes que pour l'herpès tonsurant maculeux. Dans l'un comme dans l'autre cas, le traitement se fait par l'enlèvement méthodique des couches épidermiques qui cachent le champignon.

J'ai déjà dit, à propos du traitement de l'herpès tonsurant, que ce but peut être atteint soit rapidement et sûrement, soit lentement et moins sûrement. Cette considération s'applique exactement au traitement du pityriasis versicolor. On peut le faire disparaître d'une manière certaine dans l'espace de 10 à 15 jours par une série de frictions avec le savon mou ou la pommade de Wilkinson modifiée. Ou bien on arrive moins rapidement au même but par l'emploi de lavages au savon ou l'application de pommades et solutions parasiticides. Les remèdes étant les mêmes que ceux employés contre l'herpès tonsurant maculeux, nous renvoyons, pour avoir des détails plus précis, au chapitre en question,

APPENDICE

De l'identité des dermatomycoses.

Dans les généralités relatives aux dermatomycoses, j'ai démontré que l'opinion de l'identité du favus et de l'herpès tonsurant, étendue par quelques auteurs au pityriasis versicolor, n'est pas soutenable si l'on veut s'appuyer sur la botanico-mycologie et que, bien plus, la mycologie spéciale et scientifique lui donne un démenti formel.

Il en résulte que maintenant l'identité de ces mycoses ne peut et ne doit s'appuyer que sur les caractères cliniques de ces affections.

Dans ce but, il faut avant tout tenir compte de cette circonstance, que les pathologistes distinguent en effet au point de vue du diagnostic et cliniquement les processus morbides dont il est question ici.

Il est tout d'abord nécessaire d'établir que les processus se présentent effectivement et cliniquement d'une manière différente.

Mais, indépendamment de ces conditions dont il faut tenir compte, je veux encore insister d'une façon spéciale sur la description ci-dessus des caractères, de la marche, de l'apparition, des effets, des rapports cliniques du favus, de l'herpès tonsurant et du pityriasis versicolor, description basée sur mon observation personnelle, et, comme je le crois, aussi conforme que possible à la réalité, et en même temps recommander ces affections à l'étude attentive des lecteurs. Il en ressort, malgré les conditions identiques et semblables de la germination des champignons dans des cas analogues, des différences tellement nombreuses, importantes et significatives, qu'il est bien difficile de considérer ces processus morbides comme cliniquement spécifiques, même si — ce qui n'est pas le cas — l'identité de ces affections était prouvée au point de vue mycologique.

Il suffira sans doute, pour vider cette question d'identité, de rapporter la description que j'ai faite précédemment et d'une manière détaillée des caractères cliniques de ces mycoses; car il serait fastidieux de récapituler encore une fois tout ce que j'ai dit relativement à ce dernier point.

Qu'il me soit cependant permis de rappeler ici en peu de mots quelques-unes des différences les plus tranchées. Je commencerai d'abord par ce qui concerne le favus et l'herpès tonsurant.

Le favus reproduit toujours d'une manière régulière, pendant une ou plusieurs années, des amas de champignons caractéristiques, des scutula, etc., même si on les a enlevés à plusieurs reprises. L'herpès tonsurant se reproduit exclusivement sous forme de squames et de cercles.

Le favus a une marche extrêmement chronique, lente ; il dure de 15 à 30 ans et souvent il est limité à de très-petites régions de la peau. L'herpès tonsurant suit une marche beaucoup plus rapide ; en général, il ne persiste jamais aussi longtemps (des semaines, des mois, d'une jusqu'à plusieurs années) et il se communique rapidement d'une région à une autre ; très-souvent il se traduit par une éruption aiguë sur toute la surface cutanée.

Le favus est très-difficilement contagieux, à moins qu'on ne l'inocule directement ; il ne se présente presque jamais ou très-rarement d'une manière endémique ou épidémique. L'herpès tonsurant est extrêmement contagieux et par conséquent on l'observe fréquemment sous forme de petites endémies ou épidémies.

Le favus produit des modifications de peu d'importance dans les cheveux (dans leur couleur et leur brillant), bien qu'ils soient envahis par les champignons, et cependant il occasionne un état cicatriciel de la peau et une calvitie persistante. L'herpès tonsurant a pour conséquence, quoique son champignon traverse également les gaînes de la racine et le cheveu, d'amener de très-bonne heure, presque immédiatement après son apparition, une altération prononcée des cheveux, leur cassure, mais il n'occasionne jamais ou seulement dans des points très-limités l'atrophie cicatricielle de la peau au niveau d'un follicule.

Les champignons de ces deux affections prolifèrent en abondance dans l'intérieur des follicules. Toutefois le champignon du favus se développe en masses typiques (*scutulum*) à l'orifice des follicules, tandis que le Trichophyton s'étend en surface dans l'épiderme environnant.

Le favus a son siége habituel sur le cuir chevelu ; très-rarement, et alors avec une évolution rapide, sur les régions du corps dépourvues de poils. L'herpès tonsurant occupe principalement les parties glabres du corps et persiste souvent là pendant plusieurs années ; mais il paraît être relativement plus rare sur le cuir chevelu. Le favus s'implante presque sans exception chez de très-jeunes individus. L'herpès tonsurant se voit particulièrement chez les adultes.

Puisque je me borne à la comparaison de ces quelques conditions très-différentes, je tiens encore à noter que, dans toutes les inoculations artificielles qui ont donné des résultats positifs et dans toutes les contagions accidentelles démontrées de favus et d'herpès tonsurant d'un individu à un autre, de l'homme aux animaux et réciproquement, toujours un favus est résulté d'un favus, un herpès tonsurant d'un herpès tonsurant, comme le démontrent les données historiques et bibliographiques contenues dans les chapitres précédents.

Malgré tout ce que nous venons de dire, il reste encore un fait remarquable et inexpliqué, la présence des formes de l'herpès tonsurant dans le favus idiopathique et dans celui qui est transmis artificiellement.

Sans pouvoir donner aucune explication sur ce point, je peux cependant démontrer que l'on a produit accidentellement ou artificiellement les formes les plus différentes du champignon de l'herpès tonsurant et qu'il semble par conséquent que, en général, la plupart des champignons, — excepté quelques-uns (*Miscrosporon furfur*) — lesquels se fixent dans l'épiderme, peuvent y proliférer durant un temps plus ou moins long, dans une direction centrifuge, et, par conséquent, présenter des formes morbides annulaires. Ce serait là une question digne de l'étude ultérieure des spécialistes.

Enfin, relativement au pityriasis versicolor, la description que j'ai faite précédemment de cette maladie suffit pour convaincre de sa spécificité qui a été soutenue par tous les pathologistes, et de sa différence d'avec le favus et l'herpès tonsurant.

Donc, si la spéculation théorique peut conduire quelques auteurs à admettre l'identité des mycoses ci-dessus, le savant et le praticien agiront sagement en considérant le favus, l'herpès tonsurant et le pityriasis versicolor comme des processus cliniques différents.

Il m'est impossible de terminer cette étude sur les dermatomycoses sans mentionner encore quelques processus particuliers, dans lesquels on a bien constaté la présence d'un champignon, mais que je ne saurais placer, comme affections parasitaires, sur la même ligne que les trois mycoses que je viens de décrire, d'une part parce que ces constatations n'ont été faites que très-rarement, de l'autre parce que la relation de ce champignon avec l'affection de la peau n'a pas été jusqu'ici établie d'une manière certaine.

J'indiquerai tout d'abord la maladie décrite par quelques auteurs sous les noms de *Madura-Bein*, *Madura-foot*, *Podelkoma*, *Mycetoma*, *Morbus tuberculosus pedis*. Cette affection, d'après ce que je sais, n'est qu'un *elephantiasis Arabum cruris*, occasionné par une inflammation chronique (eczéma, varices, carie et nécrose des os, etc.). Il doit exister d'après le docteur Carter des cavités dans les os, et dans les parties molles épaissies, homogènes. Dans ces cavités, cet auteur a trouvé et décrit un champignon qui se présente là en masse microscopique d'un brun noirâtre (1). Ce champignon a été étudié plus complétement par Berkeley et désigné sous la dénomination de *Chionyphe Carteri*, du nom de celui qui l'a découvert (2).

Lorsque le champignon n'est pas en relation causale d'une manière positive avec l'affection que je viens de nommer, il ne faut pas considérer la maladie comme parasitaire, et du reste je n'en ai fait mention que parce que Fox l'a placée parmi les dermatomycoses (3).

Maintenant je dois encore indiquer l'*impétigo contagiosa* de Fox (4) ou *impetigo parasitaria mihi* (5).

En 1871 (*Med. Presse*), j'ai décrit les caractères de ce processus et j'ai donné le dessin et la description d'un champignon pourvu d'organes de fructification, que j'ai trouvé dans l'enveloppe épidermique des vésicules constituant le processus.

Cette découverte a été depuis confirmée par quelques auteurs, tandis que d'autres l'ont mise en doute. Pendant que je rédigeais ce chapitre, il a paru sur ce sujet un article de Geber (6), dans lequel il dit avoir trouvé exactement le même champignon dont il donne un dessin, c'est-à-dire avec les mêmes organes de fructification que j'ai représentés.

Geber croit, il est vrai, que ce champignon fructifiant, comme la *Puccinia favi*, constitue seulement un fait accidentel dans les couches épidermiques et en outre que cet impétigo est une simple variété de l'herpès tonsurant, parce qu'il trouva, dans un autre cas, à côté de cet impétigo, des disques d'herpès tonsurant. Mais il est fort possible que dans cette circonstance Geber ait découvert seulement des filaments de mycélium, et non les organes de fructification.

Pour moi, la conclusion de Geber n'est pas suffisamment fondée pour que je doive m'y arrêter sans réserves. Je préfère m'en tenir au fait que l'impétigo dont j'ai donné la description présente un caractère clinique spécial, comme je l'ai figuré auparavant, et que le même champignon avec ses organes de fructification, que j'ai dessiné en 1871, a été vu sous cette forme vésiculeuse par un second observateur.

Malgré cela, je n'ose pas me prononcer encore aujourd'hui, pas

<hr>

(1) *Transactions of the medical and physical Society of Bombay*, 1860.

(2) *Intellectual Observer*. Novembre 1862.

(3) Fox, *Skin Diseases of parasitic origin*, page 15, et planche IV, fig. 5.

(4) *On impetigo contagiosa or porrigo*. London, 1864.

(5) *Wr. med. Presse*, 1871.

(6) GEBER, *Ueber das Wesen der Impetigo contagiosa Fox, oder parasitaria Kaposi, Wiener med. Presse*, 1876, nᵒˢ 23 et 24.

plus qu'il y a cinq ans, sur la place définitive qu'il convient de donner à ce processus dans les mycoses déjà connues (1).

Enfin je dois encore faire remarquer que je ne compte pas non plus l'érythème iris au nombre des processus parasitaires, bien que j'aie constaté en 1871, dans cet érythème, la présence de tubes de mycélium de champignon (2). Je m'arrête là parce que cette découverte est encore isolée et que je suis seul à l'avoir faite. Au reste, il m'est permis d'espérer que, de même que ma découverte pour l'impétigo a été confirmée par Geber, celle relative à l'érythème iris le sera aussi par d'autres auteurs. Que Pick n'ait pas réussi jusqu'à présent (3), je le regrette ; mais, quoiqu'il n'ait rien trouvé, je ne crois pas non plus qu'il ait le droit logiquement « de nier complétement tout ce qui se rapporte à la présence des champignons dans ces maladies ».

Ma découverte est et reste positive ; les résultats négatifs obtenus par d'autres auteurs ne peuvent rien lui faire perdre de sa précision. Mais j'avoue que, même confirmât-on encore plusieurs fois ma découverte, il resterait cependant beaucoup de points à éclaircir quant au rapport de l'érythème iris avec les processus qui sont cliniquement semblables ; et, aussi longtemps que toutes les conditions ne seront pas expliquées, je n'abandonnerai pas la base clinique que j'ai proposée jusqu'à présent pour l'érythème multiforme et les processus qui lui sont analogues.

Relativement à la présence des moisissures de champignons(Aspergillus) dans le conduit auditif externe et sur le tympan, il n'y a pas lieu de s'en occuper ici, puisque cet état n'a aucun rapport avec les maladies de la peau.

(1) Je trouverai d'ailleurs l'occasion de m'expliquer complétement en un autre endroit, relativement à ce processus, ainsi que par rapport à l'herpès iris.

(2) *Zur Ætiologie des Erythema multiforme und Herpes iris, sowie zur Frage über die Identität der die Mycosen bedingenden Pilze*, Arch. f. Derm. und Syph., 1871, cah. 3, pag. 384-396.

(3) Pick, *Ueber das Erythema multiforme*, *Prager med. Wochenschrift*, 1876, n° 20.

MALADIES CUTANÉES OCCASIONNÉES PAR LES PARASITES ANIMAUX.

Comme les dermatomycoses, les affections de la peau produites par des parasites animaux comprennent deux espèces de phénomènes : ceux que le parasite présente comme sujet d'histoire naturelle, vivant en dehors de l'organisme humain, offrant à étudier ses conditions d'existence (habitation, nourriture, reproduction), puis les changements pathologiques que ces animaux déterminent, directement ou indirectement, sur la peau de l'homme.

Une étude générale des parasites animaux n'est pas aussi essentielle que celle des dermatophytes. Car les premiers ne présentent pas autant d'analogie entre eux que les seconds, mais se distinguent par leur manière d'être et leur action sur la peau et d'autant plus que, même chez les animaux inférieurs, l'individu atteint un développement plus considérable que celui des plantes inférieures.

Nous devons donc aussi nous borner à rattacher la description des affections de la peau occasionnées par des parasites animaux à l'indication des espèces individuelles de parasites.

Les parasites animaux qui provoquent si souvent et d'une manière si typique des phénomènes morbides sur la peau humaine se divisent en deux groupes :

1º Ceux qui habitent la peau soit d'une manière permanente, soit momentanée, — *Dermatozoaires*.

2º Ceux qui cherchent seulement leur nourriture sur la peau et établissent leur domicile entre les poils, dans les vêtements, ou dans le voisinage de l'homme, — *Épizoaires*.

Aux premiers appartiennent :

a. — L'insecte de la gale, *Acarus scabiei ;*

b. — Le Demodex, *Acarus folliculorum ;*

c. — La puce de sable, *Pulex penetrans ;*

d. — Le ver filiforme de Médine, *Filaria medinensis ;*

e. — L'insecte de la moisson, *Leptus autumnalis ;*

f. — La tique commune, *Ixodes ricinus.*

A côté de ceux-ci, nous aurions encore à citer, comme s'observant plus rarement, les parasites des oiseaux, *Dermanyssus avium*, et plusieurs acares de la gale des animaux domestiques, *Dermatodectes* et *Symbiotes*.

Dans la seconde classe, nous rangeons :

a. — Les poux ;

    α. — Poux de tête, *Pediculi humani capitis;*

    6. — Poux de corps ou morpions, *Pediculi pubis;*

    γ. — Poux de vêtements, *Pediculi vestimentorum;*

b. — Les puces, *Pulex irritans;*

c. — Les punaises, *Cimex lectularius;*

d. — Les cousins, *Culex pipiens.*

Ces parasites peuvent occasionner les affections de peau de deux manières, directement ou indirectement. Dans le premier cas, on voit survenir des phénomènes inflammatoires (hyperémie, exsudation, efflorescence, hémorrhagie, dissociation, épaississement de l'épiderme, de la substance unguéale) dans les parties de la peau où ils attaquent cet organe, le blessent, l'irritent, fouillent l'épiderme dans lequel ils déposent leurs œufs. Dans le second cas, ils provoquent des sensations de démangeaison et de brûlure, et, par suite, le grattage ; d'où il résulte que la surface tégumentaire est irritée d'une manière mécanique et qu'il survient des phénomènes inflammatoires.

L'intensité et la forme de l'affection cutanée sont en rapport direct avec l'action nocive exercée sur la peau par les parasites animaux. Plus cette action est durable, continue, comme pour quelques dermatozoaires, plus celle-là est intense et régulière.

Bien que les affections de la peau produites par les parasites animaux ne se distinguent pas d'après leur nature de celles que nous connaissons déjà, de l'hyperémie, de l'hémorrhagie, de l'exsudation, des productions tubéreuse, vésiculeuse et pustuleuse, de l'hémorrhagie, de la pigmentation et de l'épaississement de l'épiderme, de l'épaississement et de l'exfoliation des ongles, etc., ces maladies affectent un mode de groupement et de localisation, une durée, une intensité qui sont en rapport avec leur étiologie et aussi avec des formes morbides spéciales, caractéristiques et typiques. Aussi est-il nécessaire de décrire séparément les dermatozoaires et les épizoaires, en connexion avec les modifications pathologiques de la peau qui leur correspondent.

1. DERMATOZOAIRES ET MALADIES CUTANÉES QU'ILS OCCASIONNENT.

DERMATOZOONOSES

Acare, Acarus scabiei, Sarcoptes hominis.

Le phénomène complexe connu sous le nom de *gale*, *scabies*, se compose de deux espèces de symptômes; ceux que l'acare produit directement, sur les points où il séjourne, par son développement dans les couches épidermiques, et ceux qui sont déterminés indirectement par l'irritation de la peau provoquée par l'acare, la démangeaison et le grattage. Ces derniers symptômes, strictement parlant, donnent lieu à un eczéma artificiel; dans d'autres circonstances, cette éruption est la conséquence d'autres irritations de la peau. Cet eczéma prend cependant un caractère spécial par la localisation typique de la lésion prédominant ici, c'est-à-dire du parasite de la gale.

On doit assurément tenir compte des motifs qui ont déterminé Hebra à ranger le processus morbide scabiéique parmi les eczémas. Il faut, en outre, apprécier les conditions qui impriment un caractère particulier à cet eczéma artificiel, c'est-à-dire l'acare comme objet d'histoire naturelle. Car on ne peut qu'ainsi comprendre cette première série de symptômes qui sont produits directement par l'acare et qui représentent, unis avec ceux de l'eczéma artificiel, le tableau typique de la gale, parce qu'en même temps l'histoire naturelle de l'acare indique aussi exactement que possible son genre de vie, d'habitation, etc.

Ainsi Hebra a déjà donné dans le premier volume de cet ouvrage, pages 410 et suiv., ainsi que dans son atlas des maladies de la peau, une description complète de la gale et de l'histoire naturelle de l'acare, se rattachant intimement à elle.

Il ne me reste plus, par conséquent, qu'à renvoyer à cet ouvrage et à compléter cette description par les dessins des sujets qui y sont décrits (1).

---

(1) Les dessins de l'*acarus scabiei* et des sillons ont été exécutés d'une façon remarquable par Elfinger, et ont été tirés de l'*Atlas* d'Hebra, *loc. cit.* Dans son dernier travail (*Vierteljahrsch. f. Dermat. und Syph.*, 1874, n° 4) « sur la gale croûteuse », Bergh décrit un peu différemment quelques points de détail peu importants, surtout l'appareil sexuel de l'acare mâle. Mais, justement en ce qui concerne ce dernier, le dessin de Gudden présente également quelques différences avec celui de Bergh. Aussi le dessin qui a été donné par Hebra convient-il mieux au but de ce livre.

Pour rendre cette étude plus facile, je reproduis ici dans ses parties essentielles ce que nous avons déjà dit (t. Ier) concernant l'histoire naturelle de l'acare de l'homme.

Corps ovale, testudiniforme, avec scissures latérales. La peau présente des sillons (stries) ondulés, à direction transversale. La surface dorsale est recouverte de nombreuses spinules cutanées, plus ou moins longues, aiguës ou obtuses et squamiformes, ou de squames et de poils ou soies reposant sur de petits mamelons semblables à des papilles. La

FIG. 18.

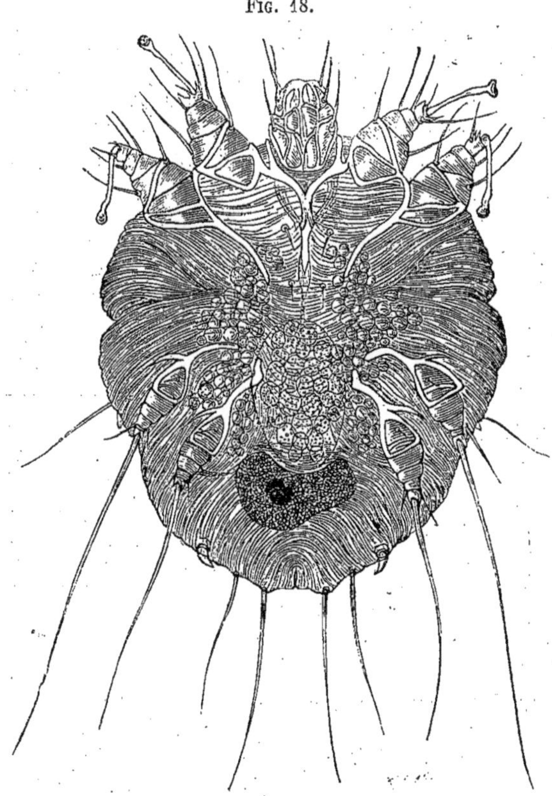

Fig. 18. — *Acare femelle adulte fécondée*, surface abdominale. Gross. d'environ 300. On aperçoit très-distinctement toute la partie du corps décrite ci-dessus. Dans l'intérieur de la cavité abdominale, un œuf mur prêt à sortir. Relativement à la première paire de pattes sur la ligne médiane dans la région abdominale, Bergh indique des différences caractéristiques pour le mâle, la femelle et l'adulte.

tête est distincte du corps, avec quatre mandibules et deux palpes à trois articles placés près des mandibules et de la même longueur. Les pattes sont au nombre de huit, à cinq articles ; les première et seconde paires sont pourvues d'un ambulacre à ventouse de la même longueur

que les pattes elles-mêmes et sans article; les troisième et quatrième
paires se terminent, dans l'acare femelle (fig. 18), par un poil long.

Chez le mâle (fig. 20), les première, seconde et quatrième paires se
terminent par un ambulacre à ventouse, la troisième par un poil; les

Fig. 19.

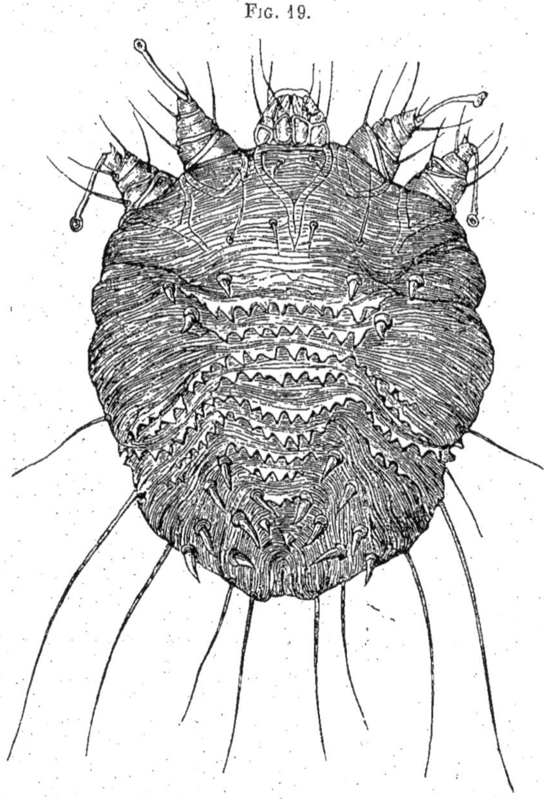

Fig. 19. — *Acare femelle adulte.* Surface dorsale. Sur la partie postérieure du dos, quatorze spinules. Pour le nombre et la situation des poils et des saillies ou spinules, voy. le texte ci-dessus
et Bergh, *loc. cit.*, pag. 514 et suiv. (1).

épimères de la première paire de pattes sont soudés ensemble. Larve
(fig. 21) avec six pattes, les première et seconde paires avec des ambu-

(1) Bergh, *loc. cit.*, pag. 514 : « A la nuque se trouvaient deux spinules pointues, courtes, fortes, raides. Plus loin, à la partie postérieure, on voyait un organe
semblable à des opercules. Sur la partie latérale du dos de l'insecte se trouvent les longs poils de l'épaule derrière le point d'attache des pattes antérieures
externes. Derrière celles-ci se trouvent les trente-trois spinules humérales formant
un triangle dont le sommet est dirigé en arrière. Derrière celles-ci, la face dorsale

lacres à ventouse; la troisième se termine par un long poil. Les acares accomplissent trois mues (voyez fig. 25 et 26) avant leur développement complet. Ils vivent le plus habituellement dans les sillons qu'ils tracent dans la couche superficielle de la peau de l'homme (voyez fig. 22), mais en général aussi sous l'épiderme sans former de sillon, dans la gale croûteuse ou norvégienne (fig. 24), et pour le dernier cas aussi, dans la substance des ongles (1).

FIG. 20.

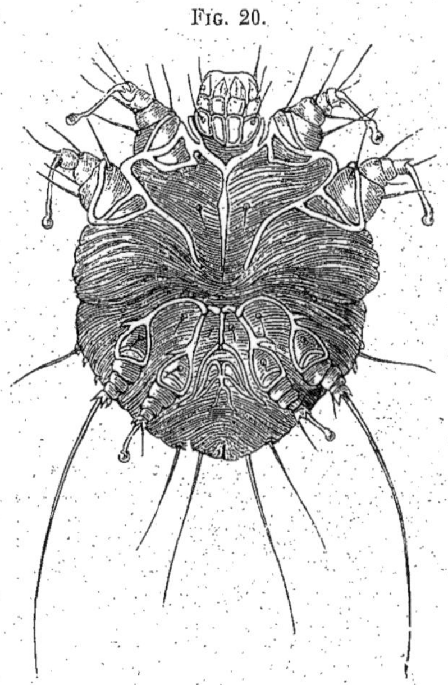

Fig. 20. — *Acare mâle.* Il se distingue de l'acare femelle par sa grosseur moindre (en moyenne 0, 235 millim. de longueur sur 0,19 millim. de largeur). Il se distingue encore par un moins grand nombre de spinules dorsales, par un ambulacre avec ventouse au lieu de poil à la quatrième paire de pattes, et par un soutien en chitine en forme de fer à cheval, qui est placé sur la ligne médiane entre les pattes postérieures, et dans lequel est enfoncé le pénis qui est bifurqué.

Dans la gale croûteuse (*scabies norwegica*, Boeck, Hebra) des hommes (et dans celle des animaux), les acares ne se trouvent pas dans des sillons réguliers, mais dans des couches épidermiques irrégulièrement fouillées, de telle sorte que les acares jeunes et vieux, mâles et femelles, aux diverses périodes de développement et de mue, les œufs

est recouverte d'écailles et de petites aspérités disposées en séries transversales. Sur la face postérieure de l'abdomen se montrent les spinules placées sur quatre lignes longitudinales dont le nombre, chez les acares adultes octopodes, s'élève à quatorze.

(1) Je possède des préparations d'acares d'une gale croûteuse, provenant d'un ongle qui se trouve en la possession d'Hebra.

d'acares, les enveloppes tégumentaires et les débris provenant des mues
des acares, les débris des acares et de leurs squelettes, et les amas de
matières fécales, tout se trouve dans une confusion extraordinaire ; les
acares vivants se rencontrant toujours dans les couches plus profondes,
succulentes de l'épiderme. (Fig. 24 et HEBRA, *Sur la nouvelle variété de
gale observée en Norwége*, Vienne, 1852.)

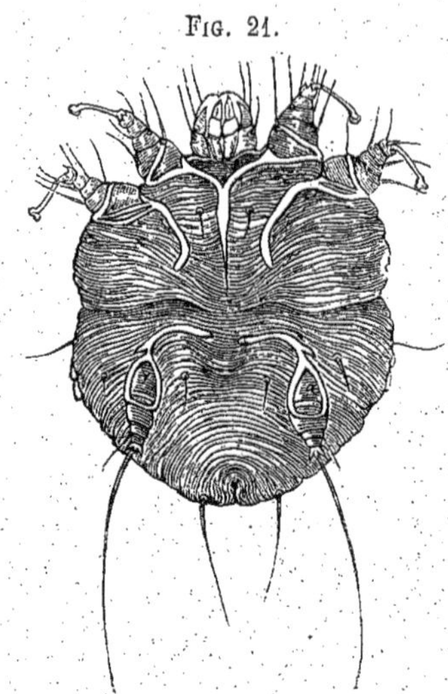

FIG. 21.

Fig. 21. — *Larve d'acare* n'ayant que six pattes et un nombre de poils notablement moindre (1).

J'ai déjà mentionné les trois mues des acares ; la première mue est
représentée dans la figure 25 et la deuxième dans la figure 26. Quant
aux modifications de détail qui ont lieu dans les trois mues, Bergh, dans
son dernier travail (2), dit ce qui suit : « Les jeunes acares abandonnent
l'œuf (1er stade) avec une seule paire de pattes postérieures et avec deux
poils (les plus longs) au niveau de l'ouverture anale. Sur la face dorsale
il n'existe que dix spinules.

« A l'intérieur de cette forme se développe alors le jeune octopode
(2e stade, — première mue), qui sort facilement, puisque la peau se
rompt en général sur la face latérale de l'abdomen. Les jeunes acares
de ce stade présentent quatre soies anales et douze spinules dorsales.
A l'intérieur de l'insecte de cet âge achève de se développer la dernière forme du jeune âge (3e stade, — deuxième mue), dont la seule

(1) Par rapport au nombre et à la disposition des poils, voy. BERGH, *Viertel-
jahrschr. f. Derm. und Syph.* 1874, pag. 519.
(2) *Vierteljahrschrift für Dermatologie und Syphilis*, 1875, n° 4, pag. 520.

différence essentielle avec les précédentes est qu'elle porte quatorze

FIG. 22.

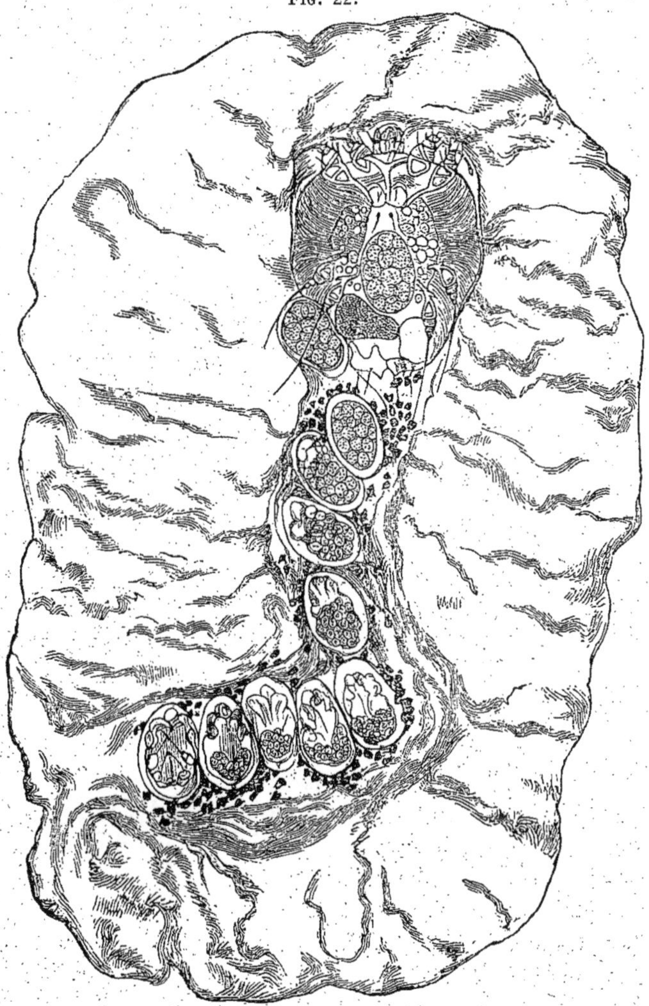

Fig. 22. — *Sillon d'acare* dans l'intérieur d'une lamelle épidermique, contenant une acare femelle dont la tête est dirigée vers l'extrémité fermée du sillon. Dans l'acare, il y a un œuf; derrière elle, on voit dix œufs d'acares placés à la suite les uns des autres, ayant leur axe longitudinal perpendiculaire à l'axe du sillon. Dans les trois plus jeunes œufs, le contenu est en voie d'évolution. Dans le quatrième, jusqu'au dixième, le développement des jeunes acares est visible; ils se développent en proportion de l'âge, et le développement commence toujours par l'extrémité de la tête des œufs; dans le dixième, le développement est presque complet. Entre les œufs des acares, des amas de matières fécales de formes irrégulières.

spinules dorsales. A l'intérieur de cette nouvelle forme se développe l'acare adulte·(troisième mue) (1). »

(1) Bergh (*loc. cit.*, pag. 520, note de la page 519) rapporte en outre qu'il a

Relativement aux détails concernant l'acare et sa manière de vivre, je renvoie encore une fois au chapitre de la *gale* du tome I et aux tra-

Fig. 23.

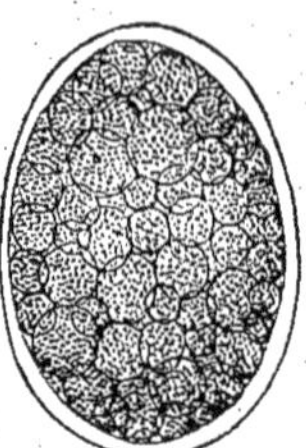

Fig. 23. — *Un œuf d'acare.* Gross. de 200. On voit l'enveloppe de l'œuf, et à l'intérieur des masses en voie de segmentation.

vaux qui y sont indiqués, notamment à ceux de Bourguignon, Gudden et Fürstenberg ; mais en outre aux recherches plus récentes de Kræmer (1),

Fig. 24.

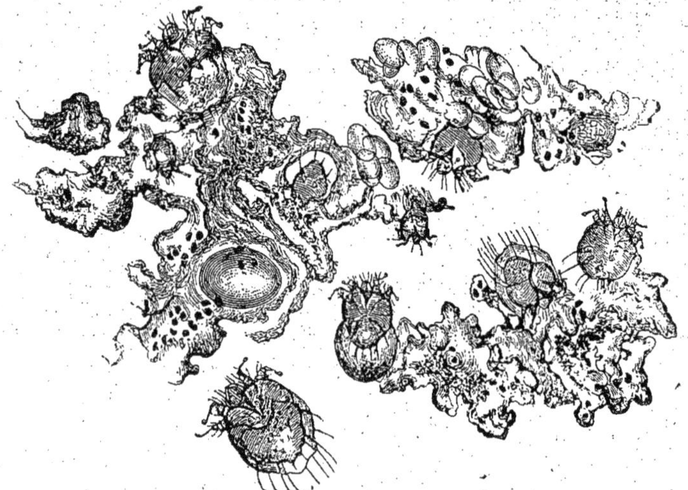

Fig. 24. — *Gale croûteuse.*

et notamment à la dernière publication de Bergh que je viens de citer, dans laquelle on trouve des indications très-intéressantes et les plus récentes, et des observations complémentaires ou rectificatives par rap-

observé dans deux cas une quatrième mue sur l'acare mâle et femelle adultes. Voir encore sur cette question la description de Fürstenberg et Gudden, *loc. cit.*, et le chap. *Gale* du tome I de cet ouvrage.

(1) Kræmer, *Quel est l'auteur qui a découvert l'acare mâle, etc.?* *Virch. Arch.* 1872, tome LV, pag. 330 à 354, et planche XVIII.

port à certaines régions du corps, en particulier à la forme du sternum chez le mâle, la femelle et les jeunes êtres, aux organes génitaux du mâle, au nombre et à la place occupés par les poils, ainsi que sur plusieurs autres points se rattachant à l'histoire naturelle de l'acare.

Fig. 25.

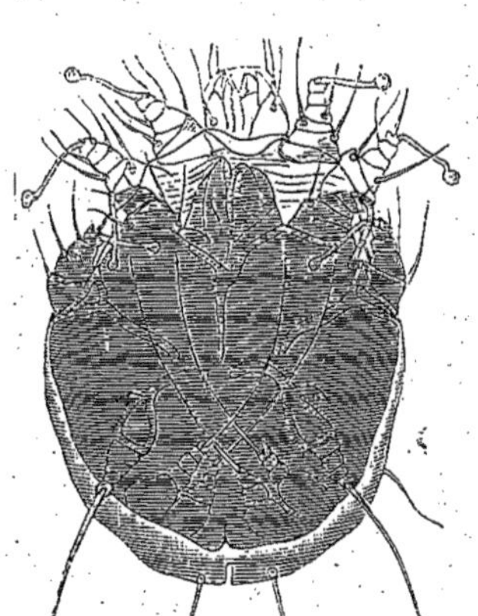

Fig. 26.

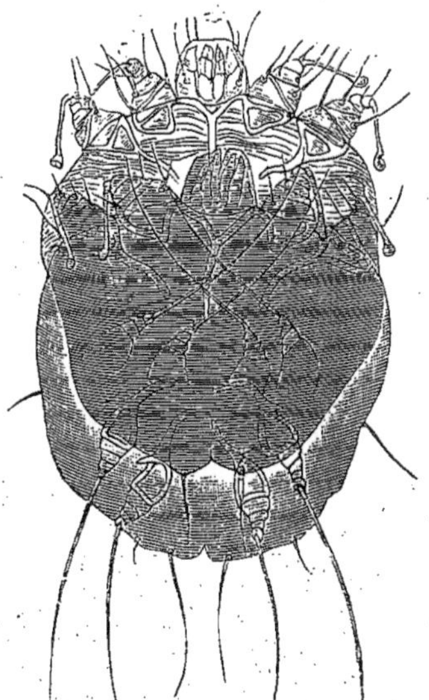

Fig. 25. — *Première mue.* On voit, à l'intérieur d'un jeune acare à six pattes, un deuxième avec deux paires de pattes postérieures, par conséquent huit pattes.

Fig. 26. — *Deuxième mue.* A l'intérieur de l'enveloppe d'un acare octopode, on reconnaît le nouvel insecte se développant, également un acare octopode.

L'ACARE DES FOLLICULES PILEUX.

Acarus folliculorum (1).

L'acare des follicules pileux a été découvert accidentellement, en 1842, par le savant explorateur de la peau et de ses modifications, G. Simon (2), lorsqu'il recherchait avec ardeur, dans le but d'étudier

(1) *Acarus folliculorum,* G. Simon; *Demodex folliculorum,* Owen; *Macrogaster platopus,* Miescher; *Simonea folliculorum,* P. Gervais; *Steazoon folliculorum,* Er. Wilson.

(2) *Medizinische Zeitung vom Vereine für Heilkunde in Preussen,* 1842, n° 9, et G. Simon, *Die Hautkrankheiten,* Berlin, 1851, page 212.

l'acné, le contenu des follicules pileux et des glandes sébacées sur le vivant et le cadavre. Henle, qui peu auparavant avait fait et publié la même découverte (1), n'était toutefois pas parvenu à élucider ce point et était convenu plus tard de l'identité de l'insecte qu'il avait trouvé avec celui découvert par G. Simon (2).

Depuis ce temps-là, l'acare des follicules a été vu plusieurs fois et décrit dans ce qu'il a d'essentiel, d'une manière conforme à la description de G. Simon, par Miescher, Valentin, Er. Wilson, Gruby, Siebold, Remak, Wedl, Küchenmeister, Bärensprung, etc.

L'acare des follicules pileux (3) ne présente pas toujours les mêmes dimensions (fig. 27). La forme de l'acare que l'on observe le plus habituellement a une longueur de 0,085 à 0,125 millimètres, et une largeur d'environ 0,020 millimètres. (Voir fig. 27 A.)

La tête est munie de palpes latéraux à deux articles (4) et d'un proboscis (suçoir) analogue à un tube allongé, sur lequel est placé un organe triangulaire composé de deux pointes fines ou soies (5).

La tête se confond avec la partie antérieure du corps dont elle compose environ le quart. De chaque côté, il y a quatre pattes très-courtes, coniques, à trois articles, et paraissant porter à leur extrémité libre trois crochets étroits. (Miescher pense que les deux pattes postérieures ont cinq prolongements.) De la base de chaque patte, une bande s'étend transversalement sur le corps, et ces bandes transversales sont reliées les unes aux autres par une bande longitudinale placée sur la ligne médiane. Les bandes transversales semblent s'enrouler autour du corps. Miescher les croit composées de substance cornée. Cet auteur pense aussi avoir aperçu derrière la dernière paire de pattes une fissure qui représente l'*anus*.

La partie postérieure est environ trois fois aussi longue que la partie

(1) *Bericht über die Züricher naturforschende Gesellschaft, in « Beobachter aus der östlichen Schweiz »*, décembre 1841.

(2) *Henle und Pfeuffer's Zeitschrift für rationnelle Medicin*, 1844, tome III, n° 1, page 28.

(3) Voir le dessin et la description dans G. Simon, *loc. cit.*, pl. VII, fig. 6 jusqu'à 9, et pag. 318 et suiv. ; dans Wedl, *loc. cit.*, pag. 803 et fig. 197 ; Küchenmeister, *loc. cit.*, pl. VIII, fig. 14, 15, 16. Je suis aussi dans la description les indications fournies par cet auteur.

(4) Ce sont les palpes maxillaires, et ils sont munis de quatre articles, d'après Mégnin (*Mémoire sur le Demodex folliculorum, in «Journal de Robin »*, 1877) ; les trois derniers seuls sont mobiles et aident beaucoup à la progression.   A. D.

(5) Le suçoir n'est autre chose que la lèvre inférieure et les deux soies sont les mandibules qui constituent un boutoir ou organe de fouille très-puissant. (Mégnin.)
          A. D.

antérieure et sa surface est garnie d'échancrures qui ont l'air de lignes transverses juxtaposées et donnent à ses bords latéraux l'aspect d'une lime. Dans l'intérieur de la partie postérieure du corps, on aperçoit des corpuscules bruns ou noirâtres, et entre eux une matière analogue à des corpuscules de graisse. Er. Wilson et Wedl croient avoir reconnu l'œsophage et l'intestin ; le premier aurait également vu le foie (1).

Une seconde variété de l'acare des follicules diffère de la précé-

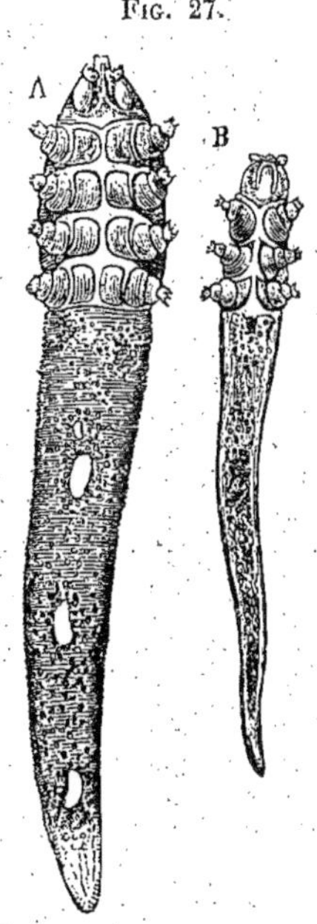

Fig. 27. — *Acarus folliculorum* (d'après Küchenmeister). A. Acare à huit pattes ; B. Acare à six pattes.

dente par la brièveté de la partie postérieure. Une troisième variété (fig. 27 B) a seulement trois paires de pattes. Erichson pense que cette dernière forme de l'insecte est la plus jeune ; la première décrite représenterait le deuxième degré de développement de l'acare, et celle qui a la partie antérieure du corps courte serait la plus âgée.

(1) Les *demodex* sont monoïques. Les mâles sont un peu plus petits que les femelles, ou du moins leur abdomen est plus court. Le pénis se montre en avant de l'anus, derrière la dernière paire d'épimères. La vulve se confond avec la fente anale. Les *demodex* sont vivipares. (MÉGNIN.)   A. D.

Un corps en forme de cœur, que G. Simon (*loc. cit.*, pl. 7, fig. 10) a pris pour une coquille, a été considéré par Wedl comme le jeune animal, car il a souvent observé un semblable corps dans l'intérieur d'un animal plus âgé. Wedl (*loc. cit.*, p. 806) pense que ce corps sort par la fente longitudinale de la partie antérieure de la femelle, et que l'on peut observer un passage continuel de cette forme plus jeune, durant les périodes d'évolution (larves) dont il a déjà été question. D'après Wedl, il est aussi probable que l'acare des follicules passe également par un processus de mue, comme l'acare de la gale.

On rencontre surtout cet acare en grand nombre chez les personnes atteintes de sécrétion sébacée abondante. On le trouve aussi chez des individus n'ayant pas de séborrhée, dans les follicules sébacés et pileux du visage, sur le nez, aux lèvres, au front, aux joues, sur la peau des organes génitaux externes et derrière l'oreille, mais surtout dans la matière renfermée dans les comédons. Dans les follicules, ils sont en général placés à l'orifice, la tête tournée du côté du fond du follicule, au nombre de 3 à 4. Simon en a trouvé parfois, dans un seul follicule, dix et même treize.

Pour arriver à les découvrir, il suffit de presser le contenu des follicules sébacés ; et, après l'avoir délayé avec un peu d'huile, on le place sous le microscope. Souvent on voit les acares animés de mouvements très-vifs, lorsqu'ils ont été recueillis récemment. Si l'on explore, pour un motif quelconque, des lamelles épidermiques du visage, par exemple l'enveloppe des vésicules, on voit souvent un ou plusieurs acares, ou leurs enveloppes, dans les couches épidermiques disposées d'une manière concentrique correspondant aux orifices des follicules.

L'acare des follicules n'exerce pas d'action nocive évidente sur la peau de l'homme. Dans aucun cas, on ne peut l'accuser d'être la cause de l'acné, des comédons ou de la séborrhée. On le trouve très-souvent en grand nombre chez des personnes indemnes d'acné et de séborrhée, et rarement chez des individus affectés de ces lésions de la peau. Il faut toutefois se rappeler que la présence de ce parasite est assez constante dans la peau humaine.

Gruby a transporté l'acare des follicules sur un chien et il a raconté (1) que, chez ce dernier, le parasite s'était tellement propagé dans l'espace de deux ans qu'il y en avait dans presque tous les follicules, et que le chien avait perdu la plupart de ses poils par la chute de l'épiderme. A l'encontre de cette opinion, Wedl et G. Simon font

____

(1) *Comptes rendus*, mars 1845, et *Monthly Journal of medical sciences*, 1846.

remarquer que Gruby avait négligé de rechercher si le chien n'abritait pas déjà des acares avant l'expérience.

Actuellement Sparks (1) vient de publier l'observation d'une acariasis généralisée sur trois chiens qui tous ont succombé dans le marasme dans l'espace de peu de semaines, à la suite de la chute générale des poils, d'une éruption acnéiforme et qui étaient atteints de nombreux acares des follicules. Selon M. Sparks et M. Duguid, les phénomènes ci-dessus et la mort du chien étaient occasionnés seulement par les acares des follicules ; en outre, plusieurs autres chiens ont contracté la même maladie. Il est encore impossible aujourd'hui d'indiquer la place nosographique exacte de cet acare.

Quant aux autres espèces d'acares que l'on rencontre parfois accidentellement sur la peau de l'homme et qui y occasionnent de la démangeaison et des phénomènes eczémateux, il nous reste à citer :

L'acare des oiseaux, dermanyssus avium, est un insecte à mouvements très-vifs, de la grosseur d'un grain de chènevis, que l'on trouve comme parasite sur les poules domestiques, les pigeons et les oiseaux en cage. Il attaque aussi les individus qui sont occupés dans les volières, les poulaillers et les pigeonniers. On voit survenir chez eux de la démangeaison et de l'eczéma papuleux.

Les acares des animaux domestiques qui appartiennent aux genres dermatodectes et symbiotes (2) attaquent aussi quelquefois la peau des personnes qui sont en contact avec des animaux galeux (cheval, brebis, etc.) et provoquent également du prurit et de l'eczéma; mais ils dépérissent bientôt et par conséquent ne peuvent pas s'y établir d'une manière durable. Dans tous les cas où le contact avec des animaux atteints de gale a donné naissance chez l'homme à une gale abondante, il s'agit toujours de la transmission de l'*acarus scabiei* ordinaire, commun aux animaux et à l'homme, car celui-ci seulement se trace des sillons chez l'homme.

Enfin on ne s'étonnera pas, comme le remarque très-judicieusement Bärensprung, si l'on trouve accidentellement aussi des acares à côté d'autres insectes dans la plique.

(1) *On a disease of the skin produced by the acarus folliculorum, illustrated by cases observed in the dog. (Med. Chir. Transact.*, tome LIV). Tirage à part, Londres, 1874.

(2) GERLACH, *Krätze und Räude*, avec 8 pl. Berlin, 1857.

LA PUCE DE SABLE.

Pulex penetrans. Rhynchoprion penetrans.

La puce de sable (1) est indigène (2) dans l'Amérique centrale et méridionale et se trouve entre le 29° de latitude sud dans le Paraguay, le Brésil, etc., jusqu'au même degré de latitude nord au Mexique, en Virginie et sous l'équateur (Quito, Bogota), jusqu'à 6 et 8,000 pieds de hauteur dans les Cordillères. Non-seulement l'homme héberge fréquemment l'insecte et contribue ainsi à sa propagation, mais, dans les habitations abandonnées par les hommes, les œufs des *nigua* se conservent sur les rats, les souris et autres animaux semblables (3). Si des voyageurs passent la nuit dans ces cabanes, ils feront alors facilement connaissance avec la puce de sable.

C'est seulement lorsque la femelle a été fécondée qu'elle s'introduit sous les ongles, autour des articulations, ou sur un point quelconque de la peau. Les renseignements de Schwarz, Rengger, Humboldt et autres, d'après lesquels les étrangers sont, plus fréquemment que les indigènes, attaqués par ces insectes, doivent être interprétés de la manière suivante, d'après Karsten : les étrangers ne sont pas encore assez expérimentés pour reconnaître exactement la piqûre insignifiante que l'animal occasionne en s'introduisant sous la peau et extraire aussitôt l'insecte. Son introduction du reste ne provoque, dès l'abord, aucune sensation anormale dans le point où elle a eu lieu.

Cette sensation ne se fait sentir qu'au bout de quelque temps, en raison de ce que l'insecte, par le développement progressif de son œuf, augmente de volume. Il peut alors atteindre la grosseur d'un pois.

Les mâles errent çà et là librement sur la peau ; ils ne pénètrent jamais dans les tissus ; leur couleur est jaunâtre, jamais brune ou foncée. Ce sont seulement les femelles fécondées qui s'introduisent dans les téguments. Elles sont blanches ou grises (par le fait du pigment chez les nègres).

(1) Karsten donne sur ces parasites, sous le titre de *Beitrag zur Kenntniss des Rhynchoprion penetrans, Virch. Arch.*, tome XXXII, 1865, pag. 269, pl. VIII et IX, des indications très-importantes et basées sur son observation personnelle.

(2) On ne dit pas que la puce de sable d'Afrique, décrite par Adanson (*Reise nach dem Senegal*, 1757), pénètre dans la peau. Cette variété ne paraît donc pas, d'après Karsten, appartenir à la même espèce que la puce de sable d'Amérique.

(3) Karsten a vu dans la riche collection de Schmarda une souris des champs de Cuença, dont la queue et les pattes étaient envahies par une grande quantité de *nigua*; il en donne le dessin, *loc. cit.*

La grosseur des *nigua* atteint 1 millimètre, la moitié environ de la puce de l'homme. Dans la peau, elles peuvent arriver jusqu'à 5 millimètres.

Une fois introduites, elles n'occasionnent, à l'exception d'une piqûre momentanée, aucune douleur si la partie n'est ni grattée ni irritée, ou jusqu'à ce que l'insecte ait augmenté de volume. Il peut survenir alors de l'inflammation, de la lymphangite (comme Karsten l'a constaté sur lui-même), des abcès, même la gangrène, la nécrose et le tétanos (chez les nègres). Chez quelques individus, la mort peut même en être la conséquence, comme l'enseigne l'histoire de ce moine qui voulait importer en Europe l'insecte qui avait pénétré sous l'ongle de son orteil, et qui succomba aux suites de cette affection pendant la traversée.

Le développement de la puce de sable introduite dans les téguments a lieu dans l'espace de deux à cinq jours. Plusieurs insectes peuvent alors pénétrer facilement dans la peau soulevée par le processus inflammatoire. Ainsi s'explique ce fait que souvent on en trouve plusieurs ensemble, mais cela ne provient point, comme on le croyait à tort, de l'éclosion de jeunes larves provenant d'une femelle. Il est admis que celle-ci contient et pond seulement des œufs, jamais de larves.

L'ovaire est simplement bifurqué. Les œufs sont contenus dans des tubes cylindriques, les plus anciens tout près du cloaque. Le cloaque débouche dans la poche de fécondation, dans laquelle s'ouvre le vagin. C'est là que, suivant Karsten, l'œuf est fécondé ; après cela, il arrive à maturité et est ensuite expulsé au dehors. Quand tous les œufs sont déposés dans le tissu environnant, probablement la mère périt et tombe avec l'épiderme qui la recouvre.

On connaît la méthode des indigènes pour extraire la puce de sable de son nid au moyen d'une aiguille incandescente ; ils cautérisent ensuite la plaie avec du tabac. Il est plus facile d'extraire cet insecte au bout d'un certain temps qu'immédiatement après son introduction, parce qu'il pénètre plus profondément pendant qu'on cherche à l'amener au dehors, et en s'enfonçant il laisse facilement ses mandibules accrochées sous les téguments, lesquelles deviennent le point de départ de phénomènes inflammatoires et ulcératifs. Si l'on attend un ou plusieurs jours, l'insecte est comme paralysé : on peut alors facilement soulever l'épiderme qui le recouvre et faire sortir en totalité la puce augmentée de volume sous forme d'une petite boule.

Signalons, d'après Karsten, un point très-intéressant, savoir que les trachées de la femelle pendant sa vie parasitaire sont détruites en grande partie et ne contiennent plus d'air. Mais malgré cela la respiration n'est pourtant pas tout à fait suspendue. L'insecte paraît seulement aspirer avec la plus grande partie du corps le liquide nourricier et se l'assimiler ; la métamorphose régressive des tractus digestifs vient à l'appui de cette hypothèse. Mais l'insecte n'est pas tout à fait isolé de l'air et en aucun cas la fonction des trachées n'est entièrement abolie. Car le dernier stigmate servant à la respiration qui s'ouvre dans le cloaque reste toujours libre à l'air et les stigmates cachés dans le tissu sont, non dans le chorion, mais placés à l'intérieur des couches épidermiques desséchées, où par conséquent le contact avec l'air est encore possible (1).

LE VER FILIFORME. FILARIA MEDINENSIS.

Dracunculus, Gordius medinensis, Medinawurm (Vena medinensis Avicenna), Höllenwurm.

Selon Pruner (2), il ne faut pas chercher le berceau proprement dit de ce parasite du tissu conjonctif dans les contrées indiquées par Avicenne : Médine, l'Égypte et le Chorasan, mais bien dans le Kordofan, le Sennaar et le Darfour, où il est connu sous le nom de *fertit.* On le trouve encore dans l'ouest de l'Afrique, sur la Côte d'Or, en Guinée, au Sénégal, à Médine et dans quelques régions basses de l'Inde (Calcutta), en Perse, beaucoup moins sur la côte Arabique où il est apporté comme en Égypte par les caravanes. En Europe et dans le Nouveau-Monde, on n'a jamais eu l'occasion d'observer que des vers importés.

Le siége occupé par ce parasite est le tissu conjonctif sous-cutané et intermusculaire de presque toutes les parties du corps, dans l'œil (sous la conjonctive, Bajon), sous la langue, mais surtout aux extrémités inférieures. On en a rencontré vingt-huit et même plus sur une seule personne. De la douleur, ensuite une tuméfaction circonscrite se recouvrant d'une éruption vésiculeuse, dont plus tard l'ouverture laisse voir une partie du ver, tels sont les caractères auxquels donne lieu cette affection. Dans de rares circonstances, ces symptômes s'accom-

(1) Pour ceux qui parlent « de poux vivant sous la peau », autrement dit d'un insecte respirant par les trachées, cette explication de la manière de vivre chez le Rhynchoprion, par Karsten, mérite d'être prise en grande considération.

(2) *Die Krankheiten des Orientes.* Erlangen, 1847, page 250.

pagnent de fièvre et quelquefois même de convulsions. Des trajets fistuleux et des ulcérations sous-cutanées, parfois aussi la gangrène chez les sujets de mauvaise constitution, sont la conséquence de ce processus morbide parasitaire (1).

La filaire ne s'établit pas seulement sous la peau de l'homme, mais encore chez plusieurs animaux (chien, cheval). La forme de cet helminthe, parasite de l'homme, est celle d'un fil. Il peut atteindre une longueur de 1 mètre, et même, d'après Rokitansky, jusqu'à 4 mètres. La bouche est munie de quatre épines disposées en croix, tandis que l'extrémité de la queue diminue graduellement en pointe.

Quelquefois, dans le point où il est établi sous la peau, on ne constate aucune trace de réaction inflammatoire. Il peut aussi arriver que, par le toucher à travers la peau, on constate la présence du ver enroulé sur lui-même, ou même qu'on l'aperçoive à l'œil nu, parce que ses plis soulèvent la peau en forme de tumeur. De ces observations on peut conclure que le ver croît très-rapidement, dans l'espace de peu de jours, de quelques millimètres à plusieurs centimètres de longueur. (PRUNER.)

Toutefois on voit habituellement survenir dans le point occupé par le ver une inflammation plus ou moins vive et de la tuméfaction. Il se développe un furoncle folliculaire, qui ne présente rien de caractéristique. D'autres fois, au point d'introduction du ver, il se produit seulement une pustule acnéiforme. Cette dernière ou la tumeur furonculeuse s'abcède. Il survient alors habituellement une production analogue à un bourbillon. A un examen plus attentif, on reconnaît l'extrémité filiforme de la filaire. Dans d'autres circonstances, il se forme un plus grand foyer d'inflammation, un abcès, après l'ouverture duquel le ver apparaît.

Ces inflammations entraînent l'élimination du ver. L'évolution spontanée de cette affection dure plusieurs mois. Souvent au contraire la réaction inflammatoire détermine la chute de la capsule sous-cutanée complète de l'animal, qui est remplacée par une enveloppe de tissu scléreux.

Il existe de toute antiquité une méthode (populaire) de traitement

---

(1) Dans un cas, Pruner trouva le ver de Médine dans le cadavre d'un jeune nègre, au-dessous du foie, entre les lames du mésentère. La partie postérieure était peu altérée et facilement reconnaissable ; la portion antérieure formait plusieurs replis dont l'extrémité terminale présentait un véritable nœud, s'étendait en bas sur le duodénum jusqu'au cœcum, et était entourée d'une masse noueuse presque cartilagineuse, semblable à une capsule.

employée encore aujourd'hui et considérée comme la mieux appropriée au but à atteindre ; elle consiste à enrouler autour d'une
petite baguette l'extrémité du ver qui sort par l'ouverture de
l'abcès, et à le retirer avec précaution, en l'enroulant doucement sur la
petite baguette. Il faut éviter toutes les secousses fortes. Si l'on éprouve
une résistance (du côté du ver ou de la capsule), on arrête le mouvement de torsion. Si l'on tire violemment, le ver se détache et retourne
vivement en arrière dans la profondeur du foyer inflammatoire. On a
en général signalé comme très-dangereux pour les malades le séjour
dans les tissus de fragments, car leur présence accroît l'inflammation,
et il survient des phénomènes gangréneux et pyohémiques. Ces accidents
peuvent, il est vrai, se manifester, mais non d'une manière certaine,
et au contraire l'inflammation n'augmente pas toujours nécessairement,
comme Lang l'a constaté dans le cas suivant :

Notre collègue, malheureusement mort trop tôt, Gustave Lang,
nous a laissé (1) une étude sur le ver de Médine, qu'il avait eu l'occasion d'observer sur un Tartare atteint de cette maladie, étude qui est
venue confirmer et augmenter en partie les renseignements des
auteurs précédents. Cet homme avait importé ce parasite du Turkestan
jusqu'à Pesth, où il était arrivé avec Vambéry, connu par ses voyages
en Orient.

Ainsi que Jacobson, à Copenhague, l'avait déjà indiqué, et comme
le fait a été confirmé par Maisonneuve, Lang a de nouveau montré
que, à partir de l'extrémité céphalique, le ver consiste en un tube sans
structure et sans muscle, semblable à celui du sarcopte, et rempli de
millions de petits vers s'agitant d'une manière extrêmement vive. Si
le ver est cassé, alors ces jeunes animaux sortent brusquement en
grand nombre, et le ver change au point qu'on ne peut plus le reconnaître.

« Les mouvements que ces petits vers exécutaient en sortant de
la partie déchirée de l'abdomen maternel, écrit Lang, étaient si vifs
qu'il avait les plus grandes difficultés, même avec le plus fort grossissement, à en conserver un dans le champ visuel pendant le temps
nécessaire pour l'observer.

« Le corps a de 5 à 6 millimètres de longueur et 2 millimètres
d'épaisseur ; il commence par une tête arrondie, sans appareil buccal
ou suçoir, mais présentant seulement une ouverture. La tête se conti-

____

(1) Gustave Lang, *Ein Fall von Filaria medinensis, Wiener med. Wochenschrift.*
1864, n°s 50, 51 et 52.

nue sans transition avec le corps qui a une forme cylindrique. Son corps a le même calibre dans les deux tiers de sa longueur, mais à partir de là il s'amincit très-rapidement, de manière à former une queue extrêmement fine; au point de réunion de ces deux parties du corps se trouve l'ouverture anale. »

Au dedans de l'enveloppe extérieure finement annelée, Lang vit distinctement un canal intestinal, mais ni organes des sens, ni appareil circulatoire, ni organes de la génération, ni système nerveux.

Les jeunes vers ont la vie passablement dure. Dans la glycérine, l'acide acétique, etc., ils périssent seulement au bout de douze heures, plus rapidement dans l'ammoniaque. Lang les a conservés vivants pendant six jours dans de l'eau marécageuse, et d'après M.-Clellan ils doivent même pouvoir renaître de nouveau dans l'humidité, s'ils sont desséchés dans l'abdomen de la femelle.

On a émis des opinions différentes sur la manière dont l'animal pénètre dans le tissu cellulaire sous-cutané de l'homme et de quelques animaux.

Les uns pensent que le ver qui se trouve dans le sable s'introduit dans la peau chez les individus marchant pieds nus. Il est au contraire à remarquer que les vermicules desséchés ne sont susceptibles de faire aucun mouvement, et par suite, s'ils se trouvent dans le sable, ils sont dans l'impossibilité de pénétrer dans la peau.

D'autres auteurs pensent que l'introduction a lieu en se baignant dans de l'eau marécageuse contenant de jeunes filaires. Mais on a constaté, chez quelques personnes atteintes de ce ver, qu'elles ne s'étaient point baignées pendant tout le temps où elles auraient pu prendre le parasite. Les indigènes du Sénégal et d'autres contrées dans lesquelles il existe des filaires ont la conviction profonde que ce n'est qu'en buvant de certaines eaux que l'on a ce ver, que par conséquent c'est seulement par les tractus intestinaux qu'il pénètre dans l'organisme. Cette dernière opinion semble la seule rationnelle, et aussi la seule reposant sur une base scientifique. Car les jeunes filaires vivant éloignés du corps humain sont dans l'impossibilité, introduits nouvellement dans le corps, de pouvoir se transformer en femelles. Pour qu'il en soit ainsi, les animaux doivent être développés déjà en dehors de l'organisme humain en mâles et femelles. Comment se fait ce développement et quel est l'aspect des individus complétement développés? Jusqu'à présent, on ignore soit pratiquement, soit expérimentalement, comment cela peut avoir lieu.

On doit donc admettre que les filaires adultes comme d'autres hel-

minthes (cestoïdes, trichines, etc.) sont introduits au moyen de la boisson, en premier lieu dans l'intestin, et de là émigrent le long des vaisseaux dans d'autres organes et dans le tissu cellulaire sous-cutané. On
les trouve par conséquent souvent dans le voisinage des plus gros
troncs vasculaires.

Arrivé dans l'organisme humain, le ver ne semble commencer son
émigration que lorsque le développement ultérieur de ses jeunes vers
l'exige. La durée du séjour dans l'intérieur de l'intestin est, d'après les
cas observés jusqu'ici, de cinq à quatorze mois. Chez le Tartare de
Lang, la sortie de la filaire eut lieu justement un an après son séjour
à Boukhara (1).

Quant au traitement de la filaire, la méthode la plus rationnelle,
comme je l'ai déjà dit, consiste à l'enrouler avec précaution autour
d'un petit cylindre. On peut ainsi, dans l'espace de dix à quatorze
heures, extraire le ver. S'il se casse, la jeune couvée se répand dans le
tissu sous-cutané, et agit ordinairement en déterminant de l'inflammation comme un corps étranger. Mais ces conséquences ne sont pas
aussi effrayantes qu'on l'a dit jusqu'ici, puisque Lang a pu aussi constater l'absence de toute réaction. L'on cherche alors à saisir un nouvel
anneau, ou on se borne, si cela est impossible, à des injections de substances parasiticides (eau de chaux, de chlore, solution d'acide phénique) pour détruire les jeunes vers, et ensuite à un simple traitement
chirurgical au moyen de cataplasmes et de pansements détersifs.

L'INSECTE DE LA MOISSON, *LEPTUS AUTUMNALIS*.

L'insecte de la moisson, *Leptus autumnalis*, est un insecte qu'on
aperçoit facilement à l'œil nu. Il est d'une coloration rouge ou jaune
rougeâtre, avec seulement six pattes, deux yeux, deux tentacules.

La figure est reproduite d'après le dessin qui se trouve dans Küchenmeister, *loc. cit.*, pl. IX, fig. 8; elle est empruntée au professeur Leuc-
kart.

De Siebold pense que ce petit insecte est le jeune animalcule d'une
espèce qui après sa mue devient octopode.

(1) D'après les indications fournies par ce Tartare, Lang pense que les contrées
où on trouve les filaires, dans le pays de Boukhara, sont limitées à la région, entre
Boukhara et Samarcande, qui est arrosée par le fleuve Kowan et ses affluents. Le
pays de Kárchi, limitrophe au sud, ainsi que les régions qui le bornent au nord,
n'ont point de filaire.

Selon Schmarda (1), il constitue la larve du *Trombidium autumnale* des insectes coureurs appartenant à la septième famille (*Trombidida*). Il est certain que le lepte automnal ne peut pas se multiplier dans la peau de l'homme, et qu'il n'y existe comme parasite que pendant peu de jours, parce que ce petit animal meurt aussitôt et qu'on ne lui connaît pas d'organes de génération.

C'est à Jahn (2), Gudden (3), Kræmer (4) et Küchenmeister que l'on doit les renseignements les plus exacts sur le lepte automnal.

Fig. 28.

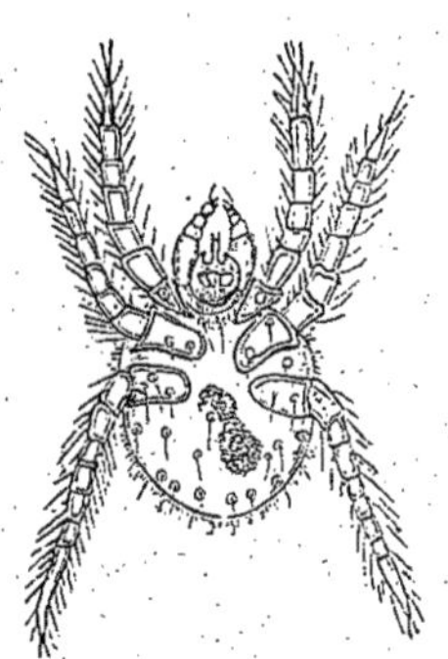

Fig. 28. — *Leptus autumnalis*, d'après Küchenmeister.

Le lepte automnal se trouve en grande quantité, à l'automne, dans l'herbe desséchée, sur les blés mûrs et sur les groseilliers à maquereau, ainsi que sur la vigne, sur le sureau (Kræmer). On l'a rencontré encore sur différentes plantes (fleurs d'appartement), et même sur certains animaux (5). Küchenmeister raconte qu'il est facile d'en recueillir une grande quantité, en secouant un groseillier à maquereau sous lequel on a placé un morceau de papier blanc.

(1) Schmarda, *Zoologie*. Vienne, 1872, 2 vol.

(2) Jahn, *Die Stachelbeerkrankheit, Jenasche Annalen*, 1850, tome I, page 16.

(3) Gudden, *Virchow's Arch.*, tome LII.

(4) Kræmer, *Beitrag zur Kenntniss des Leptus autumnalis, Virchow's Archiv.*, 1872, tome LV, page 354 et planches XIX à XX. Kræmer admet deux variétés de lepte automnal (*leptus minor* et *major*), qui ne diffèrent pas d'ailleurs essentiellement entre elles et ne peuvent être considérées comme distinctes au point de vue des organes sexuels. Kræmer a rencontré l'animal non-seulement sur le sambucus nigra, mais encore sur la taupe, le mulot et la chauve-souris, et il fait remarquer que l'homme peut contracter ce parasite de diverses manières et, entre autres, par l'intermédiaire des animaux.

(5) Rouget, bête-rouget des Français; *Acarodermatitis autumnalis* Southworth, cit. *Viertelj. f. Derm. und. Syph.* 1874, page 126.

On trouve le lepte automnal sur l'homme presque exclusivement pendant les mois de juillet et d'août. Il occasionne, d'après Gudden, non-seulement mécaniquement, mais par la sécrétion d'un liquide irritant, un exanthème prurigineux intense, qui consiste dans la production de petites papules rouges et d'élevures semblables à celles de l'urticaire. Suivant les lieux différents que j'ai déjà mentionnés occupés par l'insecte, on désigne cette affection sous les noms d'éruption des moissonneurs, maladie de la groseille à maquereau, maladie des vignerons (1).

Ce petit acaride ne pénètre pas profondément; il est facile de le reconnaître en raison de sa couleur rouge dans les nodosités cutanées et de l'extraire à l'aide d'une aiguille. Il a habituellement des mouvements très-vifs. On en trouve quelquefois aussi plusieurs réunis en petites masses ou rangés les uns à côté des autres comme les grains d'un chapelet.

Le lepte automnal meurt dans la peau de l'homme dans l'espace de peu de jours; aussi l'exanthème prurigineux qu'il a occasionné est-il de courte durée. On atténuera la démangeaison à l'aide de cataplasmes froids, de douches, de lotions alcooliques. Mais la méthode la plus rationnelle de combattre ces petits animaux est d'employer des frictions avec de l'axonge additionnée d'une petite quantité d'huile éthérée.

Les onctions d'huile éthérée pure, conseillées par quelques auteurs, doivent être proscrites, car elles sont souvent une cause d'eczéma.

LA TIQUE COMMUNE, TIQUE DU CHIEN, *IXODES RICINUS*.

La tique commune (*Ixodes ricinus*) est, d'après Martiny (2), ovoïde, d'un rouge de sang jaunâtre, le corselet foncé, la partie supérieure du corps recouverte de soies fines, avec des parois latérales relevées en haut. Elle vit ordinairement dans les sapins.

Les femelles qui ont seulement 1 millimètre de longueur se fixent dans la peau humaine, qu'elles sucent; elles acquièrent, par suite du sang qu'elles ont absorbé, la grosseur d'un pois et prennent une forme vésiculeuse. Elles restent souvent aussi longtemps accrochées à la même place. Si l'on arrache violemment la tique, la tête reste parfois

(1) *Küchenmeister*, *l. c.*, page 422.
(2) *Küchenmeister*, *loc. cit.*, page 422.

dans la peau et entretient alors pendant très-longtemps une inflammation locale. Par conséquent, il est préférable de laisser l'animal lâcher prise volontairement. La meilleure manière d'atteindre ce résultat consiste dans l'application d'huile éthérée.

Comme notre tique commune, on voit, dans d'autres pays, des espèces de tiques indigènes, l'*Ixodes marginatus*, l'*Ixodes americanus*, l'*Ixodes humanus*, Koch. Cette dernière fait le tourment des hommes sous le nom de *Carabatos* ou *Carapattos* (1). Les tiques de la lisière des bois, *Argas*, *Argas persicus*, sont parfois un fléau pour des villages entiers.

(1) SCHMARDA, *Zoologie*. Vienne, 1872, 2 vol.

2. ÉPIZOAIRES ET AFFECTIONS DE LA PEAU OCCASIONNÉES
PAR CES PARASITES.

ÉPIZOONOSES.

Les poux, pediculi.

Les poux, *pediculi*, forment la première famille (*Pediculida*) du premier sous-ordre des Parasites de Latreille, du premier ordre *Rhyncota*, Fabricius (1) (Schnabelkerfe) des insectes sans métamorphoses (2).

Caractères généraux : insectes aptères, parasites, sans métamorphoses, avec deux petits yeux simples et à bouche pouvant sucer et mordre.

Première famille, Pediculida. — Antennes grêles à cinq articles. Tarse à deux articles avec grand appendice en forme de crochet; suçoir rentrant. Il est considéré comme l'œsophage apparent et sa structure correspond à celle des mallophages.

Par rapport aux lésions que les poux produisent sur la peau de l'homme, les différentes parties qui constituent leur bouche sont très-intéressantes à étudier. Les auteurs anciens comme les modernes (Schmarda, Wedl) disent que la gaîne du suçoir des poux est terminée par une espèce de renflement armé de petits crochets, avec lesquels il peut s'accrocher à la peau. Alors il projette en avant son appareil buccal, composé de quatre soies. Au contraire, Erichson (3) a démontré, pour le *pediculus vestimenti* et avec G. Simon (4) pour le *pediculus capitis*, qu'au-dessous du suçoir placé dans la tête se trouvent deux mandibules d'une coloration brunâtre, et, sur le suçoir même, deux palpes à quatre articles. Landois (5) a fait les mêmes observations.

---

(1) Dans sa dernière classification (*Supplementum entomologiæ systematicæ*, Hafniæ, 1798), Fabricius ne comprend dans l'ordre des *Rynchota* ou insectes à suçoir articulé, que les Hémiptères et les puces. Il place les poux à côté des Diptères, dans l'ordre des *Antliata* qui ont un suçoir sans articulations. Il est curieux de rapprocher cette classification de celle professée par M. Milne Edwards dans ses leçons d'entomologie au Muséum, où les Aphaniptères (puces) sont considérés comme un ordre satellite de celui des Hémiptères, et les Anoploures (poux) comme un ordre satellite de celui des Diptères. Les recherches les plus récentes n'ont fait que corroborer les rapprochements établis, il y a près d'un siècle, par Fabricius. A. D.

(2) Schmarda, *loc. cit.*, pages 87 à 89.

(3) *Wiegmann's Archiv für Naturgeschichte*, 5ᵉ année, tome II, page 375.

(4) Simon, *Hautkrankheiten*, page 297, pl. VII, fig. 4 et 5.

(5) Landois, *Zeitschrift für wissentschaftliche Zoologie*. Leipzig, 1864.

On doit maintenant admettre que les poux mordent d'abord la peau
avec leurs mandibules et enfoncent ensuite dans la blessure leur rostre
pour sucer. Les palpes leur servent probablement à rechercher les
endroits favorables à la succion.

Le genre pou comprend trois espèces qui sont parasites du corps
de l'homme :

a. Le pou de tête, *pediculus capitis ;*

b. Le pou de corps, *pediculus humani corporis* ou *P. vestimenti;*

c. Le morpion, *phthirius inguinalis, pediculus pubis.*

L'histoire naturelle des poux est si claire, depuis que Swammerdam
a démontré leurs différences sexuelles, leur genèse et leur mode de
multiplication, que leur présence sur la peau de l'homme n'a plus rien
d'énigmatique pour nous. Il en est également de même à présent quant
aux phénomènes qui se développent sur la peau sous l'influence des
poux. Ces phénomènes se présentent sous la forme d'un eczéma artificiel, avec toutes ses variétés et à tous les degrés possibles, produits
par les lésions que les poux déterminent sur la peau et par l'irritation
mécanique que leur présence y occasionne. Une notion aussi simple n'a
pas toujours prévalu à cet égard. On a mis en rapport, jusqu'à ces derniers temps et jusqu'à ce jour, la naissance des poux de l'homme
avec les sucs de l'organisme, et on a même considéré ces insectes
comme un produit direct, métabolique, de ces derniers; et le prétendu
processus pédiculaire, le *morbus pedicularis*, a été regardé comme la
décharge d'une dyscrasie spécifique qui avait pris une large place
dans la littérature et dans la tradition sous le nom effrayant de « maladie pédiculaire » ou « phthiriase ».

Quoiqu'on puisse considérer cette hérésie comme entièrement
abandonnée aujourd'hui, cependant quelques auteurs modernes ont
essayé de nouveau d'en réhabiliter une partie. Il est bon d'exposer
par conséquent dans quelles conditions cette opinion a pris naissance, de faire voir ainsi au lecteur les bases fragiles sur lesquelles
elle repose, et les rapport qui existent entre les poux et les affections
de la peau qui leur correspondent.

De la maladie appelée phthiriase (1).

Dans l'antiquité, on croyait en général qu'il y a une affection
pédiculaire particulière, dans laquelle des poux vivent dans l'intérieur

---

(1) Je mets à profit, relativement à la partie historique, le travail d'Hebra
Sur la maladie appelee phthiriase, in « Wiener med. Presse », 1865, nᵒˢ 34 à 36,

de tumeurs spéciales du corps et arrivent accidentellement à la surface cutanée.

On avait choisi, à l'origine, pour la maladie, le nom de *phthiriasis*, φθειρίασις, du mot τὸ φθείρειν (corrompre), parce qu'on admettait que ces insectes provenaient des humeurs corrompues de l'organisme. Par conséquent le produit de l'altération fut désigné par φθείρ, le poux, et φθειρίασις, maladie pédiculaire. D'autres faisaient dériver la dénomination directement de φθείρ, le pou. Plutarque se sert, dans son récit de la mort de Sylla occasionnée par la maladie pédiculaire, du verbe φθειριάω, dans le sens de « je souffre des poux, j'ai des poux » ; d'autres auteurs emploient aussi ce verbe en lui donnant la même signification.

L'interprétation que Lorry donne de l'étymologie de ce mot nous paraît moins plausible, puisqu'il dit que τὸ φθείρειν doit se rapporter à la corruption de la peau sous l'influence des poux. Mais les anciens n'admettaient nullement que les poux corrompaient la peau ; au contraire, ils faisaient sortir les poux de la peau malade, de la chair.

Il suffit à cet égard de revenir à Aristote, qui le premier parle de la maladie pédiculaire sous le nom de φθειρίασις, et donne d'une manière complète, sur la même affection dans ses caractères essentiels, les opinions sur sa genèse qui sont acceptées et reproduites, avec des variantes insignifiantes, par tous les adeptes ultérieurs de la maladie pédiculaire jusqu'à Mercurialis, et même par d'autres auteurs plus modernes.

Aristote dit notamment (1) que les poux se forment de la chair, qu'ils donnent naissance à de petites pustules sans pus (ἰονθοί μικροί οὐκ ἔχοντες πύον), desquelles, si on les ouvre, il sort des poux qui rampent sur la surface cutanée. Il croit en outre que les poux se développaient aussi bien après certaines maladies que chez des individus dont le corps était surtout de nature humorale, et enfin que les oiseaux, comme les poissons et les quadrupèdes à l'exception de l'âne, étaient atteints de cette maladie.

Avec cette nosologie du grand historien grec des sciences naturelles ;

que je reproduis ici sans changement important, car mes opinions concordent complétement avec ses parties principales. Dans les déductions relatives à la phthiriase, je me permettrai d'abréger, parce que ma description des phénomènes morbides provoqués par les *pediculi* est plus détaillée. Mais les raisons irréfutables des argumentations contraires se trouvent dans l'interprétation de ces phénomènes et non dans l'interprétation scolastique des passages de l'Écriture sainte et des historiens.

(1) *De hist. animalium*, vol. V, chap. xxxi.

nous possédons tout ce que l'histoire naturelle des siècles suivants enseignait sur cette maladie. Les communications ultérieures se bornent à des descriptions et à des récits plus ou moins animés et imagés sur différentes victimes de la maladie pédiculaire, parmi lesquelles nous rencontrons principalement des personnalités célèbres ou de mauvaise réputation. Les partisans de la maladie pédiculaire remontent loin dans le passé avant Aristote et trouvent que déjà Pharaon, lorsqu'il s'opposa au départ des Israélites, était, ainsi que tout son peuple, infesté par des poux.

Pour créer la troisième des « dix plaies d'Égypte », Dieu dit à Moïse (*Exode*, c. VIII, v. 12) : « Dis à Aharon : Étends ton bâton et frappe la poussière de la terre, ויך אחזצפרהאדין, elle deviendra de la vermine « *Chinim* » להזהלבנם dans tout le pays d'Égypte. » — (V. 13). Ils firent ainsi. Aharon étendit sa main avec son bâton et il frappa la poussière de la terre; la vermine « *Hakinom* » ותהיהכנם fut sur les hommes et sur les animaux. Toute poussière de la terre se changea en vermine « *Chinim* » חיהכנים dans tout le pays d'Égypte. — (V. 14.) Et les hiéroglyphistes essayèrent avec leurs enchantements de produire la vermine « *Chinim* », אתהכים mais ils ne le purent pas; la vermine « *Hakinom* » ותהיהכנם fut sur l'homme et sur les animaux. »

Dans le *Pentateuque* édité en 1863 à Leipzig par S. Herxheimer, nous trouvons un commentaire cité ci-dessus d'où il résulte que le collectif פניסכנם que l'on trouve seulement ici et psaume cv, 31, signifiait *poux* selon la tradition et Josèphe, mais, suivant les Septante et Philo, qui connaissaient assurément la nature de l'Égypte, une espèce de petits moucherons presque invisibles, qui volent dans les yeux et pénètrent par le nez et les oreilles... Aussi, dans le Talmud, כנה s'emploie non-seulement pour désigner des poux, mais aussi un ver que l'on trouve dans les fruits (*Para*, 9, 2) et d'autre vermine. « Parce que ces moucherons armés sortent pendant les mois d'automne comme des nuages de poussière des champs de riz inondés, ainsi il est convenable d'admettre leur origine de צָפַח. (*Staub.* Voy. *Text.*)

Des documents ci-dessus, il ressort évidemment que justement les hommes qui avaient le plus l'occasion d'être instruits sur l'histoire naturelle de l'Égypte, comme les Septante et comme Philo, comprenaient sous פנימו non les poux, mais la vermine en général, de petits moucherons qui constituaient un fléau public régulier de l'Égypte, comme Diodore de Sicile, que nous citerons plus tard, en raconte un semblable. Par conséquent, il est échu en partage à Pharaon et à son peuple, comme la troisième plaie, non des poux, mais la vermine « *Chinim* ».

Quelle était cette vermine? nous ne le savons pas. Mais certainement les meilleurs traducteurs ne se sont pas prononcés pour « des poux ». Et le consciencieux Mendelssohn n'a pas non plus traduit par « poux », mais par le collectif indéterminé de « vermine ».

Dans la suite, nous l'apprendrons seulement par quelques victimes isolées de la phthiriase. Suivant Aristote, le poëte Alkmanes et le poëte tragique Pherecydes sont morts de la maladie pédiculaire. A propos de ce dernier, Ælian dit plus tard : « D'abord il se produisit chez lui de la sueur, et puis il survint des poux (φθείρες), et comme sa chair se décomposa en poux, la dissolution s'ensuivit et il rendit l'âme dans ces conditions. »

En même temps, on a raconté que, également, Acastus, fils de Pelias, ainsi que Mukios et le philosophe athénien Speusippos, fils d'Eurymedon, un parent de Platon, et Platon lui-même, étaient morts de la maladie pédiculaire.

Suivant divers témoignages, Callisthène, d'Olynthe, chargé de fers sur l'ordre d'Alexandre le Grand, serait mort de cette affection.

Hippocrate ne parle pas de la maladie pédiculaire, et ce que Celse (1) rapporte de cette affection ne présente aucune ressemblance avec celle décrite par Aristote. Il dit dans d'autres passages du chapitre : « *De pediculis palpebrarum : Genus quoque vitii est, qui inter pilos palpebrarum nascuntur; id est* φθειρίασιν *Græci nominant..... exulceratisque vehementer oculis aciem quoque ipsam corrumpit.* » (*Scil. pituita.*)

Pline se montre très-circonspect sur cette question, puisqu'il dit (2) : « *In fœdis impurisque corporibus pediculi nascuntur.* » Pourtant dans d'autres passages (3) il rapporte sous forme de conte le fait d'Alkmanes et d'autres qui, d'après les témoignages d'auteurs plus récents, sont morts de la maladie pédiculaire.

Diodore de Sicile (4), dont il a déjà été fait mention à l'occasion de notre citation de la Bible, un historien sous les règnes de César et Auguste, qui avait parcouru une grande partie de l'Asie, de l'Afrique et de l'Europe, raconte des choses tout à fait merveilleuses des Akridophages (de ἄκρις = *locusta* = sauterelles), une tribu voisine des Éthiopiens. « Ces mangeurs de sauterelles ont une constitution très-agile, mais ils dépassent rarement l'âge de quarante ans. Merveilleuse et effroyable est la fin de leur vie. Quand ils approchent de la vieillesse, de

(1) Liv. VI, chap. xv (*Éd. Lond.*, 1837, page 211).
(2) *Hist. mundi*, liv. XXVII.
(3) *Hist. nat.*, liv. XI, chap. xxxiii.
(4) *Hist.*, liv. III, *éd. Rhodom.*, page 162.

petits insectes ailés naissent de leur corps, différents non-seulement d'espèce, mais encore d'aspect et de forme ; tous cependant sont horribles. Ils sortent de l'abdomen et du cœur, et se répandent bientôt sur toute la surface du corps. L'individu qui est ainsi attaqué éprouve au début une sensation de démangeaison analogue à celle qui existe dans la gale ; il est agité par un léger prurit, qui se transforme en frissonnements voluptueux. Aussitôt que ces animaux qui, à l'origine, sont sous la peau, arrivent sur la surface cutanée, il survient une grande quantité de sérosité ténue avec de légères douleurs, et comme le malade se déchire de plus en plus les chairs avec les ongles, il termine ainsi sa misérable existence. »

Lorsque l'ulcère est arrivé à son apogée, il sort en bourdonnant une grande quantité d'insectes, semblables à des essaims qui s'échappent l'un après l'autre d'un vase ayant de nombreux orifices, de telle sorte qu'ils se moquent de toutes les tentatives pour les prendre.

Agatharcides cite aussi ces animaux parasites, mais il les considère comme semblables aux tiques (*ricinis similes*).

Selon Livius (liv. IX) et Val. Maximus (liv. I, chap. II), Pleminius, qui avait été envoyé par Scipion comme légat à Locris, mourut de la maladie pédiculaire en prison à Rome où il avait été enfermé à cause de la destruction du temple de Proserpine.

Plutarque fait mention d'une autre espèce de poux à laquelle le poëte Ennius et le dictateur Sylla auraient succombé. La plupart des auteurs prouvent que, quant au premier, il y a eu une erreur, puisque dans ce cas on pourrait seulement penser à Eunus, l'instigateur de la guerre des esclaves en Sicile. Quant au dernier, à Sylla, Plutarque (1) dit que son corps tout entier se transformait en poux (*corpus in pediculos totum versum*), et que, quoique plusieurs personnes fussent jour et nuit occupées à chasser ces insectes, elles ne pouvaient cependant pas en enlever autant qu'il en renaissait, de telle sorte que ses vêtements, ses appareils balnéaires, ses objets de toilette et ses aliments en étaient remplis. Et, bien qu'il fît un usage presque quotidien de bains, malgré des lotions et les plus grands soins de propreté, cela ne servait à rien ; car la transformation de son corps en poux était si rapide que tous ces soins de propreté étaient inutiles (*celeritate vincebat enim conversio, superabatque copia omnem purgationem*).

Galien nous donne des renseignements plus sérieux sur ce sujet ; il est question de la maladie pédiculaire en différents passages de ses

____

(1) D'après Lorry, *l. c.*, page 576.

œuvres (1), et il traite cette question tout à fait *ex professo* dans son livre : *De comp. med. sec. loc.*, liv. I, dans un chapitre : *De phthiriasi, hoc est morbo pediculari*. Il dit dans ce passage que, chez « quelques personnes, les poux en grand nombre proviennent de la tête, d'humeurs inflammatoires, mais qui pourtant n'ont pas encore atteint un degré d'inflammation aussi prononcé que les humeurs âcres et séreuses. A cause de cela, il est clair que la maladie pédiculaire se forme dans les couches profondes de la peau, dans lesquelles il est certainement possible que les poux se développent, mais jamais sur la surface cutanée. »

A cette époque, comme du reste plus tard au moyen âge, on paraît avoir considéré la maladie pédiculaire comme une punition de Dieu, que l'on croit par conséquent envoyée surtout aux hommes cruels, aux tyrans, aux athées, mais principalement aux persécuteurs des chrétiens. Pour cette raison, Antiochus Epiphanes, Hérode le Grand, son petit-fils Hérode Agrippa, l'empereur romain Caïus Galerius, Valerius Maximus, Julien, l'oncle du fameux apostat de ce nom, l'empereur Arnulf, Honorius, roi des Vandales, ainsi que Scio, roi des Danois, etc., devaient donc mourir de la maladie pédiculaire. Ils furent tous envahis par une si grande quantité de poux que notamment le dernier fut dévoré par les poux « jusqu'aux os ». Et comme il faut que toutes les conditions, même le beau sexe, apportent leur contingent à la série de victimes du fléau phthiriasique, on fait encore trouver une mort misérable par la maladie pédiculaire à l'évêque Lambertus et à Pheretima, dont Hérodote rapporte l'histoire tragique.

Oribaze et Paul Éginète, le premier dans le ive siècle et le second dans le viie, indiquent des remèdes pour détruire les poux et obtenir la guérison de la phthiriase et recommandent différentes résines et baumes, le *veratrum*, mais surtout le *delphinium staphysagria*, que les anciens désignaient aussi à cause de cette propriété sous le nom de pédiculaire. Paul Éginète croyait en outre, ainsi qu'Aétius, que les poux proviennent de l'usage excessif des figues.

Parmi les Arabes, Avicenne et Ebenzoor s'occupent particulièrement des épizoaires qui infestent la peau. Le premier s'appuie sur la définition donnée par Galien; toutefois il a aussi égard à l'opinion d'Aristote et cherche dans ses commentaires à rapprocher les vues des deux auteurs en remarquant qu'Aristote n'avait pas pu croire

____

(1) Liv. *De theriaca ad Pisonem*, c. xviii. Liv. *De cibis boni et mali succi*. Liv. II *De alimentorum facultatibus. De simpl. med.*, II.

réellement à la « métamorphose de la chair en poux », mais que les poux naissent entre la peau et la chair, et « *quod pediculi ex excrementis calidis tertiæ et ultimæ coctionis putrefactis, non acribus non pravis gignuntur, quia ex acri et virulenta materia nullum animal gignitur* ».

Avenzoar décrit sous le nom de *soab* un animal dont il dit : « Il naît dans leur corps, à l'extérieur, quelque chose que les gens appellent *soab* et qui se trouve dans la peau. Si la peau est déchirée, il sort sur différents points de la surface un petit animal à peine visible. »

On a discuté longtemps pour savoir si Ebenzoor, par ce mot *soab*, avait en vue des poux, des lentes ou l'acare scabiéique. Mais comme il emploie dans d'autres passages le mot *soab* ou *soabe* pour désigner des animaux qui « vivent dans les cheveux et qu'on enlève avec le peigne », qu'il ajoute que ces animaux séjournent dans les vêtements et les plumes des oiseaux, il est évident que par les mots *soab*, *asoabat*, *soabe*, il entendait parler des poux.

Je ne dois pas oublier de mentionner ici l'opinion téléologique d'Averroès (1), qui pense que le but des poux doit être important, puisque la nature ne reste pas dans l'oisiveté (*ut non otietur natura*).

Amatus Lusitanus et Petrus Forestus nous donnent des preuves des opinions qui régnaient dans le moyen âge sur la maladie pédiculaire. Ainsi le premier rapporte qu'un gentilhomme du nom de Tabora, à Lisbonne, était mort misérablement de cette affection. « Sa peau était tellement couverte de poux que deux de ses esclaves éthiopiens étaient constamment occupés à jeter dans la mer des corbeilles pleines de poux provenant de son corps. » Le même auteur cite également le cas d'un indigent affecté d'un ulcère sur le dos d'où sortaient une foule de poux qui « sans doute se trouvaient entre la peau et la chair ». Un troisième cas qu'on lui avait communiqué se rapportait à un noble vénitien.

Forestus parle d'un peintre distingué (le peintre Bœcklandius), « qui souffrait d'une démangeaison indicible sur le dos. Lorsqu'on lui appliqua le fer rouge, il se produisit des phlyctènes qui, incisées, donnèrent issue à une grande quantité de poux. » Dans un autre cas, il dit avoir trouvé des insectes semblables dans une strume.

Zeil rapporte que Scander Bassa, gouverneur turc de Bosnie, qui, ayant envahi le Frioul en 1499, y avait fait beaucoup de prisonniers, tué bon nombre d'hommes et fait poursuivre les chrétiens (*Cent. V. epist.*, n° 11, p. 75), avait des poux sur tout le corps que « ses méde-

____

(1) XII, *Métaph.*, XVIII.

cins ne pouvaient pas détruire, et que ces poux avaient été la cause
de sa mort ».

Ulysse Androvandes rapporte, dans son livre *De animalibus insec-
tis*, que deux évêques perdus de réputation par suite de simonie,
Lambertus de Constance et Fulcherus de Nymwegen, ainsi que le pape
Clément VII, qui était, il est vrai, un anti-pape, étaient morts de la
maladie pédiculaire.

Quelques « phthiriologues » s'étendent longuement sur la fin horrible de Philippe II. Ils racontent à propos de sa mort arrivée en 1597
dans le palais de l'Escurial que, « après que Philippe eut souffert pendant longtemps de la goutte, d'hydropisie, etc., il lui survint au genou
droit un abcès de mauvaise nature, après l'ouverture duquel il s'en
forma quatre autres sur la poitrine auxquels succéda une si grande
quantité de poux que, tandis que quatre personnes le tenaient soulevé
dans un drap, deux autres pouvaient à peine enlever les poux. Enfin
il se produisit un grand nombre d'ulcères aux mains et aux pieds, de
la dyssenterie, de l'hydropisie, du ténesme. Tous ces maux étaient
accompagnés d'un nombre infini de poux rampant sur tout son corps,
dont il lui fut impossible de se débarrasser jusqu'à sa mort, cloué
dans son lit comme il l'était. »

Théophraste Paracelse, appelé aussi « Bombaste », fut un partisan
de la théorie de la phthiriase, puisqu'il admettait que les poux provenaient du sang corrompu.

Les médecins du XVIIe siècle, Hafenreffer, Mercurialis, Joh. Gorræus, G. Francus de Frankenau, etc., partagent les opinions des anciens Grecs et des Romains et sont convaincus de l'existence de la
phthiriase.

Le dernier, Frankenau, rapporte dans la dissertation (1) très-détail-
lée qu'il a publiée sur cette affection, un cas observé en 1676, à Heidelberg, de *febris, vulgo dicta hungarica*, avec sueurs. Au onzième jour
de la maladie, il survint subitement chez cet homme, très-propre jusque-là, de nombreux poux sur la tête et qui rampaient çà et là sur
tout le corps. Le treizième jour, le malade mourut.

Blondel raconte encore un fait semblable chez un Hollandais d'un
rang élevé, qui avait voyagé sur mer dans un bateau, en compagnie
avec des Juifs, et qui par eux « *eo morbo pediculari intoxicatum esse
suspicabatur. Cutis ejus repleta fuit ut undique ex vola manus, nasibus,*

______

(1) FRANKENAU, *De phthiriasi, Miscell. Acad. nat. cur. dec.*, III, *a.* 5 et 6. 1697 et
1698, page 395.

auribus, oculis, menta, barba, pectore, ano, pene, etc., innumerabiles
(pediculos) extrahere posset. » Après une cure de bains de deux mois,
le malade revint guéri *(mutatis vestibus).*

Valentin, sous le titre : *De phthiriasi insolita,* rapporte que D. Gut-
mann Buxbaum, de Francfort, lui avait communiqué ce qui suit :

« Il y a deux mois, un homme de quarante ans vint me consulter
pour de violentes démangeaisons. Des purgatifs, des ventouses, etc.,
ne donnèrent aucun résultat. Enfin, après avoir fait usage, pendant huit
jours, d'une décoction de bois, il survint de petits boutons prurigineux.
On en ouvrit un et on trouva dans son intérieur *congeries pediculorum,*
figuræ et magnitudinis diversæ... ut fere numerari nequiverint.

«*Apertis et reliquis tuberculis, et continuato diaphoreticorum et ca-*
tharticorum mercurialium usu, detersis simul ulcusculis ægrum inter ali-
quot septimanarum decursum pristina sanitate restitui, qui omni ulteriori
pruritu plane immunis vivit. »

Au XVIIe siècle, la maladie pédiculaire se produisit d'une manière
épidémique en même temps que le typhus.

Il y a sans doute ici une fausse interprétation de la *febris peticula-*
ris citée par Bernhard (1), qui probablement s'applique à un typhus
pétéchial.

Dans un cas, une éruption de pustules contenant des poux succéda
à une fièvre intermittente pendant le paroxysme. Les poux disparurent
de nouveau avec les pustules pendant l'apyrexie (2).

Fournier (1671) cite le fait d'un homme âgé qui souffrait d'un rhumatisme goutteux de la moitié droite du corps, et chez lequel, malgré
tous les soins de propreté, il se produisit une grande quantité de poux.
Aussi longtemps qu'il y avait des *pediculi* sur les membres malades,
les douleurs diminuaient ; après leur disparition, elles augmentaient de
nouveau.

De cette époque datent aussi la plupart des fables sur la maladie
pédiculaire, dont nous avons en grande partie énuméré les héros dans
les paragraphes précédents : Alkmanes, Pherecydes, Antiochus, Hérode, Sylla, Philippe, etc.

Le XVIIIe siècle compte aussi un certain nombre d'auteurs qui se
sont occupés de la maladie pédiculaire. Lorry s'exprime clairement
sur l'existence de cette maladie dans le passage suivant : «*Datur certe*
cachexia pedicularis (l. c., pag. 578), ut est cachexia verminosa, quæ cli-

---

(1) BERNHARDI, *Febris peticularis, in Hecker's « Kunst, die Krankheiten des Men-*
schen zu heilen ». 5e édit., tome II, page 571.
(2) BERNHARDI, *loc. cit.,* et HUFELAND, *Journal,* 1813, page 122.

mate, usu alimentorum, moribus, communicatione vires sumit. » Il avait observé plusieurs enfants atteints de cette affection, mais aucun d'eux n'était mort.

Plenck cite cinq variétés de phthiriase : *capitis, pubis, superciliorum, totius corporis* et *interna*. Nous n'empruntons de sa classification que ses quatre premières espèces qui correspondent aux cas que nous avons observés, mais avec cette rectification que la phthiriase des sourcils et celle du pubis sont occasionnées par une seule et même espèce d'insectes. Quant à sa cinquième variété, qu'il définit de la manière suivante : «*Phthiriasis interna est ea, in qua pediculi e diversis corporis locis exeunt, ut ex oculis, naribus, auribus, ore, cum urina, sputo, fæcibus. Ægroti emaciantur et pereunt,*» elle me représente cette fabuleuse maladie pédiculaire qui fut considérée dans toute l'antiquité et même, comme on le voit jusque dans le xviii° siècle, comme une affection spéciale, différant des symptômes ordinaires occasionnés par les poux et comme une maladie pédiculaire proprement dite, la phthiriase. L'existence de cette affection trouva encore des défenseurs dans le siècle actuel (selon le témoignage de Joseph Frank (1) chez Chivaud, Cazalis, Albers, L. Marchelli, F. Tournadour, H.-Ch. Alt, Harder, J.-A. Schultes, même aussi chez Walentin, Lieutaud, etc., et comme nous le verrons plus tard chez Gaulke et malheureusement aussi chez Landois.

Lieutaud (1767) croit que, dans la phthiriase, l'on trouve des poux non-seulement sur la peau en quantité énorme, mais encore sous les téguments et sous le péricrane. Il raconte même qu'on a trouvé, à l'autopsie, des poux non-seulement entre les membranes du cerveau, mais aussi dans la substance cérébrale elle-même.

Rust parle de poux blancs qui sortaient d'une tumeur occasionnant intérieurement une démangeaison intolérable et dans laquelle on avait fait une incision. Heberden dit que des poux vivent dans les tumeurs ; ils sont semblables aux poux ordinaires ; seulement leur coloration est blanche. Lafontaine (1792) fait part d'un cas dans lequel des millions de poux existaient dans une plique.

Quelques-uns des auteurs que j'ai cités soutenaient que les poux sortaient quelquefois en rampant de la peau avec la sueur, ou se trouvaient dans de petites tumeurs spéciales et sur des ulcères purulents ou même dans les viscères, par exemple dans le cœur et dans l'estomac. On a supposé en général que le développement des poux était dû à l'usage de la viande humaine putréfiée, de sauterelles salées, de poux même,

(1) *Loc. cit.*, tome III, page 126.

de la viande de vipère (Galien), de figues (Égine et Aétius); qu'il tenait à la sorcellerie, au contact avec des chiens, enfin à la malpropreté.

D'autres auteurs qui, il est vrai, citent dans leurs ouvrages les opinions de leurs prédécesseurs, sans les défendre, comme Joseph Frank, Turner, ne croient pas à l'existence de la maladie pédiculaire, mais ils admettent que la naissance des poux pouvait être causée ou favorisée par la malpropreté.

Willan et Bateman ne parlent plus, il est vrai, de la maladie pédiculaire; mais le premier, dans son mémoire sur le *prurigo senilis*, fait mention d'un insecte particulier, dont il donne le dessin dans la pl. 6. Chez un homme âgé qui souffrait d'un *prurigo senilis*, il se produisit une grande quantité de ces insectes, que Willan n'a eu que cette seule fois l'occasion d'observer. Ni la maladie ni l'insecte ne furent communiqués à la femme ni à la famille. Bateman n'est cependant pas de cet avis, car il dit que l'animal dont il est question ici n'est certainement pas un pou, mais appartenait sans doute au genre puce.

Biett, pour lequel l'existence des poux des vêtements était un fait connu, confondait cependant les phénomènes morbides produits sur la peau avec les excoriations survenant dans le prurigo, de telle sorte qu'il représentait les deux lésions ensemble comme un prurigo pédiculaire. Alibert adopta aussi cette désignation du prurigo pédiculaire; il sait très-bien pourtant le séparer du *prurigo senilis*. Il admet que la vermine peut naître et se propager en quantité innombrable et pour ainsi dire dans la peau. Il relate l'histoire d'un M. Laval qui avait souffert pendant douze ans d'un prurigo pédiculaire et avait fait usage, contre cette affection, des remèdes les plus variés, s'assujettissant aussi à la plus grande propreté, toujours sans résultat. On voyait des poux sur toute la surface cutanée; seulement les mains et la face restaient indemnes. Dans la peau du corps apparaissaient de petites pustules cellulaires, de la grosseur d'un grain de poivre, dans lesquelles, en moins de vingt-quatre heures, il survenait un nombre prodigieux de poux de différentes grosseurs, qui occasionnaient une démangeaison si terrible que le malade déchirait continuellement jour et nuit sa peau avec les ongles. « Mais ce qu'il y avait de plus extraordinaire dans ce fait était, dit Alibert, qu'aussitôt que ces petits animalcules avaient disparu, il se manifestait de la manière la plus évidente des phénomènes se rattachant à l'anémie. Le pouls devenait de jour en jour plus faible, la langue sèche, le malade répandait une mauvaise odeur, comme un mélange de substances animales et végétales en putréfaction, et mourut enfin au milieu de grandes tortures. »

Rayer s'élève contre l'existence de la maladie pédiculaire, et se borne à rapporter la plupart des récits ci-dessus, sans croire à leur réalité. Il connaît les trois espèces de poux, ainsi que les phénomènes morbides que ces insectes déterminent sur la peau par leur présence. Il constitue ainsi une honorable exception par rapport à ses collègues français, dont la plupart inclinent pour l'existence de la phthiriase et qui admettent même en partie que les poux peuvent se développer spontanément dans cette maladie. Nous devons citer principalement Chausit (1), Gibert (2) et Devergie (3); ce dernier critique très-vivement les médecins de l'époque actuelle de ce qu'ils prennent trop légèrement l'existence de la phthiriase, tandis que les anciens lui donnaient une si grande importance.

Devergie affirme en outre que, chez les jeunes individus, il n'est pas rare de voir se développer à la tête une quantité considérable de poux pendant la convalescence de maladies graves antérieures, ou aussi à la suite de malaises, de perte d'appétit, de faiblesse générale, etc., malgré les plus grands soins de propreté. De plus, il cite la malpropreté, la misère, l'indigence avec toutes ses conséquences comme des causes susceptibles de produire des poux sur la tête; et enfin, bien qu'il ne conteste pas non plus que les poux puissent se communiquer d'un individu aux autres, il se laisse entraîner plus loin à admettre que, chez les adultes ainsi que chez les enfants et les vieillards, la maladie pédiculaire peut se développer spontanément dans beaucoup de cas et sous l'influence du tempérament, de la constitution et des conditions sociales. A l'appui de son opinion, il cite celle d'un ancien médecin de l'hôpital Saint-Louis, M. Moronvalle.

Hardy et Bazin (4) ne se rangent pas à cette manière de voir, puisqu'ils ne croient ni à une phthiriase ni à l'origine spontanée des poux. Néanmoins Hardy pense que l'on doit conserver le prurigo pédiculaire comme une maladie indépendante, qu'il considère comme une affection grave, et surtout sérieuse pour les individus âgés, et qui, selon lui, résiste même dans beaucoup de cas à toutes les ressources de l'art.

Tandis que les Français sont seulement d'un avis différent sur la doctrine de la phthiriase, les médecins anglais contemporains se distinguent d'eux avantageusement en ce qu'ils relèguent dans le domaine

(1) *Loc. cit.*, page 426.
(2) *Loc. cit.*, page 263.
(3) *Loc. cit.*, page 647.
(4) *Loc. cit.*, page 244.

des fables toutes les relations de la maladie pédiculaire (1). Toutefois M. Bryant a rapporté, dans une séance de la Société médico-chirurgicale de Londres du 15 janvier 1838 (2), à propos d'une gouvernante, que cette personne avait souffert d'une phthiriase intense, et que toutes les tentatives faites pour l'en débarrasser avaient échoué.

Parmi les auteurs allemands modernes, Fuchs est le seul partisan de la doctrine de la maladie parasitaire. Toutefois il donne comme origine à cette affection non de véritables poux, *pediculi*, mais une espèce particulière d'insecte, *acare* ou *gamasus* Latreille, et la désigne à cause de cela non par le terme de *phthiriasis* usité jusqu'ici, mais par un nom nouveau créé par lui : *Knesmus Acariasis*.

Il dit : « Il y a, comme le prouve un assez grand nombre d'observations d'autres auteurs, et comme je m'en suis convaincu par l'autopsie, une affection connue habituellement sous le nom de phthiriase ou maladie pédiculaire, dans laquelle se forment, dans le tissu sain de la peau, des insectes semblables à des poux (de l'espèce *acare* ou *gamasus* Latreille) et qui sortent de tumeurs qui s'ouvrent spontanément. Cette forme que Sauvages et Plenck ont distinguée des poux sur la peau comme phthiriase interne ou externe, je la range comme une variété particulière de l'espèce *knesmus*, mais je la désigne sous le nom d' « acariasis, » parce que l'animal que l'on observe n'est pas un pou, φθείρ, mais un acare.

Fuchs pense que cet animal diffère déjà des véritables poux, parce qu'il ne passe jamais sur d'autres individus.

Les phénomènes qui sont provoqués par cet insecte consistent dans le développement de tumeurs d'un rouge foncé sale, molles, de la grosseur d'un pois jusqu'à celle d'une fève, et même davantage. Quelques-unes de ces tumeurs, sous l'influence d'un grattage violent, se rompent ou s'ouvrent tôt ou tard spontanément, et donnent issue à une faible quantité d'un liquide clair ou putride, avec de petits animalcules innombrables, blancs, qui ont des mouvements très-vifs et se répandent en grand nombre sur le corps.

Peu à peu les tumeurs s'ouvrent de plus en plus, de nouvelles surviennent rapidement, tout le corps se recouvre de poux, les sensations de cuisson, de démangeaison, de brûlure augmentent, les malades déjà cachectiques auparavant perdent leurs forces, le sommeil cesse, l'appétit disparaît, la transpiration répand une mauvaise odeur, et

(1) WILSON, page 293, *l. c.*
(2) *Gazette médicale*, 12 mai 1838.

souvent il survient de la fièvre qui prend un caractère putride.

Dans un autre passage, le même auteur remarque, après avoir cité le cas de prurigo pédiculaire de M. Lavalle, rapporté par Alibert, qu'il a observé lui-même un fait de la soi-disant « maladie pédiculaire » même temps que de *knesmus*; ce fait présenta encore un grand nombre « d'autres symptômes uroplaniques ». Dans ce cas, qui concernait une paysanne très-âgée, cachectique, de nombreuses petites tumeurs d'un rouge sale s'étaient formées à la nuque et au dos; lorsque ces tumeurs s'ouvraient, il en sortait des milliers de petits animalcules semblables à des poux. La malade mourut dans le marasme.

Ce cas et d'autres encore cités dans l'ouvrage de Fuchs le portaient à croire « que l'acariasis est le résultat de l'uroplanie... et qu'elle est favorisée en même temps par la syphilis et la goutte ».

Le docteur Alt a essayé de donner à la doctrine de la phthiriase une base plus conforme à l'histoire naturelle. Dans une dissertation publiée à Bonn en 1824, *De phthiriasi*, il s'appuie sur deux cas qu'il a observés et dans lesquels il existait une grande quantité de poux ; il s'agissait, selon cet auteur, d'une espèce particulière de poux qu'il désigne sous le nom de *pediculus tabescentium*. Les poux pris sur ces malades furent dessinés et caractérisés ainsi qu'il les distingua des *pediculi capitis et vestimenti* par une tête plus arrondie (*capite magis rotundato*), par de plus longues antennes (*antennis longioribus*) et par un thorax plus long et plus large, suivant la proportion de l'abdomen (*thorace ratione habita abdominis longiori et latiore*), enfin par un abdomen dont la paroi latérale présente des échancrures peu profondes (*abdominis margine utroque ter obiterque sinuato*) etc...

Cette caractéristique reproduite ici du *pediculus* nouvellement découvert fut choisie par le docteur Léonard Landois pour sujet d'une étude précise et d'un examen consciencieux dont il a publié les résultats dans le *Zeitschrift für wissenschaftliche Zoologie*, (édité par C. Théodore de Siebold et Albert Kölliker, tome XIV, Leipsig, pag. 39 et suiv.). Landois trouva que le dessin donné par Alt du *pediculus vestimenti* est inexact sur quelques points, et que d'autre part on rencontre assez souvent des poux présentant une identité évidente avec le dessin donné par Alt de son *pediculus tabescentium*. Cette circonstance, ainsi que d'autres faits anatomiques et d'histoire naturelle, résultant de ses recherches, amenèrent Landois à cette conclusion tout à fait juste qu'il n'y a pas en réalité un *pediculus tabescentium*. — Küchenmeister, G. Simon, Hebra, etc., partagent cette manière de voir.

De cette démonstration, il ressort que le *pediculus tabescentium* de

Alt n'existe pas comme espèce particulière de poux, et, de plus, qu'on ne trouve sur la peau humaine que les trois variétés de poux déjà indiquées et connues depuis longtemps, le pou de tête, le pou de corps et le morpion. Mais lorsque pour ces animaux on eut démontré d'une manière incontestable leur origine par génération, et qu'il était décidément impossible d'admettre une génération spontanée, alors on fut obligé de renoncer complétement à la phthiriase dans le sens que lui donnaient les anciens. Il n'était pas possible de faire croire dorénavant que des poux et des poux en nombre infini provenaient de la peau, de la chair, des humeurs du corps, sortaient des yeux, du nez, avec l'urine, etc., comme cela résulte des récits qui se trouvent dans les études historiques d'Hebra, reproduites ci-dessus et que cette doctrine fût enseignée sous forme d'axiome dans la sentence d'Aristote : *Pediculi ex ipsis animalibus fiunt, in quibus generantur*. Et on considéra aussi en général comme démontré que les récits de poux sortant du corps ou de poux trouvés dans et sous la peau étaient de simples mythes, ou reposaient sur une confusion avec des vers qui peuvent bien se trouver dans des plaies (1).

Seulement d'un côté on considéra de nouveau la phthiriase comme une affection particulière, non toutefois dans le sens ancien, mais avec la restriction que, il est vrai, les poux ne prennent pas naissance dans le corps, mais s'accumulent en grande quantité dans des tumeurs fermées et des cavités desséchées de la peau et du tissu sous-cutané et après l'ouverture de ces abcès pouvaient sortir en rampant en nombre considérable.

Le docteur Gaulke d'Insterburg a communiqué en 1863 dans le *Casper's Vierteljahrschrift* deux autres cas semblables qu'il a observés.

Le premier concernait une femme âgée, paralysée, idiote, qui atteinte de poux des vêtements avait contracté une éruption de mauvaise nature. Sa peau présentait des ulcérations innombrables, petites, de l'étendue d'un pois, d'un quart de millimètre de profondeur, dans lesquelles grouillaient des milliers de poux

La femme mourut de phthiriase, sans qu'il fût survenu en même temps aucune autre affection interne. En outre, chez un homme anémique et cachectique par suite de sa vie déréglée, d'un teint jaunâtre, à peau mince, parcheminée, Gaulke observa environ une centaine de petites tumeurs un peu saillantes, semblables à des abcès dont la gros-

(1) HUSEMANN, *Zeitschr. der Wr. Ges. d. Aerzte*, 1851. BÆRENSPRUNG, *Die Hautkrankheiten*, page 123, etc.

seur variait de celle d'un pois à celle d'une fève, dont les unes étaient ouvertes, les autres protégées par une peau mince, d'un rouge livide. Dans les cavités ouvertes, on voyait des milliers de poux, sans cependant qu'il y eût une seule goutte de pus. Dans les cavités fermées, recouvertes d'une peau parcheminée, on pouvait découvrir, en examinant à la loupe, de nombreux pores de la grosseur d'une tête d'épingle, et qui donnaient au toucher la sensation d'un petit sac rempli de grains de plomb. Lorsqu'on les ouvrit, leur contenu vivant s'échappa sans une goutte de liquide. De plus, il remarque que l'accumulation des poux dans le tissu sous-cutané doit se faire de la manière suivante : les poux percent la peau au moyen des soies qui sont autour de l'anus, pour déposer leurs œufs au-dessous des couches superficielles de la peau.

A ces communications, Gaulke en ajouta une nouvelle en 1866 (1).

Les opinions de Gaulke ont trouvé dans Landois un très-zélé partisan (2); il prit même deux fois la parole pour les appuyer et chercher à démontrer que les poux pouvaient se réunir dans des abcès et dans le tissu sous-cutané, et constituer ainsi une véritable phthiriase. Mais il n'avait jamais eu l'occasion d'observer par lui-même un fait de ce genre, et il s'appuie seulement d'un côté sur les données des anciens qui cependant ne sont point acceptables *de merito* à son point de vue, et sur la description de Gaulke, qui dénote de très-faibles connaissances pathologiques, et d'un autre côté sur la supposition, nullement fondée sur sa propre observation, que les poux des vêtements pénètrent dans la peau au moyen de leurs suçoirs (3).

Dans le travail que j'ai déjà cité et publié en 1865, et dans une réplique à Landois en 1866 (4), Hebra a prouvé de nouveau que les poux ne pouvaient vivre, en raison de leur structure anatomique, ni dans des cavités fermées ni dans des liquides; qu'aucun des observateurs qui ont étudié eux-mêmes la question, ni Landois, n'avaient jamais vu un semblable processus (5), et que, dans le sens que lui donnaient les anciens (*generatio æquivoca*), ni dans celui de Landois,

<hr>

(1) *Wr. med. Wochenschrift, Jahrg.* 1866, pag. 380, 398.

(2) Landois, *Ueber die Existenz der echten Läusesucht, Wr. med. Wochenschr.* 1866, pag. 265 et suiv., pag. 620.

(3) *Loc. cit.*, page 247.

(4) Hebra, *Encore un mot sur la soi-disant phthiriase, Wiener med. Wochenschr.,* 1866, pag. 425 et suiv.

(5) La « prière pressante de Landois à tous ses collègues de vouloir bien communiquer, dans l'intérêt de la science, des observations sur des cas de phthiriase » *l. c.*, page 623) n'a pas encore été entendue jusqu'à présent.

Gaulke (poux dans et sous la peau), il n'existe et même il n'a jamais existé une phthiriase.

Le nombre vraiment extraordinaire d'observations sur les pédiculeux, plus de 10,000, que Hebra depuis plus de trente ans et moi depuis une période de dix ans avons eues à notre disposition, nous a appris que les poux ne produisent sur la peau nuls autres phénomènes que ceux qui sont provoqués habituellement par les épizoaires et les inflammations persistantes de toute autre nature, telles que celles par nous décrites à différentes époques et rassemblées dans le cours de cet ouvrage sous la dénomination clinique d'eczéma artificiel et d'excoriations.

Les lésions cutanées et les phénomènes eczémateux dépendant des trois espèces de poux que nous avons indiquées présentent au point de vue anatomique un caractère spécial relativement à l'habitation et à la manière de vivre, et même d'après leur nombre et la durée de leur séjour sur la peau.

Pour en tenir compte, nous devons à présent faire séparément l'histoire naturelle des trois variétés de poux. La description des phénomènes morbides correspondants s'y rattachera d'elle-même.

(a) *Le pou de tête, pediculus capitis.* — Le pou de tête, *pediculus capitis*, est d'une couleur grise ; il a 2 millimètres de longueur. Les jeunes poux éclosent au bout de 9 jours et ont pris toute leur croissance après 18 jours. Il diffère du pou de corps que nous décrirons plus tard par la largeur du thorax et la couleur noirâtre des bords de l'abdomen. La tête et les extrémités sont, toute proportion gardée, un peu plus épaisses. Les crochets de ces dernières laissent voir à leur côté interne un rebord finement dentelé. Les stigmates, six de chaque côté, se trouvent disposés d'une manière symétrique près de la face latérale. Sur l'abdomen, des lignes courbes, larges, vont d'une trachée à l'autre.

Le thorax représente un carré long, plus étroit que l'abdomen. L'abdomen a sept segments entaillés sur le bord et noirâtres. Les six pattes sont égales. Le dernier membre tarsien porte à son côté externe un gros crochet ; à son côté interne, deux pointes cornées droites, épaisses, et un grand poil (1).

Les mâles (fig. 29) sont moins nombreux que les femelles ; leur dernier cercle abdominal est saillant et arrondi. A leur surface dorsale, ils sont pourvus de nombreuses aspérités qui ont une ouverture

____

(1) Wedl, *l. c.*, page 810. Küchenmeister, *l. c.*, page 439.

en forme de soupape, ouverture qui sert également d'orifice anal et de pore génital. Il y a deux paires de testicules et un pénis simple, cunéiforme, qui s'ouvre sur le dos, dont la base est dirigée en dedans et la pointe en dehors.

Fig. 29.

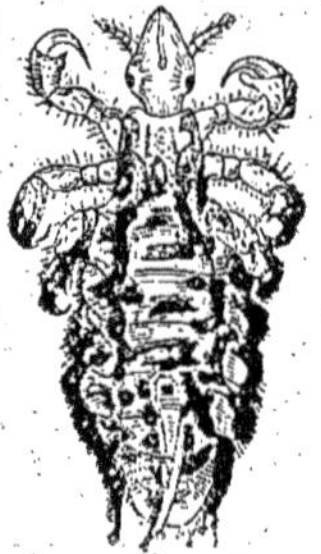

Fig. 29. — Pou de tête mâle, avec le système de trachées et les stigmates de respiration (d'après Küchenmeister).

Les femelles plus nombreuses et plus grosses que les mâles présentent des échancrures profondes à l'extrémité de leur dernier cercle abdominal ; elles sont pour ainsi dire divisées en deux parties, et entre elles se trouve l'orifice de l'anus qui est entouré de nombreux poils. Les deux ovaires consistent en cinq conduits qui se réunissent pour former deux tubes pour les œufs et un canal commun dans lequel se déchargent deux poches séminales. L'ouverture vaginale est placée sur la face latérale de l'abdomen entre le dernier et l'avant-dernier segment. Sa surface inférieure présente un bourrelet transversal qui s'étend sur l'abdomen en forme d'arc et est pourvu de petites aspérités digitées qui sont placées en 4 à 6 séries parallèles. Cette surface, dans le voisinage de ces aspérités, est pourvue de saillies cornées, petites et verruqueuses. Par conséquent, l'accouplement ne peut avoir lieu que lorsque la femelle est placée sur le mâle.

Les œufs du pou de tête commun sont piriformes, d'environ un quart de millimètre de longueur. La partie antérieure (libre) est tronquée et pourvue d'un opercule plat, arrondi, qui traverse la paroi latérale presque à angle droit et paraît enchâssé dans un petit sillon du chorion. L'extrémité postérieure (celle qu'on voit enchâssée) est pointue. Les poux ne collent pas seulement leurs œufs (lentes, larves) au cheveu ; ils les y appliquent au moyen d'une disposition assez compliquée, comme la figure 30 en donne une idée très-nette d'après nature (1).

(1) Le dessin des lentes chez Anderson (l. c., page 191), et chez Küchenmeister (pl. IX, fig. 12), n'est donc pas juste.

C'est une charpente de chitine sur laquelle on peut distinguer deux parties. L'une présente une gaîne qui entoure le cheveu sur une grande étendue. La seconde partie, qui représente avec la gaîne la portion solide, forme une espèce de cupule dont la pointe est dirigée en bas et se perd insensiblement dans la substance de la gaîne. La base du prolongement cupuliforme est située en haut et occupe

FIG. 30.

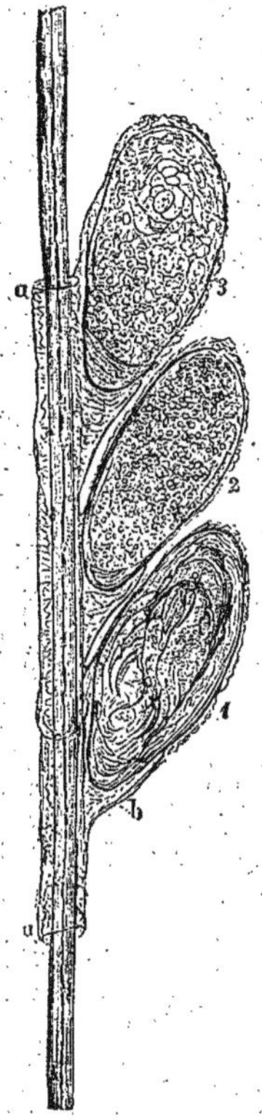

Fig. 30. — Cheveu avec trois lentes. *aa*. Les gaînes correspondant aux lentes avec leur prolongement en forme de cupule. (*b, b₁, b₂, b₃*), dans la base duquel est fixé un œuf (1, 2, 3). 1 est l'œuf le plus ancien, le plus mûr ; on voit très-distinctement le jeune pou développé dans l'intérieur. 2 est un jeune œuf avec segmentation du contenu. 3 est l'œuf le plus jeune.

une dépression profonde en forme de cupule. Dans cette dépression ou nid est placé l'œuf du pou, dont le tiers inférieur se trouve ainsi solidement enchâssé.

La gaîne que je viens de décrire entoure intimement par sa paroi interne le cheveu qui la traverse, puisqu'elle lui est adhérente.

Ces rapports ne sont pas seulement très-intéressants au point de vue de l'histoire naturelle, mais ils le sont aussi pratiquement; car ce sont eux qui rendent l'enlèvement des lentes si difficile, comme je l'examinerai plus à fond quand il sera question du traitement.

Les lentes sont collées au cheveu, le plus habituellement isolées du pou, mais quelquefois, comme on le voit, en série régulière de 3 à 4 lentes disposées de bas en haut, puisque l'animal suit pour s'éloigner cette même direction.

Dans ce cas, l'œuf placé à la partie inférieure serait le plus ancien, et l'œuf situé le plus haut le plus jeune. C'est ce qu'il est facile de constater figure 30. Dans l'œuf le plus inférieur, on peut déjà reconnaître le jeune animal, dans le deuxième la segmentation, dans le troisième une masse nucléaire peu distincte.

Les poux déposent toujours leurs lentes près du point d'émergence du cheveu, parce que c'est là, dans la masse de la chevelure, qu'ils sont le plus à l'abri des accidents, qu'ils y trouvent en même temps la chaleur bienfaisante du corps, qui favorise leur incubation; les animaux séjournent même principalement en ce point. Quand donc les cheveux portent des lentes à leur sommet et près de leur extrémité, on peut en conclure que l'individu est depuis longtemps déjà atteint de poux, puisque les cheveux ont tellement poussé que les parties occupées par les lentes, qui étaient auparavant près du point d'émergence du cheveu, se trouvent maintenant éloignées de celui-ci.

Du reste, si les poux se tiennent en grande partie dans le voisinage du cuir chevelu, c'est parce qu'ils cherchent leur nourriture dans la peau.

Les poux de tête habitent uniquement et seulement le cuir chevelu et ne se tiennent jamais sur d'autres parties velues du corps. S'ils existent en quantité très-considérable, ils sont alors répandus d'une manière à peu près égale sur tout le cuir chevelu. S'ils sont en petit nombre, ils se groupent sur quelques points préférés de la tête. Ce sont la partie postérieure et les deux régions temporales. Ils peuvent s'être établis en quantité considérable dans les points que je viens d'indiquer, produire déjà là des phénomènes morbides importants et déposer leurs lentes avant de se répandre sur d'autres régions, notamment sur la partie antérieure de la tête.

La fécondité des poux de tête (des poux en général) est extraordinaire. Un pou peut dans l'espace de 6 jours pondre 50 œufs, qui éclosent au bout de 3 à 8 jours. Les jeunes poux sont après trois semaines en état de pondre. Une femelle peut donc dans l'intervalle de huit semaines être témoin de la naissance de 5,000 rejetons (1).

Phénomènes morbides occasionnés par les poux de tête. — Les phénomènes morbides occasionnés par les poux de tête sont ceux de l'eczéma
artificiel local, de ses complications et suites locales. Ils ne diffèrent pas d'une manière essentielle de l'eczéma produit par une autre
cause irritante. Cependant ils conservent par la localisation particulière de l'irritation, par sa durée en général chronique et les complications qui y sont liées, un caractère clinique spécial qui doit être
connu du praticien, caractère que nous décrirons brièvement et, pour
le mieux faire comprendre, comme pédiculose du cuir chevelu.

Symptomatologie de la pédiculose du cuir chevelu.. — Ce sont les
femmes qui nous offrent les symptômes de cette affection développés
de la manière la plus complète et la plus marquée ; les poux trouvent
dans leur chevelure abondante un gîte confortable et propice à leur
accroissement. Ils se rassemblent là en grand nombre, notamment si,
par déraison, fausse honte ou indolence, celles qui en sont atteintes
cachent soigneusement, à l'aide de frisures disposées avec art, l'endroit où sont réfugiés des poux, au lieu de découvrir la maladie,
mettant ainsi fâcheusement les parasites à l'abri de tout dérangement.

Cette personne se présentera avec les symptômes de l'eczéma impétigineux de la face et de la nuque. Sur son visage, on trouvera des
bulles et des vésicules remplies d'un liquide clair comme de l'eau ou
jaunâtre, purulent, isolées ou agglomérées, de la grosseur d'une tête
d'épingle jusqu'à celle d'un pois ; d'autres sont desséchées en croûtes
jaunes, melliformes ou semblables à de la gomme, correspondant aux
bulles. En outre, les croûtes dont nous parlons s'accumulent, se succèdent, et des taches pigmentaires d'un rouge bleuâtre ou brunes occupent la place des vésicules guéries. La conque de l'oreille est le siége
d'un eczéma impétigineux ou offre des surfaces croûteuses ou humides, rouges, à formes irrégulières, avec épaississement de la peau
dans certains endroits, et fendillées dans les plis. A la nuque, à partir
de la limite des cheveux jusqu'aux épaules, et avec une intensité de
moins en moins grande, on voit des nodosités rouges, excoriées par le
grattage, des bulles et des vésicules, des pustules, des excoriations

____

(1) A. KEFERSTEIN, *Naturgeschichte der schädlichen Insekten.* Erfurt, 1837,
1re partie, page 6.

linéaires récentes, des taches pigmentaires et des stries, parfois même de gros furoncles. Les glandes cervicales situées le long du bord postérieur du muscle occipital, quelquefois aussi celles du sillon cervico-maxillaire, deviennent de la grosseur d'une noisette et, outre cela, tuméfiées, indolentes; elles peuvent, dans certains cas, s'enflammer, devenir fluctuantes et s'abcéder.

Du reste, le visage est pâle, cachectique; dans d'autres cas, il conserve l'aspect normal.

Maintenant, si l'on découvre la tête, ou si l'on divise les cheveux et qu'on les tresse en arrière, en les soulevant, on aperçoit un fouillis de cheveux, une véritable plique.

L'examen des couches superficielles laisse déjà apercevoir quelques poux qui errent çà et là d'une manière rapide, et on voit, notamment dans les touffes de cheveux situées sur les côtés, des lentes nombreuses, brillantes, noirâtres.

Cependant, si on relève, à partir de la nuque, la masse des cheveux, on découvre alors le refuge proprement dit des poux qui se trouvent dans la profondeur de la chevelure. Ici ils s'agitent comme dans une fourmilière effarouchée, et les cheveux sont garnis de lentes.

On observe également les symptômes de l'eczéma du cuir chevelu. Les cheveux sont collés par des croûtes en différents endroits; çà et là on trouve des surfaces humides et des excoriations, et le toucher révèle la présence de croûtes disposées en forme d'îlots, épaisses, solides, sèches, bosselées. Si l'on sépare les cheveux, on voit sur le cuir chevelu, en divers points, des parties excoriées, de l'étendue d'une pièce de 1 franc ou de 5 francs, recouvertes de végétations saignant facilement, rouges, granuleuses.

Tel est l'aspect d'une véritable pédiculose du cuir chevelu.

Naturellement, ce tableau d'un cas très-compliqué a des commencements moins accentués et offre de nombreuses occasions de se laisser étudier à tous ses degrés.

Un enfant prend par hasard d'une autre personne quelques poux. Comme cela a été déjà démontré dans l'histoire naturelle de cet insecte, le pou, avec ses mandibules, mord la peau de la tête, puis il enfonce son rostre et suce le sang et le sérum. Il fait donc des lésions directes dans la peau, lésions qui ont pour conséquence la sortie du sang et du sérum, production de croûtes, de suppuration et la stagnation du pus sous les croûtes. Mais, en outre, la morsure des poux, leurs promenades, leur succion, provoquent des démangeaisons qui forcent de nouveau les malades à gratter les parties atteintes. Aussi les ongles détermineront-ils bientôt de nouvelles excoriations, des sécrétions et des croûtes. Les régions ainsi offensées sont douloureuses. Si alors arrive la mère, ou la bonne de l'enfant, armée du peigne pour les soins de toilette habituels, l'enfant se met à pleurer, à se débattre. La bonne remarque bien la « croûte », mais croit devoir l'épargner pour éviter une nouvelle irritation et les plaintes désagréables de l'enfant. Il en résulte que la région malade, ainsi que les habitants qui l'occupent, ne sont pas dérangés. Les poux peuvent alors se multiplier impunément. La partie affectée s'agrandit dès lors en proportion de l'accroissement des poux, et les points où le peigne peut encore passer deviennent de plus en plus restreints et superficiels. Et même si l'on arrive enfin à donner aux mères l'explication de la nature de la maladie, alors elles persistent aussi longtemps que possible à nier la présence des poux, même quand elles les voient fourmiller en quantité innombrable devant elles, parce qu'elles ont, disent-elles, peigné l'enfant chaque jour de leur propre main et ne veulent pas avoir sur la conscience le reproche d'incurie.

Les autres phénomènes dont il a été question ne sont que les conséquences des symptômes primaires décrits ci-dessus. Telles sont les granulations sur quelques foyers eczémateux. Notons une particularité de l'eczéma chronique, relative aux parties velues de la peau, par conséquent du cuir chevelu et des portions du visage recouvertes de barbe : là des surfaces ulcérées granuleuses s'élèvent en dehors et autour des follicules. Elles ont donné leur nom de sycosis (par ressemblance à l'aspect granuleux de la surface interne des figues), et, par leur localisation sur le cuir chevelu, ont mérité les désignations de *tinea granulata, achor granulatus, achor mucosus, porrigo granulata*. Lorsque en même temps l'eczéma du cuir chevelu existe en forme d'îlots par suite de la présence de poux de tête, Hebra a raison en affirmant que le *porrigo granulata* circonscrit n'est occasionné que par des poux de tête.

On voit donc, d'après la description ci-dessus du développement successif des symptômes, que les mères et les médecins ont bien tort d'objecter que « la croûte » a d'abord existé et a produit les poux ; et surtout on aurait tort de soutenir l'opinion ancienne que les poux sont nés de la croûte.

Quant à l'enchevêtrement des cheveux, qui peut arriver jusqu'à la plique complète, il n'est que la conséquence de leur adhérence mécanique par le fait de la sécrétion eczémateuse et de l'omission de l'emploi du peigne ; il n'est pas nécessaire de l'examiner plus complétement ici,

après ce que nous avons dit, d'une manière circonstanciée, en parlant de la plique dans une autre partie de cet ouvrage.

Pour la tuméfaction et la suppuration des ganglions du cou et
de la nuque, elles sont le résultat naturel des phénomènes inflammatoires du cuir chevelu pendant des mois et des années, et non l'expression de la scrofulose. Mais il peut en résulter une adénite de longue
durée à infiltration caséeuse, et enfin elles peuvent exercer aussi
une influence fâcheuse sur la nutrition générale. Les individus peuvent donc paraître pâles, mal nourris. Toutefois on ne doit pas oublier
que chez bon nombre d'individus la pédiculose du cuir chevelu n'est
que l'indice d'une absence complète de soins et d'une négligence des
règles de l'hygiène.

L'eczéma impétigineux de la face et des oreilles n'est dans ce cas
qu'une simple conséquence de l'eczéma du cuir chevelu, comme il se
présente en toute circonstance dès que, dans le voisinage ou sur des
points éloignés, se trouve un foyer primitif d'eczéma.

Quant à la cause de la pédiculose du cuir chevelu, il ne peut y avoir
aucun doute pour celui qui s'est rendu compte du développement successif des phénomènes décrits ci-dessus, et qui se rappelle — ce qui
est connu depuis Swammerdam — la différence de sexe des poux, leur
accroissement, leurs œufs et le développement de ces derniers.
Chaque fois, la femelle du pou (du moins un animal fécondé), ou
quelques lentes doivent avoir été déposées sur la tête s'il doit y survenir des poux avec les symptômes de la pédiculose. Nous avons
déjà indiqué comment elle se développe graduellement.

Pourtant on entend et on lit encore que des personnes sont étonnées
de voir que les poux pouvaient se rassembler, en général comme dans
des cas particuliers, en aussi grande quantité que nous l'avons dit, et
en aussi peu de temps ou dans des conditions spéciales sur un seul
individu.

En tant que cet étonnement impliquerait une allusion à une *generatio æquivoca* ou à une origine dyscrasique des poux, la réponse se
déduit de ce que nous avons dit, dans les chapitres précédents, sur
la maladie pédiculaire.

Je voudrais seulement faire remarquer ici que ces observations
reposent sur une interprétation inexacte des conditions dans lesquelles
les poux se développent subitement en grand nombre chez des sujets
atteints d'affections graves, *in extremis*, ou sur le cadavre. Tous les malades, notamment ceux qui ont une longue chevelure, peuvent prendre
des poux aussitôt qu'ils ne sont pas peignés, et d'autant plus facilement

s'ils se trouvent dans des salles telles que celles des hôpitaux, où justement des poux ont été apportés par d'autres personnes.

Plus l'affection est grave, plus longtemps aussi le malade est dans l'impossibilité de prendre les soins de toilette habituels ; aussi les poux augmentent-ils alors en proportion.

En ce qui concerne la présence des poux sur le cadavre, ils ne proviennent ni du malade ni de la salle d'hôpital, mais de la pièce où l'on dépose les morts. Si l'on apporte là un cadavre frais, alors toute la foule des poux, affamés et apportés auparavant par d'autres cadavres, se jette sur le cadavre frais, parce qu'ils peuvent espérer y trouver une nourriture encore fraîche, non encore décomposée. *Nil mirari!*

On trouve des poux de tête principalement chez des enfants et de jeunes individus, assez souvent aussi chez des adultes, plus fréquemment chez des femmes, ayant une longue chevelure, que chez les hommes; dans la classe des domestiques peu soigneux, en général, de leur personne, plus souvent que chez les individus d'une position meilleure. Mais les causes de la pédiculose du cuir chevelu étant les mêmes pour tous les hommes, les poux de tête se montrent partout aussitôt que les influences ci-dessus énoncées se réalisent. On les rencontre avec leurs symptômes habituels dans les plus élégants boudoirs et sous les coiffures les plus coûteuses; chez les femmes en couches après un état puerpéral ou en général après un long séjour au lit.

Le diagnostic de la pédiculose du cuir chevelu ne présente aucune difficulté. Toutefois on ne doit pas oublier que malheureusement cet état est très-souvent méconnu par les médecins, c'est-à-dire à proprement parler qu'il échappe à leur observation. On traite l'eczéma du visage et des oreilles, et l'on oublie de relever les cheveux pour regarder quelle peut être l'origine de l'affection cutanée. Je crois par conséquent devoir appeler l'attention sur ce point, que tout eczéma de la face et de la nuque avec les caractères que j'ai décrits ci-dessus, et accompagné d'un engorgement ganglionnaire, doit être considéré, en raison des *pediculi*, comme un motif d'examiner le cuir chevelu. En prenant ces précautions, on s'épargnera beaucoup d'ennuis ultérieurs et on sera à même de soulager rapidement le malade.

Il faut encore remarquer ici que la foule des *pediculi* n'est nullement en rapport exact avec le nombre et l'intensité des phénomènes eczémateux. Chez les individus à peau facilement irritable, chez les enfants et chez les femmes à peau blanche, délicate, quelques poux et quelques lentes suffisent pour provoquer un eczéma passablement intense, d'autant plus que ce dernier a pour conséquence des éruptions eczémateuses consécutives. Il ne faut donc pas considérer comme une chose insignifiante, et comme sans importance pour l'étiologie, la découverte accidentelle des poux et des lentes. C'est toujours au contraire le point principal dans ce cas.

Traitement. — Le traitement de la pédiculose du cuir chevelu implique, avant tout, la mort des poux et des lentes, et ultérieurement la guérison de l'eczéma.

Pour le premier point, de tout temps on a employé les onguents mercuriels, qui sont encore aujourd'hui préférés par la plus grande partie du peuple, et différentes huiles aromatiques éthérées, décoctions et infusions de plantes ou des pommades préparées avec leurs essences, telles que les décoctions et les pommades avec des semences de sabadille, de staphysaigre (*pedicularia*), d'huile de laurier et autres semblables.

Nous possédons aujourd'hui, dans le pétrole, un moyen destructeur des poux, plus pratique et plus rationnel, et en même temps très-peu coûteux. Ce remède réunit encore, à la propriété de tuer les poux et les lentes, cet avantage que, comme les substances huileuses, il ramollit en même temps les croûtes de l'eczéma.

Le pétrole étant une matière dangereuse, il est prudent de le mélanger avec de l'huile d'olive, à laquelle nous ajoutons encore un peu de baume du Pérou. Ce dernier corps est également un parasiticide et dissimule aussi un peu la mauvaise odeur du pétrole.

> Pétrole du commerce. . . . . 150 grammes.
> Huile d'olive 50   —
> Baume du Pérou. 10   —

On graisse fortement et toutes les heures les cheveux dans toute leur longueur. La tête est ensuite recouverte d'un bonnet de flanelle. Après 24 ou 48 heures, non-seulement les poux et leurs œufs sont tués, mais encore les croûtes elles-mêmes sont ramollies. On lave alors avec soin la tête au moyen de savon ou d'esprit de savon et d'eau. Les poux morts sont entraînés par l'eau, les œufs paraissent ratatinés, et les surfaces eczémateuses sont aussi débarrassées de leurs croûtes. Les cheveux embrouillés (chez les femmes) sont alors lissés avec soin ; on les sépare d'abord avec les doigts en petits faisceaux et ceux-ci sont divisés depuis la pointe avec le gros peigne. Nous ne coupons pas les cheveux, notamment chez les femmes atteintes de poux, parce que nous considérons ce procédé comme inhumain et inutile et parce qu'il rend beaucoup plus difficile aux domestiques qui ont les cheveux coupés court d'entrer en service, ainsi qu'il est facile de le comprendre. Nous obtenons des résultats satisfaisants en séparant les pliques les plus compliquées dans l'espace de 24 heures, comme nous l'avons déjà exposé à l'occasion du traitement de cette maladie ; on traite ensuite l'eczéma d'après les règles connues.

Il reste encore un problème passablement difficile à résoudre, c'est-à-dire la disparition des œufs qui entourent les cheveux comme d'une gaîne. Bien que tous les poux soient morts et disparus, que les œufs ratatinés soient en grande partie tombés, les personnes paraissent néanmoins atteintes de nombreux poux et lentes, puisque ces dernières adhèrent encore aux cheveux, ce dont on s'aperçoit surtout à leur éclat particulier. Les lentes ne peuvent être détachées ni par l'huile, ni par les lavages de savon, ni par aucune substance chimique qui n'attaquerait pas en même temps les cheveux. On ne peut les faire tomber qu'en faisant cesser le contact de la paroi interne de la gaîne avec le cheveu ; il faut alors tirer cette gaîne dans toute la longueur du cheveu.

La meilleure manière de faire cesser ce contact est d'employer de l'acide acétique étendu d'eau (vinaigre), et ensuite pour enlever cette gaîne il faut avoir recours au peigne fin.

D'après ce que nous venons de dire, l'usage populaire du peigne fin est bien fondé. Quand les cheveux sont tirés séparément par deux dents très-rapprochées du peigne, les gaînes des lentes qui tiennent aux cheveux, c'est-à-dire qui les entourent de cette manière intime, sont parfaitement enlevées. Des lotions vinaigrées et l'usage du peigne trempé dans du vinaigre favorisent le travail en contribuant à la séparation des gaînes.

Les résultats thérapeutiques établissent, d'autre part, que la description ci-dessus relative à la connexion des symptômes est la seule juste. Avec la disparition des poux et la guérison de l'eczéma du cuir chevelu, on voit disparaître les phénomènes eczémateux concomitants ainsi que les engorgements ganglionnaires qui souvent avaient été considérés, pendant plusieurs mois, comme des symptômes de scrofulose.

POU DES VÊTEMENTS, *PEDICULUS VESTIMENTI*.

Pou des vêtements ou de corps; pediculus humanus.

Le pou des vêtements diffère du pou de tête, décrit précédemment, par sa grosseur plus considérable. Du reste, il a les mêmes caractères anatomiques essentiels que ce dernier et seulement des différences de forme peu importantes.

Pou de corps, d'après Küchenmeister : tête avancée, forme ovalaire allongée, deux antennes plus longues que celles du pou de tête, thorax articulé, pattes plus longues, plus grêles et à crochets plus grands; au côté interne du dernier membre tarsien, deux pointes cornées et une soie, comme chez le pou ordinaire ; abdomen composé de sept articles, six stigmates respiratoires aux six premières articulations. Pénis comme chez le pou de tête, seulement beaucoup plus gros, aspérités autour de l'orifice du pénis plus visibles, orifice vulvaire pourvu de plusieurs soies. Longueur de deux tiers à deux millimètres. Coloration d'un blanc sale, plus noire sur les bords (fig. 31).

La différence principale entre le pou des vêtements et le pou de tête est dans la grosseur du premier. En outre, le pou des vêtements a les mouvements plus vifs.

Fig. 31.

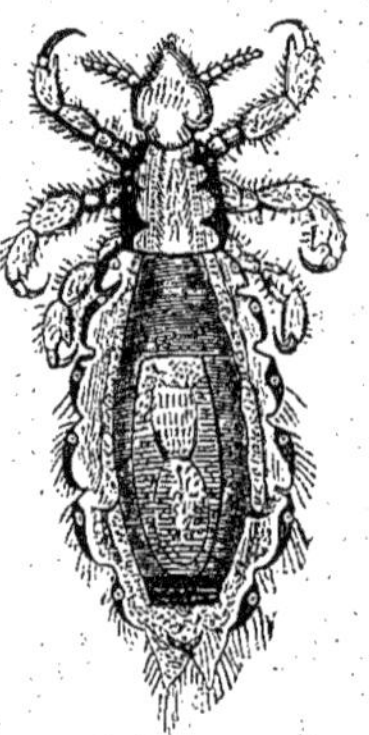

Fig. 31. — Pou femelle des vêtements (d'après Küchenmeister).

Symptômes morbides occasionnés par le pou des vêtements. Pediculosis corporis; excoriationes e pediculis vestimenti.

Les symptômes morbides occasionnés sur la peau par le pou des vêtements portent le caractère spécial du genre de vie de cet insecte, d'une manière plus marquée que ceux produits par le pou de tête. Ils ne peuvent être bien compris, que si l'on connaît exactement leur manière de vivre.

Les poux des vêtements vivent complétement à l'écart des poux de tête et des morpions. Ils évitent toute espèce de rapports avec eux et ne s'aventurent jamais dans la zone qui leur appartient, même si ces derniers ne sont pas présents. On ne les rencontre donc jamais sur la tête.

Cette variété de poux n'habite et ne vit que dans le linge de corps et les vêtements, bien entendu quand ils sont portés. C'est dans les vêtements et principalement dans les plis qu'ils déposent leurs œufs, et ils ne viennent sur la peau que pour y chercher leur nourriture. Ils s'accouplent et s'accroissent comme les poux de tête, et lorsqu'ils ont à leur disposition un plus grand espace, leur nombre, comme celui des poux de tête, peut atteindre rapidement un chiffre incroyable, si aucun obstacle ne vient s'opposer à leur multiplication.

Dans ces cas, il peut sans doute arriver qu'ils n'aient plus un espace suffisant dans les vêtements, et par conséquent qu'on les trouve en grande quantité sur la peau elle-même, si on enlève les vêtements. Mais on remarque que, en même temps qu'ils errent inquiets, ils s'efforcent de quitter la peau, pour chercher un refuge qui leur manquera d'autant moins qu'en général l'homme n'est jamais complétement nu, et les petits animaux, faute de mieux, ne dédaignent pas de se réfugier dans les draps et les couvertures de lit, etc.

Si l'on observe un pou des vêtements au moment où il va chercher sa nourriture sur la peau, on le voit alors faisant un angle aigu avec l'épiderme dans lequel il enfonce la tête; et le canal digestif, qui est le long de l'abdomen et qui a un mouvement péristaltique continuel, devient de plus en plus rouge, pendant que la peau, dans le point lésé par la morsure du pou, se tuméfie en forme d'élevure.

Le pou de tête qui est relativement plus petit, occasionnant une démangeaison suivie de grattage, cette démangeaison est encore plus prononcée avec le pou de corps. En effet, par la succion, ce dernier provoque déjà une infiltration séreuse plus ou moins saillante, qui s'élevant au-dessus du niveau de la peau est d'autant plus facilement atteinte et fortement excoriée par les ongles du malade, que l'épiderme infiltré de sérosité, au pourtour de la piqûre, présente une très-faible résistance. C'est aussi pour cette raison que les excoriations sont, en général, chez les personnes atteintes de poux des vêtements, beaucoup plus étendues que les égratignures qui résultent du grattage dans d'autres cas, piqûres d'insecte, gale, etc.

Tant que les poux se tiennent dans des limites modérées, ce n'est ordinairement que dans la région de la nuque en contact avec les plis du col de la chemise, autour de la ceinture, où les pantalons sont fortement serrés, au niveau du poignet, dans la partie correspondant aux plis de la manchette, qu'on remarque des excoriations plus ou moins prononcées, de nombreuses stries rougeâtres et de petites croûtelles d'un brun noirâtre résultant de sang desséché.

Quand les poux prolongent pendant plusieurs semaines leur séjour sur la peau, les phénomènes que je viens de décrire augmentent notablement, parce que les parasites sont, dans cet intervalle, beaucoup plus nombreux et que la démangeaison et le grattage se sont accrus dans une proportion correspondante. Il se produit alors un nouveau symptôme, c'est-à-dire une pigmentation plus foncée de l'épiderme, comme on l'observe dans toutes les maladies de la peau s'accompagnant de démangeaisons et de grattages. Le grattage fréquent ne produit pas seulement une hyperémie considérable des parties atteintes, mais il déchire aussi de nombreux petits vaisseaux du corps papillaire, occasionne des extravasations sanguines, de telle sorte que le sang épanché sous l'épiderme ne laisse après la métamorphose de sa matière colorante que le pigment qui donne des teintes foncées à la surface cutanée.

Si cet état persiste plusieurs mois ou plusieurs années, et si les poux continuent toujours leurs ravages, cette pigmentation si insignifiante au début augmente au point que la peau prend une coloration brune et enfin tout à fait noire, qui se distingue seulement de celle d'un nègre en ce qu'elle n'est pas régulière, mais présente les teintes les plus foncées dans les points qui correspondent aux plis des vêtements, plis dans lesquels, comme on le sait, les poux viennent se réfugier. Dans d'autres régions où la peau n'est point ou peu serrée par les vêtements, comme dans le creux de l'aisselle, à la face interne des fesses, au visage et aux mains, la pigmentation ne subit aucune modification.

Ceux qui connaissent les phénomènes morbides variés que le grattage produit sur la peau ne s'étonneront pas si nous ajoutons, pour compléter cette description de la maladie, que l'on trouve sur les personnes infestées pendant longtemps de poux des vêtements des nodosités plus ou moins grosses, des élevures, des pustules, des croûtes résultant de la dessiccation du contenu de ces dernières, et enfin de grandes pertes de substance dues à un grattage prolongé qui présentent le caractère d'ulcères (ulcères de la gale).

Dans les cas les plus graves, il survient un nombre assez considérable de petits et de gros furoncles, depuis le furoncle folliculaire ordinaire jusqu'au furoncle du tissu conjonctif, de la grosseur du poing ; et même, dans un ou deux cas, j'ai vu des inflammations anthracoïdes accompagnées de lymphangite, d'érysipèle et de symptômes fébriles et des ulcères à bords décollés et à fond végétant, accidents que l'on observe principalement sur le dos, le cou, la région lombaire et les extrémités inférieures.

Il est facile de comprendre, d'après ce que nous venons de dire, combien peut paraître effrayant à une personne ignorante l'aspect de la maladie arrivée à cette période, chez un individu affecté pendant longtemps de poux des vêtements.

Bon nombre de conditions externes et internes peuvent encore contribuer à rendre cet aspect plus repoussant. Pauvreté et malpropreté, indigence et misère sous toutes leurs formes, faim et privations, partout où elles existent, viennent ajouter leur fâcheuse empreinte à ce tableau. Chez les individus à leur aise, d'autres maladies chroniques concomitantes, des paralysies, les préjugés et les superstitions qui s'opposent à la propreté peuvent revendiquer aussi une bonne part dans ces tristes conséquences. De même, en temps de guerre, la réunion de nombreuses circonstances, la vie en commun des masses, le perpétuel changement de séjour, le manque de moyens de propreté et de l'occasion de s'en servir favorisent l'accumulation et la propagation des poux.

Diagnostic de la pédiculose du corps. — Le diagnostic de la pédiculose du corps n'est pas toujours aussi facile que celui de la pédiculose du cuir chevelu. Pour celui qui est moins familier avec les symptômes de cette maladie, il se présente d'abord une difficulté pour le diagnostic, dans le cas où l'on n'aperçoit pas sur la peau malade un seul pou et aucune lente. J'ai déjà fait ressortir que les poux des vêtements habitent dans le linge de corps appliqué immédiatement sur la peau, accidentellement dans le corset, dans les pantalons, etc., et déposent là leurs œufs sous forme de grains de chapelet, notamment dans les coutures et les bordures. Notons que lorsqu'un individu atteint de nombreux poux des vêtements vient pour demander un conseil concernant cette maladie, il a alors déposé les vêtements et le linge, et avec eux les poux. On peut, il est vrai, si l'on soupçonne la présence des poux, les rechercher dans le linge où ils sont réfugiés. Mais souvent le malade a pris de nouveaux vêtements avant d'entrer à l'hôpital et il devient alors impossible de trouver un seul pou.

Il est donc nécessaire qu'on apprenne à reconnaître à la simple inspection les symptômes décrits ci-dessus de la pédiculose du corps. Si l'on trouve les grandes excoriations que j'ai dépeintes, plus grosses que des lentilles, s'étendant en larges stries et dans une direction opposée, les taches pigmentaires et les stries qui leur correspondent, une pigmentation diffuse, foncée et que ces symptômes soient principalement accentués aux régions indiquées plus haut, à la nuque, à la ceinture, aux reins, aux extrémités inférieures, tandis que le reste de la peau ne présente que peu ou pas d'excoriations, on a affaire à la pédiculose du corps, bien que les poux manquent quand le linge est frais ou que l'individu est proprement ou même élégamment vêtu.

Il faut cependant faire remarquer à cet égard que des personnes vêtues proprement portent souvent pendant longtemps des corsages de laine (« corsages de santé, ceintures contre le choléra »), asile où les poux s'établissent tranquillement, tandis qu'elles changent chaque jour de chemise. Nous avons aussi à plusieurs reprises rencontré, avec des symptômes évidents de poux des vêtements, des personnes appartenant aux meilleures classes de la société, qui changeaient journellement leur linge de corps, et porté le diagnostic de pédiculose, alors que pendant des mois on les avait traitées pour la gale, le prurit cutané, l'eczéma ou le prurigo. Il nous a toujours été possible de répondre d'une manière certaine aux objections qui s'appuyaient sur ce changement quotidien de linge, les bains, le logement élégant, etc., en montrant des poux qui vivaient dans un corsage de laine, dans une ceinture de flanelle, dans les coutures d'un suspensoir.

En s'en tenant exactement aux caractères des phénomènes morbides produits par les poux des vêtements décrits ci-dessus, on sera à même, dans toutes les circonstances, de comparer les excoriations de la pédiculose du corps avec les symptômes du prurit sénile, de l'urticaire chronique, de la furonculose, et de ne pas rapporter la pigmentation foncée survenant dans la pédiculose à une maladie d'Addison, à un melasma de la peau, à un pityriasis nigra des auteurs.

Étiologie. — Comme cause unique de la pédiculose, il n'y a à signaler que les poux, et comme cause occasionnelle le séjour momentané ou prolongé dans des endroits où se trouvent précisément des poux des vêtements.

Le plus souvent les poux vivent dans la paille (paillasses, gerbes de paille) et autres matières, couvertures de laine, matelas, draps, etc., dont on se sert pendant longtemps d'une manière continuelle comme objets de literie. Par conséquent, les écuries où couchent les cochers et palefreniers, les prisons dans lesquelles le personnel change fréquemment et apporte avec lui de nouveaux hôtes, les auberges où se réfugient les vagabonds, les chambrées populeuses, les baraques des ouvriers de chemins de fer, les cabines des passagers, les compartiments de chemin de fer et autres lieux semblables sont les foyers principaux des poux des vêtements. Un séjour très-court dans ces endroits, une seule nuit, suffit pour attirer en grand nombre les parasites qui se jettent alors impitoyablement et avec une furie incroyable, souvent en une seule nuit, sur le malheureux, comme sur une nouvelle proie (1).

J'ai déjà suffisamment prouvé, dans le chapitre précédent sur la phthiriase, que l'on ne peut trouver dans la nature de l'organisme aucune cause pour le développement des poux de corps. Aussi nous ne pouvons pas attribuer même une disposition particulière pour les poux des vêtements à un âge, à un sexe ou à une constitution. Tout individu jeune, vieux, bien portant ou malade, d'un rang élevé ou de position modeste, peut prendre et prendra des poux des vêtements aussitôt qu'il séjournera dans un endroit où existent des poux, et il les conservera malgré des bains, des douches, en dépit de toute médication interne, tant qu'il n'aura pas mis de côté le linge de corps infesté par leur présence.

Quant à cette remarque que, d'après notre expérience, il est prouvé que des sujets âgés, affaiblis physiquement et moralement, atteints aussi d'autres maladies, tels que les mendiants, les ivrognes, les vagabonds, les fainéants, forment *ex professo* le principal contingent des pédiculeux, il n'en faut conclure qu'une chose : c'est que ces personnes passent leurs nuits presque toujours dans des écuries, des granges, des baraques, des chambres populeuses et dans les salles de police, c'est-à-dire dans des lieux où les poux se trouvent en permanence, et qu'ils ne sont pas en mesure de changer de linge aussi souvent que cela est nécessaire.

Un important et distingué entrepreneur de chemins de fer et un ingénieur à qui il était arrivé de coucher dans des baraques d'ouvriers furent envahis par des poux de corps, tout comme un compagnon

(1) Il y a plusieurs années, on arrêta à Vienne toute une caravane composée d'hommes, de femmes et d'enfants habitant dans la partie voûtée de l'Alser. Parmi eux se trouva la femme dessinée dans l'atlas d'Hebra, 5e livr., pl. 11, chez laquelle les poux avaient occasionné une mélanose cutanée générale. Après un séjour de plusieurs semaines à l'hôpital, la plus grande partie du pigment disparut.

ouvrier qui, dans le cours de ses pérégrinations, aurait passé une nuit dans une écurie. Ces personnes se débarrassent pourtant plus rapidement des poux parce qu'elles changent plus souvent de linge et de vêtements.

C'est seulement dans ces circonstances extérieures et non dans la constitution qu'on doit chercher les raisons pour lesquelles, chez les premiers individus, s'observent à un haut degré les phénomènes de la pédiculose du corps, des furoncles, des ulcères, une pigmentation foncée de la peau, tandis que chez les derniers on n'a affaire qu'à des symptômes peu sérieux.

Que chez les pédiculeux invétérés surviennent d'une manière exceptionnellement fréquente la maladie de Bright, l'hydropisie ou le marasme, la pédiculose n'en est pas responsable ; cela tient seulement à ce que ces individus sont le plus souvent des ivrognes *ex professo* et qui ont blanchi dans la misère.

Traitement. — Le traitement de la pédiculose du corps est le même que celui des excoriations, des phénomènes eczémateux, des furoncles, des ulcères, à cela près que ces accidents sont le résultat des poux de vêtements. Ce traitement a lieu suivant les règles de la chirurgie générale. Les symptômes disparaissent d'ailleurs par un simple traitement symptomatique (enveloppements mouillés, pommades et emplâtres simples), dès que l'action irritante, c'est-à-dire les poux sont enlevés, en même temps que les vêtements et le linge de corps. La pigmentation foncée de la peau disparaît aussi tout à fait ou en grande partie.

Pour que le linge et les vêtements appartenant aux malades de l'hôpital leur soient remis de nouveau à leur sortie avec sécurité, il doit y avoir dans ces établissements un appareil au moyen duquel il soit possible de détruire les poux et les œufs qui se trouvent dans les vêtements sans détériorer l'étoffe.

(1) Dans l'Hôpital général de Vienne, il existe dans ce but un vase de cuivre à double fond avec intervalle. On place les vêtements « pouilleux » dans le récipient, dont le couvercle en cuivre ferme hermétiquement. Alors on introduit, dans l'espace qui se trouve compris entre les deux parois, de la vapeur d'eau à une température de 65 à 70° Réaumur. Les vêtements sont ainsi placés dans un endroit sec et restent exposés pendant 4 à 6 heures à la température indiquée. Cette opération suffit pour tuer les poux et leur couvée. Les malades reçoivent donc leurs vêtements en bon état et débarrassés de vermine. Quelques appareils spéciaux (ventilation de sûreté, thermomètre, robinet pour l'écoulement de l'eau résultant de la condensation de la vapeur, appareil pour l'accès de l'eau et de la chaleur) sont disposés d'après les règles techniques.

MORPION, *PHTHIRIUS INGUINALIS, PEDICULUS PUBIS*, L.

Le morpion (fig. 32) a une tête en forme de *violon* (1) avec la partie antérieure proéminente, arrondie, et l'ouverture du suçoir plus large que celui des autres poux; le sommet de la tête un peu saillant, avec

FIG. 32.

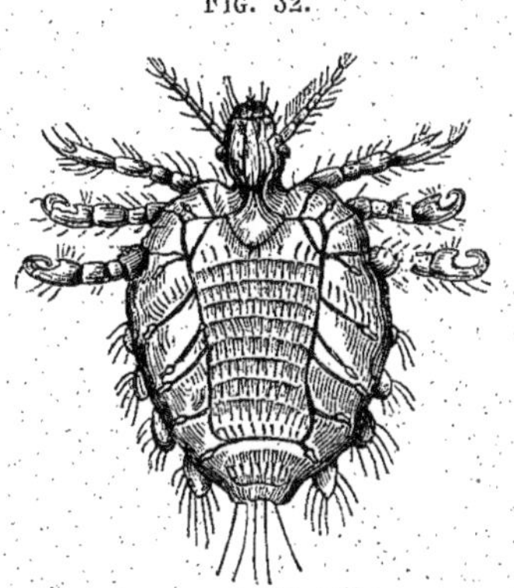

Fig. 32. — Morpion (dessin d'après Schmarda).

les parois latérales échancrées au voisinage des antennes; partie postérieure de la tête passablement courte, élargie, arrondie ; yeux très-petits, un peu saillants, situés immédiatement derrière des antennes grêles qui sont velues, à cinq articles un peu décroissants ; le quatrième article est un peu plus petit que le troisième, le cinquième restant libre; thorax très-large et plat, échancré à l'insertion de la tête, avec trois paires de pattes et même un stigmate entre la première et la deuxième; la partie postérieure du corps aplatie en forme de cœur et non distincte du thorax ; six stigmates de chaque côté. Le dernier segment de la partie postérieure du corps est échancré chez la femelle comme chez les autres poux; chez les mâles, il est arrondi. Il est pourvu d'un nombre déterminé de soies et d'aspérités et présente, chez la femelle, la vulve et l anus.

Les deux pattes les plus antérieures, les plus rapprochées de la tête, servent à la locomotion de l'animal; les pattes de derrière sont des pattes épaisses pour s'accrocher et grimper, elles sont pourvues d'appendices en chitine, en forme de crochets et de pinces recourbées.

Le morpion vit dans les parties velues du corps, à l'exception du

(1) KÜCHENMEISTER, *l. c.*, page 445.

cuir chevelu ; en premier lieu, dans la région pubienne, mais tout aussi bien dans les poils de la poitrine, des extrémités, du creux de l'aisselle, dans la barbe et dans les moustaches, même dans les cils (phthiriase des paupières) Celse (1); il ne se trouve au contraire jamais dans les cheveux et ne se mêle pas aux poux de tête ni à ceux des vêtements. Il mord profondément et fortement la peau, enfonçant ordinairement sa tête dans l'orifice du follicule pileux et se cramponnant avec ses deux pattes antérieures à deux poils rapprochés. Sa couleur grisâtre et son immobilité sur le corps de celui qui en est atteint font qu'il est habituellement plus difficile à découvrir que les poux de tête et des vêtements, dont les mouvements sont très-vifs. Il est aussi plus difficile de l'enlever de la peau, parce qu'il s'attache solidement, comme je viens de le dire, avec la tête et les pattes. Il dépose ses lentes très-près du point d'émergence du poil dans la peau, de telle sorte qu'il faut couper le poil très-près du tégument pour enlever un œuf de morpion qui y est solidement fixé. Les lentes sont du reste disposées de la même manière que celles du pou de tête. (V. fig. 30.)

Le prurit occasionné par cette espèce de poux est moins vif que celui provoqué par les poux de tête et des vêtements, mais plus persistant; de telle sorte que si la démangeaison est moins forte, d'autre part elle est plus fréquente. Par conséquent, les résultats consécutifs du grattage sont analogues à ceux que l'on observe comme conséquence de la gale. Des nodosités égratignées à leur pointe, rouges, de la grosseur d'un grain de millet, apparaissent ordinairement au voisinage du point occupé par ces petits animaux, le plus souvent dans les régions pubienne et hypogastrique et à la face interne des cuisses. Une éruption eczémateuse, en général sous forme d'eczéma papuleux, survient habituellement dans les cas seulement où il existe un grand nombre de ces épizoaires sur la peau et s'ils y font un séjour prolongé, eczéma qui, étant lui-même déjà prurigineux, occasionne un grattage continuel et peut ainsi arriver jusqu'à réaliser un eczéma rubrum, c'est-à-dire des plaques humides recouvertes de croûtes.

C'est habituellement par le coït que l'on prend les morpions. Toutefois on peut contracter des poux du pubis en dehors de ces circonstances, puisque dans leurs pérégrinations, en passant d'un poil à un autre, ils peuvent tomber çà et là.

Traitement. — Les frictions d'onguent mercuriel (vulgairement

(1) Liv. VI, chap. xv.

onguent des cavaliers) contre les morpions et leurs œufs sont depuis longtemps employées avec succès par les médecins et les gens du monde. Cette pommade n'est pas applicable dans tous les cas, en raison de sa couleur sale. Il faut en outre faire remarquer que, chez beaucoup de personnes, les frictions avec l'onguent gris dans la région pubienne provoquent un eczéma aigu intense, capable d'amener très-rapidement une rougeur et une tuméfaction diffuses de la peau et la formation de vésicules s'accompagnant de phénomènes fébriles, et donner ainsi lieu à un eczéma humide, aigu, généralisé. Ces accidents sont d'autant plus fréquents que les malades et les médecins ne font pas attention aux premiers symptômes de cet eczéma, les regardant, ainsi que les sensations de démangeaison concomitantes, — qu'ils prennent pour de nouvelles attaques de morpions, — comme une indication à une seconde friction d'onguent mercuriel.

On voit qu'un eczéma ainsi produit peut pendant des semaines et des mois condamner le malade à rester au lit et l'obliger à suspendre ses occupations.

Nous devons par conséquent recommander une grande prudence dans le traitement des morpions.

Nous employons avec les meilleurs résultats un mélange de pétrole, d'huile d'olive et de baume du Pérou, avec lequel on frictionne deux fois par jour, au moyen d'un pinceau, tous les points où les morpions séjournent. Il faut ici employer le remède sur les poils dans la région pubienne, sur l'abdomen, sur la poitrine, aux organes génitaux, à l'anus et aux extrémités. Il ne faut pas oublier le creux des aisselles.

Après trois ou quatre badigeonnages, par conséquent au bout d'un ou deux jours, les poux sont morts et tombent, et les œufs commencent à se ratatiner.

La peau paraît un peu rouge, même en employant le moyen que je viens d'indiquer. Il importe donc de conseiller de saupoudrer les parties, notamment celles où il y a de la transpiration (scrotum, pli des articulations) et de ne faire prendre un bain que vers le troisième ou quatrième jour. Après le bain, la peau est encore plus sensible ; il survient souvent de la démangeaison sous l'influence de la transpiration. Les malades préoccupés de cette démangeaison sont disposés à la rapporter à des morpions. On doit leur expliquer ce qu'il en est, et les empêcher de faire de nouvelles onctions. Une seule application d'amidon ou des lotions avec l'alcool, l'alcool et la glycérine et autres moyens semblables atténuent la démangeaison dans l'espace de peu de jours et la guérison est définitive.

A la place de l'huile ci-dessus, on peut employer une pommade au précipité blanc (précipité blanc, 2 gram., onguent émollient, 25 gram.) ou une solution de sublimé (1 sur 100) et autres analogues (1).

1. Au sujet du traitement des poux du pubis, nous croyons qu'il ne sera pas sans intérêt de reproduire ici une note que M. le Dr Diday avait bien voulu nous communiquer et qui se trouve dans notre *Traité de thérapeutique des maladies vénériennes et des maladies cutanées*. (Page 815.).

« Je ne puis partager l'opinion très-répandue que la destruction des *pediculi* du pubis est toujours une chose facile. C'est là un préjugé contre lequel je ne songerais pas à protester si, en même temps que la confiance, il ne risquait d'engendrer l'incurie. C'est d'ailleurs notre tendance instinctive à nous médecins, que de nous leurrer d'un succès assuré dès que nous avons pu mettre la main sur un agent médicamenteux dont les propriétés paraissent contraires à celles que nous supposons aux causes de la maladie. Tels sont les parasiticides qu'on oppose aux maladies parasitaires. La ténacité du favus, de l'herpès tonsurant, la persistance, les fréquentes récidives de ces affections malgré l'emploi des agents réputés destructeurs de l'Achorion et du Trichophyton ont déjà, parmi les praticiens, dissipé plus d'une illusion à cet égard. Le tout est de savoir employer le spécifique.

« Pour m'en tenir au *pediculus pubis*, si je l'ai vu assez souvent céder avec facilité, je dois dire que plus d'une fois il résiste et désole les malades par ses retours d'autant plus ennuyeux qu'ils succèdent à des périodes de trois ou quatre jours pendant lesquelles, grâce à un traitement *à peu près* suffisant, le prurit avait diminué au point qu'on pouvait se croire guéri.

« Ici le secret consiste en deux points : l'emploi méthodique des frictions et les soins de propreté consécutifs.

« Les morpions se multiplient rapidement, il est vrai, mais leur génération procède par couvées successives. Or, ce n'est que vivants, qu'éclos, qu'ils sont accessibles à l'action des substances médicamenteuses qui les tuent : leurs germes, leurs larves échappent à cette action. Par conséquent, si vous vous bornez à une seule friction, quelque soigneuse qu'elle soit, elle pourra laisser intacts un certain nombre d'œufs qui, éclosant ensuite, régénéreront la race et reproduiront peu à peu la maladie. Pour obvier à ce danger, je formule :

« User 50 grammes d'onguent napolitain en trois frictions : l'une faite à sept heures du soir, la deuxième en se mettant au lit (vers onze heures), la troisième le lendemain matin.

« Éviter de vous essuyer dans l'intervalle. — Trois heures environ après la dernière friction, aller prendre un bain dans lequel vous vous nettoierez complétement avec du savon.

« Une fois la destruction faite des poux qui adhéraient aux poils, il faut enlever ceux qui se cachaient dans le linge et les vêtements. Changer complétement, après le bain, le linge de corps et de lit est une précaution nécessaire. On devra retourner le pantalon et le brosser soigneusement à l'intérieur, surtout au niveau des coutures. J'ai vu des cas où il fût nécessaire soit d'en changer, soit *de le faire passer au soufre* par un dégraisseur, pour pouvoir obtenir la guérison d'une *infection* pédiculaire qui persistait en dépit de la minutieuse observance des règles ci-dessus.

« Ajoutons qu'il est aisé de distinguer les démangeaisons résultant des *pediculi* de celles que cause l'eczéma, en ce que les premières sont franchement rémittentes, s'exaspèrent par crises de durée limitée qui reviennent régulièrement deux fois en vingt-quatre heures, coïncidant avec les moments où les *pediculi* prennent leur nourriture. »   A. D.

LA PUCE COMMUNE, *PULEX IRRITANS*.

La puce commune, *Pulex irritans*, appartient à la classe des insectes diptères à métamorphoses complètes. Elle est presque indigène sur toute la surface de la terre ; toutefois on dit qu'elle ne se trouve pas encore dans la Nouvelle-Hollande.

La puce a une coloration brun rouge ; la tête est courte (1), en forme de bouclier, formée d'un seul morceau, et non dentée sur les bords ; les antennes courtes et cachées dans une rainure derrière les yeux. L'appareil buccal consiste en une paire de lancettes en forme de scie (2), qui est recouverte par deux palpes labiaux inférieurs, spadiformes. Ces palpes inférieurs sont recouverts par deux palpes supérieurs minces, qui se replient pour former une gaîne et qui sont, à leur surface supérieure convexe, dentés comme une lime. Aux deux côtés du suçoir sont placées deux écailles épaisses, brunes, qui recouvrent les racines des antennes à quatre articles et forment une espèce de lèvre supérieure. La lèvre inférieure couvre le suçoir de bas en haut et paraît être fendue comme la lèvre supérieure. Elle est creuse de bas en haut, pointue et velue à son extrémité.

Le thorax est pourvu probablement de deux paires de stigmates ; il a trois articles, dont chacun porte une paire de longues pattes pour sauter. Ces pattes consistent en une forte hanche avec un petit trochanter, une forte cuisse et les os de la jambe, qui ne sont pourvus que de quelques poils et de cinq articles tarsiens.

La partie postérieure du corps a dix anneaux imbriqués les uns sur les autres.

Le mâle est plus petit, avec une extrémité postérieure plus large et comme coupée à plat ; la femelle plus grosse, avec le dernier anneau de la partie postérieure du corps, arrondi ou aminci, se terminant en forme de boule. L'accouplement a lieu ventre à ventre. Les œufs sont blancs, ovales ; ils ont un tiers de millimètre de longueur ; les puces les déposent pêle-mêle dans la poussière, sur les meubles, et jusque sous les ongles des personnes malpropres. Au bout de peu de jours, de ces œufs naissent les larves qui sont apodes et ont des mouvements très-vifs ; elles ont une tête avec deux courtes antennes, mais pas d'yeux. La nymphe se développe dans une petite coque. Küchenmeister a observé

(1) Küchenmeister, *l. c.*, page 452.
(2) Ce sont les deux mandibules.   A. D.

directement que le mâle et la femelle piquent et sucent la peau. Les puces de beaucoup d'animaux domestiques (chien) infestent accidentellement la peau de l'homme.

Phénomènes morbides occasionnés par la puce. — La piqûre de puce, lésion certainement la plus fréquente de la peau humaine, occasionne aussi une sensation de piqûre. Elle produit dans les couches les plus superficielles du tégument une hémorrhagie à peine grosse comme une graine de pavot, qui, au moment où la puce s'est solidement établie et suce, est entourée d'un cercle hyperémique d'un rouge vif, qui atteint en diamètre une étendue de trois à quatre millimètres et qui est limité vers la partie saine par un liséré tout à fait pâle et filiforme. Dans les piqûres récentes, il est bien difficile d'apercevoir la limite entre l'hyperémie et l'extravasation, puisqu'elles sont toutes les deux colorées d'une manière également vive. Mais la place hyperémique devient très-vite plus pâle, l'extravasation plus foncée, et le halo disparaît enfin complétement. Il reste alors la tache centrale, hémorrhagique, d'un bleu noir, punctiforme, correspondant à la piqûre, qui ne disparaît pas sous la pression du doigt. Il se produit, comme dans chaque tache hémorrhagique, les nuances habituelles de couleur durant l'espace de deux à trois jours et la tache finit par disparaître.

Chez les personnes qui séjournent continuellement dans des endroits où il y a beaucoup de puces, on trouve, surtout immédiatement après la sortie du lit, la peau de tout le corps parsemée de piqûres, à l'exception de la face où elles n'apparaissent qu'isolées. Si les phénomènes de la piqûre de puce se présentent aux différentes phases de leur existence, on peut en conclure que l'individu habite depuis longtemps dans des conditions de malpropreté. C'est là un état très-exactement connu des gens du monde.

Lorsqu'une personne accoutumée aux soins de propreté passe une seule nuit dans un endroit envahi par des puces, en général tout son corps paraît couvert de piqûres de cet insecte. Les piqûres de puce, quand elles existent en une telle quantité, qu'elles occupent de vastes surfaces et sont disposées d'une manière aussi régulière, présentent un tableau morbide véritablement surprenant et qui peut en imposer pour un purpura dangereux. On a inventé aussi pour ces cas le nom assez inutile de *purpura pulicosa*. Il est encore possible de confondre ces cas extraordinaires avec le *purpura simplex* ou le scorbut commençant, surtout lorsqu'on les trouve en une grande quantité, ce qui arrive ordinairement chez des individus qui ont passé la nuit dans une caserne, une auberge, une prison, etc.; influences qui favorisent aussi, comme on le sait, le développement du scorbut.

Le point le plus essentiel pour distinguer les piqûres de puce généralisées du *purpura simplex*, de la péliose rhumatismale et du scorbut, outre la ressemblance qui existe entre les taches hémorrhagiques par rapport à la variété des hémorrhagies dans les formes de *purpura*, est principalement la distribution régulière des petites hémorrhagies et leur confluence dans les régions où les plis du linge, séjour habituel des puces, serrent étroitement le corps, par conséquent à la nuque, au poignet, à la ceinture, à la jambe, à la moitié supérieure des chevilles. Enfin on a aussi un auxiliaire important pour le diagnostic dans la présence des puces et de leurs fèces punctiformes, d'un brun noirâtre, que l'on retrouve dans les linges de corps, les draps et même sur la peau.

Chez les enfants et chez les individus à peau délicate et sensible, il survient, outre le symptôme décrit qui correspond à la piqûre de puce, une urticaire aussi bien sur tous les points où la puce pique la peau que dans d'autres régions, par inflammation réflexe. Dans ce cas, on comprend que la démangeaison existe, tandis que la piqûre de puce ne produit jamais de prurit.

LA PUNAISE DE LIT, *CIMEX LECTULARIUS*.

Acanthia lectularia.

La punaise de lit appartient à l'ordre des hémiptères hétéroptères, insectes à métamorphoses incomplètes. Son corps est d'un brun roussâtre, un peu velu; tête manifestement distincte; antennes longues, minces, à quatre articles; derrière elles, de chaque côté, un œil composé; thorax à une seule articulation, avec carapace dorsale bosselée; les pattes au nombre de 6 sont minces; sur le dos, deux petites saillies et des ailes rudimentaires; l'abdomen composé de neuf anneaux convergeant à la partie postérieure sous forme de pointe. Leurs œufs sont allongés, cylindriques, d'un demi-millimètre de longueur et d'un huitième de millimètre de largeur. On dit qu'elles n'existent pas dans la Nouvelle=Hollande, l'Amérique du Sud et la Polynésie. Elles sont difficiles à détruire parce qu'elles peuvent rester pendant très-longtemps sans prendre de nourriture, suivant Dufour un an, et supporter une très-basse température. Elles répandent une odeur désagréable qui est due à un fluide sécrété par une glande unique.

Les punaises se tiennent dans les fentes des planchers, des cadres des glaces et des tableaux, des lits et meubles, des doublures de tapisseries et aussi dans les vêtements. Elles quittent volontiers pendant la nuit leur cachette et attaquent souvent en grand nombre les hommes pendant leur sommeil. Elles aiment l'obscurité. Si l'on fait subitement de la lumière, elles disparaissent rapidement dans leurs retraites, les plis du linge et des matelas. Elles sucent une grande quantité de sang; aussi leur abdomen se gonfle-t-il notablement.

Phénomènes morbides produits par les punaises. — La morsure de la punaise détermine, au point et à la place où elle a eu lieu, une grosse élevure et une violente démangeaison. Mais il se manifeste chez la plupart des individus, même sur les parties de la peau que la punaise n'a fait que parcourir, puis sur tout le corps, une éruption d'urticaire. Une seule punaise peut être la cause d'une urticaire générale. Ordinairement, l'urticaire disparaît ou diminue pendant le jour. Elle se reproduit de nouveau avec le contact nocturne des punaises.

Dans ces circonstances, la démangeaison est très-vive et des excoriations en sont la conséquence nécessaire. Lorsque les plaques d'urticaire sont très-volumineuses et que par conséquent l'épiderme s'infiltre de sérosité, le grattage donne en général naissance à des excoriations qui se distinguent par des stries parallèles.

Chez les personnes qui, pendant plusieurs semaines, couchent toutes les nuits dans un lit envahi par les punaises, la peau est partout recouverte d'excoriations récentes ou anciennes ou de lignes pigmentaires, semblables à des écussons. Ce tableau est assez caractéristique pour permettre de reconnaître les lésions provoquées par des punaises de lit.

Le diagnostic des excoriations et de l'urticaire produites par des punaises, n'est pas facile à poser, car on ne voit même pas une seule punaise sur le corps. Le fait que l'urticaire est surtout visible le matin et disparaît pendant le jour dénote une cause agissant pendant la nuit, les punaises. Ceux qui sont atteints ne doivent pas oublier qu'il faut faire chercher les insectes dans les bois de lit, les cadres de tableaux, les tentures, etc., et les détruire.

Le diagnostic est surtout difficile parce que l'urticaire chronique et les excoriations qui en sont la conséquence constituent habituellement soit une maladie particulière, soit un symptôme du prurigo (chez les enfants), du pemphigus et de bon nombre d'autres états sur lesquels nous avons déjà appelé l'attention dans les parties correspondantes de cet ouvrage.

Il y aurait encore à citer les cousins qui ont un suçoir de cinq soies composé du labre, de deux mandibules et de deux mâchoires, auquel la lèvre inférieure sert de gaîne; nos cousins ordinaires, *Gelse, Culex pipiens* (1), qui voltigent en troupe nombreuse pendant les soirées de l'été, dans les bas-fonds humides, dans les plaines, sur les bords des étangs et des fleuves; les moustiques, *simulia, mosquitos*, auxquels viennent encore s'ajouter un grand nombre de sous-espèces de cette famille. Ce n'est qu'occasionnellement qu'ils sucent la peau humaine; aussi ne constituent-ils que des parasites accidentels. Leur morsure détermine des piqûres et même, suivant la sensibilité de la peau, la grosseur et le nombre des cousins qui l'attaquent, de petites nodosités, des plaques d'urticaire, des tumeurs dures, des phymata avec ecchymose, œdème, et des douleurs plus ou moins vives, qui, chez un grand nombre de personnes, s'accompagnent de symptômes fébriles. Des régions plus méridionales donnent encore asile, non-seulement aux petits mosquitos, mais à des cousins très-gros et très-incommodes pour l'espèce humaine. (On trouve ces cousins dans le pays inférieur de la Theiss, près de la Drau et de la Save.)

Des variétés de l'espèce OEstre piquent quelquefois l'homme, et à la suite de la piqûre déposent leurs œufs dans la peau, donnant ainsi lieu à un abcès douloureux (abcès produit par l'insecte), duquel plus tard les larves développées sortent ou bien sont extraites. A. de Humboldt a reconnu, dans l'Amérique du Sud, une espèce particulière d'*OEstrus humanus*.

On peut encore moins considérer comme parasites ces insectes qui ne piquent l'homme qu'accidentellement, et sans chercher leur nourriture dans sa peau, comme les abeilles, les guêpes, etc. (2). C'est seulement dans un but pratique que nous voulons rappeler à cette occasion la chenille processionnaire, *bombyx processionea*, dont les poils détachés et flottant dans l'air irritent la peau des personnes qui les touchent et occasionnent des éruptions d'eczéma papuleux avec violente démangeaison ou de l'urticaire. En même temps on voit survenir une conjonctivite intense, de l'œdème des paupières et des démangeaisons dans le cou.

Les chenilles processionnaires, le papillon de la processionnaire, le

____

(1) Ce sont surtout les cousins femelles qui nous poursuivent; leurs palpes sont plus courts que ceux des mâles.   A. D.

(2) Rappelons à cette occasion que déjà du temps d'Aristote on savait que les mouches à quatre ailes piquent par un aiguillon abdominal, tandis que les mouches à deux ailes piquent par un organe buccal.   A. D.

bombyx processionea (1) forment sur le chêne et autres arbres une espèce de nid, souvent gros comme la tête d'un homme. Les poils très-longs sont noirs, blancs et chevelus. Les poils du bombyx du pin, qui sont lanciformes et plats sur les côtés, produisent également les mêmes accidents.

Ces chenilles secouent leurs poils comme une poussière fine ; aussi s'attachent-ils à tous les points humides devant lesquels passent ces insectes, par exemple sur la peau en transpiration. Si on détruit leur nid (2), les poils voltigent de tous côtés et irritent la peau.

Les animaux (principalement les animaux domestiques), en traversant les forêts, ont à souffrir des poils du papillon de la processionnaire.

D'ailleurs l'exanthème qui en résulte disparaît dans l'espace de quelques jours à l'aide de remèdes anodins ou d'un simple traitement symptomatique.

Il est à remarquer que le contact des chenilles et des insectes agit comme nous venons de le dire, c'est-à-dire produit de l'urticaire et de l'eczéma sur la peau de certaines personnes, tandis que chez d'autres ce contact est absolument sans effet.

(1) Küchenmeister, *l. c.*, page 469.
(2) Nous avons observé plusieurs fois l'exanthème chez des étudiants qui, en cherchant des chrysalides de papillon, avaient heurté de semblables nids.

FIN.

TABLE DES MATIÈRES

DU TOME DEUXIÈME

FIN DE LA TABLE DES MATIÈRES DU TOME DEUXIÈME.

www.ingramcontent.com/pod-product-compliance
Ingram Content Group UK Ltd.
Pitfield, Milton Keynes, MK11 3LW, UK
UKHW022046120726
13694UKWH00001B/5